肌 肉 活 检

Muscle Biopsy: A Practical Approach

注 意

　　医学领域的知识和最佳临床实践在不断发展。由于新的研究与临床经验不断扩展着我们的知识，我们在遵守标准的安全预防措施的同时，也有必要在治疗和用药方面做出适当的变动。建议读者对每一用药都要核对其生产厂家所提供的最新产品信息，以确定药物的推荐剂量、服用方法、持续时间及相关禁忌证。根据自己的经验和患者的病情，决定每一位病人的服药剂量和最佳治疗方法，是经治医师的责任。不论是出版商还是著者，对于由于本出版物引起的任何个人或财产的损伤或损失，均不承担任何责任。

出版者

肌 肉 活 检
Muscle Biopsy：A Practical Approach
（第3版）

原　著　Victor Dubowitz
　　　　Caroline A Sewry
主　译　袁　云
副主译　张　巍　栾兴华

译　者（按姓氏笔画为序）
王朝霞　沈光莉　李　颖　林志坚
罗雯嫒　漆学良　熊　辉

北京大学医学出版社
Peking University Medical Press

图书在版编目（CIP）数据

肌肉活检（第3版）/（英）杜波威茨（Dubowitz, V.），（英）休厄里（Sewry, C. A.）原著；袁云等译. — 北京：北京大学医学出版社，2008

书名原文：Muscle Biopsy：A Practical Approach

ISBN 978-7-81071-752-6

Ⅰ.肌… Ⅱ.①杜…②休…③袁… Ⅲ.神经肌肉疾病－病理学 Ⅳ.R746.02

中国版本图书馆CIP数据核字（2008）第118532号

北京市版权局著作权合同登记号：图字：01-2007-2695

Muscle Biopsy：A Pratical Approach
Victor Dubowitz, Caroline A Sewry.
ISBN-13: 978-1-4160-2593-1
ISBN-10: 1-4160-2593-6
Copyright © 2007, Elsevier Limited. All rights reserved.

Authorized Simplified Chinese translation from English language edition published by the Proprietor.
978-981-259-753-3
981-259-753-0

Elsevier（Singapore） Pte Ltd.
3 Killiney Road, #08-01 Winsland House I, Singapore 239519
Tel: (65) 6349-0200, Fax: (65) 6733-1817
First Published 2009
2009年初版

Simplified Chinese translation Copyright © 2008 by Elsevier（Singapore） Pte Ltd and Peking University Medical Press. All rights reserved.

Published in China by Peking University Medical Press under special agreement with Elsevier （Singapore） Pte Ltd. This edition is authorized for sale in China only, excluding Hong Kong SAR and Taiwan. Unauthorized export of this edition is a violation of the Copyright Act. Violation of this Law is subject to Civil and Criminal Penalties.

本书简体中文版由北京大学医学出版社与Elsevier（Singapore）Pte Ltd. 在中国境内（不包括香港特别行政区及台湾）协议出版。本版仅限在中国境内（不包括香港特别行政区及台湾）出版及标价销售。未经许可之出口，是为违反著作权法，将受法律之制裁。

肌肉活检

主　　译：袁　云
出版发行：北京大学医学出版社（电话：010-82802230）
地　　址：(100191) 北京市海淀区学院路38号　北京大学医学部院内
网　　址：http://www.pumpress.com.cn
E-mail：booksale@bjmu.edu.cn
印　　刷：北京圣彩虹制版印刷技术有限公司
经　　销：新华书店
责任编辑：李海燕　　责任校对：杜悦　　责任印制：郭桂兰
开　　本：889mm × 1194mm　1/16　印张：31　字数：959千字
版　　次：2009年1月第1版　2009年1月第1次印刷
书　　号：ISBN 978-7-81071-752-6
定　　价：390.00元

版权所有，违者必究

（凡属质量问题请与本社发行部联系退换）

译者前言

骨骼肌病理学是肌肉病学临床和基础的桥梁，属于病理学的范畴，其工作性质基本与普通病理相同。进行该工作离不开普通病理知识，但与普通病理学又存在一定的差别。没有任何骨骼肌的病理改变对一个疾病具有特异性，在分析骨骼肌病理改变过程中不能离开对相关临床资料的总结。所以，在学习骨骼肌病理的过程中应当具有良好的神经内科临床知识，才能够提出临床病理诊断；需要有良好的病理知识，才能够认识疾病的病理改变规律，并指导进一步的分子研究。

Dubowitz是英国近代肌肉病理学的创始人，其所编著的《肌肉活检》一书的内容简洁而实用，重点介绍了肌肉病理诊断的基础知识，特别是对病理读片的介绍为该书的独到之处，有非常强的临床应用价值。我最早接触《肌肉活检》一书是在十几年前的德国留学期间，当时反复研读了该书并复印了部分章节，曾经有把该书介绍给国内同道的想法。该书是对我职业生涯影响最大的书籍之一，其第1版到第3版都是我的主要工具书。相信该书的中文版对国内同道也有很好的指导意义。

感谢北大医院儿科的熊辉副教授、北大医院神经内科的王朝霞副教授、栾兴华博士、张巍博士、沈光莉博士、郑日亮博士、漆学良博士、李颖博士的翻译工作，也感谢深圳市北大医院神经内科林志坚和罗雯媛硕士对翻译该书作出的贡献。

袁云
2008年3月于北京

著者前言

在1973年，我和Mike Brooke编写《肌肉活检》第1版时，主要目的是把新建立的快速冰冻切片酶组织化学染色技术以及电镜方法引入常规肌肉活检研究中。这个目标很快就实现了，几年内许多实验室进行肌肉活检，常规鉴定肌纤维类型并对不同类型肌纤维出现的病理改变进行分析。

当1985年第2版出版时，又增加了新内容，特别介绍了免疫组织化学染色技术以及特异性抗体的使用。我非常感谢Caroline Sewry和Robin Fitzsimmons对第2版有关章节的贡献，他们较早在肌肉病理学方面介绍了这些技术。

在过去的20年中，许多肌肉疾病的分子遗传学诊断出现了巨大飞跃，如肢带型肌营养不良，开始只认为是一个隐性遗传性疾病，而现在发现其有18种不同的遗传学类型。同样，先天性肌营养不良至少包括10种类型，这与免疫组织化学技术飞跃发展以及对遗传性疾病特殊蛋白相关抗体的开发密切相关。

这些技术已在整个神经肌肉疾病的诊断程序中发挥了重要作用，所以我特意邀请Caroline Sewry继续加入新版编写组，作为新版的全职共同作者，对本书进行全面的修订和调整。自从1973年我被任命为儿科主任，Caroline就直接从事了Hammersmith医院神经肌肉病中心的临床与科研工作。

我们保留了本书先前版本的基本构架，通过标准的组织学、电镜技术、酶组织化学技术以及特异蛋白的免疫组织化学技术，对正常骨骼肌和病变肌肉进行充分的综合介绍。

相对以前版本中的黑白照片，在新版本中大部分图例使用了彩色图片，免疫组织化学图片在新版中占很大部分。

分子遗传学的进展使我们对神经肌肉疾病有了更新的认识，但同时也使问题变得更复杂并产生新的困惑。不同的基因病可以有相同的病理表现，而相同的基因疾病可以有不同的临床综合征和不同的病理特点，这种情况使其疾病术语的使用存在很大矛盾。一方面遗传学家和生化学家希望诊断的分类与其基因缺陷相关，另一方面临床医师和病理医师希望继续使用依据临床表现和病理特点提出的诊断，可以使初始诊断与病人表现相符。

免疫组织化学技术的广泛使用，更有利于阐明骨骼肌的肌纤维类型。特异性抗体的使用可以进一步区分快、慢肌球蛋白的不同亚型及新生儿和婴幼儿的肌球蛋白亚型，可以在肌肉病理状态下进行肌纤维特异类型的分析。也为一些疾病的病因学研究提供了方便。

这仍是一个迅猛发展和扩张的领域，毋庸置疑，在不久的将来可以看到更大的进展。我们现在的目的是对骨骼肌病理进行全新的综合介绍，包括适合于病理医师的临床和分子生物学资料，使大家更易于理解和掌握各种神经肌肉病。

Victor Dubowitz

（袁云译）

致　谢

本书大部分临床材料来自Hammersmith医院的神经肌肉病门诊，非常感谢我们的临床同事Francesco Muntoni和Adnan Manzur。

1998年，因为居住地的变化，Caroline把她的时间分配在Hammersmith医院的神经肌肉病中心和Oswestry医院的遗传性神经肌肉病中心，在那里她建立了诊断性肌肉活检服务，也是我们整个临床和科研项目的一部分。非常感谢她在那里的临床同事Ros Quinlivan和研究中心主任Glenn Morris所提供的材料。感谢那些提供会诊活检材料的同事，Natalie Costin-Kelly、Janice Holton、Jim Neal和Waney Squier，在本书中我们用了他们提供的图片。对从其他同事获得的少量图片资料，也在个别图示予以感谢。

我们尤其感谢历年来Hammersmith医院实验室的同事们所做的贡献，他们是早些年的Lesley Wilson、Carol Lovegrove、Rhoda McDouall、Christine Heinzmann以及现在的Frederico Roncaroli、Sue Brown、Cecilia Jimenez-Mallebrera和Lucy Feng。还有协助进行照相工作的Karen Davidson。

特别感谢Oswestry医院实验室的Pat Evans、Nigel Harness、Martin Pritchard，以及Ellen Harrison的秘书工作。

最后，感谢Elsevier的Louise Cook、Glenys Norquay及其团队与我们友好和富有成效的合作，也感谢责任编辑Michael J Houston。

（袁云译）

缩略语

ABC	avidin-biotin complex	亲和素-生物素复合物
ADP	adenosine diphosphate	二磷酸腺苷
ALS	amyotrophic lateral sclerosis	肌萎缩侧索硬化
AMP	adenosine-5-monophosphoric acid	5-磷酸腺苷
ATP	adenosine triphosphate	三磷酸腺苷
ATPase	adenosine triphosphatase	三磷酸腺苷酶
AZT	azidothymidine	叠氮胸苷
BAF	barrier-to-autointegration factor	屏障完整因子
BDMA	benzyl dimethylamine	苯二甲基胺
BMD	Becker muscular dystrophy	Becker型肌营养不良
BSA	bovine serum albumin	牛血清白蛋白
CD	cluster of differentiation	分化抗原簇
CK	creatine kinase	肌酸激酶
CMD	congenital muscular dystrophy	先天性肌营养不良
CoA	coenzyme A	辅酶A
CoQ	coenzyme Q	辅酶Q
COX	cytochrome oxidase	细胞色素氧化酶
CPT	carnitine palmitoyl transferase	肉毒碱棕榈酰转移酶
CSF	cerebrospinal fluid	脑脊液
CT	computed tomography	计算机体层摄影
DAB	3,3'-diaminobenzidine tetrahydrochloride	3,3'-二氨基联苯胺四盐酸盐
DAG	dystrophin-associated glycoprotein	营养不良素相关糖蛋白
DAPI	4'6-diamidino-2-phenylindole	4,6-二脒基-2-苯基吲哚
DDSA	dodecenyl succinic anhydride	十二烷基琥珀酸酐
DM	myotonic dystrophy	强直性肌营养不良
DMD	Duchenne muscular dystrophy	Duchenne型肌营养不良
DMP	dimethoxypropane	二甲氧基丙烷
DMPK	myotonic dystrophy(DM) protein kinase	强直性肌营养不良蛋白激酶
EACA	epsilon aminocaproic acid	6-氨基己酸
ECG	electrocardiogram	心电图
EMG	electromyogram	肌电图
ENMC	European Neuromuscular Centre	欧洲神经肌肉病中心
ESR	erythrocyte sedimentation rate	红细胞沉降速率
FCMD	Fukuyama CMD	Fukuyama型先天性肌营养不良

FF	fast twitch, fatigue sensitive	易疲劳，快收缩
FG	fast twitch, glycolytic	糖酵解，快收缩
FITC	fluorescein isothiocyanate	异硫氰酸荧光素
FKRP	fukutin-related protein	福山素相关蛋白
FMN	flavin mononucleotide	单核苷酸黄素
FOG	fast twitch, oxidative glycolytic	快收缩，氧化酵解
FR	fast twitch, fatigue resistant	耐疲劳，快收缩
FSHD	facioscapulohumeral muscular dystrophy	面肩肱型肌营养不良
GNE	UDP-N-acetylglucosamine2-epimerase/ N-acetylmannosamine kinase	UDP-N-乙酰甘露糖胺激酶2-表异构酶/N-乙酰甘露糖胺激酶
H&E	haematoxylin and eosin	苏木精伊红染色
HIV	human immunodeficiency virus	人类免疫缺陷病毒
HMG-CoA	3-hydroxy-3-methylglutaryl-coenzyme A	3-羟基-3-甲基戊二酰辅酶A
HMSN	hereditary motor and sensory neuropathy	遗传性运动感觉性神经病
IgG	immunoglobulin G	免疫球蛋白G
IGHMBP	immunoglobulin microbinding protein 2	免疫球蛋白微联蛋白2
KSS	Kearns-Sayre syndrome	Kearns-Sayre综合征
LAMP	lysosomal associated membrane protein	溶酶体相关膜蛋白
LDH	lactate dehydrogenase	乳酸脱氢酶
LDL	low density lipoprotein	低密度脂蛋白
LEM	LAP2-Emerin-Man 1	人类亮氨酸胺肽酶2-伊默菌素1
LGMD	Limb-girdle muscular dystrophy	肢带型肌营养不良
LHON	Leber hereditary optic neuroretinopathy	Leber遗传性视神经病
MAC	membrane attack complex	膜攻击复合物
MDC1A	congenital muscular dystrophy type1A	1A型先天性肌营养不良
MEB	muscle-eye-brain	肌-眼-脑
MELAS	mitochondrial encephalopathy, lactic acidosis and stroke-like episodes	线粒体脑病、乳酸血症伴卒中样发作
MERRF	myoclonic epilepsy with ragged-red fibres	肌阵挛癫痫伴碎红纤维
MH	malignant hyperthermia	恶性高热
MHC	major histocompatibility complex	主要组织相容性复合体
MHCf	myosin heavy chain fast	肌球蛋白快速重链
MHCn	myosin heavy chain neonatal	新生儿肌球蛋白重链
MHCs	myosin heavy chain slow	慢肌球蛋白重链
MILS	maternally inherited Leigh syndrome	母系遗传Leigh综合征
MNGIE	myoneurogastrointestinal disorder and encephalopathy	肌神经胃肠病和脑病
MRF	myogenic regulator factors	肌源性调节因子
MRI	magnetic resonance imaging	磁共振成像
mtDNA	mitochondrial DNA	线粒体DNA
NAD	nicotinamide adenine dinucleotide	烟酰胺腺嘌呤二核苷酸
NADH-TR	reduced nicotinamide adenine dinucleotide-tetrazolium reductase	还原型烟酰胺腺嘌呤二核苷酸脱氢酶-四氮唑还原酶

NAIP	neuronal apoptosis inhibitory protein	神经元凋亡抑制蛋白
NARP	neuropathy, ataxia and retinitis pigmentosa	神经病、共济失调和视网膜色素变性
NBT	nitroblue tetrazolium	硝基四唑蓝
N-CAM	neural cell adhesion molecule	神经细胞黏附分子
NFAT	nuclear factor of activated T cells	活化 T 细胞核因子
nNOS	neuronal nitric oxide synthase	神经元型一氧化氮合成酶
OMIM	Online Mendelian Inheritance in Man database	人类孟德尔遗传学数据库
OPMD	oculopharyngeal muscular dystrophy	眼咽型肌营养不良
ORO	oil red O	油红 O
PABPN1	polyadenylate-binding protein nuclear 1	多聚腺苷酸结合核蛋白 1
PAS	periodic acid-Schiff reaction	高碘酸 - 希夫反应
PCP	phencyclidine	苯环利定
PCR	polymerase chain reaction	聚合酶链反应
PDHC	pyruvate dehydrogenase complex	丙酮酸脱氢酶复合物
PEO	progressive external ophthalmoplegia	进行性眼外肌瘫痪
PFK	phosphofructokinase	果糖磷酸激酶
POLIP	polyneuropathy, opthalmoplegia, leucoencephalopathy and intestinal pseudo-obstruction	多神经病、眼肌瘫痪、白质脑病和假性肠梗阻
PROMM	proximal myotonic myopathy	近端型肌强直性肌病
PATH	phosphotungstic acid haematoxylin	磷钨酸苏木紫染色法
rRNA	ribosomal RNA	核糖体 RNA
RSMD	rigid spine muscular dystrophy	脊柱强直性肌营养不良
RYR1	ryanodine receptor 1	斯里兰卡肉桂碱受体 1
SCARMD	severe childhood autosomal recessive muscular dystrophy	严重儿童型常染色体隐性遗传性肌营养不良
SDH	succinic dehydrogenase	琥珀酸脱氢酶
SEPN1	selenoprotein N1	硒蛋白 N1
SERCA	sarcoendoplasmic reticulum calcium ATPase	肌浆内质网 Ca^{2+}ATP 酶
SMA	spinal muscular atrophy	脊髓性肌萎缩症
SMARD	spinal muscular atrophy with respiratory distress	脊髓性肌萎缩伴呼吸窘迫
SMN	survival motor neuron	生存运动神经元
SO	slow twitch, oxidative	慢收缩，氧化
SR	sarcoplasmic reticulum	肌浆网
tRNA	transfer RNA	转运核糖核酸
UCMD	Ullrich congenital muscular dystrophy	Ullrich 型先天性肌营养不良
VCLAD	very long-chain acyl-CoA dehydrogenase	极长链酰基 - 辅酶 A 脱氢酶
VVG	Verhoeff-van Gieson	Verhoeff-van Gieson 染色
WWB	Walker-Warburg syndrome	Walker-Warburg 综合征
XMEA	X-linked myopathy with excess autophagic vacuoles	性连锁肌病伴大量自噬小泡
ZASP	Z line alternatively spliced PDZ protein	Z 线选择性剪接 PDZ 蛋白

目 录

第 1 部分

- 第 1 章　肌肉活检的操作程序 … 3
- 第 2 章　组织学、组织化学染色和反应 … 17
- 第 3 章　正常肌肉 … 29
- 第 4 章　肌肉活检中病理改变的界定 … 53
- 第 5 章　病变肌肉的超微结构变化 … 95
- 第 6 章　免疫组织化学 … 161
- 第 7 章　如何读片 … 199

第 2 部分

- 第 8 章　神经肌肉疾病的分类 … 213
- 第 9 章　神经源性疾病 … 217
- 第 10 章　肌营养不良及相关疾病Ⅰ：Duchenne 型和 Becker 型肌营养不良 … 231
- 第 11 章　肌营养不良及相关疾病Ⅱ：肢带型肌营养不良 … 257
- 第 12 章　肌营养不良及相关疾病Ⅲ：先天性肌营养不良 … 275
- 第 13 章　肌营养不良及相关疾病Ⅳ：Emery-Drei-fuss 肌营养不良和 Bethlem 肌病 … 297
- 第 14 章　肌营养不良和相关疾病Ⅴ：面肩肱型、强直性和眼咽型肌营养不良 … 311
- 第 15 章　先天性肌病 … 319
- 第 16 章　肌原纤维肌病 … 345
- 第 17 章　代谢性肌病Ⅰ：糖原贮积病 … 353
- 第 18 章　代谢性肌病Ⅱ：脂质相关疾病和线粒体肌病 … 367
- 第 19 章　内分泌疾病 … 383

第 20 章	离子通道病	387
第 21 章	肌无力综合征	393
第 22 章	炎性肌病	399
第 23 章	中毒性和药物性肌病	415

参考文献 427

附录 467

索引 471

第一部分

肌肉活检：正常与病变肌肉

第 1 章　肌肉活检的操作程序　3
第 2 章　组织学、组织化学染色和反应　17
第 3 章　正常肌肉　29
第 4 章　肌肉活检中病理改变的界定　53
第 5 章　病变肌肉的超微结构变化　95
第 6 章　免疫组织化学　161
第 7 章　如何读片　199

第1章

肌肉活检的操作程序

肌肉活检是一个相对简单的操作，尽管以前经常做的不尽如人意。当病理科大夫收到部位不明的一小块肌肉，揉成一个小球，然后扔进福尔马林，再多么认真和细心，一般也不会从中得到任何有诊断价值的信息。随着对神经肌肉疾病兴趣的增加，对内科医生和外科医生在处理标本方面提出了要求。下面是进行肌肉活检需要遵循的一些指南。

患者选择

对患者进行充分的临床评价非常重要。诊断应当始终建立在详细的临床病史、家族史、临床查体之上，结合特殊的辅助检查，如血清酶、肌肉影像学检查、肌电图检查和肌肉活检结果。肌肉活检是一项对肌肉和（或）神经疾病的验证检查。总的来说，肌活检的主要适应证是出现神经肌肉病的一些表现，如肌无力、肌肉痉挛或不适感（特别是活动时）以及活动时肌疲劳现象。病理改变也可以出现在缺乏任何神经肌肉损害症状的情况下，如胶原血管病。另一方面，肌活检可能在一些疾病没有明显的形态学异常，如重症肌无力或先天性肌强直，这些疾病的临床诊断可以通过电生理方法加以确认。

随着分子遗传缺陷诊断的惊人发展，当一个基因的突变可以确定时，许多临床医生会怀疑是否需要做肌活检。在一些疾病，如脊髓性肌萎缩、强直性肌营养不良和面肩肱型肌营养不良，基因分析非常可信，可以提供直接的证据证明诊断，无需肌肉活检。然而，基因型和DNA分析结果并不总与表型相关，每项惯例总有例外，这在Duchenne型肌营养不良中得以充分体现，其分子缺陷并不总与肌肉中的蛋白表达一致。更重要的是临床严重程度不能单独通过基因分析加以决定。所以，我们深刻体会到，采取现代化技术分析肌肉病理改变是评价患者病情的重要组成部分。

肌肉的选择

肌肉活检的部位取决于肌无力的分布，后者基于对患者的详细临床分析。选择肌肉活检部位时，一定要注意不选择严重受累的肌肉，在严重受累部位的大部分肌肉组织多被脂肪和结缔组织代替，仅仅残留一点疾病过程的痕迹。也不要选择受累非常轻的肌肉，这些部位还没有表现出足够的形态学改变。几种疾病的病变肌肉有不同分布形式，超声检查是一种简单、快捷的评估肌肉病变程度的技术（Heckmatt等1982，Dubowitz 1995a），可以协助活检部位的选择。肌肉磁共振对不同疾病具有更高的图像清晰度，能更好地反映病变改变规律（Mercuri等2005，Jungbluth等2004a，b，Pichiecchio等2004），目前也用于临床检查。但是超声检查是更快速和实用的方法，可用于活检前肌肉检查，也能够对门诊患者进行检查。

总的来说，无力肌肉分布在近端。我们选择中度受累的近端肌肉，取材也方便，如腿部的股四头肌（股直肌、股外侧肌）和上肢的肱二头肌。在其他情况下三角肌或腓肠肌也可选择做活检。如果肌无力主要在肢体远端，要选择更远端的肌肉做活检，但即使在这种情况下，近端肌肉活检也能够反映其病理变化。

在慢性疾病如肌营养不良，中度无力的肌肉是理想的活检部位。在急性疾病，正好相反，病变还没有足够的时间形成广泛的破坏，应选择较严重受累的肌肉部位。此外，活检技术（见下）也影响肌肉部位的选择。例如：细针穿刺技术常选股四头肌，因其相对安全，主要的神经和血管靠近股骨而不易损伤。

将活检限制于一定的肌肉部位有好处，因为我们熟悉这些肌肉的正常形态、知道不同肌肉的解剖差异以及熟悉可能的年龄相关变化对诊断非常重要。例如我们熟悉肱二头肌和股四头肌的纤维类型分布和纤维大小，但对肋间肌、腹肌或手肌及足肌的结构特点我们不是很熟悉。在一些疾病，如要研究运动终板，肌肉活检部位的选择由特定的一些检查加以确定，此时需要有运动点的标本，但大多研究室不做该检查，对许多骨骼肌疾病的诊断分析也不需要。对于任何定量研究，需要相同部位的肌肉作为对照。取材部位一定要远离肌电图检查部位及注射部位，任何形式的针刺都可能造成肌肉改变（Engel 1967；见第23章）。同样，运动性损伤或其他外伤、肌肉的使用或废用以及关节挛缩产生的任何影响都应在取材和诊断中考虑到。

对一些免疫组织化学染色，也可以采用皮肤和口腔黏膜细胞，在产前诊断中也可使用绒毛标本（参考第6章）。

活检技术

我们一般在局部麻醉下进行婴儿和成人的肌肉活检，没有必要迫使有呼吸困难风险的人进行全身麻醉。而且一些疾病对全身麻醉和肌松剂特别危险，如强直性肌营养不良、中央轴空病和恶性高热。局部麻醉下肌肉活检的风险像其他小操作一样，微乎其微。在我们中心我们自己做活检，无需麻烦外科同事。如果患者正在全麻下进行其他外科手术，也可以请他们按要求顺便取一块肌肉组织。这些病例中，要特别注意取材的部位，因为这可以影响病理结果的分析。如在跟腱的延长手术后在靠近肌腱的肌肉取材，出现大量的纤维组织，难以用病变加以解释。

在过去的20年，我们用细针穿刺技术做了大量肌肉活检，用于诊断和科研。被检查者无需接受更大的开放性活检，后者常常遗留比较大的和有碍观瞻的伤疤。细针穿刺是一个安全的操作，简单到几乎没有任何合并症，而且伤疤几乎看不到。开放性活检可以提供更大的标本，对生物化学研究很有用，但大多数情况下，我们得到与细针标本相同的诊断结论。随着生物化学和免疫印迹技术敏感性的提高，这些检查也降低了对标本大小的需求。

细针活检

虽然细针肌肉活检早在100多年前 Duchenne（1861）就进行了介绍，但直到近期这项技术才得到广泛应用。Bergström（1962）介绍了与 Duchenne 当年类似的经皮穿刺针，主要用于研究各种生理状态下的正常肌肉。Edwards 及其同事们（Edwards 1971, Edwards 等 1973, 1983）主要在成年患者中使用 Bergström 针做常规的肌肉活检。在过去的25年里我们发现该技术也可以用于婴儿、儿童甚至新生儿，也能取得满意的效果。我们主要应用直径 5mm 针，有时对新生儿用更细的 4mm 针。虽然有人对原型针做了改进，我们仍然使用原始的 Bergström 针。Edwards 等（1983）总结了1000例细针活检的经验，我们总结了670例，大多是儿童患者（Heckmatt 等 1984）。其他类型的针也被使用，但除鼻甲刀和鳄鱼嘴式钳外，一般难以取到合适的标本（Henriksson 1979）。细针活检相对开放性活检来讲，其最主要的优势是简单、快速和可以随时操作（由内科医生），像门诊的操作一样不需要特殊的手术室设施。

年龄小于6个月的婴儿通常不用镇静剂，尽管有时会用到水合氯醛（100mg/kg），这时需要和临床小组的高年资成员讨论后确定，特别是当担心患者有呼吸困难以及胸片上显示肋骨非常细时。对于6个月到10岁的儿童，如果患儿体重小于15公斤，通常用水合氯醛（80mg/kg，最大剂量1000mg），如果体重大于15公斤，一般口服地西泮（0.2～0.4mg/kg，最大剂量10mg）。我们的体会是重于15公斤的患儿用水合氯醛不易镇静，偶尔还会出现兴奋现象。如果镇静剂45分钟内未起效，使用鼻内或口服咪达唑仑0.1 mg/kg（最大剂量10 mg）。这时患者需要做血氧饱和度监测，并准备好氟马西尼（10mg/kg），在个别情况下用于快速终止咪达唑仑的作用（尽管我们还没有碰到一例需要用的情况）。在大儿童和成人，通常不用镇静剂而直接进行活检操作。大多数肌肉活检取自股四头肌（股外侧肌）（图1.1a-d，1.2）。皮肤进行常规的消毒、铺巾。皮肤和皮下组织直至肌肉筋膜用1%利多卡因进行浸润麻醉。注意不要浸润到肌肉组织，否则会造成人工假象。用解剖刀的刀刃在大腿中部中线部位做一个小切口，深达肌筋膜。用纱布压住伤口，直到出血完全停止。Bergström 针装有滑动的套管，一手固定肌肉，另一手关闭针上的窗口并将穿刺针插入肌肉。滑动套管，打开穿刺针上的窗口，肌肉被轻轻挤进针上的窗口，要保证取到合适大小的标本。用手掌快速往返滑动套管，拔出针，取出肌肉。取材非常快，只需要几秒钟。患者只能感觉到肌肉挤压，而不觉得疼痛。如果需要足量的肌肉，穿刺针可以反复应用，从一个切口取出多块标本。确定标本的质量和标本量是否足够，应该立即用解剖显微镜进行大体观察，最好身边有一个实验员，而不要拖到把标本送到实验室后，再确定标本是否合适。针刺活检的标本大小平均约 3mm³，重约 20mg。

完成活检后，用纱布盖好穿刺点，手指持续压迫

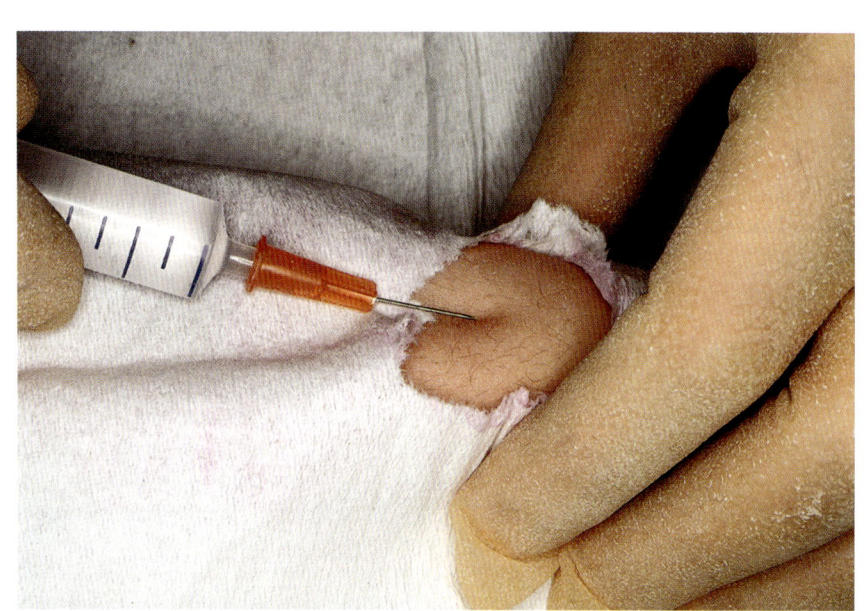

a

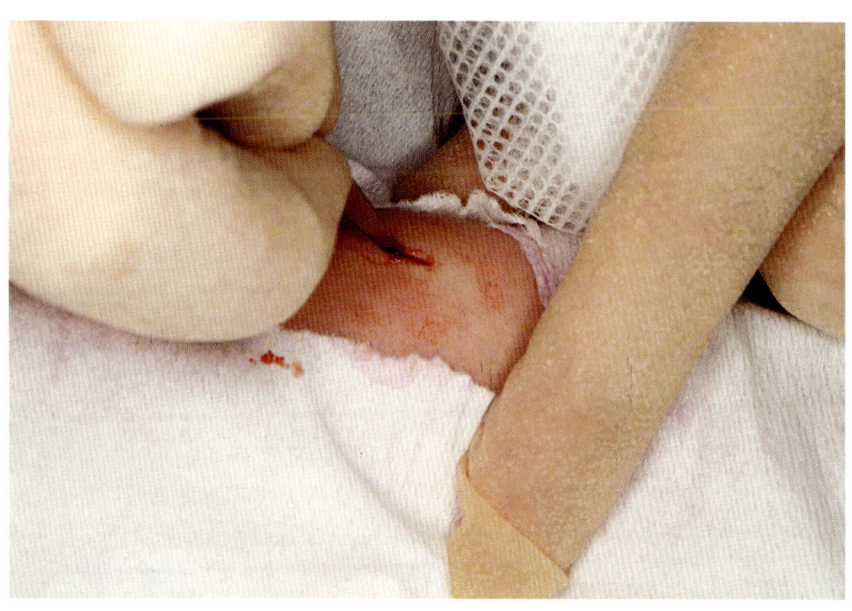

b

图 1.1（a） 在局部消毒和铺巾后进行穿刺点的局部麻醉。
图 1.1（b） 用刀刃在皮肤上做小切口。

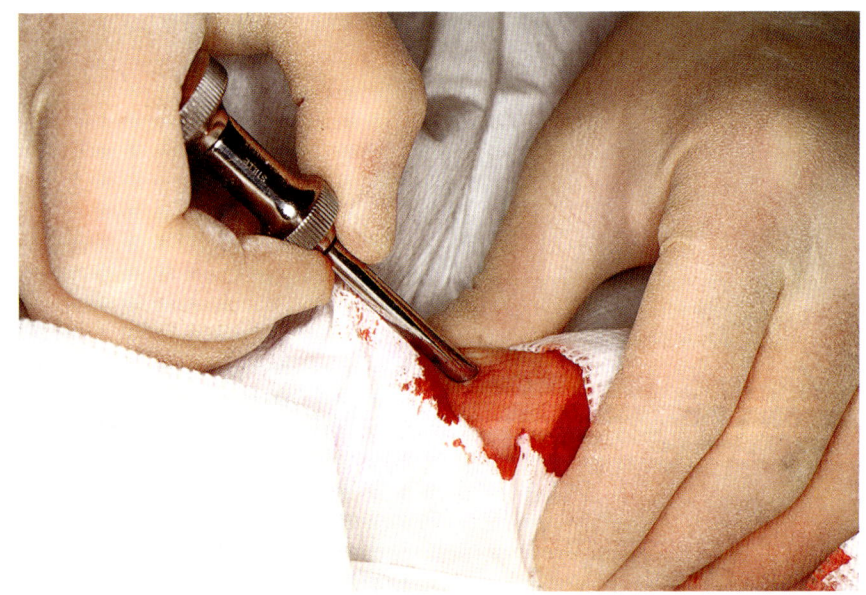

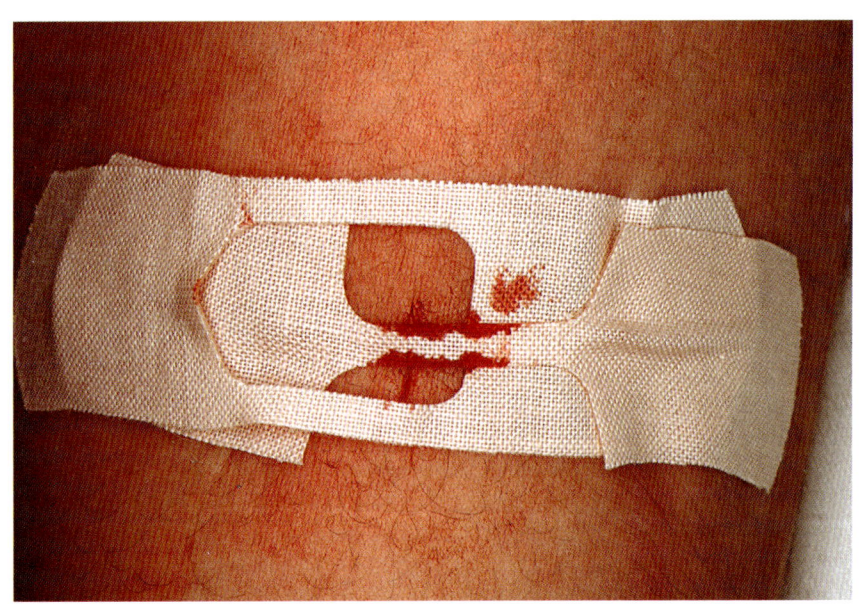

图 1.1（c） 活检针插入（套上套管，窗口关闭）。

图 1.1（d） 抽出穿刺针，持续压迫穿刺点几分钟，用蝶形胶布关闭切口，无需缝合。

该点，直到出血停止，可以防止血肿形成和其他并发症。贴上蝶形胶布，覆盖穿刺点及其周围的皮肤。不需要缝合，随时间的推移形成一个 4～5mm 的小瘢痕。活检后肢体可以正常活动，活检部位周围的轻微僵硬感会在 24 小时内减轻。切口周围的麻木感会持续几个星期，直到感觉神经修复完成。

将活检标本从肌肉取下，放在用等渗盐水轻轻润湿的纱布上保持湿润，再做进一步的处理。多块标本可以一起包埋在软木盘上。在解剖显微镜下确定横断面，获得肌肉的横断面非常重要（图 1.3a）。定向最简单的方法是，先将所有肌肉标本排好，首先确定肌肉的纵向纹理，而后翻转标本到其一端。切的横断面一般在解剖显微镜能够看到，特别是当光源从一定的角度照射标本时。采取这样的方法，每个切面可以获

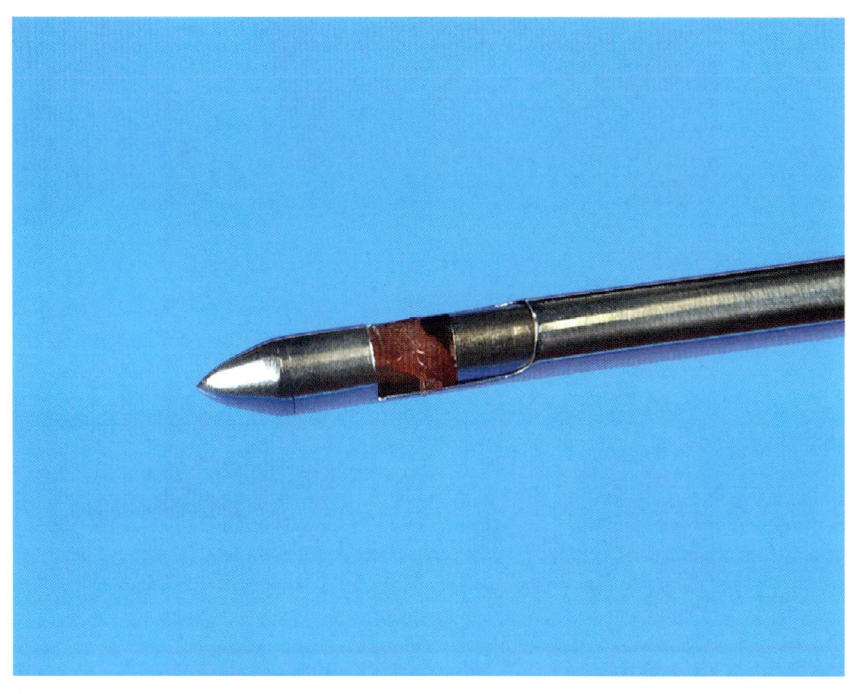

图1.2 活检标本位于穿刺针的窗口，已被取出。

得1000多根肌纤维（图1.3b）。为了防止标本干燥，必要时可用光导纤维冷光源。处理标本要小心，轻柔地用镊子或注射器，不要损伤肌肉。如果标本干燥了，会粘在镊子上。可以在标本一端涂上OCT固定剂，但是定向就会不那么清楚，标本内的脂肪可能会在标本表面形成脂滴。

分离出小块肌肉标本准备做电镜（见下）。随着生物化学分析（如免疫杂交、代谢检查、RNA提取）的重要性在近几年的提高，如果有可能，应该再留取一块冰冻标本。在取材后尽快把标本冰冻，放在带螺旋帽的冷冻管里，再放入液氮中。为了防止变性，应该储存在−40℃或更低的温度下，直到需要用的时候。如果因生物化学分析需要快速冷冻，可以将整个Bergström针连同窗口内的标本直接插入液氮内。

股四头肌是我们最喜欢的针刺取材部位，同样的技术也可以应用于其他部位的肌肉，如腓肠肌、三角肌和肱二头肌，但需要倍加小心，避开重要结构，如主要神经和血管。

开放性活检

我们不再使用开放性活检，详细的记录可以在该书的早期版本中找到。从事该工作的各个中心都有各自的特殊活检方法。开放性活检的一个优点是用钳子夹住标本以避免肌肉的收缩，但需要更大的切口，其使用已经减少。肌肉针刺活检的应用说明夹住标本对获得满意的结果没有必要。

标本制备

所有的组织学、组织化学和免疫组织化学研究都可以在冰冻标本上进行。固定和石蜡包埋会破坏纤维的结构，用这些标本不可能进行酶和代谢研究。一些免疫组织化学染色可以用储存的石蜡包埋材料做，这取决于抗体的性质，但进行全套的系列研究非常困难。在光学显微镜下，横断面比纵断面能提供更多的信息。

理想的标本处理应在取材后尽快冷冻，尤其是计划要做生物化学研究时，但单纯形态学研究可以用从异地运输来的标本，必要时用轻轻沾湿的纱布包起来，防止干燥，但延误不要超过几个小时。外地运输来的标本因为变性的存在而影响生物化学检查，任何形式的商业化运输方法都一样。从尸体解剖材料可以获得一些有意义的信息，但酶组织化学染

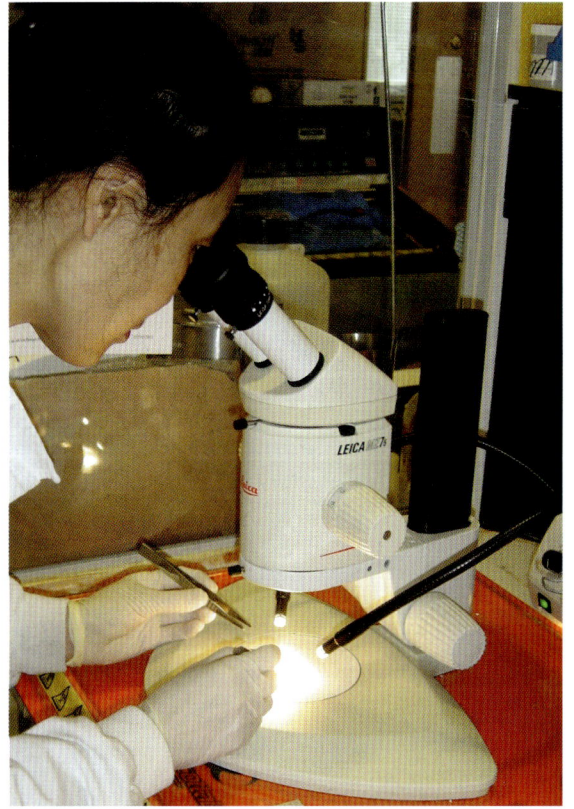

a

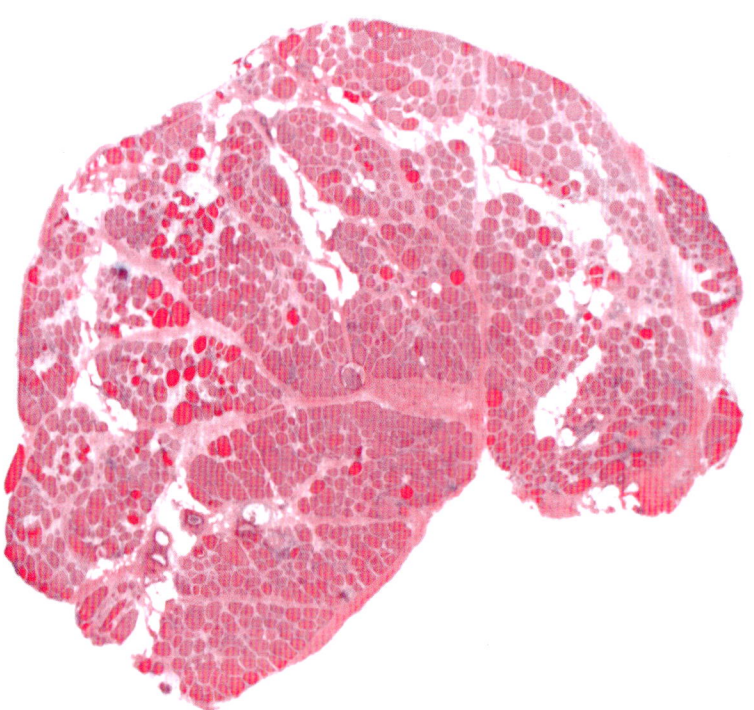

b

图1.3 （a）标本放在软塞盘上，解剖镜下确定纤维的横断面，采取冷光源防止标本干燥；（b）Duchenne 肌营养不良患者的细针活检标本的低倍镜下视野显示 Bergström 针常规能够做到的取材质量。

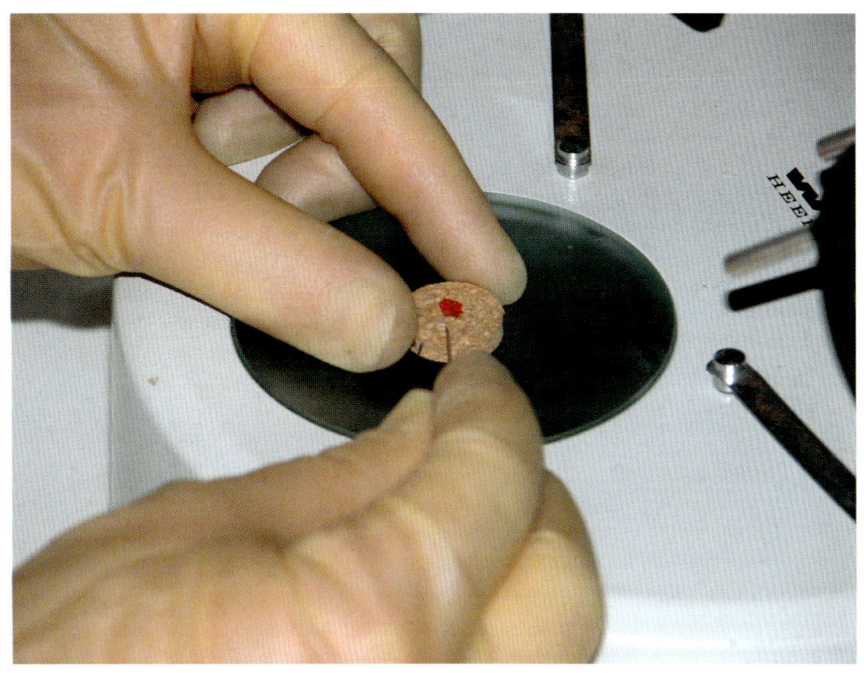

图 1.4　仔细观察标本以备解剖镜下调整方向。

色几乎不能做。一些蛋白的免疫组织化学染色如肌球蛋白和层粘连蛋白可以在死后的解剖标本中发现，但是肌营养不良素和胞浆膜蛋白在尸体解剖材料不能被检出，主要取决于标本从患者死亡到冷冻的时间长短。

将标本直接浸入液氮中会产生气态氮包裹在标本周围，从而延缓标本冷冻的过程。更快冷冻过程和更好的保存组织结构的方法是放入在液氮中预冷至－160℃的异戊烷中进行冷冻（见图1.6）。先将异戊烷装在容器内，而后浸入液氮中，直至完全成为固态，而后复温到固态和液态并存的温度点。

我们通常在标有标本名称的软塞上进行标本固定，这样标本容易从恒冷切片机的夹头上取下并易于保存。标本放在软塞上，在标本的基底部周围放上OCT固定剂（图1.4和图1.5）。然后，将带标本的软塞放进处于液态的异戊烷中（图1.6）。降温时间长短必须根据经验，部分依赖于标本的大小，通常10～20秒就够了。时间太短，会引起肌纤维内形成冰晶的假象，而时间过长易导致标本碎裂。冷冻的组织块在准备切片以前储存在－40℃或更低的温度条件下。长期储存标本最好放在液氮内，避免停电造成损失。切片前，软塞用OCT冻在切片机的标本托上。切片后，

标本可以从切片机标本托上切下，储存，以备后用。用锡纸包裹标本和用气密容器储存可以防止标本冻干，如果标本放在液氮中储存，就不存在该问题。

切 片

对组织学和组织化学染色比较合适的切片厚度是8～10μm，用冰冻切片机在－23℃～－25℃的条件下切片（图1.7a）。免疫组织化学染色的片厚5μm比较合适。如果切片太厚，就会在连续的染色操作中从玻片上脱片。如果标本有过多脂肪组织，适于在更低的温度下切片，可以用冷冻喷雾剂进一步冷却刀片和标本。若标本储存于低温下，在切片以前需要有足够的时间使其温度和冰冻切片机内的温度平衡，以防止标本碎裂。切片很容易粘到盖玻片或载玻片上（图1.7b），进行一系列的组织学、组织化学和免疫组织化学染色，将在后面的章节中讨论。载玻片上的切片可以冰冻保存，如果用薄膜包裹，应当在使用前充分干燥。盖玻片上的切片可以放在支架上，用锡纸包裹。当仅有几个载玻片或盖玻片用来染色时，不要将剩下的切片解冻，把切片重复冷冻会产生人工

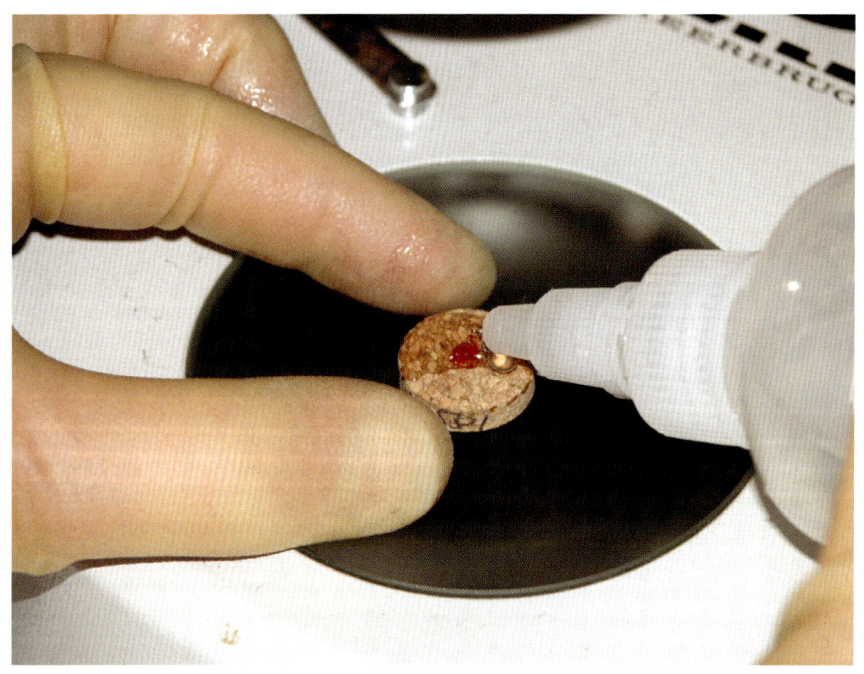

图 1.5　用 OCT 围绕标本底部，将标本固定在该处。

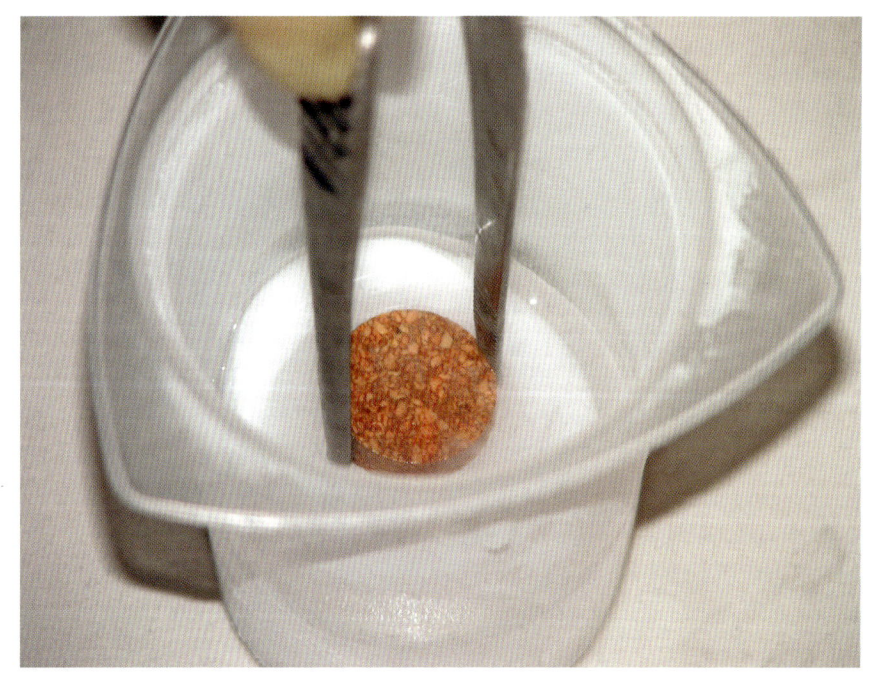

图 1.6　将软塞放进经过液氮预冷的液态异戊烷中快速冷冻标本。

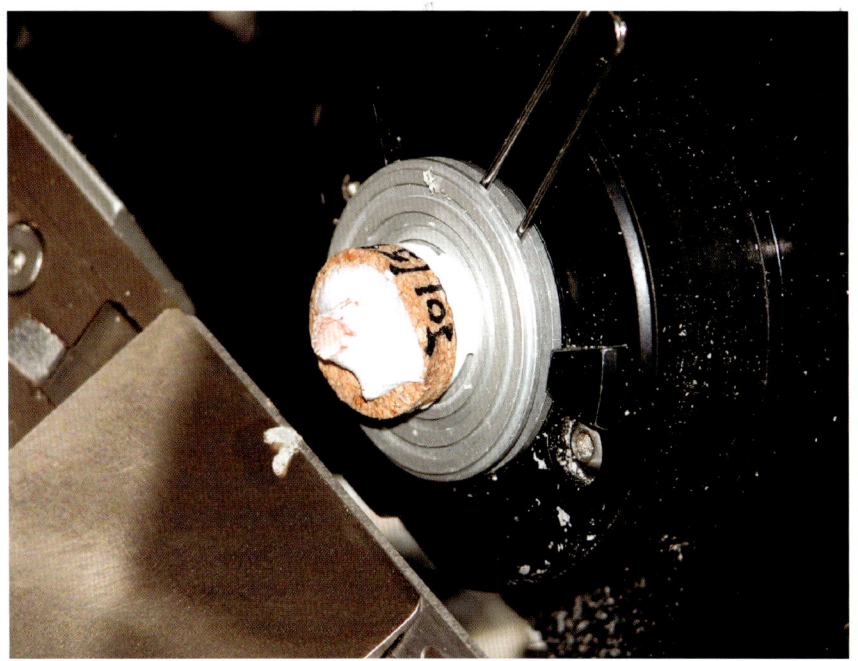

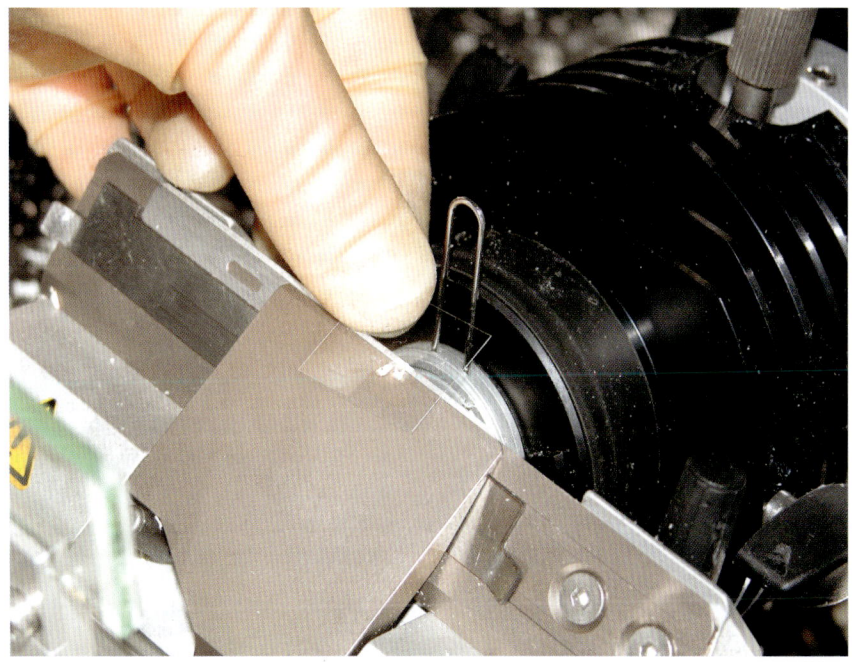

图 1.7 （a）和（b）冰冻切片机切片，切片直接固定在盖玻片或载玻片上。

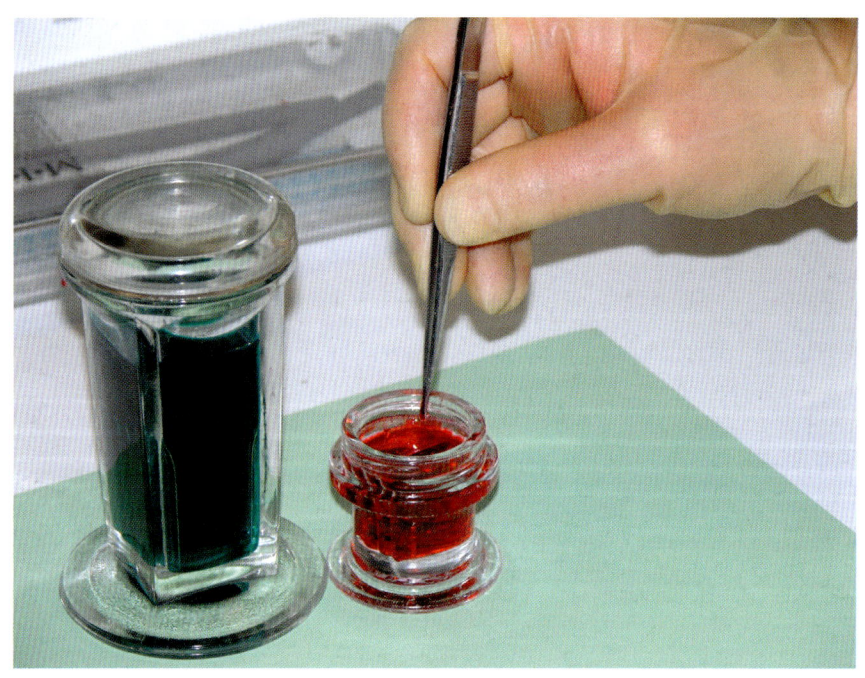

图1.8 盖玻片放在盖玻片缸内染色，载玻片放在50ml的科普林缸内。

假象。用来做组织学和组织化学染色的切片可以在室温下保持干燥，至少一晚，有时更长。当切片在盖玻片上粘贴很好时，不需要再粘贴。许多种玻片带有更好的粘贴特性（如超级磨砂型），现在已经可以在市场上买到，特别适于组织化学和免疫组织化学染色。载玻片也可用多聚左旋赖氨酸或甲硅烷涂抹，但超级磨砂玻片的高价格因使用方便而抵消。储存切片可以将几个活检标本作为一批同时染色，有助于控制技术问题，对发报告时间以及花费的控制也有利。染色可以通过将盖玻片或载玻片浸入特殊的容器中（10ml的哥伦比亚缸或50ml科普林缸）（图1.8），或把培育液滴到切片上进行染色。这些切片放在潮湿的容器中，如铺有湿润滤纸的Petri盘中，以防止干燥（图1.9）。商品染色盘也可以使用（图1.10）。有些染色反应需要把染色切片平放在Petri盘中，如NADH-TR（还原型烟酰胺腺嘌呤二核苷酸四唑还原酶）和磷酸果糖激酶反应，因为切片垂直放置在染缸中，四唑盐反应产物可能会弥散到染液中去。这种方式也适用于其他组织化学反应和所有免疫组织化学标记，也为了节省试剂。

电子显微镜

电子显微镜检查是一项耗时的技术，但它可以提供有用的信息（见第5章）。该检查非常实用而有价值，取材时总要准备一份标本用于电镜检查，对一些病例要有选择性地进行详细检查。半薄切片制备迅速，研究半薄切片常能获得大量信息（见下文）。

标本制备

开放或针刺技术取材的标本都适用于电子显微镜检查。理想的标本应该固定在静止期的长度，以避免因收缩产生人工假象。对于切开取材的标本，可以在一细条肌肉的两端安置缝线，连同缝线一起切除肌肉。然后，将两个缝线固定在一个舌压板上或是棉棍上，使肌肉维持在轻度伸展状态，一定要小心，防止过度拉长。在标本分段前，先在固定液固定几个小时。

对于针吸取材的标本无法用缝线，组织收缩在所难免。同样，小切口开放取材的组织也无法用缝线。但我们发现，这并不会干扰我们的诊断性描述，大多

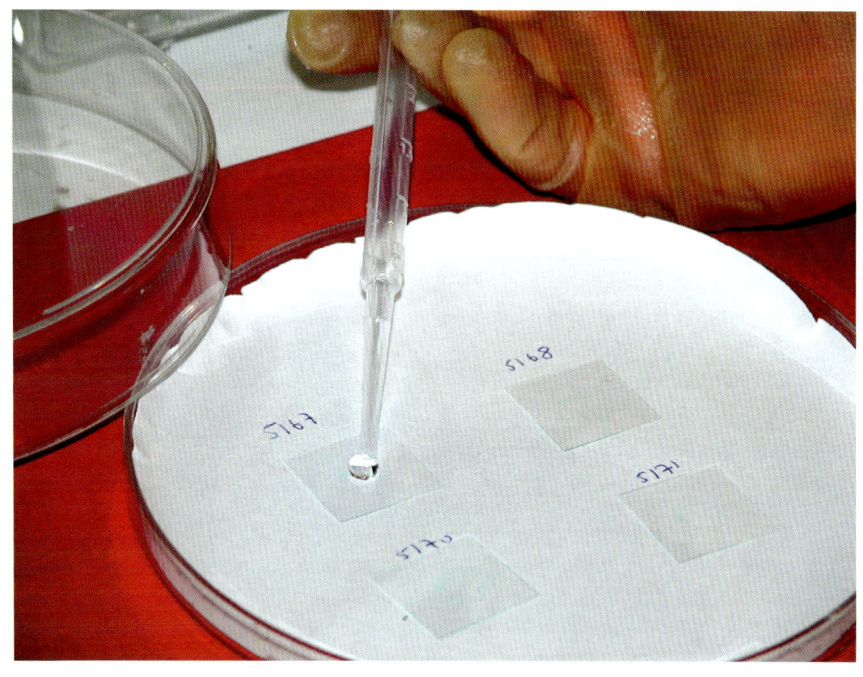

图1.9　酶底物溶液或抗体直接加到盖玻片的切片上,在一个具有潮湿环境的密闭 Petri 盘中培育。

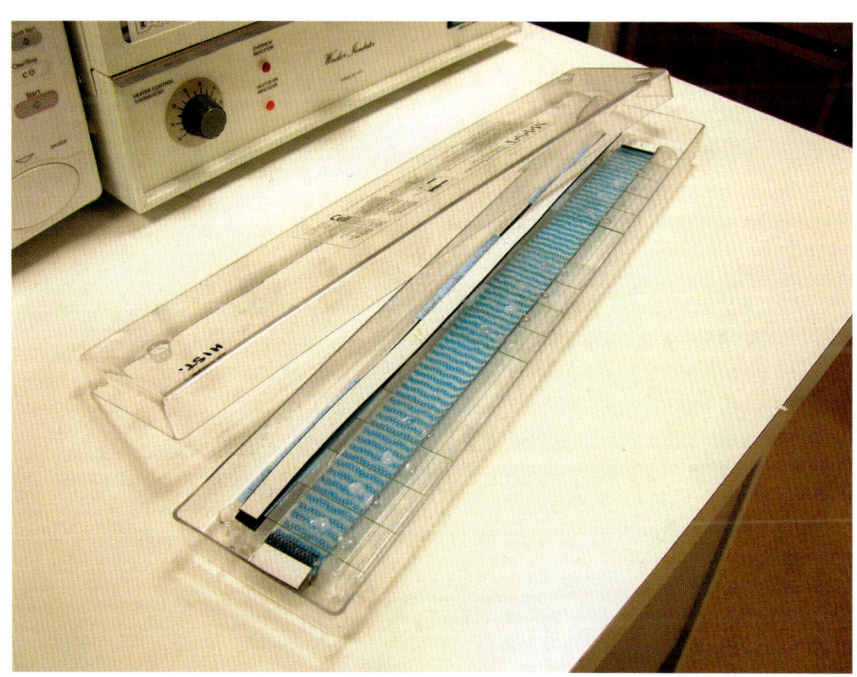

图1.10　载玻片平放在染盘的潮湿滤纸上,为了方便冲洗,用磁条把其标示在一个位置。把盖子打开一边观察,染色以及免疫标记过程中用于盖住载玻片和维持潮湿环境。

数的标本可以获得良好的纵切面。延迟10分钟后再固定标本可以减小组织的收缩，对组织的超微结构没有不利影响。在实际工作中，短期的延迟处理标本常常发生，因为标本要从手术室、病房或门诊送到病理实验室，还要将标本分切成电镜标本，这也需要时间。将标本纵向放置，迅速滴一滴固定液在上面。一旦用固定液固定，标本变得坚固而难以再纠正纤维的方向。标本在解剖镜下切成小块，在解剖镜下可以观察肌纤维的走向并据此切开标本。不需要的脂肪组织可以剔除。肌肉小块最大不超过1mm³，如果标本沿肌纤维长轴取的略长一点，将有利于标本处理在最后阶段的定位。组织块在室温下固定1.5~2小时，然后用缓冲液冲洗。再在4℃缓冲液中保存或立即进行下一步处理。如果需要，标本可以在4℃缓冲液中保存几天，也可以延长到几周，并能够把几份活检标本同时处理。

许多固定液和缓冲液应用于电镜检查多年了，但是戊二醛被认为能最好保存超微结构，为应用最广泛的初步固定剂。如果在同一标本上进行不同的电镜检查以及组织化学、免疫组织化学技术，必须仔细选择恰当的固定液，因为戊二醛固定可以破坏标本的抗原和酶活性，因此必须在超微结构保存与生化活性保留之间进行权衡，可使用较柔和的固定剂，如甲醛。

在做超微结构常规形态学研究时，戊二醛的浓度在2%~6%之间，用0.1mmol/L磷酸盐溶液或0.1mmol/L二甲砷酸作为缓冲液，其中性pH值保持在7.2。四氧化锇为第二固定剂，以加强图像的对比度或清晰度。经典的电镜标本处理程序如下：

1. 4%戊二醛与0.1mmol/L二甲砷酸缓冲液，pH为7.2，室温下固定1.2~2小时。
2. 用0.1mmol/L二甲砷酸缓冲液冲洗数次，至少30分钟。该步骤标本可以在4℃下保存过夜或保存数天。
3. 1%四氧化锇与0.1mmol/L二甲砷酸缓冲液，在室温下后固定1小时。
4. 缓冲液冲洗。
5. 用50%、70%、90%乙醇依次梯度脱水，100%酒精脱水两次，各10分钟。
6. 环氧丙烷浸泡2次，每次5分钟。

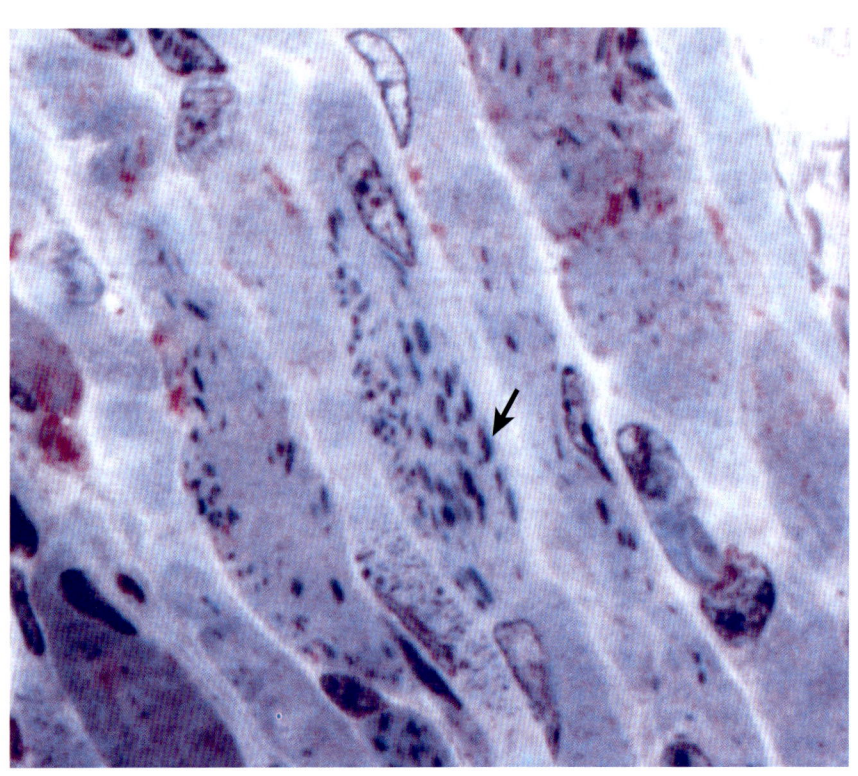

图1.11　1μm树脂切片甲苯胺蓝染色油镜观察一例杆状体肌肉病，可见深染的杆状体（箭头）。

7. 环氧丙烷与环氧树脂Ⅰ比例为1:1，浸泡1小时。
8. 环氧树脂Ⅰ浸泡过夜，40℃。
9. 环氧树脂Ⅱ室温下浸泡2小时，然后在40℃下树脂浸泡2小时，各1次。
10. 用新鲜配制的环氧树脂Ⅱ，包埋在聚丙烯或明胶胶囊内。
11. 在60℃下，硬化36~48小时。

树脂

许多树脂可以商业购买（如环氧树脂、EPON树脂、Spurr树脂、LR白树脂），使用者自己选择其一。本书大部分电镜标本是采用环氧树脂作为包埋材料。如果在染色对比度或电子束下切片稳定性方面碰到困难，值得尝试其他树脂。还应该记住，树脂生产者可能不通知顾客而改变其产品的特性。LR白树脂常用于免疫组织化学染色。

树脂配方

环氧树脂Ⅰ
- 环氧树脂 CY 212 10ml
- 十二烷基琥珀酸酐（DDSA）硬化剂 10 ml
- 二丁基邻苯二甲酸盐 0.25ml
- 环氧树脂Ⅱ
- 以上环氧树脂Ⅰ + 0.5ml 苯二甲基胺（BDMA）（加速剂）

该过程可以用其他脱水剂如丙酮或二甲氧基丙烷（DMP）或上面提到的其他包埋剂做修改。同样，有各种包埋定型剂和胶囊可以购买，需要使用者自己选择。

获得一块包埋好的肌肉，切出半薄切片厚约1~2μm，甲苯胺蓝（1%，用饱和硼酸液配制，用前过滤）染色数秒钟，在油镜下观察切片，选择做超薄切片的部位。从半薄切片中可以获得大量信息，尤其涉及肌原纤维或一些结构异常的表现，如杆状体（图1.11）。电镜切片厚50~60nm，漂在水中并收集在3mm金属栅格上。含有不同规格网孔的栅格可供选择，我们认为含100个六边形的栅格可以充分支撑切片，同时有合适的观察区面积。用重金属盐染色可以加强切片的对比度，先用醋酸双氧铀，而后用柠檬酸铅染色。乙醇醋酸双氧铀渗透迅速，染色时间可以缩短到几分钟，也可以用醋酸双氧铀在脱水和包埋前染色整块组织。柠檬酸铅染色有不同的时间，我们认为染2~3分钟可获得合适的对比度，染色过程的细节可以在经典的电镜书籍内找到。

免疫组织化学

免疫组织化学的切片（厚约5~7μm）与组织学、组织化学切片同时进行，所以这是一系列的操作，可以相互比较。像组织化学染色一样，切片可以放在盖玻片或载玻片上，风干后可以冰冻保存。更详细的免疫组织化学染色方法可以参见第6章。

（漆学良译　袁　云校）

第 2 章

组织学、组织化学染色和反应

正像每个病理学家都对常规染色特别偏爱，肌肉组织化学家也有一种对某些特定反应特别喜欢的倾向，尤其在分析肌纤维类型时。

在组织化学最初应用于肌肉研究时，大批的酶作为常规染色用于肌肉活检（见 Dubowitz 和 Pearse，1961）。然而，很多酶反应仅对于科研具有特定的作用和价值，评价病变肌肉的多数信息可以从少数几个酶染色中获得，其他酶染色只在某些特定肌病才会用到。

本章中，我们将讨论肌肉活检中常规应用的组织学染色和组织化学染色（见表2.1）。这些方法的一般应用和染色图片的介绍将在第 3 章和第 4 章讨论。这些方法的理论背景可在标准教科书或本书以前版本中找到。

组织学染色

常规应用的最重要染色是苏木精和伊红（H&E）染色，可以观察总体的组织结构，包括肌纤维、肌核、纤维结缔组织、脂肪组织、炎细胞浸润以及血管和神经成分。此外，采取特殊的苏木精染色，可以明确线粒体的分布。在HE染色下核为蓝色，肌纤维为粉红色，结缔组织为略浅的粉红色，嗜碱性纤维染成蓝色而被区分出来。如果应用Harris苏木精，线粒体表现为小点状。在未固定的冰冻组织，骨骼肌的横纹通常看不见。纤维内的红色嗜酸性区域易于看到，主要是肌原纤维物质的异常堆积以及胞浆体（见第 4 章）。

有时候通过改良Gomori三色（MGT）染色可以很容易观察到肌内衣结缔组织轻微增生（Engel 和 Cunningham 1963），肌纤维染成绿蓝色，胶原染色浅一些，为很容易区分的蓝绿色。用MGT染色肌核被染成红色，神经髓鞘染成泡沫样红色。在缺乏髓鞘时神经几乎不被染色。肌原纤维物质的异常堆积可能表现为浅绿蓝色，而胞浆体更浓染。MGT染色主要用于鉴定红染的结构，如杆状体、异常线粒体以及镶边空泡的膜状髓样涡旋物。线粒体堆积表现为红染物质聚集，而肌原纤维间线粒体表现为整个肌纤维中的一些小点。正常肌纤维常可见周边线粒体聚集，需要小心，不要过度解释其意义。结缔组织通过van Gieson或苦味酸天狼猩红染色可以显示，这两种染色中胶原均被染成亮红色，不同于肌纤维的黄绿色。由于HE染色下过多的结缔组织也可以观察到，MGT作为另外一种附加的染结缔组织的染色，要根据个人需要选择。联合应用 Verhoeff-van Gieson 染色有一定的优点，它可以显示周围神经的髓鞘（黑色）以及血管的弹力纤维（黑色）。线粒体和肌原纤维间的网架结构在肌纤维横切面上为细小的黑点。这些组织学染色也可以显示纤维类型的不同（见下文），1型纤维含有更多的线粒体，肌纤维颜色更深。所有的染色技术细节均在本章最后给出。

其他染色在一些特殊疾病可以应用，包括各种针对核酸（DNA和RNA）的染色技术以及针对异染性物质的甲基快紫或甲苯胺蓝染色技术、针对钙的茜素红染色、针对杆状体肌病中杆状体的磷钨酸苏木精（PATH）染色、显示包涵体肌炎中的类淀粉物质的刚果红染色，这些染色没有必要作为常规染色的一部分。

表2.1 肌肉活检的常规组织学和组织化学染色方法（可以与第3、4、7章一起看）

染色	主要用途
苏木精伊红（HE）	标本的一般结构：纤维大小和外形，肌核位置，纤维化，炎症，神经，血管
Gomori 三色（MGT）	线粒体红色（1 型纤维更深），杆状体红色，镶边空泡膜状涡旋物红色
Verhoeff-van Gieson（VVG）	突出结缔组织（红色）、弹性纤维和髓鞘（黑色）
油红 O	细胞内脂滴为红点，脂肪组织的脂肪为红色（可能从切片中溢出）
苏丹黑	与油红 O 相同，但是被染成黑色
过碘酸 -Schiff	纤维类型棋盘格状分布，含有过多糖原的纤维染色更深，缺乏糖原的纤维为白色
还原型烟酰胺腺嘌呤二核苷酸脱氢酶 - 四氮唑还原酶（NADH-TR）	纤维类型分布，线粒体分布，肌原纤维破坏
琥珀酸脱氢酶（SDH）	纤维类型分布，含有异常线粒体的纤维
细胞色素氧化酶（COX）	纤维类型分布，缺乏酶活性的纤维
COX 和 SDH 复染	COX 阴性纤维染成蓝色
ATP 酶或肌球蛋白亚型	纤维类型以及亚型的分布和受累
依据以上染色结果和临床表现，可能有用的备选方法：	
磷酸化酶	5 型糖原贮积病缺乏（McArdle 病）
磷酸果糖激酶	7 型糖原贮积病缺乏
腺苷酸脱氨酶	劳累型肌痛有缺乏 / 减少（意义不明）
酸性磷酸酶	溶酶体贮积病和空泡性肌病深染
碱性磷酸酶	一些炎症肌病的血管深染
甲萘醌结合 α - 磷酸甘油脱氢酶	还原体染色
刚果红	显示 β 淀粉样物质沉积

组织化学反应

组织化学染色是肌肉活检的基础，有四个原因：第一，通过显示特定肌纤维类型的不同生化特性以及在一些疾病的选择性受累，可以展示组织的非一致性；第二，可以显示特殊酶的缺乏（如McArdle病磷酸化酶）；第三，显示特定物质过多（如糖原贮积病中的糖原以及肉碱缺乏中的脂肪）；第四，显示通过常规染色不能显示的肌纤维结构的变化，如中央轴空病的酶缺乏区域、虫蚀状肌纤维以及线粒体的异常分布。

这些年来，组织化学染色作为常规染色的种类逐渐减少，最重要的染色收集在表2.1。酶组织化学在组织形态学和生物化学之间建立起了牢固联系。酶组织化学染色对研究肌肉具有不可替代的作用，但首先要求冰冻活检的标本，因为固定可以破坏许多酶的活性。现在通过组织化学和免疫组织化学染色能够显示许多酶。在该书介绍的酶染色方法之外还有许多染色技术，在以后的章节中会介绍那些对骨骼肌病理诊断特别重要的染色方法。这里也介绍酶反应的大致生化背景，进一步可以参考Lojda编著的酶组织化学手册（1979 年）以及标准的生化教科书。

氧化酶

肌肉最重要的氧化酶染色是还原型烟酰胺腺嘌呤二核苷酸脱氢酶-四氮唑还原酶（NADH-TR）、琥珀酸脱氢酶（SDH）和细胞色素氧化酶（COX）。

NADH-TR和SDH的组织化学染色原理是在酶活性部位应用无色、可溶性的四唑盐作为电子接受体，在酶活性位点被还原成深色和不溶性的甲月替

（formazan）产物。最常用的四唑盐是四唑氮蓝（NBT）[2,2′-二-磷-硝基苯基-5,5′-联二苯-3,3′-(3,3′-二甲氧-4,4′-联苯撑)氯化二四唑]，产生蓝色终产物。甲月替反应产物的强度反映纤维内线粒体的数量，从而反映出肌纤维类型的特征性棋盘格样分布模式。涉及解释 NADH-TR 和 SDH 染色的特异性时需要注意，四唑盐对磷脂有很强的亲和力。NADH-TR 反应中也显示肌浆网，这也可以是 NADH-TR 染色的长处，用于显示肌原纤维的破坏和扭曲以及涡旋状纤维的内部结构（见第4章）。相反，SDH 染色和COX染色一样，对线粒体具有特异性。

COX 对固定非常敏感，其活性可以被氰化物和叠氮化合物抑制。即使在福尔马林、戊二醛和酒精中简单的固定，都可以在组织化学反应中产生阴性肌纤维，所以需要冰冻切片。COX位于线粒体膜，由线粒体 DNA 编码。相反，SDH 由核 DNA 编码。最常用于显示 COX 活性的方法是使用二氨基联苯作为电子供体，产生一种褐色的终产物，此终产物可以被锇酸加强。COX 染色显示不同类型肌纤维的线粒体数量和分布不同（见第3章），也是一种显示因线粒体DNA突变引起肌纤维酶活性缺乏的重要方法。联合应用 COX 和 SDH 染色可以提供一个更好的方法，用于鉴定肌纤维缺乏COX，但保留SDH活性，表现为蓝色，不同于正常纤维的棕蓝色或者灰色。

转移酶

磷酸化酶

在体内，磷酸化酶是一种细胞浆内与糖原降解有关的酶，可以分解α-1,4′-糖苷键。这种组织化学染色方法（见 Takeuchi 和 Kuriaki 1955, Eränkö 和 Palkama 1961, Godlewski 1963）依赖没有酶活性的β形式转化为有活性的α形式，随后含碘的多糖被染色。紫色不稳定，容易退色，可以使用 Schiff 制剂使其稳定和持久。酒精脱水和树胶封固也有利于保存终产物，但颜色仍然会有轻微的改变。不同类型的肌纤维，其磷酸化酶的活性有所差异，也是显示纤维类型的另一种方法。肌纤维缺乏磷酸化酶只见于 McArdle 病，对有肌肉痉挛症状的患者都应该常规检查。如果没有糖原贮积病的临床提示，是否作为一种常规染色仍存争议。

水解酶

三磷酸腺苷酶（ATPase）

肌球蛋白 ATP 酶由钙激活，是最重要的显示肌纤维类型的酶。酶活性定位主要依赖于磷酸释放、钙离子加入以及钙离子被钴所替代。然后，磷酸被硫酸替代，终产物为硫酸钴黑色沉积物。这个反应在非生理的 pH 9.4 环境下进行，在 pH 4.3 和 4.6 的不同酸性条件下进行预孵育，用于显示彼此相反的肌纤维染色模式以及肌纤维类型的亚型（见第3章的肌纤维类型一节）。

考虑到该反应的有效性，我们需要记住该反应只在非常碱性的pH下发生，该碱性条件可能不会出现在体内。而在反应过程中的某些阶段会有组织的生理性改变。当肌肉组织在空气中干燥和暴露于钙离子，肌原纤维之间的网状机构有一定程度的改变，以致在随后的反应中发生分解。因此，在 ATPase 染色 pH 9.4 条件下，肌原纤维间的网状结构被溶解到组织切片外部，此处即使有 ATPase，也不能在该部位显示有该酶。该反应其实是一种肌球蛋白 ATPase 反应。

现已普遍将 ATPase 染色作为肌型分辨的标准组织学染色，但免疫组织化学进展及肌球蛋白抗体的应用具有同样的效用，且具有更多的优势（Sewry 和 Dubowitz 2001，Behan 等 2002），以下章节将详细讲述。多年来，从 ATPase 染色切片已收集到大量数据，特别是关于形态计量分析方面（见第4章）。在肌球蛋白免疫标记染色完全取代 ATPase 方法以前，还要用一段时间。ATPase 染色是一个困难的染色方法，很难得到较为恒定的好结果，我们研究室最近很少采取该方法，主要依靠肌球蛋白免疫标记方法。

其他酶研究

其他方法在涉及一些临床表现时非常有用，以下将一一列举。尽管在肌肉病理开展前期，部分方法曾作为常规染色中的一部分，但仅对某些罕见的疾病有辅助诊断价值。酸性磷酸酶主要位于溶酶体，用以标示肌纤维中变性和坏死区域，除在细胞核周围局灶性沉积，还可能与脂褐素有关，正常肌纤维中几乎见不到。成人脂褐素多于儿童，因而成人核周有更高的酸性磷酸酶活性。在糖原贮积病 II 型和其他溶酶体病，酸性磷酸酶有一定用处，可以标识和空泡相关的酶活性，也可以显示巨噬细胞的存在。维生素E缺乏和Batten病的酸性磷酸酶活性也增强，其沉积物具有自发荧光。根据自发荧光的颜色可鉴别两种疾病，前者呈桔黄色，而后者为黄色。

碱性磷酸酶多存在于细胞膜上，该处存在活跃的转运过程，如小动脉内皮细胞和毛细血管的动脉部分，也见于内质网、高尔基器和胞饮囊泡。在肌纤维中该反应通常为阴性，但各种疾病情况下的局灶坏死肌纤维、再生或失神经支配肌纤维为阳性。其主要用途在于评价炎性肌病，肌外衣可见浓染。

怀疑糖原贮积病，磷酸果糖激酶染色有帮助，但只有完全阴性才有诊断意义。酶缺陷难以通过组织化学染色加以确定，这时需要做生化分析。

甲萘醌结合的α-磷酸甘油脱氢酶可显示肌纤维类型，2型肌纤维较1型浓染，只在鉴别还原体时才有诊断价值。这是需要该染色方法去染色的唯一异常结构，还原体非常罕见，因此并不将该方法列为常规染色。

部分研究者偏爱肌腺苷酸脱氨酶染色，在某些患者中该酶的缺乏为唯一特点。解释酶缺陷的意义有一定的难度，在正常人群中存在导致该酶缺乏的常见基因突变，也存在一些不明原因出现的继发性酶活性降低。因此，人们对这种染色方法的重要性怀有质疑。该反应也可显示大量管的聚集。

糖原

过碘酸希夫染色（PAS）在组织化学染色中已有很久的历史，常用来标记肌肉的糖原，需要记住，不但糖原，其他多糖如中性黏多糖、黏蛋白和糖蛋白、糖脂和某些不饱和脂肪及磷脂均可在此反应中着色。Schiff试剂（品红-硫磺酸）显示糖原，糖原染成紫红色，同时可对纤维分型。PAS反应对糖原染色的特异性可经α-淀粉酶消化加以证实，而应用火棉胶有助于保留糖原。尽管糖原贮积很少见，但PAS技术也有助于显示一些疾病中损伤和失神经支配的肌纤维，均有糖原缺失。

中性脂类

正常肌纤维存在中性脂类，多呈小脂滴形式，与线粒体分布类似，可用苏丹黑或油红O染色显示。脂滴的大小及浓度根据纤维类型不同而异，必须在解释染色结果时加以注意。在累及脂肪代谢的疾病中，过度脂肪沉积表现为大的更广泛的脂滴。但因为这些疾病少见，常规染色中包括脂肪染色主要是基于临床考虑。

脂肪组织增生为肌营养不良的常见特点，也见于脊髓性肌萎缩和其他疾病。常规组织学染色可见脂肪细胞内容物不着色，但在脂肪染色表现明显。然而，对脂肪组织中的脂质进行染色可导致反应产物扩散到切片的很大区域。

类淀粉物质

包涵体肌炎中可找到类淀粉物质的沉积（Askanas和Engel 2001）。散发性包涵体肌炎许多有镶边空泡的纤维含有类淀粉物质，但不出现在遗传性肌病的镶边空泡中。这些肌肉病常常被诊断为遗传性包涵体肌病，一些病理改变特点与散发性包涵体肌炎相同，但很少出现淋巴细胞浸润。类淀粉是由β-折叠的片状蛋白构成。超微结构中表现为不同长度、无分支的双股丝缠绕。每条丝的直径约2.5~3.5nm，间隔2.5nm，总直径约8~10nm。刚果红染色是最常用的显示淀粉物质的方法，Mendell等（1991）建议在高碱性下进行染色。常规光镜亮视野下见刚果红类淀粉染色为红色，但偏光显微镜下表现为"苹果绿"的双折射特性。用与激活滤光片相配的荧光染料，如德克萨斯红，在荧光显微镜下观察更易分辨（Askanas等1993）。

组织学和组织化学方法

本章我们将列出作为常规染色的各种染色技术方法，满足诊断的最低需要。也包括其他方法，当临床表现有所提示时加以应用。这里我们不想全面列举所有染色技术，也未包含已有的某些组织化学染色或酶学染色的替代方法。如需更多信息可参考相关组织化学书籍（Barka和Anderson 1963，Pearse 1968，1972，Filipe和Lake 1990）。

所有组织学和组织化学染色都在贴有冰冻切片（10μm）的载玻片或盖玻片上操作，如第1章所述。切片应用前一直处于冰冻保存，染色前充分在空气中干燥。如果切片平置染色，可在组织周围用疏水笔画圈，防止染液溢出。有些组织学染色已配备商业化试剂（如苏木精）。在此介绍染色方法中所用染色剂的各个成分，以备查询。我们常规使用的合成封固剂是DPX，需要用水性封固剂时选择水封胶（National Diagnostics），因其也可用于免疫荧光染色的片子（第6章）。也可以用甘油凝胶，用胶封固后切片不易干燥，理论上可从这样的切片中提取DNA。

苏木精和伊红（H&E）染色

1. 切片置于Harris苏木精3分钟
2. Scott自来水中返蓝。若自来水为酸性，则用Tris缓冲液（pH 10.5）替代，否则在自来水中冲洗2分钟
3. 在0.2%盐酸酒精中分化，必要时直至呈现粉红色
4. 再次适当返蓝（同步骤2）
5. 1%伊红15~20秒（或略长）
6. 蒸馏水中快速冲洗
7. 酒精梯度快速脱水
8. 透明，合成树胶（DPX）封固

Harris苏木精染液

Harris苏木精粉	21.5g
纯酒精	10ml
蒸馏水	200ml

用前加入4%冰醋酸，可增强核染色。溶液配好后密封，可保存数年。

伊红染液

伊红5g；蒸馏水100ml

用时稀释到1%

碱性溶液（Scott自来水）

碳酸氢钾	2g
硫酸镁	20g
蒸馏水	1L

结果

细胞核蓝染；肌纤维红染，线粒体暗点；结缔组织粉红色。如果苏木精染色时间长，肌纤维呈过度嗜碱性。如需少一点嗜碱性，可用Mayer苏木精，但线粒体就看不到。

Verhoeff-van Gieson（VVG）

1. 在Verhoeff染液中20分钟（直至变黑）
2. 蒸馏水冲洗
3. 2%氯化高铁中分化数秒
4. 蒸馏水冲洗三次
5. 70%酒精中漂洗1分钟
6. 蒸馏水冲洗三次
7. van Gieson复染2分钟
8. 梯度酒精脱水，透明，合成树胶封固

Verhoeff染液

1g苏木精溶于100%热乙基乙醇20ml中，加入含有2%碘和4%碘化钾的Lugol液8ml，加入8ml的10%氯化铁溶液

注意：该溶液可在4℃下保存4~6星期。

van Gieson混合物

1%水性酸性品红	10ml
饱和水杨酸水溶液	90ml

用同体积的蒸馏水稀释，煮3分钟熟化

注意：水可去除品红，而酒精可去除水杨酸。

结果

结缔组织红染，细胞核蓝染，肌纤维黄绿色，神经和网状纤维黑色。

改良Gomori三色

1. Harris苏木精染色5分钟
2. 蒸馏水冲洗
3. Gomori三色染液10分钟（直至绿色）
4. 自来水冲洗（如结果过红，可在此步行0.2%醋酸分化，随后用水冲洗）
5. 梯度酒精快速脱水
6. 透明，合成树胶封固

Gomori 混合液

铬变素 2R	0.6g
碱性孔雀绿	0.3g
磷钨酸	0.6g
冰醋酸	1.0ml
蒸馏水	100ml

pH 调至 3.4

当染色苍白时该混合液需新鲜配置，用纯的化学试剂配制。如染色不佳，则可考虑更换前两种成分。

结果

细胞核红染，肌纤维呈蓝绿色，线粒体红色点状；结缔组织浅蓝绿色；杆状体红染；镶边空泡的涡旋膜红染；神经鞘红染。

糖原的过碘酸 Schiff 技术

1. 在乙酸乙醇或福尔马林钙溶液固定切片 5 分钟
2. 蒸馏水冲洗
3. 浸入 0.5% 过碘酸中 2～5 分钟氧化
4. 蒸馏水冲洗
5. 浸入 Schiff 试剂 10～15 分钟
6. 流水冲洗 5～10 分钟
7. Mayer 苏木精复染 1 分钟
8. 酒精梯度脱水
9. 透明，树脂封固

过碘酸溶液

0.5g 过碘酸晶体溶于 100ml 蒸馏水中

Schiff 试剂

碱性品红	1g
蒸馏水	200ml
偏亚硫酸钠	2g
浓盐酸	2ml
活性炭	2g

在沸水中小心加入碱性品红，溶解后，冷却至 50℃，加入偏亚硫酸钠，溶解并冷却至室温。加入盐酸。置于暗室过夜。加入活性炭并摇晃 2 分钟。过滤，在棕瓶中 4℃ 保存。

PAS 对照

将作为对照的切片于 37℃ 0.5% α-淀粉酶液中，孵育 1 小时。
用前述的 PAS 染色方法。

火棉胶涂层

染色中糖原可随之丢失，用 0.5%～1% 火棉胶在切片上涂层，风干，再按上述染色第 3 步做 PAS 染色。

结果

细胞核蓝染；粉红色肌纤维排列成棋盘格状；2 型纤维浓染；血管呈粉色；糖原聚集区呈深粉色。

脂质油红 O 染色（ORO）

1. 水冲切片
2. 60% 异丙醇冲洗
3. 浸入 ORO 液染色 10～30 分钟
4. 60% 异丙醇分化
5. 蒸馏水冲洗
6. Harris 苏木精复染 1 分钟
7. 自来水冲洗返蓝
8. 水性封固剂封固

原液染色

0.5% 异丙醇的饱和油红 O 液

应用

用 4ml 蒸馏水稀释 6ml 原液，留置 10 分钟后过滤

结果

细胞核蓝染；脂肪红染；1 型纤维中脂肪滴略多。

苏丹黑 B

1. 70% 酒精饱和苏丹黑液，新鲜过滤，染色 20 分钟，盖好，防止蒸发
2. 水冲洗
3. 过滤的苏木精液中染色 2 分钟

4. 自来水冲洗 10 分钟
5. 水性封固剂封固

结果

类似于 ORO 染色，但产物为黑色。

刚果红

1. 苏木精复染细胞核，分化，返蓝
2. 切片浸入 80% 乙醇饱和氯化钠中 1 小时
3. 浸入刚果红溶液 1 小时
4. 70% 酒精冲洗，梯度酒精脱水，透明，树脂封固

刚果红液

0.2g 刚果红溶于 100ml 饱和氯化钠的 80% 乙醇中用氢氧化钠调 pH 于 10.5~11.0

结果

细胞核蓝染；淀粉样物质红染（激发滤光片在 545~580nm 范围内很易看到红色荧光，与德克萨斯红类似）。

还原型烟酰胺腺嘌呤二核苷酸脱氢酶-四氮唑还原酶（NADH-TR）

1. 将新鲜切片平放于 Petri 盘或染槽内，保持空气湿润
2. 1 滴或 2 滴孵育液至切片上，确保其完全覆盖（最好用疏水笔在组织周围画圈，防止液体四散）
3. 37℃孵育 30 分钟
4. 蒸馏水冲洗
5. 15%~20% 福尔马林溶液固定 10 分钟
6. 蒸馏水冲洗
7. 水性封固剂封固

四唑氮蓝（NBT）原液

20mg/20ml 蒸馏水，-20℃分装保存

NADH 原液

NBT 原液	6.25ml
0.2M pH7.4 的 Tris 缓冲液	6.25ml
氯化钴 0.5M（11.9g/100ml）	1.25ml
蒸馏水	8.75ml

-20℃分装保存

孵育液

NADH 原液	1ml
NADH	1mg

结果

终产物为蓝灰色，1 型纤维活性较高，线粒体聚集区深染。2B 型纤维最为淡染，2A 型纤维中等着色。

琥珀酸脱氢酶（SDH）

1. 同 NADH-TR 一样，平放在湿润的环境中，37℃孵育切片 90 分钟
2. 弃液，福尔马林钙固定 15 分钟
3. 蒸馏水冲洗
4. 水性封固

琥珀酸盐原液

琥珀酸盐	4.05g
蒸馏水	20ml
1M 盐酸	0.13ml

调整 pH 到 7.0，溶液总体积配制到 25ml
-20℃分装保存

四唑盐溶液

NBT 溶液（4mg/ml）	7.5ml
0.2M pH 7.4 的 Tris 缓冲液	7.5ml
蒸馏水	10.5ml

调整 pH 到 7.0，-20℃分装保存

孵育液

0.1ml 琥珀酸原液加入 0.9ml 四唑盐溶液。

结果

终产物蓝灰色，1型纤维活性强，线粒体聚集区高活性。2B 型纤维最为淡染，2A 型纤维中等强度着色。

细胞色素氧化酶（COX）

1. 新鲜冰冻切片在 37℃孵育 3 小时
2. 蒸馏水快速冲洗
3. 福尔马林钙固定 15 分钟
4. 冲洗
5. 酒精梯度脱水，透明，树胶封固

可用四氧化锇代替福尔马林钙进行切片固定（1% 原液 1:100 稀释）30 分钟，可增强效果。

孵育液

四盐酸 3,3′- 二氨基联苯（DAB）	7.5mg
0.1M 磷酸缓冲液（pH7.4）	9ml

一起混合后加入：

过氧化氢酶溶液（4mg/ml）	1ml
细胞色素 c	10mg
蔗糖	750mg

0.1M pH 7.4 的磷酸缓冲液

0.1M 磷酸二氢钠	2ml
0.1M 磷酸氢二钠	8ml

DAB 具有致癌性，操作时应倍加小心。可以买到胶囊和液体状 DAB，可更换使用。

结果

细胞色素氧化酶活性区为轻度褐色（锇酸强化为浓染），1型纤维着色最浓，2B 型最淡，2A 型中间色。肌纤维的所有线粒体存在细胞色素氧化酶，基因突变时为白色。

细胞色素氧化酶（COX）和琥珀酸脱氢酶（SDH）混合染色

1. 新鲜冰冻切片在细胞色素氧化酶孵育液中 37℃ 染色 1 小时
2. 蒸馏水冲洗
3. 37℃在 SDH 孵育液中染色 45 分钟
4. 弃液，10% 的福尔马林固定 15 分钟
5. 自来水充分冲洗
6. 水性封固剂封固

每次均先做细胞色素氧化酶活性染色

细胞色素氧化酶孵育液

四盐酸 3,3′- 二氨基联苯（DAB）	15mg
0.05M 磷酸钠缓冲液（pH 7.4）	27ml
蔗糖	2.25g

-20℃分装保存

孵育液

DAB 溶液	0.9ml
细胞色素 c	1mg
过氧化氢酶	0.1mg

琥珀酸脱氢酶

0.2M 琥珀酸钠	0.5ml
0.2M 磷酸缓冲液	0.5ml

-20℃分装保存

用前在 1ml 该液中加入 1mg 四氮唑蓝

结果

各型纤维略呈褐/蓝灰色；缺乏细胞色素氧化酶活性的纤维为蓝色。

甲萘醌结合的 α- 磷酸甘油脱氢酶

1. 37℃孵育切片 60 分钟
2. 按照 30%、60%、90%、60%、30%丙酮的顺序进行抽提
3. 蒸馏水冲洗
4. 水性封固剂封固

孵育液

α- 磷酸甘油	30mg
0.2M Tris 缓冲液	10ml

四唑氮蓝	10mg
甲萘醌（维生素 K_3）	2mg

甲萘醌难溶于水溶剂，添加少量丙酮（0.2ml）有助于溶解。或者甲萘醌加入水溶剂中后充分混合。尽管不能完全溶解，但也足以达到预期效果。

结果

终产物蓝灰色，2 型纤维活性较高；还原体着色。

磷酸化酶

1. 37℃孵育切片 1 小时
2. 蒸馏水快速冲洗
3. 转移到 Lugol 碘中
4. 蒸馏水冲洗
5. 水性封固剂封固（反应产物迅速退色）或者在酒精中脱色、透明，用树胶封固

孵育液

1-磷酸葡萄糖	50mg
5-单磷酸腺苷酸（AMP）	10mg
EDTA	25mg
氟化钠	20mg
右旋糖酐	1g
0.1M 醋酸盐缓冲液（pH 5.9）	6ml
纯乙醇	1ml

应用前将 pH 值调至 5.9

Lugol 碘

碘	1g
碘化钾	2g
蒸馏水	100ml

将碘化钾溶入少量蒸馏水，然后溶解碘，加入剩下的蒸馏水

结果

可见紫色肌纤维排列成棋盘状；2 型纤维深染。

磷酸果糖激酶

1. 在 Petri 盘或染缸中 37℃孵育切片 1 小时
2. 蒸馏水冲洗
3. 水性封固剂封固

孵育液

20mM 砷酸钠（pH 7.0）	8.0ml
10mM 6-磷酸果糖	3.2ml
10mM 烟酰胺腺嘌呤二核苷酸	1.6 ml
10mM 三磷酸腺苷	1.6 ml
40mM 硫酸镁	0.4 ml
四唑氮蓝	6.4 ml
蒸馏水	1.2 ml

调整 pH 值到 7.0

结果

各型肌纤维呈蓝灰色棋盘格状排列；2 型纤维深染。

腺苷酸脱氨酶

1. 恒冷切片组织于室温下孵育 1 小时
2. 弃液并在福尔马林钙中固定 15 分钟
3. 水性封固剂封固

孵育液

p-四唑氮蓝	20mg
蒸馏水	18ml

过滤

加入 3 水单磷酸腺苷酸	8mg
加入 3M 氯化钾，同时缓慢搅拌	1.4ml

调整 pH 值至 6.1

将 10mg 二硫苏糖醇溶入 0.6ml 蒸馏水中。采用滴加法，同时搅拌（不可再次调整 pH，因为二硫苏糖醇损伤电极）。

结果

肌纤维呈棋盘样分布；1型纤维深染，伴蓝色斑点；2型纤维在粉/紫色背景下呈网状结构。管聚集浓染。

三磷酸腺苷酶（ATPase）

最近几年人们采用多种不同方法显示三磷酸腺苷酶（见 Brooke 和 Kaiser 1970，Padykula 和 Hermann 1955）。以下为 Round 等在 1980 年发表的染色方法。

pH 9.4 方法

1. 37℃孵育切片 30 分钟
2. 蒸馏水充分冲洗
3. 浸入 2% 氯化钴中 3 次，每次 1 分钟
4. 蒸馏水充分冲洗
5. 浸入稀释的（1:10）硫化氨溶液中 30 秒
6. 自来水流水冲洗
7. （可选）Harris 苏木精染色 1 分钟，自来水返蓝
8. 梯度酒精脱水，透明，封固

pH 4.6 和 4.3 方法

1. 在 0.1M 醋酸钠缓冲液加入 10mM 依地酸，在 4℃ pH 4.6 或 4.3 条件下预孵育 10 分钟
2. 蒸馏水冲洗
3. 其他程序同 pH 9.4 方法

孵育液

5mg ATP 溶入几滴蒸馏水中

加入 10ml 含 0.75M $CaCl_2$ 的 0.1M 甘氨酸/NaCl 缓冲液

调整 pH 到 9.4。加入 0.0309g/10ml（20mM）二硫苏糖醇溶液（不可反复测试 pH 值，因为可损伤电极）

0.1M 甘氨酸缓冲液

0.75g 甘氨酸 + 0.585g 氯化钠

100ml 蒸馏水

含 $CaCl_2$ 的 0.1M 甘氨酸/氯化钠缓冲液

50ml 0.1M 的甘氨酸缓冲液

10ml 0.75M 的 $CaCl_2$

大约加入 22ml 的 0.1M 氢氧化钠，直至 pH 9.4

结果

纤维呈黑白相间的棋盘样分布：

pH 9.4 —— 1 型纤维白色，2 型纤维黑色（2A 型纤维中间色），2C 型纤维黑色；

pH 4.6 —— 1 型纤维黑色，2A 型纤维白色，2B 型纤维中间色，2C 型纤维黑色；

pH 4.3 —— 1 型纤维黑色，2A 和 2B 型纤维白色，2C 型纤维黑色或中间色。

酸性磷酸酶

1. 37℃孵育切片 1 小时
2. 蒸馏水冲洗
3. 2% 甲基绿（氯仿抽提）复染 1 分钟
4. 流水冲洗
5. 水性封固剂封固

孵育液

溶液 1	0.5ml
溶液 2	2.5 ml
溶液 3	0.4 ml
溶液 4	0.4 ml

将溶液 3 与溶液 4 混合到不再产生泡沫（约 2 分钟）

混合溶液 1 和 2，加入 6.5ml 蒸馏水

将 3 和 4 的混合液加入

用 0.1N 碳酸氢钠调整 pH 到 4.7~5.0

溶液 1（底物）

AS-B1 磷酸萘酚	5mg
二甲基甲酰胺	0.5ml

溶液 2（缓冲液）

醋酸巴比妥缓冲原液 A

(1.17g 醋酸钠 + 2.94g 巴比妥钠，用蒸馏水配至 100ml)

溶液 3（必须新鲜配置）

亚硝酸钠	40mg

蒸馏水　　　　　　　　　　　　　1ml

溶液 4（副品红碱 - 盐酸原液）
氢氯副品红　　　　　　　　　　　2g
2N 盐酸　　　　　　　　　　　　50ml
缓慢加热，冷却至室温，过滤（4℃保存）

结果
酸性磷酸酶活性区为红色；细胞核绿色（复染后，相对肌纤维为淡绿色）。

碱性磷酸酶

1. 4℃福尔马林钙中固定 60 分钟
2. 在以下溶液中室温孵育 60 分钟
   α- 萘基酸性磷酸钠　　　　　10mg
   快蓝 RR　　　　　　　　　　10mg
   0.1M 巴比妥缓冲液　　　　　10ml
   调节 pH 到 9.2
3. 蒸馏水冲洗 3 分钟
4. 1% 乙酸洗 2 分钟
5. 蒸馏水漂洗
6. 水性封固剂封固

结果
碱性磷酸酶活性区为赤褐色。

（栾兴华译　袁　云校）

第3章

正常肌肉

本章我们将讨论正常肌肉的组成和形态。第一部分涉及光镜下正常肌肉的解剖组成，接下来是不同类型肌纤维的组织化学特征以及肌肉的超微结构。最后将讨论肌纤维的发育和发展。

组织学结构

"肌肉"一词源于拉丁语的"老鼠"，指的是肌腹看上去像只老鼠。不同功能的肌肉在大小、轮廓以及组成上存在差异。例如肱二头肌是纺锤形肌肉，肌纤维平行排列以利快速收缩。三角肌呈羽毛形状，羽毛状肌肉有一个和受力方向成角的隔膜，利于形成最大收缩力。每块肌肉包在一个结缔组织鞘（即肌外衣）内，由包括胶原在内的细胞外基质蛋白组成，在两端与肌腱、腱膜或者骨膜融合。从肌外衣延伸的细胞外基质将肌肉分成不同肌束，每个肌束外包一层清晰的膜，即肌束衣（见图3.1和图3.2）。肌束衣的宽度随年龄不同而异，新生儿比婴儿和成年人相对要宽。构成肌束的肌纤维直径随年龄和部位的不同而存在差异。成年男性股四头肌的肌纤维直径在40~80μm之间，其长度可达10cm。肌纤维紧密靠在一起，横切面呈多边形。在部分肌肉中，肌纤维从一个肌腱延伸到另一个肌腱，也可以深入肌束衣的筋膜内。肌内衣为细胶原纤维和细胞外基质蛋白构成的网架，将每一个肌纤维相互分开。尽管正常情况下几乎看不见，但在病理状态下，这种细胞外基质增生，变得很显著。

由多个单个细胞融合而成的各个肌纤维，是一个多核复合体，周围包有浆膜以及基底膜，即肌膜。纵切面上肌核为椭圆形，周围有致密的异染色质，可见突出的核仁以及细小斑点状的核质（图3.3和图3.4），上述结构在未固定的冰冻切片上很难观察到。肌核在正常肌纤维位于膜下，在横切面上，每个肌纤维可见到几个肌核。除了卫星细胞外（见下面），肌纤维核的外形相互间没有差别，在HE染色下为蓝色，在MGT染色下为红色，这两种染色下肌纤维类型不同，染色的强度也不同（图3.5）。线粒体在MGT染色下为红色小点，在苏木精染色为蓝色。

肌纤维是由肌原纤维组成，相互间通过肌原纤维间的空隙相隔。光镜下通过不同的组织化学染色，可以看到每个肌原纤维，而肌原纤维间的空隙表现为连续的网状结构（见后）。在肌原纤维间的空隙内有不同的亚细胞结构，在倍数高的电镜下可以辨认。

在光镜下可以看到肌肉的其他不同结构。

血管

肌肉的血管供应在常规染色下很明显，一些染色如PAS染色也比较明显，尤其是淀粉酶消化后。中等大小的微小动脉和静脉走行于肌束间（图3.1），在肌束内可见毛细血管网和各个肌纤维密切接触（图3.3和图3.5）。1型肌纤维比2型肌纤维有更多的毛细血管，从婴幼儿开始肌肉内比较小的毛细血管网即显而易见。

神经

肌束间和肌束内均可见神经，但并不是所有活检均可见到。神经和肌肉的接点即神经肌肉接头，通过常规的组织学染色不易看到，但是用酶组织化学染色，可以用特异性结合乙酰胆碱受体的特殊抗体以及免疫荧光标记的银环蛇毒素加以显示。在VVG染色

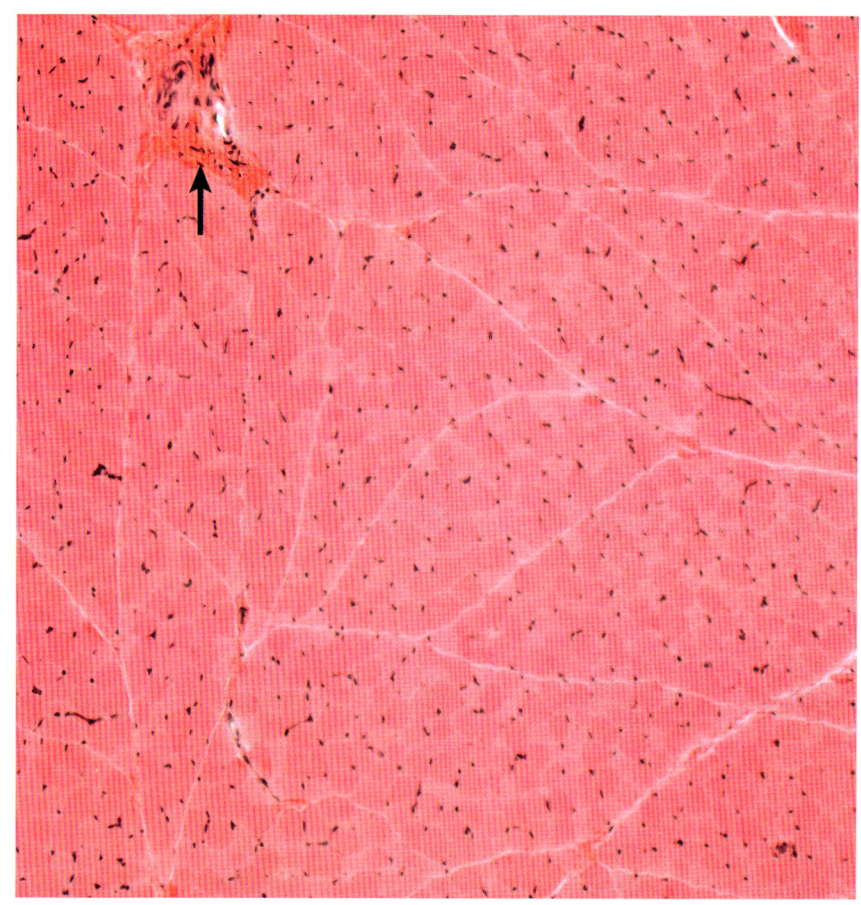

图3.1 4岁儿童活检标本的低倍视野,显示各个肌束,外被肌束衣。箭头所指为肌束衣血管。肌纤维平均直径大约为24μm(HE染色)。

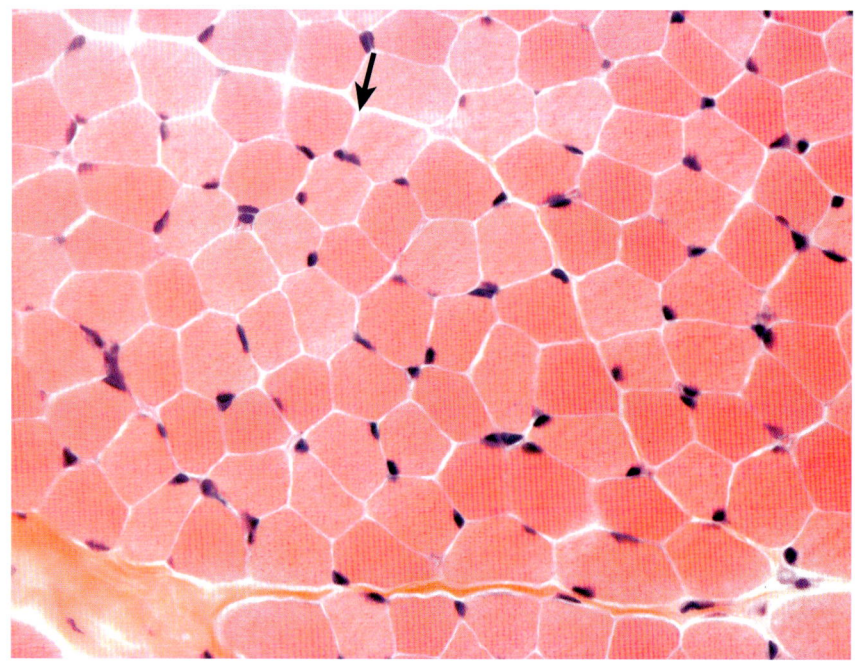

图3.2 肌纤维横切面,周边为核。箭头示肌束衣。注意不同类型肌纤维颜色有轻微差异。肌纤维的平均直径大约为24μm(HE染色)。

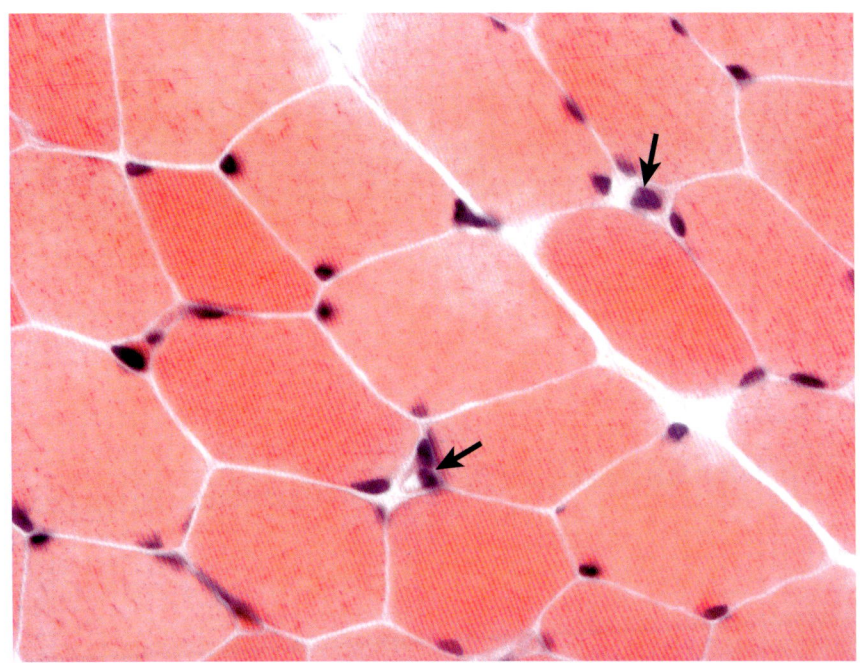

图3.3 高倍放大可见肌原纤维间的网架结构以及肌纤维间的毛细血管（箭头所示）。平均肌纤维直径大约是 36μm（HE 染色）。

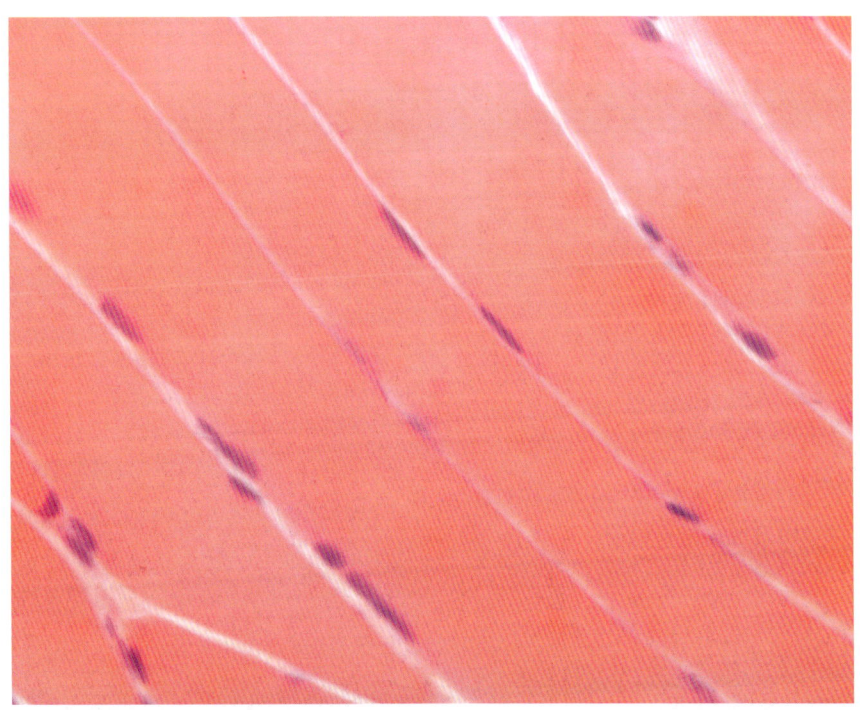

图3.4 纵切面可见肌核为椭圆形，位于每个肌纤维膜下。未固定的冰冻切片横纹不容易辨认，但可以模糊分辨。平均肌纤维直径约 50μm（HE）。

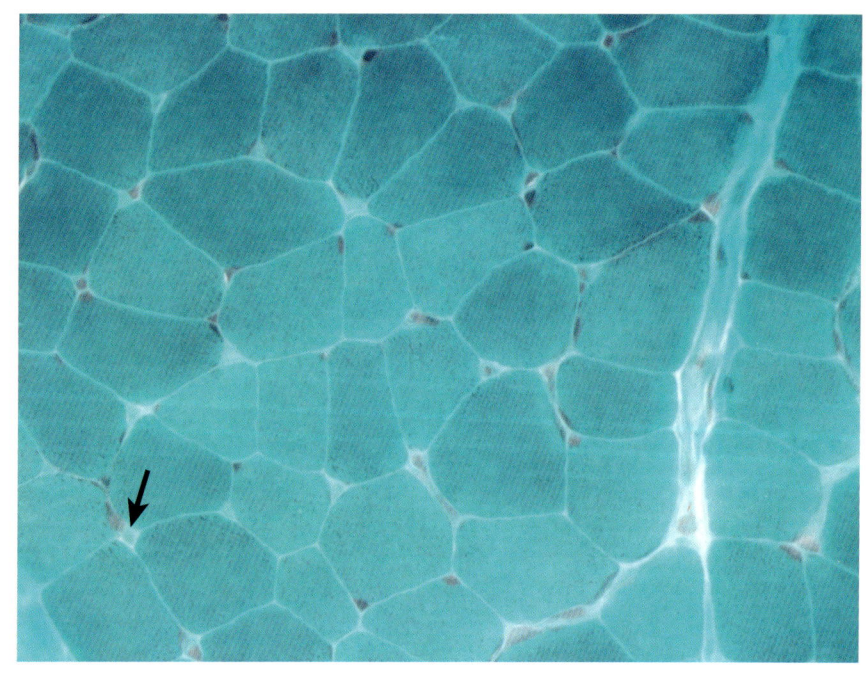

图3.5 MGT染色下横切面，每个肌纤维染色强度不同，核被染成红色，毛细血管（箭头）在肌纤维之间。平均肌纤维直径大约是40μm。

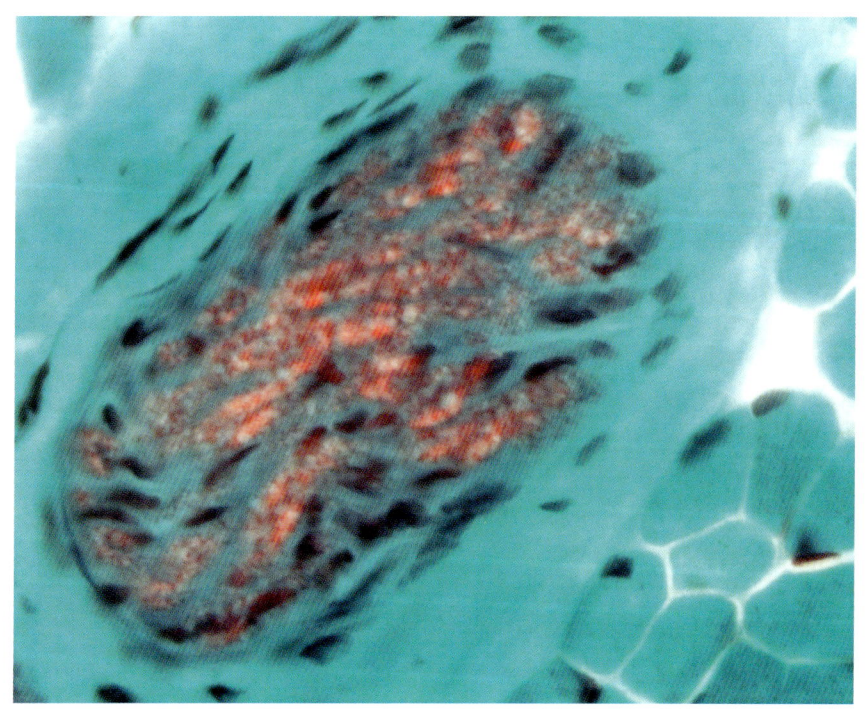

图3.6 有髓神经纤维直径为58μm，包以神经束衣（MGT染色）。

下轴索和髓鞘染成黑色，清晰可见，在MGT染色下每个神经的髓鞘被染成红色（图3.6），包围轴突的神经束膜也清晰可见。尽管肌纤维在胚胎早期为多神经支配，但一般每个肌纤维由一个神经支配。运动终板在多数肌肉呈带状，横跨肌腹中部。

肌梭

肌梭是特殊的结构，主要由带横纹的梭内肌纤维包绕在一个纤维性结缔组织囊中构成（图3.7）。肌梭的数量不等，通常在4~16个之间，位于肌束之间的肌束衣的结缔组织内，常靠近神经和血管。肌梭内肌纤维有其自己特殊的运动神经支配（γ传出神经），也有感觉神经。肌梭作为感觉器官，与肌肉活动和肌肉力量的协调以及肌张力的维持有关。除了面部肌肉，其他所有肌肉均有肌梭。有关肌梭的详细解剖和生理学见Barker和Banks（1986）和Swash（1992）的介绍。

肌梭内的肌纤维有两种类型：核袋肌纤维，在肌纤维中央有大量核聚集；较小的核链肌纤维，其核排列成链状，贯通整个肌纤维全长的大部分。在不同的组织化学染色下，像梭外肌一样，梭内肌纤维存在各种酶活性，可用以区别其肌纤维类型（见后）。肌球蛋白的未成熟亚型出现在一些正常的梭内肌纤维，尽管梭外肌纤维已经完全发育成熟，与不成熟相关的其他亚型如磷酸化酶的亚型可以出现在梭内肌纤维（见第16章）。在评价肌活检时，注意不要把梭内肌纤维误认为是异常的梭外肌纤维。

在有些疾病，肌梭可能受影响，包括感觉和运动神经损害、一些肌营养不良以及老化（Swash 1992）。

肌腱连接

偶尔在肌活检中会碰到肌腱区域。这是肌肉外表面的折叠带，这里的肌纤维逐渐变细，靠近肌腱和肌筋膜。肌纤维的指样突起和胶原突起相互交错，将肌纤维分割，增加了表面的接触面积。核内移在这个区域很常见（图3.8），一些蛋白含量增加，如黏着斑蛋白、踝蛋白、黏蛋白C、肌营养不良素以及一些整联蛋白。乙酰胆碱受体也出现在肌肌腱结合区，原因不明。

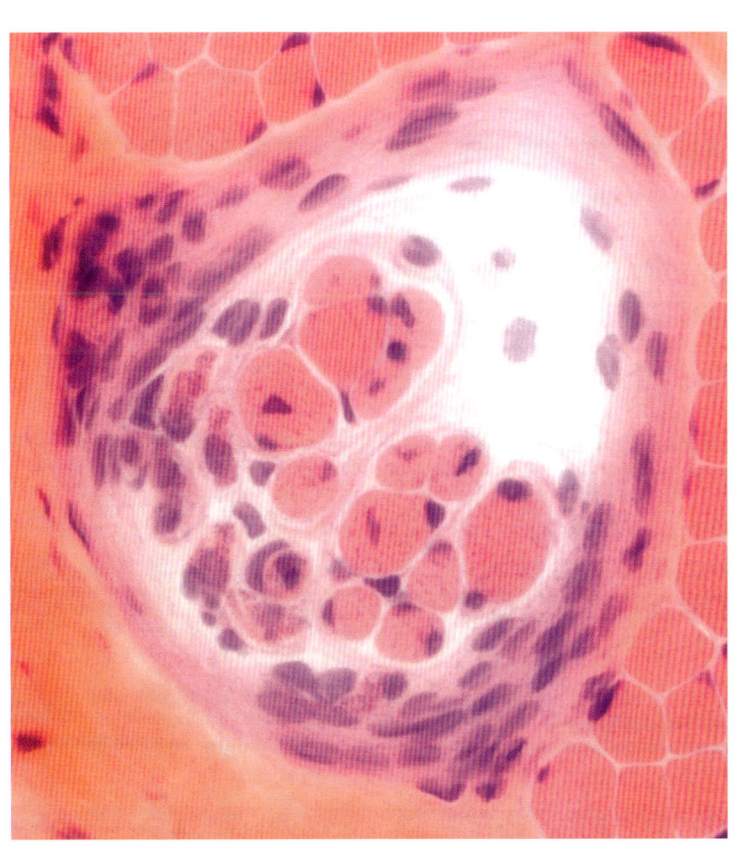

图3.7　肌梭。肌梭内肌纤维直径在11~17μm之间，被结缔组织鞘包裹（HE）。

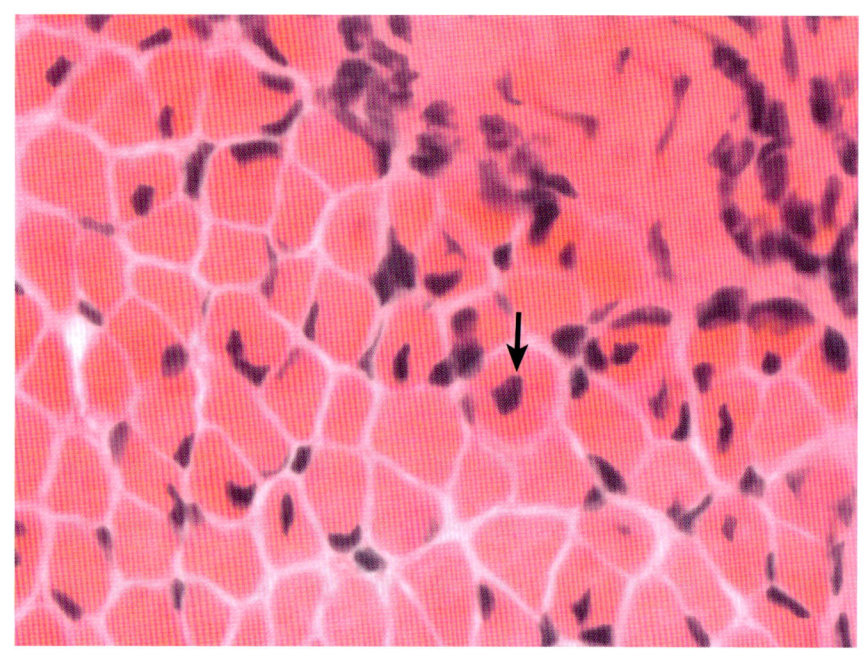

图 3.8　肌腱连接的肌束横断面。核内移（箭头）常常出现在该区域（HE）。

肌纤维类型

　　酶组织化学染色技术的应用对解释肌活检有很大的影响。多数骨骼肌是由不同生理和组织化学特性的肌纤维混合组成的。肌肉病理的一个重要方面涉及鉴定肌纤维类型，以及这些不同类型的肌纤维如何受到各种病理过程的影响。早期工作者通过肌纤维的颜色——红色或白色进行区分。在动物和鸟类的肌肉这种差别清晰可见，如鸡胸部肌肉是白色，而大腿肌肉是深红色。生理学家试图基于肌纤维收缩慢还是快，来使这种颜色的差别特征化（见表3.1）。利用组织化学染色，可以在细胞水平定位酶系统和其他化学组成。这开创了一个途径，可以直接了解肌纤维的功能活性与其形态之间的关系。

　　酶组织化学染色可以鉴定两种主要类型的肌纤维以及各类型肌纤维在糖原分解和氧化酶活性之间的对应关系（Dubowitz 和 Pearse，1960 a，b）。1 型肌纤维有高的氧化酶活性和低的糖酵解活性，而 2 型肌纤维的氧化酶活性低，糖酵解活性高，其中 2 型肌纤维的一个亚型有中等氧化酶活性（见下）。肌纤维类型的最常用名称是基于以下 ATPase 染色（用或不用酸性 pH 预孵育）表现（Brooke 和 Kaiser 1970）。正常肌肉组织可以鉴别出三种肌纤维类型（1 型，2A 型，2B 型），以及一个附加的 2C 亚型，后者是一种未成熟肌纤维类型（图 3.9 a-c）。

　　运动单位的概念是理解肌纤维类型的基础，在解释病理改变时至关重要。支配肌纤维的神经来源于脊髓前角细胞。神经元从胞体发出分支支配不同数量的肌纤维，在多数肌肉可达几百根。脊髓前角、轴突及其支配的肌纤维共同组成运动单位，三者功能上彼此依赖。一个运动单位的肌纤维型相同，尽管分布在一个有限的区域，但随机散在分布而非成簇存在。根据收缩速度和耐疲劳性可以将运动单位分型（Schiaffino 等 1970）。生理学家将其大体分成三种类型：FF（快收缩和疲劳敏感型）、FR（快收缩和耐疲劳型）和 S（慢收缩和耐疲劳型）。耐疲劳性与氧化能力和线粒体含量有关，肌纤维因此也分成慢收缩氧化型（SO），对应于组织化学 1 型纤维；快收缩糖酵解型（FG）对应于 2B 型肌纤维；快收缩氧化糖酵解型（FOG）对应于 2A 型肌纤维（Burke 等 1973）。这种分类基于对动物肌肉组织的研究，但有证据表明人类肌组织与之类似。与其他物种比较，人类大多数肌组织都是混合型肌纤维，ATPase 染色呈棋盘样明暗分布，然而每种肌纤维型的比例在不同部位肌肉之间有很大的差异，甚至同一块肌肉的不同区域也有差异（Johnson 等 1973），因此知

表 3.1　人类肌肉不同类型肌纤维的主要特点

	1 型	2A 型	2B 型	2C 型
颜色	红色		白色	
收缩速度	慢	快	快	
耐疲劳性	耐受	耐受	敏感	
收缩、氧化和糖酵解能力	SO	FOG	FG	
ATP 酶 pH 9.4	+	+++	+++	+++
ATP 酶 pH 4.6	+++	-	++	+++
ATP 酶 pH 4.3	+++	-	-	++ 或 +++
NADH-TR	+++	++	+	++ 或 +++
COX	+++	++	+	+
SDH	+++	++	+	++
磷酸化酶	- 或 +	+++	+++	+++
PAS	- 或 ++	+++	++	++
脂滴	+++	++ 或 +++	+	
快肌球蛋白重链	-	+++	+++	++ 或 +++
慢肌球蛋白重链	+++	-	-	-、+ 或 ++

SO，慢氧化；FOG，快速氧化糖酵解；FG，快速糖酵解。-、+、++、+++，代表染色的强度。

道活检部位对分析肌纤维类型比例很重要。如胫骨前肌的 1 型肌纤维的比例高于股四头肌。每种肌纤维型的不同酶类特性伴随多种结构蛋白的肌纤维特异性亚型，特别是肌球蛋白重链亚型，已被用来区分肌纤维类型，针对特殊亚型的抗体在肌肉病理学中的作用愈发重要。在哺乳动物的骨骼肌已经鉴别出四种肌球蛋白亚型，慢、快 2A、快 2B 和快 2X（也称作 2D）。而面部和眼部肌肉只有单一亚型，其他肌肉组织只有在发育过程中才会出现这种情况。大多数正常成熟肌纤维只表达一种重链亚型（图 3.10 a，b），也可以同时表达多种亚型（混合肌纤维），这种情况常发生于病变肌肉，是评估病变的一个重要方面。ATPase 组织化学染色不能显现这种共表达，与之相比，免疫组织化学染色则更有优势。

由于这种肌球蛋白亚型共同表达的出现以及肌球蛋白亚型与 ATPase 染色后有相似的阿拉伯字母后缀，使得肌型的命名产生混乱。两者并不等同，一般情况下 1 型肌纤维含慢肌球蛋白，但人类肌纤维中没有快 2B 肌球蛋白（Pette 和 Staron 2000），所以人类 ATPase 染色显示的 2B 肌纤维并不含有快 2B 肌球蛋白，主要为 2X 肌球蛋白。现在还没有人类快 2X 肌球蛋白特异性抗体，只能用排除法辨识肌纤维表达的 2X 肌球蛋白，人骨骼肌的组织化学等同物质也没有完全找到。产生命名混乱的另一个原因是病变肌肉的肌纤维同时表达快、慢型肌球蛋白亚型，且两者在 ATPase 染色不能清楚区分。

许多实验室采用 ATPase 染色方法作为肌纤维分型的标准技术，用该方法病变标本能够提供丰富的信息。随着免疫组织化学染色的不断推广，肌球蛋白抗体将很快被广泛使用。其重要性将在以后章节中加以阐述，并对免疫组织化学进行详细讨论。用肌球蛋白抗体的优势在于：

- 可辨识表达一种以上亚型的混合肌纤维，而且这种共同表达能更好地鉴别肌纤维类型，而 ATPase 染色难以达到，尤其是没有酸性预孵育时。
- 应用恰当的肌球蛋白抗体可鉴别未成熟和再生的肌纤维，肌纤维表达非成熟肌球蛋白亚型的各种模式见于不同神经肌肉病。
- 采用抗体可对尸检肌肉的肌纤维类型进行鉴定，而 ATPase 活性则已经丢失。

a b c

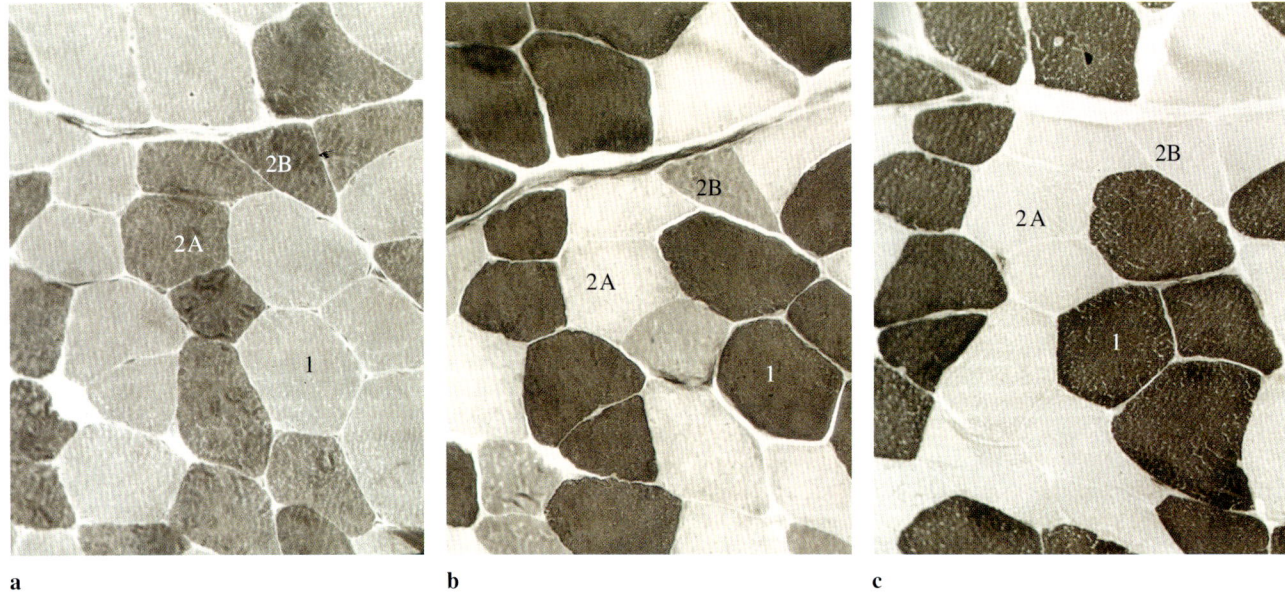

图 3.9 连续切片染色。(a) ATPase 染色 pH 9.4 以及在（b）pH 4.6 和（c）pH 4.3 预孵育后，可见 1 型和 2 型肌纤维棋盘格样分布，2 型肌纤维分 2A 和 2B。

a b

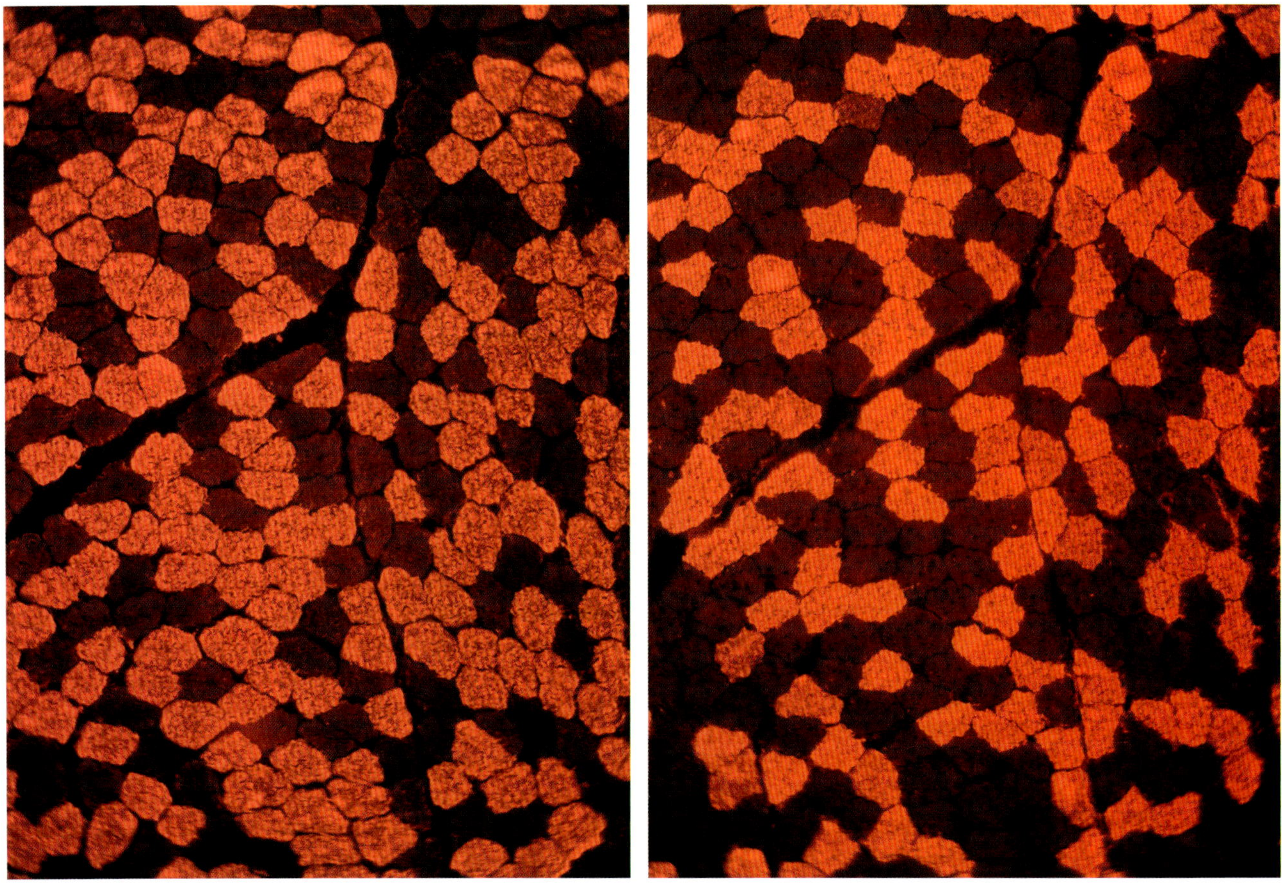

图 3.10 正常肌纤维连续切片抗体标记，(a) 慢肌球蛋白和（b）快肌球蛋白抗体显示大部分肌纤维含慢或快肌球蛋白。

ATPase染色在pH 4.6的条件下出现具有中间着色的2B肌纤维，其等同物并不能用抗肌球蛋白的抗体显示。目前识别这种肌纤维的诊断价值有限，在实际工作中主要鉴别1型肌纤维和2型肌纤维（慢/快肌球蛋白肌纤维）。名词比较和肌纤维类型特点见表3.1，各肌型的超微结构差别在后面讨论。

肌纤维的可塑性

很多因素都可影响肌纤维分型，如神经支配、激素、运动、废用、药物、年龄以及神经肌肉疾病（Pette和Staron 2000，2001）。

早前对交叉神经支配的研究表明，神经支配在控制肌肉收缩中具有决定性的作用（Buller等1960）。特别是信号沿神经的传导速度非常关键，神经支配的改变可使肌纤维组织化学和生化特征发生变化（Pette和Vrbova 1999），这种影响现在被认为与钙离子通道、钙依赖性磷酸酶以及激活T细胞核因子的信号传递相关（Michel等2004）。一些不同的生理和病理因素也可影响肌纤维类型，如脊髓损伤可使快肌纤维占优势，而肌病以慢肌球蛋白为主，导致肌纤维有更强的耐疲劳性。睾酮和甲状腺素对正常和病变肌肉的肌纤维分型具有很大影响，甲状腺功能低下倾向于引起快肌球蛋白向慢肌球蛋白转换，而甲状腺功能亢进有相反的影响（Pette和Staron 1997）。连续运动耐力训练增加氧化酶活性和影响肌球蛋白重链（Booth和Baldwin 1996）。肌肉对训练的影响导致运动医学的发展，成为一门新学科。多年来已经知道耐力性运动员慢/1型肌纤维占优，而赛跑选手则快/2型肌纤维占优。不同的锻炼方法同样具有治疗作用，比如在长期卧床后进行活动（Thompson 2002）。

肌纤维类型的组织化学鉴别

本节将进一步详细讨论正常肌肉的组织化学表现，其染色后的表现常常用于评估病变标本。难免与前面章节介绍的内容出现重复，但在此感到有必要重复一下，比返回前面的章节查询要好。

三磷酸腺苷酶反应

三磷酸腺苷酶染色（ATPase）在pH 9.4环境下进行（参考第2章），有时做一点小的必要改动会得到更理想的结果。在此条件下，反应发生于肌原纤维，在染色的一些过程中肌原纤维之间的网状结构从组织切片上溶出，所以检查单个肌纤维时会发现肌原纤维被无色的肌原纤维间网状结构所分隔。纵切面可见染色出现在含肌球蛋白的区带，因而该反应被命名为"肌球蛋白ATPase"染色。

对肌肉进行整体检查时，可清楚地区分出两种类型的肌纤维，1型肌纤维淡染，2型肌纤维浓染，中间型肌纤维在该染色不能见到。在pH 4.3的条件下预孵育，可以看到相反的表现模式，1型肌纤维深染，而2型肌纤维淡染。这种相反的表现方式非常有用，因为暗色比亮色更易于观察。偶尔2型肌纤维在pH 4.3的条件下仍保持活性，这是2C型肌纤维，在正常人肌肉组织中很少见，但可出现在处于发育过程的肌肉以及病理状态下，嗜碱性的再生肌纤维常常是2C型肌纤维。在pH 4.6条件下预孵育，1型肌纤维像在pH 4.3时一样出现强反应，2型肌纤维可以再分型，一些肌纤维被抑制而淡染（2A型），其他一些肌纤维出现中等强度的染色（2B型），由此可以看到3种类型的肌纤维。2C在此条件下仍然深染（图3.9a-c 表3.1）。在酸性条件下的ATPase染色时可以看到肌原纤维及其间的网状结构。肌原纤维间的网状结构在加入钙一起孵育可以去除，并不影响各肌纤维类型相关的染色特点。

如果pH值增加到10，还可以获得三种肌纤维类型。肌纤维型的分辨大多依赖检验者的经验，为获得好的肌纤维分型结果而在预孵育中确定相应pH值，要依据经验而定。适于人类肌肉组织的分型条件，不一定适用于所有动物肌肉。如前所述，2型肌纤维的再分型虽然常见，但并不总是出现，诊断价值有限，而最关键问题是区别1型和2型肌纤维。这里对染色方法逐条描述，各个实验室实施染色方法有偏爱，对染色结果的解释应当注意。

氧化酶

多种氧化酶反应在切片的表现上有一些类似。因此放在一起讨论，细微的不同之处将予以指出。

还原型烟酰胺腺嘌呤二核苷酸四唑还原酶（NADH-TR）

该反应下通常可见两型肌纤维，有时也可见三型

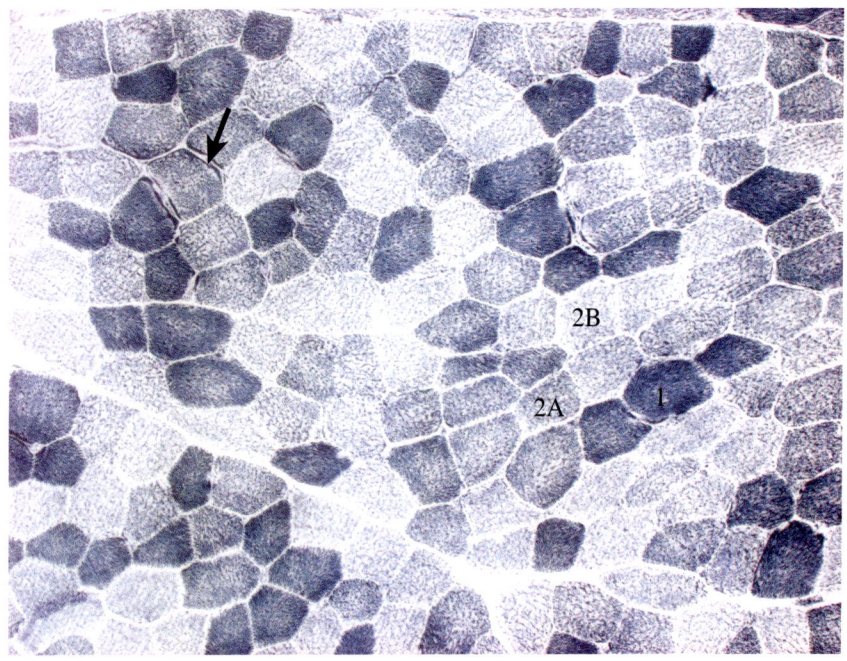

a

b

图 3.11 横切面。(a) NADH-TR 染色，可见 1 型肌纤维深染，2B 型肌纤维最浅，2A 型肌纤维中等着色。也注意肌纤维周边成簇线粒体深染（箭头）。肌纤维平均直径约36μm。(b) 同一切片高倍视野显示线粒体、肌原纤维间的网状结构和周围线粒体簇（箭头）。

肌纤维（图3.11a，b），1型肌纤维比2型肌纤维更深的蓝色，部分2型肌纤维染色中等，肌原纤维不着色，但肌原纤维之间由线粒体和肌浆网组成的网状结构可以被充分显示出来（图3.11b）。网状结构的表现在两种类型肌纤维之间略有不同。在连续切片观察还原型烟酰胺腺嘌呤二核苷酸四唑还原酶反应与肌纤维的ATPase 活性的相关性，可见人类肌肉的 1 型肌纤维（pH 9.4 的 ATPase 弱表达）在 NADH-TR 反应强烈，2B 型肌纤维在 NADH-TR 反应中最弱，而 2A 型肌纤维活性居中（表3.1）。

琥珀酸脱氢酶（SDH）和细胞色素氧化酶（COX）

这两种酶为单纯的线粒体酶，两种染色均可用来鉴别不同类型的肌纤维。在纵切面，线粒体在 A-I 交界处表现为成对的点状（见电子显微镜一节），造成肌肉的纹状表现。在横切面，可见肌原纤维之间网状结构是颗粒分布，代表了线粒体的分布。琥珀酸脱氢酶染色切片表现为淡蓝色，类似 NADH-TR 染色，由于用了四氮唑盐，细胞色素氧化酶染色（COX）出现褐色产物（图3.12a，b），肌纤维类型分布和 NADH-TR 染色所见类似。在 COX 染色，2B 型肌纤维着色非常浅，一定注意不要误认为是线粒体异常相关的阴性肌纤维。反复仔细观察切片，可以见到少量褐色的小点。用多种氧化酶染色，可以有其他发现。细胞核附近区域是常见深染部位，如果存在中央核，该部位表现为肌纤维内一个深染的区域。通常在横切面上表现为三角形或菱形，其内的细胞核为非染色区。此外，在肌纤维周边区域常常有一个深染区域，有时靠近毛细血管，可能与肌纤维周边部位的线粒体聚集相关（图3.11，3.12）。

磷酸化酶

磷酸化酶位于肌浆内，在横切面上，磷酸化酶反应显示为肌原纤维间模式。纵切面上该酶活性主要集中于I带（见电子显微镜切片）。早期采取的磷酸化酶染色法可把肌纤维明确区分为两型肌纤维；一组（2型）肌纤维为明显的蓝黑色或黑紫色，而另一组（1型）肌纤维则染为阴性，带有碘的黄染色。随着方法的改进和完善，结果可以显示介于两个极端反应之间的中间型肌纤维。由于产物的颜色取决于多糖单体的链长，因而可见染色有一定的梯度，所以不可能确定一个均匀、单一的中间型肌纤维，这使该染色难以用于区分肌纤维类型。水性封固剂会使终产物迅速退色，如果切片在酒精中脱水，用合成树脂凝胶封固，其染色可以长期保存，但紫色变为褐/黄色（图3.13）。

过碘酸希夫染色（PAS）和油红 O 染色（ORO）

过碘酸希夫染色方法把糖原和多糖染成深粉色，也显示出肌原纤维间的网状结构。苏木精复染显示细胞核的位置。2 型肌纤维染色比 1 型肌纤维深，也可以显示中间型肌纤维（图3.14）。对糖原染色的特异性的检验可以通过在 PAS 染色前加 α - 淀粉酶消化。在正常肌肉，可以清楚显示肌膜和毛细血管的多糖。

油红O染色，脂肪呈红色，同样可以看到肌纤维类型之间的不同染色（图3.15）。肌纤维细胞内脂肪滴为大小不等的细小红色斑点，1 型肌纤维中多于 2 型肌纤维。脂肪细胞中的脂质有时从切片溢出，造成读片困难。

肌纤维的超微结构

肌细胞表面

肌膜将每个多核肌纤维包裹并与细胞外环境隔离（图3.16）。肌膜主要由内表面的浆膜（即质膜）和外面的基底膜组成。质膜和基底膜紧密相连，相互平行排列。大多数细胞核位于质膜下。

基底膜为肌纤维的外衣，由肌细胞自身分泌，呈无形或细小颗粒层，厚约 20～30nm。基底膜（也称作致密层）的组成包括糖蛋白、胶原、层粘连蛋白、基底膜蛋白多糖和巢蛋白。致密层下为透明层，表现为在浆膜和致密层之间一个 10～15nm 的半透明裂隙，有细小的桥联，这些桥联确保浆膜和致密层相互一致的移动。这两个层之外是网状层，由Ⅲ型胶原、Ⅴ型胶原、Ⅵ型胶原、蛋白聚糖和纤维连接蛋白构成。在病变肌肉组织，网状层变的肥厚而显著。在超微结构水平，各种细胞外基质蛋白的分布以及和基底膜的关系还不清楚。

"基底层"通常同义于"基底膜"，其确切的结构并不清楚。先前的组织学家（Bowman1840）描述基底膜主要指致密层和网状层。本书用"基底层"来描述致密层（细颗粒层），当网状层也被包括时，则描

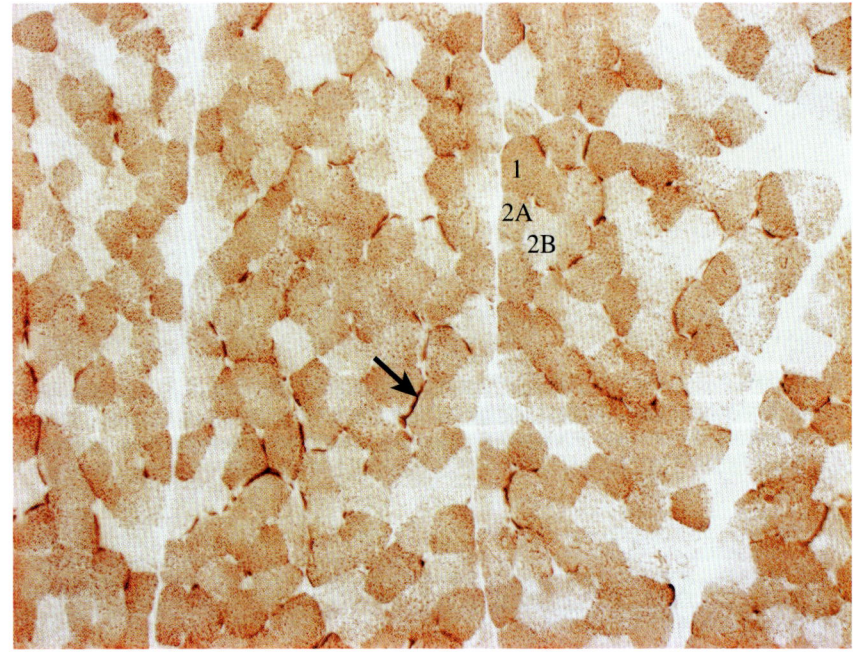

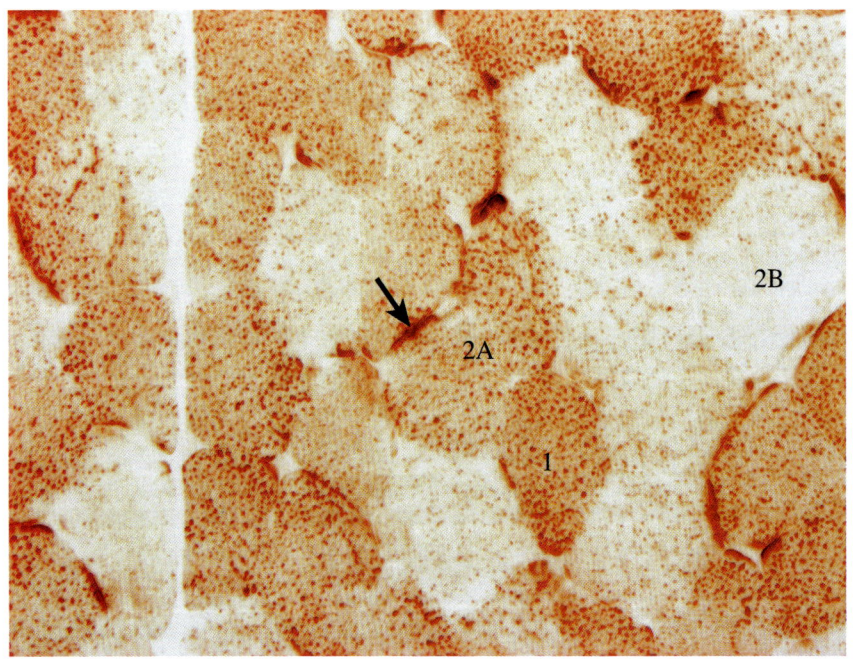

图3.12 横切面。(a) 细胞色素氧化酶染色显示1型肌纤维最为浓染，2B型肌纤维淡染，2A型肌纤维中等染色。注意肌纤维周边区成簇线粒体深染，类似NADH-TR染色（箭头）。肌纤维平均直径约28μm。(b) 同一切片的高倍视野显示线粒体呈褐色点状，1型肌纤维最多，2B型肌纤维最少，2A型肌纤维着色中等以及肌纤维周边线粒体簇（箭头）。

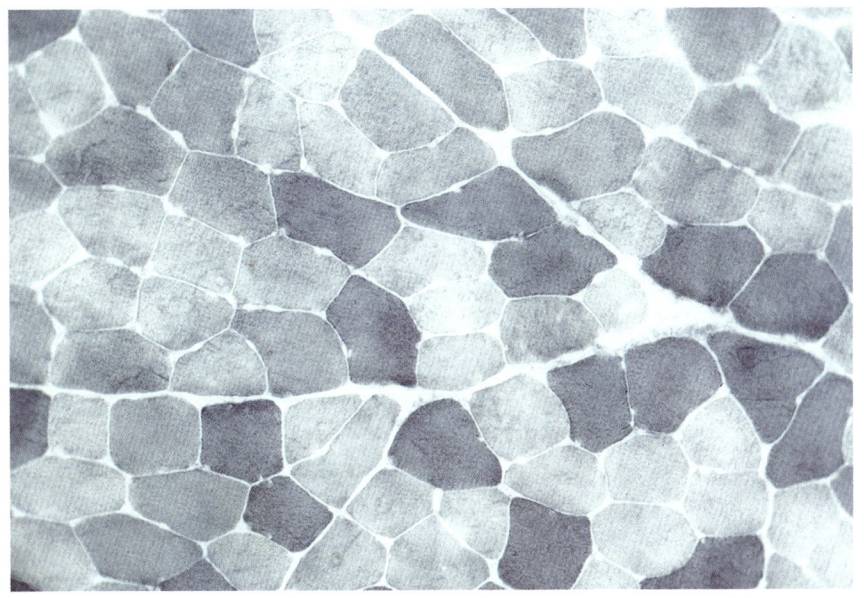

图 3.13　磷酸化酶染色显示肌型分布模式，2 型肌纤维酶活性高于 1 型肌纤维。

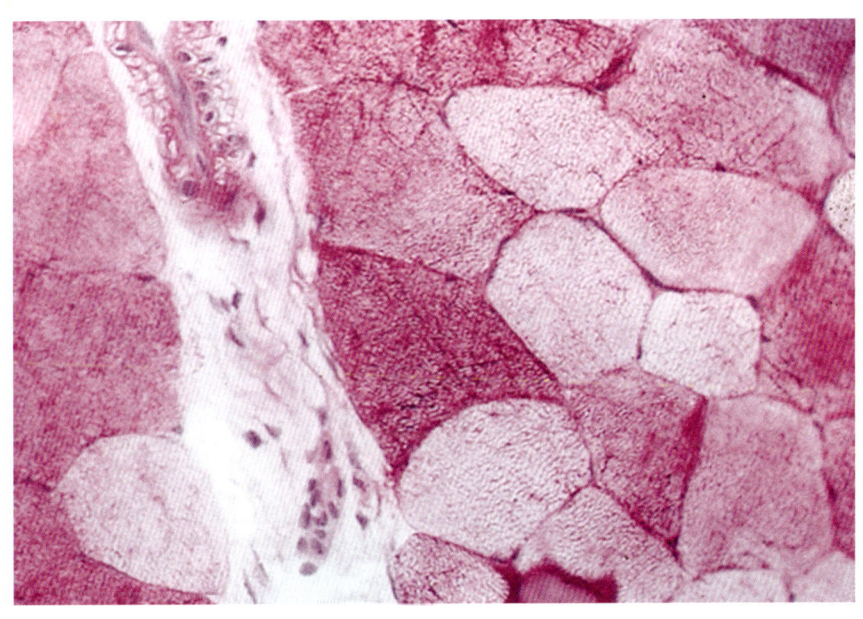

图 3.14　PAS 染色显示肌纤维类型分布，2 型肌纤维糖原较多。

述为"基底膜"。

质膜为肌纤维的电子兴奋膜，由脂质双层膜、大量离子通道、结构蛋白、受体蛋白和代谢活性蛋白组成。大量具有病理意义的蛋白定位于质膜以及含有跨膜区，包括：肌营养不良素相关复合体蛋白和奇异不良素（dysferlin）（Bashir 等 1998，Liu 等 1998，Cohn 和 Campbell 2000，Michele 和 Campbell 2003），前者连接细胞外基质和浆膜下肌动蛋白细胞骨架。质膜插入肌纤维内形成横管系统（见下），从而传导动作电位深入肌纤维内部。尽管质膜和 T 管系统相延续，它们的蛋白构成却不同。直径 10nm 的中间丝介于肌动蛋白和肌球蛋白之间，与质膜相

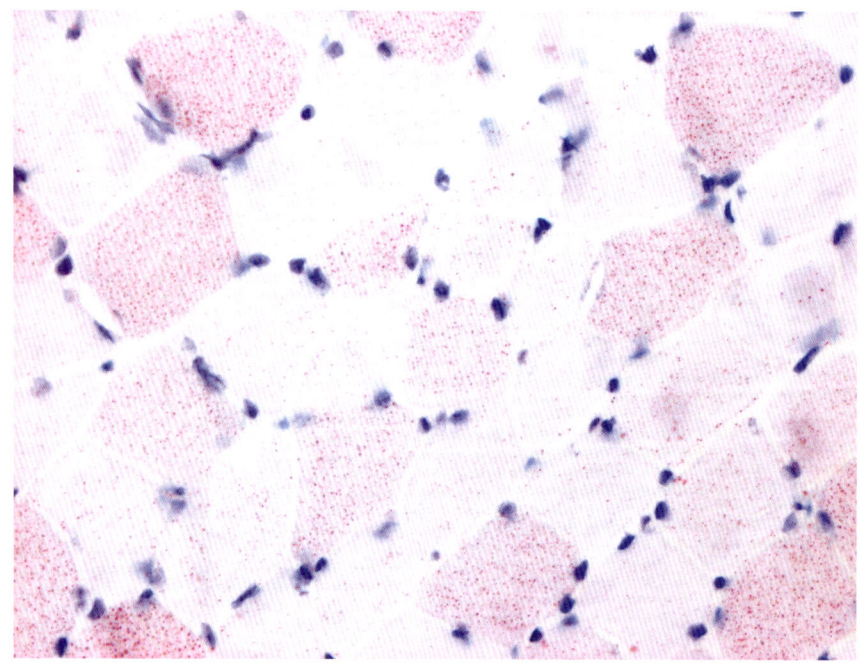

图 3.15 切片 ORO 染色显示 1 型肌纤维脂肪滴较多，肌纤维直径约 38μm。

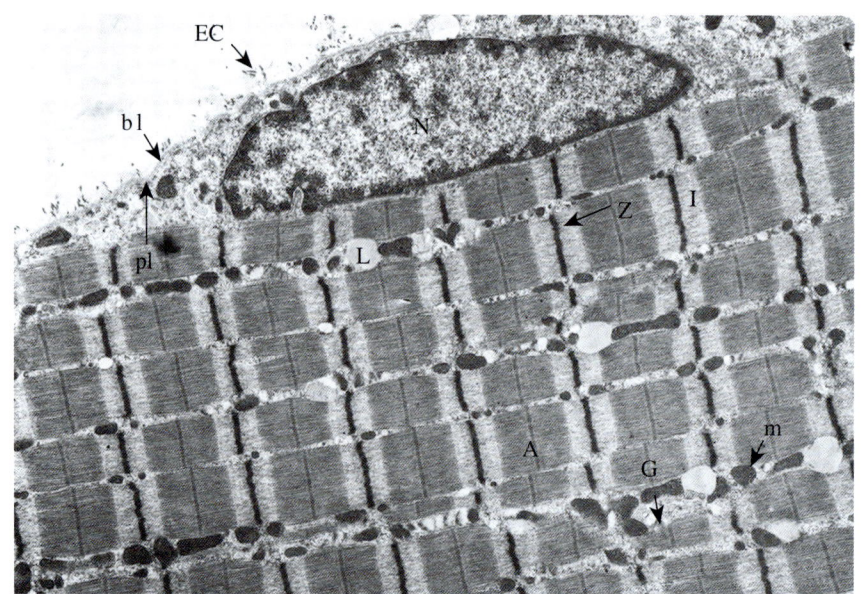

图 3.16 针刺活检正常人肌肉组织电镜照片显示一个肌纤维纵切面的大部分。细胞核（N）位于肌纤维膜的浆膜（pl）下。基底层（bl）及靠近基底层的胞外胶原纤维（EC）构成的网状层。肌原纤维显示清晰的 A 带和 I 带（A 和 I）以及 Z 线（Z）构成的纹状结构。线粒体（m）、脂肪滴（L）和糖原（G）在肌原纤维之间。A 带 1.5~1.6μm 长。

连。中间丝相互连接并在 Z 线水平环绕肌原纤维，把肌原纤维连接到肌膜，保持其完整性。

浆膜下的细胞骨架含有许多蛋白与其相关，其中一些蛋白在肌肉病中进行了研究，如 β-膜收缩蛋白、肌营养不良素、波形蛋白、黏着斑蛋白、网格蛋白、结蛋白（骨骼蛋白）、巢蛋白和微管成束蛋白。其中很多蛋白具有肋骨间隔样周期分布，在 Z 线和 I 带处浓集。肋骨间隔样变化是肌原纤维的一种天然的配对，使力量沿肌纤维纵向传递（Pardo 等 1983，Porter 等 1992）。

我们对质膜所有大分子结构的认识正不断深入，且可以通过冷冻断裂技术对蛋白进行研究。跨越脂质双层膜的蛋白分布可以通过冷冻断裂技术加以研究。冷冻断裂技术和蚀刻技术显示整个蛋白为膜内的颗粒或膜双侧的小凹陷，可以对蛋白分布在发育、生理功能和疾病中的不同进行研究。质膜的冷冻断裂也显示有细胞膜穴样凹陷或内陷，尤其是在浆膜面。尽管其功能尚不明确，与其相关的蛋白如小窝蛋白-3 具有重要的病理意义（McNally 等 1998）。在常规透射电镜下，细胞膜穴样内陷表现为沿浆膜内表面排列的大量小泡，与浆膜相延续，开口于细胞外间隙，似乎在 I 带区域较为常见。

肌膜的形态在肌细胞表面一些特殊区域与上述描述有所不同。其中之一是在肌肉和肌腱接头处，此处的肌细胞表面出现嵴和皱褶。此处的质膜含有明显的电子致密物质层，与肌原纤维的 Z 线融合（图 3.17，3.8）。

另一质膜的特殊区域是神经肌肉接头（见下），质膜陷入突触后间隙。基底层将肌纤维的底板与轴突末梢分开，并延伸到突触后间隙（图 3.25）。质膜在卫星细胞处出现缺口（图 3.18），这些单个核的细胞具有其自己的浆膜，位于基底层下，这是一群有能力分化成肌母细胞的未分化细胞，随之能形成新的肌管。卫星细胞有一个周边浓集异染色质的核，胞浆少，其内含有几个细胞器，游离核糖体、粗面内质网、糖原、微管和中间丝，缺乏排列有序的可收缩肌原纤维为其特点。卫星细胞常邻近肌核，其数量随着年龄增长而不断减少，数量在靠近神经肌肉接头区域及疾病状态下增多，包括失神经支配和肌纤维再生。

细胞核

正常肌肉的细胞核位于浆膜下，偶尔可以看到一

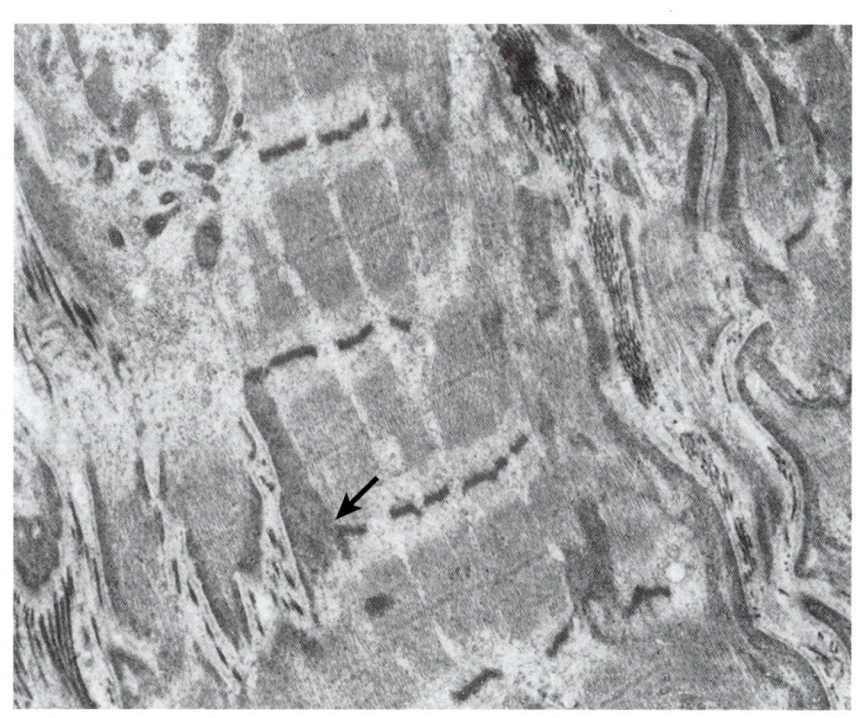

图 3.17　肌肉和肌腱接头附近的一个肌纤维电镜照片。肌膜出现皱褶，质膜显示与 Z 线（箭头）融合的电子致密层。

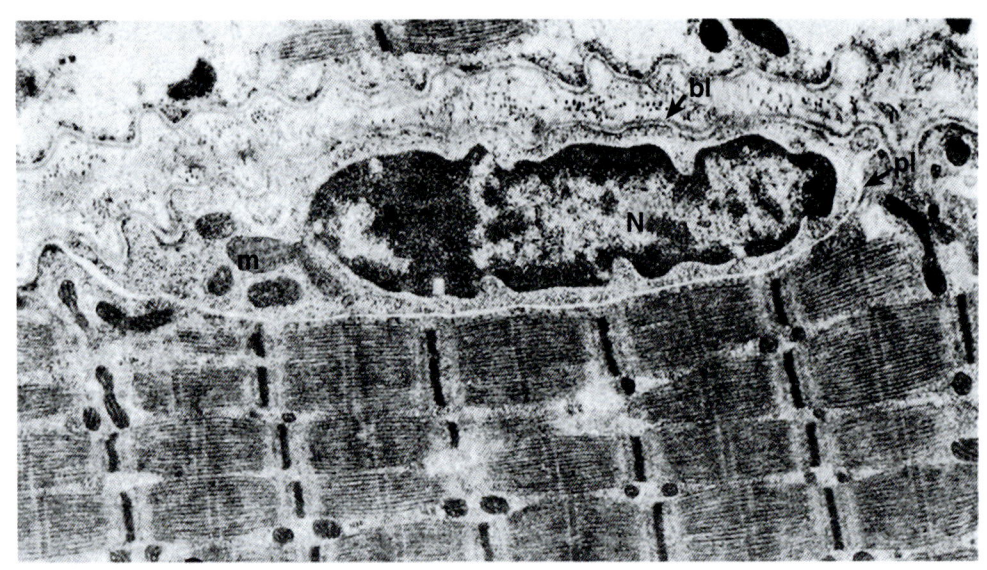

图3.18 正常人类肌肉组织的卫星细胞，位于基底层（bl）和浆膜（pl）之间。细胞核（N）异染性，占据细胞的大部分体积。胞浆含有线粒体（m）、核糖体和糖原。

个细胞核在肌纤维有内移（图3.16）。每个细胞核有一个基因表达区，其大小因不同基因而异。细胞核为长形结构，沿肌纤维平行排列，长约5μm。核膜在多处呈锯齿状，核孔使核膜出现通道，使RNA和蛋白双向运输。核膜与内质网相延续，后者又与肌浆网相连（见下）。一些有重要病理意义的蛋白与核膜相关，如伊默菌素和核纤层蛋白A/C（见13章）。伊默菌素是核膜本身的组成部分，而核纤层蛋白A/C和其他核纤层蛋白及相关蛋白则定位于核膜下的核层。含有DNA和组蛋白的染色质在正常肌细胞核内浓缩，呈颗粒状外观，被称为异染色质，锚定于核膜上。具有代谢活性的染色质（常染色质）单独位于核基质内的淡染区域，电镜下很难辨认。每个核有一个或两个核仁，核糖体转录发生于此。

肌原纤维

肌原纤维是肌纤维内的主要细胞组成部分，约占整个体积的85%～90%。每个肌原纤维都由一束肌丝组成，规律性地排列成重复性结构，称之为肌节。不同蛋白在每个肌节中的规律性分布产生特征性的骨骼肌横纹（图3.19），每个肌节由一个暗的各向异性带（A带）侧向连接两端的一个明亮的各向同性带（I带）组成。A带的中央区域有一狭窄的致密线横过，即M线，邻接两边稍明的H区。I带的细肌丝连接到狭窄致密的Z线（Z盘），标出每个肌节的纵向界限（图3.19）。静息状态下肌节长度为2.5～3.0μm。肌节缩短引发肌纤维收缩，通过I带肌丝滑入A带中央而完成此过程。在此期间I带和H区缩短，而A带保持1.5～1.6μm长度不变。

A带由直径15～18nm长1.5～1.6μm粗的肌球蛋白丝呈六角形格子样组成。A带的肌球蛋白分子为双链环状结构，轻酶解肌球蛋白的杆状部有能够屈曲的柄，与重酶解肌球蛋白的2个梨状头相连。这些分子有序排列，使得每个轻酶解肌球蛋白分子反向排列，头朝向肌丝末端并位于表面。轻酶解肌球蛋白尾部重叠区域没有肌球蛋白头，从而形成A带中间的浅H区。H区中间为M线，似由3～5条线跨过粗肌丝，其数目依肌型而定。M线主要参与连接肌球蛋白丝和维持A带稳定性，其上主要有肌柱素、骨架蛋白、M蛋白和部分肌酸激酶。

I带肌丝主要由丝状肌动蛋白的细丝肌动蛋白聚合体组成，排列成双螺旋结构，直径约6～7nm。在肌动蛋白螺旋的沟内是原肌球蛋白螺旋，间隔一定距离相结合。原肌球蛋白的螺旋内有球状肌钙蛋白复合体规律性附着。肌动蛋白丝锚定于Z线的一端，其另一端与肌球蛋白丝交错形成筛格状，以这种方式，一个肌球蛋白丝被6条肌动蛋白丝包围（图3.20）。2个I带肌丝之间的A带区域色浅，无肌球蛋白头部，形

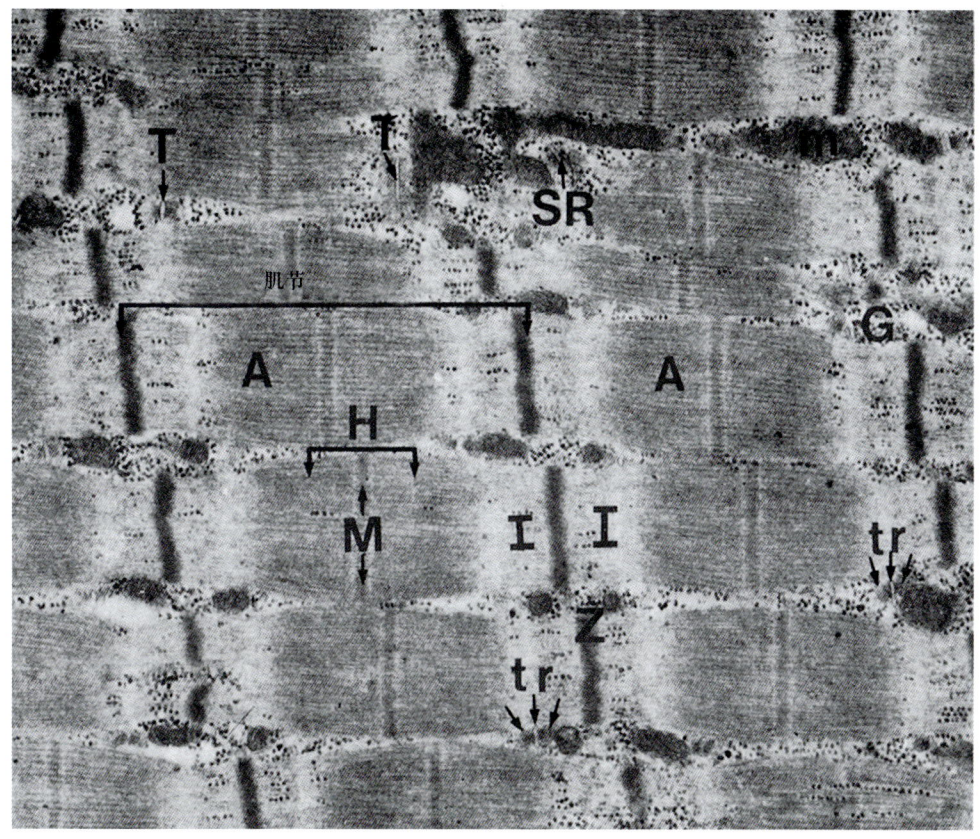

图 3.19 正常肌肉高倍电镜图显示肌原纤维结构及胞内细胞器。两个 Z 线之间区域确定为一个肌节。I 带被致密 Z 线分割，A 带中间的横桥带形成 M 线（M）。A 带中淡染的 H 区（H）被互相交错的细丝末端分界，不含肌球蛋白头部。三联管（tr）位于 A/I 带的连接处，即浅的 T 管和致密的侧囊。肌浆网（SR）和线粒体（m）位于肌原纤维之间，糖原颗粒（G）也存在于肌原纤维之间以及 I 带内。A 带长约 1.5~1.6μm。

成 H 区（图 3.19）。I 带和 H 区的长度依赖于肌纤维收缩状态，同样横穿 A 带的 M 线之深浅也随肌纤维收缩状态而变化。

Z 线表面肌动蛋白丝排列成方格状，尽管与原肌球蛋白晶体形态相似，但后者仅有少量存在于 Z 线。Z 线的主要蛋白是 α-辅肌动蛋白和肌动蛋白。目前对影响 α-辅肌动蛋白的蛋白有很大研究兴趣，因为一些神经肌肉病出现 Z 线异常，相应的基因突变也被发现（第 6 章）。这些被研究的蛋白包括长时素（帽蛋白）、肌禅素、修饰素、成束蛋白、黏着斑蛋白、γ-丝蛋白、遮蔽素和肌缩素（Stromer 1995，Takada 等 2001，Selcen 和 Engel 2004）。有 2 个较大蛋白连接到 Z 线，即肌联蛋白和伴肌动蛋白，两者均具有病理重要性。单分子肌联蛋白从 Z 线伸出到 M 线，其整个 N 端在 Z 线。相邻肌节的肌联蛋白重叠在 Z 线和 M 线，I 带中肌联蛋白的一部分有弹性，其作用类似分子调控者，在肌纤维伸长过程中控制被动牵拉。3~6 个肌联蛋白分子与一个肌球蛋白丝相连，可能也与肌动蛋白有侧面的联系，它有一个钙蛋白酶-3 结合点。伴肌动蛋白对骨骼肌有特异性，在相反方向由其 C 端锚定于 Z 线，延伸入 I 带。与肌联蛋白侧方接触，在调节肌动蛋白丝的长度方面发挥作用。现在已经明确，肌节的蛋白不仅有结构的作用，也参与信号转导（Bönnemann 和 Laing 2004）。肌节结构的图解显示具有病理意义的蛋白，见图 3.21。

肌动蛋白丝锚定于 Z 线，与肌球蛋白丝重叠。肌联蛋白 N 端位于 Z 线内，延伸并跨越 M 线。伴肌动蛋白 C 段插入 Z 线，但并不完全跨越。伴肌动蛋白 N 端位于肌动蛋白丝末端附近。原肌球蛋白-肌钙蛋白复合体是每个肌动蛋白丝的凹槽。Z 线处多种蛋白与

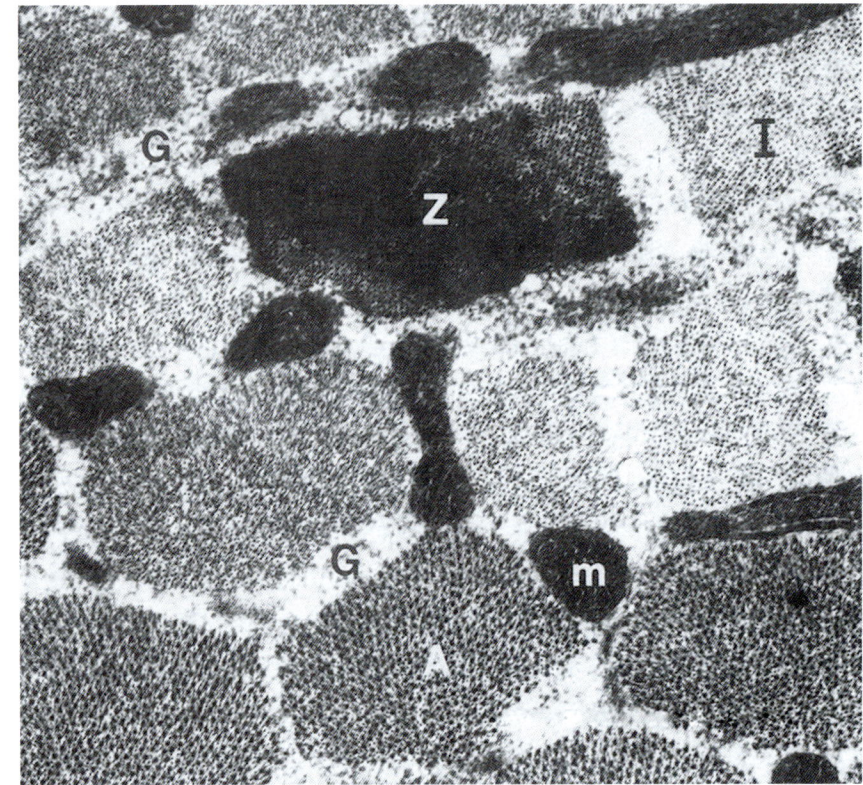

图3.20 肌纤维横切面电镜照片。有些区域略微斜切，肌原纤维相互间不完全在相同部位，显示肌原纤维的不同区域。Z线（Z）致密，可见格状结构。I带（I）肌动蛋白丝在邻近。在出现I带肌丝区域切A带（A），细的肌动蛋白丝围绕粗的肌球蛋白丝。线粒体（m）和糖原（G）出现与肌原纤维之间。

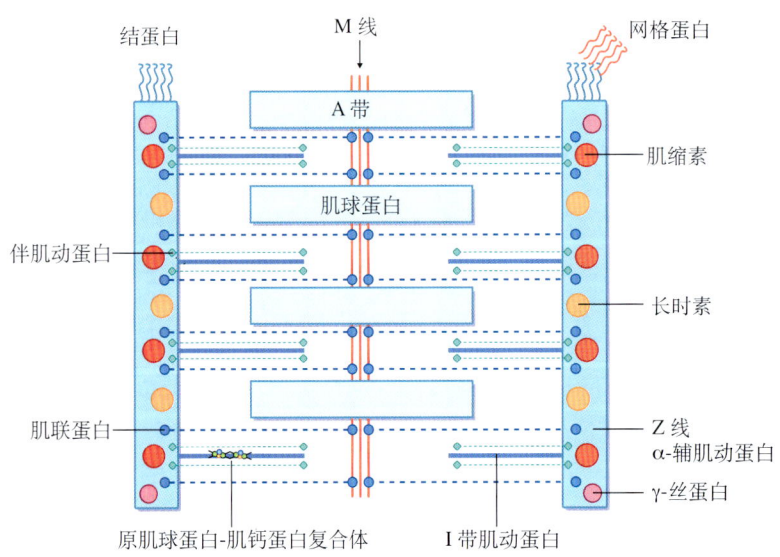

图 3.21 肌节主要蛋白成分示意图。

α-辅肌球蛋白相互影响；一些已知病理意义的蛋白在此描述，结蛋白位于Z线周围，使肌原纤维彼此连接，并将其连接到肌膜上，网格蛋白与结蛋白相互影响。

肌浆

每个肌原纤维带有一节一节的肌节，被肌纤维的细胞浆围绕，即肌浆，其内含有多种细胞器，包括线粒体、肌浆网、T管膜系统、高尔基器和由微管、中间丝以及肌动蛋白丝构成的细胞骨架，还有糖原、游离核糖体、脂肪滴和脂褐素。糖原颗粒约15～30nm大小，不限局于肌纤维的任何区域，其数量在I带水平多于A带（图3.19）。游离核糖体出现在肌膜下区域，其数量在核周带常常增多，和高尔基膜、中间丝和微管在一起。高尔基器很少见到。微管是几微米长、直径约18～25nm的扁圆形管，主要构成蛋白为微管蛋白。

有几种肌浆内细胞骨架蛋白的中间丝蛋白在未成熟肌肉非常丰富。以前提到的结蛋白包绕着肌原纤维，并使其彼此相连，同时连接到浆膜上。在发育中的肌纤维和疾病状态下尤为显著，在正常成人骨骼肌中形态学上不易看到，在免疫标记切面中主要出现在肌膜。波形蛋白和巢蛋白在发育中的肌纤维中也非常丰富，但随着肌纤维的成熟而减少，然而波形蛋白在血管壁持续存在，巢蛋白则在神经肌肉接头和肌肉和肌腱结合处最丰富。微管成束蛋白和索素是最近发现的中间丝蛋白（Blake 和 Martin-Rendon 2002），其与肌营养不良相关蛋白复合物的组成成分之一的α-营养不良短杆菌素相连，可能参与中间丝网状结构与该复合体的相互连系。与结蛋白相似，微管成束蛋白出现在神经肌肉接头处以及Z线水平的肌膜，最近资料提示两者之间相互影响（Poon等2002）。

线粒体

线粒体为膜性结构，与肌纤维能量的提供以及细胞内钙离子调节有关，但线粒体的大小和形状不一，通常为小的卵圆形（图3.22）。有一个单层外膜，内膜深陷折叠，为线粒体嵴，中间区域为无定形物质，通常含有小的致密钙沉积颗粒。

线粒体也出现在I带附近的肌原纤维间区域（图3.22），也可以在肌膜下成簇存在（见组织化学染色图3.12）。1型肌纤维的线粒体数目较多，但在人类肌肉中线粒体体积差异不是区别1型肌纤维和2型肌纤维的恒定特点（见下）。

内膜系统

内膜系统、横管系统（T系统）和肌浆网是相互关联的膜系统，和收缩舒张过程中的肌纤维兴奋有关。

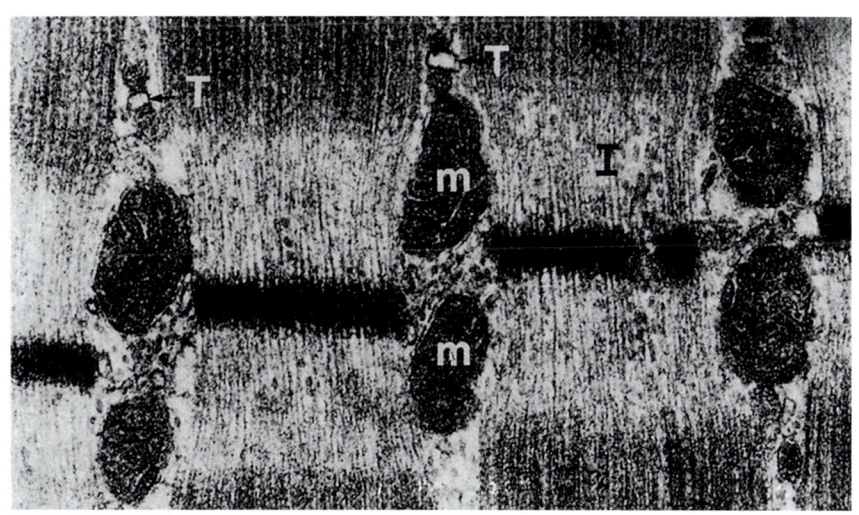

图3.22 电镜照片显示A-I带结合部位的三联体。苍白的T管（T）两端有含有无定形物质的侧囊。线粒体（m）出现在I带水平。

T管系统为管网结构的分支,横穿肌纤维,形成于肌膜的浆膜与之相连,使去极化快速到达细胞内部。在传统的电子显微镜标本,管腔是空的,固定剂和某些物质如镧、辣根过氧化物酶和铁蛋白很易渗入。人类每个肌节在A带和I带结合部位有2个管网结构(图3.22)。

肌浆网为有孔的膜鞘,环绕并处于肌原纤维之间,在收缩和舒张过程中负责钙离子的释放和摄入。A/I带交界处肌浆网形成延续的侧囊或终池。2个终池和1个T管系统紧密接触,但彼此分割,共同组成1个三联管(图3.22)。反复出现的三联管在A/I带连接处形成规则的结构,分布于肌纤维全长。三联管的侧囊因其无定形或颗粒状电子致密物质而与T管不同。肌浆网其他部分没有这种致密基质,而且因为体积较小,在正常肌肉组织中很难识别(图3.19)。三联管的T管为电压门控钙离子通道和二氢吡啶受体的附着处,被动作电位激活,诱导侧囊的斯里兰卡肉桂碱受体释放钙离子。斯里兰卡肉桂碱受体高倍放大成致密的"足"形,连接侧囊与T管。

肌纤维类型的超微结构

在人类和脊椎动物,各型肌纤维在超微水平存在差异,如今正尝试把这些超微改变特点与肌纤维的组织化学及电生理功能进行联系。超薄冰冻切片的应用大大提高了不同肌纤维类型的超微鉴别(Sjöström和Squire 1977)。细胞器的分析主要包括Z线、M线、线粒体的数量和分布、肌浆网的体积和表面积、T管和三联管、糖原和脂肪容量。

动物的相关研究只需检查只有一种肌纤维类型组成的肌肉,所以较为容易。通常1型肌纤维有更宽的Z线、较多的线粒体和脂肪,而肌浆网、T管系统、三联体和糖原较少。超薄冰冻切片显示M线的表现有肌纤维类型、肌肉部位和物种的差异。

人类肌肉不同类型肌纤维的超微结构差异难以确定,因为大部分肌肉存在肌纤维类型的混合,没有单个的形态学特点准确用于鉴别肌纤维类型(Cullen和Weightman 1975,Prince等1981)。但是结合2种或更多的参数可以极大提高成功率。Sjöström等(1982)发现Z线和M线是鉴别肌纤维类型很好的指标,甚至单用M线,95%的肌纤维可以准确分类。1型肌纤维具有宽Z线和5个强M桥接线,2A型肌纤维有中等宽度的Z线、3个强M桥接线和2个弱M桥接线;2B型肌纤维的Z线狭窄,有3个强M桥接线和外侧的2个非常弱的M桥接线或没有。

肌肉其他组成的超微结构

肌肉毛细血管

肌肉毛细血管常常在超薄切片见到,多位于肌膜凹陷处。内皮细胞包含大量胞饮小泡,但缺乏紧密连接(图3.23)。周细胞与内皮细胞外表面紧密相连,毛细血管基底层覆盖在外侧面。

肌内神经

在肌肉活检偶尔可见肌内神经,可见Schwann细胞、有髓神经纤维和无髓神经纤维,被神经束衣细胞和基底膜包绕。在神经内衣间的神经纤维被胶原包围(图3.24)。通常采取腓肠神经活检评估周围神经的病理改变,该神经为感觉神经。肌内周围神经很易出现人工假象,在对形态学特点进行解释时需要注意。

神经肌肉接头

神经末梢和肌纤维的连接点,即神经肌肉接头,为一种特化区域,其结构使神经冲动从神经纤维快速传到肌纤维(图3.25)。为一种复合结构,由深的突触后间隙和神经的突触前无髓部分组成,此处被覆Schwann细胞突起。双层基底层延展到皱褶,锚定神经肌肉接头特异性蛋白,如乙酰胆碱酯酶、聚集蛋白和神经调节素。采取免疫组织化学染色可在神经肌肉接头处发现大量蛋白浓集,如肌营养不良素,通常是膜皱褶的反映。在正常成熟肌纤维中,像神经细胞黏附分子和超调理素等蛋白仅出现在神经肌肉接头,而不出现在接头外区域。皱褶内一些蛋白有不同的分布,如超调理素与乙酰胆碱受体位于皱褶的顶部;而肌营养不良素与电压门控钠离子通道位于皱褶底面。突触后皱褶的复杂性在不同肌型中存在差异,在快收缩肌纤维的后膜裂隙更深,分支更多。在电镜下神经末端对应的突触后膜比接头外区域颜色深(图3.25),主要由于乙酰胆碱受体的聚集。突触前神经末端含有许多突触小泡和一些细胞器,尤其是线粒体。神经肌肉接头周围的肌核出现特化,有转录神经肌肉接头特异蛋白的作用。神经轴突和神经肌肉接头改变见于不同疾病。

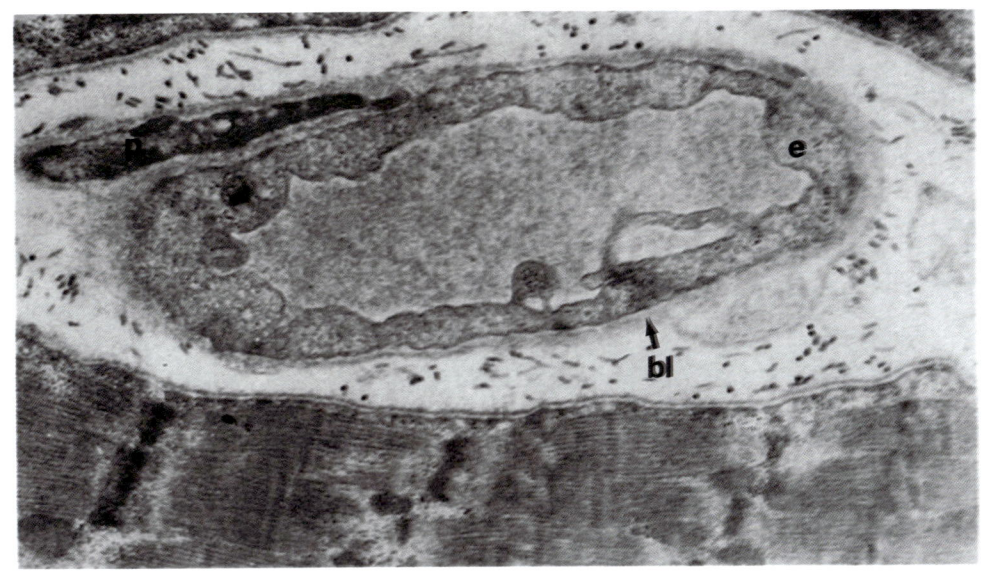

图3.23 肌肉毛细血管的电镜照片。内皮细胞（e）含有多种胞饮囊泡，周细胞（p）紧贴于外侧面。基底层（bl）覆盖内皮细胞外表面和周细胞。

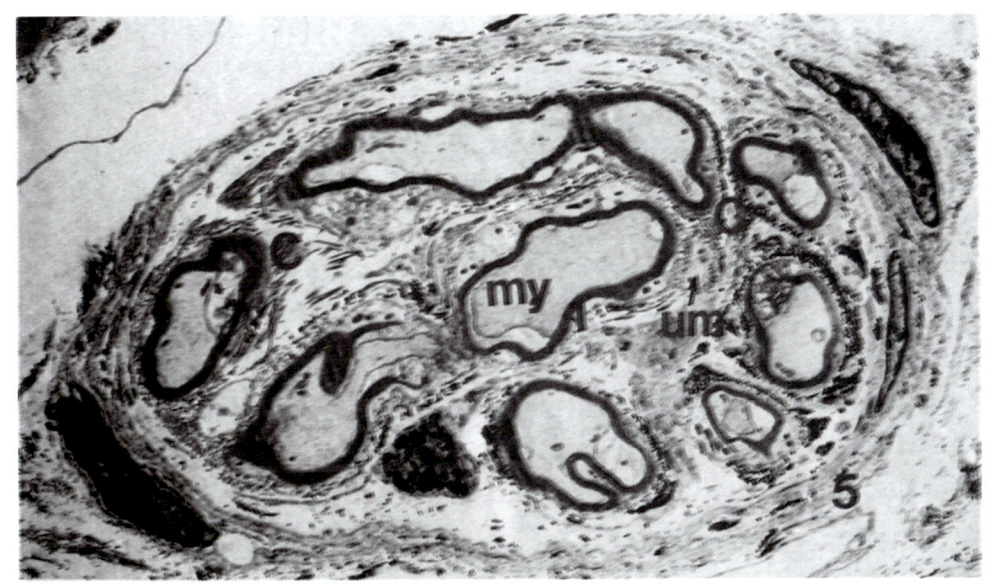

图3.24 肌内神经的电镜照片。可见有髓（my）和无髓（um）神经纤维，被神经束衣细胞和基底膜包绕。神经内衣间的轴索被胶原包围（C）。

人类肌肉的发育

了解肌肉形成和成熟过程有助于理解肌肉病理。肌纤维再生是病变肌肉的常见特点，尤其是肌营养不良，因而需要检查有无新生肌肉以排除神经肌纤维病或先天性肌肉病。许多肌肉蛋白在发育中被调节，涉及免疫组织化学染色结果的分析，在第6章中进行讨论。在此，我们主要讨论肌肉基础发育和胎儿肌肉的特性。肌肉形成于体节的肌原细胞，该过程的启动由一个基础的螺旋-环-螺旋转录因子家族所控制，即

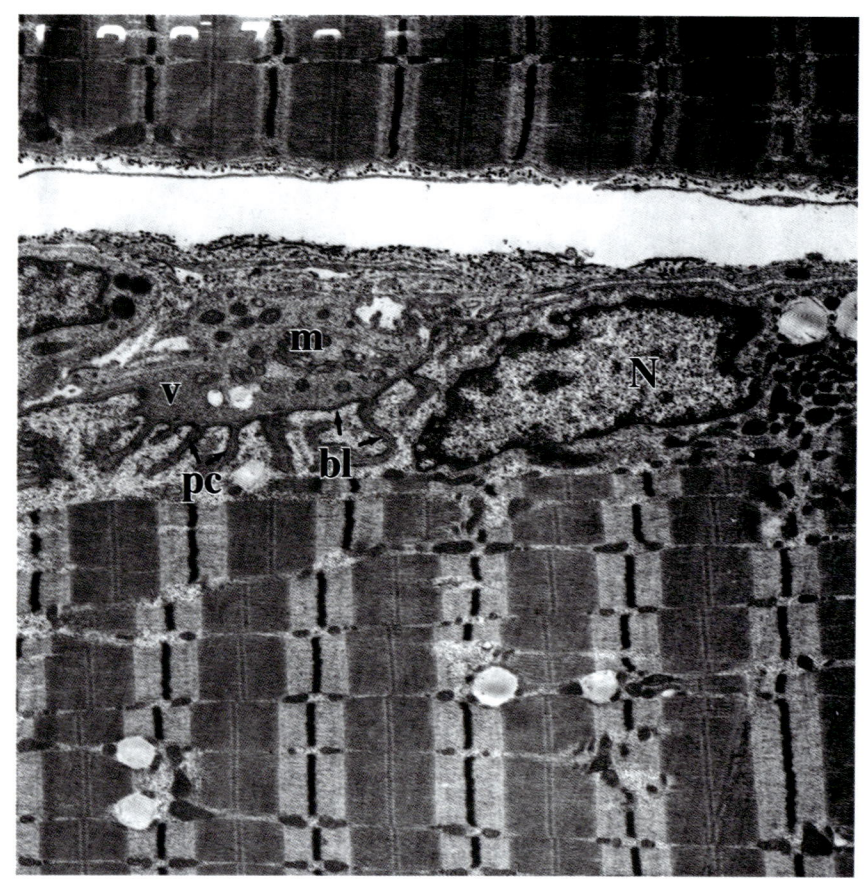

图 3.25 神经肌肉接头的电镜照片。基底层（bl）延伸到突触后裂隙（pc）。突触前轴突含有大量小泡（v）和线粒体（m）。照片右面可见肌膜核（N）。

生肌调节因子（MRF家族）。四肢和躯干肌肉从体节中胚层发育而来，而面和颈部肌肉来源于鳃弓。在孕7周时，有丝分裂后期的肌原细胞同步融合形成初级肌管，表达大量肌肉特异蛋白，如结蛋白、肌联蛋白和伴肌动蛋白。这些肌管有大的核位于细胞中央，核仁明显，有少量分散的肌原纤维。早期的初级肌管通常在共同基底层内成簇存在，随着不断分化，初级肌管逐渐被未分化的单核细胞分离开，基底层围绕每个肌管沉积。随着有丝分裂后肌原细胞的一波又一波的融合，沿初级肌管表面形成次级肌管（图 3.26）。开始时次级肌管同父代初级肌管一样被同一个基底层包绕，随后被分开，拥有自己的基底层。在小型动物中，肌纤维的数量出生或者稍后不久就定下来，肌纤维的长大仅在生后发生，而人类肌纤维的形成持续到生后4个月。每块肌肉的肌纤维数量出现变化是病理和老化的结果。肌纤维增加长度是通过在肌纤维末端增加肌节而实现。

组织化学染色可以显示人类胎儿肌肉成熟过程中的3种时相（Dubowitz 1965，1966）：

- 到孕18周，肌肉单一而未分化，肌纤维不能依据彼此的氧化酶、磷酸化酶和ATPase活性来区分1型和2型肌纤维。
- 从孕20~28周，可见少部分大直径的1型肌纤维，具有强氧化酶活性和弱的磷酸化酶以及ATPase活性，易于区别，其他肌纤维还没有分化。
- 孕28周后，可见1型和2型肌纤维排列成棋盘格式分布。

出生时，足月和早产婴儿的肌纤维在组织化学上分化为不同肌纤维型，但其染色强度不如成熟肌肉强。

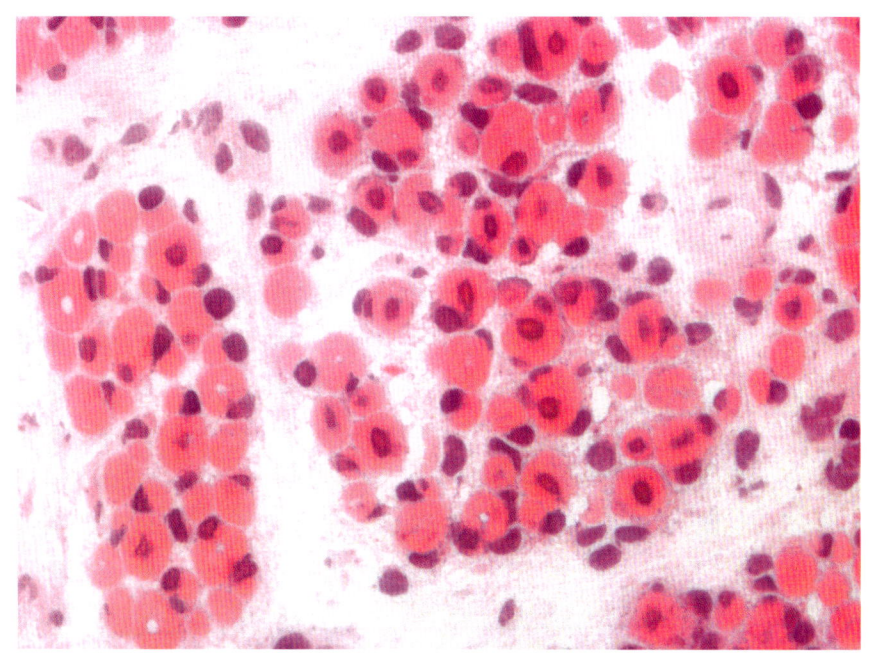

图3.26 人类孕14周胎儿肌肉显示初级和次级肌管，直径5~18μm（HE染色）。

在不同pH预孵育下做ATPase反应，在未成熟肌肉可见2C肌纤维，Brooke等（1971）认为2C肌纤维是1型肌纤维及2A和2B型肌纤维的前体。此后，Farkas-Bargeton等（1977）和Colling-Saltin对发育中的肌肉进行了详细的组织化学研究而得到证实。他们发现，在发育过程的第一时相内未分化的肌纤维为2C型肌纤维，在孕20周时1型肌纤维开始出现，到孕30周后出现2A和2B型肌纤维。出生时肌纤维分化过程没有完全完成，还有约15%~20%未分化的2C型肌纤维，2A型肌纤维比例高于2B型肌纤维。出生后一年内，1型肌纤维的比例逐渐增加，而未分化的2C型肌纤维逐渐减少；1岁时1型肌纤维达60%~65%，2型肌纤维占30%~35%，仍旧以2A型肌纤维为主，2C型肌纤维仅占3%~5%。出生时和新生儿阶段，某些大直径肌纤维组织染色深染，具有1型肌纤维的特征，这些可能是20世纪30年代Wohlfart所描述的B型肌纤维（Wohlfart B型肌纤维）。

现在，我们可从肌球蛋白重链表达及不同的亚型发育角度来解释这种组织化学染色特点。对是否各种肌纤维类型来源于不同的肌原细胞群有大量的讨论，不同的研究获得各种结果。Butler-Browne研究组的工作（Bonavaud等2001）用单个肌纤维进行培养，提示来源于人类肌肉单个肌纤维的卫星细胞能够产生快和慢肌纤维，其他物种则不然。这种现象被解释为卫星细胞可能是干细胞或具有多种分化潜能，肌球蛋白重链亚型随后序贯表达。早期初级肌管仅表达胚胎亚型，随后被胎儿/新生儿亚型所取代，肌管也逐渐具有快肌管或慢肌管的特点。神经支配和激素对肌纤维分化具有重要的作用。许多初级肌管具有慢肌纤维的特点，仅表达慢肌球蛋白，维持到新生儿阶段。次级肌管为混合型肌纤维，可表达出各种胚胎/新生儿、快和慢肌球蛋白组合（图3.27a-c）。人类胎儿的股四头肌有大量次级肌管群，有时将其看作第三阶段肌管（Draeger等1987），是一群较小的肌管，仅表达快速和新生儿肌球蛋白，无慢肌球蛋白（图3.27c）。新生儿肌球蛋白通常与快肌球蛋白共同表达，出生时许多肌纤维同时表达胎儿/新生儿快肌球蛋白。这种未成熟胎儿/新生儿肌纤维亚型在人类肌肉被封闭的时间，还不肯定，因为多数新生儿的标本取材有其医学的原因，不能肯定归为正常。在我们的实践工作中发现，很多新生儿肌纤维表达胎儿/新生儿肌球蛋白，甚者6月龄时仍有一定数量存在，少数延续到1岁。

（栾兴华译　袁　云校）

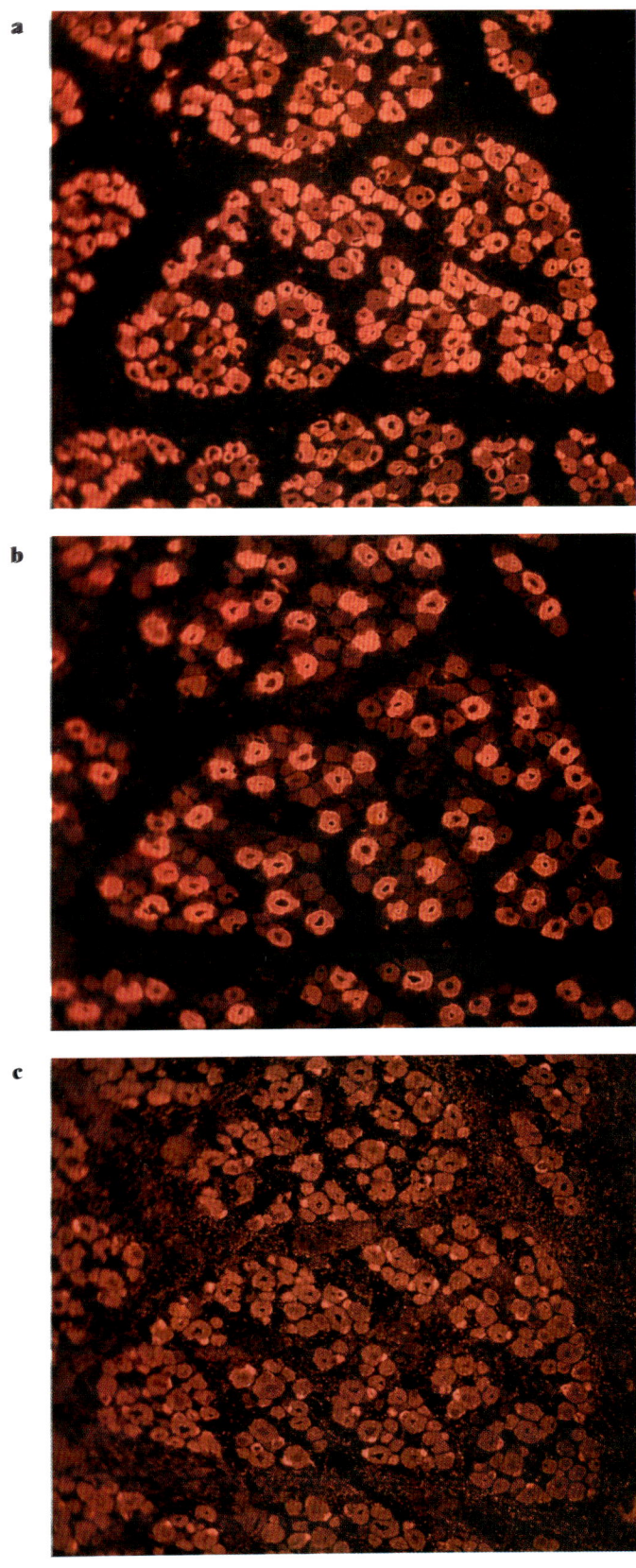

图3.27 人类孕14周胎儿肌肉连续切片免疫标记抗体，(a) 新生儿、(b) 慢和 (c) 快肌球蛋白重链亚型显示在大的初级肌管仅有慢肌球蛋白，次级肌管则见多种亚型共同表达，很小的三级肌管仅表达快肌球蛋白。

第 4 章

肌肉活检中病理改变的界定

本章节主要涉及病理状态下肌肉组织可能出现的各种改变。几乎没有形态学异常是特定疾病的特异性病理改变。但对出现在肌肉活检的一些不同形态改变进行评价，结合患者的临床特征进行分析，通常都可以得到一个相当正确的诊断。

为了描述不同肌肉病的异常所见，需要有病理改变的词汇，这是肌肉病理学的基本元素。我们可以通过多种术语来确定想要表达的意思，如核内移、肌纤维分裂、虫蚀样肌纤维，同时根据其和特殊肌肉病理改变的关系，分析其意义。

不同的异常表现将在以下小节分别介绍：
- 肌纤维形状及大小改变
- 肌纤维类型改变
- 肌膜核改变
- 变性与再生
- 纤维化与脂肪组织
- 细胞反应
- 肌纤维结构改变和构造异常
- 酶缺乏
- 糖原或脂质贮积
- 肌肉活检的常见人工假象

肌纤维形状及大小改变

正常肌纤维呈多角形，而病理状态下肌纤维可以变圆，如肌营养不良（图 4.1），或出现成角状改变，见于失神经支配的疾病（图 4.2）。观察者需要注意在标本处理或染色过程的失误而引起的人工假象（见本章末）。分析肌纤维大小改变是解释病理改变的基础，要有病理学和生理学的基础。肌纤维直径受到多种因素的调节和影响，包括神经支配、许多生长因子（如激素、胰岛素样生长因子、筒箭毒碱和其他转化生长因子家族的成员）以及肌肉的活动量。以上因素在肌肉病理改变中均起到一定作用。肌肉过度负荷导致肌纤维变大（肥大），而废用则会引起肌纤维变小（萎缩）。当肌肉失去神经营养时，肌纤维也会出现萎缩。在某些病理情况下，肌纤维出现纵形分裂和分支，也导致在横切面出现小纤维。有时在活检观察到小的肌纤维，可能是再生纤维，必须与萎缩的肌纤维相鉴别（见下）。

肥大和萎缩肌纤维的分布是鉴别肌病（即原发肌肉病）和继发于失神经支配的神经源性病变最重要的标准之一。在原发肌肉病，肥大肌纤维与萎缩肌纤维的分布是随机的和分散的，而失神经支配时通常成簇状或大组状分布。

在显微镜下，简单检查肌肉一般可以获得对肌纤维直径变异和改变的了解。有时改变很明确，不含糊，但并不总是如此，这时需要进行肌纤维直径的测量。可以用目镜测微计简单测量最小和最大肌纤维的直径，确定肌纤维直径分布范围以及是否符合性别和年龄的变化。更为详尽和精确的评估方法是绘制纤维直径直方图（见下），再与同性别和同年龄人正常肌肉进行对比。在横切面上，基于纤维的直径和面积，曾尝试自动化和计算机化的纤维大小计量方法，但这些方法都很耗时，而且均须一定程度的人工参与。由于一些工作者认为这种测定方法有用，我们在本章仍保留这种与各个肌型相关的计量方法。在实际工作中，我们现在很少进行细致的研究，仅测量整个标本的肌纤维直径范围，确定肌纤维大小变异是否与患者

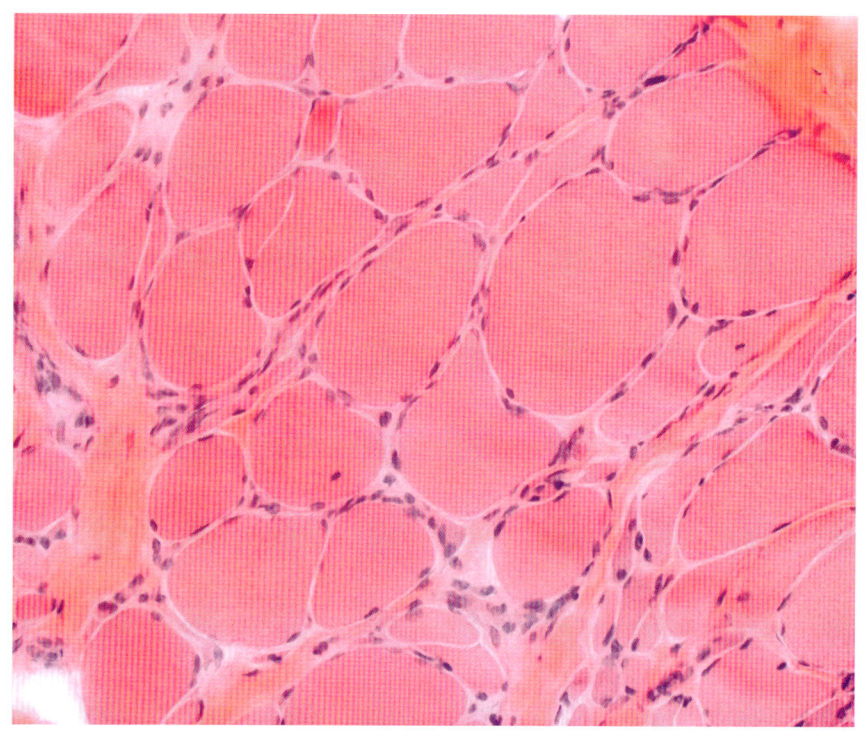

图 4.1　HE 染色切片，5 岁男孩患 Duchenne 肌营养不良，肌纤维直径范围增宽（15～125 μm），许多肌纤维变圆，被大量肌内衣结缔组织分隔。

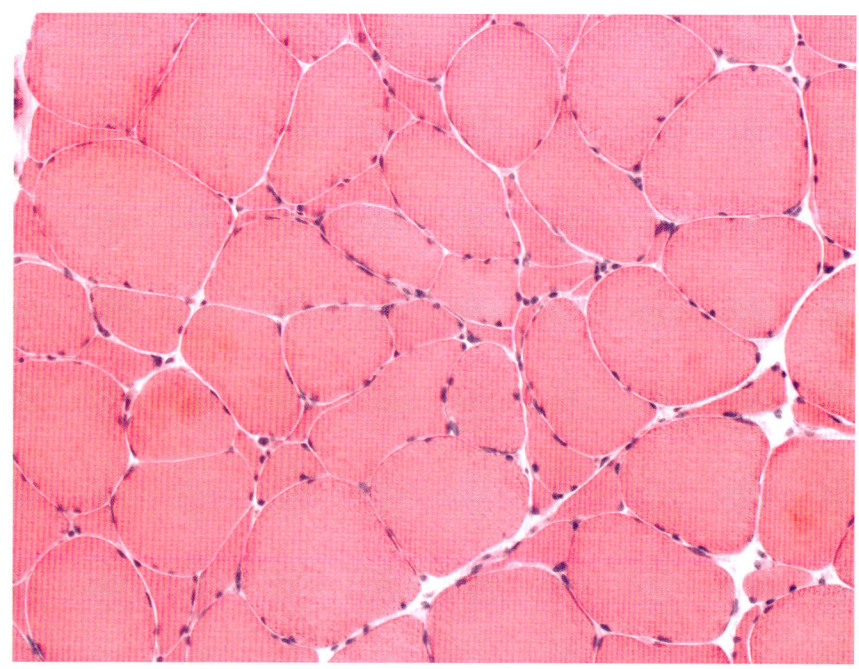

图 4.2　成年男性运动神经元病，一小簇萎缩肌纤维（10～17 μm）被正常大小肌纤维和 135 μm 的肥大肌纤维包围。可见萎缩肌纤维成角状（HE）。

的年龄相符，也保证均匀累及所有肌纤维的病理过程不要出现误导性的印象。

萎缩和肥大

在活检组织中最常观察到一些纤维萎缩，散在或呈小簇状分布，一旦出现，小纤维在大纤维对比下非常醒目。小组肌纤维萎缩为失神经支配的特征性改变，但并非诊断性的（图4.2），在有些神经源性疾病中可见到大组肌纤维萎缩（图4.3），常伴有弥漫或成组的肌纤维肥大（图4.3）。需要注意的是，一个大纤维的分裂可以产生明显的小肌纤维组，肌纤维分支也可以产生肌纤维直径变异大的感觉（图4.27）。出于这样的原因，在出现肌纤维分裂或其他提示肌病的病理改变时，在解释小组样萎缩的意义时要谨慎，有时需要连续切片追踪分裂或分支肌纤维。

在某些疾病，如先天性肌病，常规染色很难识别非常小的肌纤维，因为这些肌纤维几乎与核等大。这些很小的肌纤维散在于标本中，用抗新生儿肌球蛋白抗体进行免疫组织化学染色很易看到（第6章，图6.25）。一定记住，并非所有小纤维都是萎缩的，有些可能是再生肌纤维。在肌病时，萎缩和肥大的肌纤维在整个标本常随机分布（图4.4），有时在先天性肌病两种大小不同的纤维群很明显，但并不成组（图4.5），如同失神经疾病所见（图4.3）。

皮肌炎患者肌束周围的肌纤维比较小，一些是萎缩的，一些是再生的，这种现象称之为束周萎缩，反映了继发于血管病变的组织缺血性改变，仅见于皮肌炎，但并非所有患者均出现（图4.6）。

下节主要讨论各种肌纤维型的萎缩和肥大。

肌纤维类型改变

肌纤维大小改变可以选择性地累及一个或另一个肌纤维类型，或两型肌纤维均受累。正常的肌肉如第3章所述，1和2型纤维呈马赛克、棋盘格样分布。在大多数肌病，两型肥大和萎缩肌纤维常随机分布（图4.7）。在神经源性疾病，如脊髓性肌萎缩，小组样分布的萎缩肌纤维累及两型，而成组出现的肥大纤维是1型（图4.8）。群组化主要是由于尚存的神经发芽，对失神经的肌纤维产生再支配的结果。鉴别肌纤维群组化和肌纤维类型占优势非常重要（见

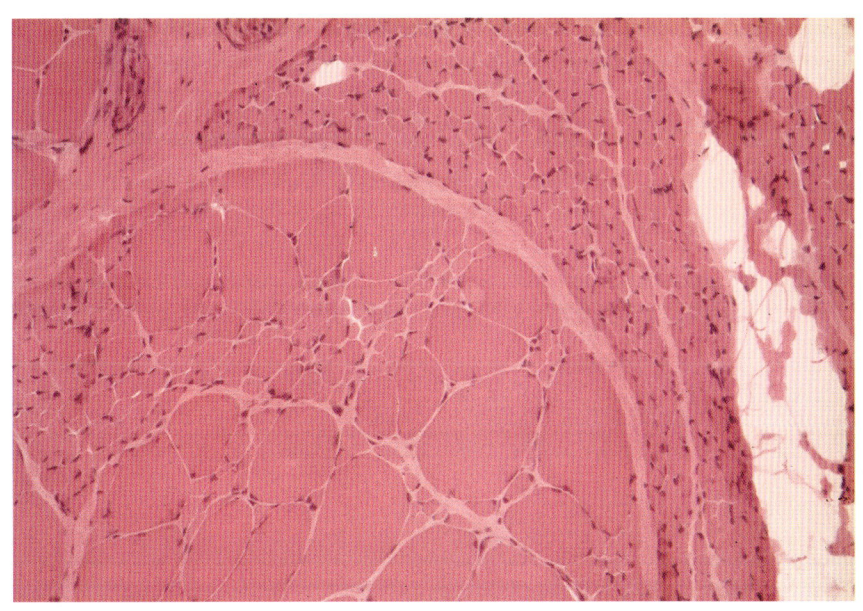

图4.3 脊髓性肌萎缩儿童（HE），不同的萎缩和肥大肌纤维组，肥大纤维直径达100 μm。

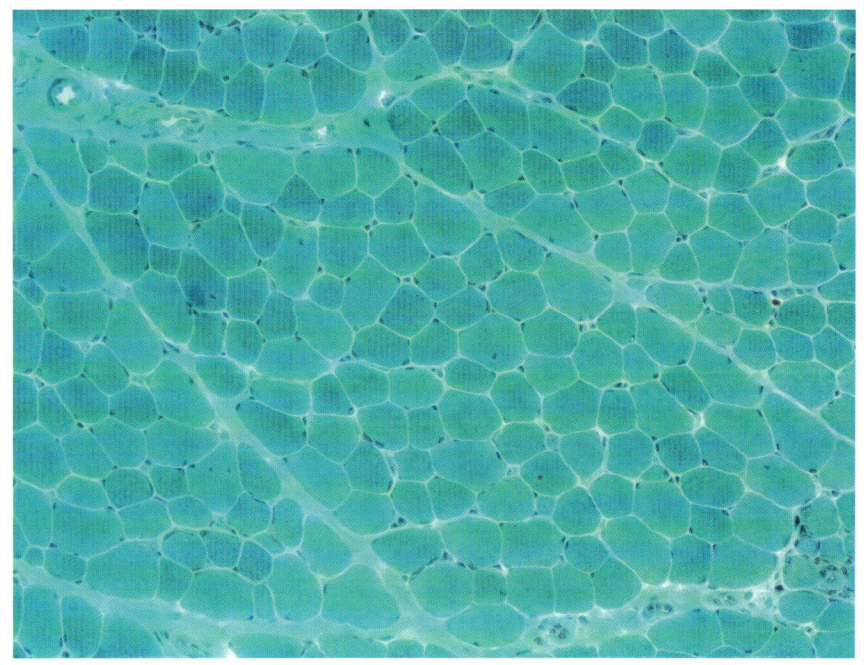

图 4.4　Becker 肌营养不良男孩（MGT），弥漫分布直径不一（5～45μm）的肌纤维。

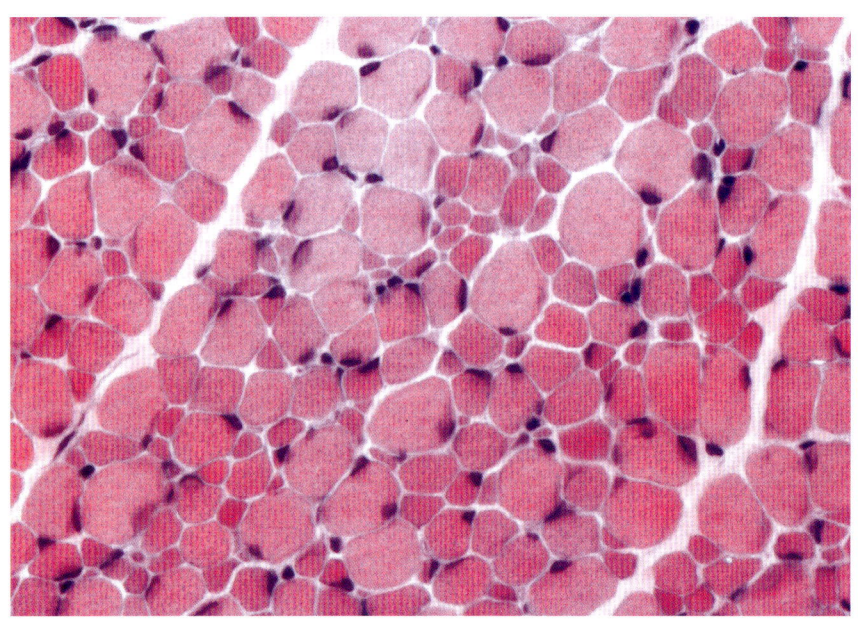

图 4.5　5 岁先天性肌病男孩，两组不同的肌纤维，一组在年龄相配的正常范围内（25～30 μm），相对邻近 65 μm 的肥大纤维而显得较小（HE）。

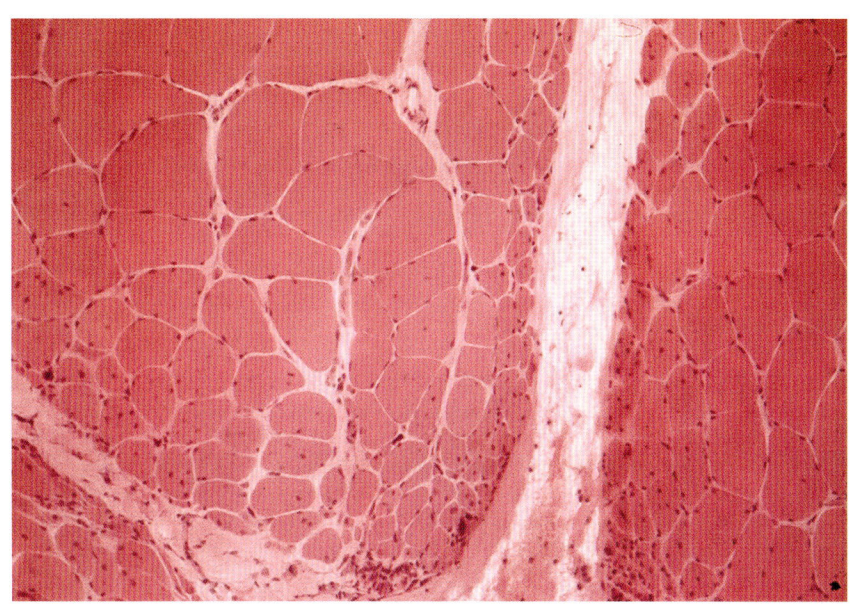

图 4.6 皮肌炎，限于束周区域的小纤维（HE）。

下），只有当两型肌纤维均出现群组化改变时才能提示失神经或神经再支配。

2型肌纤维萎缩为非特异性改变，可出现于多种肌病中，不是均有肯定的价值。几乎出现在所有非骨骼肌病变导致肌肉力量下降的疾病，可以由废用和糖皮质激素治疗导致（图4.9）。当2型肌纤维被累及时，2A和2B型肌纤维可同时受累，但选择性的2B受累更为常见，选择性2A肌纤维萎缩很少见。

选择性1型纤维萎缩出现在几种先天性肌病和强直性肌营养不良（图4.10）。肌型特异性的肌纤维肥大很少见。如前所述，在脊髓性肌萎缩中，成组出现的肥大纤维常常是1型肌纤维，锻炼相关的肌纤维肥大常为2型肌纤维，这种肥大的2型肌纤维可以解释正常状态下男女肌肉存在的差别（男性2型纤维大于1型，女性的两型纤维直径大致相同）。

定量

本节介绍用于定量分析肌纤维大小改变程度的主要方法，得到不同肌纤维型的典型直方图。

首先测量"小直径"既有合理的准确性，又兼顾简单和快速原则。其实就是测量肌纤维小截面的最大直径（图4.11），采用该测量方法克服了肌纤维的扭曲影响，后者出现在肌纤维斜切情况下，出现椭圆状的切面，如果不测量小直径，则会出现大的测量误差，如图4.11所示。

在ATP酶染色的切片进行测量，对每种肌纤维类型做计算。用目镜测微计或将图像投射到合适的平面上，都可进行测量。现在已有几种计算机测量系统，然而完全自动化不太现实，因为多数系统都无法准确分辨两个非常近似的肌纤维，仍需要手工计数。如果切片为完全的横切面，计算机系统可用于计算每种类型纤维的横截面积。每个肌型至少测量100根肌纤维，然后绘制每种肌型的肌纤维直径直方图。这个肌纤维数有代表性，计算纤维的平均直径和偏差，并与正常值比较。最好每个实验室都建立自己的正常值，但多数研究者采用文献报道的数据（如Brooke和Engel 1969a-d）。这样做有一定的局限性，因为在旧文献中用于建立正常参数的活检有其临床原因，虽然样本看起来似乎没有缺陷，但是仍不能毫无疑问。

除了测量肌纤维的直径，评估变异度非常重要。一个有用的参数是变异系数，变异系数的计算如下：

$$\frac{标准差 \times 1000}{肌纤维直径平均值}$$

正常肌肉的变异系数小于250，任何标本变异系数大于该值，则为肌纤维直径异常变异。儿童的肌纤维直径随着年龄增长而不断增加，必须加以说明。

肌纤维萎缩和肥大因子

Brooke和Engel（1969b）设计了萎缩和肥大因子，以衡量纤维大小的变化程度。从肌纤维直方图中计算

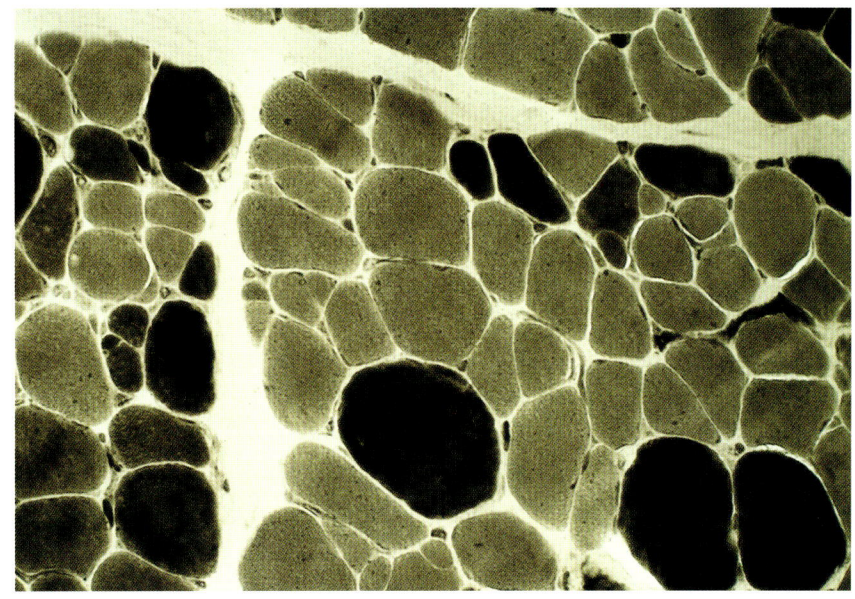

图 4.7　Becker 肌营养不良 ATP 酶 pH 9.4 染色,两型肌纤维的直径变异加大(15~80 μm)。淡染为 1 型纤维,深染为 2 型。浅染的 1 型纤维占优势。

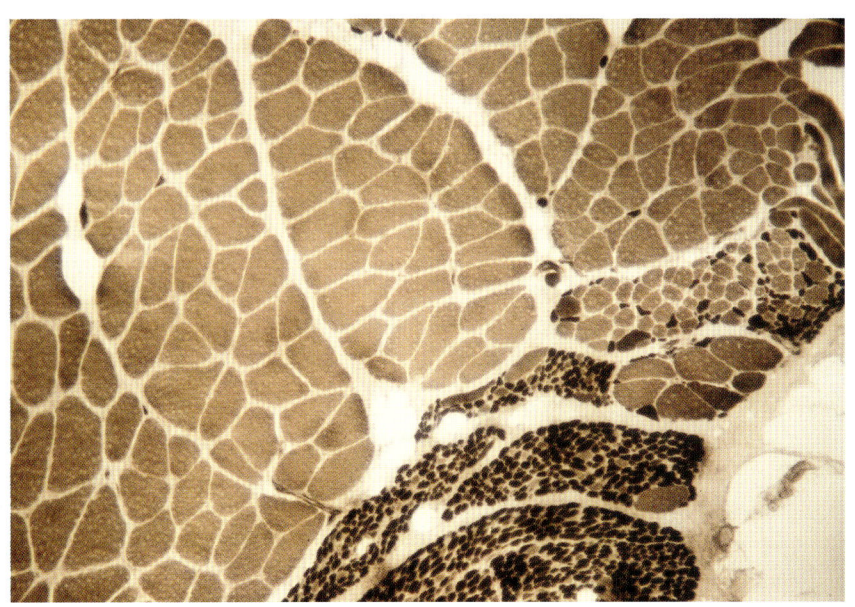

图 4.8　脊髓性肌萎缩 ATP 酶 pH 9.4 染色,单一肌型,成组肥大的肌纤维均为 1 型,而萎缩累及两型肌纤维。

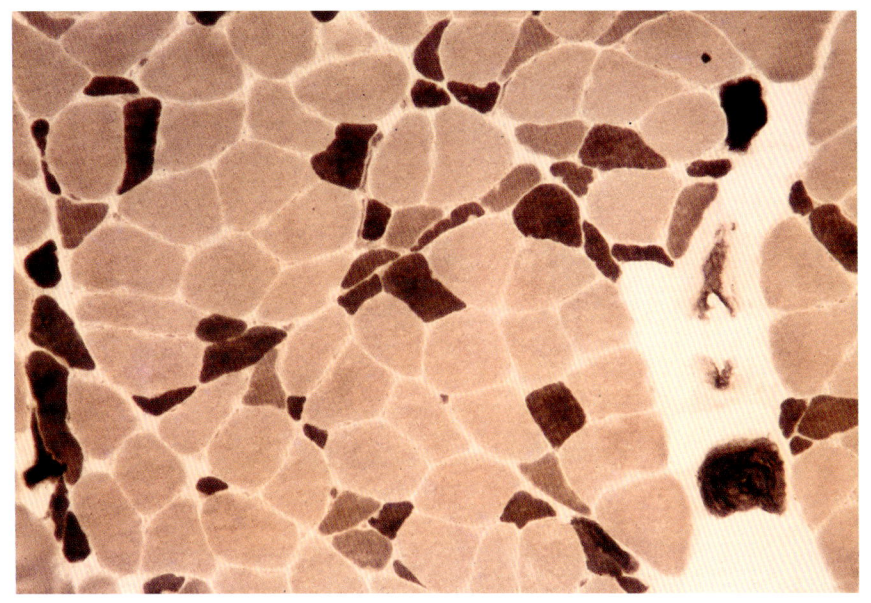

图 4.9 糖皮质激素治疗导致的深染的 2 型纤维萎缩（ATP 酶染色，pH 9.9 预孵育，显示三种纤维型；中度染色为 2A 型）。

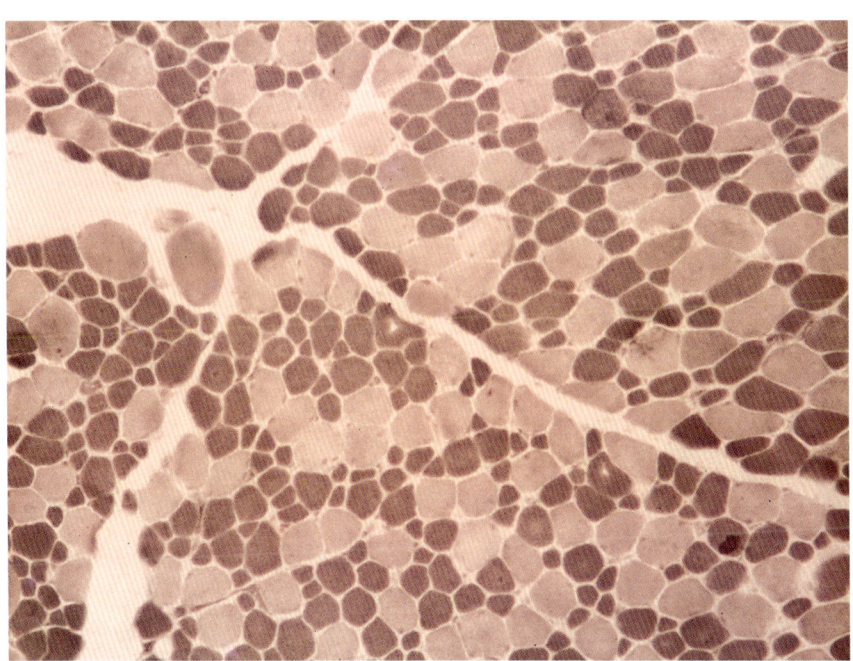

图 4.10 ATP 酶染色，pH 4.3 预孵育，1 例肌管肌病，萎缩选择性累及深染的 1 型纤维。可见淡染肥大 2 型纤维。

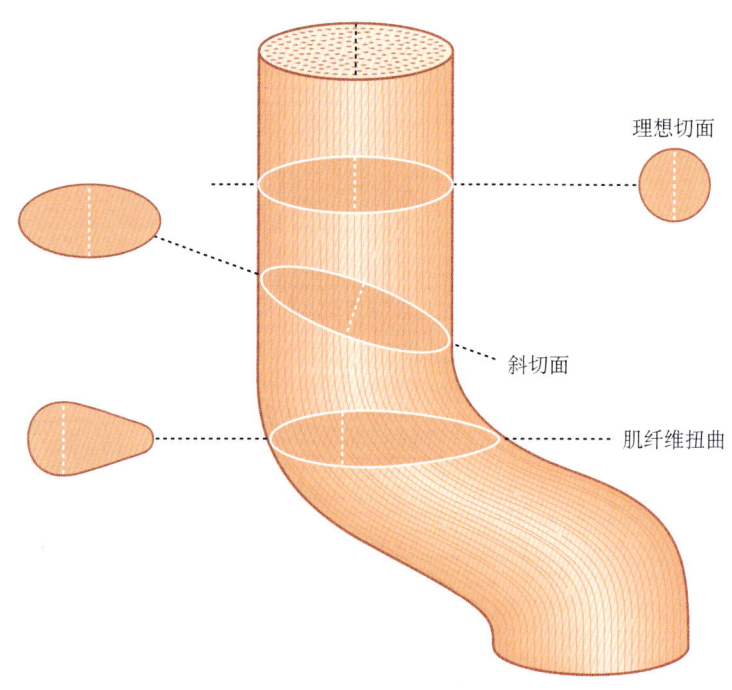

图4.11 此图表明测量每个纤维较小直径的重要性。这是唯一不受纤维斜切或扭曲影响的测量方法。扭曲和斜切常常出现在肌肉活检中。

这两个因子,从而得出标本中异常肥大或萎缩的肌纤维数目。正常成年男性骨骼肌的多数肌纤维直径直方图在40~80 μm之间,而女性在30~70 μm之间。首先看异常小的肌纤维,一个男性的直方图中出现几个30~40 μm的肌纤维,比出现同样数量的10~20 μm肌纤维或大量的30~40 μm肌纤维的意义小。这点可通过乘以直方图中不同直径的肌纤维数目来表示,直径30~40 μm纤维数乘1、直径20~30 μm乘2、直径10~20 μm乘3、10 μm以下乘4,将其结果相加除以直方图中肌纤维总数,得出比例基数,该结果再乘以1000为萎缩因子。"肥大因子"计算方法与之相似,数值代表男性患者大于80 μm肌纤维的比例。直方图的图解计算见图4.12。此外,除了将标本作为一个整体进行计算外,也可以对每型纤维分别测量,对每个组织化学肌纤维类型有两组参数:萎缩因子和肥大因子(缩写A或H因子)。一个标本的直方图中通常有四组数据:A1、H1、A2和H2(分别代表1、2型纤维萎缩和肥大)。若考虑纤维亚型,则有六组数据:A1、H1、A2A、H2A、A2B、H2B。成人女性的计算方法相似,以30~70 μm作为正常范围,注意不以40~80 μm作为正常范围(表4.1)。

尽管这种统计学方法较为费力,但通过这种方法能够发现常规方法不易观察到的肌肉标本内纤维萎缩或肥大变化,也可以显示某种肌型的选择性萎缩伴随另一种肌型的肥大。

用萎缩和肥大因子,可明确肌纤维类型的选择性萎缩。如果在标本中仅1型纤维萎缩因子在正常值以上,可以说该标本有选择性1型纤维萎缩。同样,一些标本可出现选择性肌纤维肥大。此种分析具有实际意义,可在一类肌纤维类型出现肥大同时,识别另一类肌纤维的萎缩。应当强调,这些肥大和萎缩因子仅用于成年肌肉活检,仅仅对标本检查改变不明显时最有帮助。表4.1总结了通过这种方法得到的肌肉组织相关指标的正常范围。14岁以下的儿童1、2型纤维较小,必须加以注意(图4.13)。1、2型纤维的平均直径的差异不应大于最大纤维类型最大直径的12%,变异系数小于250。肌型比例失调是先天性肌病的特点,如果出现1型肌纤维至少比2型肌纤维小12%,就可以确定。图4.14~4.18显示肌肉在正常以及病理状态下的肌型直方图。

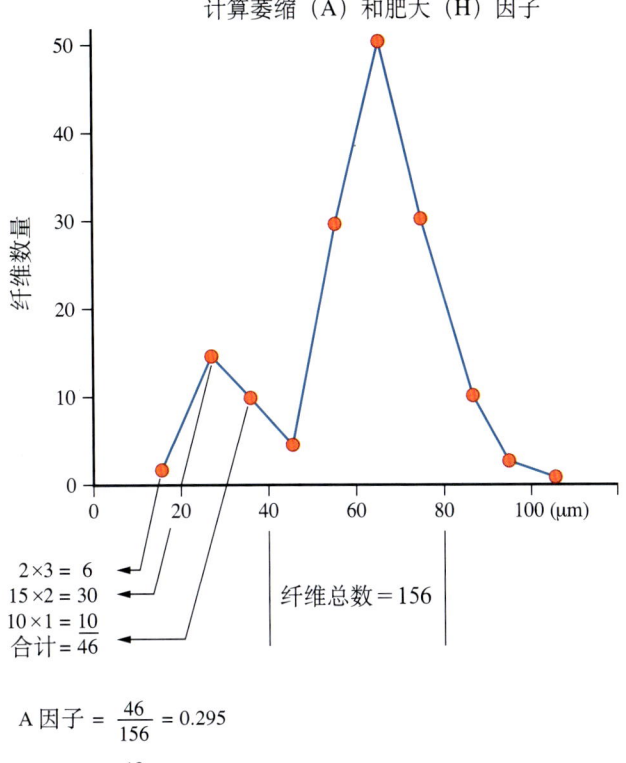

图4.12 从直方图计算萎缩（A）和肥大（H）因子。From Brooke and Engel (1969b) with kind permission of the authors and the editor of Neurology.

表 4.1 正常成年男性和女性肌肉肥大和萎缩因子的上限

	1 型肌纤维		2 型肌纤维	
	萎缩	肥大	萎缩	肥大
肱二头肌				
男性	150	300	150	500
女性	100	200	150	150
股肌				
男性	150	150	150	400
女性	100	400	200	150

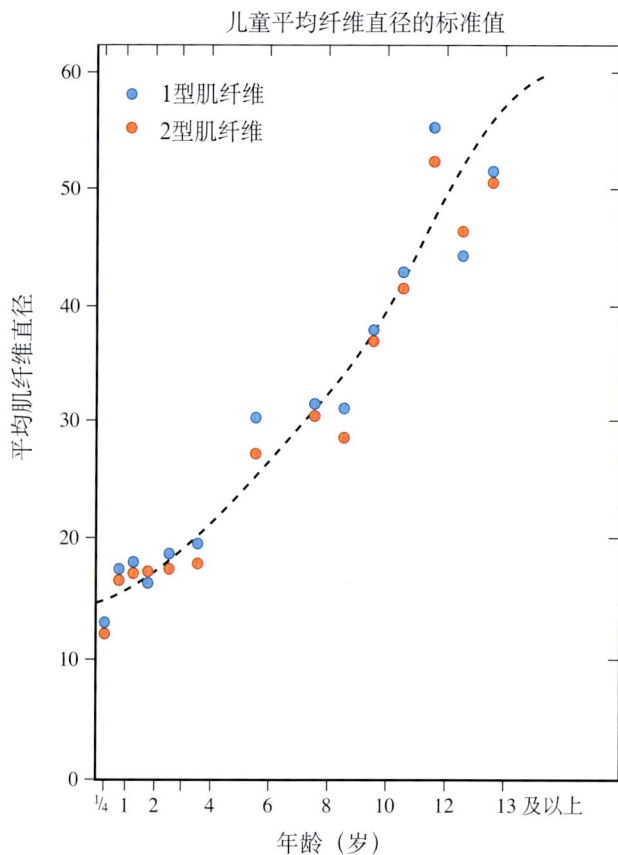

图4.13 此表格代表正常儿童不同年龄的肌肉活检平均肌纤维直径。每个圆环代表每个年龄肌纤维直径的算术均数。From Brooke and Engel (1969b) with kind permission of the authors and the editor of *Neurology*.

肌型比例

另一项重要指标是评价每种纤维型的比例（表4.2）。如前所述，每类肌型的肌纤维数量在不同肌肉存在差异，并受多种因素影响。把ATP酶染色或抗肌球蛋白免疫组织化学染色切片的图片投影或打印后，可以分别计数各个肌型的百分比。也可以使用计算机系统进行计数，像计算肌纤维的大小一样，但该系统有局限性，不能分辨两个紧密相邻的肌纤维。

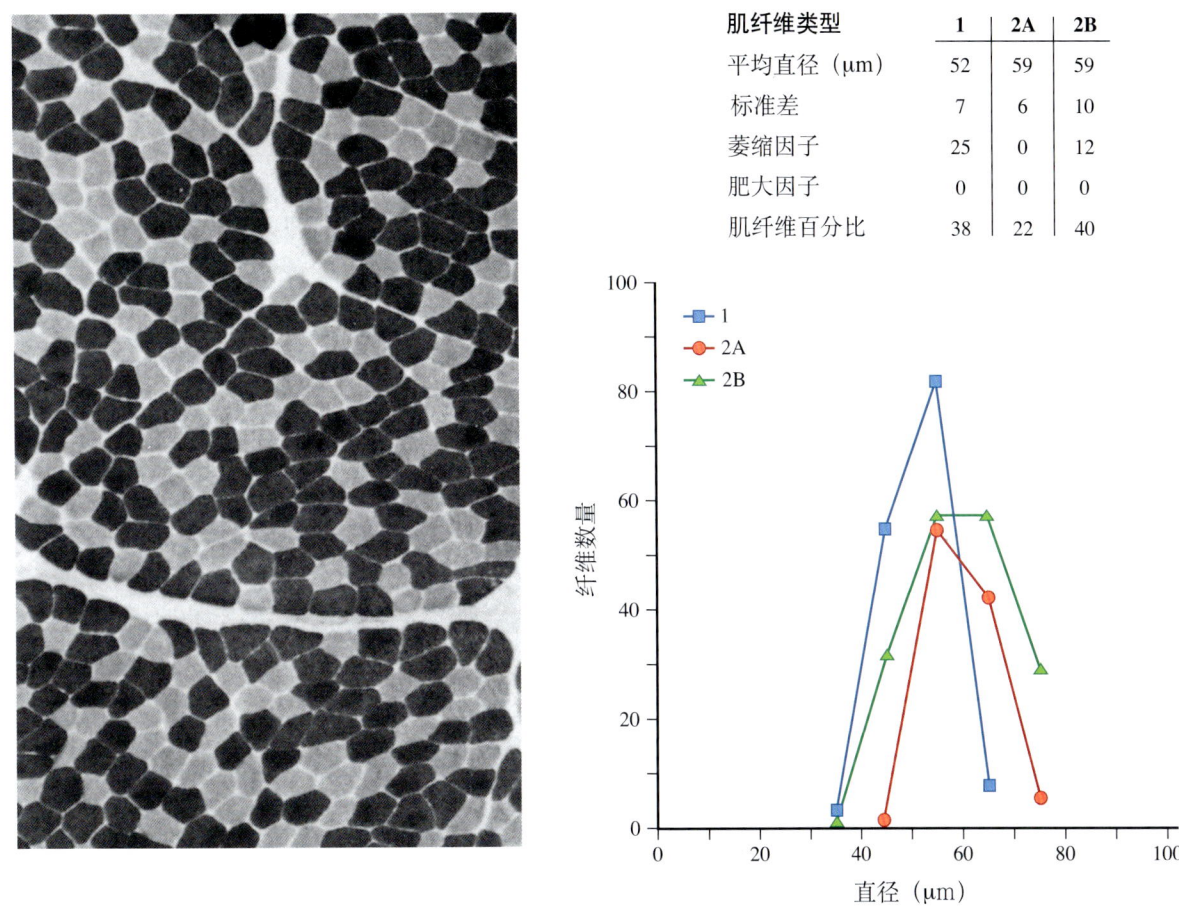

图 4.14 正常成年男性肌肉活检显示淡染 1 型肌纤维和深染 2 型肌纤维的大小（ATP 酶 pH 9.4）。表和直方图显示该标本 1、2A、2B 肌纤维的数据总汇。

表 4.2 正常成年股四头肌各型肌纤维的直径和比例

	1 型		2A 型		2B 型	
	男	女	男	女	男	女
平均直径（μm）	61	53	69	52	62	42
肌纤维总百分比	36	39	24	29	40	32

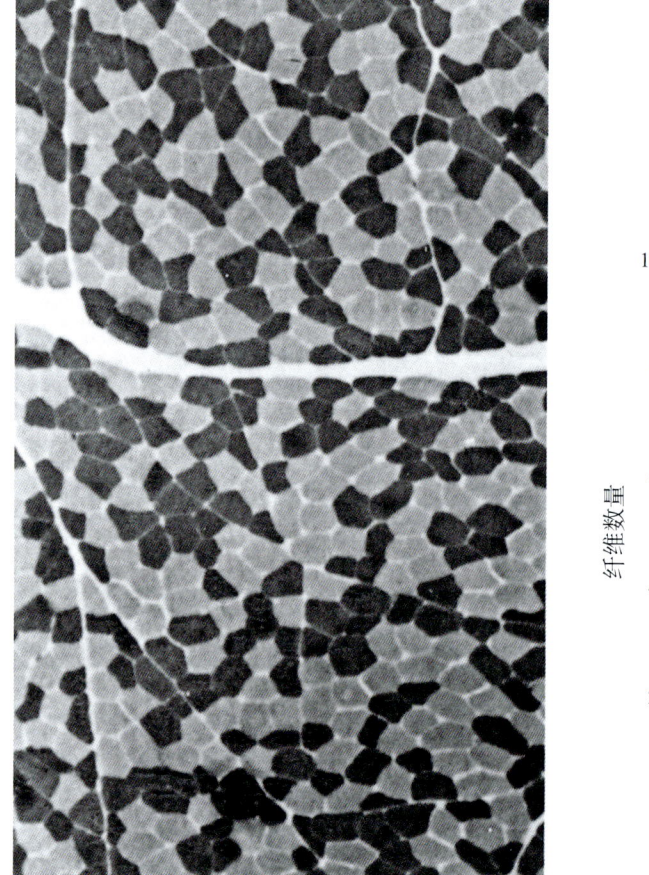
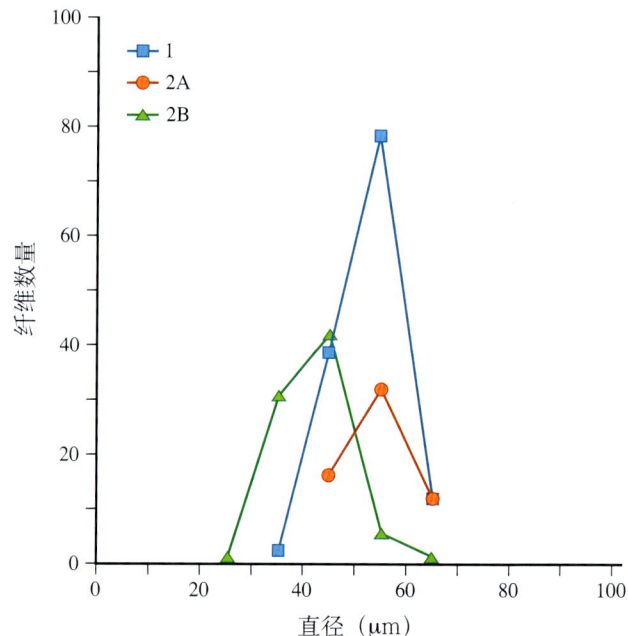

肌纤维类型	1	2A	2B
平均直径（μm）	52	54	41
标准差	6	6	7
萎缩因子	0	0	24
肥大因子	0	0	0
肌纤维百分比	48	22	30

图4.15 正常成年女性肌活检，显示淡染1型肌纤维和深染2型肌纤维的大小（ATP酶pH 9.4）。表和直方图显示该标本1、2A、2B肌纤维的数据总汇。与4.14对比可见1型肌纤维和2型肌纤维弥散分布，女性与男性相比，1型肌纤维大小相似，而2型肌纤维略小。

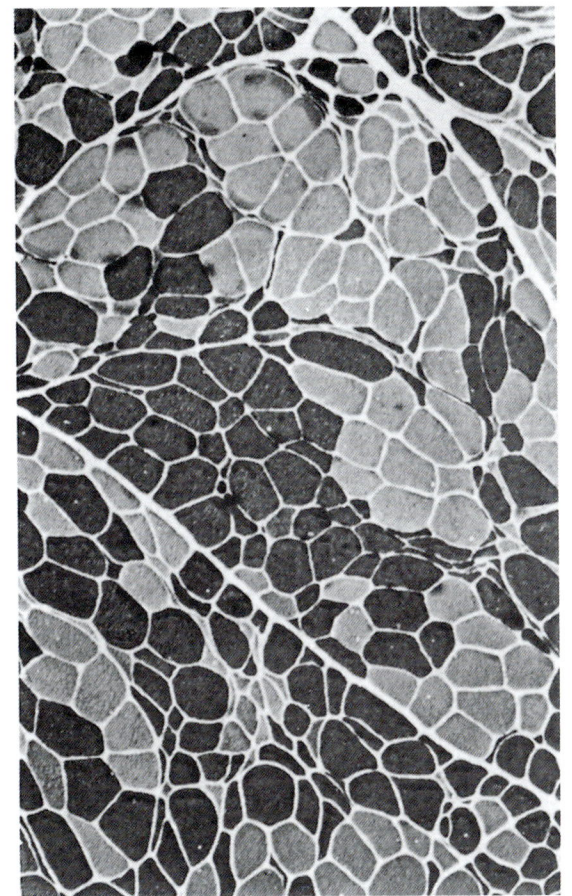
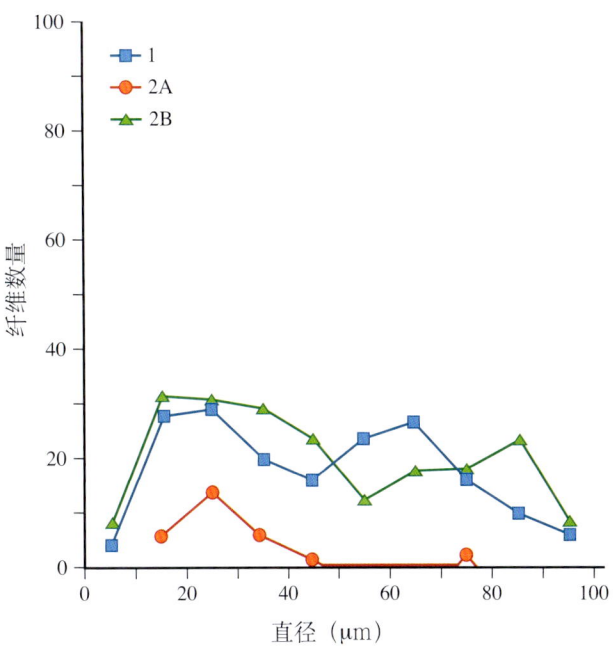

肌纤维类型	1	2A	2B
平均直径（μm）	46	26	46
标准差	24	10	26
萎缩因子	1000	1857	1079
肥大因子	122	0	198
肌纤维百分比	44	7	49

图 4.16　去神经支配患者的肌肉活检（ATP 酶 pH 9.4）。图显示双峰分布特点，特别是 1 型和 2B 型肌纤维。

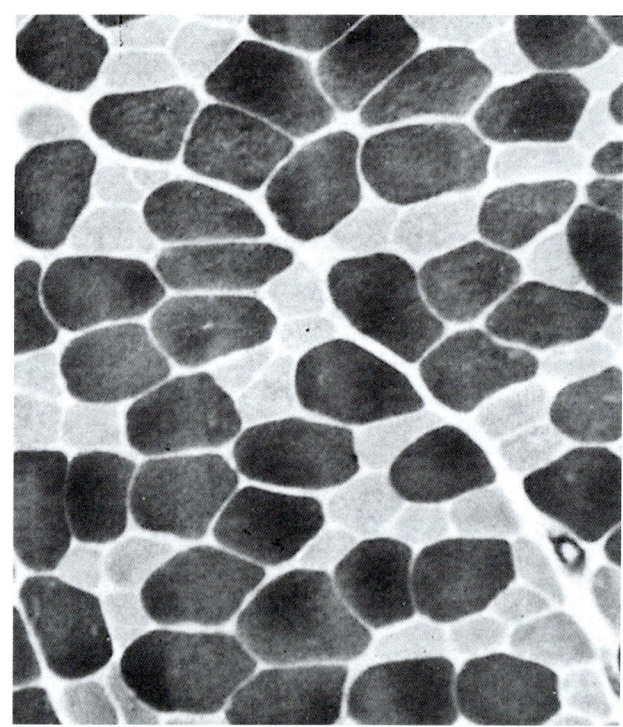
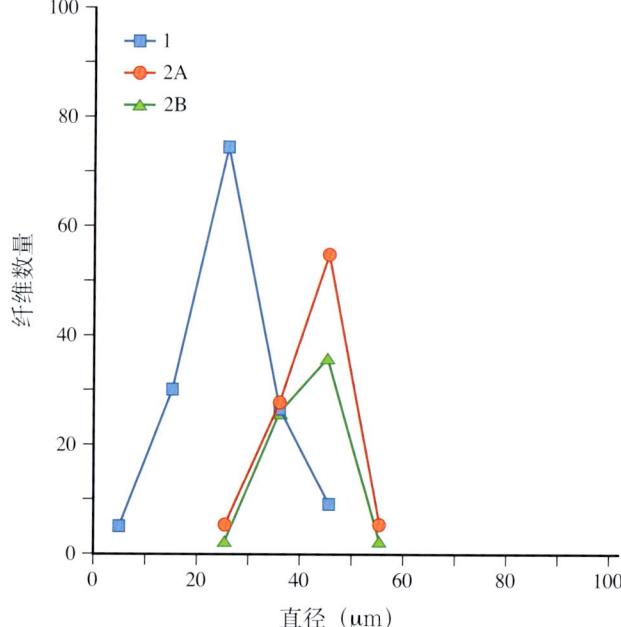

肌纤维类型	1	2A	2B
平均直径（μm）	25	42	41
标准差	8	6	6
萎缩因子	1013	0	0
肥大因子	0	0	0
肌纤维百分比	48	31	21

图 4.17　淡染 1 型肌纤维萎缩（ATP 酶 pH 9.4），活检表明选择性 1 型肌纤维萎缩。

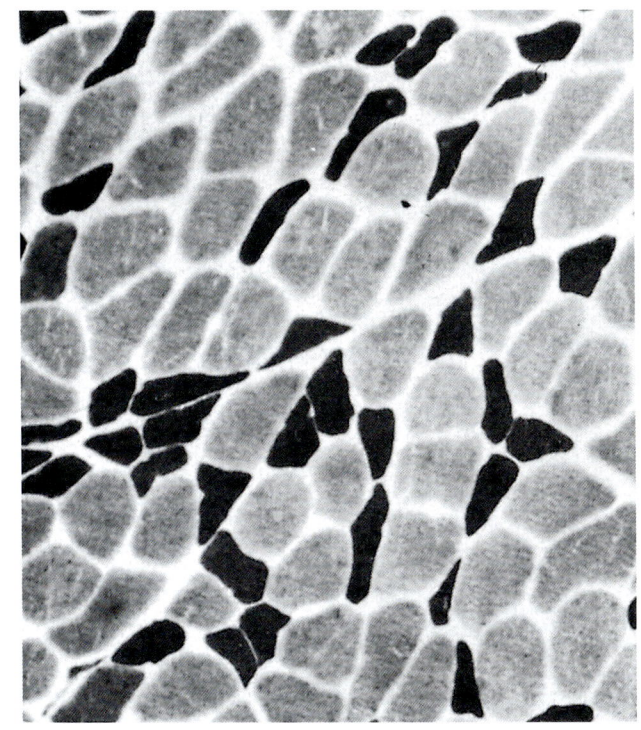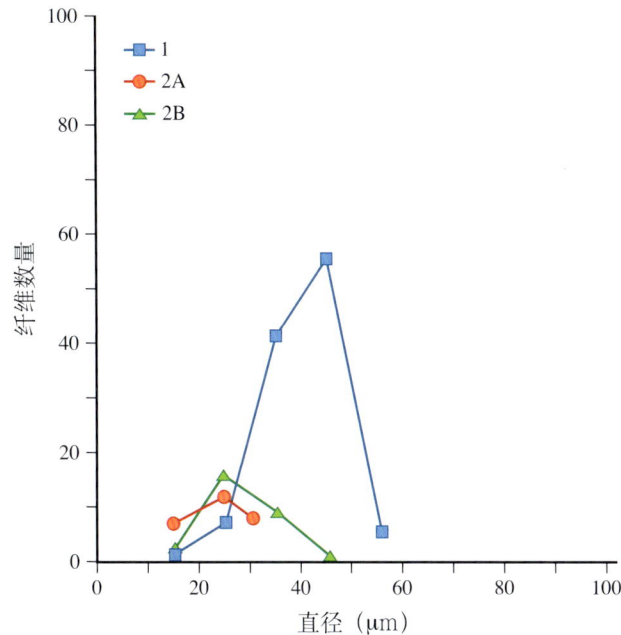

图4.18 深染2型肌纤维萎缩（ATP酶pH 9.4），小的2型肌纤维，特别是2B型肌纤维，在图和表中1型肌纤维相对正常。

肌型占优势

肌型占优势是指一种肌纤维过多（图4.19），在解释肌型占优势时，一定要仔细与同年龄、同性别的同部位肌肉进行比较。股四头肌1、2型肌纤维的正常比例约1∶2，如果把肌纤维进一步分型，1、2A、2B各约占1/3，但在正常人群这些数据也有些变异。按照我们的经验，当1型纤维多于55%时，我们说出现了1型占优势，当2型纤维多于80%时，为2型占优势。

如果标本取自一大片单一肌型肌纤维的中心区域，肌型占优可能反映肌纤维群组化。但是许多疾病伴随肌型占优势，做足够数的肌肉活检也难以对其解释，因此在判断时应谨慎。1型占优势是肌病的常见特点，如肌营养不良和先天性肌病（图4.19，图4.7），另一方面，2型占优势与运动神经元病相关。

肌膜核改变

肌膜核的改变主要是位置和形状的改变，例如位于肌纤维中央，而不是正常的肌纤维周围，其次是每个核的形状出现改变，形成所谓的虎斑核或泡状核。在未固定的冰冻标本不是十分清晰。

核内移

在标本横切面中，如果多于3%的肌纤维出现核位于纤维内部而非纤维周边，即为核内移（Greenfield等1957）。根据我们的经验，以这个标准可能会对核内移估计过多。对于儿童来说，仅出现少数几个的核内移就有显著意义。正常成年人核内移更常见，尤其是在运动爱好者。有时可以见到核位于纤维中央，纵切面显示纤维中央多个核出现链状排列。中央核为肌

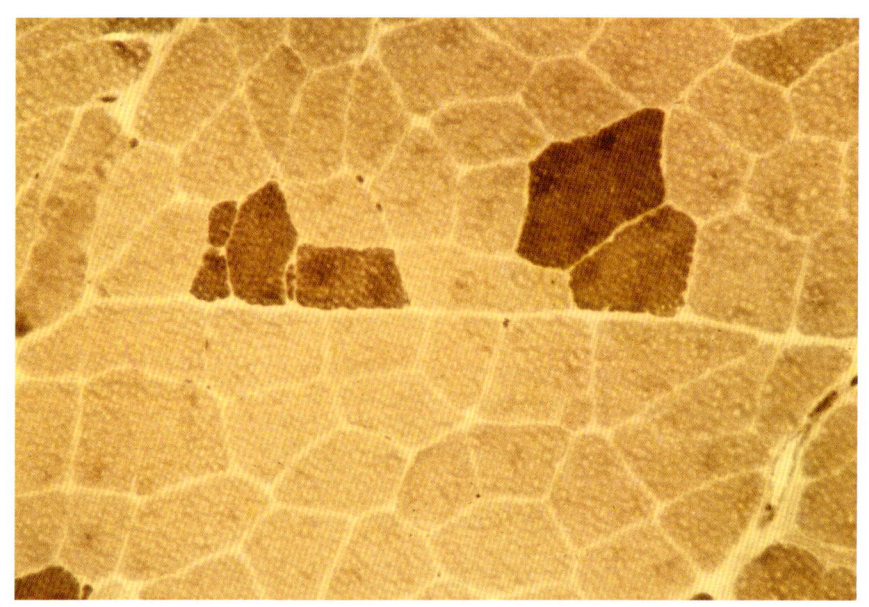

图 4.19 淡染 1 型肌纤维明显占优势（ATP 酶 9.4）。

管肌病的特征性改变，但我们发现也可以出现在斯里兰卡肉桂碱受体（ryanodine receptor）缺陷相关的中央轴空病（见第 15 章）。在其他情况下（图 4.20），核内移分散出现在肌纤维内，一个肌纤维出现多个核（图4.21）。核内移常沿分裂肌纤维的纤维隔排列（图4.28），有些是毛细血管内皮细胞的核。

观察核内移现象主要在横切面，而不是纵切面，因为纵切面（厚约 10μm）上位于周边的核重叠在肌原纤维上，可以产生位于肌纤维内的现象。

核内移的意义可以概括起来说，大量核内移提示肌肉病。在强直性肌营养不良，核内移现象特别多，也可以出现在慢性神经病中。

核链

相互紧密链状排列的肌核贯穿于纤维全长，与核内移具有相同的意义。确实，这两种改变常同时存在，在强直性肌营养不良，核内移非常多，同时也可以看到核链。相反，肌管肌病的中央核留有间隔，多不连续成链。再生肌纤维在纵切面也可以显示核链。

泡状核

肌膜核可以经过一种特征性的改变，导致泡状核形成。细胞核肿胀变圆，核浆透明，核仁非常突出。这些泡状核常与嗜碱性纤维相关，被当作肌纤维再生的证据。一般情况下，泡状核越多，该标本越有可能是肌病。

虎斑核

染色质通常细微地散在于整个核，当形成颗粒和团块状时，肌核便被称为虎斑核。虽然这些核的意义不明确，其出现常与神经病而非肌肉病相关，在强直性肌营养不良中也可发现。

核块

细胞核深染、皱缩，通常成小组出现（图4.21），可能为核固缩。这种改变通常代表极度萎缩，常见于长时间的失神经支配，也出现在肢带型和其他慢性肌营养不良。

变性与再生

在该题目下观察的内容基于常规 HE 或 MGT 染色所见，显示各个肌纤维的再生或变性。

最简单的改变为淡染的"液化"或"透明"肌纤维。在任何常规染色，这些纤维仅轻度着色（图 4.22），代表坏死，这样的肌纤维常常会充满吞噬细胞（图4.23）。这些坏死肌纤维用酸性磷酸酶染色非常醒目。单纯坏死常与肌病有关，但偶尔也出现在肌肉活检取自相当急性的周围神经病（如肌萎缩性侧索硬化）或慢性周

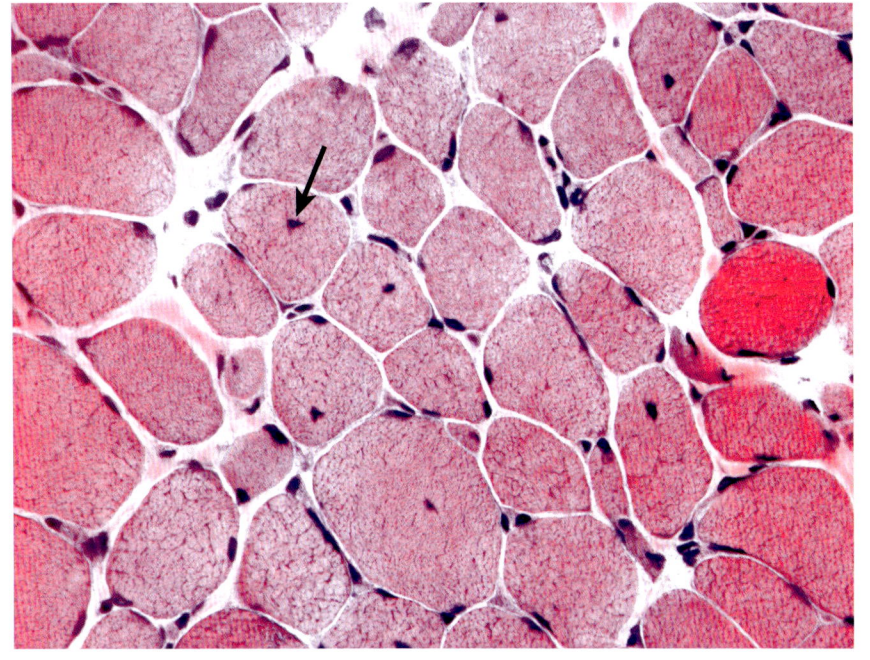

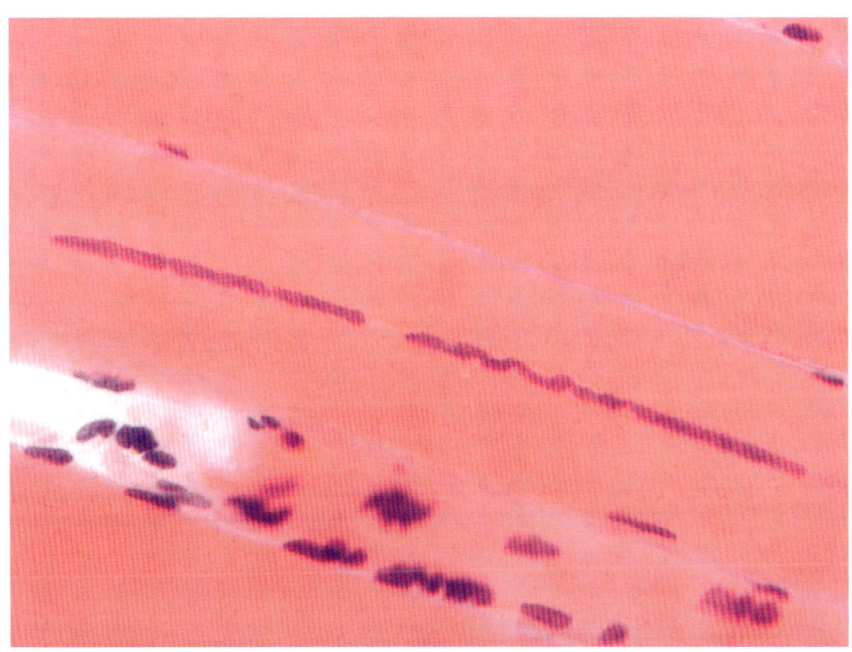

图4.20 （a）Duchenne肌营养不良（DMD）患者，不同直径肌纤维核内移（箭头）。肌纤维直径在 15～60μm 之间。（b）纵切面可见直径为 48μm 的肌纤维核内移形成的链状结构（HE）。

肌肉活检

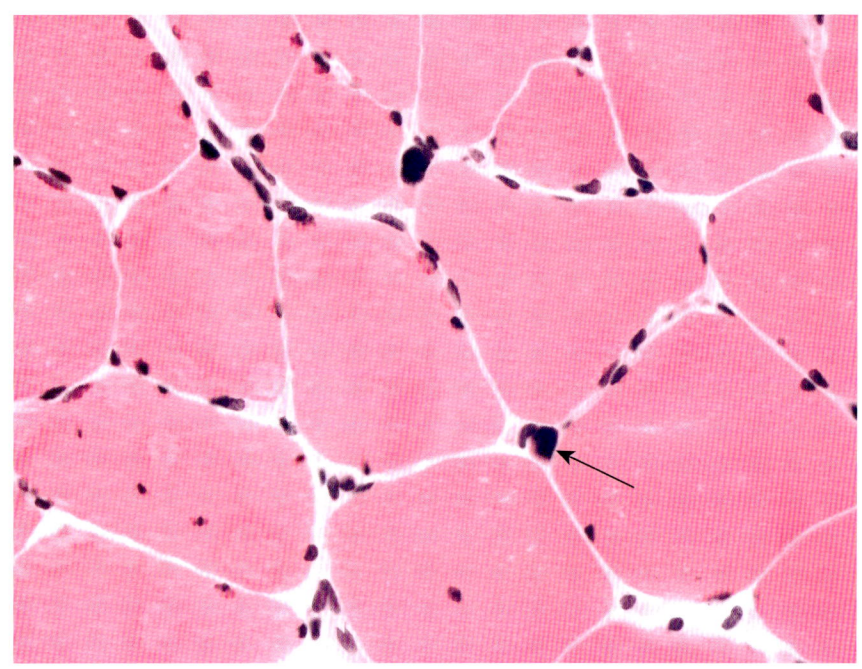

图4.21 核簇（箭头）提示慢性萎缩，可见1个肌纤维内多个核内移现象（HE），肌纤维直径在45～90 μm之间。

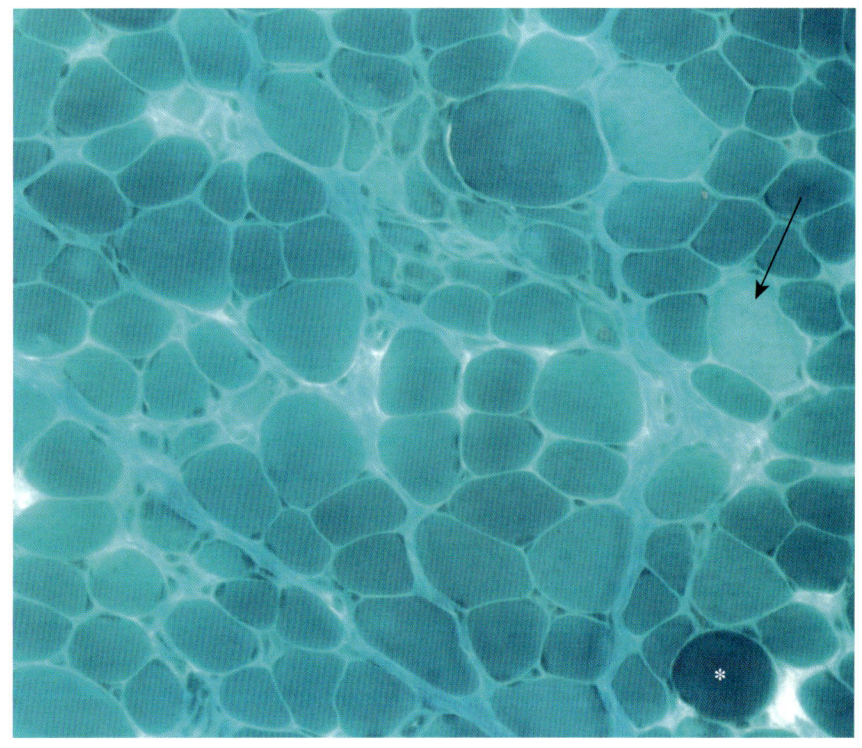

图4.22 DMD患者，苍白的坏死肌纤维的直径在40～50 μm之间（箭头）。注意过度收缩、深染的肌纤维（*）（MGT染色）。

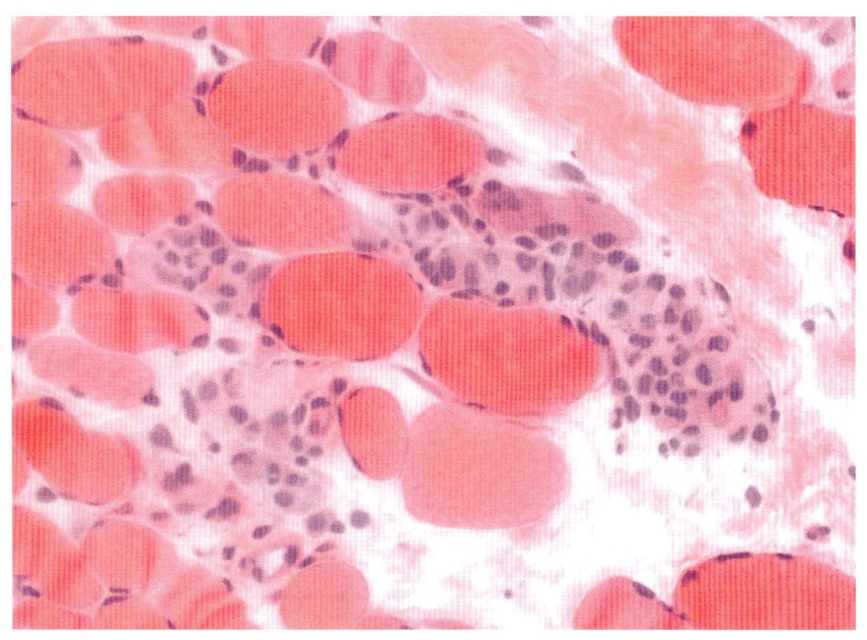

图4.23　DMD患者，巨噬细胞侵入坏死肌纤维内（HE）。肌纤维直径在30～50μm之间。

围性神经病，如腓骨肌萎缩症，即所谓神经病的"肌病样改变"时。坏死通常为节段性的，只累及肌纤维的一部分，在纵切面或不同的横切面上肌纤维的一部分正常，而另一部分出现坏死。

吞噬作用（图4.23）同样是肌病的一个特征，较少出现在其他情况，如慢性或急性失神经支配。如上所述，坏死和吞噬现象可以同时仅限于肌纤维的一部分。

高度收缩肌纤维被认为是肌纤维变性的一种形式，先于吞噬改变。常为圆形，肌原纤维极度收缩，多数染色为浓染。在HE染色切片上很显著，在MGT染色也易于见到（图4.22）。在Duchenne和Becker肌营养不良很常见，也可以出现在其他情况下。正常新生儿肌肉中出现的Wohlfart B肌纤维也浓染，是否为过度收缩的肌纤维仍不明确。一定注意不要把标本周边出现的浓染损伤肌纤维作为病理改变，这是人工假象。

第二种肌纤维变性在常规染色也易于见到，为粗大颗粒状肌纤维，HE染色为蓝色，MGT染色为红色（图4.24和图4.25）；因此命名为破碎红纤维（Engel 1971）。其出现作为少见的改变见于营养不良或其他疾病，但作为相对突出的特点主要与Kearns-Sayre综合征以及其他线粒体肌病有关，并含有结构异常的线粒体（见下和第18章）。注意鉴别MGT染色下红染的正常肌纤维膜周围线粒体聚集与破碎红纤维，后者常有异常的嗜碱性颗粒（图4.24）。

嗜碱性肌纤维，由于高RNA含量，在HE染色中可见胞浆均一蓝染，代表肌纤维再生的倾向，尤其伴随空泡核时（图4.26）。嗜碱性肌纤维常见于许多肌病，特别是在Duchenne肌营养不良早期，可见成簇出现的嗜碱性肌纤维。实验性肌肉创伤或缺血也可导致其出现，在急性横纹肌溶解的恢复期也非常显著。再生肌纤维为组织化学的2C型肌纤维，表达新生儿肌球蛋白（见第6章）。分裂的肌纤维有时出现嗜碱性，这可能与肌原纤维的破坏有关，而非与再生有关。

肌纤维分裂可以出现三种形式：横切面大量小肌纤维聚集成簇（图4.27）；横/纵切面单个肌纤维部分的分裂；在肌纤维内部出现纤维隔，细胞核沿此分裂或分隔出现（图4.28）。

正常情况下，肌纤维分裂出现在肌腱接头，常伴随大量核内移。故分析该部位病理改变时要格外小心（见第3、6章）。

肌纤维分裂常见于许多肌营养不良，但也见于慢性神经病，如腓骨肌萎缩症（Charcot-Marie-Tooth病）。

肌纤维破坏的另一个反应是糖原丢失，表现为PAS染色下肌纤维为白色，不同于其他肌纤维的各种粉红色（图4.29）。这些肌纤维没有特异性，不同数量的阴性肌纤维常见于Duchenne肌营养不良，其出

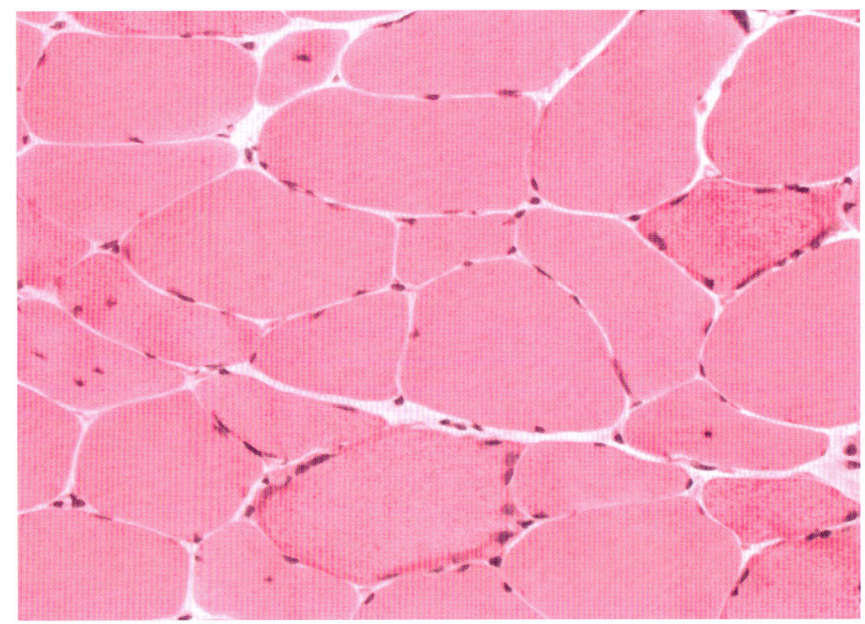

图 4.24 线粒体肌病患者（HE），2 个颗粒样轻度嗜碱性肌纤维有线粒体异常。肌纤维直径在 25～85 μm 之间。

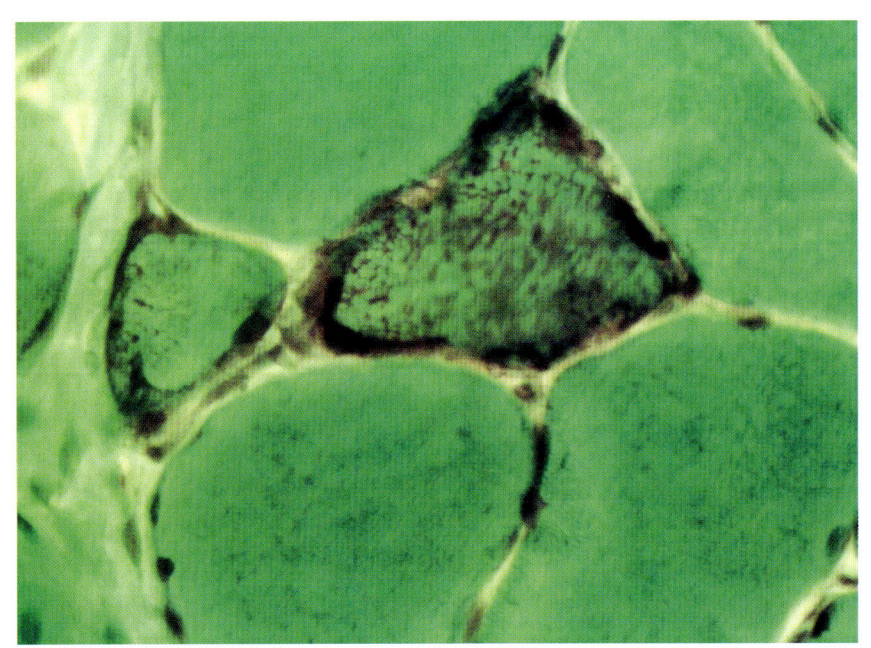

图 4.25 与图 4.24 为同一患者，肌纤维周边异常线粒体显著堆积，称之为"破碎红色"。在破碎红纤维，除外周红染外，红染遍布整个肌纤维（MGT）。

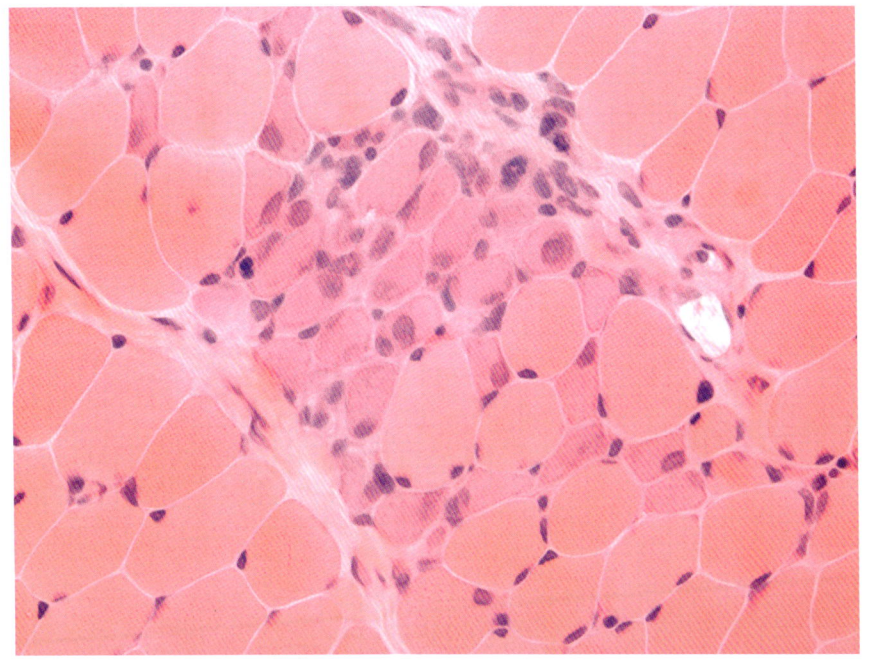

图 4.26 DMD 患者，成簇分布的小的嗜碱性肌纤维（5～15μm），比周边肌纤维略蓝，核大而显著（HE）。

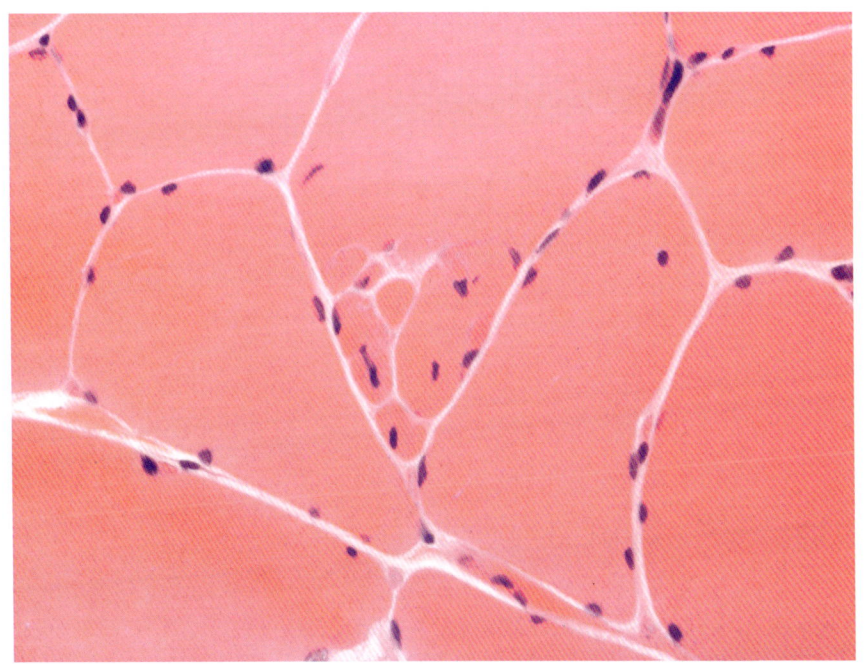

图 4.27 肌纤维内多处分裂区，形似一簇小的肌纤维（HE）。肌纤维直径在 5～30 μm 之间。

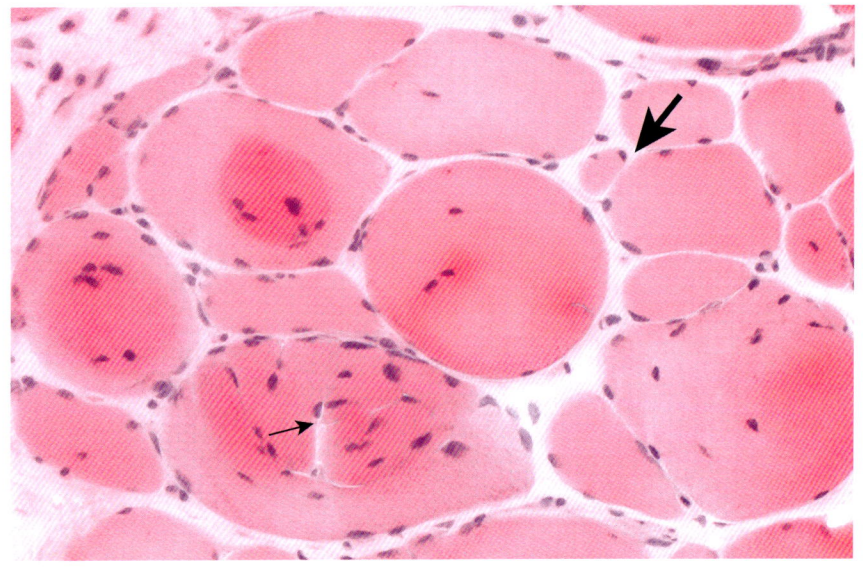

图4.28　DMD患者，可见肌纤维肥大（达115 μm）伴随多个肌纤维内部分裂。注意细胞核沿分裂线排列（小箭头）。肌纤维直径有变异，可能与肌纤维分支相关（大箭头）(HE)。

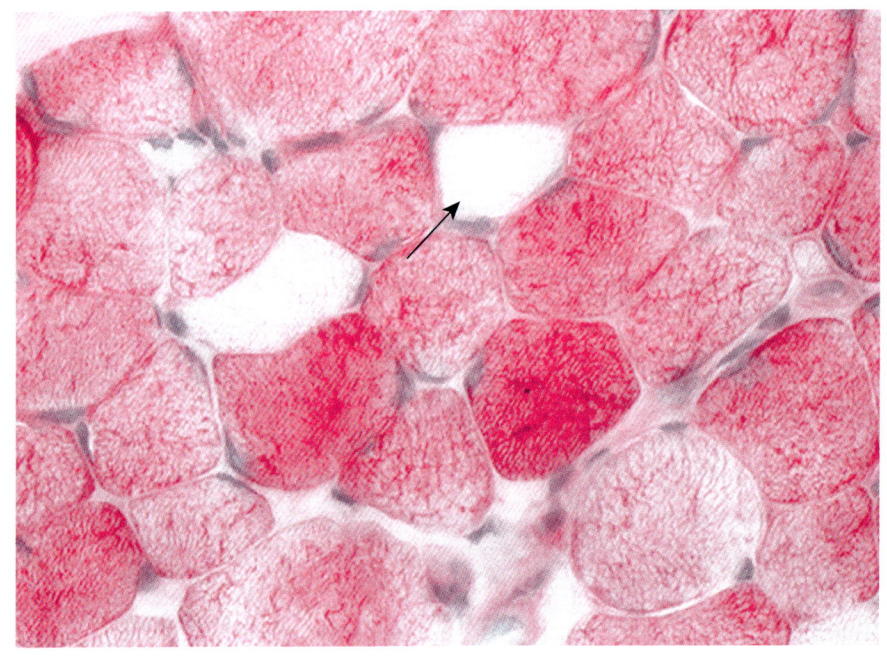

图4.29　PAS染色，单个肌纤维糖原缺失，出现白色（肌纤维直径在35~70 μm之间）。

现提示肌纤维破坏。糖原丢失也可以出现在标本没有及时冰冻，也可以出现在去神经支配，这种糖原丢失以前用来了解运动单位的位置。

纤维化和脂肪组织

纤维化常见于多种疾病情况，并伴有数量不一的脂肪组织（图4.30）。肌内衣和肌外衣结缔组织增生的意义有别。肌外衣纤维化的意义不如肌内衣纤维化意义大，因为正常情况下，肌束间的纤维组织宽带不少见，儿童更是如此。多种细胞外基质蛋白，尤其是各种胶原，在肌内衣和肌外衣都可以看到（第6章）。肌内衣增生导致各个肌纤维明显分界，在肌病较神经病更为常见，也是Duchenne和Becher肌营养不良、肢带型营养不良和多种先天性肌营养不良的显著特征。有时也见于面肩肱型肌营养不良和一些患中央轴空病的患者。纤维化可以出现在神经源性肌萎缩，但肌内衣增生对严重婴儿脊髓性肌萎缩而言不是常见特点。结缔组织增生被认为是基础疾病过程的继发性改变，但随着时间的推移，可能成为肌营养不良的主要病理过程（Duchenne 1868，Bourne和Golarz 1959）。

脂肪细胞和脂肪组织增多常伴随纤维化，在一些情况下脂肪细胞出现过度增生，使得肌纤维岛出现在脂肪组织海洋中（图4.30）。尽管这是一些先天性肌营养不良的特征，但仍然可以在一些中央轴空病患者发现类似改变（见第15章）。出现大量的结缔组织和脂肪组织并非仅限于严重肌营养不良。

细胞反应

骨骼肌在病理状态下常出现各种形式的细胞反应（图4.31），可出现于肌纤维内部（如前述）或在支持组织中。在冰冻切片，细胞的类型较固定材料更不易鉴别，但采取特殊的细胞标记物做免疫组织化学染色可以准确辨别细胞类型。最常见的反应为组织细胞或淋巴细胞，或在一定条件下出现其他炎症细胞，如多形核白细胞或浆细胞。

除了坏死肌纤维内的吞噬反应，常常可以看到围绕破坏或坏死肌纤维出现组织细胞或单核细胞的显著反应。

细胞反应并不具有特异性，在Duchenne肌营养不良常可见到，有时可误认为炎性肌肉病，在慢性进

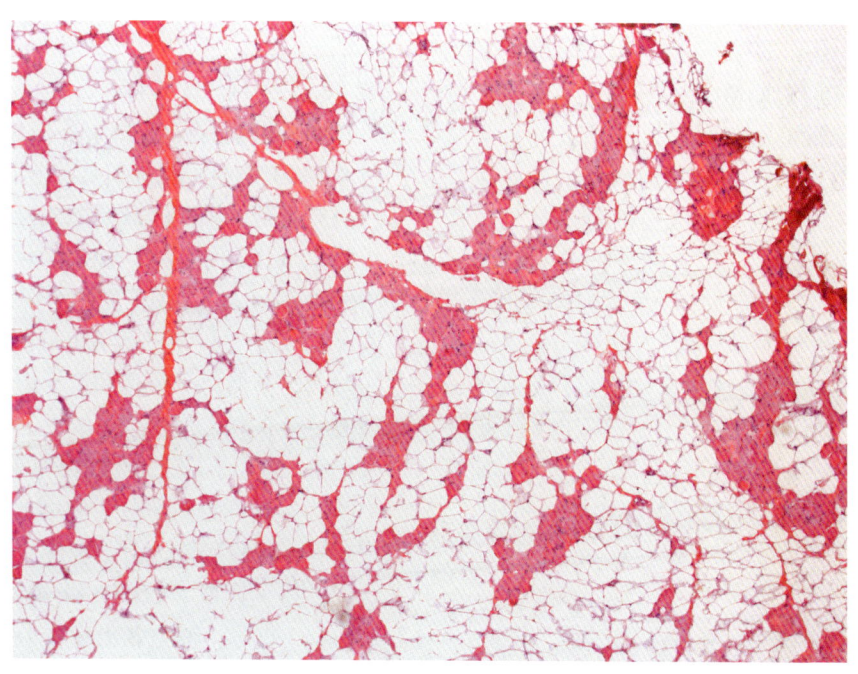

图4.30　先天性肌营养不良患者，肌活检的低倍镜视野。在大量脂肪组织间仅存肌纤维岛（红色）（HE）。

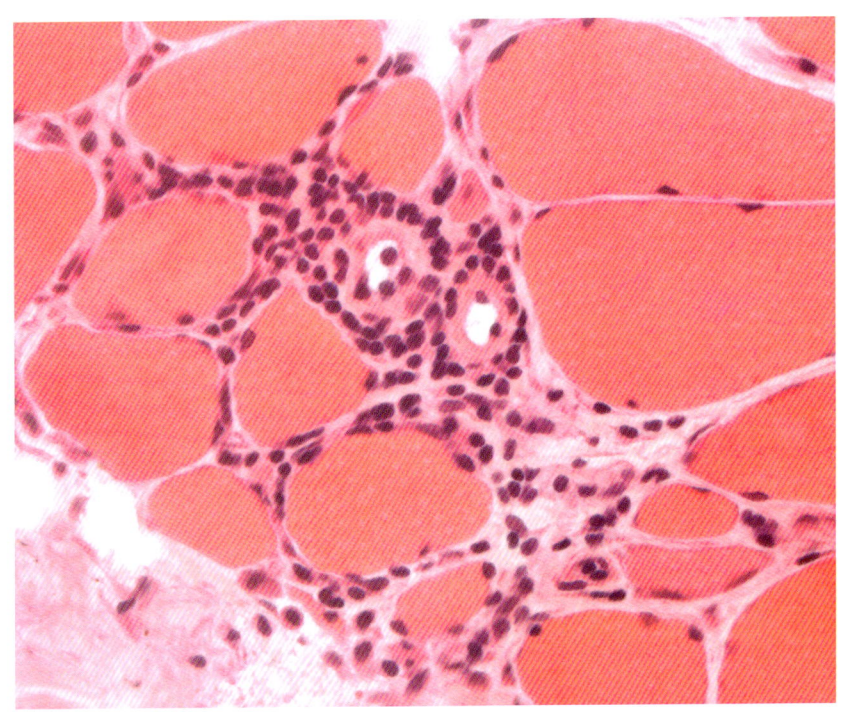

图 4.31　包涵体肌炎患者，血管和肌纤维周围炎细胞浸润。肌纤维直径介于 10~50μm（HE）。

展性营养不良则少见。多发肌炎和皮肌炎细胞反应程度不一，从非常大量到轻微和局灶性浸润。炎细胞可以主要位于血管周围或肌内衣。炎细胞类型也存在变化，取决于病程快慢。大量细胞反应也常见于面肩肱型肌营养不良和奇异不良素（dysferlin）缺乏的肢带型肌营养不良（LGMD2B）。须注意识别与细胞聚集的不同，在肌炎很容易将显著增多的再生肌纤维簇误认为细胞聚集。与肌纤维联系的神经束或穿过血管壁的切片，因为出现大量的细胞核，也特别类似炎性细胞反应。

细胞反应在神经源性萎缩很少见，但偶尔出现，尤其是在一些更为慢性的神经病。

淋巴细胞溢是小圆状细胞的紧密聚集，出现在局灶肌纤维异常区或其他看似正常的肌肉，也见于重症肌无力、多发性肌炎及某些胶原病。与弥漫性炎细胞反应比，淋巴溢在诊断上不具有独特的意义。

肌纤维结构改变和构造异常

许多染色技术，如氧化酶和MGT染色，可发现单个肌纤维细胞化学构筑出现的一些结构变化。一些改变在病理实体上有其特殊性，其他为非特异或偶见改变，可以是其他形式病理改变或就是正常肌肉的变异。电镜有助于确定和描述这些结构异常。

肌原纤维结构紊乱

中央轴空首先由 Magee 和 Shy 在 1956 年报道。虽然 MGT 染色可见肌纤维致密区域，但在氧化酶染色更易看到。轴空区域缺乏线粒体和氧化酶活性，与正常的周围区形成鲜明对比（Dubowitz 和 Pearse 1960b，图4.32）。轴空周边可以深染，类似靶或靶样肌纤维（见下）。在纵切面，轴空贯穿肌纤维相当长的距离。虽然常见单个和位于中心区域，但也可以看到偏心分布和多个出现。缺乏其他氧化酶活性，如磷酸化酶，糖原也缺乏，PAS染色常常显示镶边改变（图4.33）。尽管肌原纤维处于收缩状态，通常保留肌节结构，有ATP酶活性。由于在部分轴空出现肌原纤维非结构性排列紊乱，故其ATP酶活性丧失（Neville 和 Brooke 1973）。轴空多出现在 1 型肌纤维，也常常看到标本内 1 型肌纤维占优势。

许多肌纤维中大轴空的出现通常和中央轴空病有

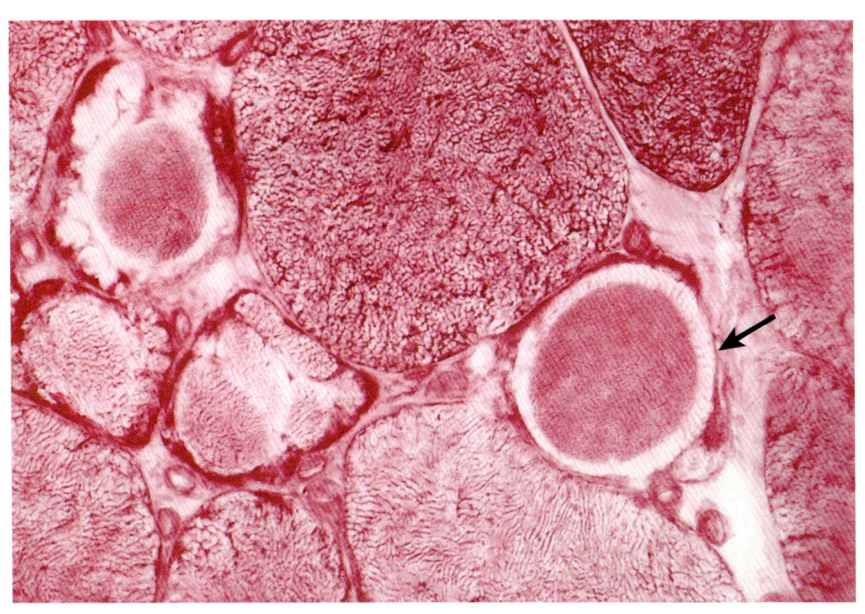

图4.38　成年肢带型肌营养不良患者,PAS染色可见环状肌纤维。注意周边带状区域的横纹,此处肌原纤维与纤维中央区域的肌原纤维成直角。

病的特征性病理改变。

盘绕肌纤维或涡旋状肌纤维的特点也是肌原纤维的纵向结构出现方向紊乱,比环状肌纤维更奇形怪状(图4.39),很易在氧化酶染色中看到。有时形成巨大肌纤维,看起来像多个肌纤维的聚集。常见于各种肌营养不良,也出现在慢性神经病及其他疾病。

在HE、MGT等常规染色中,其他可以看到的肌原纤维的紊乱是浅染带或与周围轻度不同的染色。需要电镜检查以阐明这些区域的确切性质。在杆状体肌病出现的肌动蛋白纤维聚集区以及在结蛋白相关肌病看到的颗粒样物质和透明小体(Barohn 等 1994a)的染色可有这些表现(图4.40)。结蛋白相关肌病,尤其是结蛋白和αB-晶体蛋白基因突变引起者,这些区域在HE染色下具有嗜酸性,也表现为大的缺乏氧化酶染色和ATP酶活性的区域。这些区域可扩展到整个肌纤维截面,出现"被擦掉"的感觉。如果切片通过该区域,则整个肌纤维会表现为酶活性缺失。

线粒体异常

线粒体可发生结构、数量、大小和分布的异常。

多种染色均可显示结构异常的线粒体,但需要电镜加以证实。当各个肌纤维出现嗜碱性颗粒(图4.24)和氧化酶染色有过强反应(图4.41)或周边特别深染(图4.42)时,很容易怀疑到线粒体异常。其出现尤其与线粒体肌病、眼外肌瘫痪综合征有关,也可以孤立或巧合性出现在其他疾病的个别肌纤维,如皮肌炎。在线粒体肌病,用MGT染色可通过其结构破坏和"破碎红色"外观识别异常肌纤维(图 4.25)。

分叶状肌纤维在氧化酶反应中显示一种醒目的图像,反应产物在肌纤维周边特别显著。这些区域常为三角形,包含许多小线粒体(图 4.43)。分叶状肌纤维通常为小肌纤维和 1 型肌纤维,为非特异性改变,可以出现在许多情况下,儿童很少出现(Guerard 等 1985),但在一些Ullrich 型先天性肌营养不良的患者可以看到。分叶状纤维是钙蛋白酶-3基因缺乏性肢型型肌营养不良(LGMD2A)的特点之一,也出现在其他肌病。

在肌管肌病的中央核之间及其他情况下的小肌纤维内,也可见线粒体和氧化酶活性的聚集,表现为氧化酶染色下小的暗染中心。

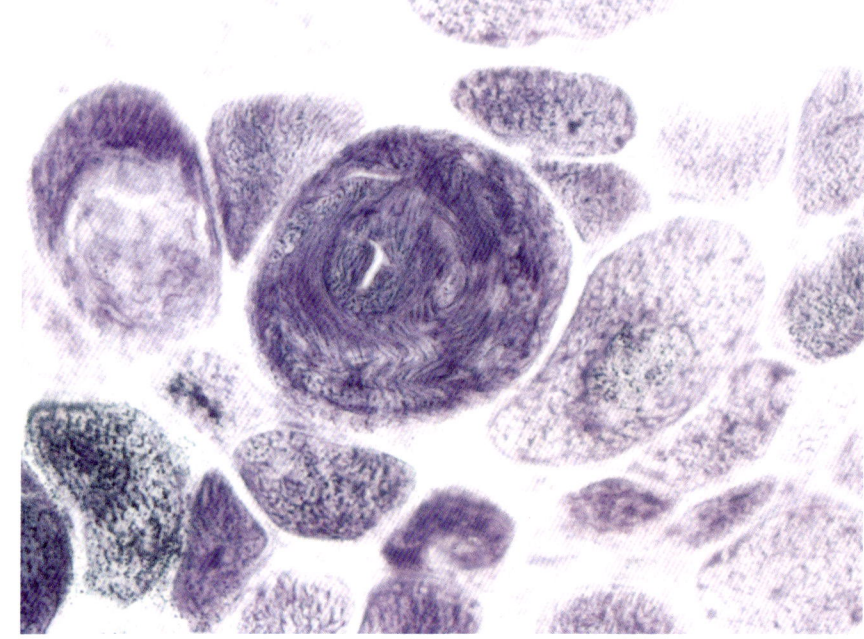

图 4.39 涡旋状肌纤维（72μm），出现扭曲的肌原纤维（NADH-TR）。

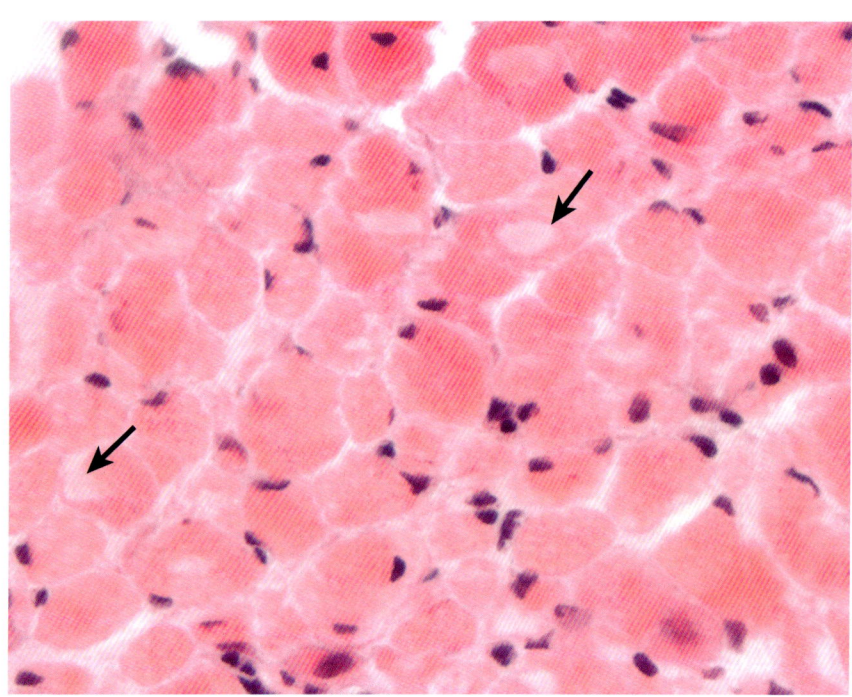

图 4.40 新生儿肌动蛋白聚集区浅染（箭头）。所有肌纤维直径均小于 20μm（HE）。

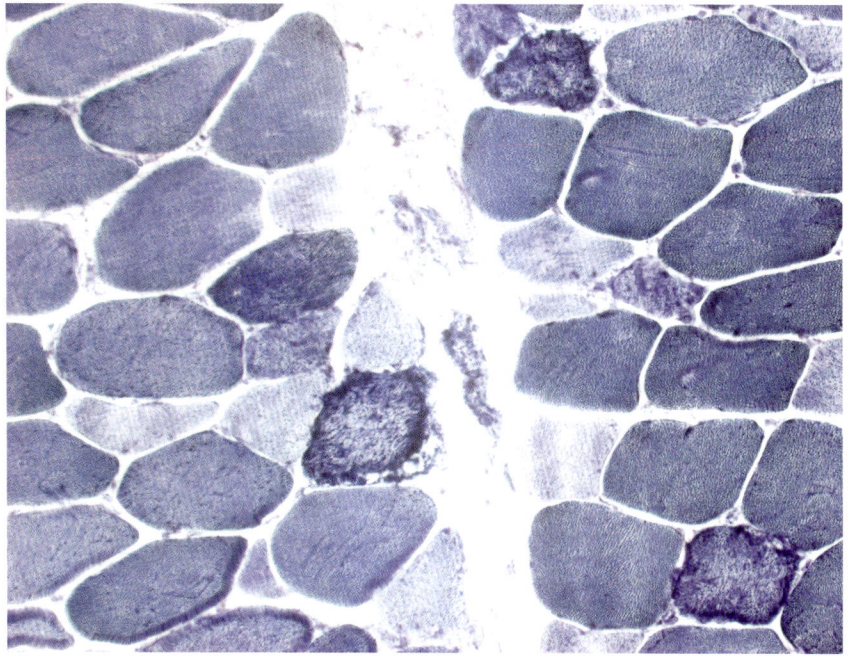

图 4.41　NADH-TR 染色，含有异常线粒体的肌纤维深染（肌纤维直径在 40 ~ 100μm 之间）。

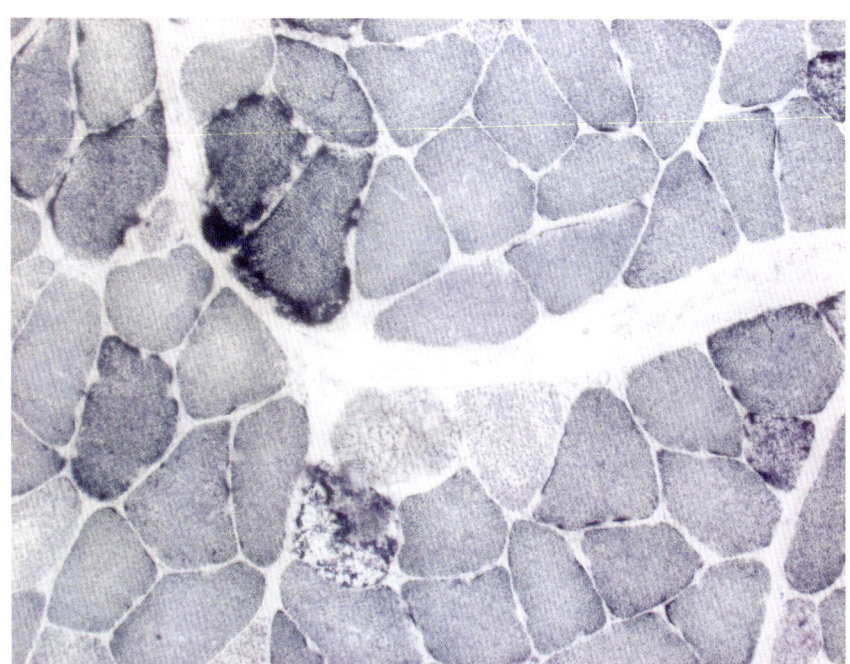

图 4.42　SDH 染色，含有异常线粒体的肌纤维深染（肌纤维直径在 50 ~ 80μm 之间）。

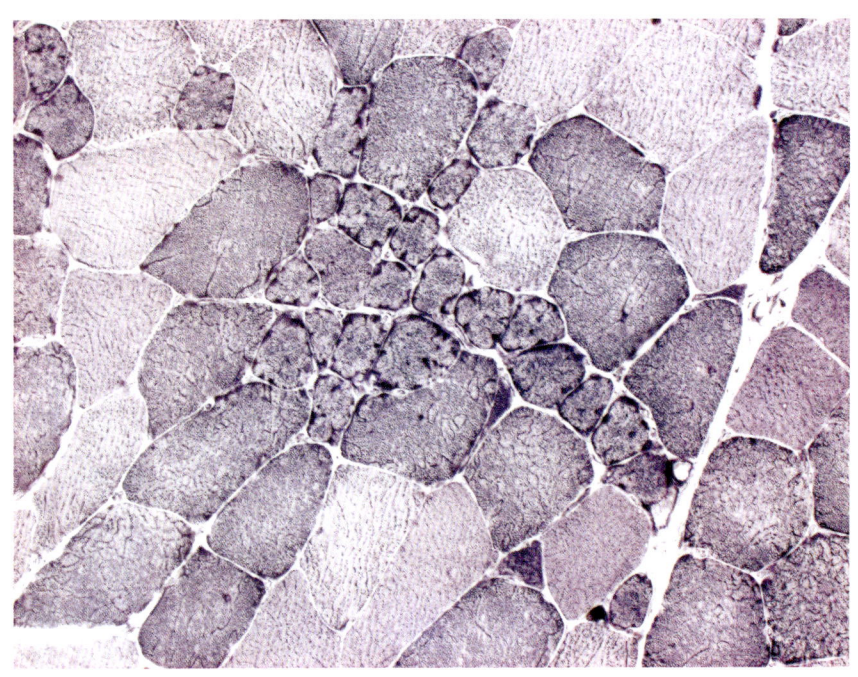

图 4.43 一组分叶状肌纤维（30～50 μm），NADH-TR 染色显示周边三角形深染。

管聚集

此改变主要累及 2 型肌纤维，尤其是 2B 型肌纤维，氧化酶染色可见深染。除了琥珀酸脱氢酶和甲萘醌结合的-α-磷酸甘油脱氢酶染色外，所有的氧化酶染色确实均深染。用这两种染色，管聚集不着色。MGT 染色为红色，HE 染色为嗜碱性。在 ATP 酶反应，管聚集出现在缺乏肌原纤维的无染色区。管聚集出现在许多情况下，包括周期性瘫痪、劳累性肌痛和罕见的代谢病-高鸟氨酸血症。在超微结构研究中，我们也偶尔发现管聚集出现在 Duchenne 肌营养不良的基因携带者。像许多其他肌肉病理改变，管聚集不具有特异性。电镜下具有特征性表现（见第 5 章），有可能来源于肌浆网。奇异不良素（dysferlin）和近期研究的伊默菌素（emerin）显示与之相关（Ikezoe 等 2003; Manta 等 2004）。

胞浆体

此为肌纤维另一种十分常见且无特异性的结构改变，通常出现在胶原血管病，在包涵体肌炎相当常见。曾在一例习惯性番泻叶催泻患者观察到。其表现有多种形态，但多为嗜酸性。在 MGT 染色为深绿色或有时呈红色（图 4.44）。有时可见周边的晕环。电镜下可见典型改变（见第 5 章）。多出现在分散的肌纤维，偶尔弥漫于整个肌肉标本，选择性累及 2 型肌纤维。

杆状体

这些非常见结构在 MGT 染色易于看到，在蓝绿色肌纤维染色背景下呈现红色（图4.45），很易在HE 和其他常规染色时被漏掉，也不能被常规组织化学反应所显示。杆聚集区，如在肌纤维周边，由于缺乏线粒体和肌球蛋白而在氧化酶和 ATP 酶染色中不着色。电镜下表现为晶状或筛格状致密小体，明显来源于 Z 线（见第 5 章）。

除了杆状体的出现可作为各种类型杆状体肌病家族性患者的诊断特征（见第15章），杆状体也出现在许多其他情况，包括中央轴空病（Scacheri 等 2001）。

空泡出现在许多情况下，具有不同类型。最常见的情况是包涵体肌炎、糖原贮积病和周期性瘫痪，即便标本不出现空泡也不能排除这些诊断。部分空泡内有可见的物质，其他空泡为一空腔，这种类型的空泡一定注意和冷冻性人工假象鉴别，也不要把过量的脂肪滴当作空泡（见下）。空泡衬以包膜，两种X-连锁

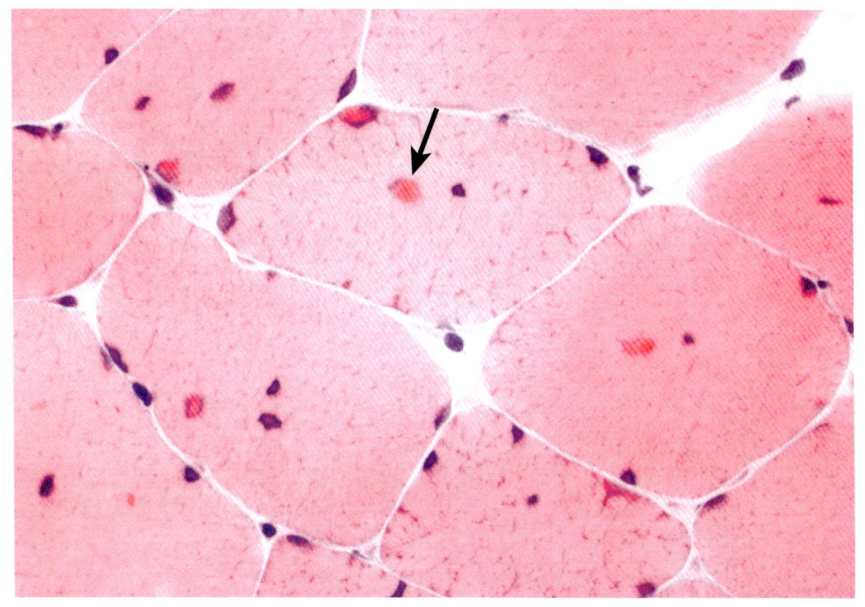

a

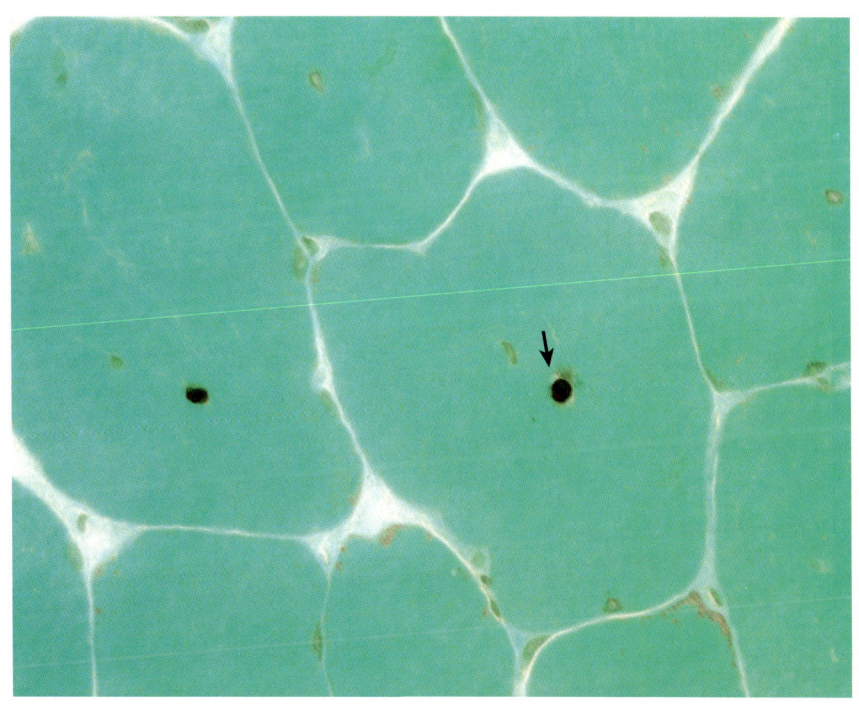

b

图4.44 胞浆体（箭头）染色。(a) HE染色为嗜酸性小体；(b) MGT染色为深绿色或红色小体（肌纤维直径在32～45 μm之间）。

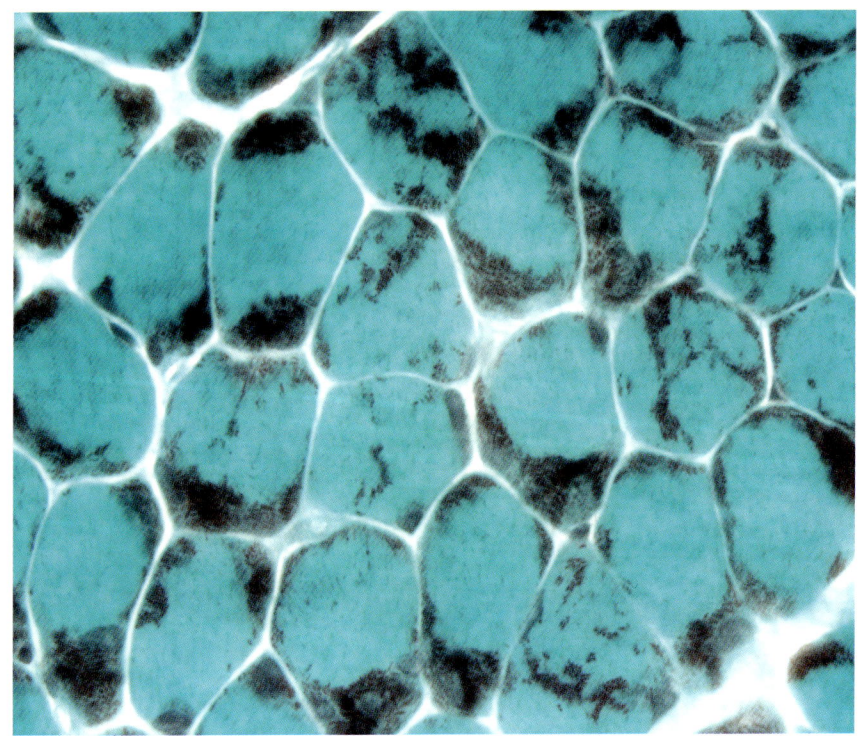

图4.45 杆状体肌病患者，许多肌纤维内出现红染的成簇杆状小体，是由编码骨骼肌肌动蛋白的基因突变所致（MGT 染色）。肌纤维平均直径为 26 μm。

疾病以大量自噬空泡为特点，其一与 Xq28 连锁（Kalimo 等 1988），另一种由 X 染色体上 LAMP-2 基因突变导致（Nishino 等 2000）。几种浆膜蛋白、肌膜细胞外基质蛋白和膜攻击复合体定位于空泡（见第 6 章），有其明确的超微表现（见第 5 章）。肌膜凹陷处也有肌膜蛋白，当横切时，可以类似空泡。

空泡可以出现与之相关的嗜碱性颗粒，特别是出现在空泡周边部位，这种镶边空泡在包涵体肌炎最为典型（图4.46）。空泡的出现也和 17 号染色体上肌球蛋白重链 IIa 基因突变有关（Martinsson 等 2000），该病和其他形式的遗传性包涵体肌病归为一类（Oldfors 和 Fyhr 2001）。

在糖原贮积病，常规染色可见的聚集糖原的空泡形态，在第 V 型（McArdle病）可表现为周边由糖原沉积形成的空泡形态（见下）。儿童酸性麦芽糖酶缺乏症（Pompe病）的严重患者有大量的空泡，电镜下可见有包膜（见第 5 章）。这些空泡并非总是被抗肌膜蛋白抗体所标记，空泡被酸性磷酸酶浓染，提示其溶酶体来源。成人轻微型酸性麦芽糖酶缺乏症患者，空泡主要累及 1 型肌纤维（图4.47）。

酶缺乏

特殊酶缺乏具有重要的诊断意义。在V型糖原贮积病（McArdle病），所有肌纤维完全缺乏磷酸化酶，这种情况仅见于此病，结果不容置疑（图4.48）。在未成熟肌纤维，如肌梭内肌纤维，能够表达不同的磷酸化酶异构体，可通过相应的组织化学反应而染色。

磷酸果糖激酶染色也可显示蛋白的肯定缺失，但这样的例子比较罕见。通过组织化学染色评价酶活性下降很困难，通常需要生物化学分析加以支持。

肌腺苷酸脱氨酶也可以出现肌纤维染色的缺乏，但其病理意义存在疑问，因为导致该酶缺乏的基因在正常人群也有一个常见突变。

另一个酶缺乏的重要情况是细胞色素氧化酶（COX）。个别 COX 缺乏的病例被诊断，活检组织化学染色显示没有或非常低水平的COX。更常见的结果是几个肌纤维缺乏染色（图4.49）。这些肌纤维出现在线粒体疾病和包涵体肌炎。COX阴性肌纤维数量随着年龄增长而增加。在 COX 染色下，II

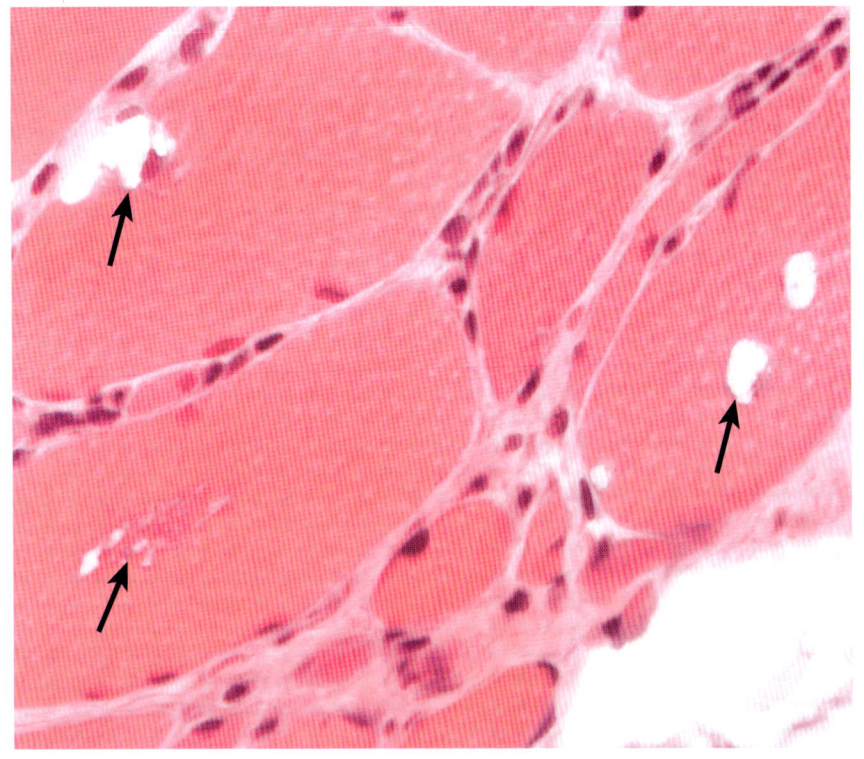

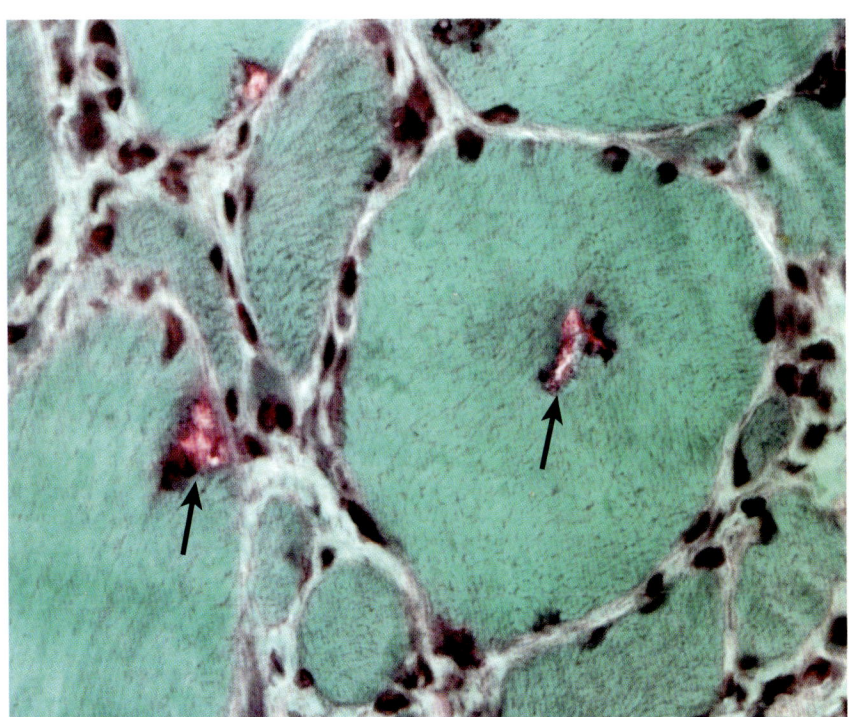

图4.46 包涵体肌炎患者,肌纤维内镶边空泡在HE染色(a)和MGT染色(b)(直径在5～75 μm之间)。

肌肉活检

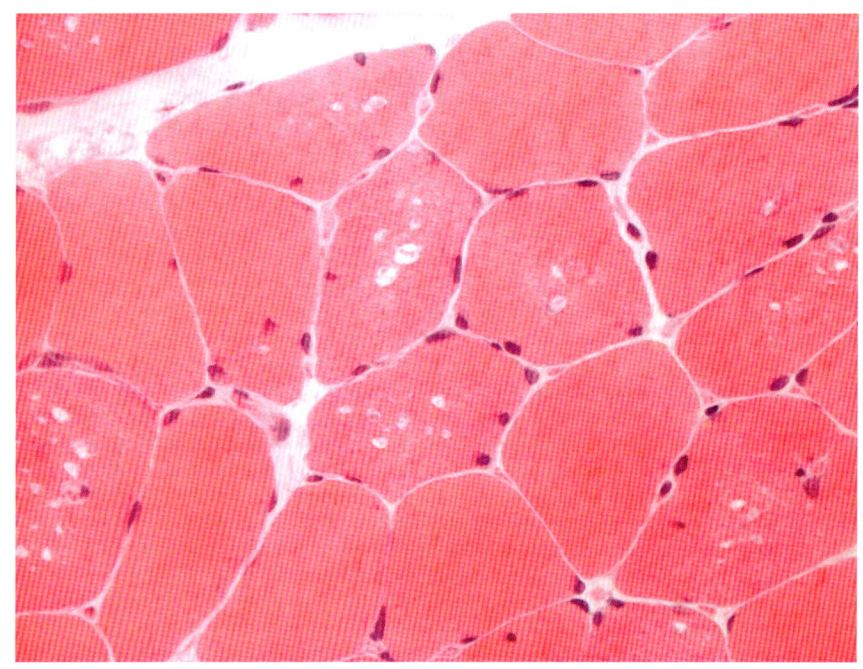

图 4.47 酸性麦芽糖酶缺乏症成年患者的多个空泡（肌纤维直径在 45～65μm 之间）。

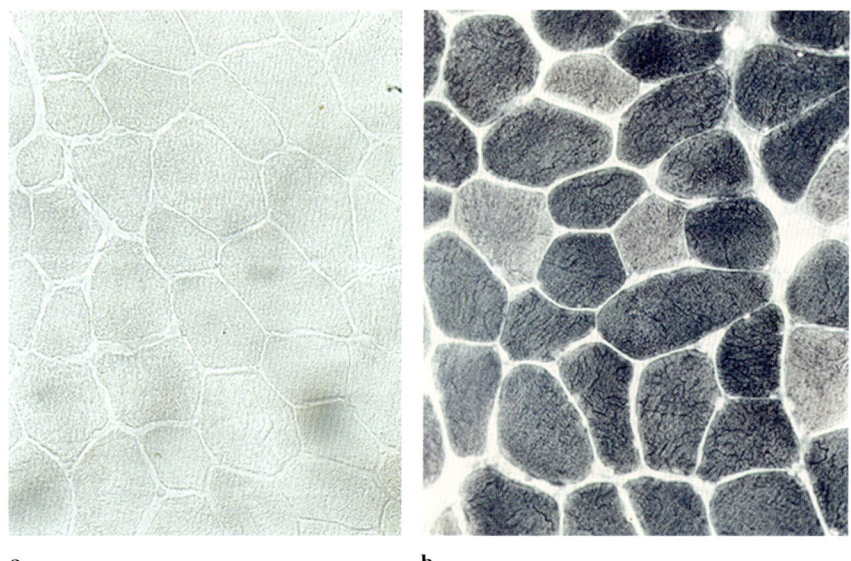

a　　　　　　　　　　　　　b

图 4.48 （a）McArdle 病患者肌纤维内磷酸化酶缺乏；(b) 对照肌肉的平行染色中肌纤维分型模式。

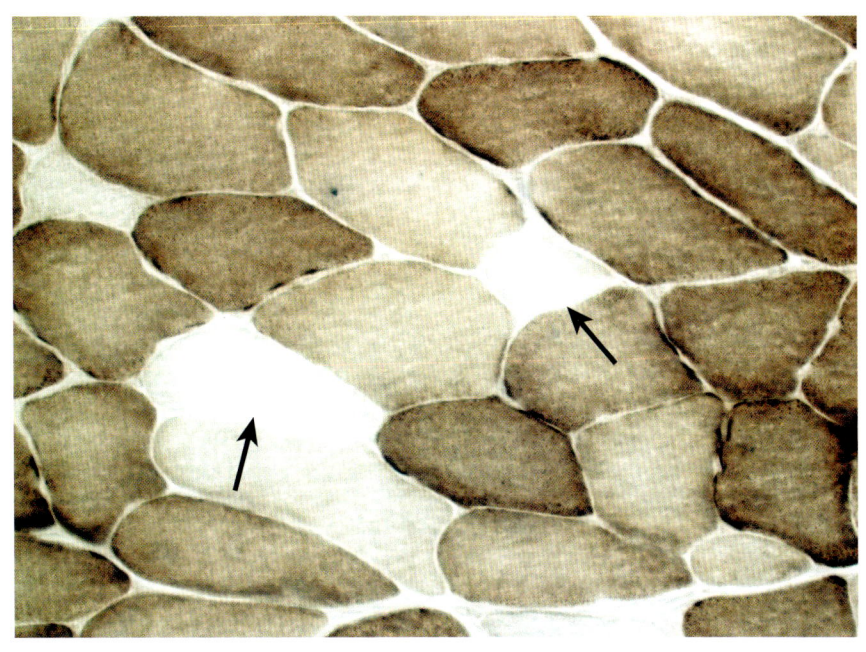

图4.49 缺乏细胞色素氧化酶活性的肌纤维（箭头），与邻近的肌纤维类型比较为白色（肌纤维直径在 45～95μm 之间）。

型肌纤维出现非常低的染色水平，需要注意勿将其认为阴性肌纤维。在这种情况下做COX/SDH联合染色（见第2章）有帮助，肌纤维缺乏COX，但SDH染色显示明显蓝染（图4.50）。

糖原或脂质贮积

在糖原贮积病糖原沉积在肌纤维内。通过PAS染色加以证实。大量的糖原出现在整个肌纤维，出现在肌纤维周边或聚集在空泡（图4.51）。由于糖原极易从肌纤维中丢失，故常需要火棉胶包埋来显示过多的糖原。在肉碱缺乏，脂肪滴聚集在肌纤维内（图4.52），但在肉碱棕榈酰基转移酶缺乏，不能通过组织化学染色发现脂质沉积。我们要同时观察脂滴的数量和大小，由于在正常肌肉Ⅰ型肌纤维脂肪含量多于Ⅱ型肌纤维，因而评判出现的脂肪数量并非易事。例如在β氧化障碍疾病中，ORO染色或苏丹黑染色也不能给出明确的答案。在个别情况下，脂肪出现在脂肪细胞，常常弥散到整个切片，有时可能隐藏细胞内的聚集。

肌肉活检的常见人工假象

在标本的处理、切片或染色过程中出现的人工假象可导致诊断的困难。局麻药物的肌肉渗透或标本的粗暴处理均可导致肌纤维变圆或过度收缩。标本周边的肌纤维通常容易被损伤，应当慎重对待（图4.53）。如果冰冻前标本过湿，则会有液体聚集在标本中，肌纤维出现破坏和空泡化（图4.54）。有时也可以出现糖原异位。在标本转运过程中，标本应放置在用生理盐水浸过的微湿纱布中。如果在标本冷冻前有明显的延误，糖原会丢失。最常见的人工假象是冰晶的出现，在肌纤维内形成孔洞（图4.55）。其原因是标本冷冻

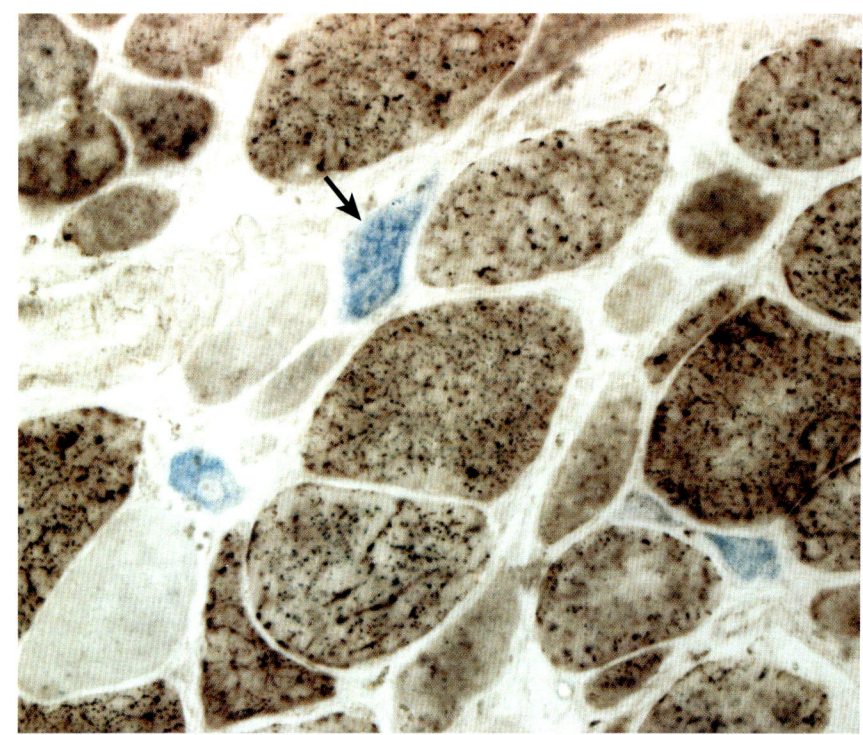

图4.50 细胞色素氧化酶和琥珀酸脱氢酶共染,可见三个小肌纤维(10~20μm)出现蓝染(箭头),缺乏COX活性,但保留SDH活性。

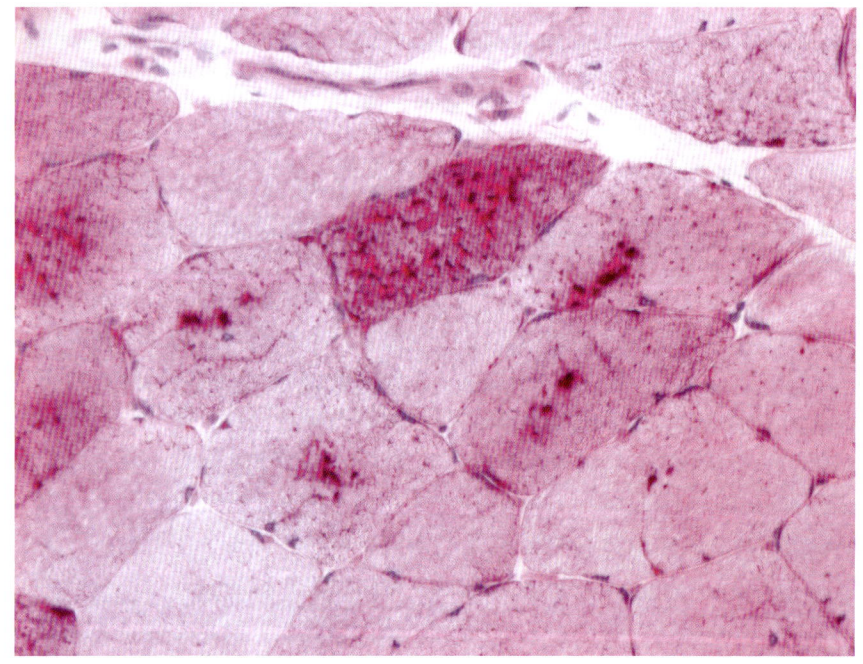

图4.51 酸性麦芽糖酶缺乏症成年患者空泡内为糖原(PAS),肌纤维直径45~65μm。

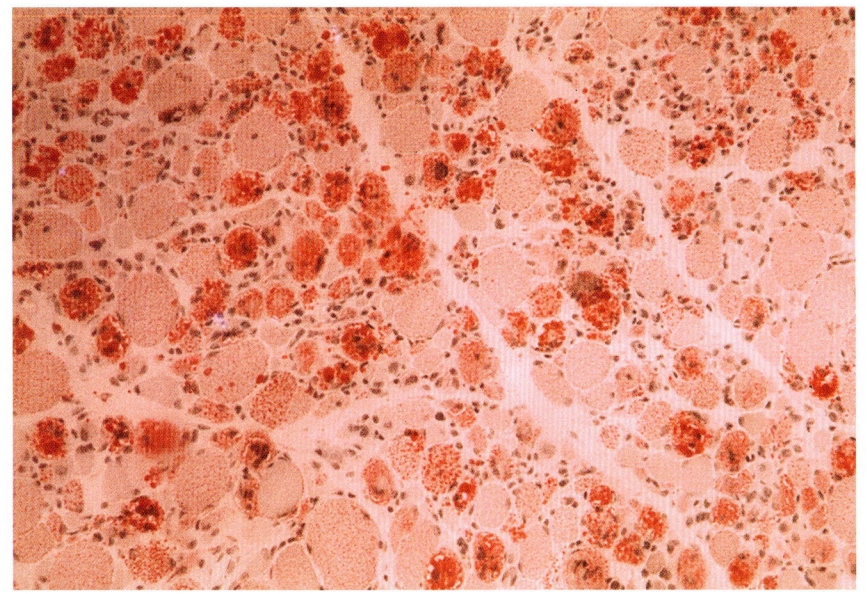

图 4.52 肉碱缺乏患者脂肪聚集，ORO 染色可见红染。

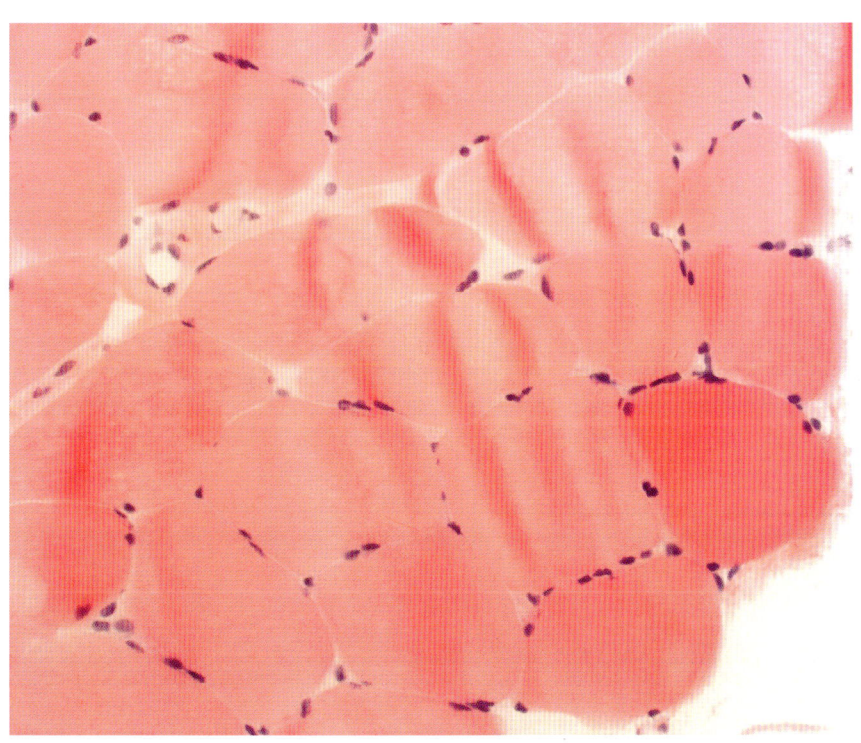

图 4.53 肌纤维假象性过度收缩；切片边沿的假象以及因收缩导致的肌纤维内条带效应。

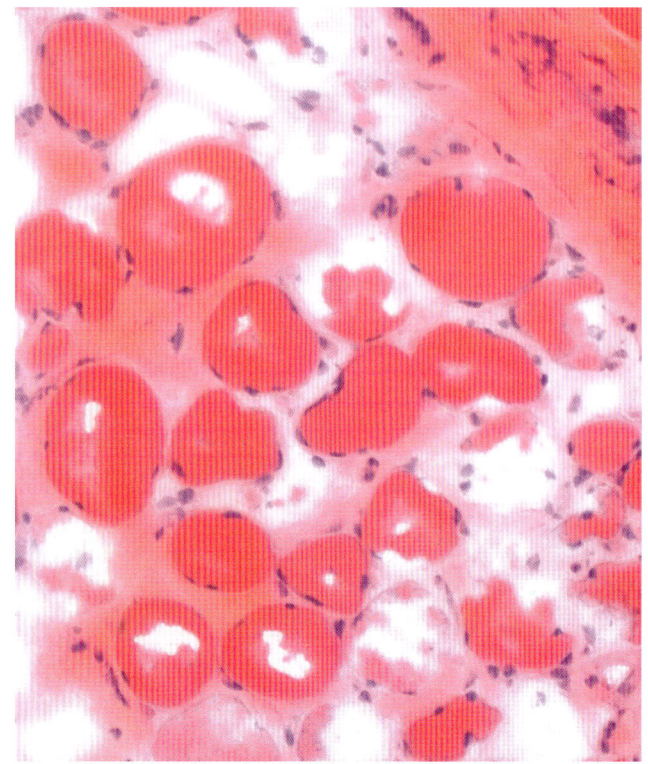

图 4.54 接触过多盐水导致的破坏。

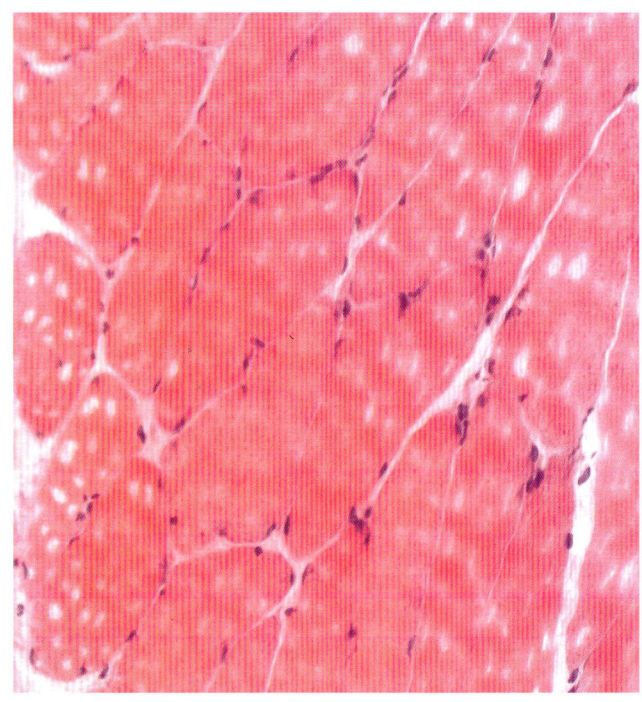

图 4.55 冰晶损伤造成的孔洞。

处理差和（或）标本在移入移出恒冷切片机或冰箱时出现复温。若标本被冰冻人工假象严重影响，可将其融化并快速冷冻。肌纤维形状可能变圆但空洞数量减少，标本整体外观有所改善。将冰冻人工假象与病理性空泡做鉴别非常重要。冰冻不良或冰冻前标本变干会产生皱缩现象，肌纤维从肌内膜分离和肌纤维破裂（图4.56）。如若切片刀或导板没有正确调整或已损坏，切片会出现划痕，皱褶或被挤压，后者会产生小肌纤维的错误印象。需要小心解释在染色、脱水或封固时可能出现的人工假象，如不均一染色可产生误导，切片上的污物可能被误认为是包涵体，但后者常出现在切片平面之外，仔细调焦能做出鉴别。如果组织悬于载玻片之上，会出现不同的染色强度，有时为带状或环状表现（图4.57）。

（栾兴华译　袁　云校）

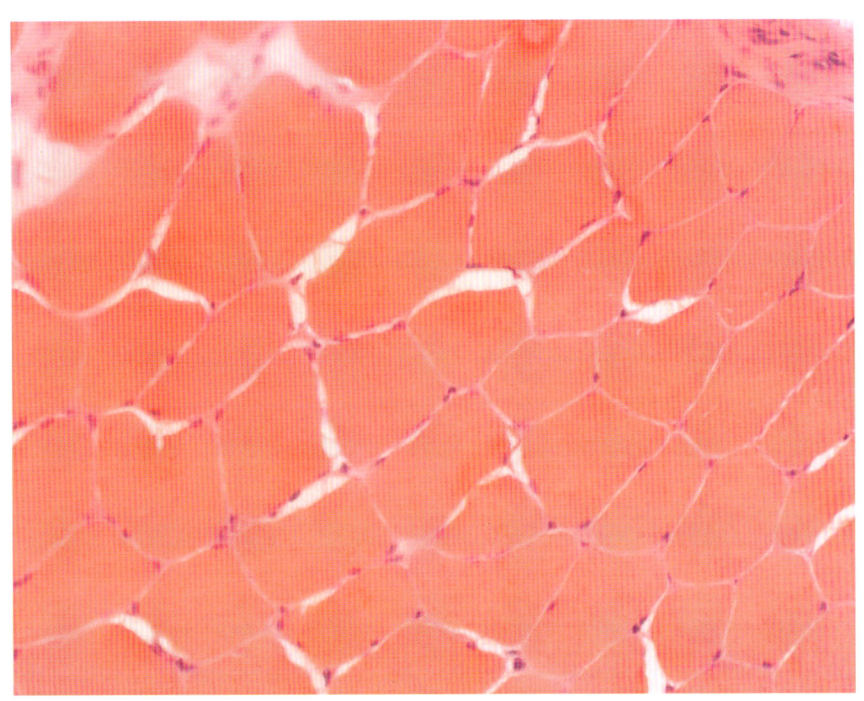

图4.56　冰冻以前肌纤维变干，肌纤维皱缩，肌膜与肌原纤维分离。

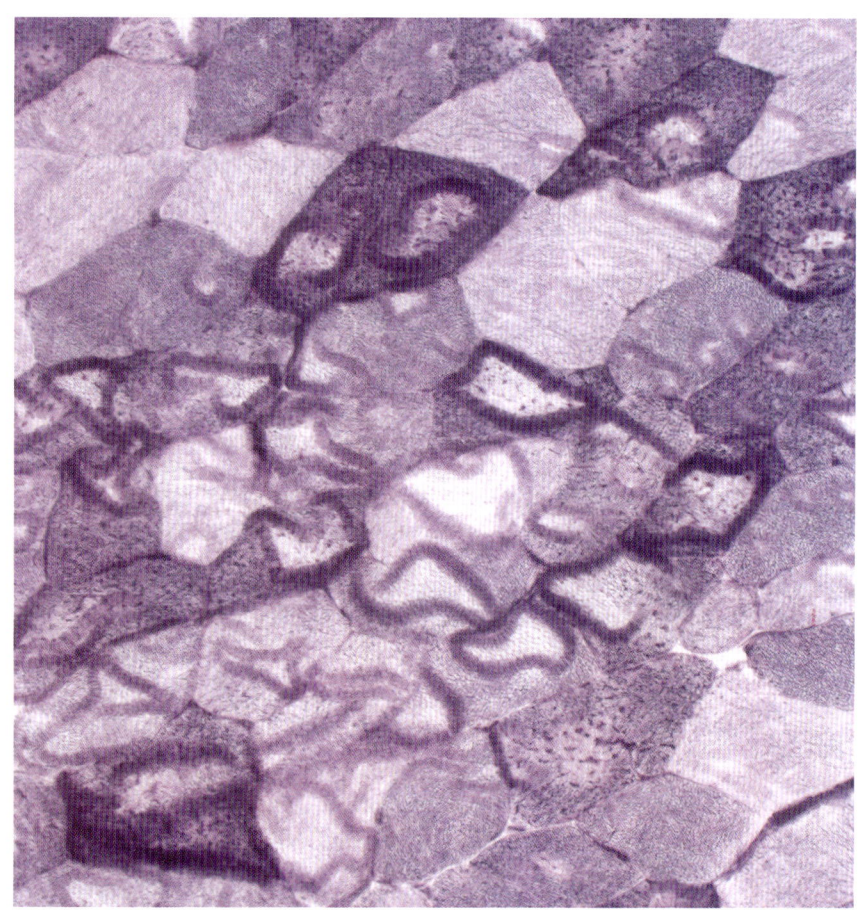

图 4.57 染色过程中切片脱离载玻片形成的人工假象。

第 5 章

病变肌肉的超微结构变化

在出现疾病和外伤时，骨骼肌会发生多种变化。电镜下，在光镜水平所见的病变可表现出其特征性和精确定位，并能对影响到细胞器的各种病变进行判断。对肌肉活检观察到的病理异常改变进行分析，有几个问题需要说明，尤其是小标本，标本处理中可能产生人工假象和非特异改变。

电镜只能对组织中非常小的区域进行检查，标本不能代表肌肉或肌纤维的全貌。可能仅有肌纤维的一部分受到病变影响，而且常常是孤立性的，也可以看到意义不明的古怪结构。正确处理标本对避免人工假象最为重要。如组织块周边的肌纤维可以被损伤，表现为皱缩条带，缓冲液渗透压和浓度不合适或固定前标本持续接触过多的盐水都可致细胞器肿胀。电镜检查中最好是将肌肉在静息长度下固定。开放式活检时，在切断肌肉和用线缝合肌条一端之前夹住肌肉，固定之前把肌肉置于木质压舌板或其他硬物上。该方法不适用于针刺活检标本，可将取出的肌肉组织放置10～15分钟，降低组织固定时出现的收缩，以不影响标本的判读。因而，针刺活检更适用于电镜检查，尤其做病理定性研究时。本章大部分显微照片均为针刺活检标本。一般情况下，纵切纤维能提供更多超微结构信息，特别是考虑到肌节的结构。横切面在单位面积内含有更多纤维，从1μm的半薄切片可以获得对肌纤维大小和形状的最佳观察，一般可以提供有用的信息（图 1.10；Carpenter 2001a）。

大量超微结构的非特异性改变使电镜检查难以提出确切的诊断。肌肉对疾病的反应只有有限的几种方式，许多异常可以出现在不同的疾病，找到一致的改变模式才有助于做出诊断，只有分析所有的临床、组织化学、免疫组织化学、电镜、生化和电生理检查资料，才能够提出正确的诊断。

从此书以前的版本开始，我们对于超微结构的本质以及分子机制有了更深刻的理解，而超微检查的诊断价值变化不大，电镜检查的主要贡献在于：

- 通过寻找细微改变帮助确定标本是正常还是异常
- 阐明光镜水平观察到的病变性质，如线性杆状体、异常线粒体、各种类型的包涵体或沉积物质
- 鉴别只有电镜下才能观察到的结构，如核内包涵体、包涵体肌炎的丝状包涵体或毛细血管的管网包涵体

本章旨在阐述人类骨骼肌活检标本出现的各种超微结构改变，对病变的解释有实际指导意义。表5.1总结了人类神经肌肉病出现的许多异常改变，涉及肌纤维的各个组成部分，而非特殊疾病出现的改变。本节对特殊疾病的引述控制在最低水平，在随后的章节中有关特殊疾病的电镜改变将予以介绍。我们保留引用几篇早期发表的文献，以纪念在分子缺陷机制被阐明以前形态学家对我们理解肌肉病变所做的前驱性工作和贡献。有关特殊病变表现的进一步描述参考Mair 和Tomé（1972）、Neville（1979）和Cullen以及Mastaglia（1982）的权威性综述，较新的有 Carpenter（2001a, b）和 Carpenter 以及 Karpati（2001）的书稿。

肌膜

常见特点是肌纤维表面的不规则改变和肌膜皱褶

表5.1 病变肌肉的超微结构异常

1.肌膜
皱褶
大量基底层
基底层增厚
浆膜丢失
异常胞膜凹陷

2.肌原纤维和细胞骨架
丢失和破裂
过度收缩
I 带消失
A 带消失
环状纤维
轴空
丝状小体
偏心层状涡旋
Z 线改变：
水纹样改变
方向紊乱
双 Z 线
Z 线丢失
杆状体
胞浆体
结蛋白颗粒细丝沉积

3. 细胞核
位置改变
形状改变
染色质分布改变
包涵体

4.线粒体
聚集
结构异常
包涵体

5.膜系统
肿胀的肌浆网
三联体重叠
蜂窝状结构
管聚集

6.沉积和颗粒
过多糖原
过多脂质
脂褐素
脂色素
病毒样颗粒
结晶状物质

7.其他非常见结构
肌动蛋白聚集
斑马体
指纹体
曲线体
还原体
自噬空泡
膜/鞘样涡旋
致密小管
Mallory 小体样包涵体

（图 5.1），这些改变常见于肌纤维出现萎缩的情况下。基底膜可从浆膜表面分开，并在细胞外空间形成大量皱褶（图5.2），或在某些部位出现多层重叠（图5.3），有时糖原出现在浆膜和基底膜之间，虽然常常只有少量，但在糖原贮积病大量出现（图5.4）。

过多基底膜的出现为萎缩纤维的特征，与发育不良肌纤维相比，后者的基底膜紧密贴附。营养不良肌纤维被认为是小纤维，正常发育和成熟过程受阻（Fidzianska1976，Argov 等 1980）。该术语用于描述先天性肌肉病的小1型肌纤维，如肌管（中央核）肌病，但我们对该疾病肌纤维的研究发现，多余的基底膜也出现在小纤维周围（见第 10 章）。

也可以看到基底膜增厚，出现在多种神经肌肉疾病（图5.5）。毛细血管基底膜重叠或增厚也可以见于病变的肌肉，是糖尿病的特点（图 5.6，5.7）。

在胶原VI基因缺陷所致的隐性遗传性 Ullrich 型

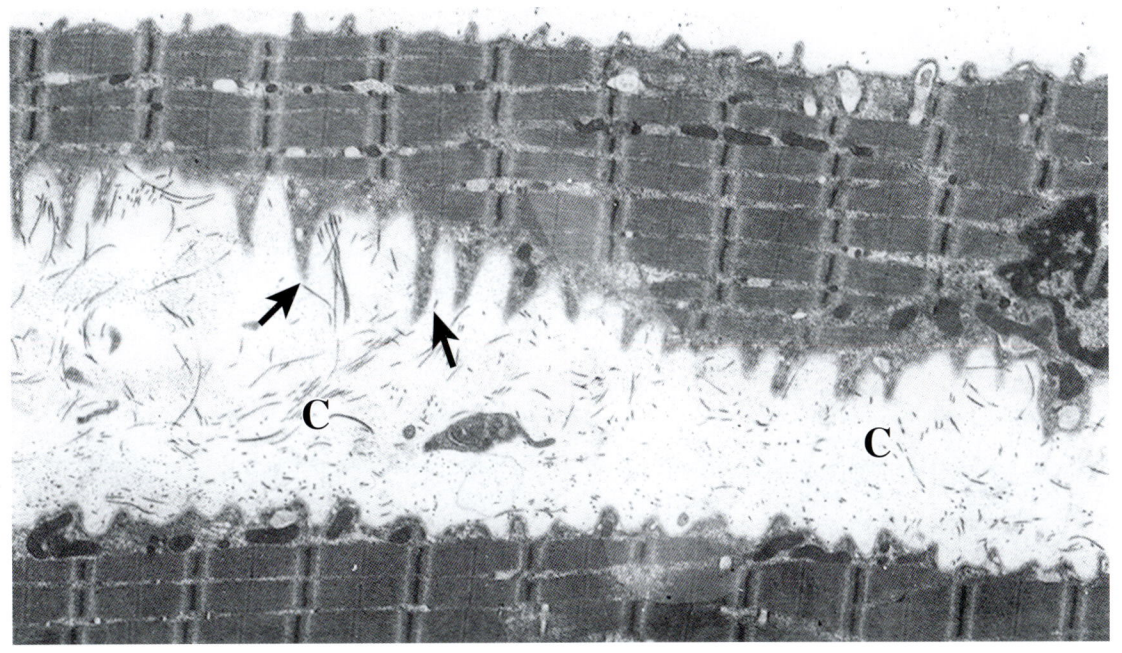

图5.1 萎缩肌纤维的肌膜折叠（箭头）。突入含有胶原纤维（C）的细胞外间隙。该区域放大后其结构特点可通过 A 带长度加以判断，该带在收缩后不变，为 1.5～1.6μm（强直性肌营养不良）。

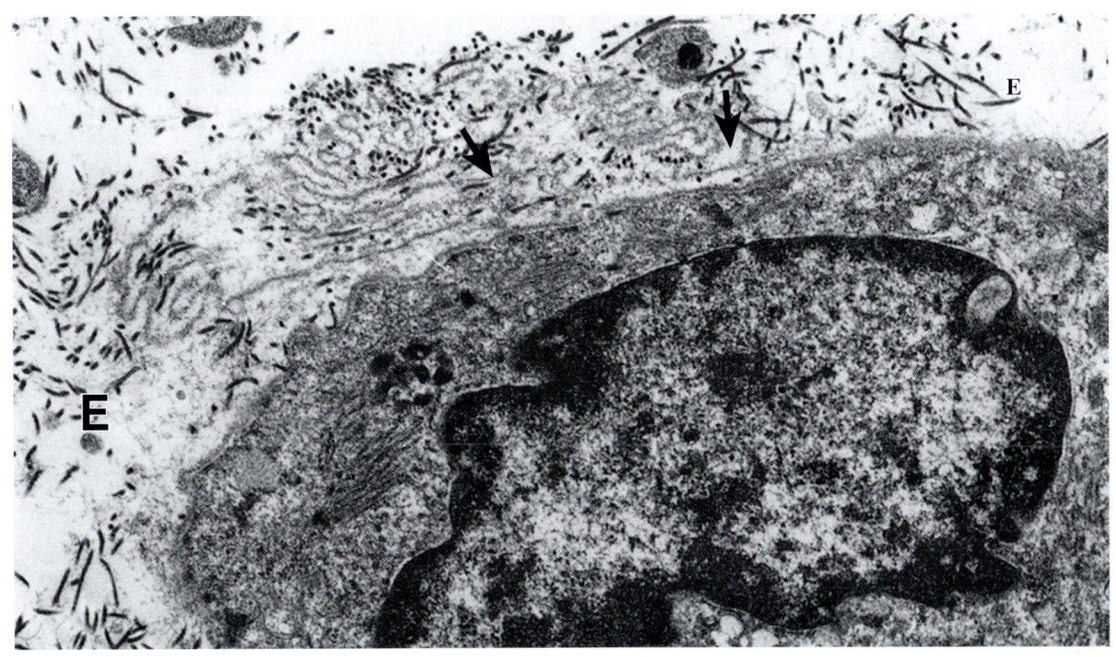

图5.2 萎缩肌纤维的周边区域，基底膜大量皱褶（箭头）出现在细胞外间隙（E）（强直性肌营养不良）。

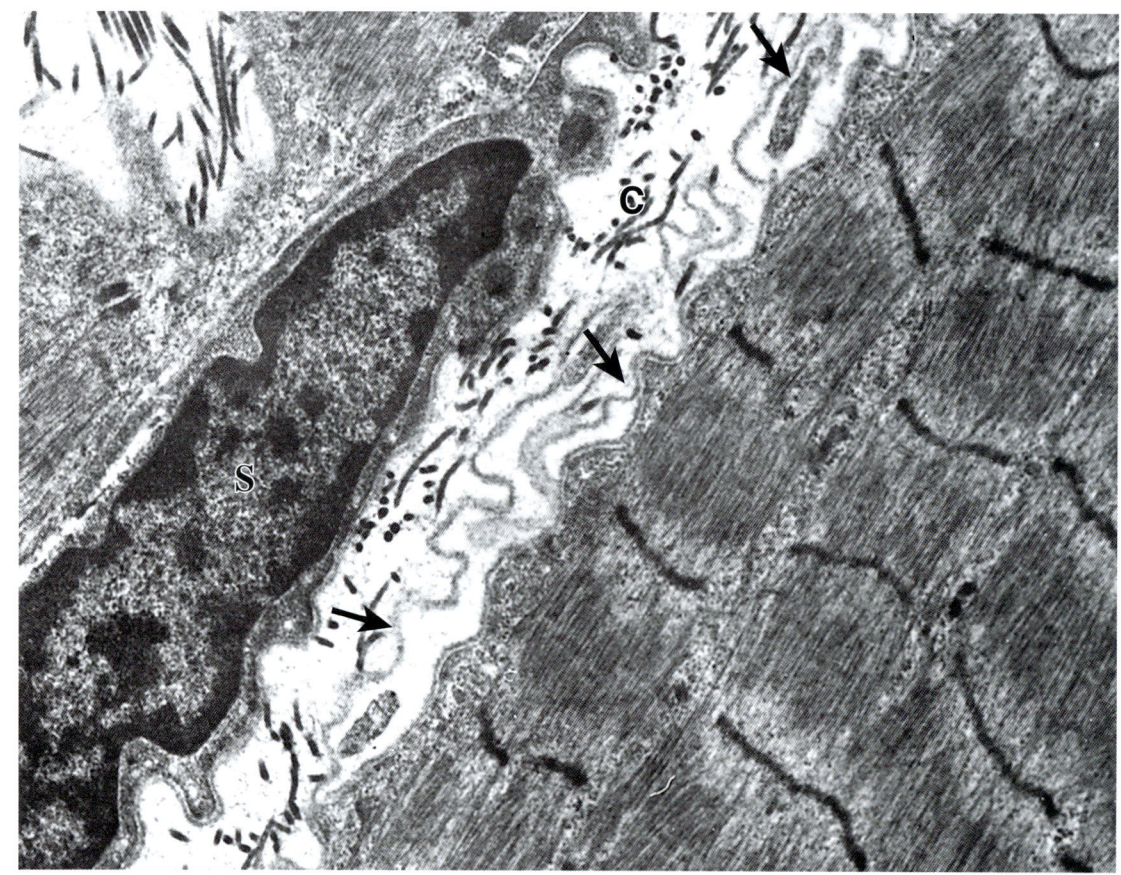

图5.3 在一个萎缩纤维周围出现基底膜的过度重叠（箭头）。附近的肌纤维显示卫星细胞的一部分（S），在两个肌纤维之间的细胞外空间含有横向和纵向走行的胶原纤维（C）（脊髓性肌萎缩）。

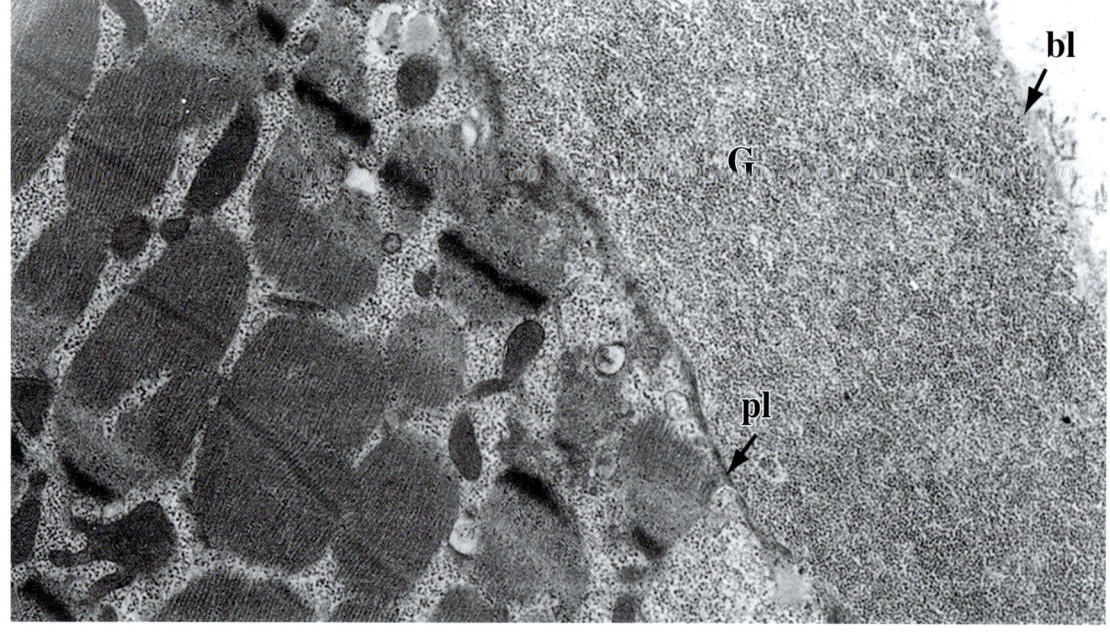

图5.4 糖原沉积（G）在基底膜（bl）和浆膜（pl）之间（McArdle病）。

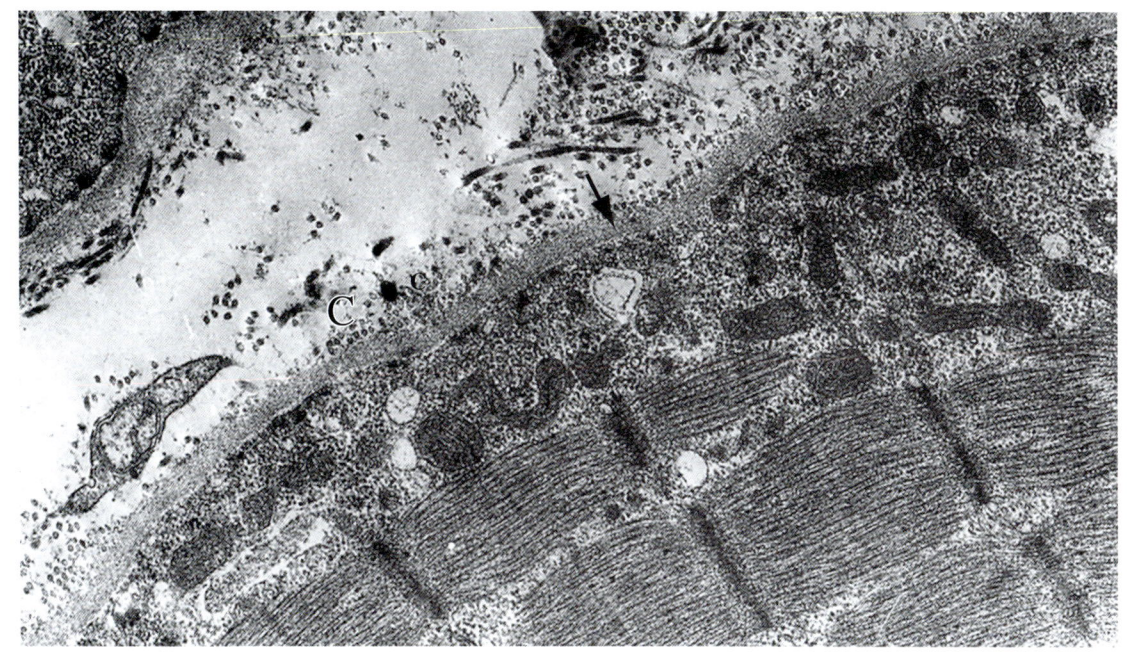

图 5.5 肌纤维的基底膜增厚（箭头）。胶原纤维（C）在肌纤维外表面与之贴附（肢带型肌营养不良）。

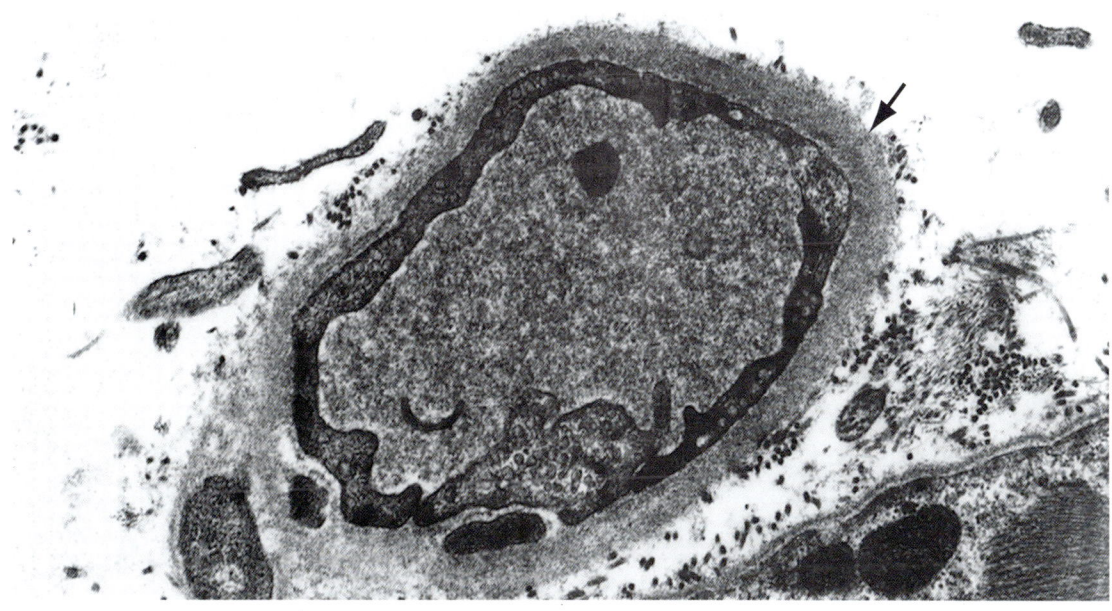

图 5.6 毛细血管的基底膜增厚（箭头）（类风湿性关节炎）。

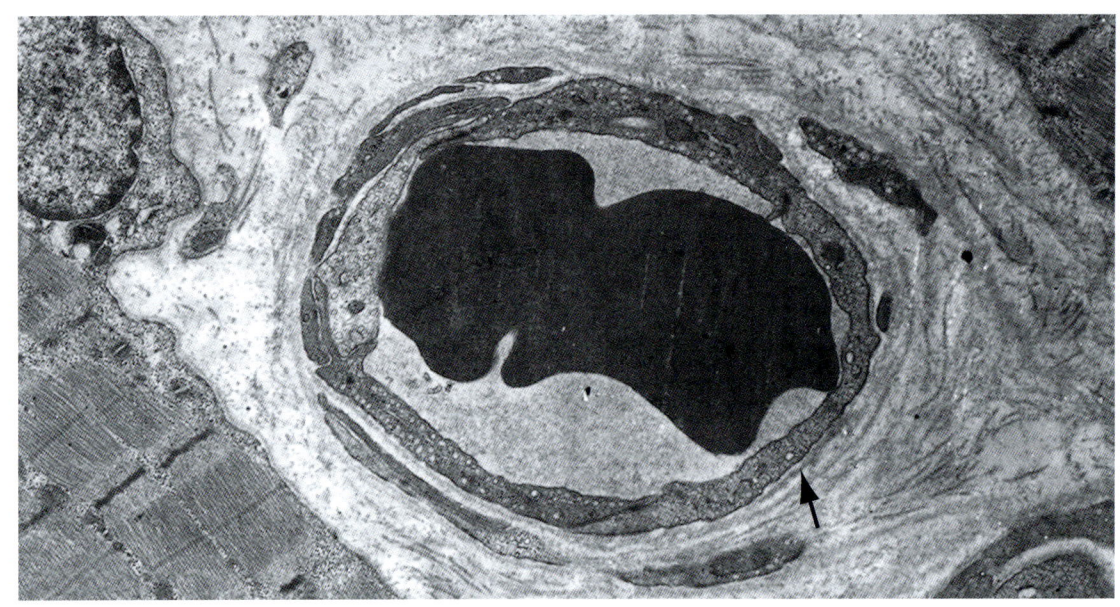

图 5.7　毛细血管出现多层基底膜（箭头）（Duchenne 肌营养不良）。

先天性肌营养不良，可在网状层附近发现肌原纤维块，可能与胶原 VI 的异常聚集有关（Ishikawa 等 2002，2004）。

有时可见浆膜缺陷，明显的局部断裂（图 5.8）或坏死纤维的浆膜完全丢失（图 5.9），这些纤维仅被高抗性基底膜包裹。在对 Duchenne 肌营养不良病因研究中，现在已知为肌营养不良素，重点放在观察损伤的浆膜上，虽然这是一种特殊类型的肌纤维损害，但属于非特异性改变（Mokri 和 Engel 1975，Carpenter 和 Karpati 1979，Cullen 和 Fulthorpe 1975），见于多种疾病（Schmalbruch 1975）。

浆膜在累及小窝蛋白-3 的疾病也会有改变（Minetti 等 2002，Kubisch 等 2003）。透射电镜下胞膜穴样凹陷形似小的肌膜下囊泡，小窝蛋白-3 基因突变引起胞膜穴样凹陷形态被破坏、浆膜不连续、肌膜下空泡、乳头状突起和浆膜上 T-管系统开口的破坏。奇异不良素与小窝蛋白-3 有相互作用（Matsuda 等 2001），浆膜类似的改变也出现在奇异不良素缺乏患者，有时可见含有基底层的肌膜深度内陷（Selcen 等 2001）。

肌原纤维和相关的细胞骨架

肌原纤维细丝的丢失和改变是病变肌肉最常观察到的异常，其出现很普遍，见于所有类型的遗传性和获得性神经肌肉疾病。细肌丝的丢失和破坏的程度主要取决于疾病的性质及活检部位。这是评判中最难以对付的改变之一，因为在正常肌肉也常出现异于典型表现的变异。取材于健康志愿者的图 5.10～5.12 可以说明该问题，提示正常个体的形态结构也存在差异。病变肌肉的细肌丝丢失可影响到部分或整个肌纤维，每个肌纤维损害范围不一样。因而在一个活检标本内受累纤维的改变程度也不同。肌纤维内可出现局部细肌丝缺失（图 5.13）或缺失非常广泛并导致肌原纤维的狭窄（图 5.14，5.15）。解释局部细肌丝丢失要小心，以保证其改变不是肌原纤维的波动或通过肌膜或肌原纤维的切面不同所引起。大量细肌丝束的分裂常与肌原纤维的丢失有关（图 5.15），肌原纤维之间的空隙则由肌浆成分填充，包括糖原、线粒体、肌浆网和 T 管。

在严重坏死肌纤维，典型的肌原纤维细丝结构完全丧失，由无定形颗粒物质代替（图 5.16）。这些肌纤维含有吞噬细胞（图 5.16），对应于组织学和组织化学染色观察到的苍白破坏肌纤维。这些现象被认为是导致坏死的一系列事件的终末期（Cullen 和 Fulthorpe 1975）。坏死早期被认为涉及肌原纤维的过度收缩或极度收缩，可能对应于光镜下圆形深染肌纤维。过度收缩累及的区域可以是局灶性（图 5.17）或弥漫性（图 5.18）。收缩的肌原纤维簇和过度牵张

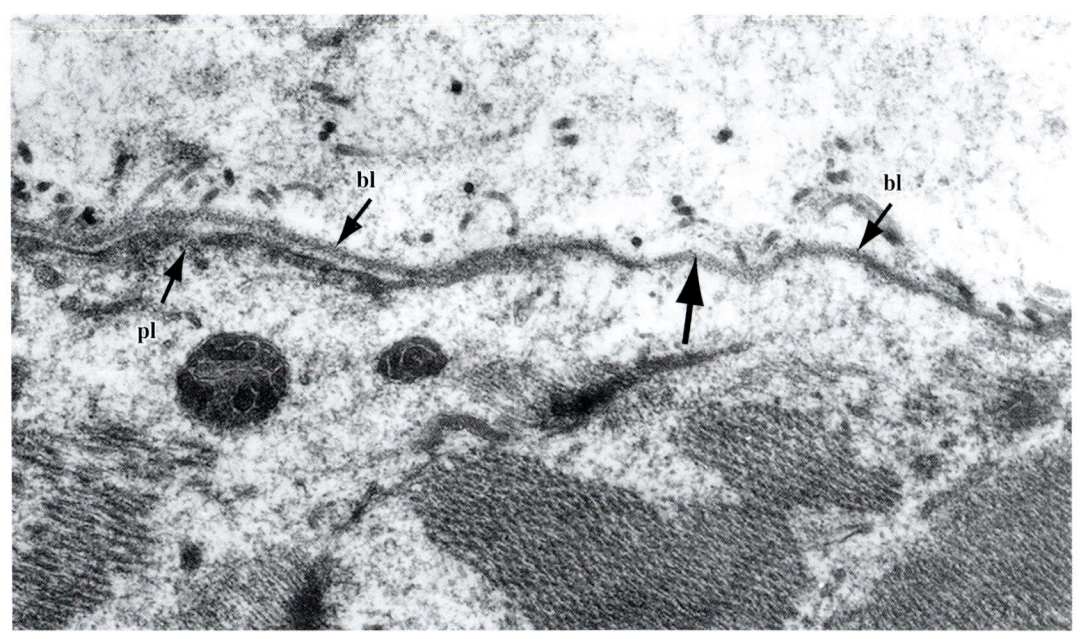

图5.8 浆膜的局灶性缺失（大箭头）。基底膜保留（bl），浆膜（pl）在肌膜的部分区域出现缺乏（大箭头）（可疑 Duchenne 肌营养不良携带者）。

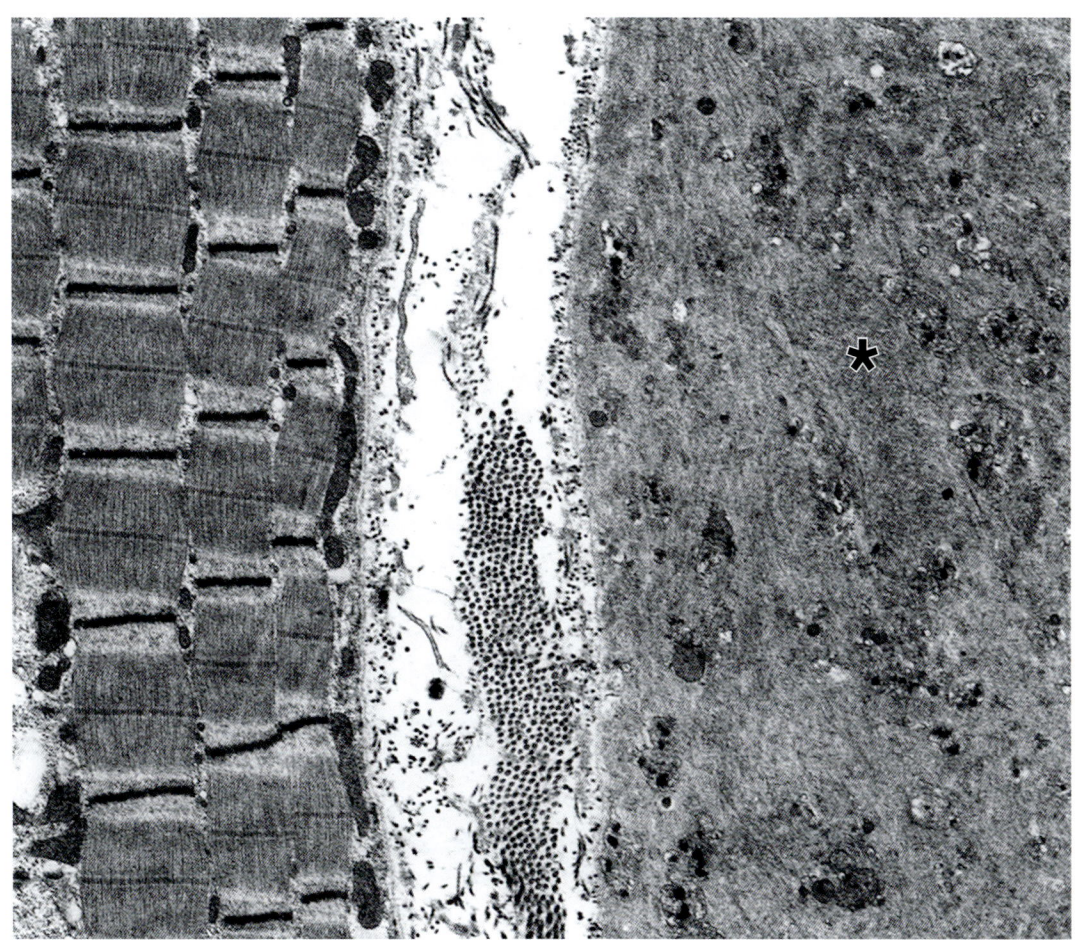

图5.9 坏死肌纤维（*）仅有基底膜包绕。肌原纤维被颗粒状无定形物质取代，附近的肌纤维有保存良好的肌原纤维，肌膜有基底膜和浆膜（Duchenne 肌营养不良）。

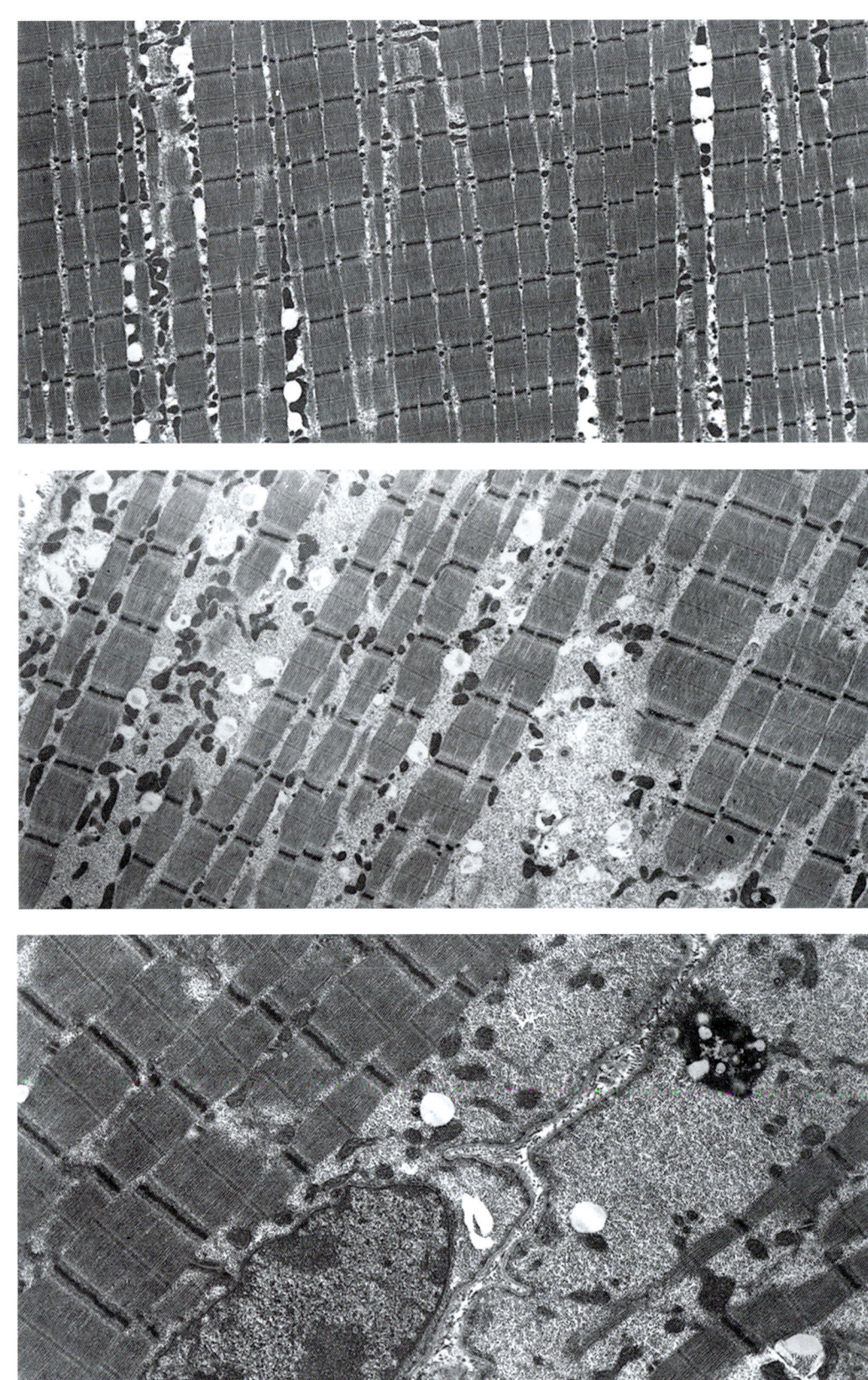

图 5.10 ~ 5.12　三位健康志愿者的针刺活检组织，显示不同程度的肌原纤维丢失，可以出现在正常肌肉。

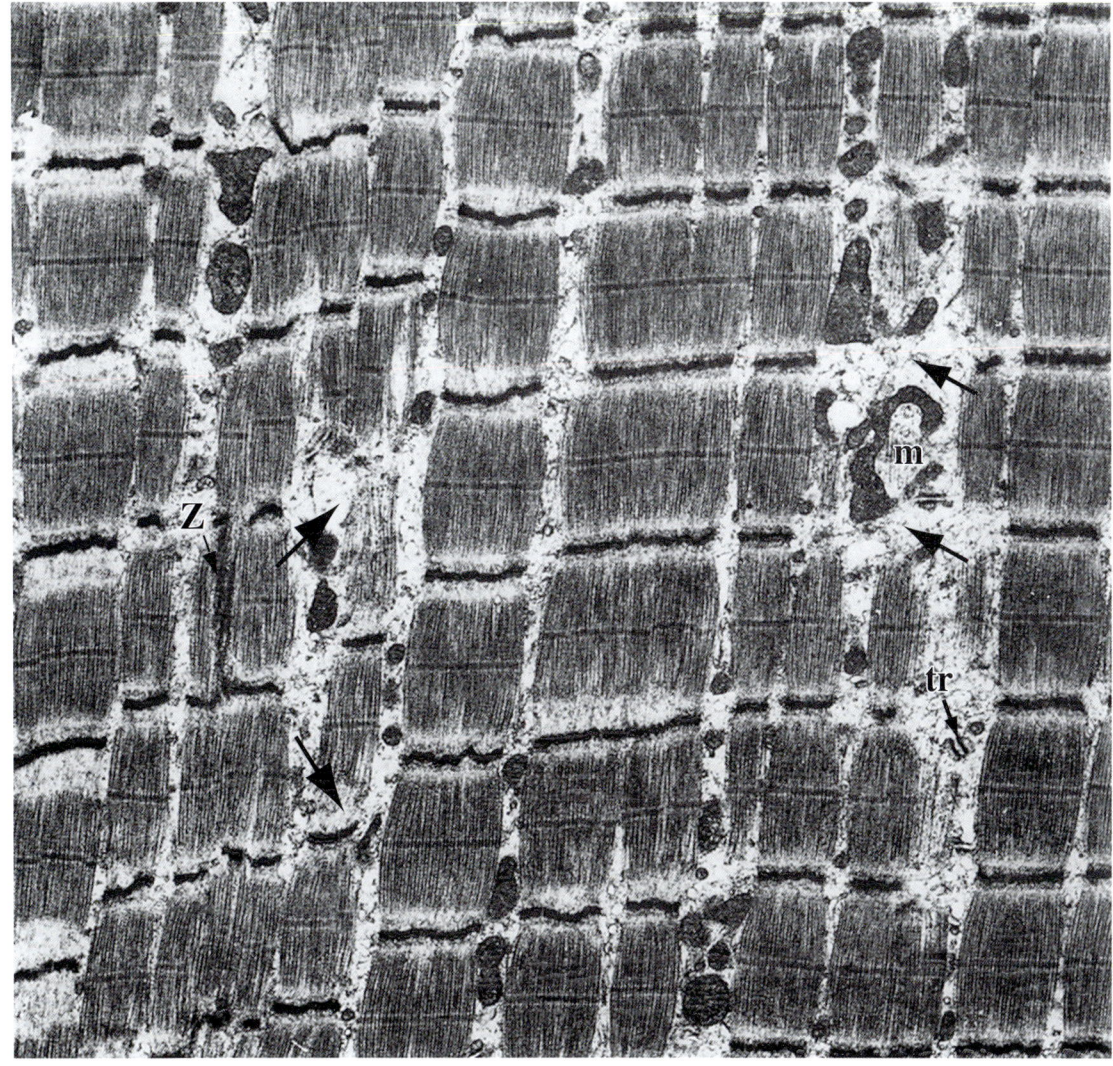

图5.13 细肌丝的灶性丢失（大箭头）。腾出的空处含有线粒体（m）、糖原和移位的三联体（tr）。还出现局部 Z 线水纹样改变（z）和形状不规整（未分类的先天性肌病）。

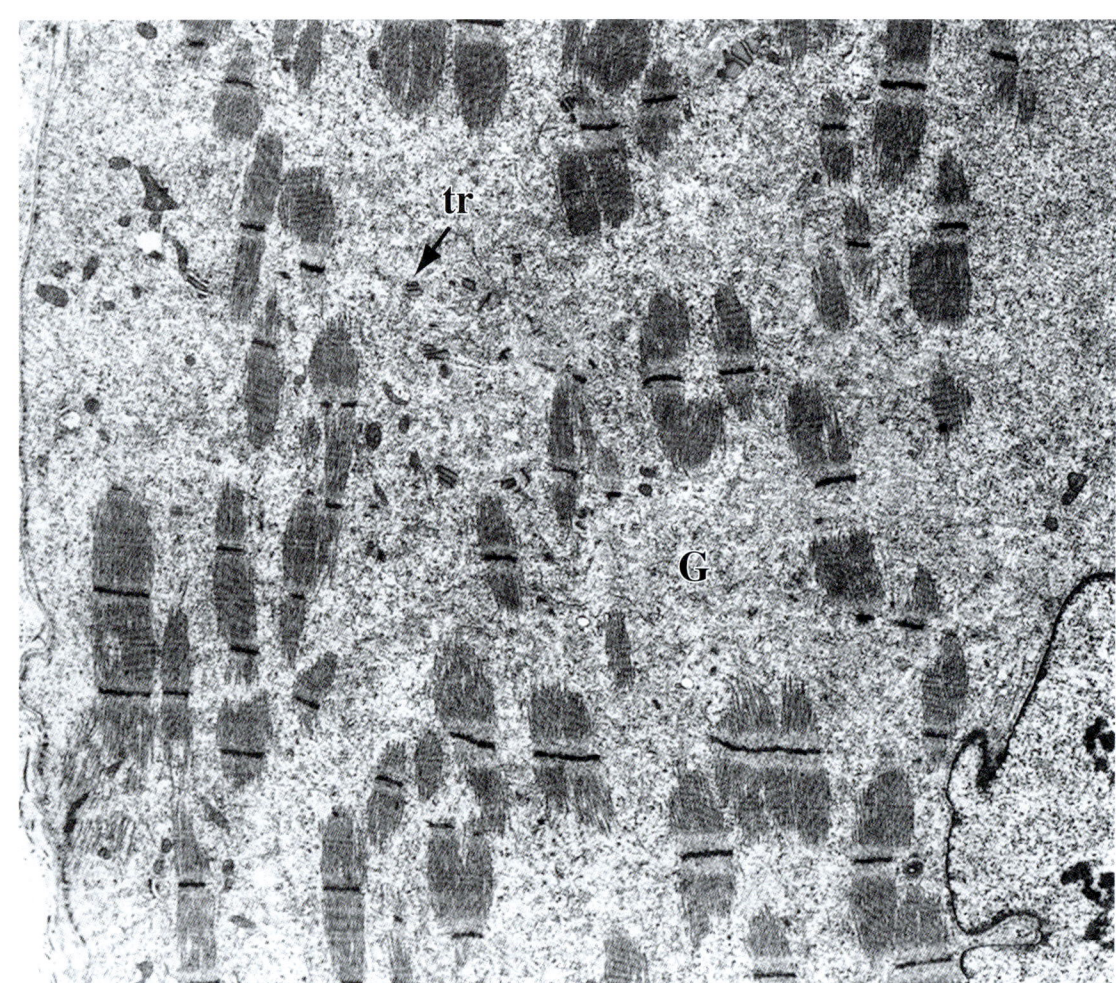

图5.14 肌原纤维大量丢失，残留部分保持纵向性，糖原（G）和三联体（tr）在其间非常明显（面肩肱型肌营养不良）。

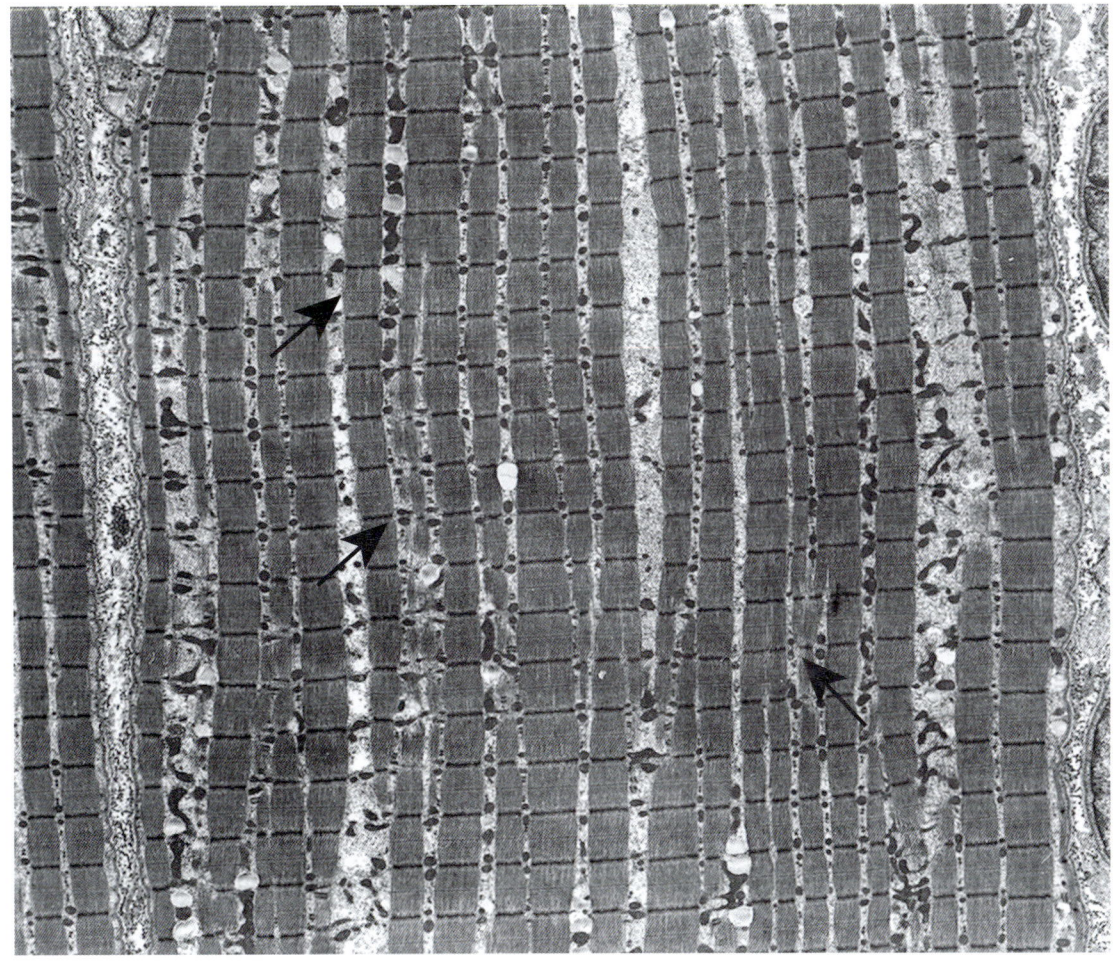

图 5.15 纤细和分裂的肌原纤维（箭头）。糖原和线粒体在肌原纤维间明显（面肩肱型肌营养不良）。

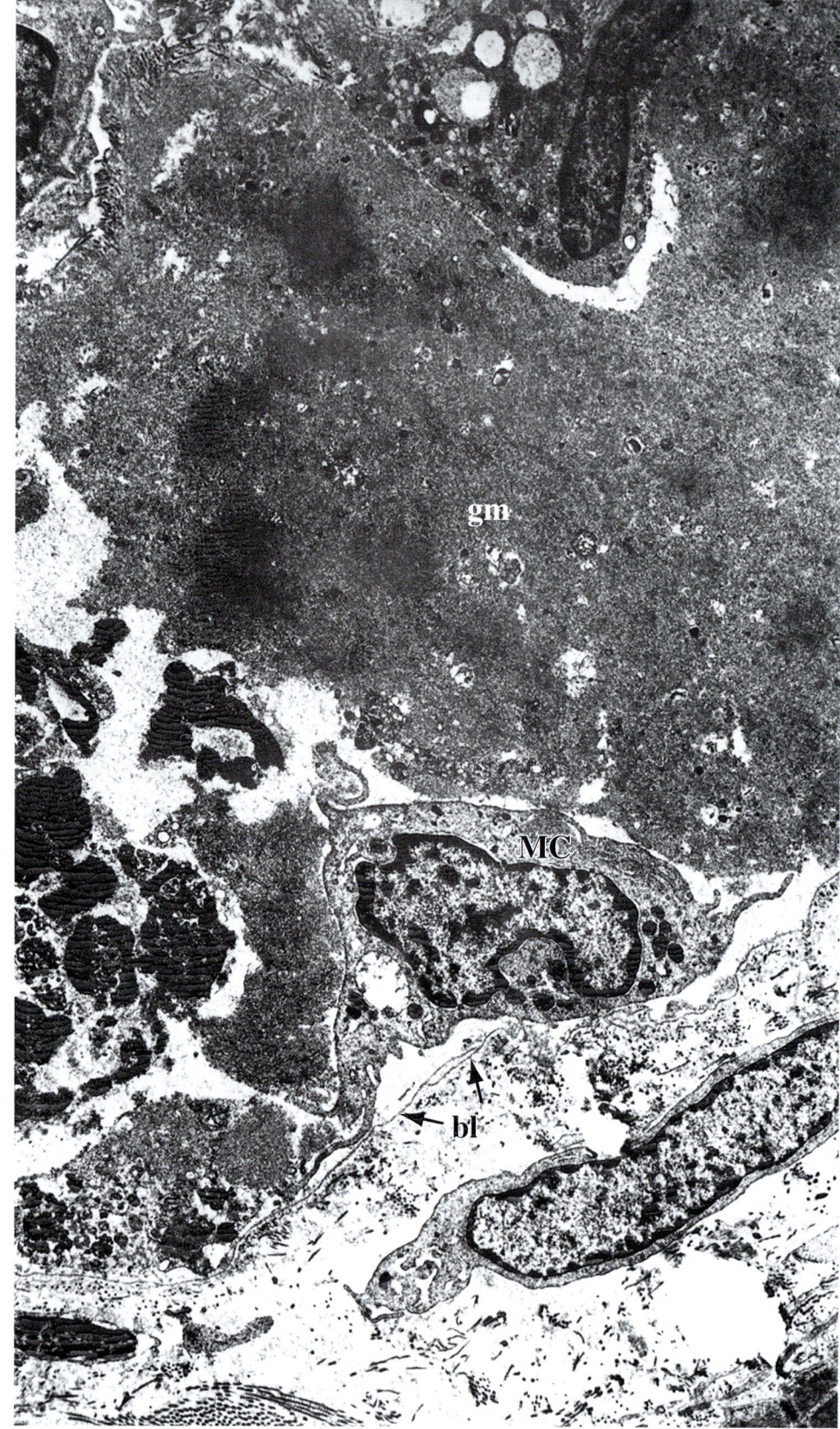

图5.16 巨噬细胞（MC）侵入颗粒状坏死肌纤维内。只有肌膜的基底膜（bl）保留，肌原纤维被颗粒性无定形物质（gm）取代（Duchenne肌营养不良）。

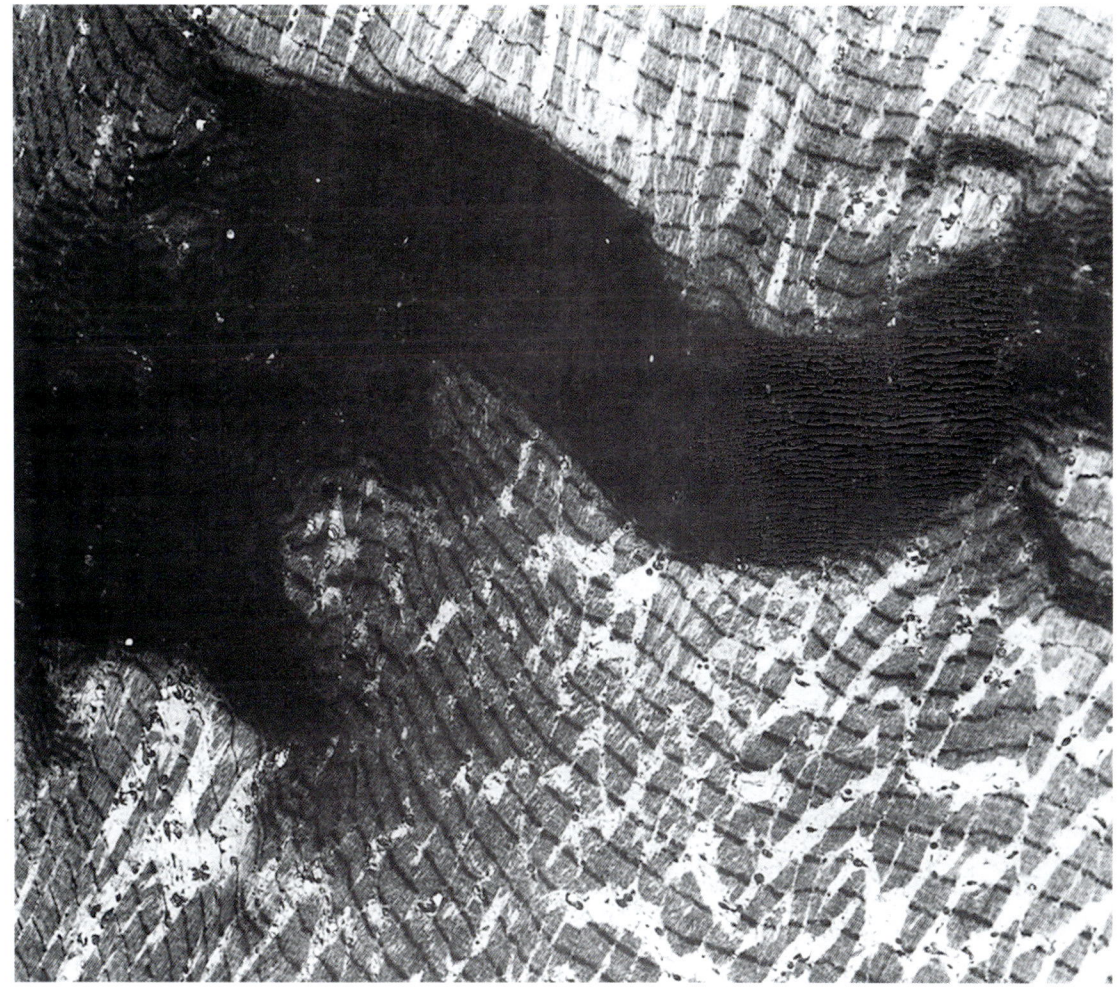

图 5.17 肌原纤维灶性过度收缩。极度收缩肌原纤维的暗带出现在肌纤维的一个区域，剩余肌节有收缩，但仍可辨认（先天性肌营养不良）。

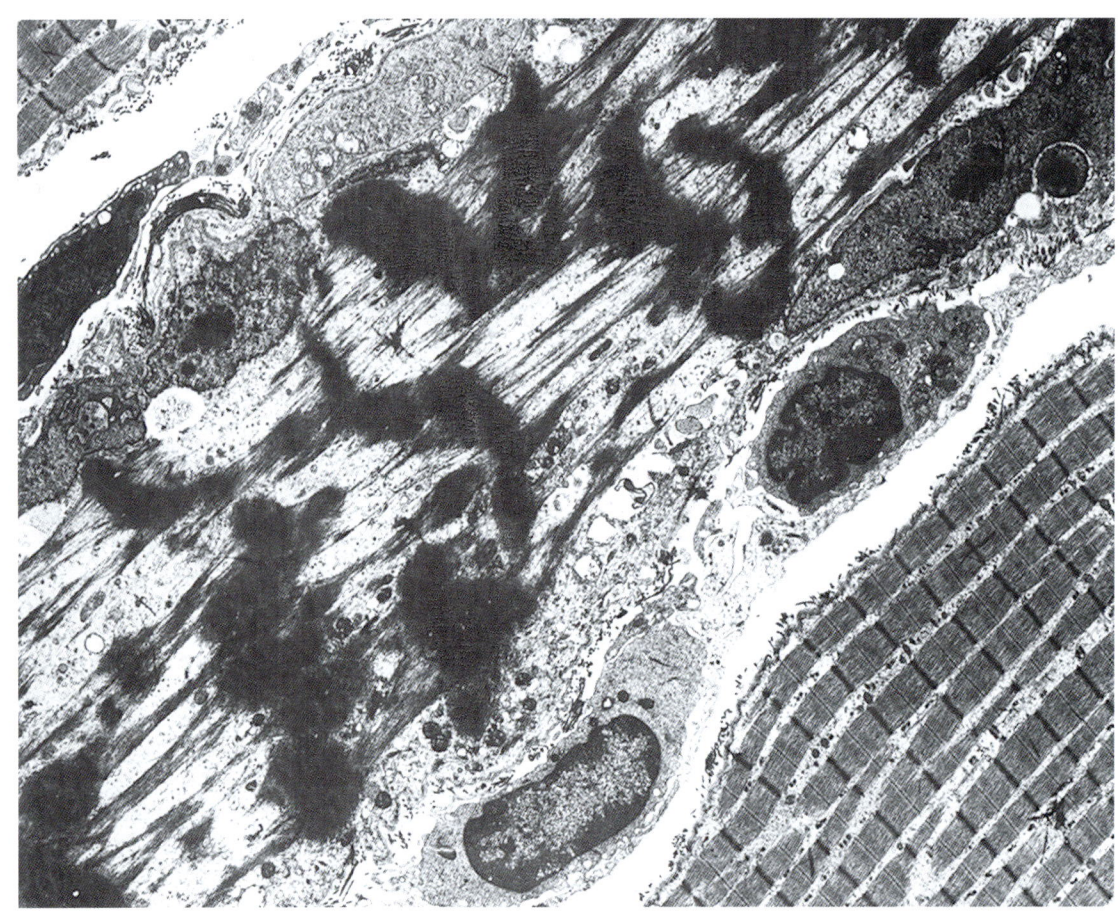

图5.18　一个肌纤维全长的过度收缩。黑色肌原纤维物质和过度拉伸的细丝交替，附近的肌纤维显示比较正常的肌原纤维（婴儿期肌炎）。

的肌原纤维细丝相间存在。这些肌纤维的其他细胞器也出现异常，如T-管系统出现扩张和线粒体变性。肌原纤维过度收缩可以由人工假象导致，尤其在标本的边缘，标本处理时损伤了肌纤维。在疾病肌肉看到的严重高度收缩肌纤维不要认为是假象。在Duchenne肌营养不良特别多见，也出现在其他多种神经肌肉病。

可以出现肌节特定区域选择性缺失或异常。某些情况下可见I带缺失（Cullen和Fulthorpe 1982），通常伴随Z线缺失（图5.19），有时可以保留残留的Z线。如前所述，如果切片不能完全覆盖整个肌原纤维，在解释病变时需要加以注意。切片通过收缩或方向紊乱的肌原纤维部位时可能在一个点切到肌丝，而另一个点切到胞浆，该情况下可产生Z线缺失的错误印象。A带缺失（图5.20）在人类病变肌肉中很少见，但也有部分病例报道（Carpenter等1976，Yarom和Shapira 1977，Sher 等1979，Yarom和Reches 1980）。我们也曾在一些情况下观察到个别纤维存在该异常，包括系统性红斑狼疮、先天性肌营养不良及Duchenne肌营养不良的携带者。最常见于急性四肢瘫痪性肌病（危重性肌病）、大量服用糖皮质激素和神经肌肉阻滞剂的患者（Danon和Carpenter 1991，Hirano等1992，第23章）。

肌原纤维呈现不同程度的结构紊乱、方向紊乱和破坏。某些肌纤维横纹状结构完全消失，但肌节仍可辨识（图5.21）。另一些肌纤维仅在肌纤维的一些区域出现方向紊乱，如环状纤维（图5.22和5.23）。这些不正常的肌纤维周边有一个或多个肌原纤维与肌纤维的正常轴向成直角。肌原纤维的方向紊乱区可紧贴于肌膜下或被含有很少肌原纤维细丝的肌浆区分隔，这些区域被称为肌浆块（图5.24）。某些环状纤维中方向紊乱的肌原纤维并不处于整个纤维的周边，可以

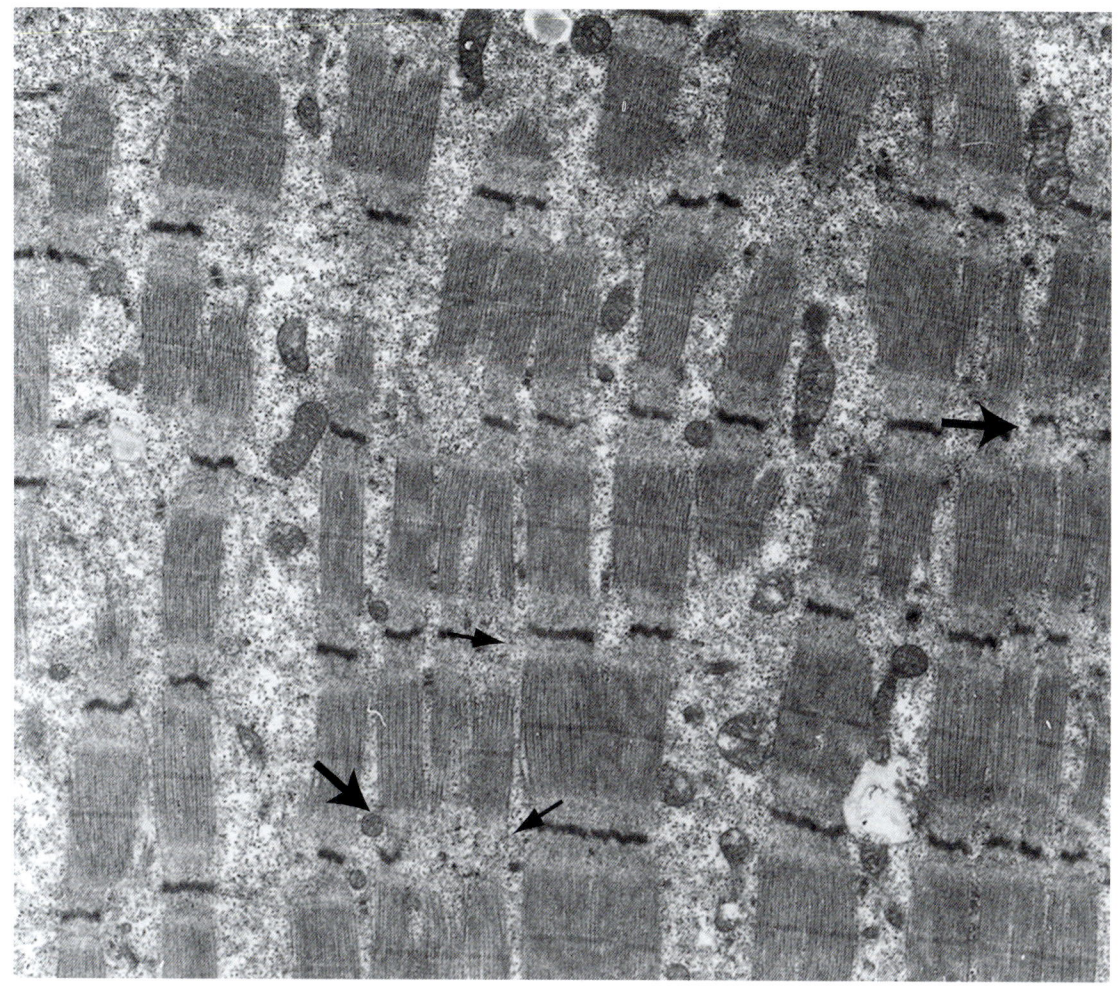

图5.19 部分肌节的I带丢失（大箭头）。部分区域Z线和I带均消失（小箭头）。肌原纤维纤细和分裂（Duchenne 肌营养不良）。

看到肌原纤维带和其他肌原纤维成直角横贯肌纤维（图5.24）。环状纤维无特异性，但常出现于强直性肌营养不良和某些肢带型肌营养不良。

在轴空、微小轴空和靶纤维形成过程中，肌原纤维破坏限于局部。中央轴空病的轴空，可以位于肌纤维的中央或周边，几乎贯穿于肌纤维全长，其特征为不同程度的肌原纤维结构破坏和Z线水纹样改变，线粒体减少或缺失。Neville 和 Brooke（1973）在中央轴空病中发现两种病理改变不同的轴空，分别为结构性和非结构性轴空。肌纤维横纹结构在结构性轴空保留，与周边肌原纤维相比轴空区有轻度的收缩，线粒体数量减少（图5.25），这种轴空保留肌球蛋白ATPase染色，不同于非结构性轴空的酶活性减弱或丧失。非结构性轴空的肌原纤维带不易看清楚，常有明显的肌原纤维断裂和大量模糊的Z线物质，但线粒体很少或消失（见下面的靶纤维）。某些文献曾报道两种轴空可同时出现于同一活检组织中（Telerman-Toppet 等 1973，Isaacs 等 1975），但 Neville（1979）认为这种现象不常见，在一个中央轴空病患者更常见一种类型的轴空。在我们的一例中央轴空病患者，一些轴空很难归类为结构性或非结构性轴空，而是两型之间的过渡（图5.26）。这类轴空的肌原纤维出现变性改变，但可以看出横纹，不会出现非结构性轴空那样广泛的结构破坏，在轴空内的微管结构清晰可见。不同类型轴空的结构特点可能反映了肌原纤维破坏过程的不同阶段。

其他临床情况是出现多发微小轴空（Engel 等1971，看第15章），这些轴空是小的局部区域的破坏，

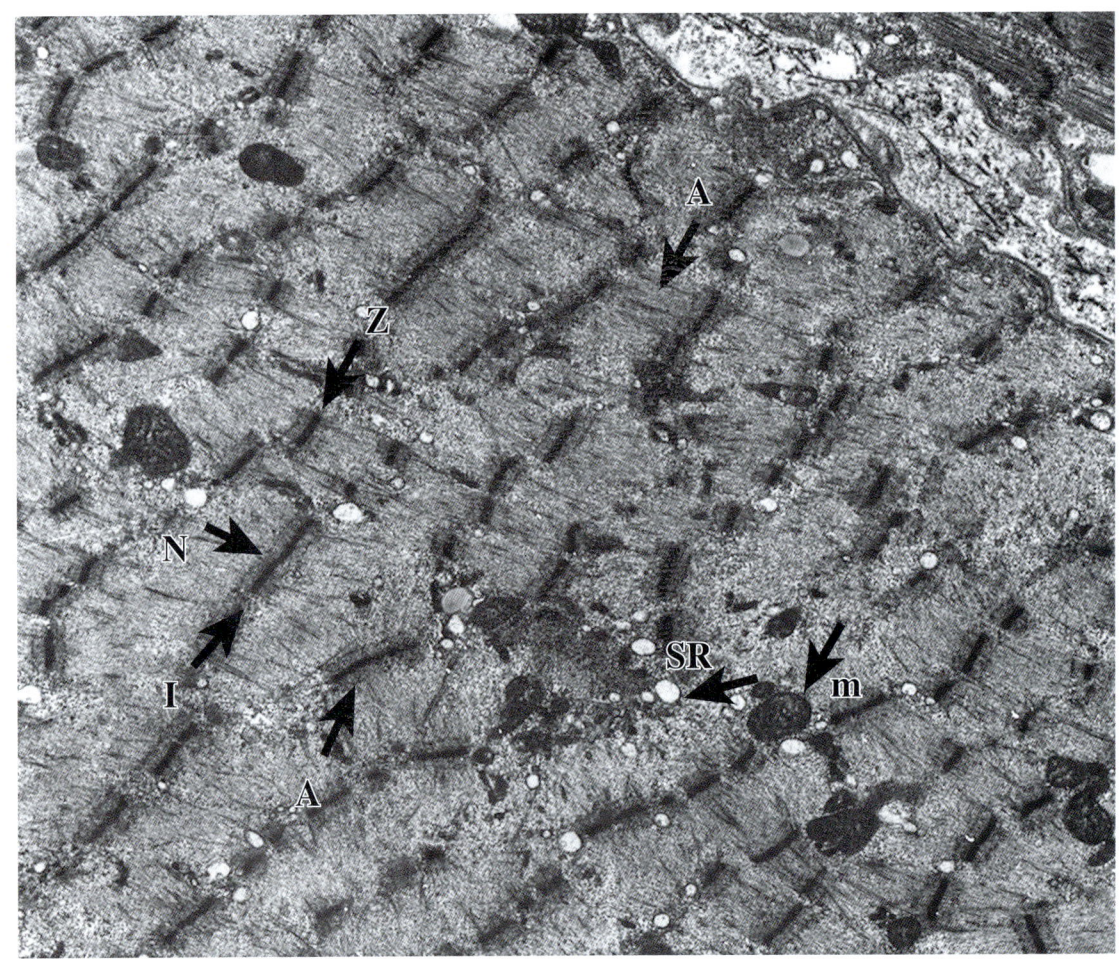

图5.20 A带的广泛丢失。Z线（Z）、I带（I）和N线（N）保留，仅部分A带细丝出现在它们之间的区域。肌浆网（SR）轻度肿胀，线粒体（m）主要为圆形，有肿胀（先天性肌营养不良）。

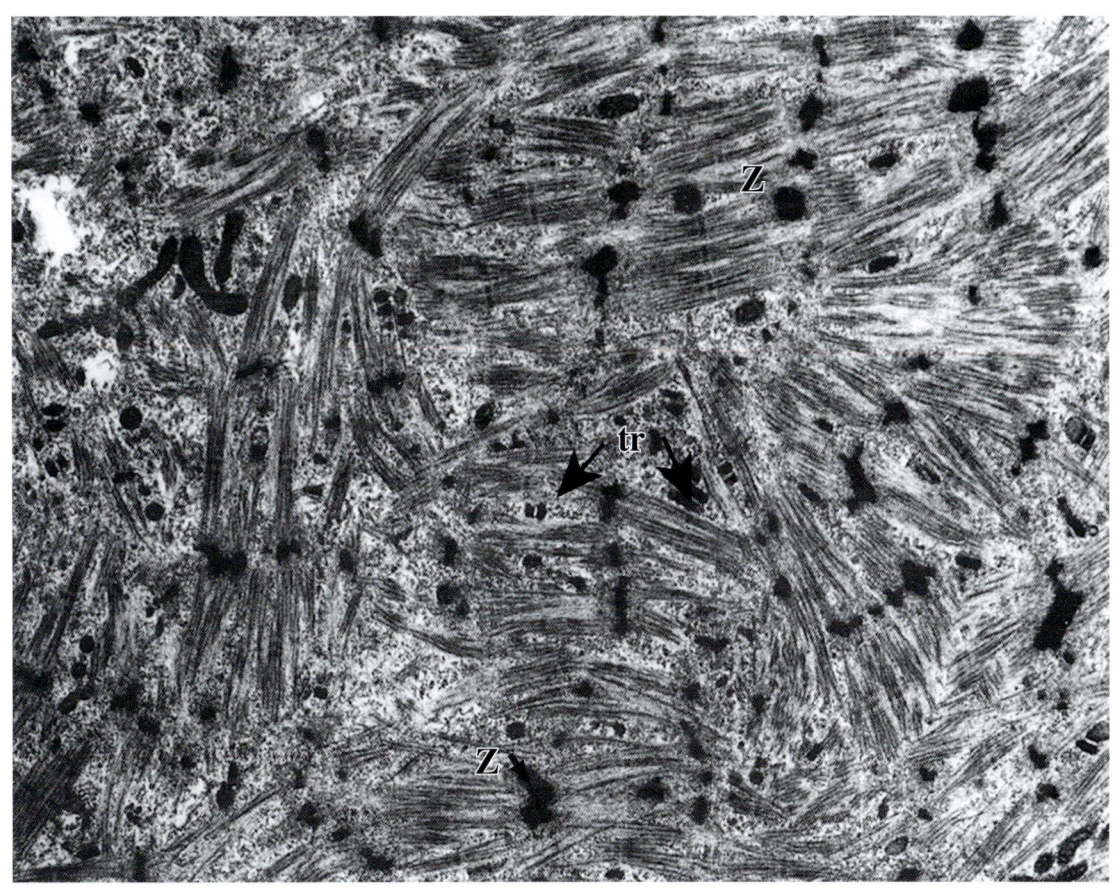

图5.21 肌原纤维结构紊乱。肌节仍可辨认,但正常的横纹消失。Z线增厚(Z),三联体移位和重叠(tr)(未分类肌病)。

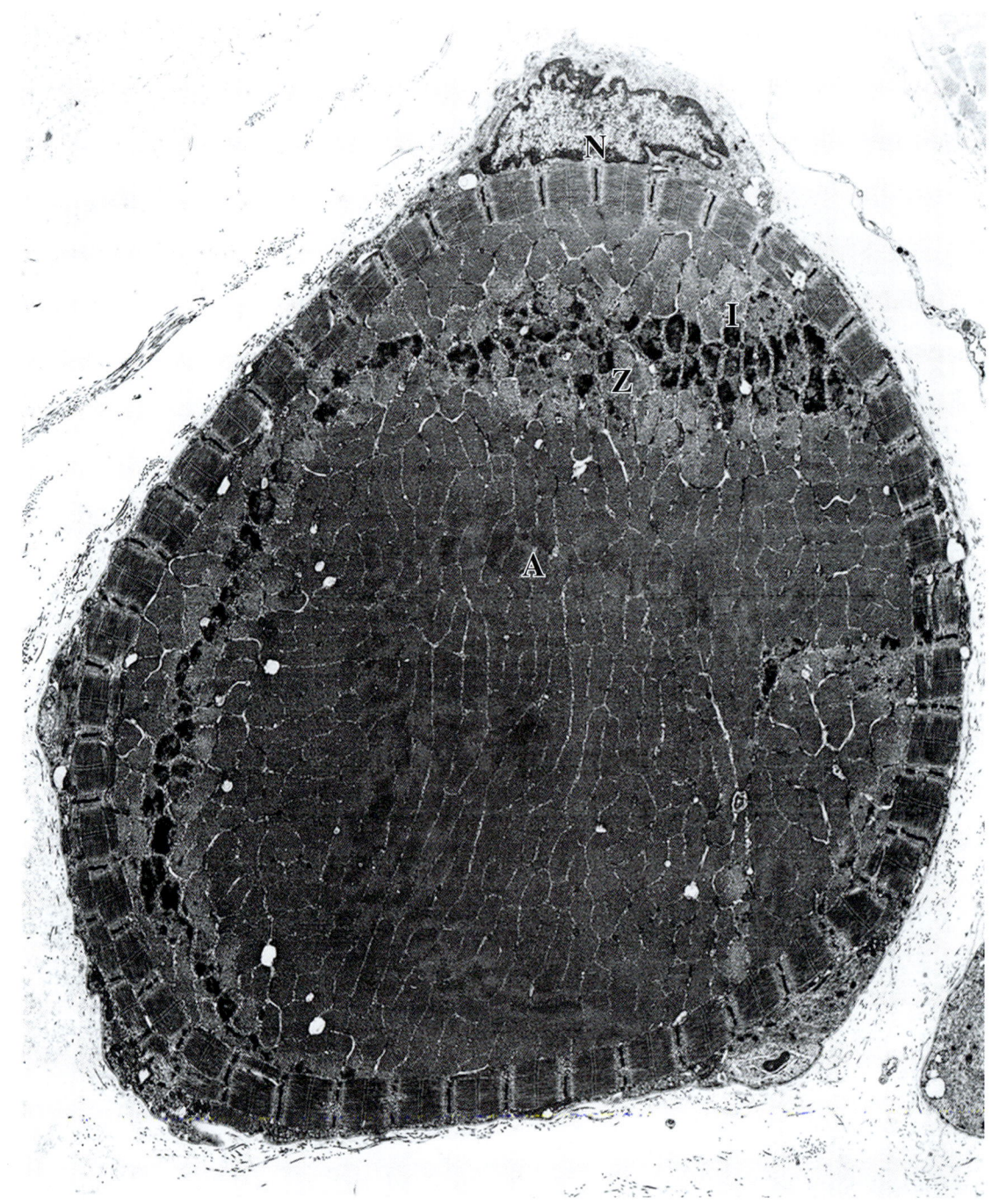

图 5.22 环状肌纤维横切面。中央区域为横向排列，周围带与之成 90°，为纵向排列。横向排列的区域 A 带（A）、I 带（I）和 Z 线（Z）非常明显，肌膜下细胞核正常（强直性肌营养不良）。

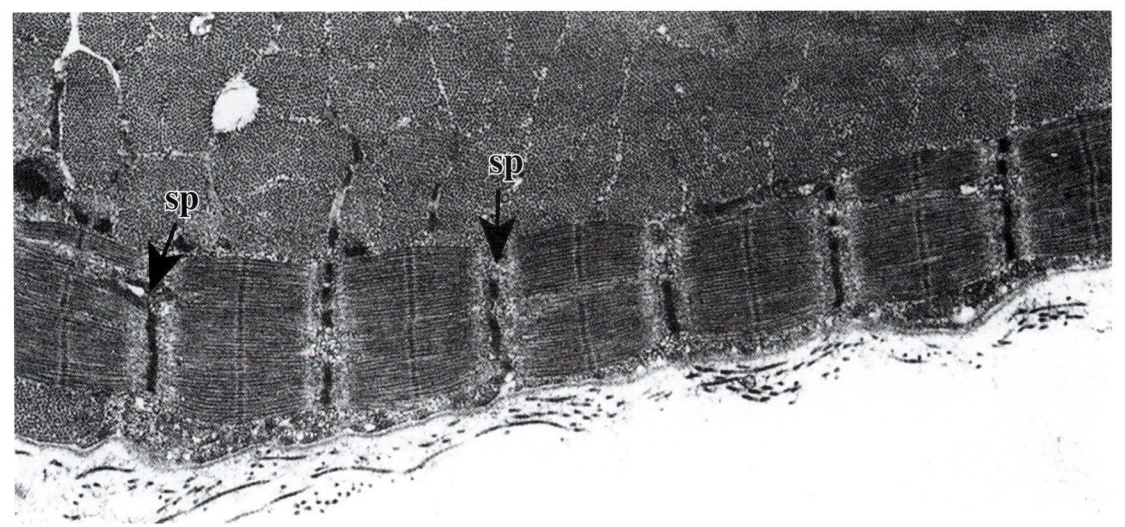

图5.23 与图5.22为同一环状肌纤维的周边部位肌原纤维带高倍放大。正常肌节结构清晰可见,可见分裂(sp)。

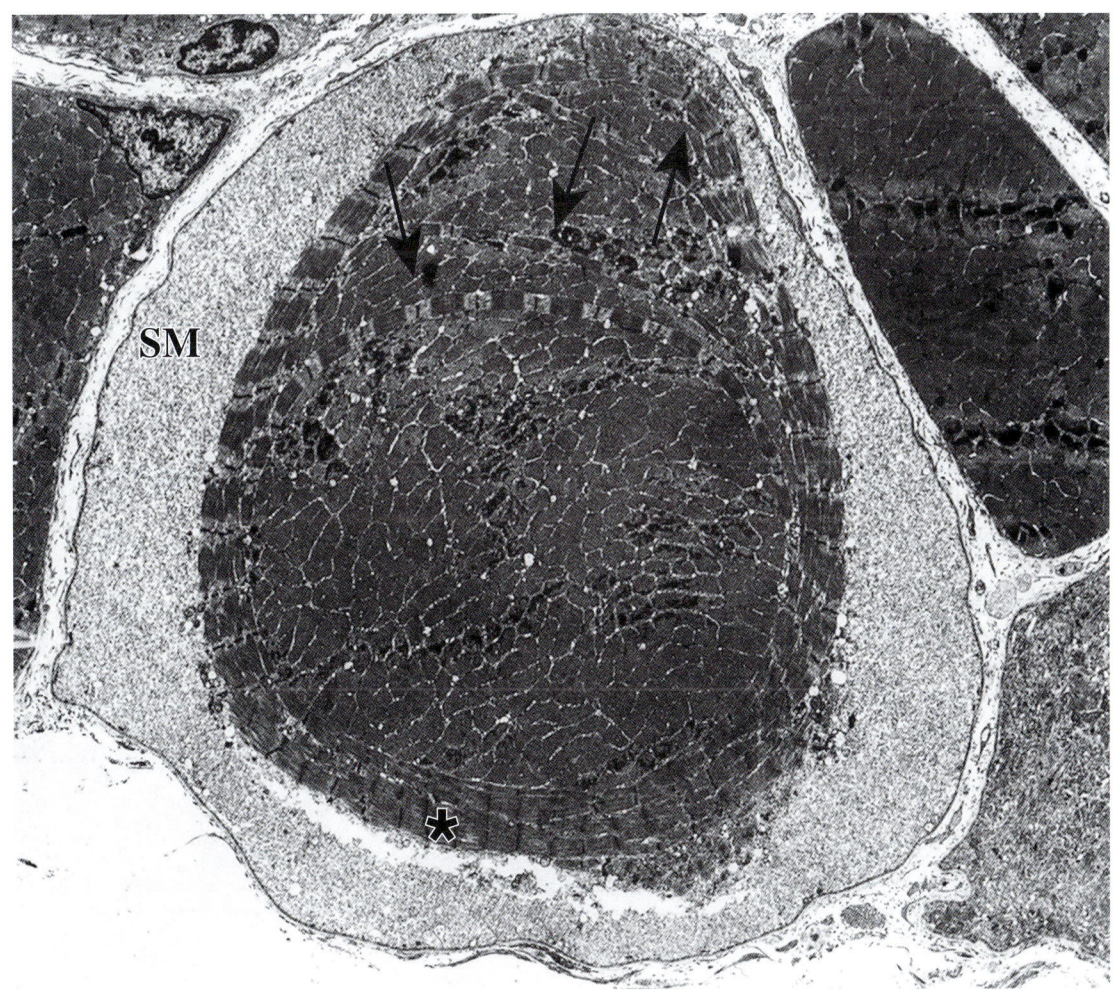

图5.24 环状纤维含有一个大的肌浆块(SM),位于肌膜下。同肌原纤维外环一样,其他肌原纤维带也横穿肌纤维(箭头)。一些位于周围环带的肌节处于高度收缩状态(*)(强直性肌萎缩)。

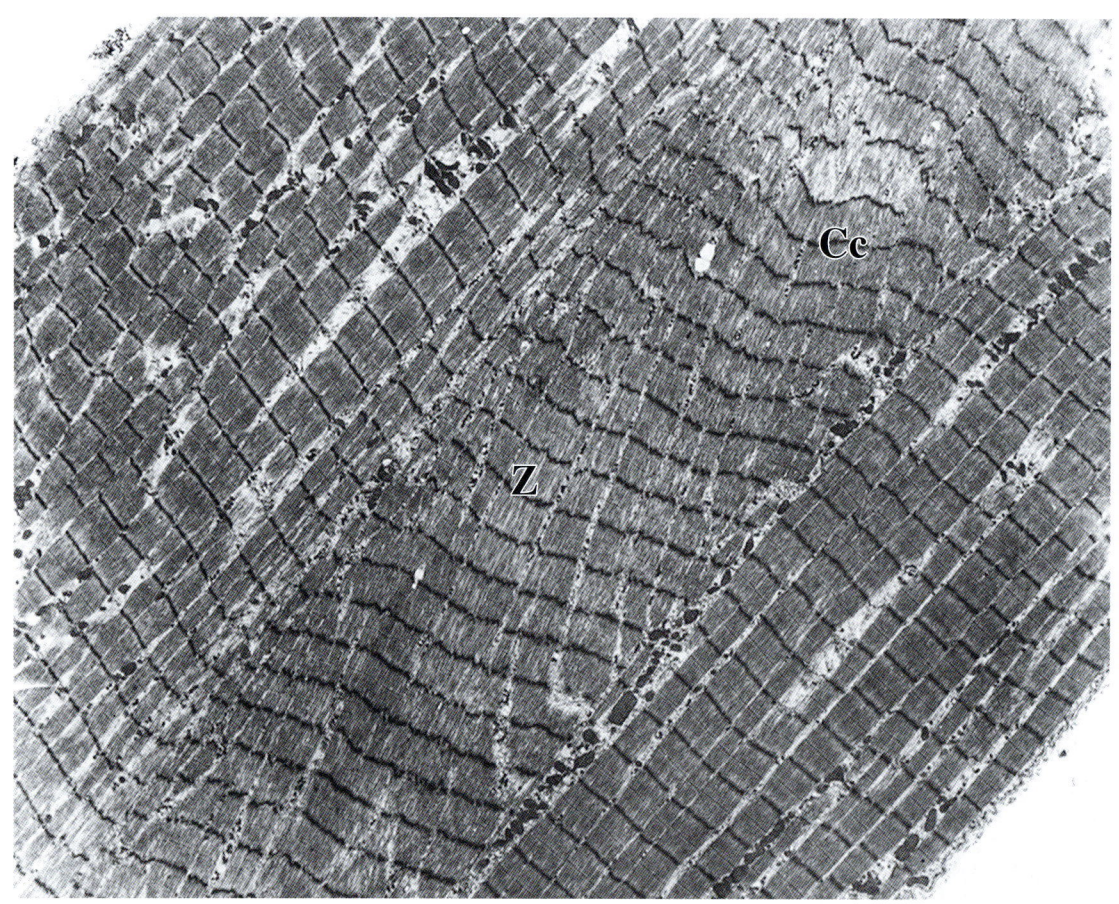

图5.25 结构性中央轴空（Cc）。中央区域轻度方向紊乱，Z线形状略不规整（Z），但肌节形态仍可辨认。轴空区线粒体明显缺乏，但在肌纤维相对正常的周边区域可见线粒体（中央轴空病）。

仅累及几个肌节（图5.27）或扩展到一个大区域，涉及多个肌节和肌原纤维（图5.28），但多数情况下并不如中央轴空病那样广泛。微小轴空特点为形状不规则和模糊的Z线，肌原纤维结构紊乱。由斯里兰卡肉桂碱受体1（RYR1）和含硒蛋白N1基因突变引起的中央轴空病和多发微小轴空病，分别根据病理异常的范围而命名（Jungbluth 等 2002，Ferriero 等 2002，第15章），这些疾病中的轴空大小不一。这些轴空对这类疾病并非特异性改变，轴空可以出现在多种神经肌肉疾病的个别纤维。

在一些轴空中肌原纤维的破坏很轻微，与邻近的肌原纤维相比只有横纹排列异常。这些区域含有少量线粒体（图5.29），相应出现氧化酶染色不均。在观察这些区域时要谨慎，因为当标本没有在静息位的长度固定时，肌原纤维不同程度的收缩可导致Z线对不准。

靶纤维（Engel 1961）在光镜和电镜下均可见三个同心带，为肌肉去神经支配的表现。外带除了偶见Z线水纹样改变外，大致正常；中间带的肌原纤维Z线轻度不规则，肌浆网肿胀；中心区严重破坏，有大量Z线物质，类似于非结构性轴空（图5.30）。如果中间带不能清晰界定，则称之为靶样纤维。

在一种被报道的先天性疾病中发现一组分层的纤维，称为"三层纤维"（Ringel 等1978）。这些肌纤维的外层含有线粒体、疏松的细丝、糖原、核糖体和管样结构；中间层由几条带横纹的肌原纤维构成；最内层含有线粒体、糖原、类似于Z线的嗜铱物质和疏松的细丝填充。

其他源于肌原纤维的不常见的非特异结构包括丝状小体和同心板层体。丝状小体内由紧密聚集的肌动蛋白样细丝构成（图5.31），活检组织中并不常见，如果出现，常位于肌膜下，也可出现在肌纤维的其他

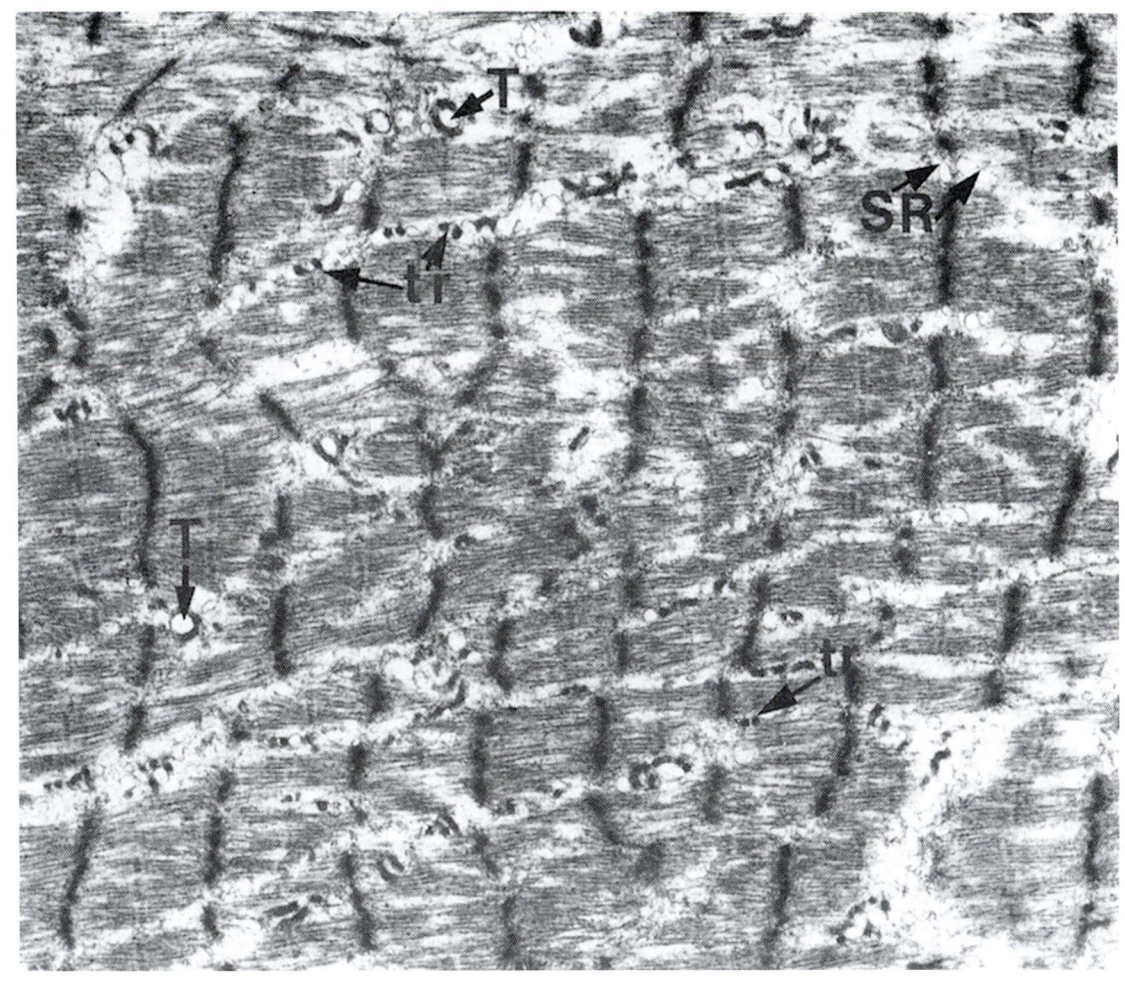

图5.26　介于结构性和非结构性之间的中央轴空。肌原纤维破坏，但肌节仍可识别。三联体（tr）显著，T-管系统（T）常常出现扩展。肌浆网（SR）也出现肿胀（中央轴空病）。

区域，出现在多种神经肌肉疾病。我们发现该小体频繁出现在 Duchenne 肌营养不良的基因携带者。也见于正常人的肌肉。

同心板层体为 3~25 个同心层构成的圆柱状结构，中心包含糖原（图5.32）。每层厚约 6~8nm，间隔7.5nm。有学者认为可能为肌原纤维起源（Payne 和 Curless 1976），其他学者认为来源于线粒体（Luft 等 1962）。

Z 线

Z线水纹样改变是病变肌肉和肌原纤维损害相关的最常见改变（图5.33）。受累的肌节数目不一，一些 Z 线的水纹样改变可出现在正常肌肉（Meltzer 等 1976）。Z线也可以出现增厚（图5.34）、不规则（图5.33）、双层重复（图5.35）或丢失（图5.33）。也有人认为Z线产生致密的杆样结构，为所有杆状体肌病的特征性表现（Shy 等 1963，Wallgren-Petterson 和 Laing 2000，2001）（图5.36）。

杆状体（线样体）位于 I 带或延伸至多个肌节，出现在肌原纤维之间（图5.37）。核内杆状体（见下）出现在骨骼肌肌动蛋白基因突变导致的一些严重患者（ACTA1；Nowak 等 1999）。有时可以看到杆状体和Z线有连续（图5.37），杆状体常成组出现，多位于肌纤维周边区域，但不绝对如此。形态学和免疫细胞化学研究强烈提示杆状体在某些方面与Z线相似。杆状体由排列成格子状紧密聚集的细丝组成（图5.38），Z线有相同周期性变化，主要含有 α-辅肌动蛋白；也包括肌动蛋白，周边有结蛋白（Schollmeyer等1974，

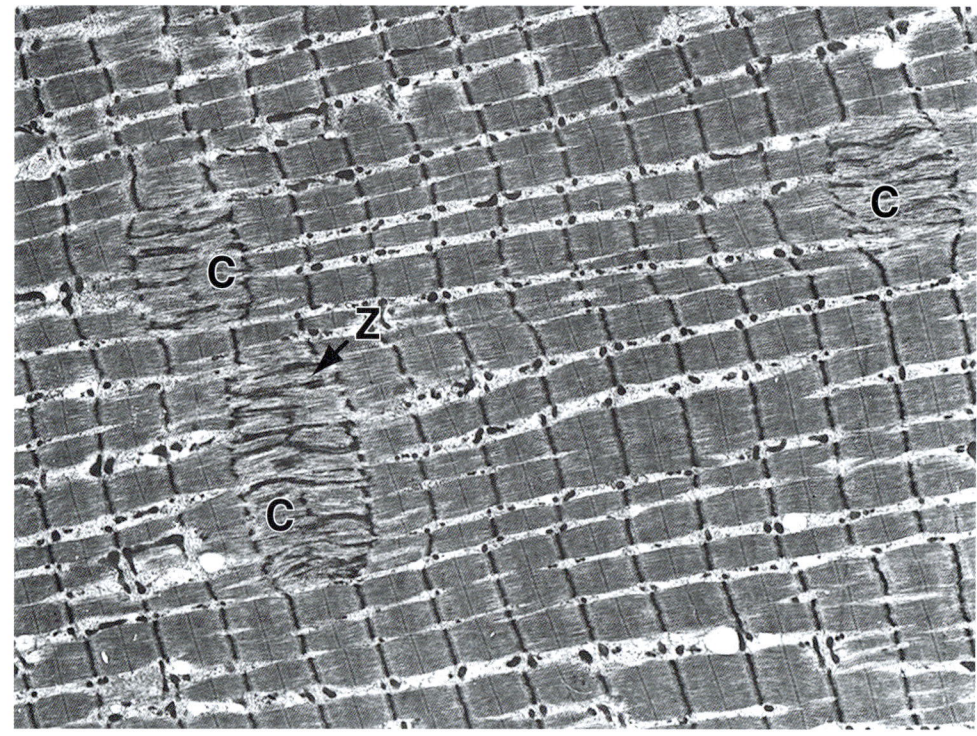

图5.27 微小轴空（C）影响肌纤维局部区域。一些肌原纤维的几个肌节有模糊的Z线物质和肌丝破坏（"微小轴空"肌病）。

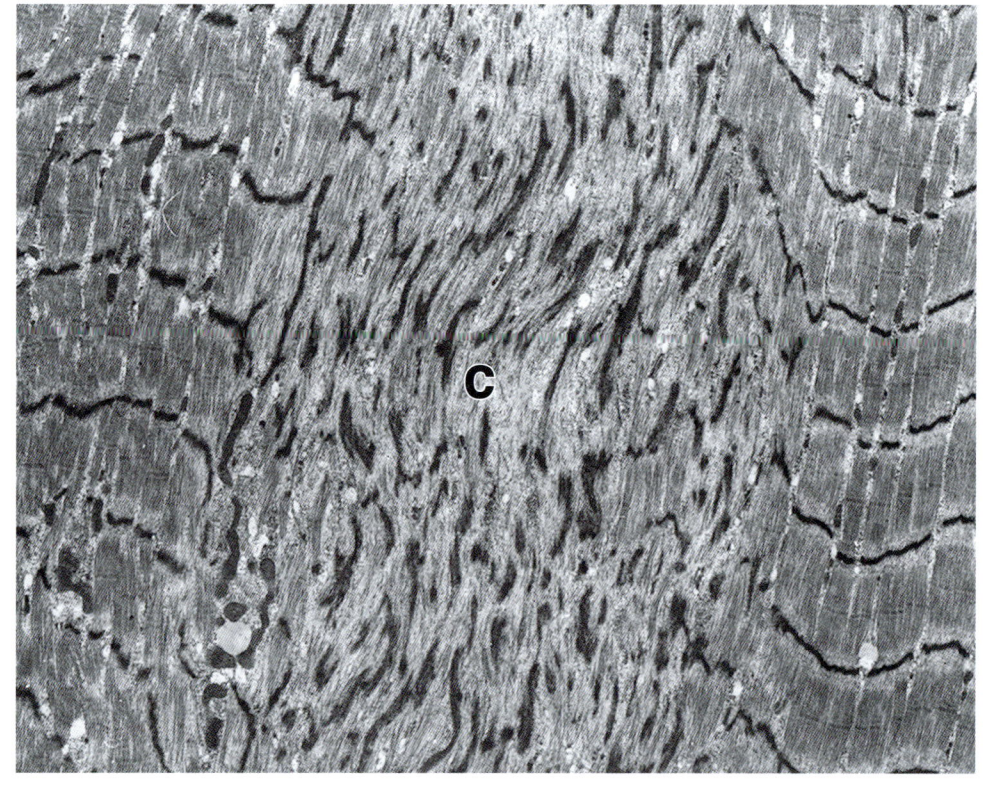

图5.28 大的微小轴空（C）有大量Z线物质和肌丝破坏（"微小轴空"肌病）。

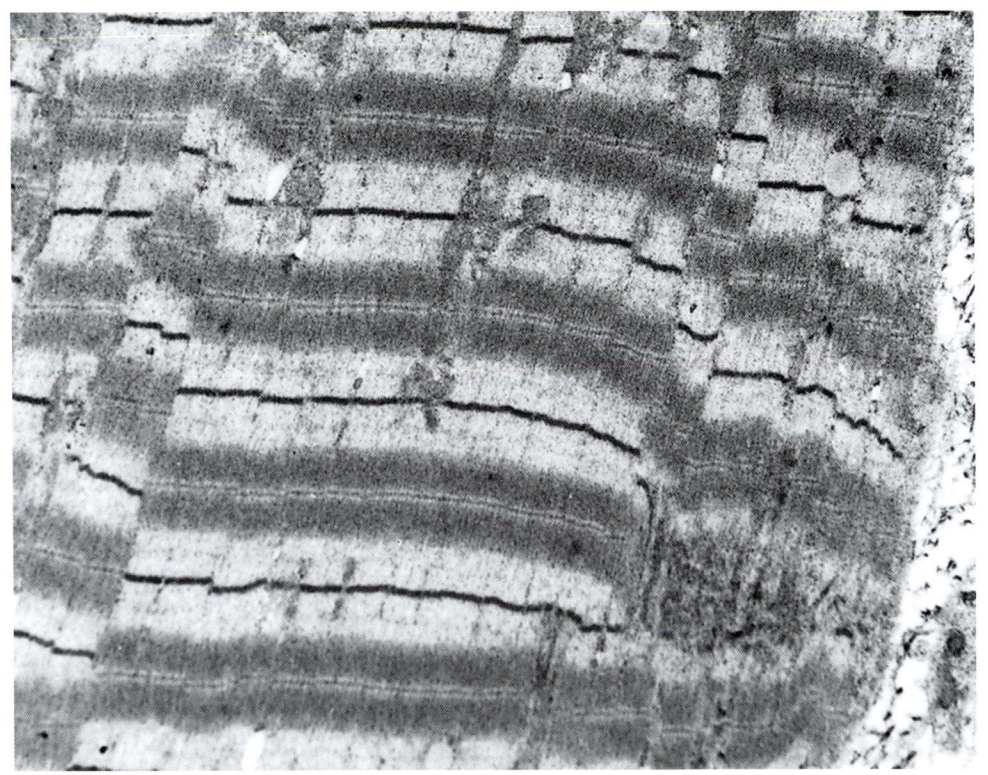

图 5.29 肌原纤维排列错位，少量线粒体（"微小轴空"肌病）。

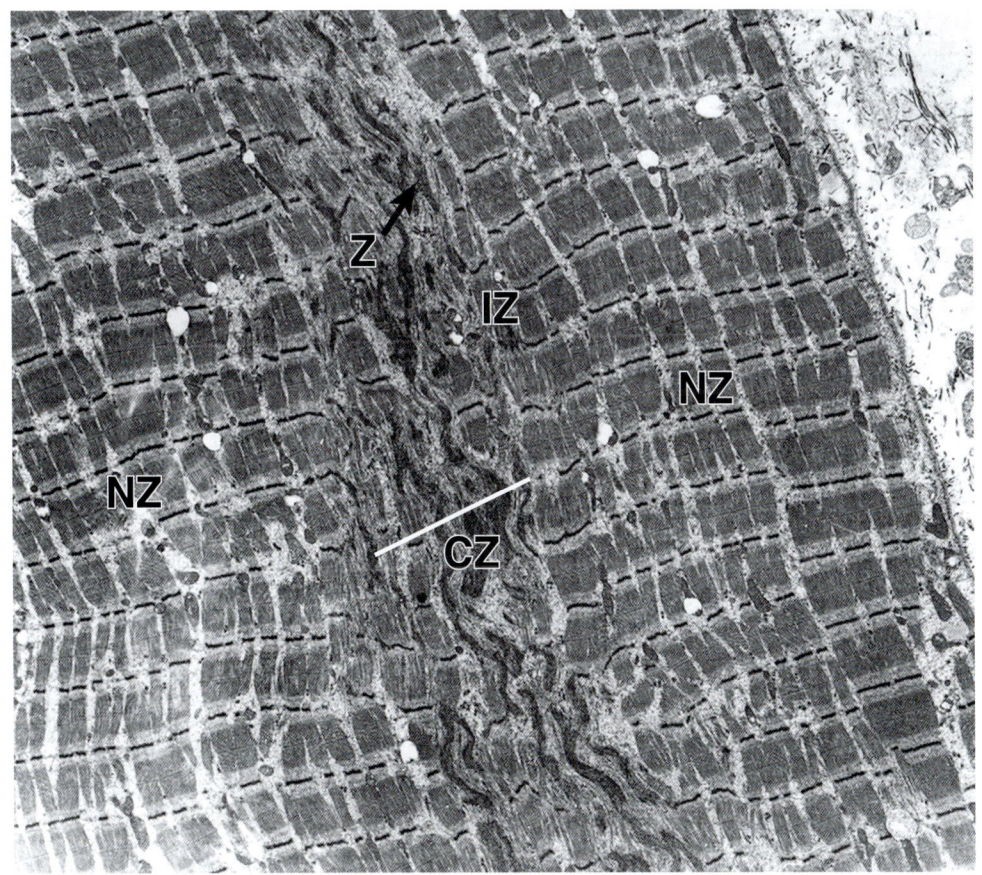

图5.30 靶纤维的三层不同区域。外层为正常横纹（NZ），中间层（IZ）出现轻度Z线不规整，中央区域（CZ）有大量Z线物质（Z），没有线粒体。中心区类似于无结构性轴空（运动神经元病）。

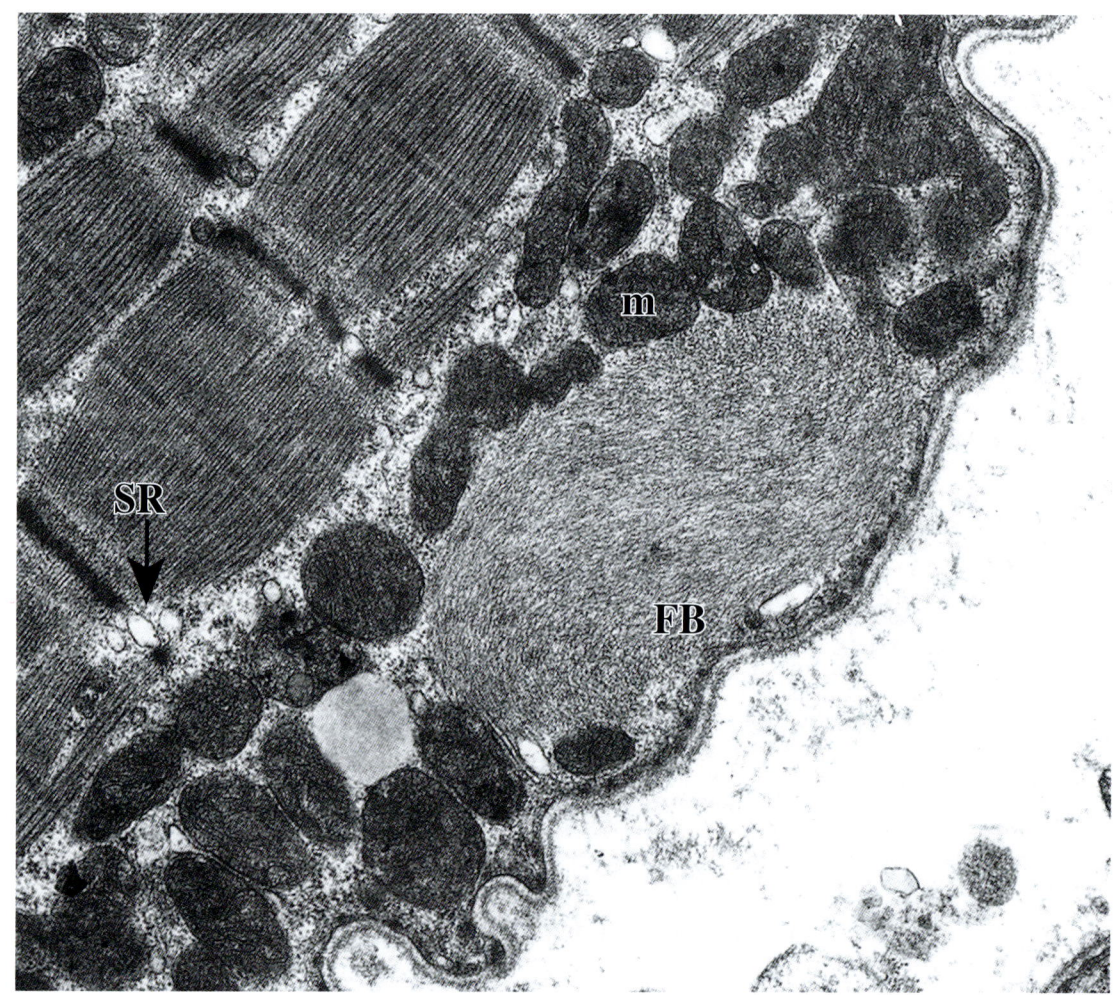

图5.31 丝状小体（FB）出现在肌纤维周边部位，其周围有线粒体（m），肌浆网轻度肿胀（SR）（肢带型肌营养不良）。

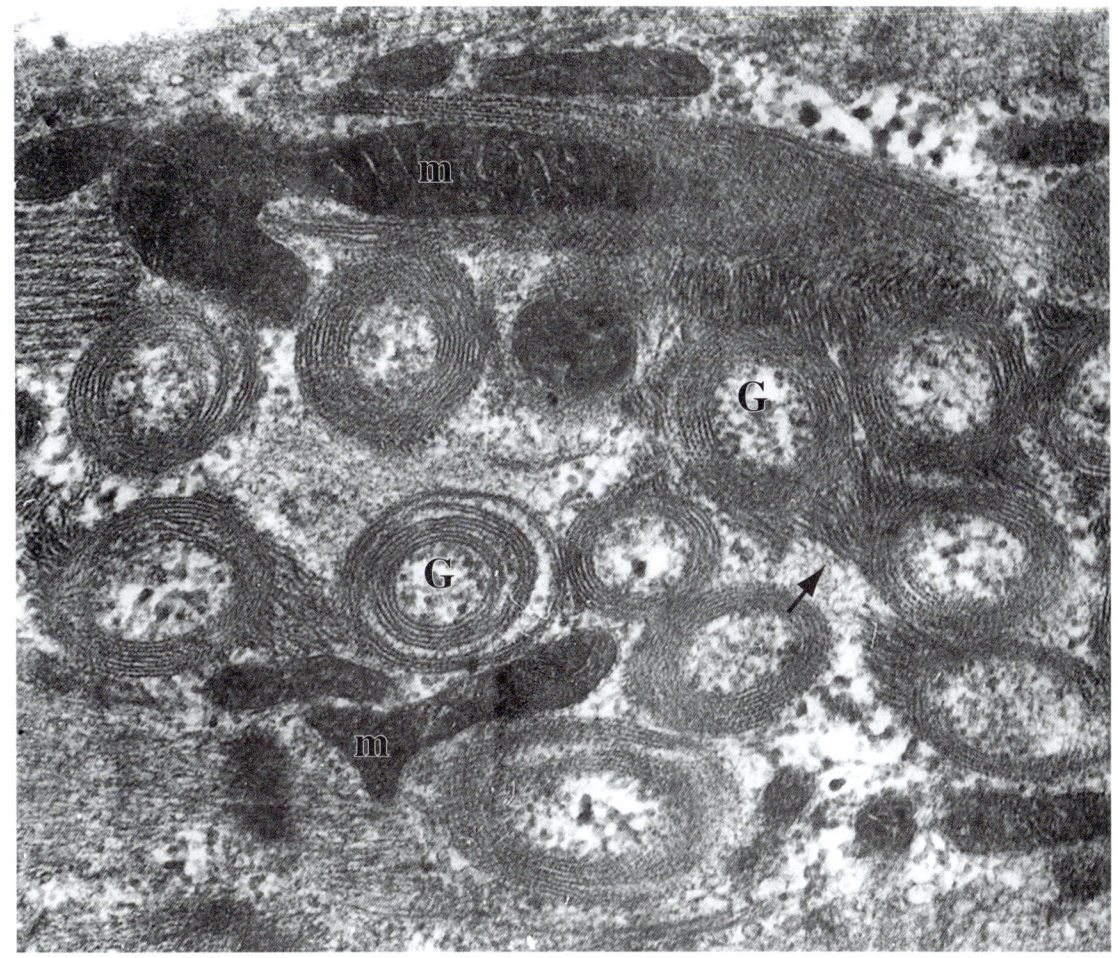

图5.32 一簇同心圆层状小体，多数包含糖原（G），一些小体可见糖原出现在层间，小体之间有连接（箭头）。线粒体（m）也与该小体簇一起出现（多发性肌炎）（Bar = 1μm）。

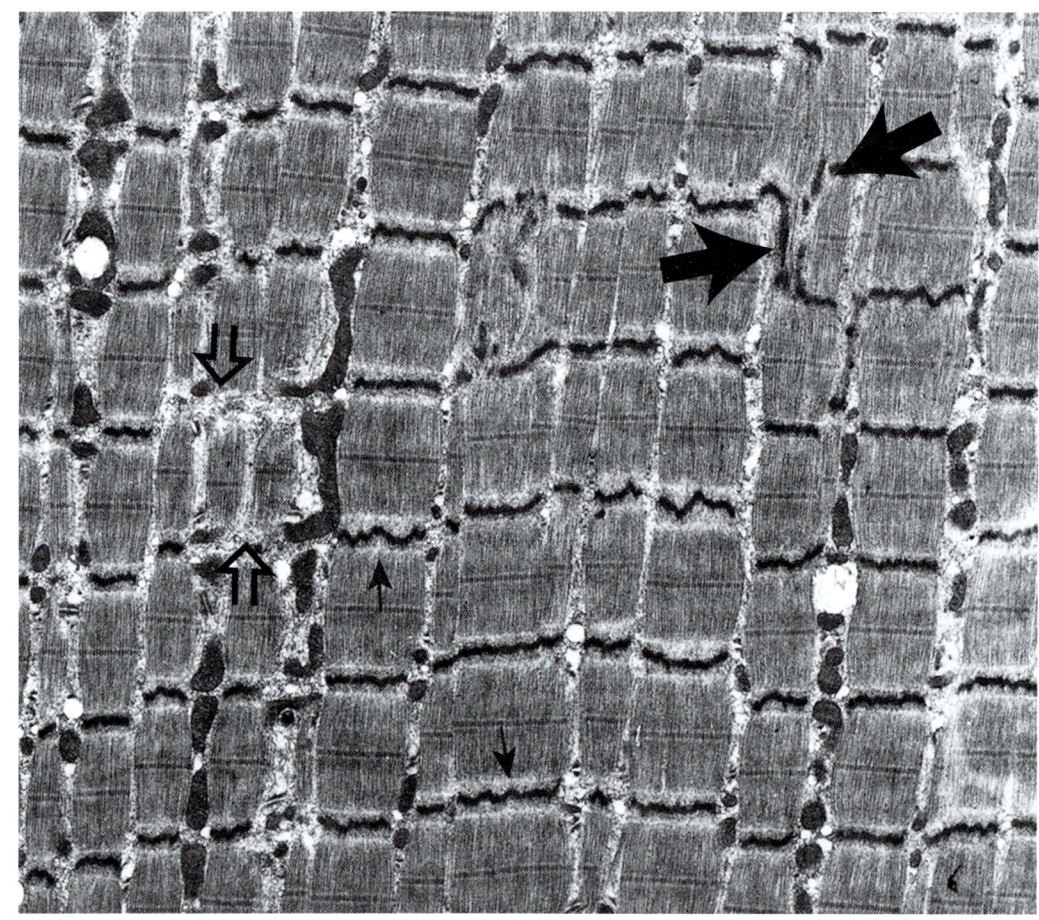

图 5.33 Z 线异常：灶性 Z 线水纹样改变只累及几个肌节（大箭头）；不规则 Z 线（小箭头）和 Z 线丢失伴随灶性 I 带细丝丢失（开口箭头）（脊髓性肌萎缩）。

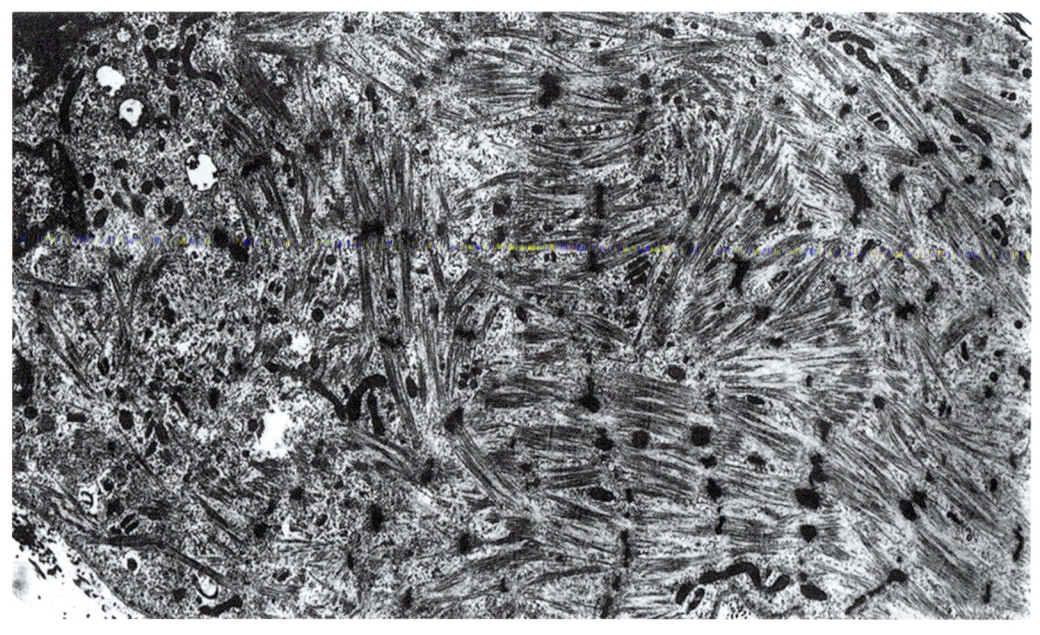

图 5.34 增厚的 Z 线出现在方向紊乱的肌原纤维（未分类肌病）。

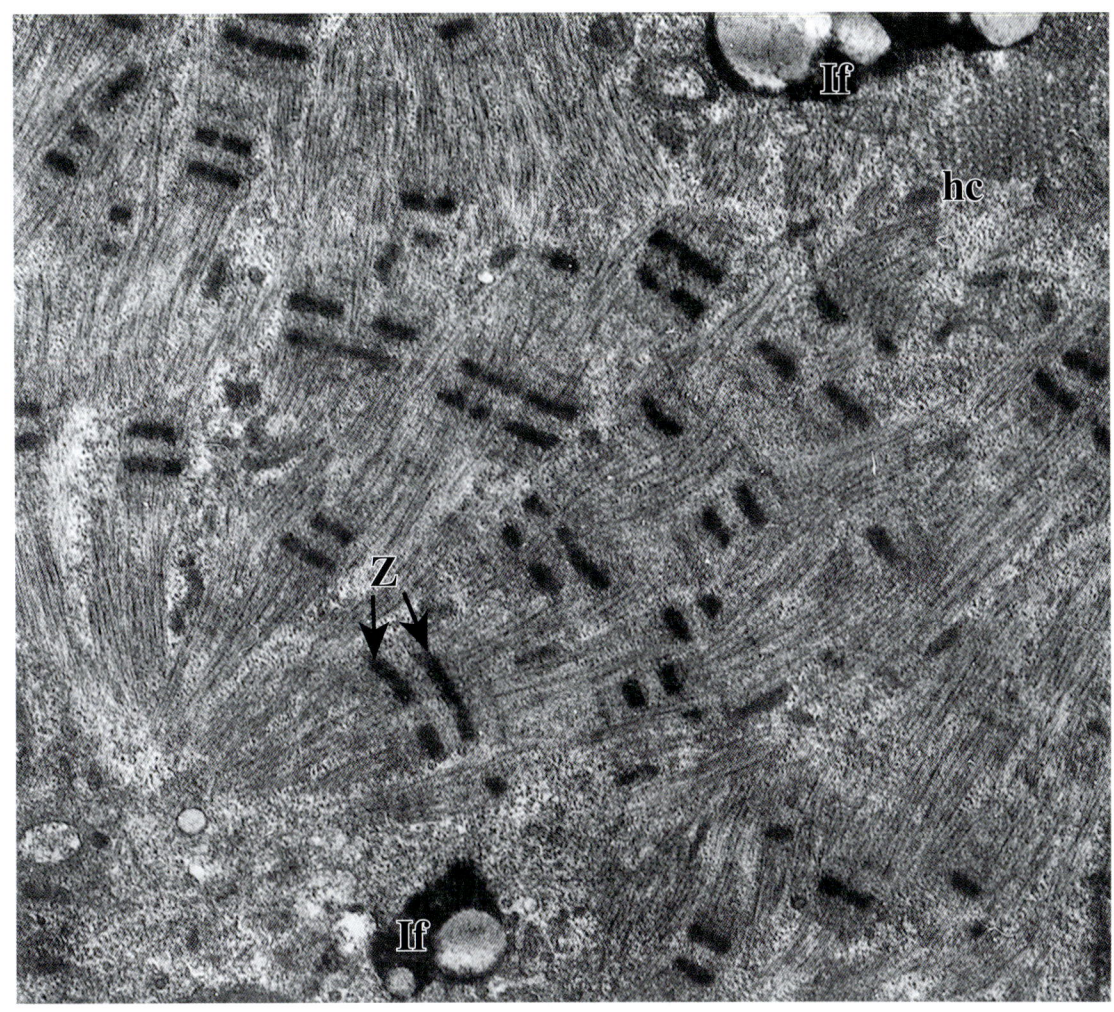

图5.35 重叠Z线。重叠Z线之间的区域有糖原，其间有少许细丝。照片上方可见蜂窝状结构（hc）的一部分，靠近脂褐素（If），脂褐素也出现在图下方（Duchenne 肌营养不良携带者）。

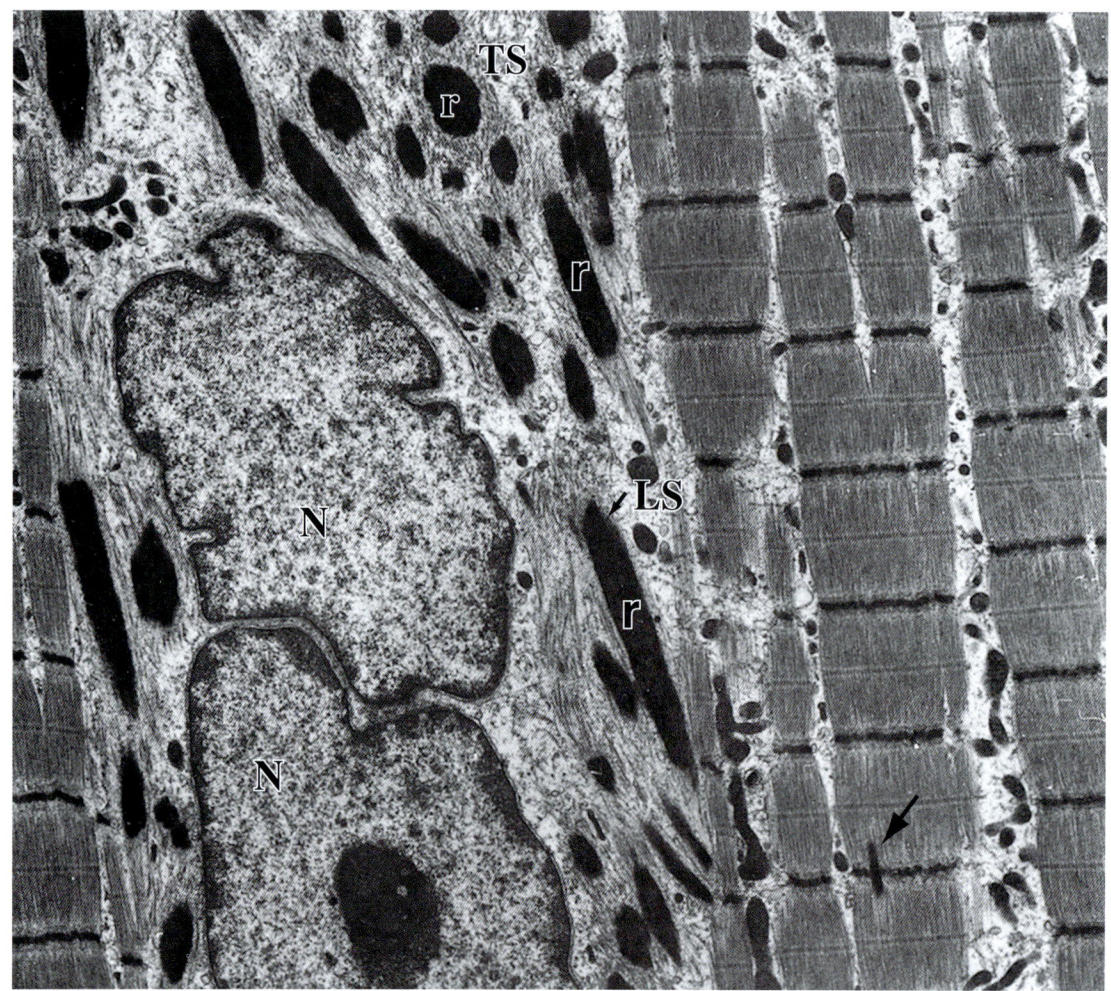

图 5.36　一组杆状体（r）靠近两个内移的核（N）。一个小杆状体（箭头）出现在 I 带内。杆状体和细丝相连，其走向和肌纤维的纵轴呈纵向（LS）和横向（TS）排列。肌原纤维内正常的Z线存在，肌原纤维有分裂和局灶丢失（杆状体肌病）。

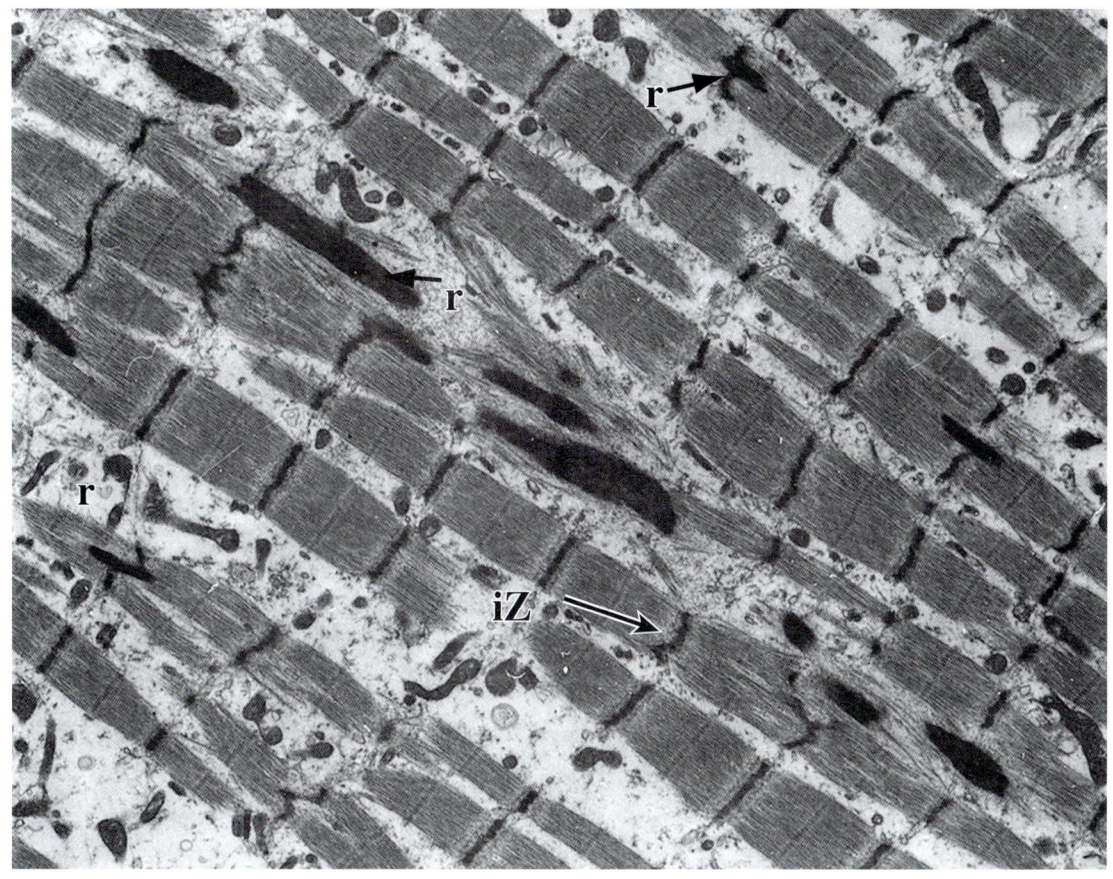

图 5.37 杆状体（r）靠近肌节，在 I 带内，与 Z 线相延续。其他 Z 线不规整（iZ）（杆状体肌病）。

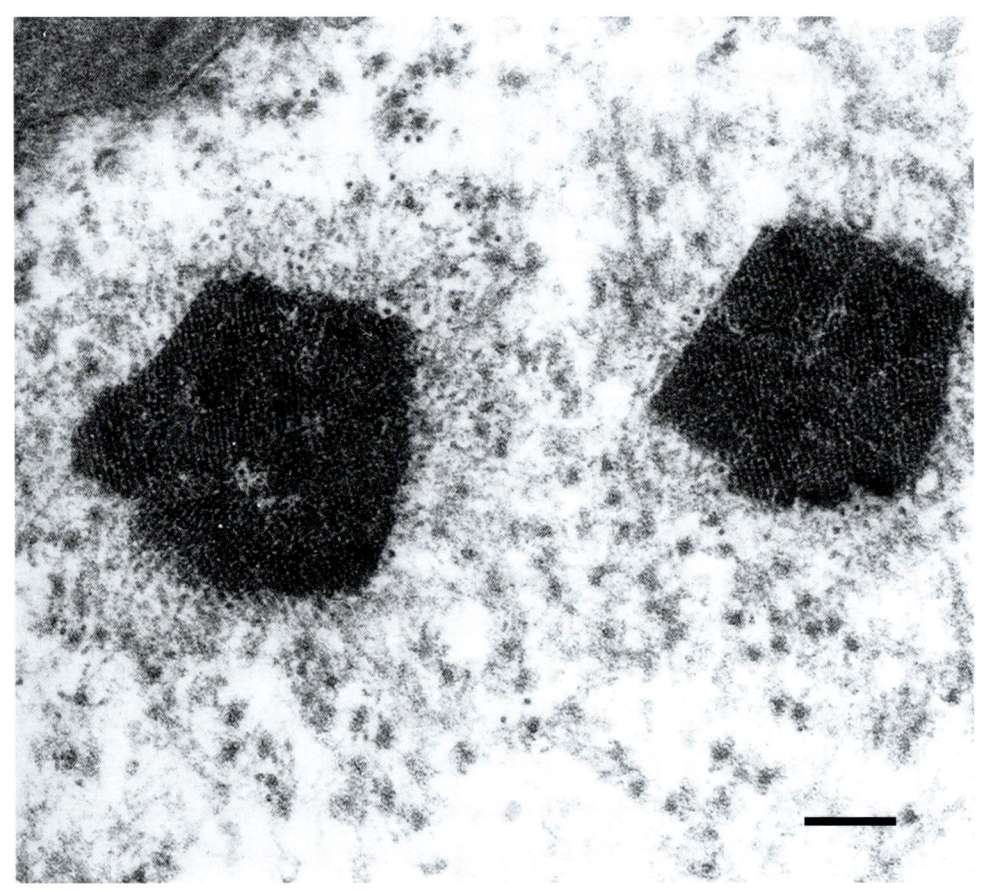

图 5.38　两个杆状体的横切面，可见正方形格子状结构（杆状体肌病）。

Yamaguchi 等 1978，1982，Jockusch 等 1980，Goebel 1997）。杆状体在个别肌纤维的出现非常普遍，在不同的肌肉病被报道，也出现在正常人的眼外肌（Mukuno 1969）和肌腱区域（图 5.39）。杆状体在杆状体肌病为主要异常结构，与特殊的临床表现相关。现已发现有多个基因缺陷与不同类型的杆状体肌病发病有关（见第15章），但目前还不能从电镜预测哪个基因出现突变。其例外的例子是，核内杆状体到目前为止仅在骨骼肌的肌动蛋白基因突变（ACTA1）导致的杆状体肌病患者中发现，但是曾有报道核内杆状体也出现于网格蛋白基因突变所致的合并肌营养不良的单纯性大疱性表皮松解症患者（Banwell 等 1999）。目前的研究进展主要在确定每个突变基因相关的杆状体的格子样结构是否相同。

胞浆体也被视为Z线异常（Macdonald 和 Engel 1969），特征为致密环状或椭圆状中心和一个呈放射样排列的细丝周围带。两带之间有时可见随意排列的细丝形成的浅色环（图 5.40）。深色核心的生化特性还不清楚，但已明确其为丝状，有时显示与Z线有结构的连续性；放射状排列的细丝类似于肌动蛋白，有时可见与邻近的肌原纤维有连续性（图 5.41），结蛋白出现在浅色环中（Osborn 和 Goebel 1983）。存在肌原纤维变性的许多疾病有时可见胞浆体，特别是出现在常见Z线异常的部位。胞浆体可单独或成组出现在肌纤维内（图5.41），MGT等常规染色很易看到（见第 4 章）。胞浆体在包涵体肌炎相当常见，在少数报道的病例中是主要形态学特点，作为一个疾病实体是"胞浆体神经肌肉病"的特征（Jerusalem 等 1979）。我们曾经会诊一个肌肉活检，一例长期服用番泻叶患者的肌肉含有大量胞浆体。

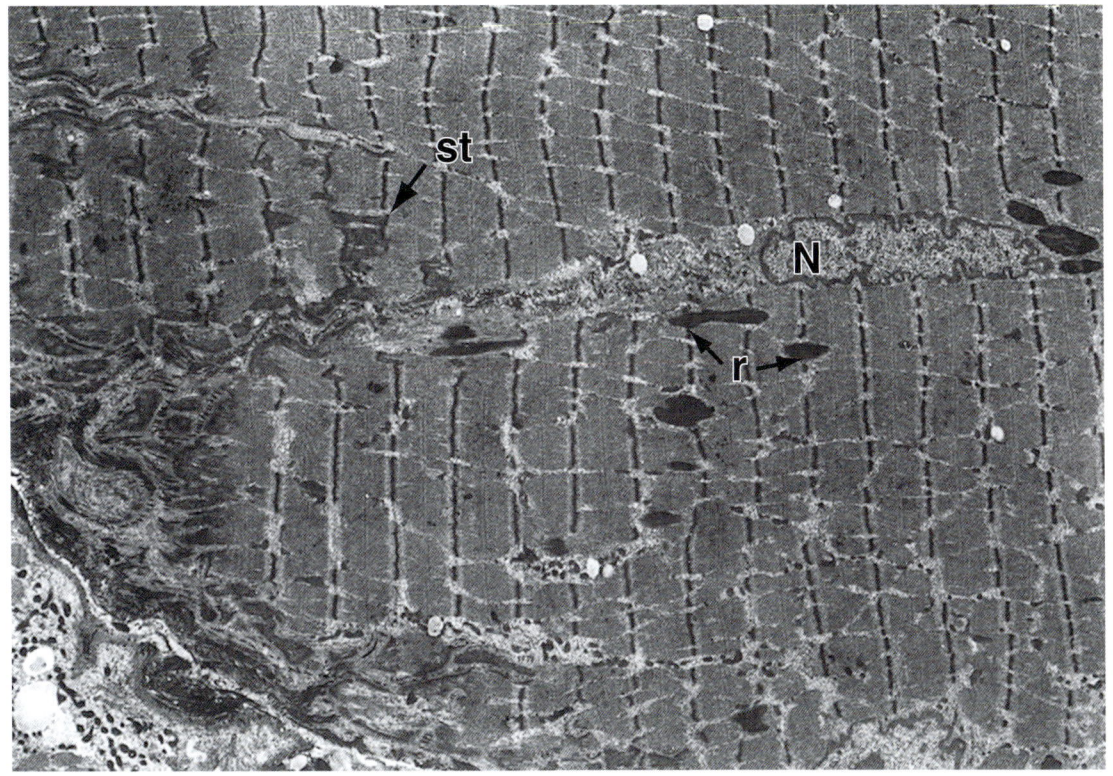

图5.39 肌腱处杆状体（r）和Z线水纹样改变（st）。可见核内移（N）（明确的Duchenne肌营养不良携带者）。

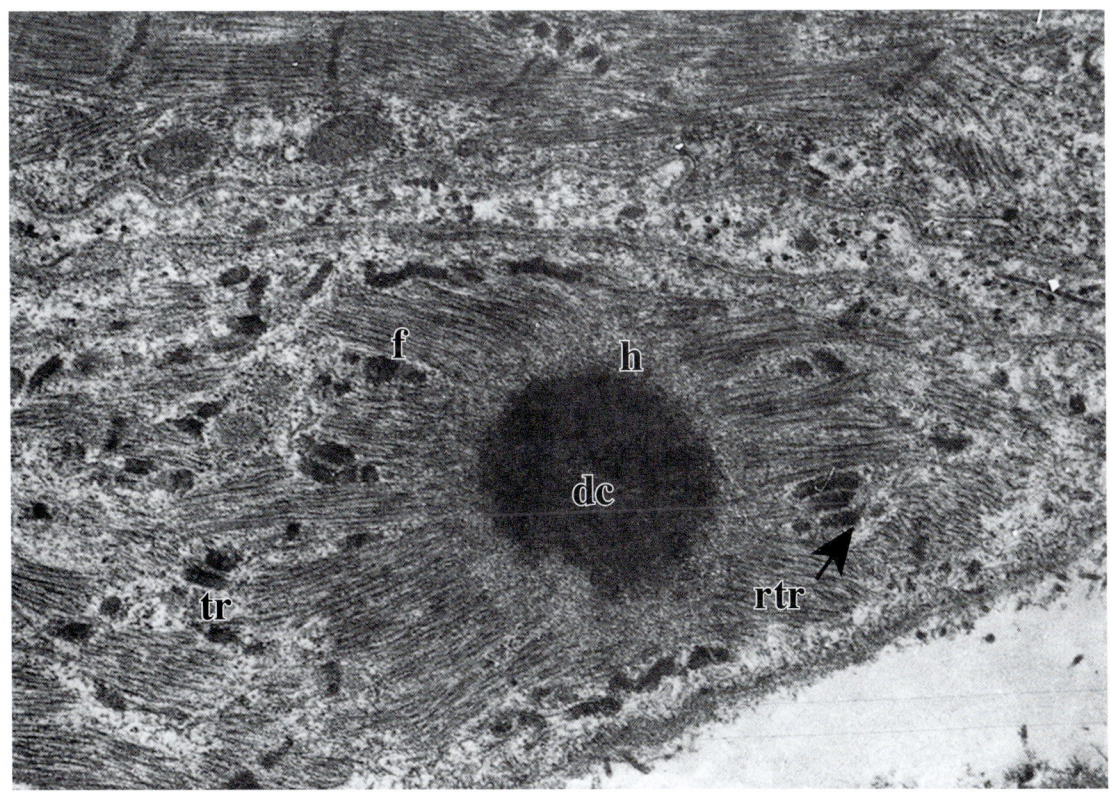

图5.40 含有致密核心（dc）的胞浆体，其周围有晕环（h）和呈放射状排列的细丝（f）。三联体（tr）突出，可见一个重叠的三联体（rtr）（脊髓性肌萎缩）。

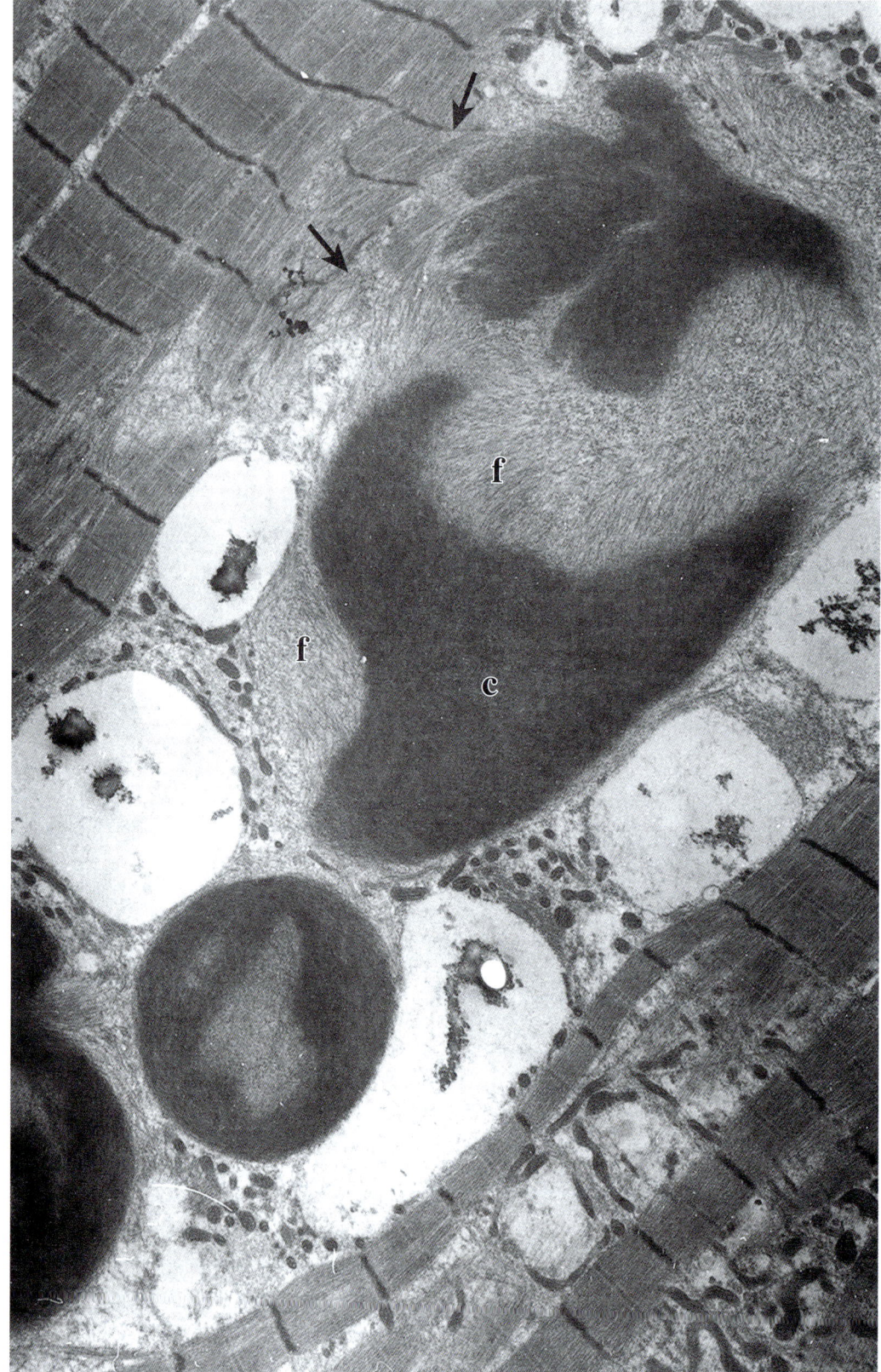

图5.41 一组少见的胞浆体，显示与肌原纤维相连续（箭头）。其核心（c）形状不规则，非圆形，也没有晕，但有细丝（f）从核心呈放射状排列（胞浆体肌病）。

中间丝

中间丝为直径约10nm的细胞骨架丝，粗细介于肌动蛋白和肌球蛋白之间。结蛋白（骨骼蛋白）、波形蛋白和成束蛋白存在于骨骼肌中，核纤层蛋白也是中间丝。结蛋白仅出现在肌肉中，在再生肌纤维和活动期的卫星细胞中很丰富（Thornell 等 1980）。杆状体和胞浆体周围有结蛋白环绕。

有一组肌病存在结蛋白阳性物质聚集，从而提出"结蛋白相关性肌病"、"剩余蛋白肌病"和"肌原纤维肌病"的概念（Goebel 和 Borchet 2002）。结蛋白基因或影响到结蛋白聚合的分子伴侣蛋白（αB-晶体蛋白）基因突变的患者，电镜下可见典型的颗粒细丝物质沉积区（图5.42），在HE和MGT下这些区域淡染，有结蛋白的免疫活性。其他蛋白也出现在这些区域，包括肌营养不良素、β-类淀粉蛋白、αB-晶体蛋白和多种肌原纤维蛋白（De Blecker 等 1996）。胞浆体也可以是结蛋白沉积的伴随性形态学特点，被称为"球形体肌病"的病例和肌浆体（Edström 等1980）也属于此类疾病。报道过的病例多为家族性，具有显性遗传特点。肢体远端肌无力和心脏受累是常见特点，白内障出现在αB-晶体蛋白基因突变的患者。在单纯性大疱性表皮松解症伴随肌营养不良的患者有网格蛋白基因突变，出现结构破坏的结蛋白丝沉积，可能是因为损害了结蛋白与突变的网格蛋白之间的结合（Schroder 和 Goebel 2002）。

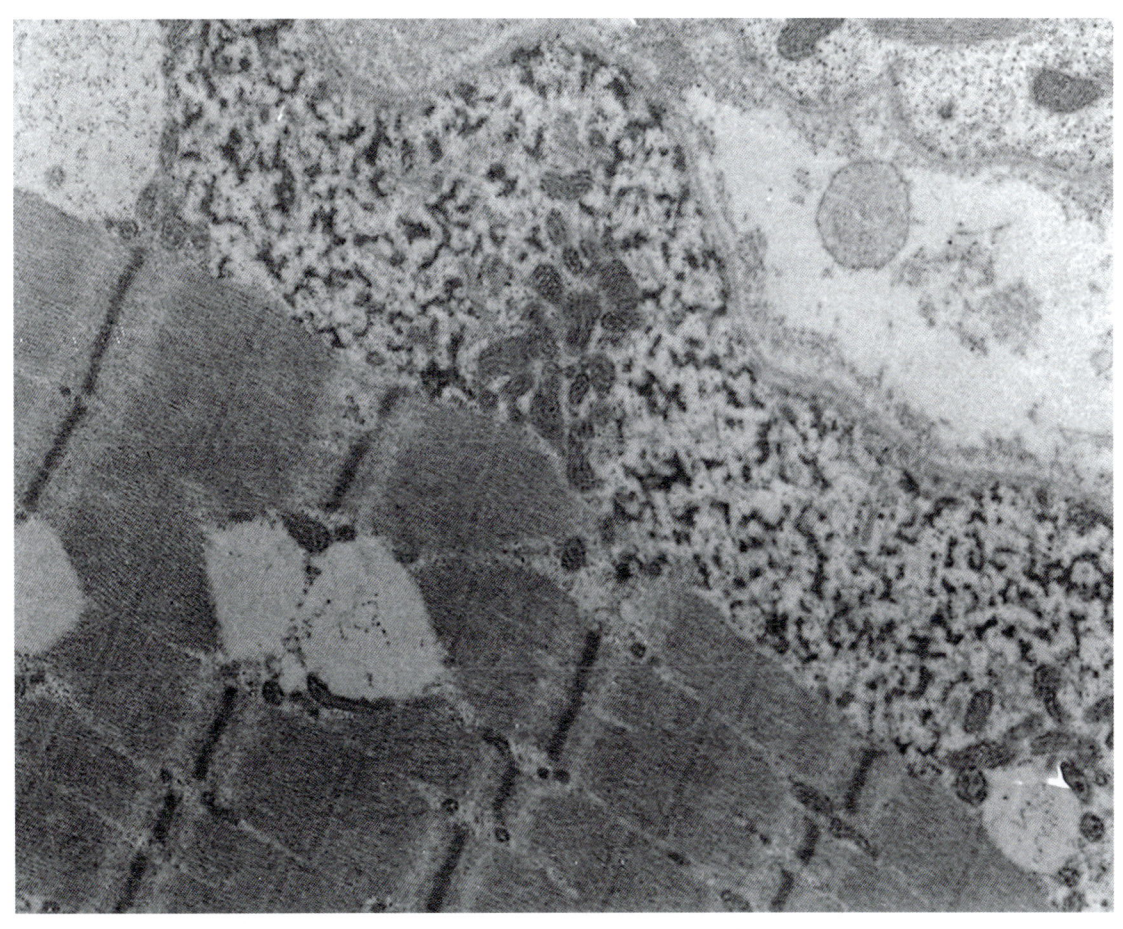

图 5.42 致密颗粒样物质沉积，对结蛋白有免疫反应（结蛋白肌病）。

细胞核

病变肌肉的肌核改变包括位置、形状、染色质分布的改变和各种包涵体。同一病变肌纤维内可同时看到正常和异常的核。核内移（图5.43）为神经肌肉病的非特异表现，可出现在个别肌纤维或所有肌纤维，排列成链，位于肌纤维中央。核内移周围的肌浆区正常，有时出现线粒体聚集和糖原沉积。肌管（中央核）肌病的特征为多个纤维出现中央核，出现线粒体和糖原聚集（图5.44）。再生肌纤维类似胎儿肌纤维，细胞核位于中央，通常处于代谢活动状态，有一个显著的核仁。

病变肌肉的细胞核形状变得不规整（图5.43）且出现深的内陷。有时类似包涵体，但具有典型的双层膜。

染色质浓集的改变和肌纤维活性状态以及损伤程度有关。正常肌核常常含有致密的异染色质性周围带，散在于整个核浆内小的致密染色质区域和一个大核仁。病变肌肉出现核仁增大，染色质密度深浅不一，从非常分散（图5.45）到高度浓缩，像固缩核（图5.46）。染色质可以形成非常少见的形态。异染色质一般贴附于核膜，但在部分核聚集成块，不贴附于核膜（图5.47），这些改变出现于凋亡的细胞核及核纤层蛋白A/C基因缺陷的患者中（Sewry等2001a）。核的改变，包括核浆突入肌浆，也见于伊默菌素基因（Fidzianska等1998）缺陷导致的X-连锁Emery-Dreifuss肌营养不良。

多种包涵体出现在肌纤维细胞核内，有一些类似肌丝的成分，如Z线物质和杆状体（Jennis等1969，Barohn等1994b），或肌动蛋白样细丝；有一些更像管样改变，且与肌原纤维物质相比大小不一（Cullen和Mastaglia 1982）。在一些肌动蛋白基因突变性杆状体肌病的严重患者，出现核内杆状体是其特点之一

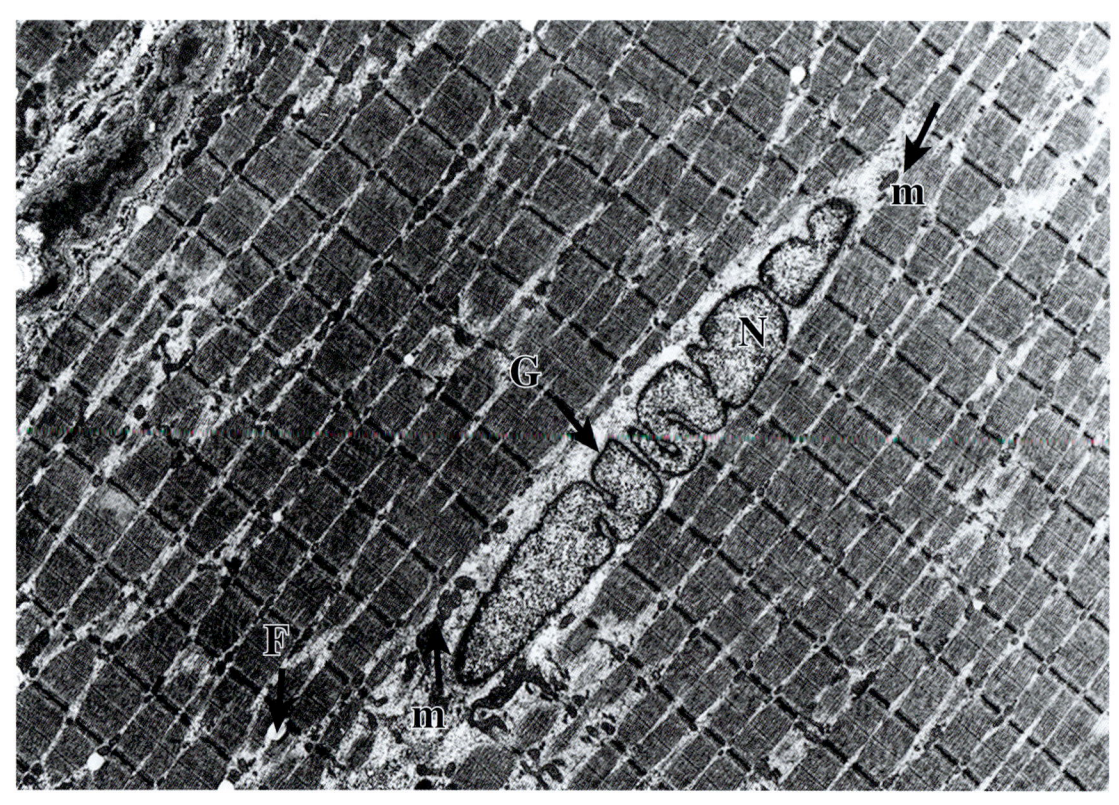

图5.43 不规则形状的内移核（N）。核周围含有糖原（G）、线粒体（m）和几个脂肪滴（F）（面肩肱型肌营养不良）。

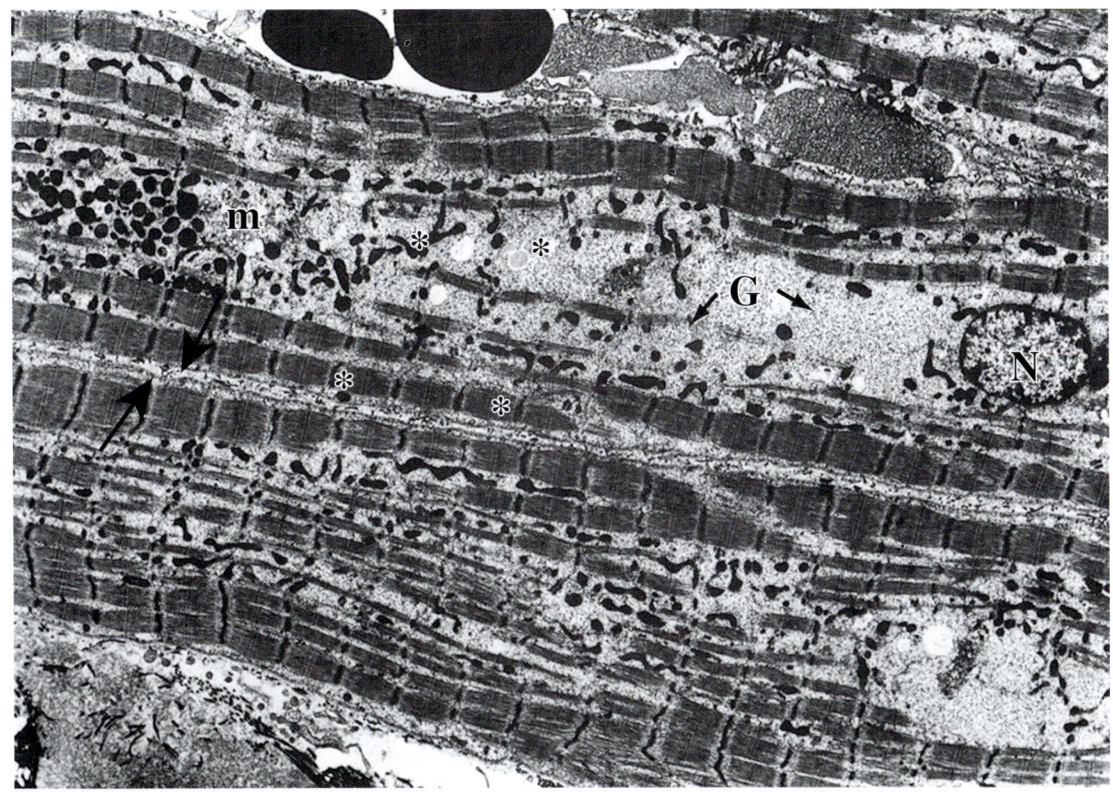

图5.44 两条肌纤维的中央区肌原纤维丢失（*）。上面的肌纤维含有一个中央核（N）以及糖原（G）和线粒体（m）的中央聚集。大箭头示两条纤维的肌膜（肌管肌病）。

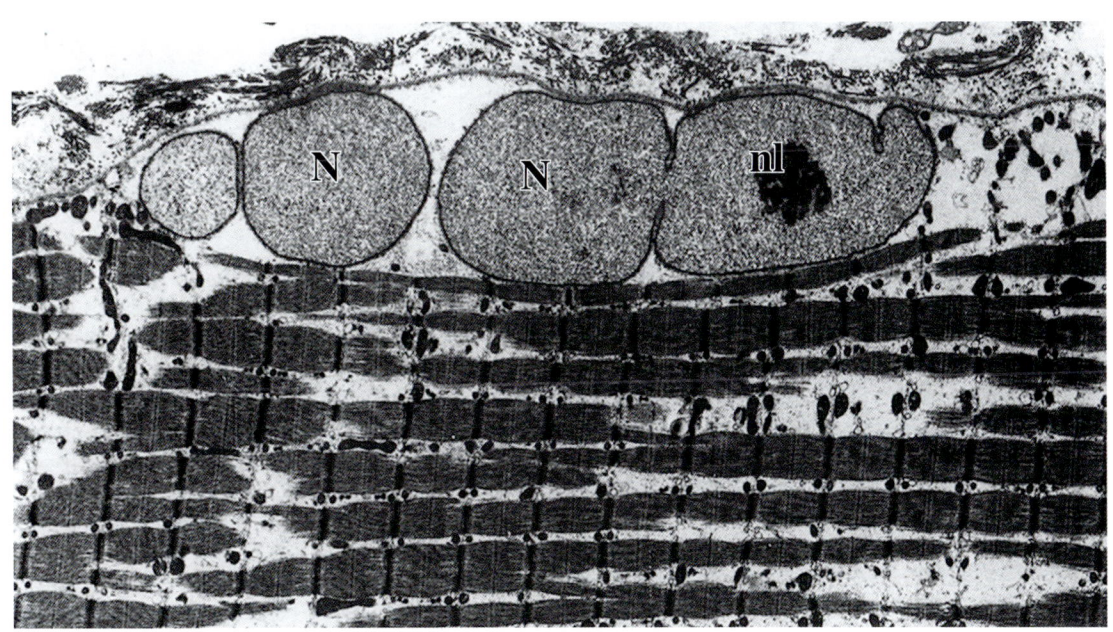

图5.45 周边核（N）含有疏松染色质。形状不规整，其中一个有松散的核仁（nl）（明确的Duchenne肌营养不良携带者）。

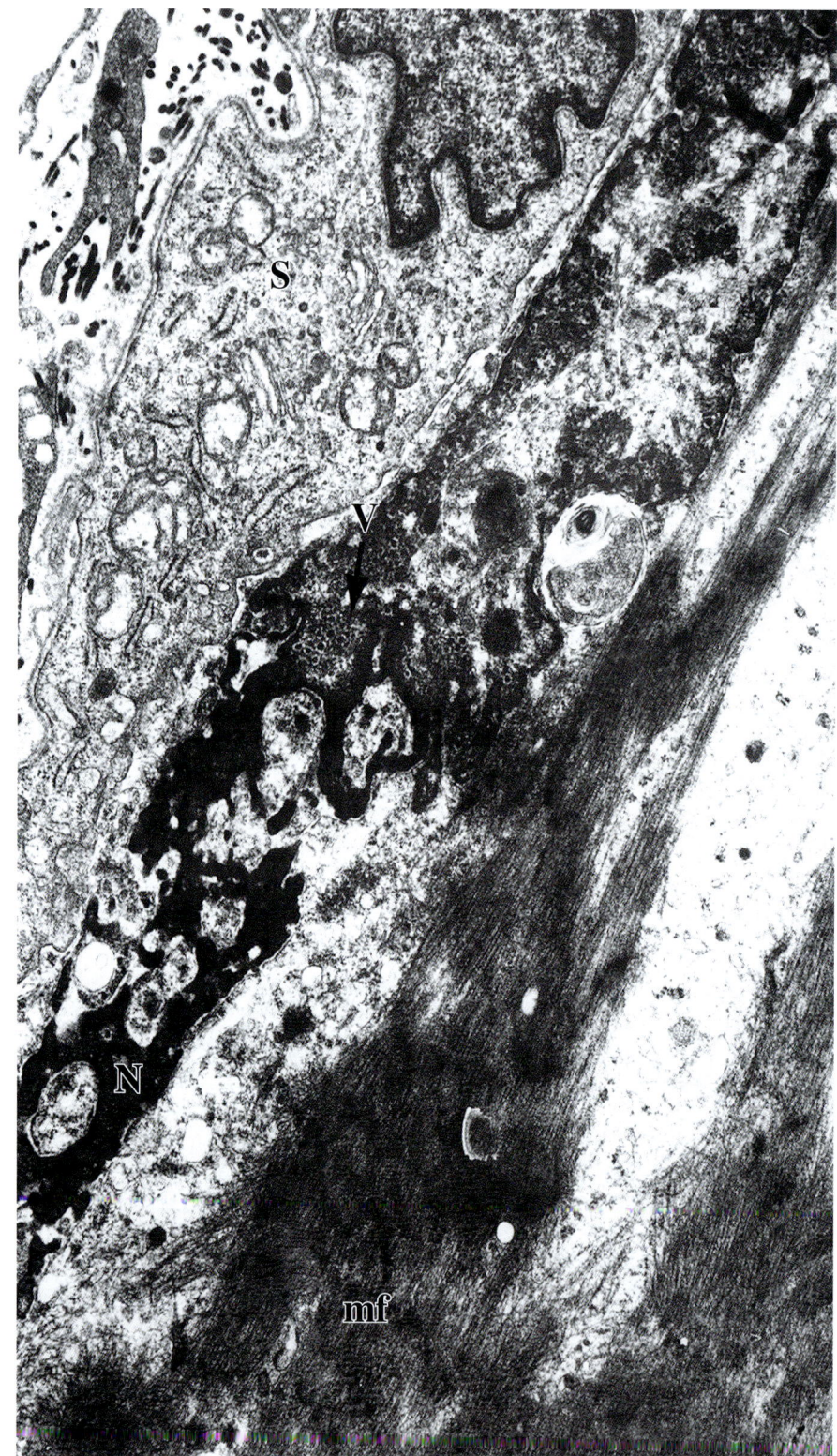

图 5.46 固缩核（N），染色质非常致密，核膜破裂。在一个区域可见病毒样颗粒（V）。附近的肌原纤维（mf）高度收缩，卫星细胞（S）的一部分出现在基底膜下（婴儿型肌炎）。

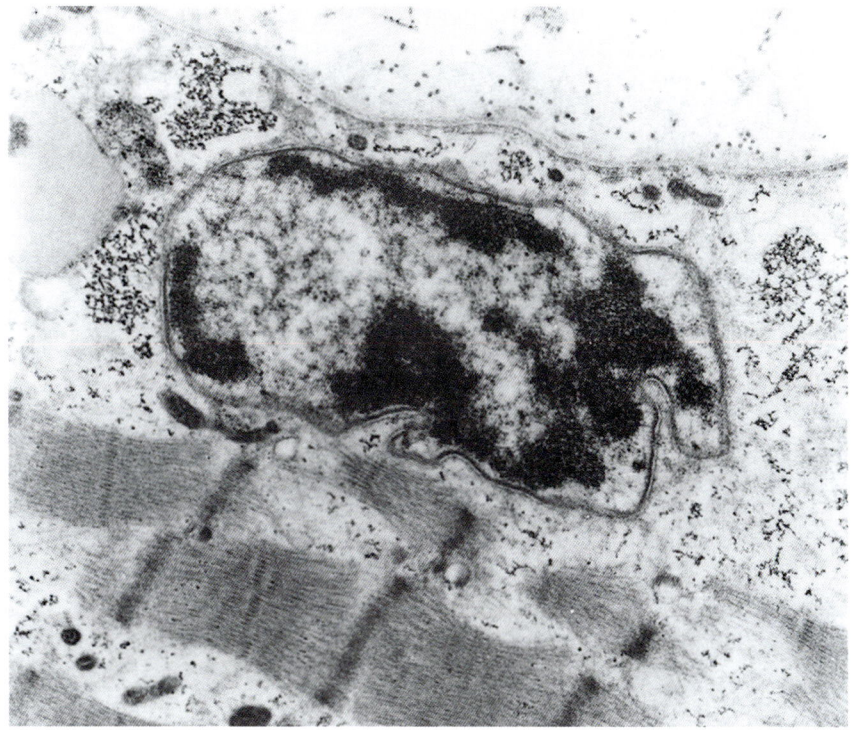

a

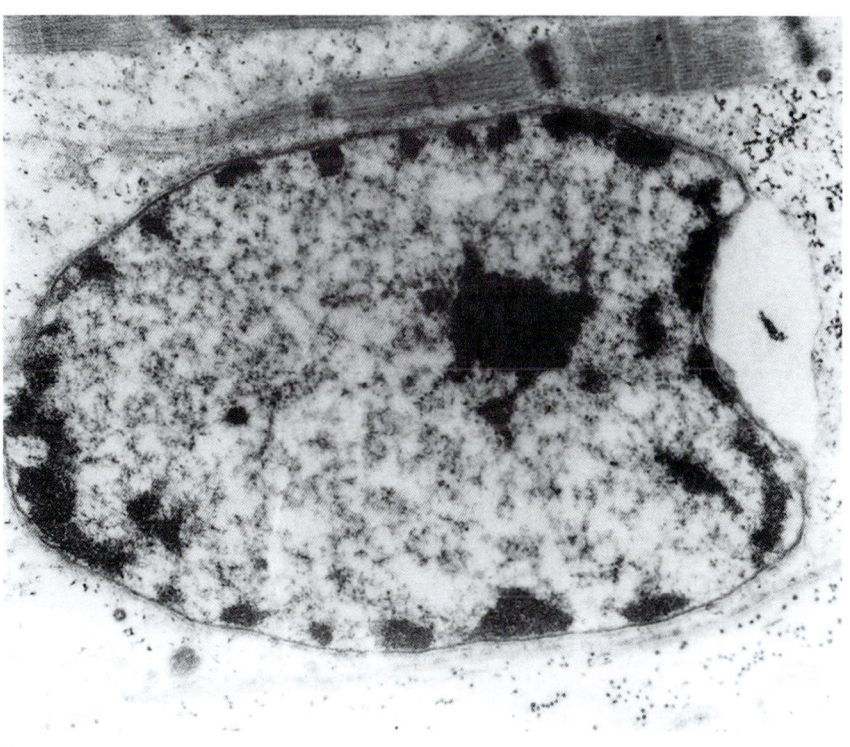

b

图5.47（a，b） 染色质块没有贴附于核膜（常染色体显性遗传性Emery-Dreifuss肌营养不良）。

（Barohn 等1994b）。受累细胞核数量不一，肌浆杆状体可以出现（图 5.48），也可以不出现（Banwell 等1999）。如果网格蛋白基因出现突变，也可以出现核内包涵体。肌动蛋白样包涵体也可出现于炎性肌病，如包涵体肌炎（图 5.49）。其他包涵体被描述为细丝聚集（Chou 1968，Schochet 和 McCormick 1973，Ionasescu 等1975）或管丝样（Tomé 和 Fardeau 1980，Tomé 等1981）。在眼咽型肌营养不良中至少3%肌纤维核出现直径约 8.5nm 的管丝样包涵体（Tomé 和 Fardeau 1980），作者认为这些包涵体是该病典型的形态学特点。眼咽型肌营养不良的包涵体仅限于细胞核内，但其他大的管丝样包涵体（直径 16～18nm）在包涵体肌炎同时出现于核内及肌浆（Tomé 等1981）（图 5.50）。后一种类型的丝样包涵体见于散发性和遗传性包涵体肌炎或肌病，如快肌球蛋白 MYH2（MyHC Ⅱa）基因突变（Martinsson 等2000，Argov 和 Soffer 2002）导致的肌病。核内包涵体一般较罕见，一些报道的患者和我们研究的患者均为炎性疾病。在研究皮肌炎中，Banker（1975）曾描述过 3 种类型的包涵体，分别在肌膜核、间质细胞核和内皮细胞核内观察到。第一种为由同心圆排列的纤维构成的球状核内包涵体，周边有晕环，含有细颗粒的网状结构（图5.51）；第二种为杆状的平行细丝束（图5.52）；第三种（图 5.52）含有嗜锇颗粒和一个丝状外皮。数个不同大小的致密嗜锇颗粒也可以出现在核内（图 5.52）。

某些核内颗粒类似病毒（图 5.46）（Chou 1968，Mair 和 Tome 1972，Sato 等 1971，Tomé 等 1981），但尚没有找到证据证实该推测或提示这些颗粒与疾病发展相关。偶尔切片可切过核膜，显示核孔结构（图 5.53），其为正常的核膜结构，可能产生包涵体的错误认识。

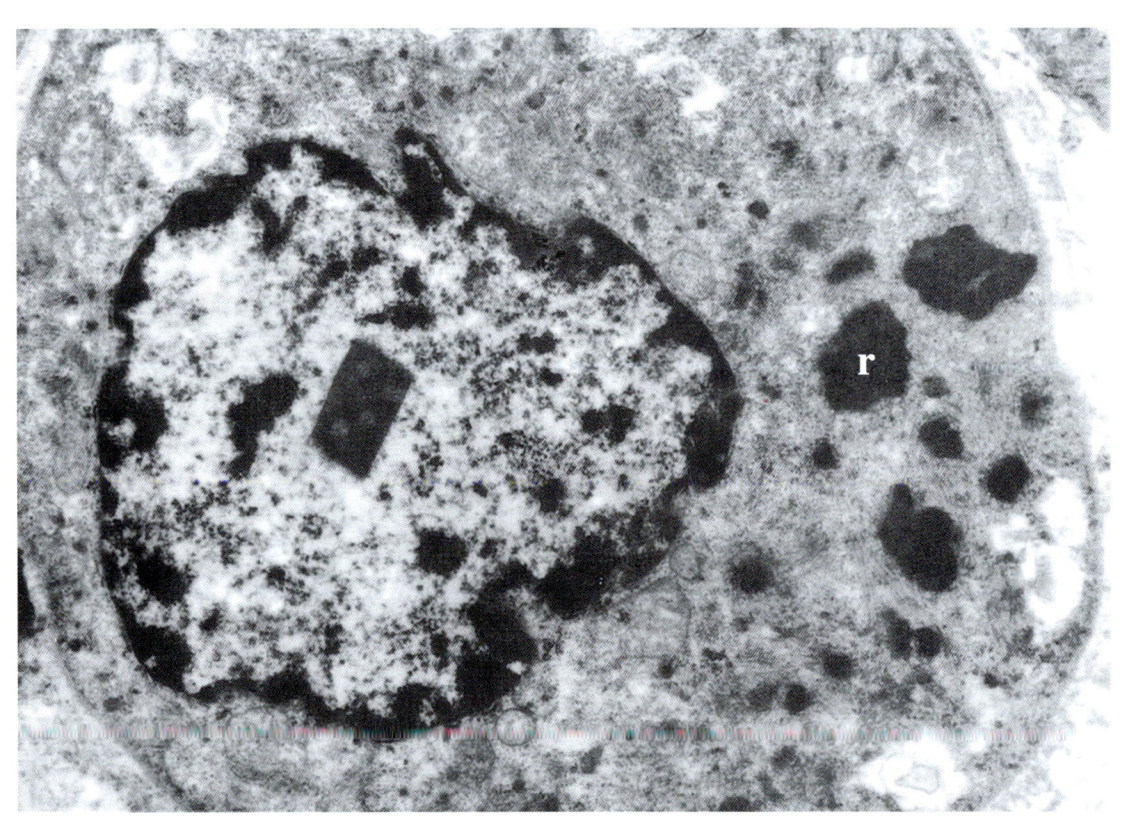

图 5.48　核内杆状体出现在肌动蛋白基因（ACTA1）突变患者。注意肌浆内杆状体。（Courtesy of Professor H Goebel.）

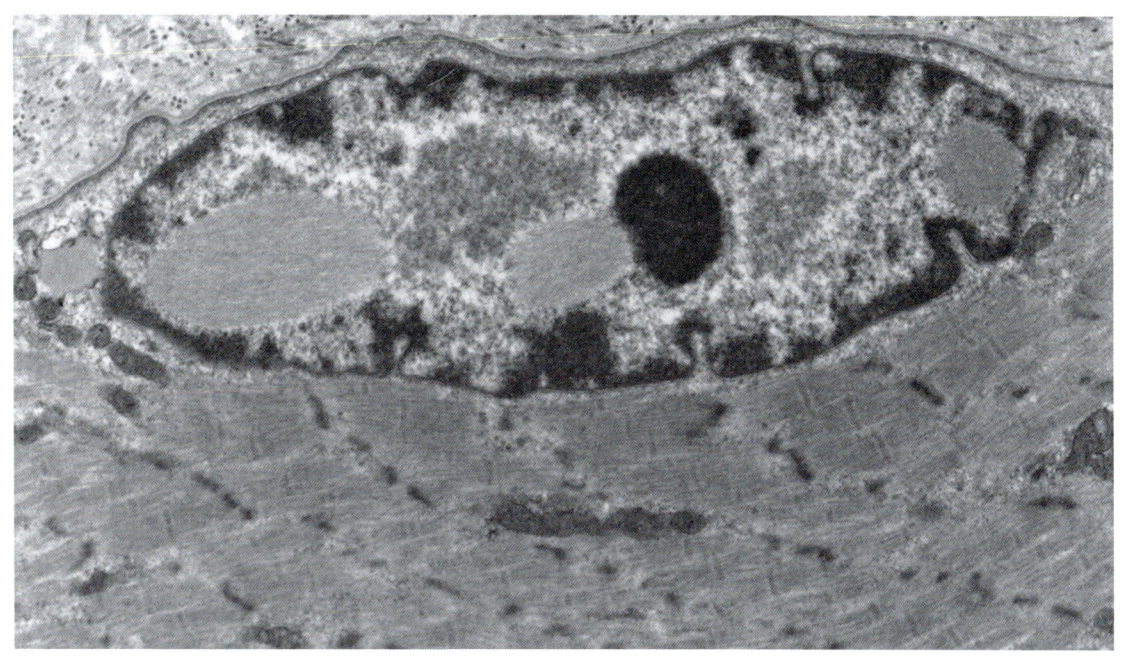

图 5.49　核内肌动蛋白样细丝包涵体（炎性肌病）。(Courtesy of Dr J Moss.)

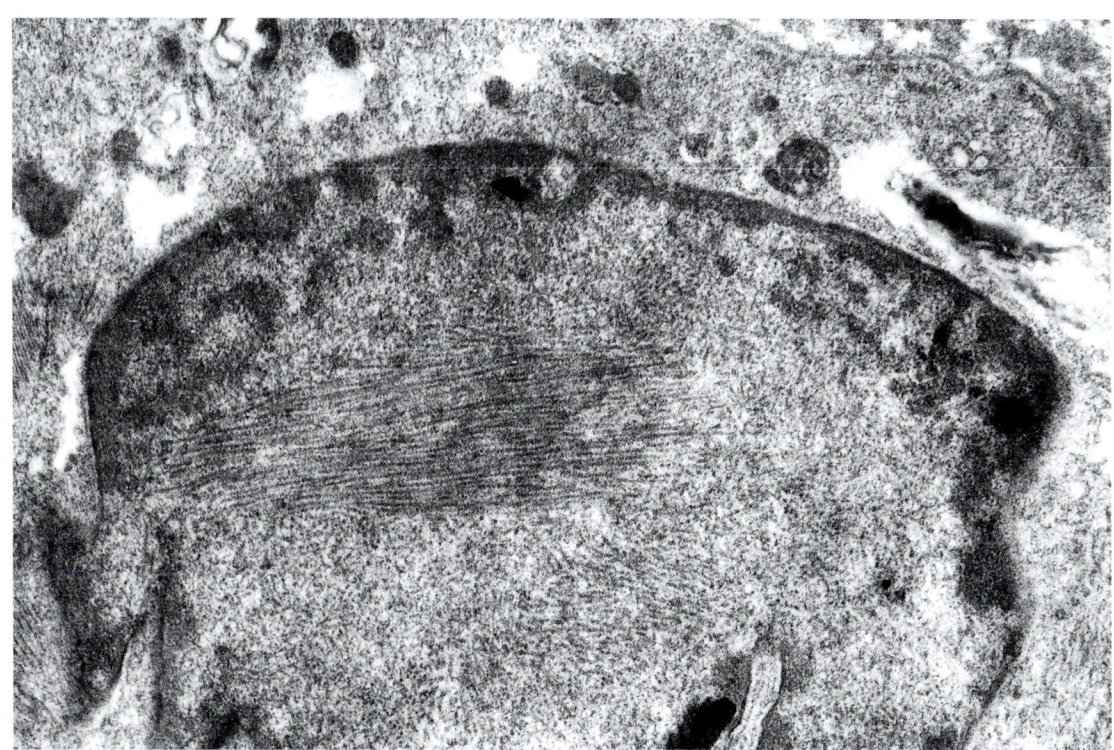

图 5.50　包涵体肌炎的典型丝状核包涵体。(Courtesy of Dr J Moss.)

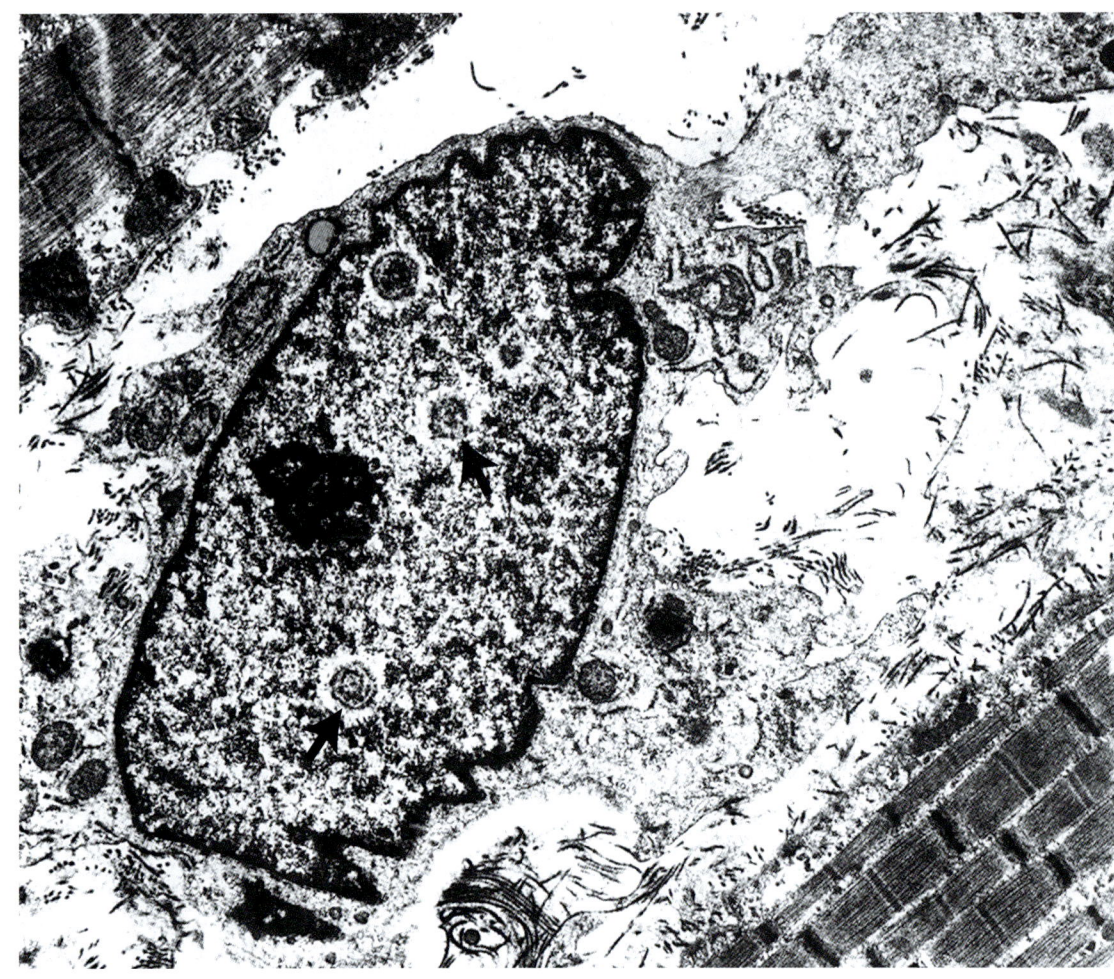

图 5.51 间质细胞内球形核内包涵体（箭头）围以晕环（皮肌炎）。

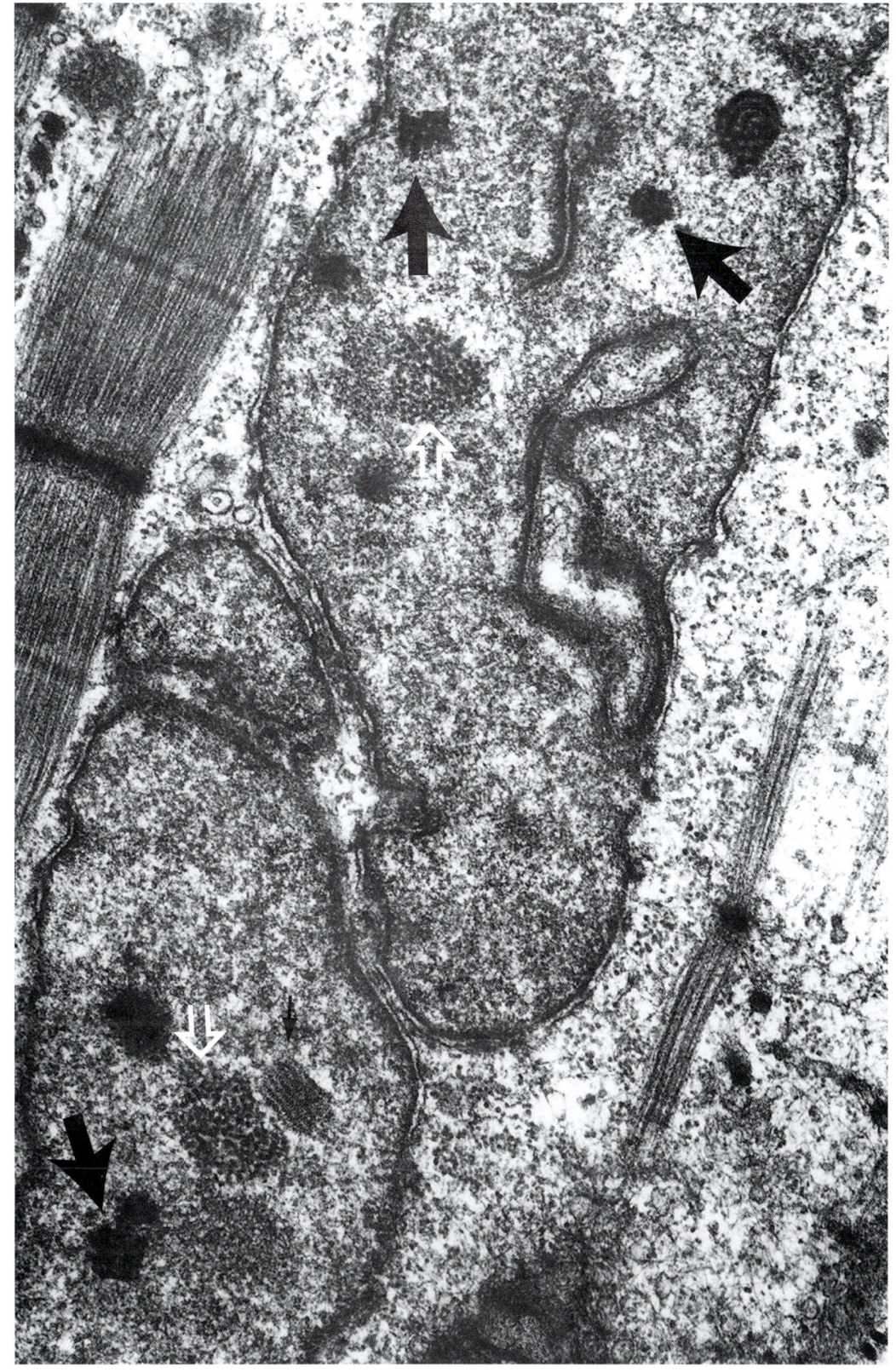

图5.52 形状不规整的细胞核含有几个包涵体,一个是细丝束(小箭头),另一些是大的深染嗜铍性颗粒(大箭头)或小的嗜铍性颗粒的聚集(开口箭头)(婴儿型肌炎)。

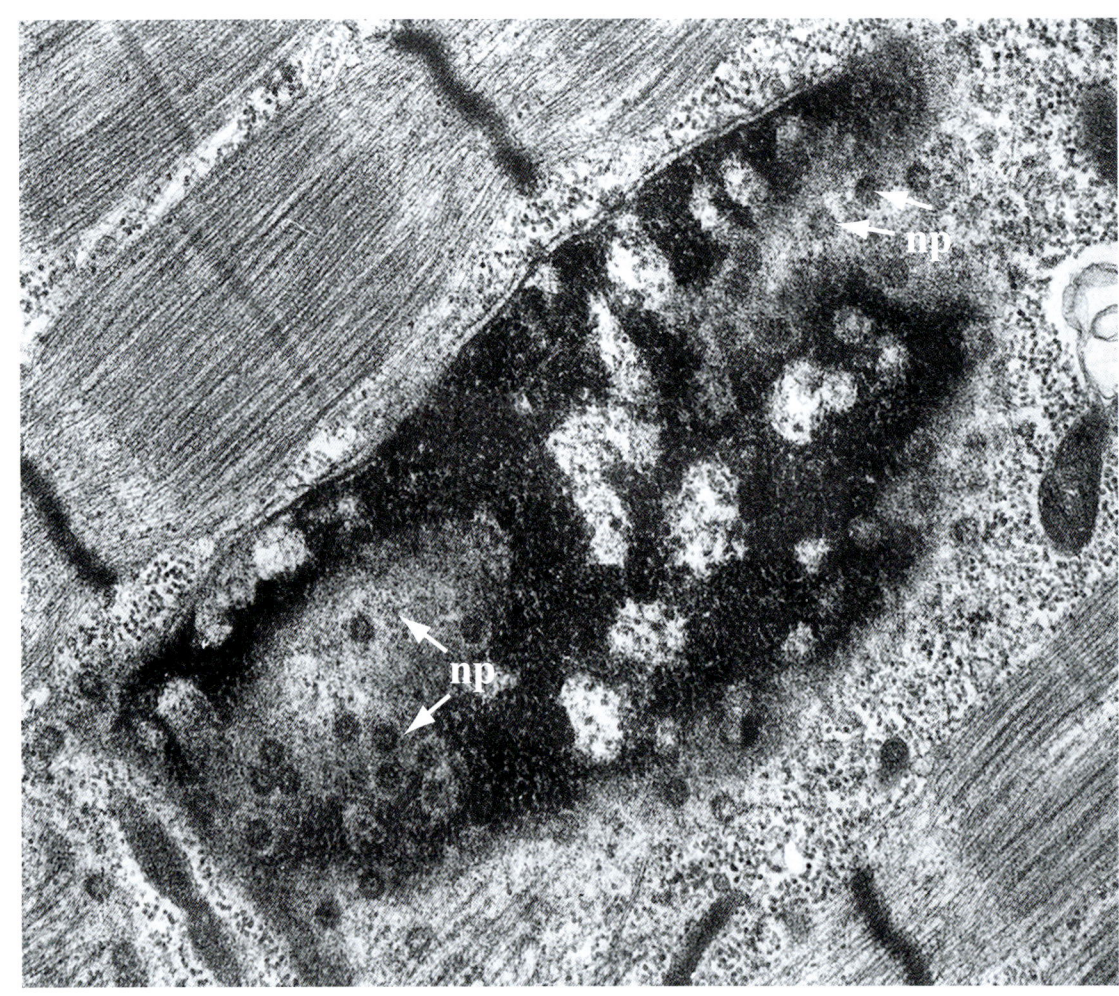

图 5.53　内移核切片切过核膜，显示核孔（np）（多发性肌炎）。

线粒体

　　肌纤维的线粒体如其他细胞内的一样，可以移动、肿胀和收缩。肌纤维的线粒体在数量、分布、大小和形状方面有很大变异。1型肌纤维内线粒体含量明显大于2型肌纤维，反映其高氧化代谢（见第3章）。在病变的肌肉中线粒体靠近I带的正常位置常保持不变，但在肌原纤维缺失区域的线粒体则聚集成簇或出现形状改变（图 5.54）或灶性丢失。

　　在一些病变肌纤维的肌膜下，线粒体聚集非常突出，没有特异性，在一定程度上也出现在正常肌肉中。显著的线粒体聚集可见于分叶状肌纤维（Bethlem 等1973）。这些肌纤维的特点为大量小的正常线粒体聚集于肌纤维周边，呈带状突入肌纤维内，其他部位很少出现线粒体（图 5.55）。分叶状肌纤维没有特异性，在面肩肱型肌营养不良、肢带型肌营养不良和脊髓性肌萎缩（Bethlem 等1973）中均有报道。此外，我们发现分叶状肌纤维还出现在骨软化症、炎性疾病、甲状腺功能减退症和酒精性肌病，可能也是钙蛋白酶-3基因缺陷者的主要表现（Beckmann 和 Fardeau 1999）。很少出现在儿童（Guerard 等1985），但可见于一些 Ullrich 型先天型肌营养不良患者。

　　线粒体肿胀经常出现在许多被损伤的细胞，在肌肉可以见于未恰当固定的组织，解释这种改变要小心。病变肌肉的轻度线粒体肿胀通过其内、外膜的分离加以确认（图 5.56）。虽然标本已被正确固定，多种情况下也可见线粒体的高度肿胀和变性，可以观察到肿胀的线粒体含有糖原（图 5.57）。

　　线粒体也可以出现一系列的结构缺陷，许多神经

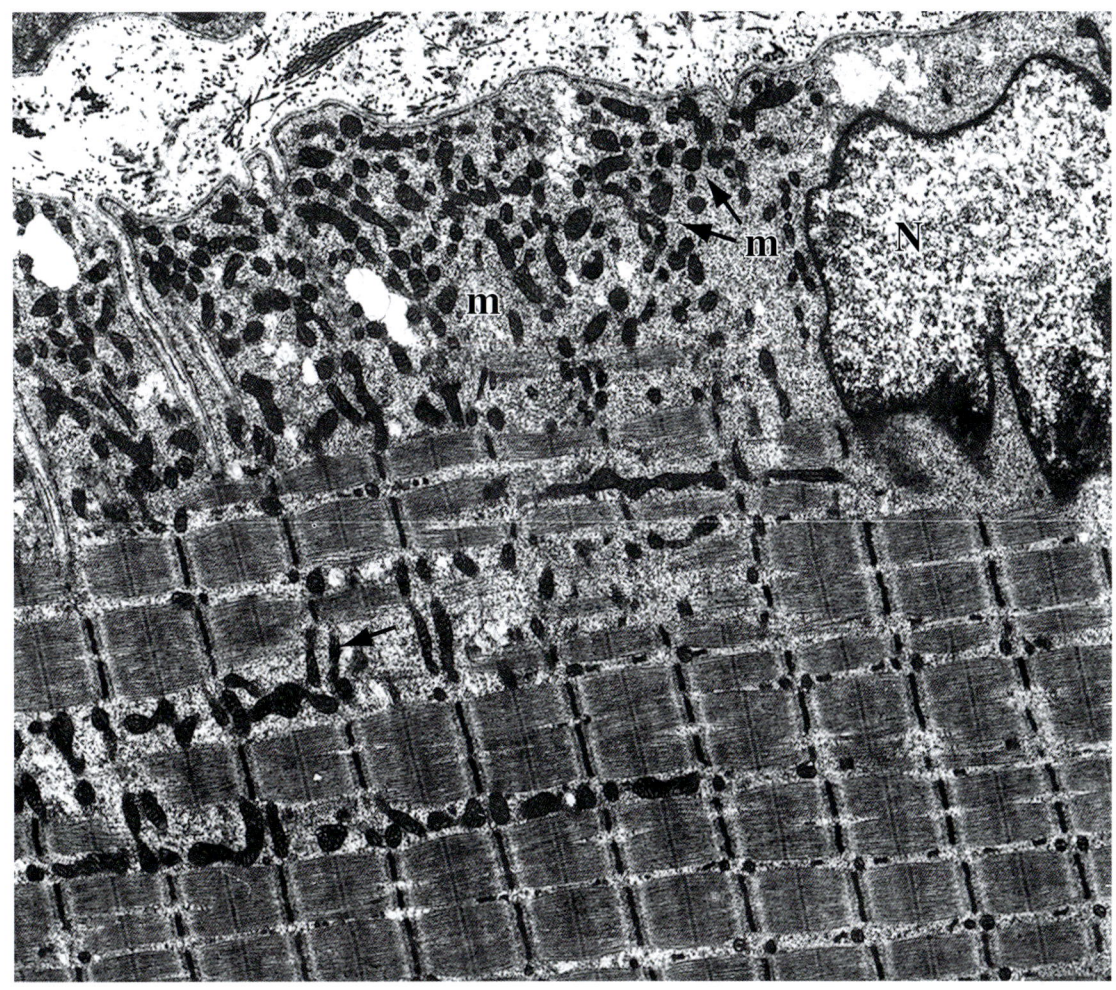

图5.54 肌膜下线粒体（m）聚集在肌原纤维丢失区，位于核（N）附近。局部肌丝丢失区含有少量形状不同的线粒体（箭头）（明确的 Duchenne 肌营养不良携带者）。

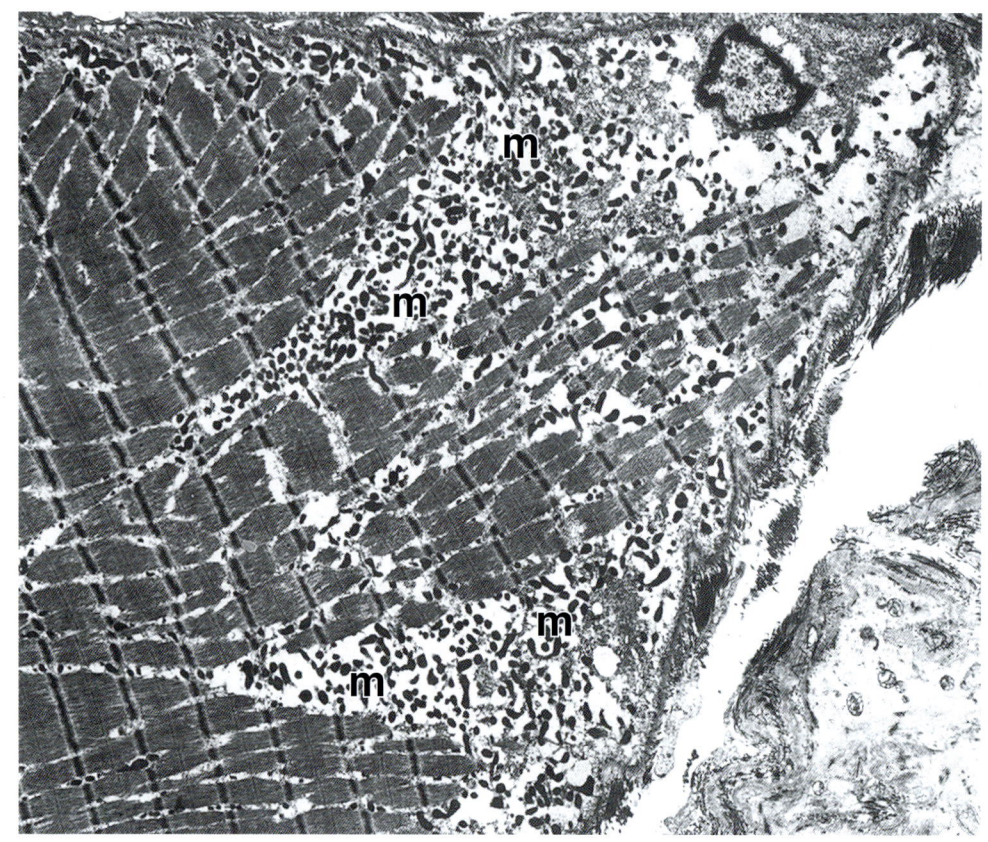

图 5.55　分叶状肌纤维有突出的三角形线粒体区域突入肌纤维（未分类肌病）。

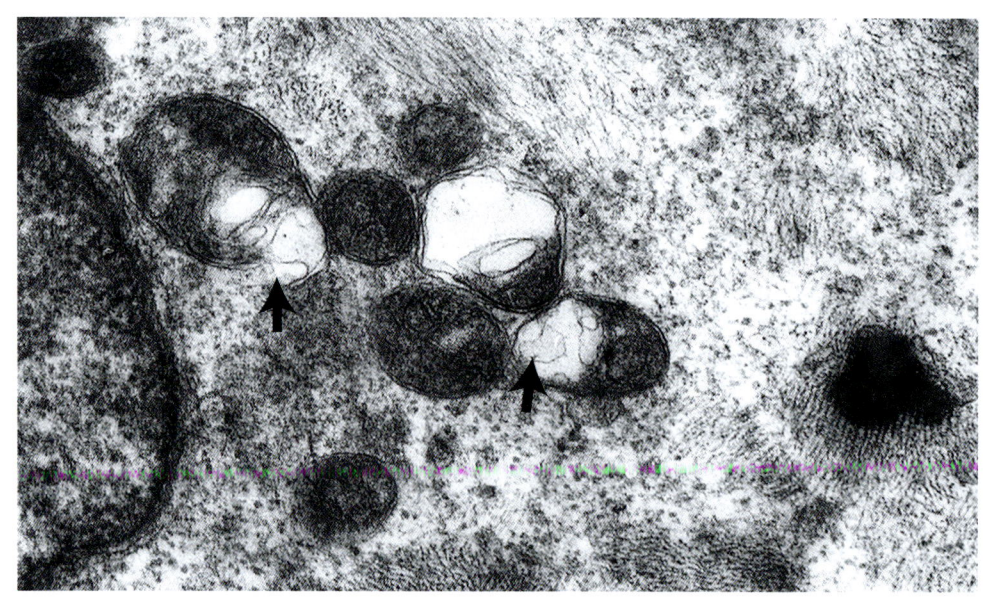

图 5.56　线粒体小幅度肿胀，内外膜分离（箭头）（肌病伴异常线粒体）。

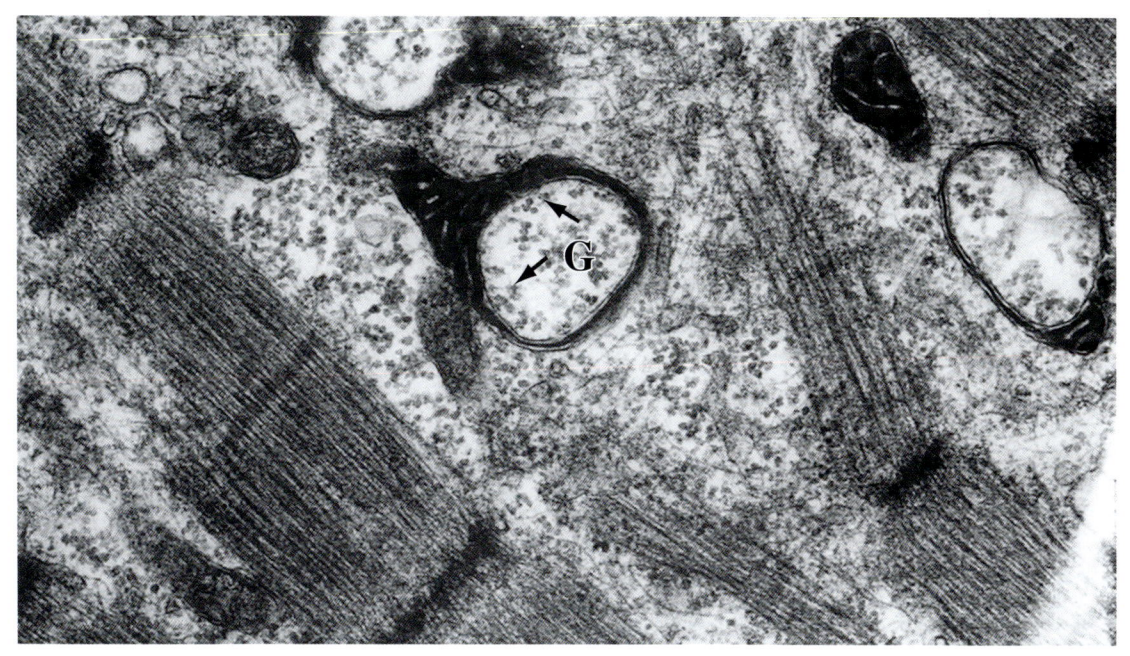

图 5.57　肿胀浓缩的线粒体含有糖原（G）（肌病伴异常线粒体）。

肌肉病均可出现结构异常的线粒体，但在一些病例中以此为主要病理特点（Morgan-Hughes 1992）。单一活检标本内可发现多种线粒体改变，包括巨大线粒体、分支状嵴或同心嵴的线粒体以及出现含包涵体的线粒体（图5.58-5.62）。包涵体为晶体型（图5.60，5.61）或不同大小的嗜锇小体（图5.58），也可以出现与正常线粒体类似的大而显著的颗粒（图5.62）。晶体型包涵体常与内膜相连；可以表现为矩形小体占据部分或整个线粒体宽度（图5.60）或一组矩形结晶包涵体出现在一个共同的外膜内（图5.61）。这些"停车场"型包涵体由紧密排列的四个等长平行线构成。一个或多个矩形小体聚集在一个与内膜相延续的嗜锇性范围内。尽管对有线粒体结构异常的病例进行了一些肌肉生化研究，但并未发现特殊的生化缺陷与任何线粒体特别的结构改变有关，提示形态学改变反映了肌纤维代谢的一般性改变，而不是特殊的生化缺陷。

膜系统

肌浆网和T管系统形成贯穿肌纤维的复杂膜网状结构，于三联体处密切相连。病变肌肉的膜系统异常主要为不同程度的扩大或增生。肌浆网肿胀是病变肌肉的常见特点，没有特异性，是Duchenne肌营养不良的最早期改变之一（图5.63）（Cullen和Fulthorpe 1975），也可以由于标本固定不当导致，在该情况下出现肿胀或胀破的线粒体。在一些疾病情况下也可以出现T-管系统的扩大，使三联体变得很显著（图5.64）。三联体也可以从其位于A/I带结合处的正常位置发生移位和转为纵向。三联体的肌浆网和T-管系统的增生可以形成膜紧密相连的层状结构（图5.64）。这些重复的三联体含有致密颗粒状肌浆网（间以清晰的T-管系统），通常与纤维损伤有关。

T-管系统的增生可以导致蜂窝状结构的形成（图5.65），不同大小和紧密排列的管聚在一起形成淡染的大管，连接旁边浓染小管。我们曾在一例患者观察到蜂窝样结构的同心圆样形态（图5.66）。常见与T-管连接，双管表现提示源于三联体。蜂窝状结构出现在肌纤维变性和再生的活动期。

肌浆网超常增生可致许多种形态上差别很大的管聚集类型。一种类型是六角形聚集的双壁管（图5.67），一般认为来源于肌浆网，因为它与肌浆网相延续（Engel 等 1970a），而且用钙离子激活性肌浆网ATP

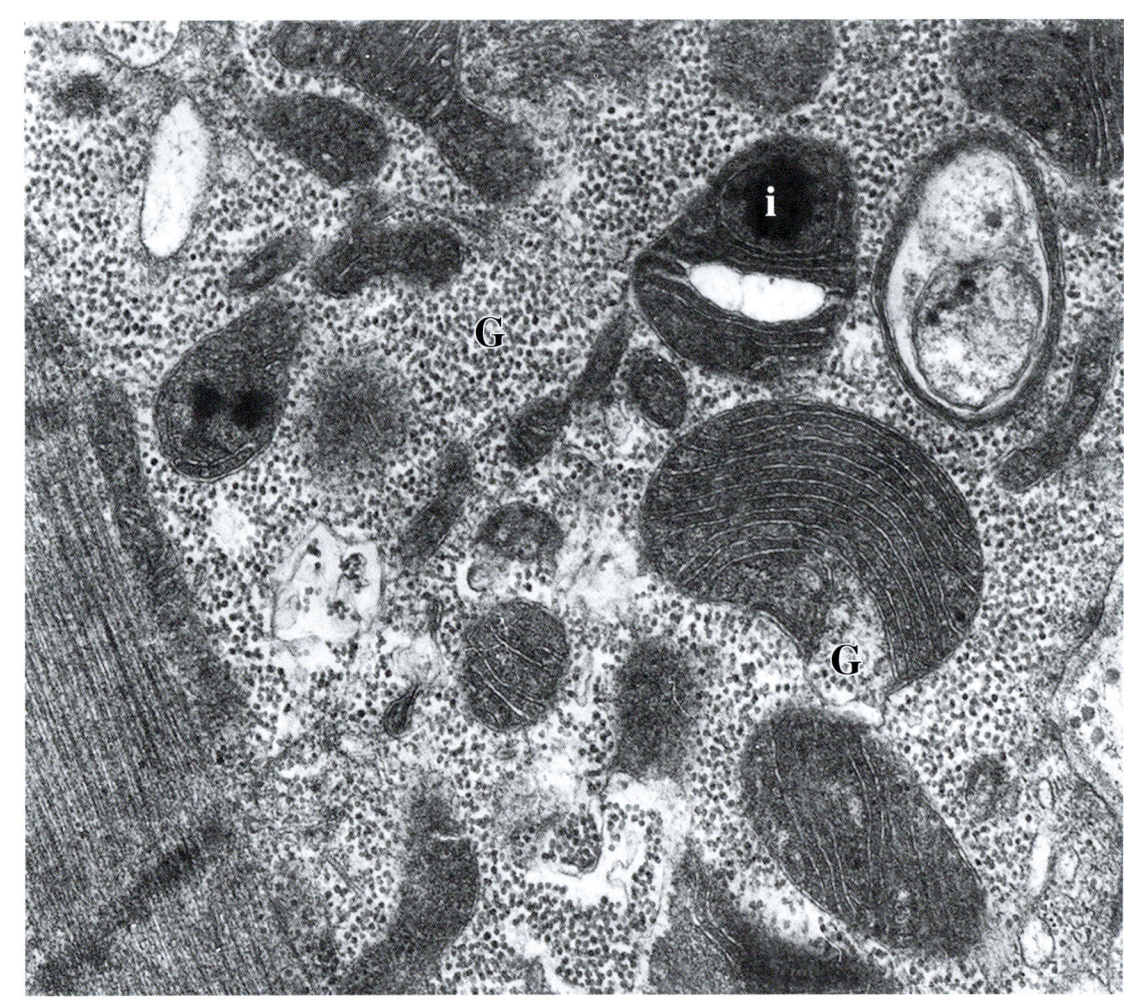

图5.58 增大的线粒体含有致密包涵体（i）、空泡和异常嵴。糖原在线粒体之间非常突出，且糖原也出现在一个线粒体（G）内（Duchenne 肌营养不良）。

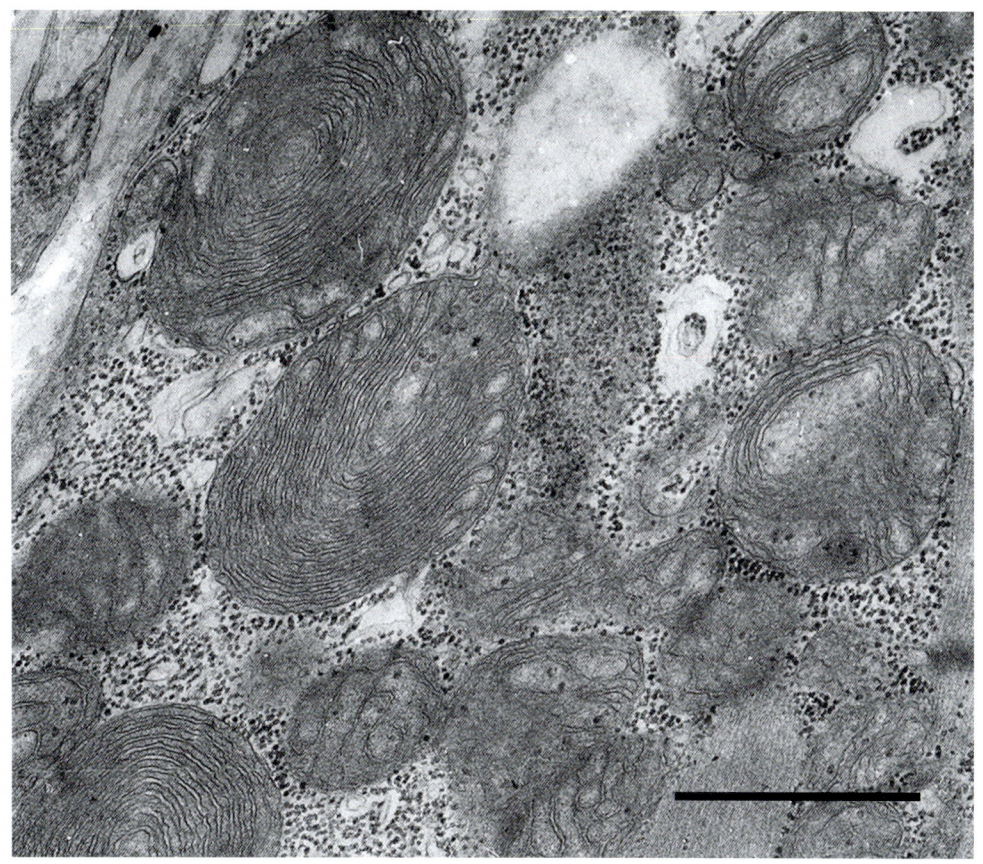

图 5.59 异常线粒体有同心嵴（肌病伴异常线粒体）（Bar=1μm）。

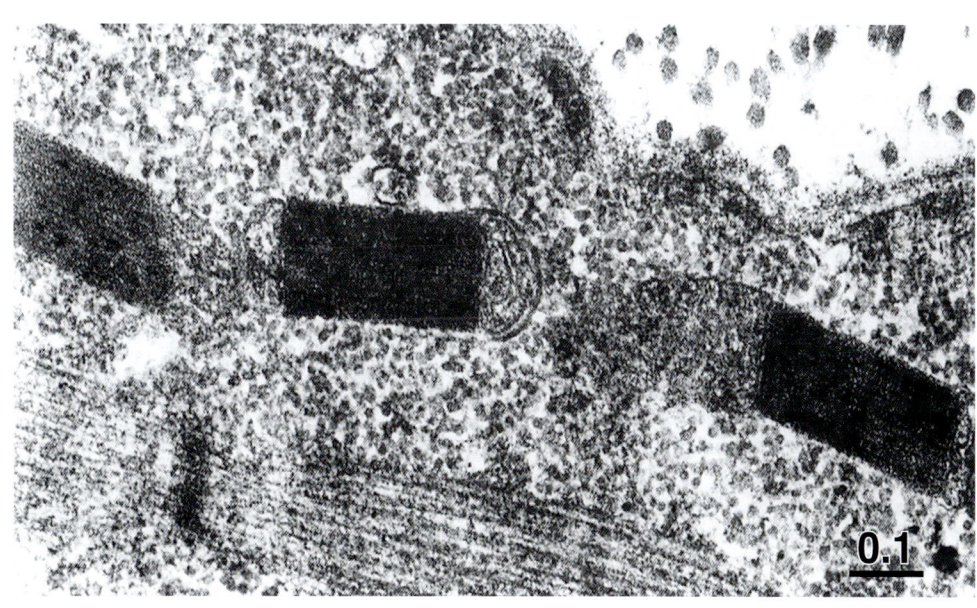

图 5.60 类结晶包涵体几乎占据线粒体整个宽度（未分类肌病）（Bar=1μm）。

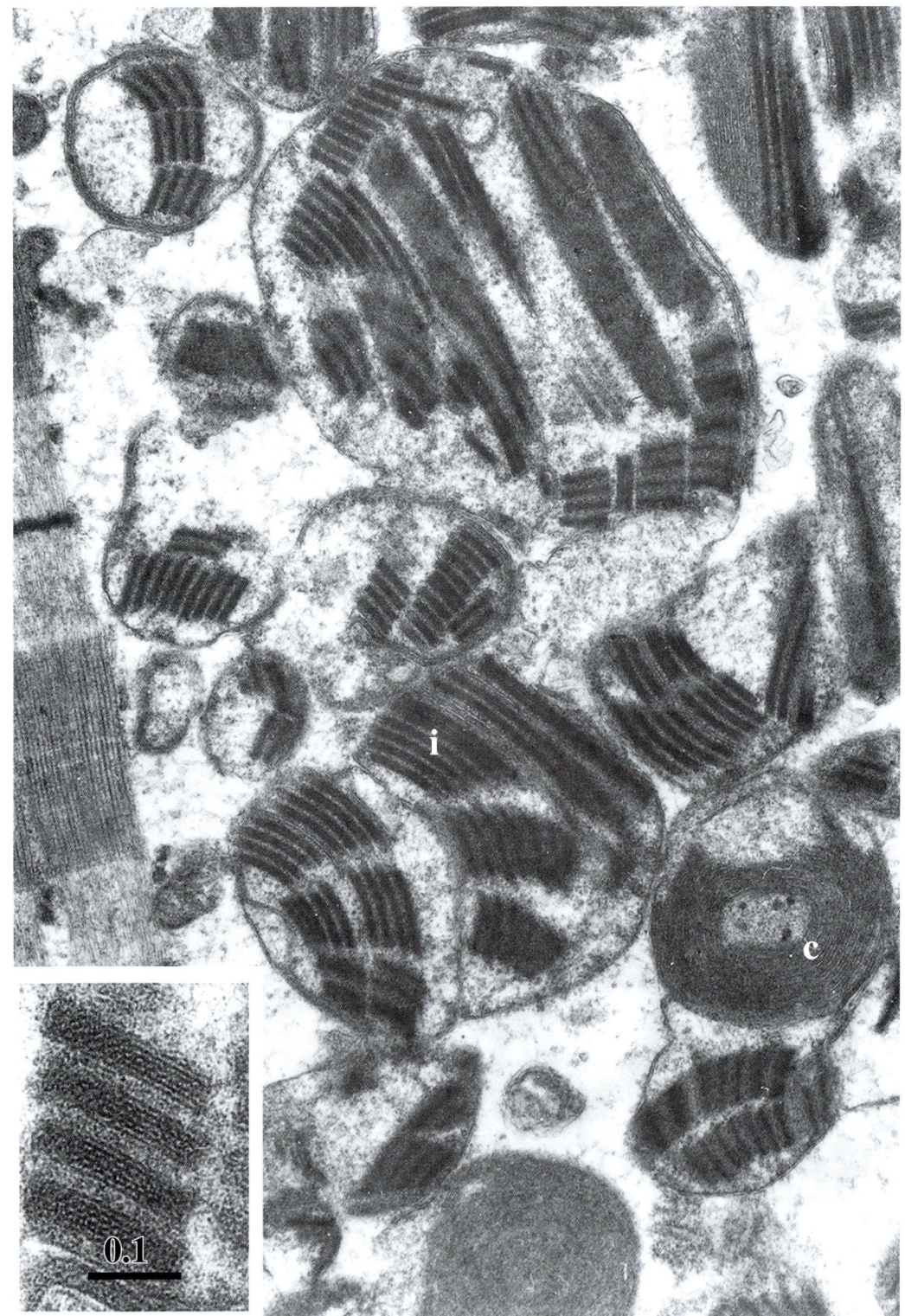

图5.61 增大线粒体含有同心嵴（c）或一组矩形包涵体（i）。小插图示矩形包涵体由四种紧密排列的平行线组成，中间相互桥联，被另一种嗜锇膜包围（眼颅躯体综合征）（Bar=1μm）。

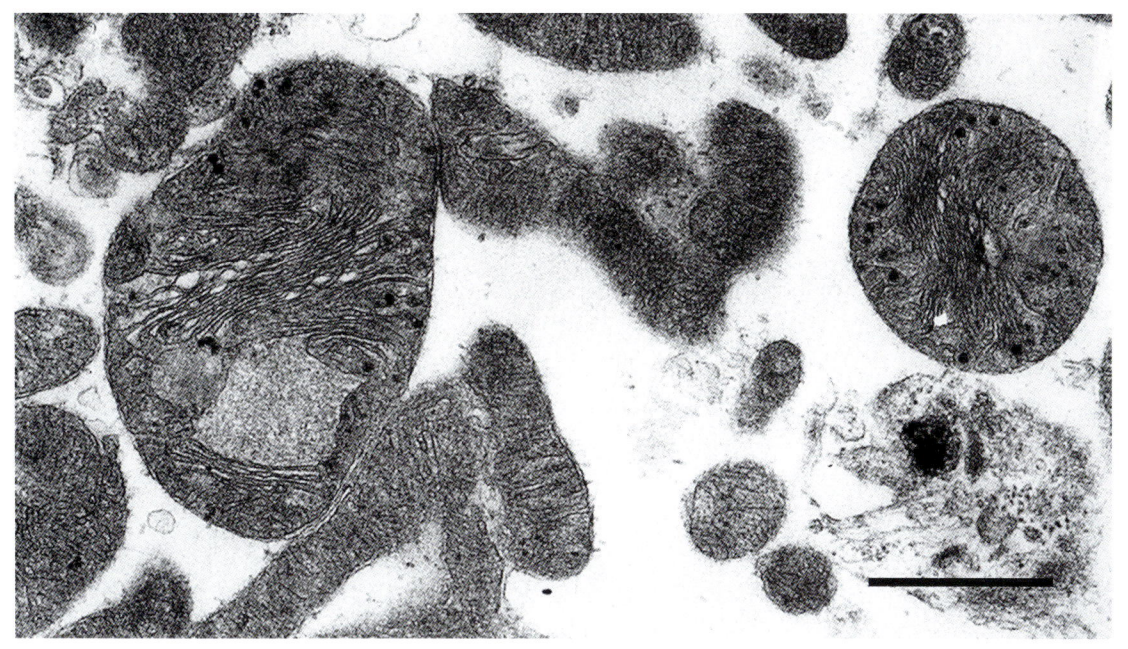

图 5.62 增大的线粒体含有异常嵴和致密颗粒（未分类肌病）（Bar=1μm）。

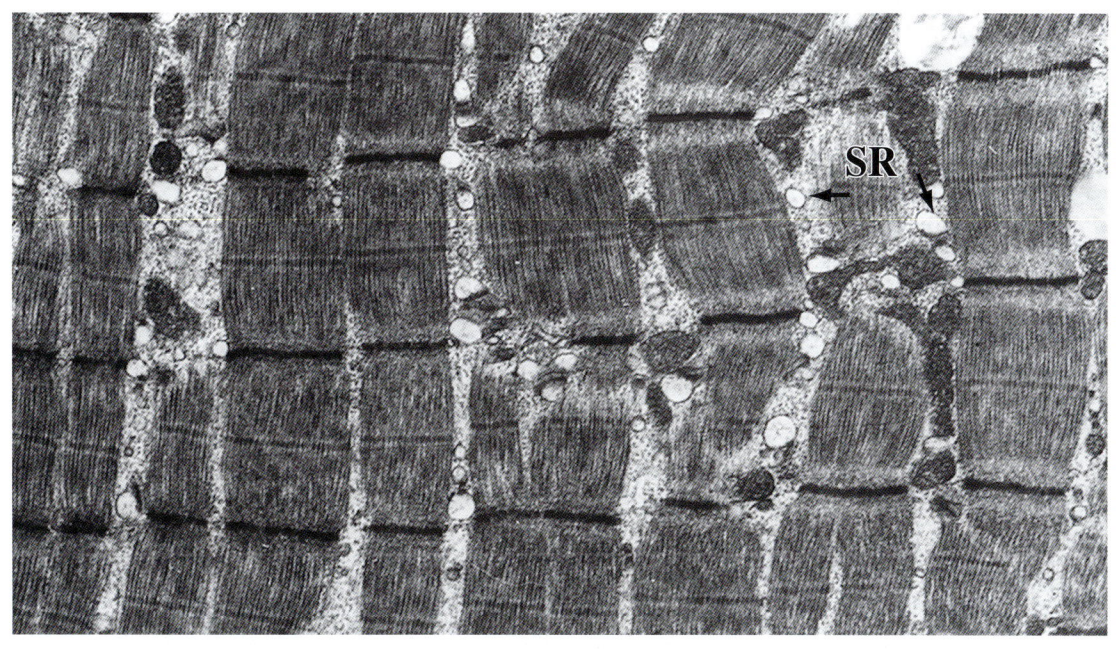

图 5.63 肌浆网（SR）肿胀。肌原纤维灶性缺失（明确的 Duchenne 肌营养不良携带者）。

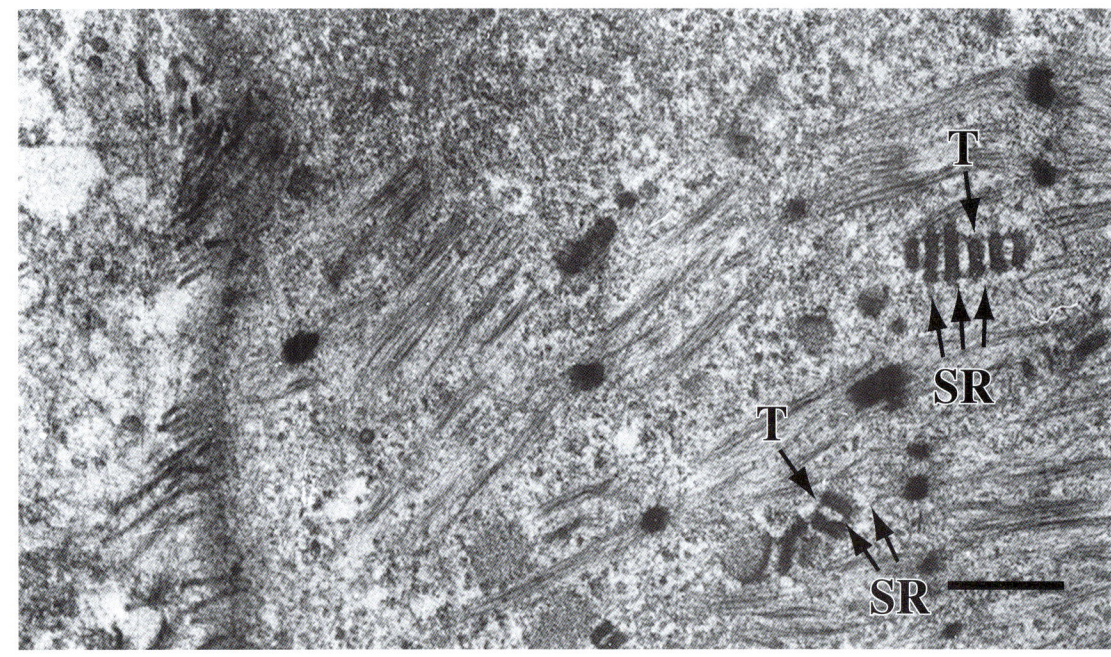

图 5.64　三联体重叠。较深色的肌浆网（SR）与浅色的T-管系统（T）交替。可见一个三联体的T-管系统出现肿胀（肢带型肌营养不良）（Bar=1μm）。

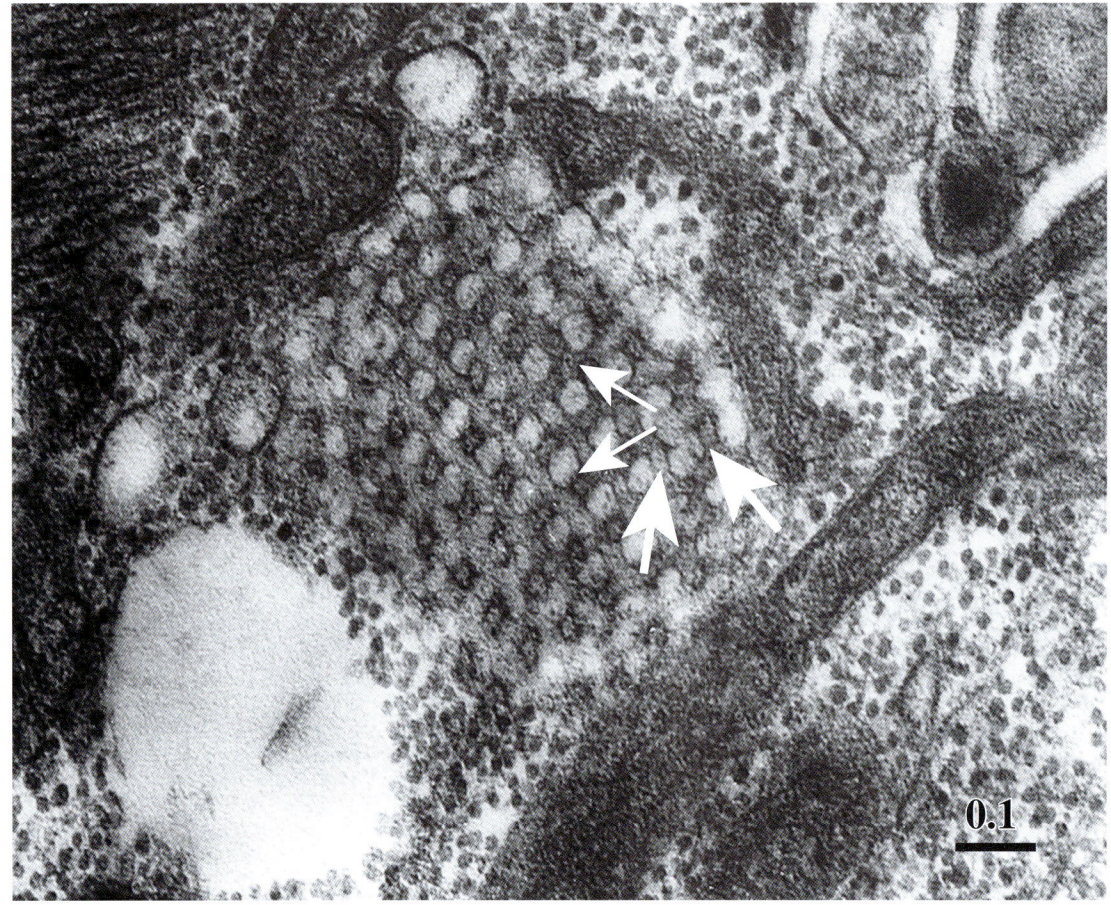

图 5.65　蜂窝状结构有两种不同的小管成分（大箭头和小箭头）（Becker 肌营养不良携带者）（Bar=1μm）。

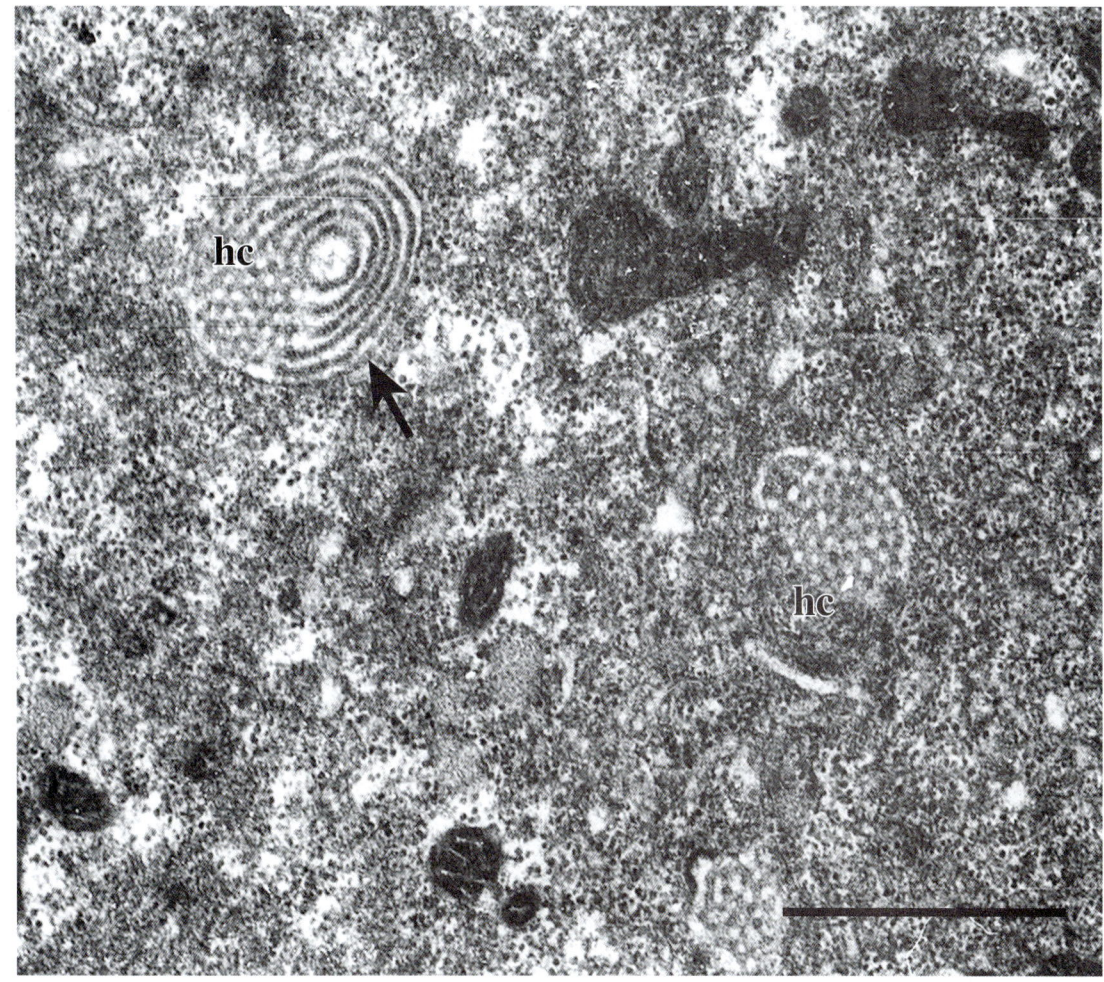

图5.66　多个蜂窝样结构（hc），其中一个斜切可见同心圆样结构（箭头）（肢带型肌营养不良）(Bar=1μm)。

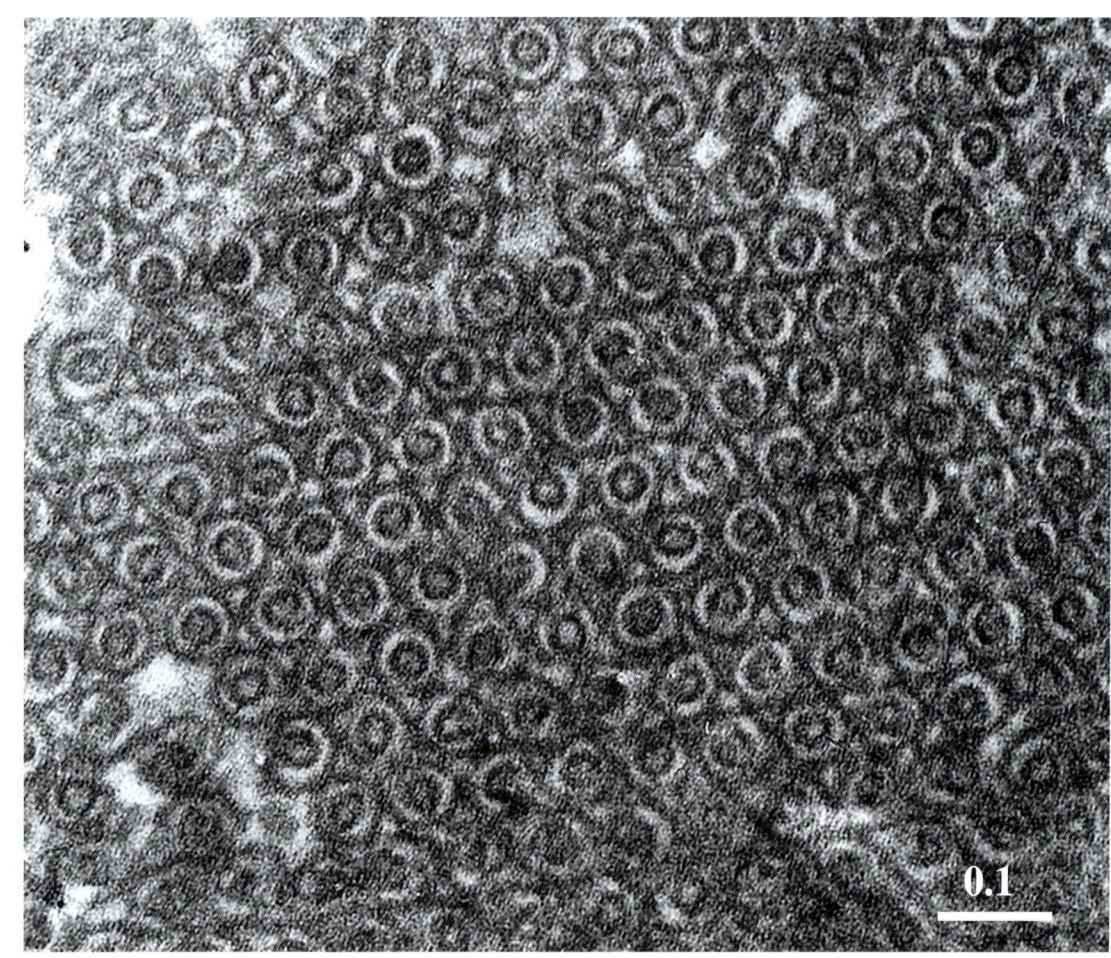

图 5.67 管聚集，每个小管均为双层壁（周期性瘫痪）（Bar=1μm）。

酶抗体（Manta 等2004）以及其他肌浆网、三联体、钙稳态相关蛋白抗体（Chevessier 等 2004）的免疫标记阳性。其他学者的组织化学研究提示管聚集有线粒体的特性（Pearse 和 Johnson 1970；Lewis 等 1971），原因不明。另一种具有相似的组织化学特征的管聚集类型是管随机排列，外膜包裹一个或多个小的不连续管（图5.68）。第三种管聚集类型是管内含有颗粒性核心，第四种管聚集类型是细丝有规律地附着于管周围，管内含有中心颗粒样物质（图5.69）。管聚集出现在多种神经肌肉病，包括Duchenne肌营养不良携带者、正常个体的肌肉活检以及老年小鼠肌肉（Chevessier 等2004）的个别肌纤维。管聚集常常出现在周期性瘫痪，且多在2型肌纤维内。现在已有很多抗体可定位于管聚集处，如伊默菌素、热休克蛋白和奇异不良素（Manta 等 2004）。

沉淀和颗粒

在正常肌肉依据肌型不同有不同程度的糖原和脂质沉积，但在病变情况下则会有大量沉积。在肌丝变性区域出现糖原，一些肌纤维内糖原广泛聚集在肌膜下，虽为非特异改变，但在糖原贮积病中表现尤为显著（图5.4）。糖原也可以出现在溶酶体源性的膜包裹性囊内（Engel 等1970a），特别常见于成人型和青少年型酸性麦芽糖酶缺乏（Ⅱ型糖原病）（图5.70）。糖原也可以出在异常线粒体内（图5.57 和 5.58）。

脂滴表现为透明或微染色的无界膜空隙，代表该区域的脂肪在脱水和包埋过程中被溶解丢失。脂滴出现在肌原纤维之间，常与线粒体有联系。大量脂肪滴常和其他异常改变同时出现，在肉碱缺乏时

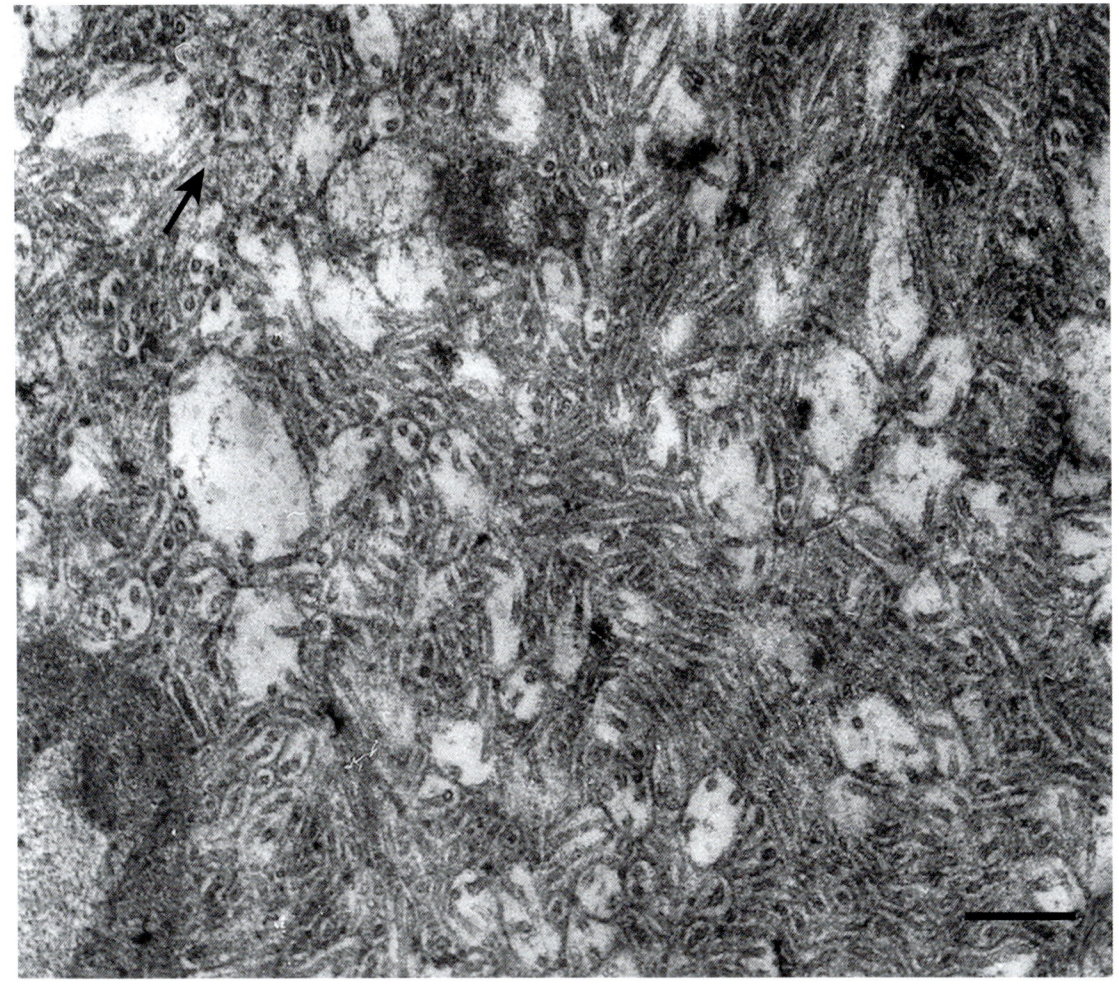

图5.68 随机排列的小管聚集,小管的外层通常包绕一个以上更小的管(箭头)(周期性瘫痪)(Bar=1μm)。

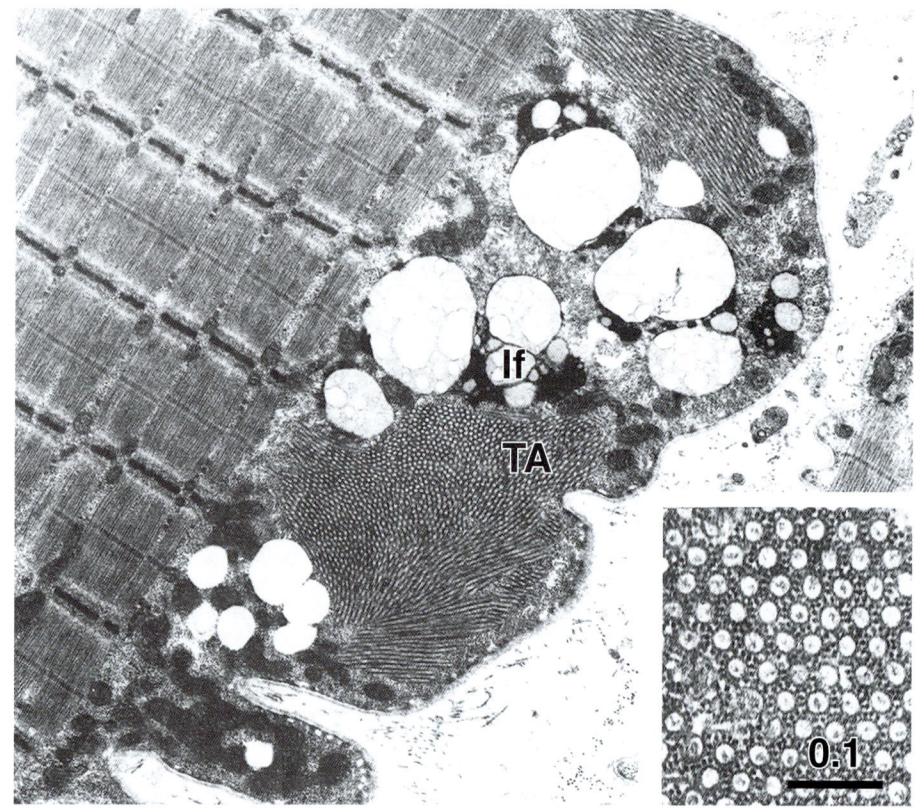

图5.69 肌膜下管聚集（TA），邻近脂褐素（If）。高倍放大图显示小管的横切面。每个小管均含有一个核心颗粒，周围规则附着细丝（明确的 Duchenne 肌营养不良携带者）（Bar=1μm）。

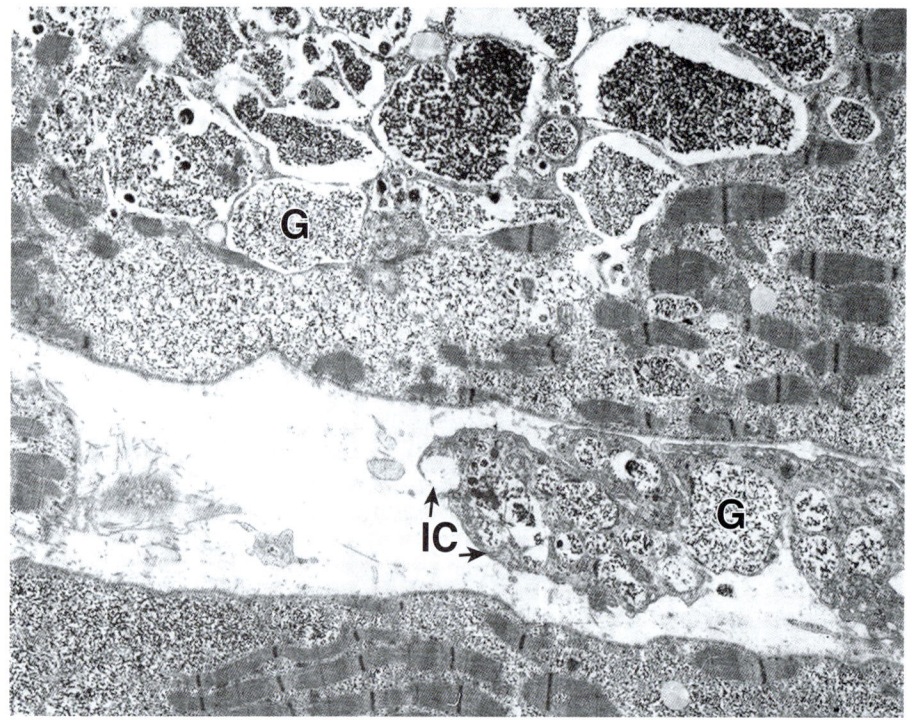

图5.70 大的膜包裹糖原区（G），肌原纤维广泛丢失，在肌纤维及间质细胞（IC）中可见大量糖原（II 型糖原贮积病，Pompe 病）。

明显。有些患者的脂肪滴蓄积和线粒体异常有关（图 5.71）。

脂褐素沉积常出现在病变肌肉，也少量出现在正常肌肉（图 5.69）。很少出现在儿童肌肉，常常出现在成年人，可能是溶酶体活动后的残留物，溶酶体本身在肌肉内很难识别。脂褐素颗粒通常出现在肌膜下，有时在核周围区域，表现为圆形或不规则形结构，在致密性嗜锇基质内出现囊状包涵体。

维生素 E 缺陷可出现类似脂色素样物质（Burck 等 1981，Neville 等 1983），以致密小体形式散布于肌纤维内（图 5.72），具有酸性磷酸酶和酯酶活性，有自发荧光，具有溶酶体和脂色素的特征。

病毒样颗粒偶尔出现在骨骼肌（图 5.46），从肌纤维内分离出来已知病毒（Tang 等 1975），仍属罕见。病毒样颗粒可以排列成晶体样结构或管状外形，尽管这些结构的形态学外形与病毒相似，但到目前还没有在组织培养研究中予以证实，所以这些颗粒的病因学作用还没有确定。

曾在和黄嘌呤尿有关的少见肌病患者报道有其他类型的晶状物质（Chalmers 等 1969）。致密晶体状和杆状结构聚集在肌膜下或肌原纤维之间的区域，有证据表明沉积物为次黄嘌呤和黄嘌呤。

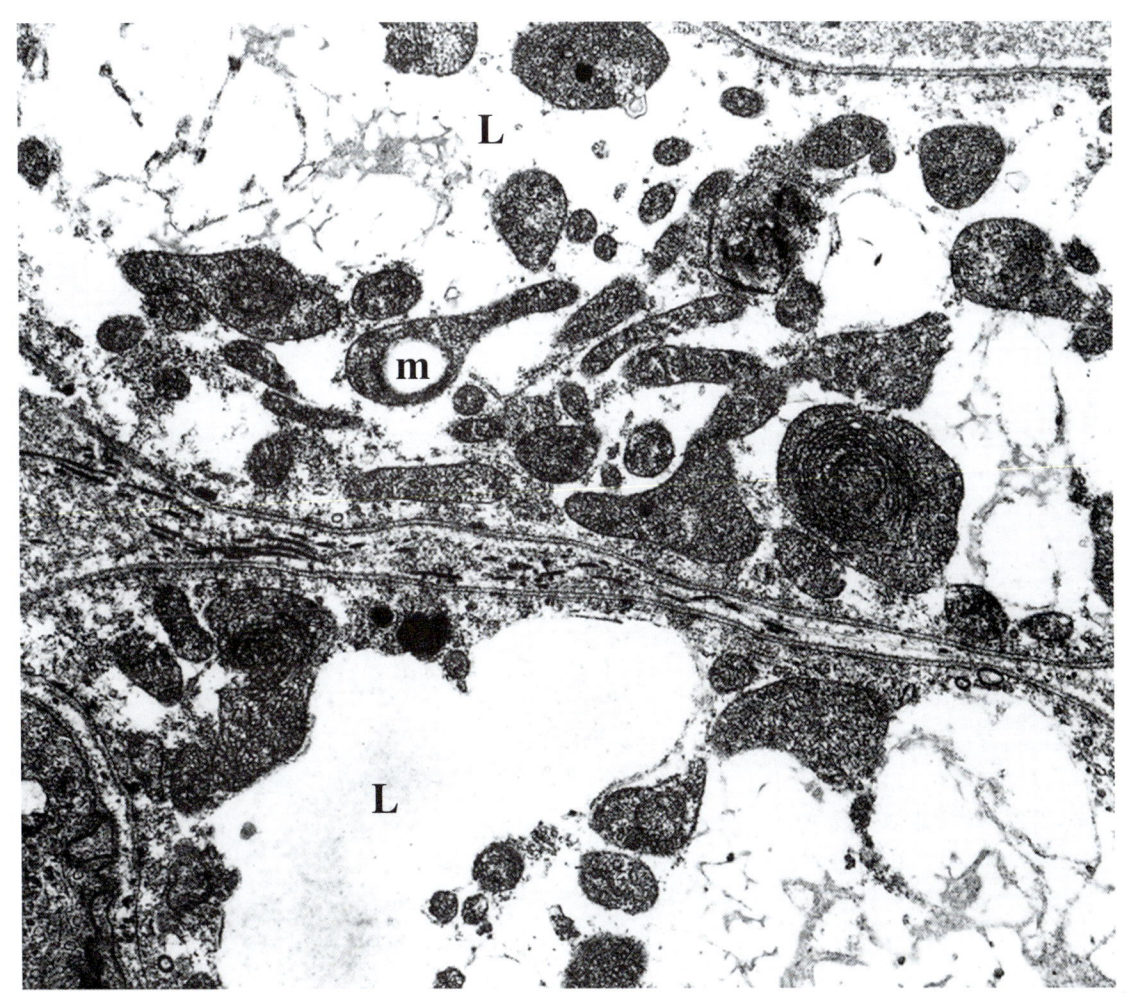

图 5.71 大量脂肪（L）和异常线粒体（m）相关（肉碱缺乏）。

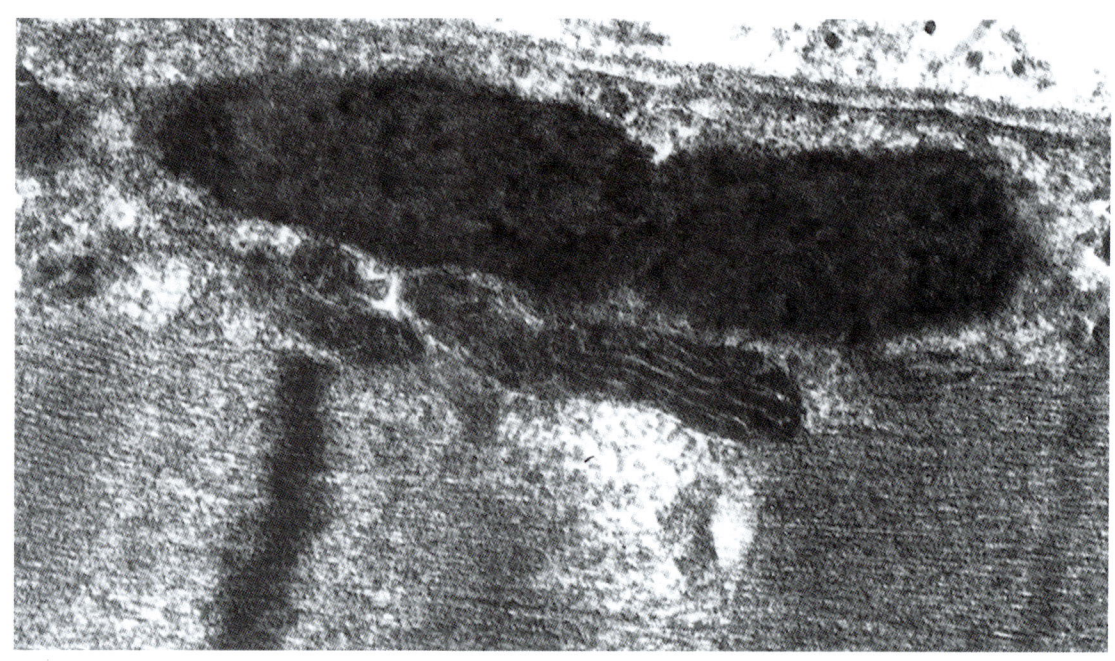

图 5.72 类似脂色素的致密膜下小体（维生素 E 缺乏）。

其他非常见结构

许多其他超微结构异常可以出现在骨骼肌，其中部分来源清楚，也有一些来源不清，有的是疾病的特征性改变。除了以下介绍的一些疾病和结构外，有些罕见疾病存在少见的超微病理改变，包括帽状疾病（Fidzianska 等1981）、板层状小体肌病、椭圆体肌病和肌浆管肌病（Jerusalem 等1973）。目前还不清楚其中一些是否为明确的疾病实体（Goebel 和 Anderson 1999，Goebel 2002）。

肌动蛋白聚集——在此书前版（1985）我们曾描述过一个严重先天性肌病患者，在多个纤维内出现大量类似肌动蛋白的丝样物质聚集（图5.73，5.74）。1997年，在一篇文献中曾报道过3例具有类似特点的患者（Goebel 等 1997），该报道为确定肌动蛋白基因（ACTA1）突变铺平了道路（Nowak 等 1999）。和肌动蛋白基因突变相关的病理和临床谱系非常宽（Sparrow 等 2003），将在第15章的杆状体肌病中进行详细讨论。杆状体可以或不可以与肌动蛋白沉积一起出现。肌动蛋白聚集出现在肌动蛋白基因突变严重的婴儿患者，而在该基因突变的轻度成人病例从未发现（Jungbluth 等2001）。在出现肌动蛋白聚集的部分婴儿患者也没有发现肌动蛋白1基因突变（Wallgren-Petterson 和 Laing 2001，Goebel 等 2004）。

斑马体为细暗带和宽明带交替的长丝状结构（图 5.75）。出现在正常肌腱接头部位、正常眼外肌以及病变肌肉。斑马体偶尔是肌肉活检标本的主要病理改变，由此命名为"斑马体肌病"（Lake 和 Wilson 1975）。

指纹体由紧密聚集的层状结构组成，排列成类似指纹的同心圆状形态（图 5.76）。每层间隔约 30nm，每层有按序出现的锯齿样突起。指纹体曾发现于多种情况下，在Engel（1972年）及其同事描述的一例患者中，由于出现大量指纹体，故称该病为"指纹体肌病"。

曲线体为膜性包裹的短而弯曲的膜状结构，有明暗交替的区带（图 5.77），出现在神经元蜡样脂褐质沉积症（Batten病）的脑、骨骼肌和其他组织，也出现在曾经进行过氯喹治疗的患者的骨骼肌（Neville 等 1979）。

还原体为圆状或椭圆状小体，由直径 12～16nm 的致密颗粒紧密聚集组成，其内含糖原颗粒簇，偶见丝状物质（图 5.78 和 5.79）。没有界膜，多位于胞核附近。因其磺胺羟甲亚磺酸盐含量高，后者能够还原甲萘醌介导的四唑盐反应，故称之为还原小体。

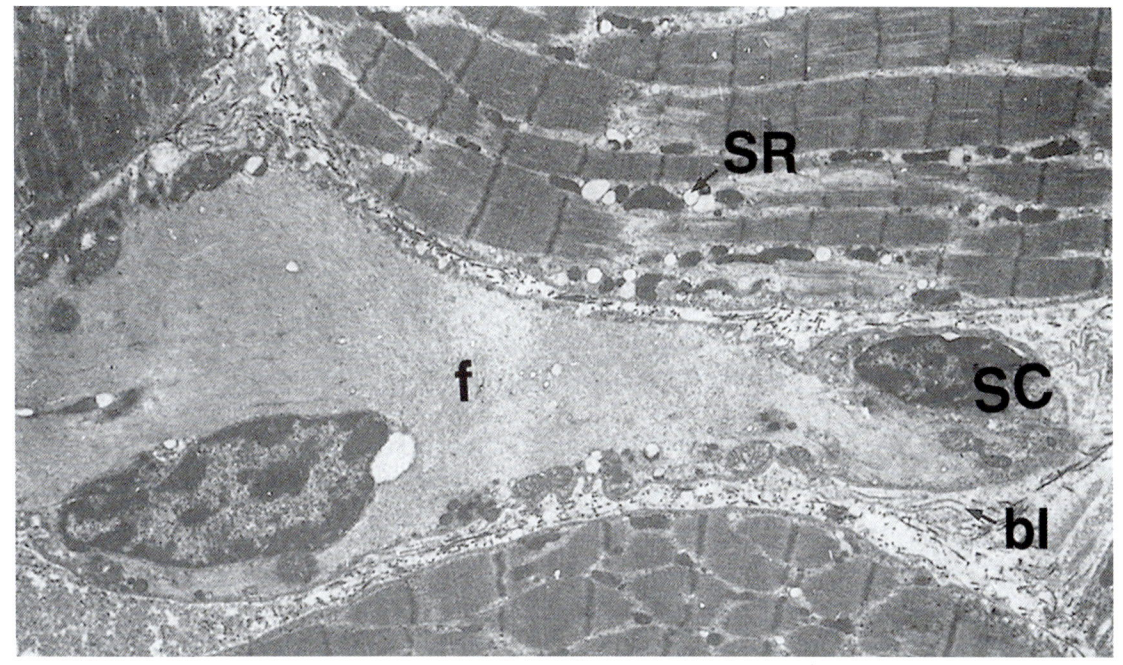

图5.73 肌动蛋白丝沉积在ACTA1突变的严重先天发病者，多余的基底层（bl）围绕萎缩纤维，一端可见卫星细胞（SC），附近肌纤维有相对保存良好的肌原纤维和肿胀的肌浆网（SR）。

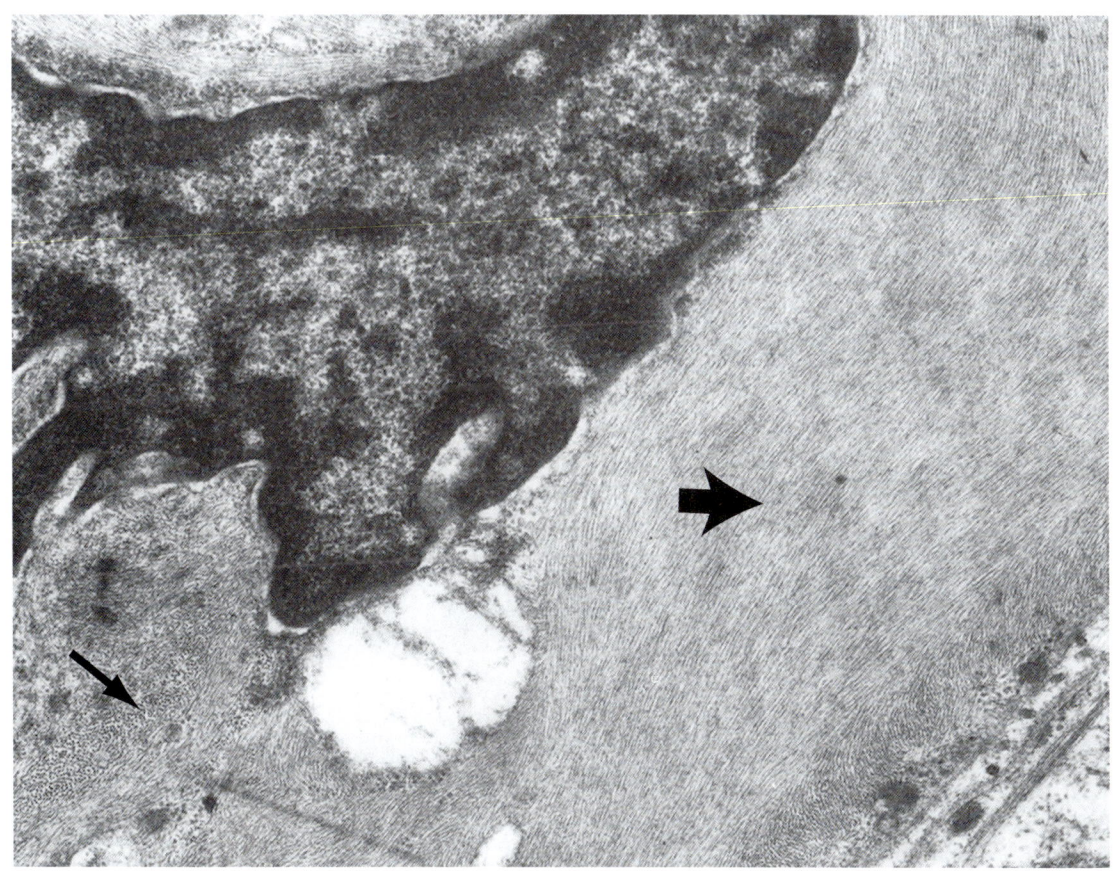

图5.74 与图5.73为同一患者，纵切面（大箭头）及横切面（小箭头）高倍放大的肌动蛋白丝。

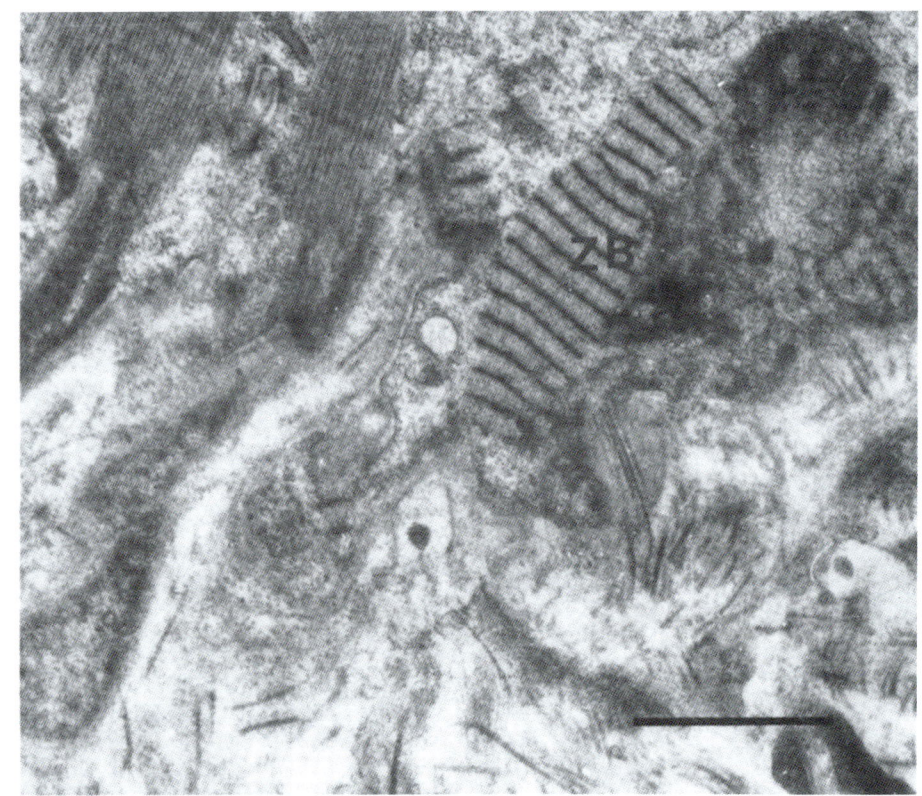

图 5.75 靠近肌腱接头处的斑马体（ZB）（先天性肌营养不良）（Bar=1μm）。

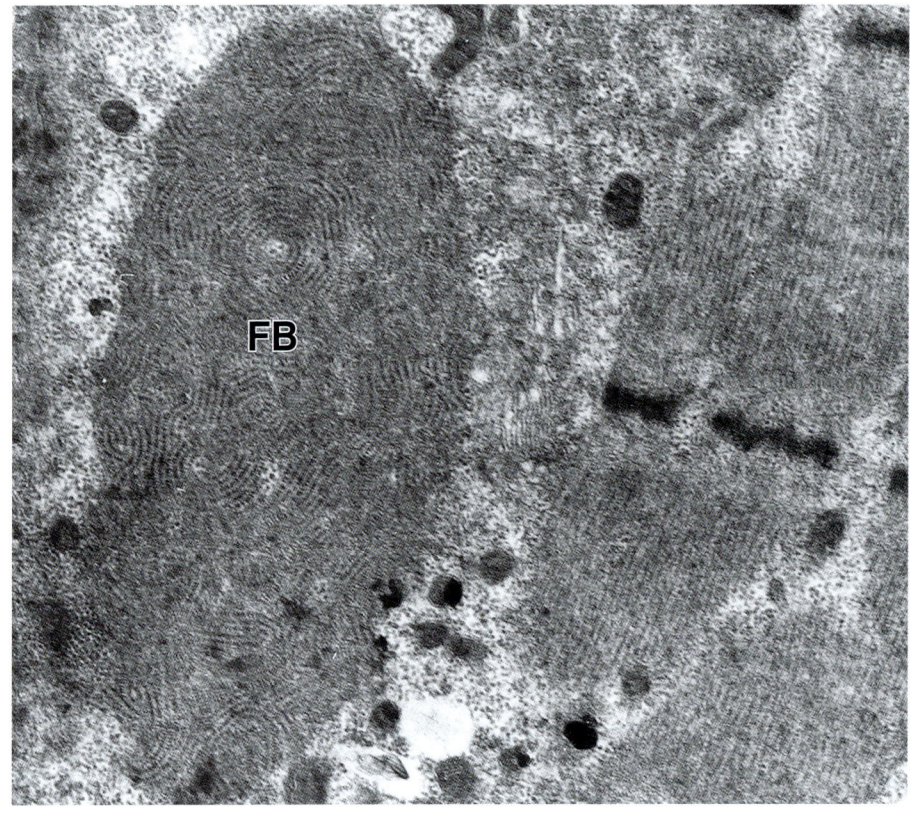

图 5.76 指纹体（FB）（明确的 Duchenne 肌营养不良携带者）。

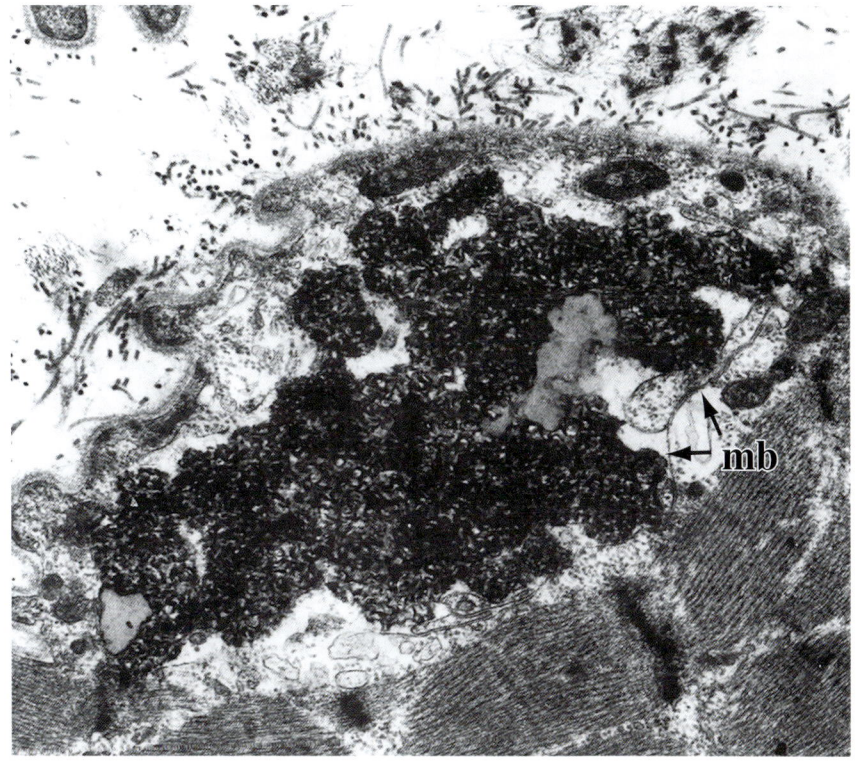

图5.77 肌膜下曲线体，膜包裹（mb），由短曲状膜结构组成（氯喹治疗的系统性红斑狼疮患者）。

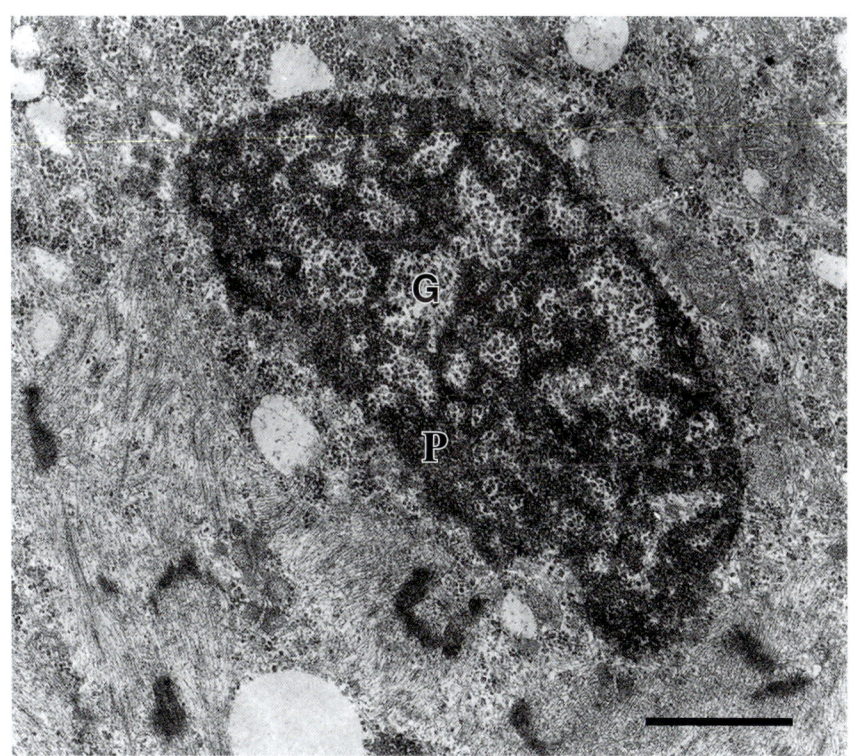

图5.78 还原小体横切面，含有紧密排列的致密颗粒（P）和糖原（G）（还原小体肌病）（Bar=1μm）。

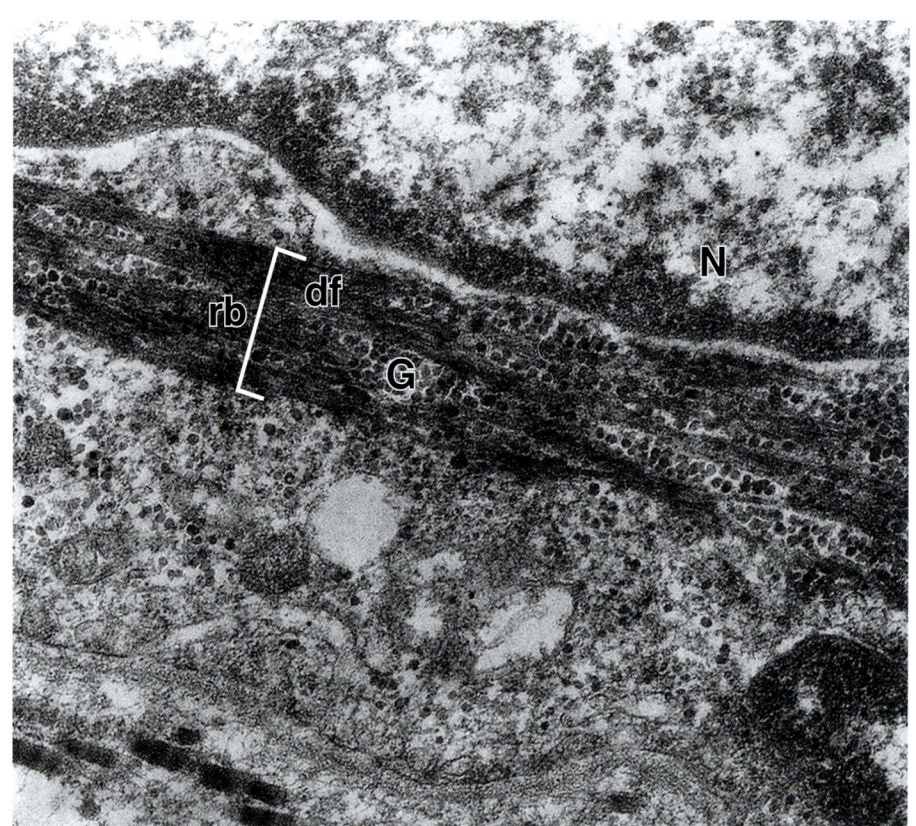

图5.79 核（N）附近的还原小体（rb）纵切面。糖原（G）分布于致密丝状物质（df）之间（还原小体肌病）。

自噬空泡是肌纤维的一部分被膜分离出来，其内容物被酸性水解酶消化而形成。残留的组织碎片或残留小体形态多样，表现为致密的、膜状、囊泡或颗粒状结构（图5.80和5.81），其内的细胞器仍可识别。在一些特殊病例，光镜下就可以观察到空泡，可以占据肌纤维的大部分区域（图5.80）。2种类型X-连锁肌病的自噬空泡可有显著的类似表现（图5.82）。一种（Danon病）由 *LAMP-2* 基因突变所致（Nishino等2000），另一种与Xq28连锁，具体基因不清（Kalimo等1988）。空泡的膜表达肌膜蛋白，如肌营养不良素和β-膜收缩蛋白。有一些（不是全部）表达细胞外基质蛋白，如层粘连蛋白。空泡化肌纤维显示有多层基底膜，细胞碎片残留于这些层之间或空泡内。

膜涡旋或鞘样结构常和自噬空泡有关，可能是溶酶体系统的一部分，由大量的排列成涡旋状的膜聚集组成，其大小不一（图5.83）。涡旋在包涵体肌炎或包涵体肌病的空泡纤维中常见，MGT染色为红色。

多小囊小体（图5.84）为一种溶酶体切到膜翻折处，为膜包裹的结构，内含排列好的小囊泡。

多种类型的致密小管偶尔可见，偶尔排列成簇。一种为短管平行堆积而成（图5.85），各个管具有嗜铍性，其内含有类似出现在肌浆网中的颗粒物质。还有一些管与类似肌浆网的结构相连。其结构及类似致密肌浆网的形态，可能由缺乏T-管系统的重叠三联体发展形成。一些三联体的结构可以证实该推测，这些三联体的肌浆网致密而扁长。我们只在3例肌管肌病中发现这些管聚集，但这样的管聚集类似于出现在其他情况下的孤立结构（图5.86、5.87）。另一种致密小管出现在Marinesco-Sjögren综合征的细胞核周围（图5.88），迄今只在该综合征中发现，还不能确定是否为恒定的特征表现（Sewry等1988，Sewry 2002）。

Fidzianska等（1983）的一篇报道描述了一种奇怪的马洛里小体样包涵体，出现在3例遗传学上有联

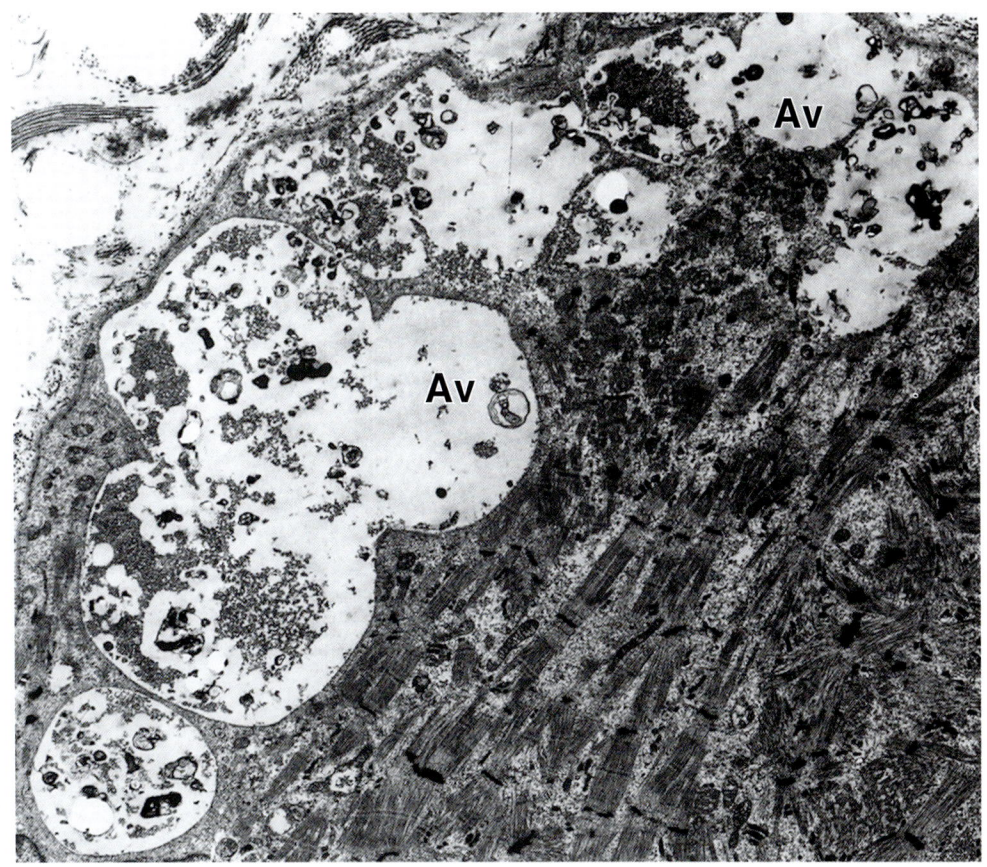

图 5.80 大量自噬空泡（Av），膜包裹，含颗粒和膜性细胞碎片（未分类肌病）。

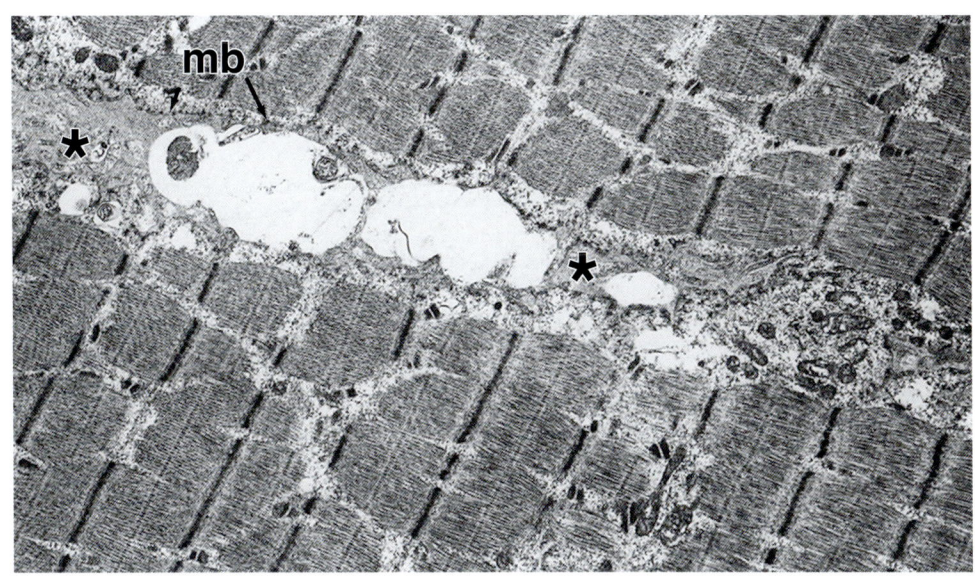

图 5.81 肌纤维中央的空泡，膜包裹（mb），含 PAS 阳性物质（*）（高钾性周期瘫痪）。

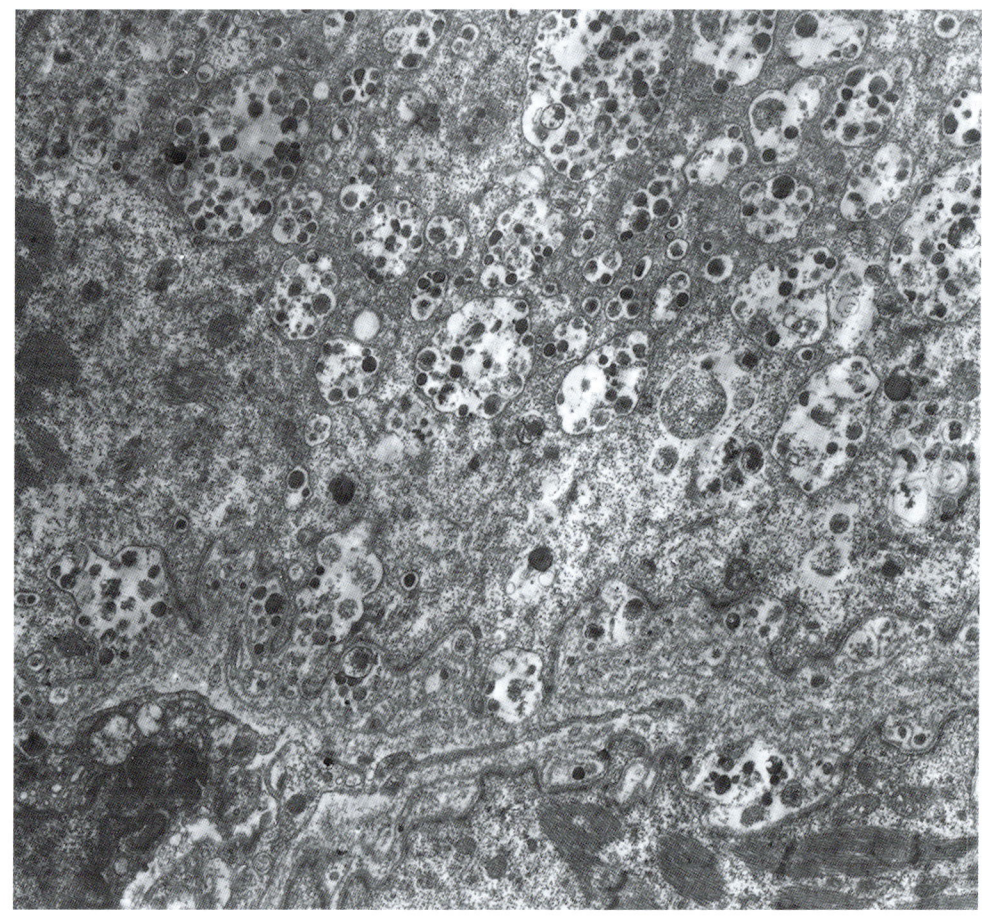

图5.82 空泡衬以肌浆膜和细胞外基质蛋白,内含致密细胞碎片(可疑X-连锁肌病伴大量自噬空泡-XMEA)。

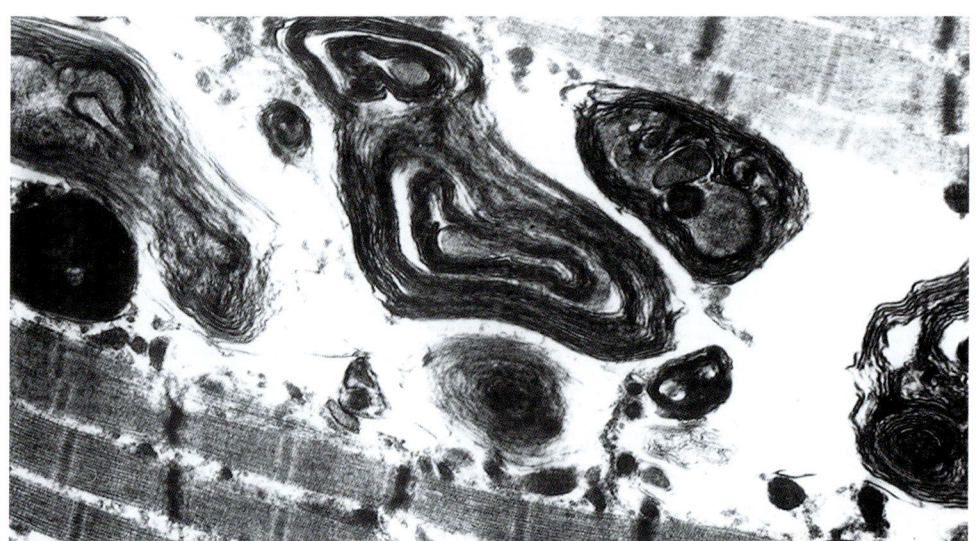

图5.83 膜样和鞘样结构聚集(未分类肌病)。

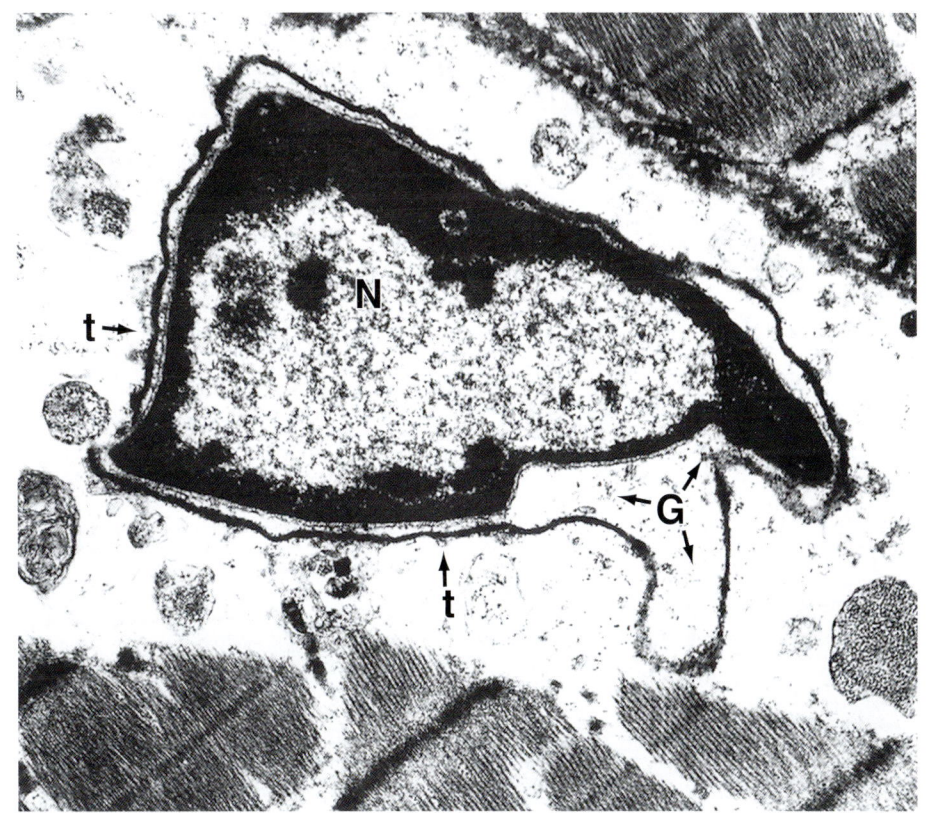

图5.88 含有致密异染色质的细胞核（N），周围包绕致密小管（t）。糖原（G）出现在细胞核与外层小管之间，也出现在附近的膜包裹结构内（Marinesco-Sjögren 综合征）。

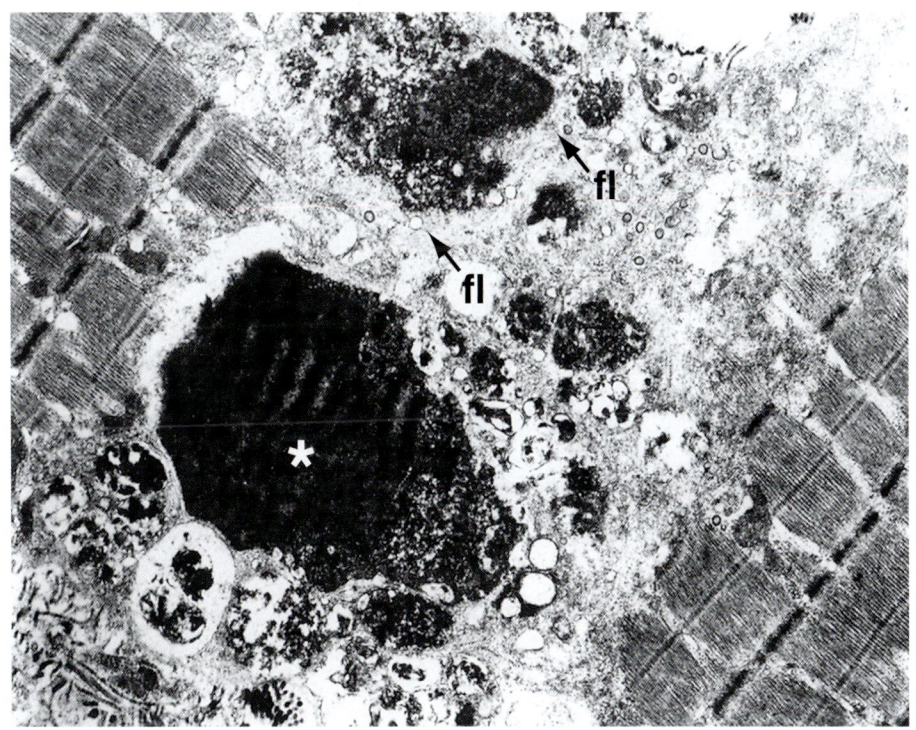

图 5.89 Mallory 小体样包涵体。内含致密无定形成分（*）和与之相连的细丝（fl）（未分类先天性肌病）。

透明小体为缺乏细胞器但含有肌球蛋白的细小非颗粒物质区。常规组织染色不着色，肌球蛋白ATPase酶阳性，缺乏氧化酶活性。主要出现于Ⅰ型肌纤维，为先天性肌病的特点之一，有些患者为成年起病（Cancilla 等 1971，Barohn 1994a）。最近发现慢肌球蛋白基因（MYH7）是导致透明小体的责任基因（Tajsharghi 等 2003，Bohlega 等 2004，Laing 等 2005），隐性形式连锁于染色体3p，和肌球蛋白重链同源的一种蛋白也是候选蛋白（Onengut 等 2004）。该病因肌球蛋白聚集而和结蛋白以及肌动蛋白一起归类于"剩余蛋白肌病"。

管网结构的波形小管出现于毛细血管内皮细胞，为皮肌炎的特征性表现，是一个有价值的诊断指标（图5.90）。偶见于一些胶原血管疾病（Luu 等 1989）及人类免疫缺陷病毒感染患者（Lane 等1993）。也见于肌炎的一些浸润细胞，但不出现在肌纤维内。

（栾兴华译　袁　云校）

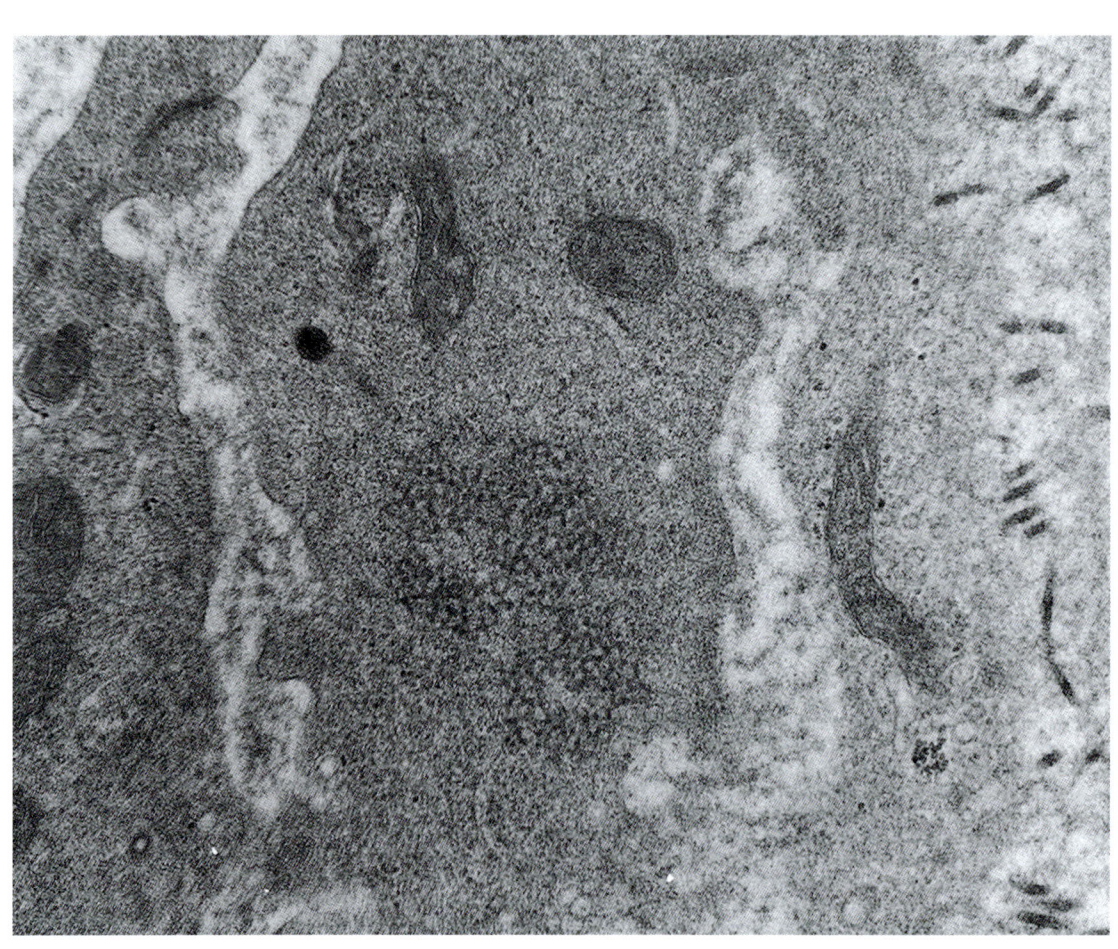

图5.90　内皮细胞的管网状包涵体（皮肌炎）。

第6章

免疫组织化学

现代免疫组织化学在肌肉活检和蛋白定位中发挥重要作用。"蛋白表达"一词常用于描述免疫组织化学染色的结果，但应当记住，该技术仅仅反映了蛋白的定位，不涉及RNA合成，其编码基因可以在蛋白做定位的时候不处于功能活动状态。此外，缺乏标记有时可能是由于抗体的抗原表位被封闭或难以直接接触。免疫组织化学作为组织学和组织化学的补充，其结果的解释不能离开其他形态学研究及完整的临床资料。蛋白定位可以确定编码蛋白的基因异常（原发性缺陷），但也可以是其他基因异常引起的继发改变所致。与原发性缺陷有关的免疫组织化学异常对确定隐性遗传性疾病非常重要，后者两个等位基因都存在突变。而显性遗传的情况下，正常等位基因的表达可能掩盖突变等位基因的变化，而正常和突变蛋白的标记并无明显不同，此时分析继发性缺陷则尤显重要。因而对原发性和继发性缺陷两者的分析在评价活检标本时都有极为重要的作用。

随着分子医学的快速发展，通过免疫组织化学方法可以鉴别的原发性缺陷的数量在不断增加，而且有根据蛋白缺陷对疾病进行分类的趋势（如营养不良素病、肌聚糖病、肌动蛋白病、结蛋白病）。但在本书，我们遵循传统的临床分类（见第8章），因为这仍旧是临床诊断的基础。本章主要目的是概述免疫组织化学方法学及与诊断相关的蛋白分析方面的内容，特别是采用每个实验室可以得到的商业化抗体（见表6.1和Sewry和Lu 2001）。

现在许多抗体都可用于病变肌肉的研究，扩展了我们对病理特点的了解，但本章不对使用抗体过程中发现的各种问题进行综合说明，重点放在目前与诊断相关的部分内容。涉及特殊疾病的内容将在有关章节进行描述。

免疫组织化学方法

免疫组织化学用于观察和确定组织内特殊蛋白成分，该技术的基本原理是抗体与其对应的抗原有特异性结合，发现并对组织特异蛋白进行定位。相关的技术有用凝集素标记糖蛋白、用配体标记受体，如毒素（银环蛇毒素对神经肌肉接头的乙酰胆碱受体有特殊的亲和力）、用原位杂交法标记核酸。类似的检测与放大方法的发展适用于所有技术，但目前其诊断价值不如免疫组织化学。

免疫组织化学的组织和切片准备

如第1章所述，与组织化学技术一样，所有标本均须在液氮冷冻的异戊烷中快速冰冻，用恒冷切片进行免疫标记。标本中一些抗体对应的抗原表位在固定中被破坏或掩盖，所以首先要用非固定的冰冻切片。某些抗体只有用固定的组织才能产生满意结果，在这些情况下可将冰冻标本进行后固定（见下）。该情况目前在用于诊断神经肌肉病的抗体中已经很少见。如果仅有福尔马林固定、石蜡包埋的标本，可以用酶或微波方法对切片预处理，对各种抗原进行修复。这种方法可以用于长期保存的档案标本，但并不作为常规研究。我们的经验是，多数用于诊断神经肌肉病的抗体用未固定和没有预处理的冰冻切片，可以获得很好的结果。

如第1章所述，切片铺在低温或超低温的载玻片或未包被的盖玻片上，再用黏膜或锡纸包起来，可

表 6.1　对活检组织诊断评估有用和作用于人类肌肉的商业化抗体及其提供商

抗原	提供者和编码
β- 膜收缩蛋白	Novocastra NCI-SPEC1
肌营养不良素杆状区的 N- 端（氨基酸 321-494）	Novocastra NCL-Dys-3
肌营养不良素杆状区（氨基酸 1181-1388）	Novocastra NCL-Dys-1
肌营养不良素 C 端最后 17 个氨基酸	Novocastra NCL-Dys-2
肌营养不良素杆状区	Sigma MANSYS8
肌营养不良素 C- 端	Sigma D8403 MANDRA1
α- 肌聚糖蛋白	Novocastra NCL a-SARC
β- 肌聚糖蛋白	Novocastra NCL b-SARC
γ- 肌聚糖蛋白	Novocastra NCL g-SARC
δ- 肌聚糖蛋白	Novocastra NCL d-DG
β- 肌营养不良糖蛋白	Novocastra NCL b-SARC
α- 肌营养不良糖蛋白	Upstate Biotechnology VIA4&IIH6
奇异不良素	Novocastra NCL-hamlet 1 and 2
超级调理素	Novocastra NCL-DRP2
神经元型一氧化氮合酶	Santa Cruz sc 648
钙蛋白酶 -3（只用于免疫印迹）	Novocastra NCL-CALP-2c4
小窝蛋白 -3	Transduction Laboratories C38320
伊默菌素	Novocastra NCL-emerin
层粘连蛋白 α_2（80 kDa）	Chemicon MAB 1922
层粘连蛋白 α_2（300 kDa）	Alexis 4H8
层粘连蛋白 α_2（片段不明）	Novocastra NCL-merosin
层粘连蛋白 α_5	Chemicon MAB 1924
层粘连蛋白 β_1	Chemicon MAB 1928 & MAB 1921
层粘连蛋白 γ_1	Chemicon MAB 1914 & MAB 1920
胶原 IV	Southern Biotechnology 1340-01
胶原 V	Abcam ab 7406
胶原 VI	Chemicon MAB 1944 & 3303
基底膜蛋白多糖	Chemicon MAB 1948
发育中肌球蛋白	Novocastra NCL MHCd
新生儿型肌球蛋白	Novocastra NCL MHCn
快肌球蛋白	Novocastra NCL MHCf
	Sigma NQ 7.5.2B
慢肌球蛋白	Novocastra NCL MHCs
	Chemicon NQ 7.5.4D
骨骼肌和心肌的肌动蛋白	Sigma 5C5
总肌动蛋白	Sigma A4700
α- 辅肌动蛋白（只见于 1 型肌纤维，其他异构体不明）	Novocastra NCL alpha ACT
肌缩素	Novocastra NCL-myotilin
结蛋白	Dako

表 6.1 续

抗原	Supplier 和编码
网格蛋白	Santa Cruz SC 7572
肌浆网钙离子通道三磷酸腺苷酶 1	Novocastra SERCA-1
肌浆网钙离子通道三磷酸腺苷酶 2	Novocastra SERCA-2
主要组织相容性（抗原）复合物	Several companies W6/32 clone
泛素	Novocastra NCL UBIQ
αB- 晶体蛋白	Novocastra NCL ABCrys
神经细胞黏附分子	Beckton Dickinson Leu 19
磷酸化 tau 蛋白	Sternberger Monoclonal Incorporated SM 31 & SMI 310

于 -20℃或更低温度下保存。一批活检同时平行进行免疫标记有好处，省时间和经费，一个标本可以作为另一个标本的对照，有利于发现技术问题。不要一批标本都是同一个初步诊断（例如不要所有患者均可能为Duchenne肌营养不良），单个肌肉活检不要进行单独的免疫标记，如急需结果，而一批标本不能收集起来，或需要增加或重复染色，第二块标本首先选择正常肌肉，总需要有一块肌肉作为正常对照。在使用以前切片需在室温下干燥 20 分钟。如果只需要储存冰冻切片袋中的几张切片，剩余切片应防止融化解冻。当切片返回冰箱中再次冷冻时可以形成凝缩，这样切片再次应用时会出现人工假象。

切片固定

用于肌肉切片的许多抗体染色都不需要固定，这是我们选择的方法。丙酮或甲醇常常被用于研究肌肉切片，但我们的研究认为人的肌肉不需要。有时也用不同浓度的甲醛或多聚甲醛。在培养的肌纤维细胞，需要用丙酮或甲醇、三重氢核 X-100（0.05%～0.2%）或皂苷透化剂定位细胞间的抗原。固定或透化液可以影响一种抗体的抗原表位，如果需要固定，最合适的试剂及其浓度需要依据经验确定。

免疫定位与清洗

用于标记时，干燥的切片应置于湿润的空气中，防止微量试剂的蒸发，见第 1 章的介绍。用疏水的笔在组织周围画圈是一种减少试剂应用量和防止其扩散的简单方法。盖玻片或载玻片放于染架上一起在试验盘中冲洗或一张一张冲洗。需用缓冲液冲洗3次，每次 3～5 分钟，单个盖玻片 10 秒钟滴洗比较合适。

图1.10 为染色盘架，用磁条把切片固定在一个位置。比较方便的办法是从压缩瓶中缓慢挤出缓冲液冲洗一批切片，在切片上冲洗一次约 30 秒钟。在任何步骤都要防止切片干片，否则会出现错误的结果或假象。确保用的抗体液内没有气泡，否则在气泡下将无抗体标记。

载玻片平放在染盘的潮湿滤纸上，为了方便冲洗，把盖子打开一边观察，用于保持盖载玻片在染色以及免疫标记过程中的潮湿环境。

封闭剂

降低信号噪声比的非特异背景是一个问题。在缓冲液添加小牛血清白蛋白（BSA；2%）、去污剂（0.2%三重氢核X）或与第二抗体同种属的正常血清，可以阻止第二抗体的非特异性结合，但像固定剂一样，可能会影响抗体的抗原表位。某些组织成分中含有内源性酶，如过氧化物酶或碱性磷酸酶，如巨噬细胞就含有内源性的过氧化物酶，1% 过氧化氢可将其封闭，1mM 则可将碱性磷酸酶封闭。有时可以用于观察过氧化物酶活性，不必用特殊的细胞标记物而观察肌肉内巨噬细胞。内源性生物素可以用非结合的卵白素，然后再用生物素进行封闭，有商业化试剂盒可用。我们发现用封闭剂在研究人类肌肉中并无优势，而充分的冲洗及合适的抗体浓度是更关键的因素。pH 7.2～7.4的磷酸盐缓冲液（0.1M或0.2M）多用于冲洗，现在用商业化的片剂配制是一个方便的途径。

第一抗体

针对肌肉蛋白的许多第一抗体现在已经可商业化

购买，特别是检查肌营养不良原发性缺陷的抗体（表6.1）。几个公司卖相关的第一抗体，更多的公司有其网站，也有各种的目录及杂交瘤细胞库。要注意商业化抗体的特性，数据单可能并不完整，也要注意其介绍的抗体的保存情况。如果建议冷冻储存，则抗体应当适量分装成适用体积的小包装，以免反复循环冻融。如果有可能，抗体的特性应当在描述抗体应用的原始文献中检索到，或从公司获得相关信息。第一抗体的稀释应当在每个实验室内通过滴定加以确定，要参考的因素包括提供商、多/单克隆抗体、第二抗体、孵育的时间和温度。像冲洗一样，磷酸盐缓冲液 pH 7.2～7.4 可以用于抗体稀释。孵育时间从 30～60 分钟 4℃过夜不等，后者可降低背景染色，有可能降低抗体的稀释度。单克隆和多克隆抗体均可使用，前者来源于杂交瘤细胞，识别单一抗原表位，具有高度特异性；多克隆抗体从注射抗原的动物血清纯化而获得（如兔、山羊或绵羊），可识别抗原上的多个抗原表位。使用多克隆抗体时，一定要做不滴加第一抗体的阴性对照（见下）。

检测系统

通常采用间接的检测方法观测第一抗体，而不是用标记物直接标记第一抗体。间接标记具有较大的灵活性，所用的第二抗体是抗特定的动物免疫球蛋白，该动物产生了第一抗体，同一个第二抗体可以用来观察几个不同的第一抗体。大多数抗体都是免疫球蛋白G（IgG），也有IgM。再用一个针对相应免疫球蛋白的第二抗体，或用一个可以识别所有类型免疫球蛋白的第二抗体。第二抗体可以直接与酶、荧光色素结合，或能与生物素结合，后者再结合一个标志物标记的抗生物素蛋白链菌素。该放大技术具有提高信号的优势，因为可得到结合的卵蛋白分子的总数。可用荧光色素或卵白素-生物素复合物（ABC）直接标记抗生物素蛋白链菌素，结合大量的卵白素从而产生信号放大作用。tryamide 系统可产生更大的信号放大效应，即用过氧化物酶催化靠近抗原抗体结合位点的生物素或荧光色素标记 tryamide 的沉积。也可以用与过氧化物酶或荧光色素结合的抗生物素蛋白链菌素观察沉积的生物素。

选取何种标记物以观察抗体是个人的喜好，但同时受到显微镜的类型、永久保存标本的需要、抗原的数量与位置及所用抗体结合力等因素的影响。如过氧化物酶或碱性磷酸酶的酶标记可以有持久的染色结果，很方便观察到组织的所有结构，特别是切片在免疫标记后进行了复染。而荧光标记很容易确定抗体定位的小区域，在暗背景下出现亮光，通过改变激发滤光片可轻易对特异性进行检测。水封固剂现在有改良，可减少退色，使荧光素保留几个星期到几个月。良好的荧光核复染现在也被采用（见后）。荧光方法常常应用快，而且可以避免用二氨基苯扎明（DAB）等危险物质。用荧光色素双重或多重标记更容易，更加精确地确定紧密定位在相同部位的不同抗原的相关性。本书将对过氧化物酶和荧光色素的应用举例说明。

荧光标记

几种可以应用的荧光染料包括二羟基荧烷、若丹明、德克萨斯红、氨基甲基环己烷碳酸、Cy3和Cy5抗生物素抗体以及Alexa探针系列。选择是根据个人的偏爱，同时考虑到成本、显色强度、显微镜滤光片及退色等因素。异硫氰酸荧光素（FITC）在激发后迅速退色，异硫氰酸荧光素-Ig可与肌肉非特异性结合，其应用逐渐减少，更喜欢用 Cy 和 Alexa 探针（Molecular Probes 标记），后者有特别高的信号本底比、耐退色、耐保存和耐激发。标记后的切片储存在暗处 4℃条件下以减少退色。肌肉有弱的自发荧光，主要是红色区带激发在血管比较明显。随着新标记物的不断涌现，鼓励使用者改变其方法，这显然非常有益，如果进行修改，强度的病理结构对比很重要，但必须建立新的基本标准。我们的选择在以前是生物素-抗生物素蛋白链菌素-德克萨斯红系统，现在则常规选用抗生物素蛋白链菌素-Alexa 594 或 488 用于观察，荧光强度需要重新评判。

酶标记

第二抗体可与酶结合，后者可通过组织化学反应在抗原位点产生有颜色的不溶性沉淀以便检测出。DAB 检测过氧化物酶是传统的酶标记，其终产物为褐色，且在室温下可长期稳定，用银或镍可形成黑色终产物。其他可以采用的底物包括氨乙基咔唑（红色产物）或 4-氯-1-萘酚（蓝色产物）。对过氧化物酶最常用的替代选择是碱性磷酸酶，用相应的底物可以看到红色、蓝色或黑色的终产物。也可用葡萄糖氧化酶和 β-半乳糖苷酶，尤其在两种不同抗体做双标记时。前面提到的放大效应，可以用生物素-卵白素系统获得，包括复合体形式、直接单独结合抗生物素蛋白链菌素或tryamide酰胺酶系统。过氧化物酶-抗过氧化物酶系统也可以有放大效果，但自从广泛采取生物素化系统现已很少应用。与免疫荧光色素系统一样，也有必要建立基线，使每种抗体过氧化物酶标记强度水平达到稳定。

复染与封固

复染可对组织形态、细胞核与细胞浆形成一个整体的印象，观察前者尤为突出，但并非均要做，根据个人需要而选用。对于预期阴性标记的切片，如Duchenne肌营养不良的肌营养不良素或缺乏新生儿型肌球蛋白的成熟肌纤维，细胞核复染则很有帮助。在Emery-Dreifuss肌营养不良氧化酶检测系统可见明显细胞核伊默菌素缺乏，此时并不需要复染。而用荧光检查时，采用不同波段荧光素核复染在检测伊默菌素中对细胞核的定位有帮助。复染选择主要依赖于终产物或荧光色素的颜色，过氧化物酶染色后常用苏木精和甲基绿行核复染。若苏木精过多，产生一种肌膜普遍淡染的感觉，在分析低水平肌膜蛋白表达时要加以注意。如Duchenne肌营养不良患者在过氧化物酶标记切片评价肌营养不良素时，小转录产物的低水平表达有可能被忽略，低水平表达的主要组织相容复合物（MHC）I也难以确定。此时免疫荧光显色在观察处于深背景的低水平蛋白表达情况下有优势。对于荧光素来说，核复染通常用4',6-二脒基-2-苯吲哚。2盐酸复染（DAPI，1 μg/ml）和烟酸已可碱染料（10 μg/ml），两者在紫外光下均呈蓝色，溴化乙啶（1 μg/ml）和TOTO花青染料则显示红色（均由Molecular Probes公司提供）。含有复染液的封固剂也可商业化提供（如Vector实验室的DAPI）。

封固剂的选择主要决定于可视标记物的特点。酶标记的切片，如过氧化物酶，可经过梯度酒精脱水、透明、用合成树脂封固。荧光标记物则需水性封固剂，几种商业用的封固剂含有抗退色试剂，我们发现水封固剂干后可使盖玻片固定并保持荧光性几周至几个月。如果用甘油基质封固剂，由于不能干燥，需要借助指甲油把盖玻片封闭和固定。

解释的基线

结果的解释取决于很多方面，包括所用的观察技术、合适的对照以及肌纤维的成熟度。不同的实验室结果也不尽相同，甚至用相同的抗体和相同的检测条件都会产生差异，因此每个实验室都要针对每个抗体建立最佳的条件及基线，知道所用抗体的作用机制。对照对于检查非特异性背景着色和检查组织保存情况很重要。一个重要的对照是监控非特异性标记，此时不加入第一抗体，切片只能被第二抗体和检测试剂标记。坏死肌纤维常含有IgG，因而可被抗-IgG的第二抗体标记，不要与特异性标记相混淆。

肌膜免疫组织化学染色评估是诊断肌肉病理学的基础之一，首先要了解肌膜是否保存良好。冰冻人工假象和病理破坏肌纤维影响到被检查组织，可使浆膜和基底膜两者损伤或者丢失。在尸检标本也存在膜蛋白丢失或减少，其程度主要取决于从死亡到组织冰冻之间的间隔时间。基底膜弹性优于浆膜，因此可以在坏死肌纤维、尸检材料的肌纤维保留，但浆膜已经消失（图6.1）。浆膜蛋白有时在再生的肌纤维中表达不明显（图6.2），有时一些抗体可以在再生肌纤维内标记。研究肌营养不良素和所有的浆膜蛋白一定同时与β-膜收缩蛋白并行研究，可以对标本保存情况有一个总体的了解。基于存在类似问题，任何基底膜蛋白的研究均要以研究层粘连蛋白链或基底膜胶原为对照。我们常规采用层粘连蛋白-$γ_1$评价基底膜的保存情况，因为至今在骨骼肌还没有发现该蛋白的定位存在病理性免疫组织化学异常。评价基底膜的成分，如胶原VI，我们则常用基底膜蛋白多糖或胶原V。

用抗肌膜蛋白抗体行免疫标记，肌纤维的直径变异在切片上常常很明显。即使不怀疑有该蛋白的缺陷，也要常规做肌膜染色以评价肌纤维大小和组织保存情况。

蛋白的发育调节

对成年期、新生儿期和胚胎期肌肉的抗体定位形式有所了解非常重要，因为许多蛋白随着年龄的

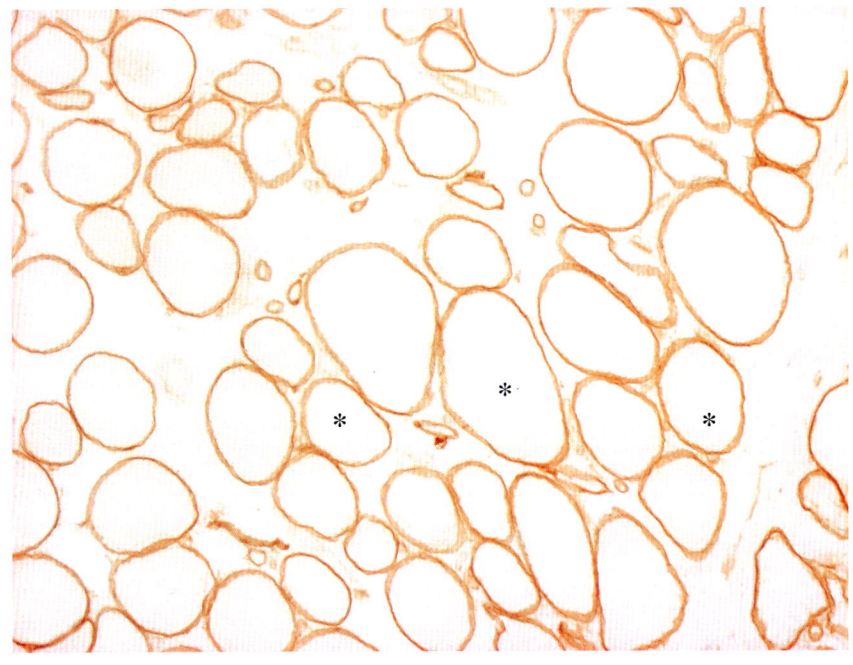

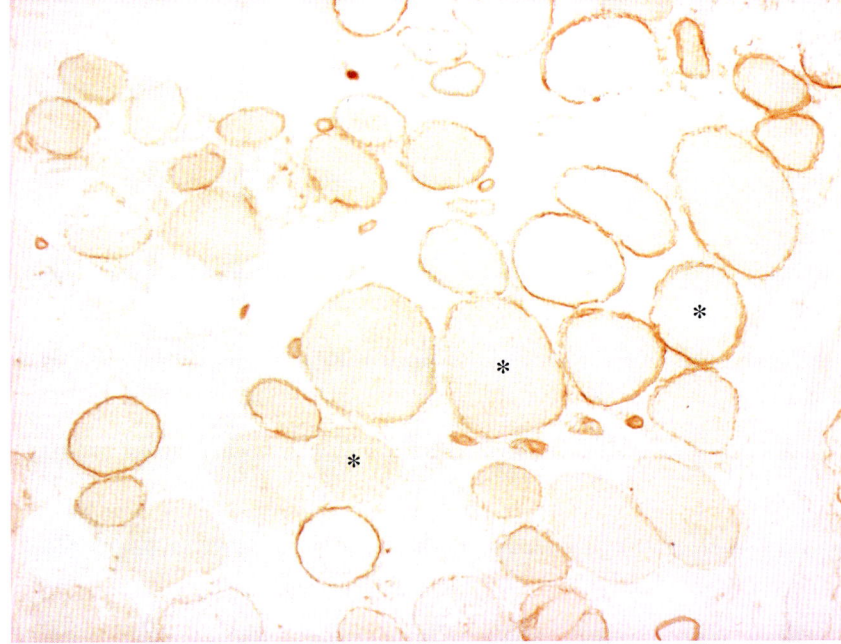

图6.1　Duchenne肌营养不良患者的系列切片。(a) 层粘连蛋白 α_2；(b) β-膜收缩蛋白免疫过氧化物酶标记，基底膜保留，但损伤和坏死肌纤维的 β-膜收缩蛋白有不同程度丢失（*）。肌纤维直径约 10～105 μm。

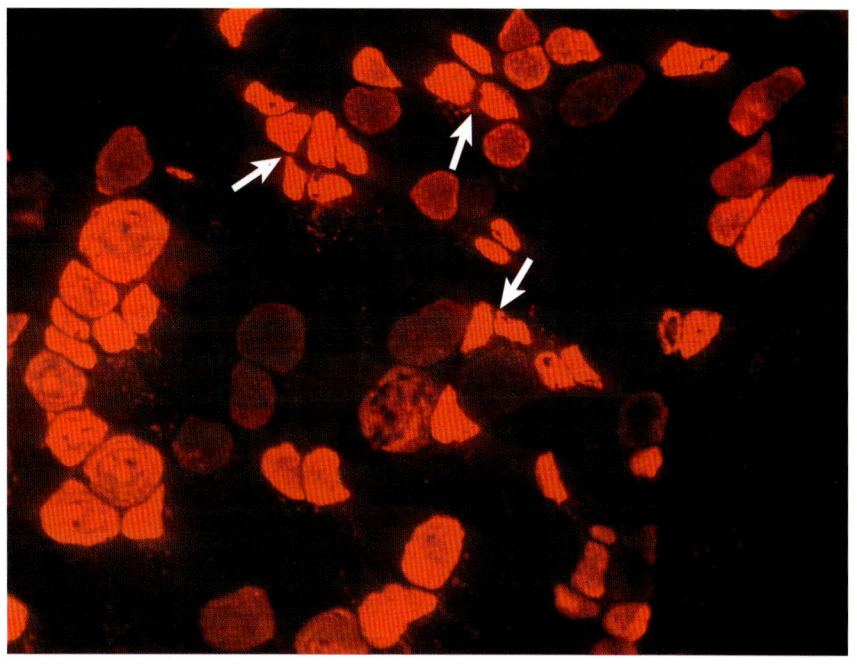

a

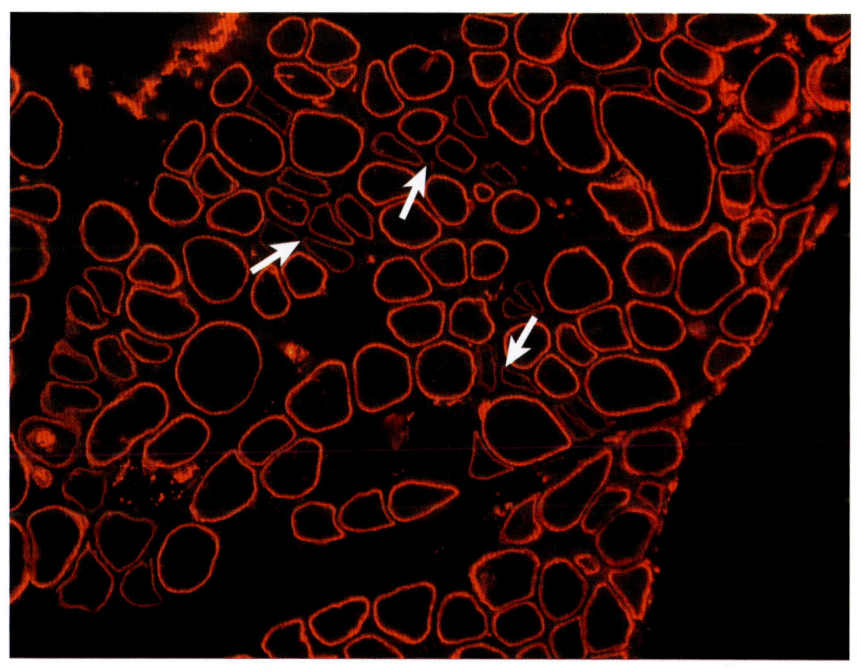

b

图 6.2 Duchenne 肌营养不良患者的系列切片。(a) 新生儿型肌球蛋白;(b) β-膜收缩蛋白免疫荧光标记,可见多个表达新生儿型肌球蛋白的再生肌纤维,其膜收缩蛋白表达减少(箭头)。也要注意其他出现新生儿型肌球蛋白的肌纤维,其β-膜收缩蛋白表达正常。

增长受到发育的调节和出现表达的改变。此外，一种蛋白的不同异构体亚型可以出现在发育的不同阶段，当评价含有再生肌纤维的标本或来自新生儿的标本时，了解这一点非常重要。在此总结我们自己常用于诊断的一组抗体的经验，不打算对肌肉蛋白的发育调控进行综合的说明，而是介绍用于诊断评估的抗体所涉及的发育问题。

一些蛋白在成熟过程中发生异构体亚型的变化（表6.2）。肌球蛋白发育异构体的研究有助于评估肌肉的非成熟程度，帮助区别萎缩肌纤维和处于再生状态的小肌纤维。再生犬类肌的研究表明，肌球蛋白的非成熟亚型存在时间长于其他发育调节蛋白，如超级调理素、结蛋白及神经细胞黏附分子（N-CAM）(Sewry 等 1992，Wilson 等 1994，未发表）。我们常规用抗新生儿型肌球蛋白抗体（Novocastra 公司的 MHCn）评估肌纤维成熟度（图6.2）。我们及其他研究者用该抗体均在肌营养不良的肌肉中发现大量未成熟肌纤维，而抗胎儿型肌球蛋白抗体可以发现胚胎型的肌球蛋白亚型，多限于检测嗜碱性小再生肌纤维（Goebel 和 Anderson 1999）。除了营养不良肌肉中大小和数目不等的再生肌纤维之外，抗新生儿型肌球蛋白抗体还可以标记新生儿肌肉的许多肌纤维，但阳性肌纤维的数目随着年龄增长会不断减少。出生时有大量阳性肌纤维，6个月后阳性肌纤维相对减少，1~2岁时仍可见到部分阳性肌纤维。但不清楚这些肌纤维是否在正常表达范围内和是否具有病理意义，因为所有被研究肌肉的取材有其临床原因，可以推测为正常，但不能肯定是正常的。

现在的标准是出现新生儿型肌球蛋白反映肌纤维未成熟，但新生儿型肌球蛋白的出现在一些情况下并非如此。因为从大鼠的研究中发现，免疫组织化学染色可以发现胚胎型肌球蛋白出现在失神经支配的肌肉（Jakubiec-Puka 等 1990）。运动神经病的一些小肌纤维和脊髓性肌萎缩的小肌纤维组均被认为是没有神经支配，但仍旧可表达新生儿型肌球蛋白，有时还表达其他发育调节的蛋白（Sewry 1989；第9章）。目前还不清楚这是否表明失神经支配引发了肌纤维再生、和/或出现成熟障碍、和/或病理状态诱发了新生儿型肌球蛋白的重新表达。尽管如此，研究新生儿型肌球蛋白对分析其他发育调节蛋白以及确定不同疾病的

表6.2 发育过程中表达异常并有病理意义的蛋白

亚型改变
肌动蛋白　心肌—>骨骼肌
肌球蛋白　胚胎—>新生儿—>快或慢
未成熟和再生肌纤维中低表达
β-膜收缩蛋白在一些小再生肌纤维周围低表达
C-末端肌营养不良素（有时）
某些肌营养不良素相关蛋白
神经元型一氧化氮合酶
层粘连蛋白 $β_2$，在新生儿有接头外低表达
整联蛋白 $α_7$，在新生儿的接头外低表达
再生肌纤维高表达*
超级调理素
层粘连蛋白 $α_5$
神经细胞黏附分子（N-CAM）
波形蛋白
结蛋白
主要组织相容性复合物 1

* 也可见肌纤维内高表达。

各种蛋白表达形式非常重要（见下）。

在发育期，另一种能够改变异构体亚型的肌肉蛋白是肌动蛋白，已经发现的两种异构体亚型仅在 N- 端的四个氨基酸存在差异（Marston Redwood 2003）。在胎儿骨骼肌主要为心肌亚型，然后被骨骼肌的异构体亚型所取代。心肌型异构体亚型主要表达于肌营养不良的嗜碱性再生肌纤维，在刚出生的一些肌纤维中也有表达，但在新生儿期很快消失（未公布的观察结果）。转变成骨骼肌亚型的正常过程目前尚不清楚，但用特殊抗-肌动蛋白抗体确定异构体亚型很重要。

在新生儿肌肉和再生肌纤维非常多的情况下，分析肌纤维成熟或不成熟非常关键。用抗体免疫标记对肌肉进行评判时，一些蛋白在未成熟肌肉中高度表达，其他蛋白则低水平表达（表6.2）。有些蛋白在 RNA 水平的表达研究有局限性。超级调理素为肌营养不良素常染色体的同源物，在胚胎肌纤维的肌膜和再生肌纤维中高度表达（图6.3a.c）。从孕9周开始，超级调理素和肌营养不良素共同表达于肌膜，约孕20周时肌膜超级调理素标记达到高峰（Clerk 等 1992b, 1993）。孕26周后，在成熟肌肉中超级调理素不再表达于肌膜，仅局限于血管和神经肌肉接头部位。超级调理素也可表达于肌腱接头，但并非所有抗体均阳性。肌营养不良素缺失或减少，如在Duchenne、Becker肌营养不良和炎性肌肉病，肌膜超级调理素则显著表达（图 6.3a，Helliwell 等 1992b）。这种评估需要先参考新生儿型肌球蛋白表达情况，以说明肌纤维的成熟度，在此情况下再考虑成熟肌纤维出现的异常高表达。肌膜超级调理素在没有肌营养不良的新生儿肌肉中有低表达，也与新生儿型肌球蛋白的出现无关（Sewry 等 1994a），其原因至今不明。

层粘连蛋白α_5和主要组织相容性复合物-1也是在再生肌纤维中高表达的蛋白，评估其病理表现一定要考虑新生儿型肌球蛋白的表达（图6.3b, d）。层粘

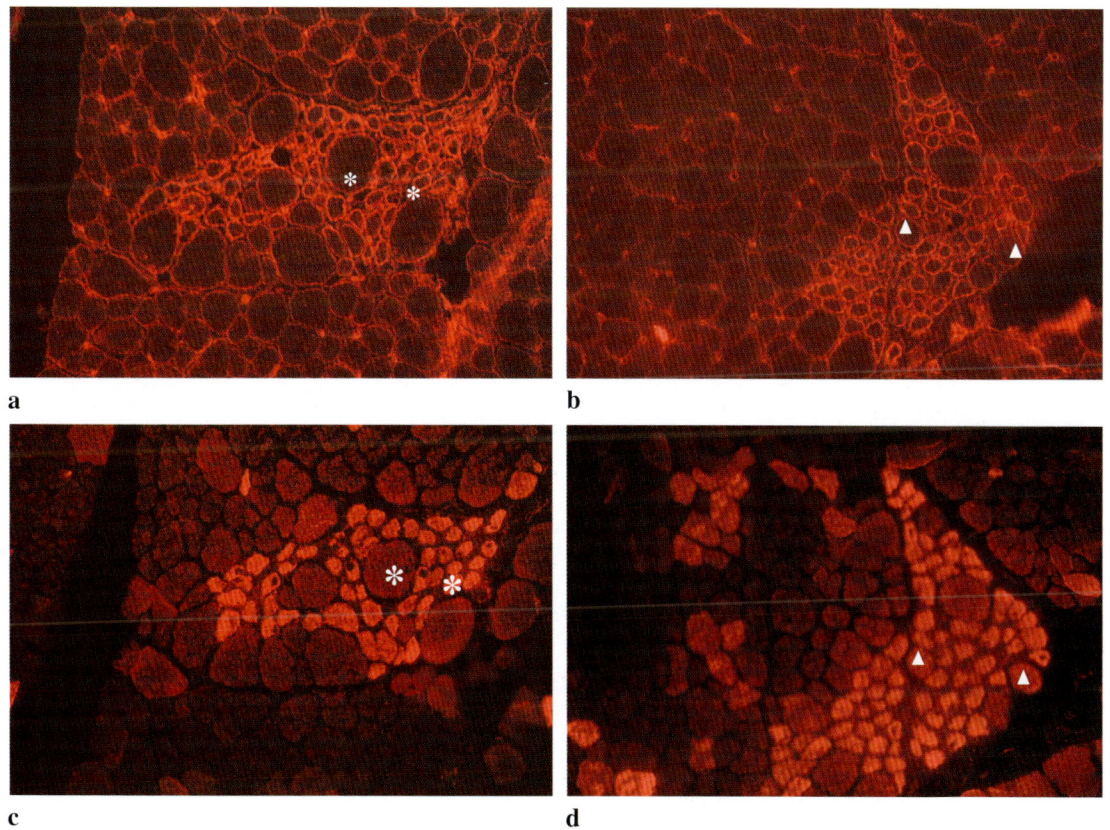

图6.3 Becker 肌营养不良患者。(a) 超级调理素；(b) 主要组织相容性复合物-1抗原及 (c, d) 新生儿型肌球蛋白标记，显示许多肌纤维表达超级调理素和主要组织相容性复合物-1，再生肌纤维簇出现特别高的表达 [a 和 c（*），b 和 d（▲）为连续区域]。

连蛋白α₅出现在胚胎肌纤维，随胚胎发育而不断减少（Sewry 等 1995；图6.9）。主要组织相容性复合物1不出现在胚胎肌纤维的肌膜。由于再生肌纤维的基底膜出现重叠，其基底膜蛋白出现高表达。

波形蛋白和结蛋白在胚胎及再生肌纤维中也高表达，两者随肌纤维发育而下调。波形蛋白在成熟肌肉仅存在于血管组织，而结蛋白则出现于肌膜和Z线水平的肌纤维内部。

神经细胞黏附分子（N-CAM）表达于再生肌纤维和非神经支配的胚胎肌纤维的肌膜。一旦肌纤维在发育过程中获得神经支配，该黏附分子定位于神经肌肉接头处。非神经支配性再生肌纤维出现接头外神经细胞黏附分子的表达，同时也表达新生儿型肌球蛋白，但前面已经指出，神经源性疾病的一些小肌纤维也表达新生儿型肌球蛋白。失神经支配后神经细胞黏附分子出现在神经肌肉接头外（Cashman 等 1987，Figarella-Branger 等 1990），所以这两种蛋白以及其他未成熟肌纤维相关蛋白的出现，难以区分失神经支配的肌纤维与再生肌纤维。接头外表达神经细胞黏附分子为Duchenne肌营养不良的特征表现，但与肌纤维再生还是神经支配有关，尚不清楚。神经元一氧化氮合酶（nNOS）在失神经支配肌纤维的肌膜出现缺失（Gosztonyi 等 2001，Tews 2001）。比较新生儿型肌球蛋白、神经元一氧化氮合酶和神经细胞黏附分子，能够帮助区分未成熟肌纤维和失神经支配肌纤维。肌纤维没有新生儿型肌球蛋白和神经元一氧化氮合酶表达，多为失神经支配（第9章）。

其他蛋白在非成熟肌肉中仅有弱表达，由于并没有同时行RNA研究，任何明显微弱或降低的免疫组织化学标记可能和特异抗体的表位隐蔽有关，而非真正的低表达所致。低的免疫标记也和特殊抗体的吸附能力有关。几种膜蛋白，如β-膜收缩蛋白、肌聚糖蛋白、肌营养不良素C端、α₇整联蛋白和神经元一氧化氮合酶等，在表达新生儿型肌球蛋白的小再生肌纤维中弱阳性，可能原因是与肌纤维没有成熟或浆膜未完全发育有关（图6.4）。小的嗜碱性肌纤维内部可

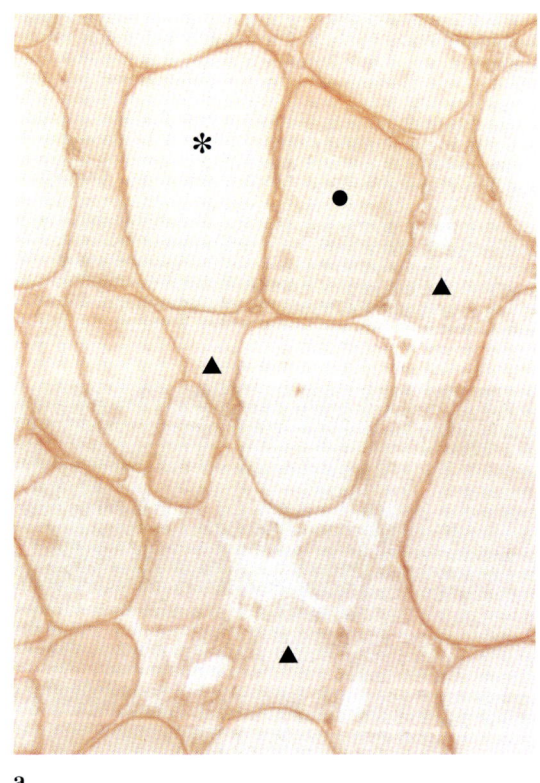
a

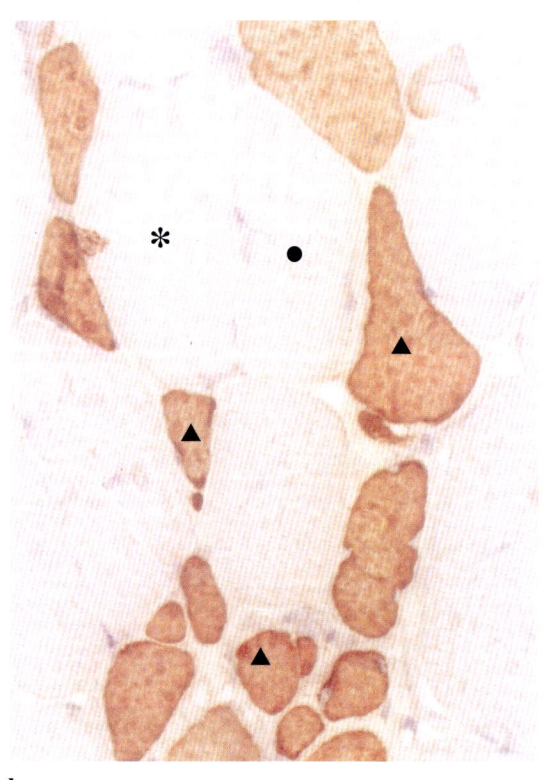
b

图6.4　肢带型肌营养不良患者。(a) 神经元一氧化氮合酶；(b) 新生儿型肌球蛋白标记，显示新生儿型肌球蛋白（▲）阳性的再生肌纤维缺乏神经元一氧化氮合酶表达。注意直径45～85 μm的成熟肌纤维（*）的正常肌膜标记，一些肌纤维（●）出现内移性标记，有时见于许多肌纤维。

见多种抗体标记。

一些抗体在新生儿肌肉中也有微弱标记，在这个阶段很难进行病理评估。比如 α_7 整联蛋白的肌膜标记在未成熟肌纤维很低，用Santa Cruz公司的抗体标记神经元一氧化氮合酶，在1岁以下儿童中常常表达非常低或缺乏（Torelli 等 2004）。未成熟肌肉的神经肌肉接头处神经元一氧化氮合酶表达显著。我们也注意到新生儿肌肉的抗层粘连蛋白 β_2 抗体在肌膜出现弱免疫标记，除在神经肌肉接头处高表达外（Sanes 2003），在神经肌肉接头外也高表达，其强度逐年增强（Wewer 等 1997；未公布的观察结果）。层粘连蛋白 β_2 在新生儿血管高表达，高于肌膜，但到大约3岁时标记强度大致一样（图6.9）。

肌肉之外的组织应用

尽管选用肌肉，但从其他组织获得的一些蛋白也可提供有用的诊断信息。如皮肤可表达许多在肌肉中发现的细胞外基质蛋白，对研究层粘连蛋白 α_2、胶原VI，特别是肌肉广泛消瘦萎缩时，皮肤活检相对肌肉而言是一个有用的替代选择（Sewry 等 1996，1997a；第12章）。皮肤活检也用于研究网格蛋白表达，研究伴肌营养不良的大疱性表皮松解的表皮-真皮接合处的基底角质化细胞减少或消失（Shimizu 等 1999）。同样，多种组织的核表达伊默菌素，用皮肤和口腔叶状细胞很容易进行评估（Manilal 等 1997，Sabatelli 等 1998；第13章）。后者需要注意切片不可含有死亡的口腔细胞，因为无法标记。绒毛膜绒毛的蛋白免疫标记研究有助于进行产前诊断，如原发性层粘连蛋白 α_2 链缺陷导致的先天性肌营养不良（"分层蛋白"缺陷性先天性肌营养不良；Muntoni 等 1995a；见第12章）或胶原VI基因突变导致的 Ullrich 型先天性肌营养不良（Brockington 等 2004）。皮肤活检培养成纤维细胞的免疫组织化学研究有一定局限性，但可以用于对线粒体代谢的研究，调查提示对研究胶原合成也有帮助（Sabateilli 等 2001）。可以用生肌调节蛋白基因（MyoD）转染纤维母细胞，使之转化为肌细胞以分析肌肉特异性的蛋白，但该法没有广泛用于诊断。将来肌肉以外组织的使用可能会不断增多。

病变肌肉的病理特点

本节概述原发和继发性蛋白缺陷相关肌肉病变的免疫组织化学改变。许多原发性蛋白缺陷与隐性遗传疾病相关。在显性遗传性疾病蛋白免疫组织化学的异常很难发现，因为正常等位基因产生正常蛋白产物，其定位通常无异常。所以，此时继发性蛋白异常有更重要的意义。当原发性蛋白缺陷研究出现可疑结果时，继发性蛋白异常在隐性遗传性疾病也非常明显。神经肌肉病的相关细节见不同章节。

原发性蛋白缺陷

能够应用免疫组织化学技术检测到的原发性蛋白缺陷数目越来越多，表6.3做一总结。

膜相关蛋白

编码肌营养不良素的基因在1987年被克隆成功，这在神经肌肉病中是第一个被确认的基因缺陷（Burgher 等 1987，Koenig 等 1987）。位于染色体Xp21的肌营养不良素基因突变导致 Duchenne 或 Becker 肌营养不良（Brown Lucy 1997）。肌营养不良素为细胞骨架蛋白，正常肌肉的免疫标记定位于每个肌纤维的肌膜上（图6.5 a），异常标记出现在Xp21病，继发减少可以出现在部分肢带型肌营养不良（见下）。大部分Duchenne肌营养不良患者表现为多数肌纤维缺乏肌营养不良素或显著减少（图6.5b），可能是突变引起读码框破坏所致。单个或小簇肌纤维可表现为正常的标记强度，称之为回复突变型肌纤维（图6.5c）。这些肌纤维的读码框保留，出现跳跃突变。在 Becker 肌营养不良读码框也保留，所有肌纤维的免疫标记强度出现降低或许多肌纤维出现标记强度不均匀（图6.5d，第10章）。在一些 Becker 病例，肌营养不良素的免疫标记与正常没有区别，此时要注意分析继发性改变。由于存在失活X染色体随机分配现象，肌营养不良素基因缺陷相关的异常也出现在 Duchenne 肌营养不良女性基因携带者（图6.6），偶见于 Becker 型基因携带者（Glass 等 1992）。

肌营养不良素是一种大蛋白，一定要用多种抗体进行检测，以免得到错误结果。如果一种抗体的表位处于基因缺失段编码的蛋白区域内，则检测不出肌营养不良素，得出 Duchenne 肌营养不良的印象。

表6.3　神经肌肉疾病中通过免疫组织化学方法可检测到的原发蛋白缺陷

蛋白缺失：

肌营养不良素	Xp21 肌营养不良
肌聚糖蛋白	肢带型肌营养不良 2C-F
奇异不良素	肢带型肌营养不良 2B
小窝蛋白 -3	肢带型肌营养不良 1A，涟波肌病，高肌酸激酶血症
层粘连蛋白 α₂	先天性肌营养不良1A（"分层蛋白"缺乏性先天性肌营养不良）
胶原Ⅵ	Ullrich 先天性肌营养不良（Bethlem 肌病中未检测出）
整联蛋白 α₇	轻度先天性肌营养不良/肌病
伊默菌素	X- 连锁 Emery-Dreifuss 肌营养不良
肌浆网钙离子通道三磷酸腺苷酶 1（SERCA1）	Brody 病
网格蛋白	合并肌营养不良的大疱性表皮松解症

（Novocastral 提供的钙蛋白酶 -3 抗体只能用于免疫印迹）

蛋白沉积：

肌动蛋白	先天性肌动蛋白病/杆状体肌病
肌球蛋白	透明小体肌病
结蛋白	结蛋白肌病

如果编码框保留，则包含C-末端的其他部位仍然存在，与 Becker 型肌营养不良一致。因此，在评价肌营养不良病例时，所用的抗体一定能够识别肌营养不良素的 N 端和 C 端，通常也要包括蛋白的一个杆状区。尽管大部分 Duchenne 和 Becker 肌营养不良证实了编码框易位假说，但仍有例外，临床严重程度不能根据肌营养不良素的免疫标记来判断（Muntoni 等 1994a）。

肌营养不良素与多种蛋白复合体有联系，称之为肌营养不良素相关蛋白（DAPs；Straub Campbell 1997, Lim Campbell 1998, Ozawa 等 1998, Blake 2002, Michelle Campbell 2003）。所有这些蛋白通过免疫组织化学分析定位于肌膜，其中一些蛋白是糖基化蛋白，有些是跨膜或细胞外蛋白，还有的是细胞内蛋白。肌营养不良素相关蛋白被认为在肌膜下肌动蛋白骨架和细胞外基质之间提供结构链接，在反复收缩和舒张过程中稳定细胞膜，这些蛋白复合体也可稳定多种受体和离子通道。肌营养不良素相关蛋白划分为多种亚复合体（图6.7），包括：α和β-肌营养不良糖蛋白为相同基因的翻译后产物，肌聚糖蛋白（α、β、γ、δ 和 ε）和氢乙罂粟碱样蛋白、共同生长素、营养不良短杆菌素和神经元一氧化氮合酶（Michelle Campbell 2003，Blake Martin-Randon 2002）。已发现另一种与γ-肌聚糖蛋白基因同源的蛋白，即ζ-肌聚糖蛋白，可能在平滑肌细胞有一定作用，也与肌营养不良的发病有关，但至今在人类未发现基因突变（Wheeler 等 2002）。α、β、γ、δ- 肌聚糖蛋白基因缺陷出现在不同亚型的肢带型肌营养不良（第11章）。ε- 肌聚糖蛋白基因突变可导致肌阵挛 - 肌张力障碍综合征（Zimprich 等 2001，Asmus 等 2002；Han 等 2003），在平滑肌中也有重要作用，此处它与β-以及δ- 肌聚糖蛋白有密切关系（Straub 等 2003）。现在仍未发现经过翻译后修饰产生 α- 和 β - 肌营养不良糖蛋白的基因缺陷。但发现α-肌营养不良糖蛋白的继发性糖基化改变是一些先天性肌营养不良的重要发病机制（见下）。共同生长素被认为在锚定离子通道方面有重要的作用（Blake Martin-Randon 2002），但现在并未发现共同生长素、营养不良短杆菌素或神经元一氧化氮合酶的基因突变，其表达只有继发性改变（见下）。

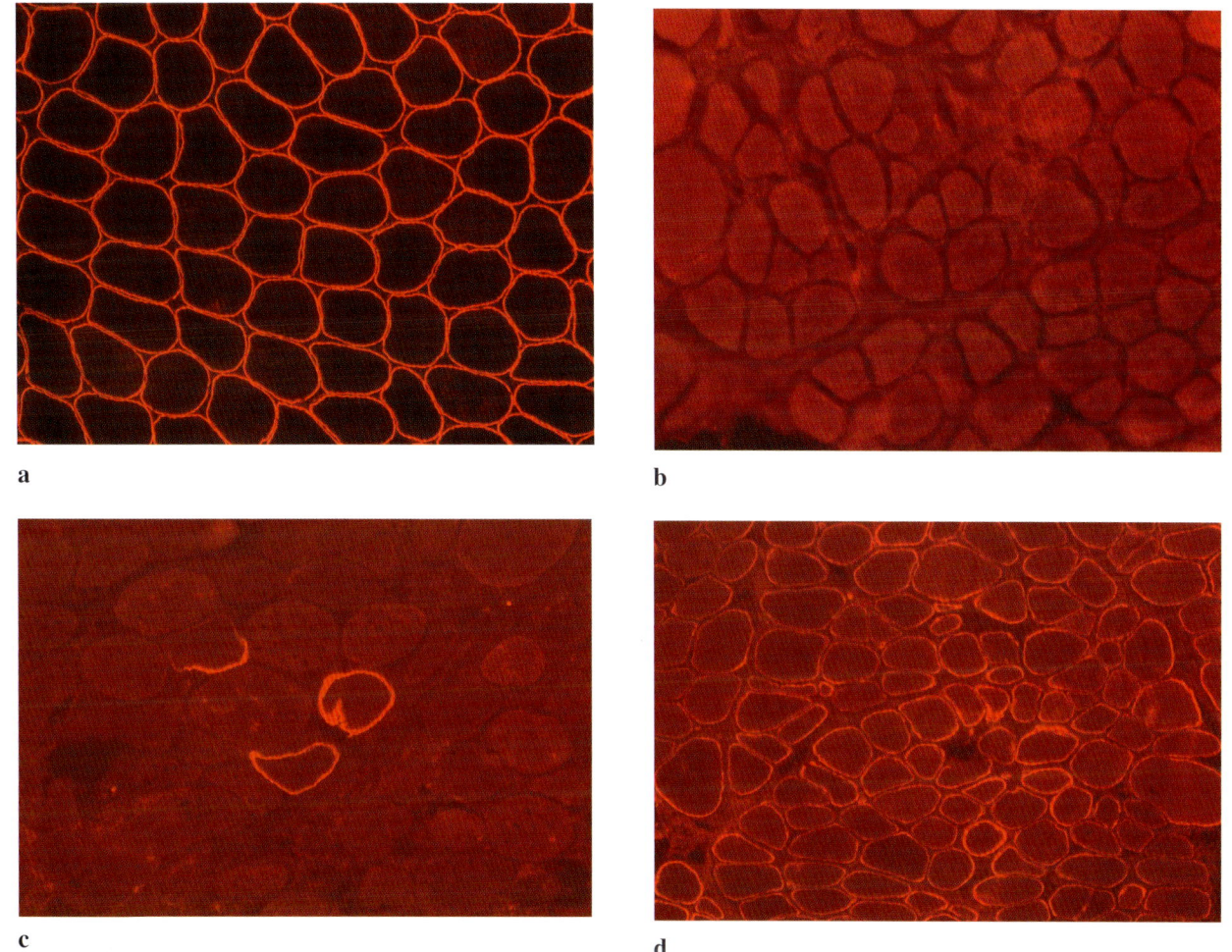

图6.5 肌营养不良素标记。(a) 所有肌纤维正常肌膜标记;(b) Duchenne 肌营养不良患者没有肌营养不良素的表达;(c) Duchenne肌营养不良患者在阴性肌纤维中间几个回复突变型肌纤维有肌营养不良素阳性表达;(d) 在Becker肌营养不良患者大部分肌纤维表达降低。

肌聚糖蛋白（α、β、γ、δ）作为一个整体发挥作用，因而其中一个有缺陷会使4个表达都降低。一个肌聚糖蛋白的完全缺失或大量减少通常提示有基因缺陷，有助于直接进行分子分析（图6.8）。其他三个肌聚糖蛋白则有不同程度的异常免疫标记，从显著到微弱不等，有时可见整个复合体缺失，通常与β-肌聚糖蛋白基因缺陷有关（Bonnemann 等 1995），继发性肌聚糖蛋白减少出现在 Duchenne 肌营养不良（见下）。

编码肌膜蛋白的其他基因缺陷可导致肢带型肌营养不良的其他类型，免疫组织化学可以发现蛋白表达减少。浆膜蛋白奇异不良素缺乏或明显减少见于肢带型肌营养不良2B型和Miyoshi型肌病。奇异不良素被认为与膜的融合及修复有关（Bansal Campbell2004）。

现在的商业化抗体并不能确保一定能够得到明确的免疫组织化学结果，在其他肌营养不良也出现奇异不良素表达的继发性改变（见下）。用免疫印迹技术能够更清楚地发现奇异不良素的表达异常，但同时要检测其他几种蛋白，以确保表达降低并非继发于其他蛋白的原发性缺陷，如钙蛋白酶-3或小窝蛋白-3（Anderson 等 1999，Anderson 等 2000，Walter 等 2003）。

小窝蛋白-3为小窝蛋白的肌肉特异型，其基因缺陷发生于一种显性遗传性肢带型肌营养不良（LGMD1C）、涟波肌病和少数高肌酸激酶综合征患者（McNally 等 1998，Minetti 等 1998，Carbone 等 2000，Betz 等 2001）。小窝蛋白-3为浆膜蛋白，正常肌肉中定位于肌膜，免疫组织化学可检测出其表达减少或缺乏。

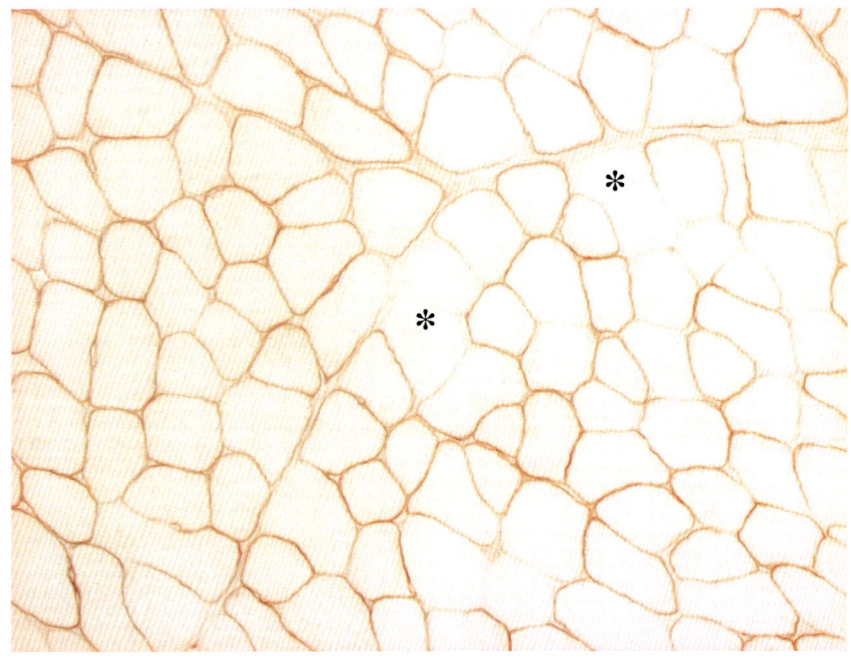

a

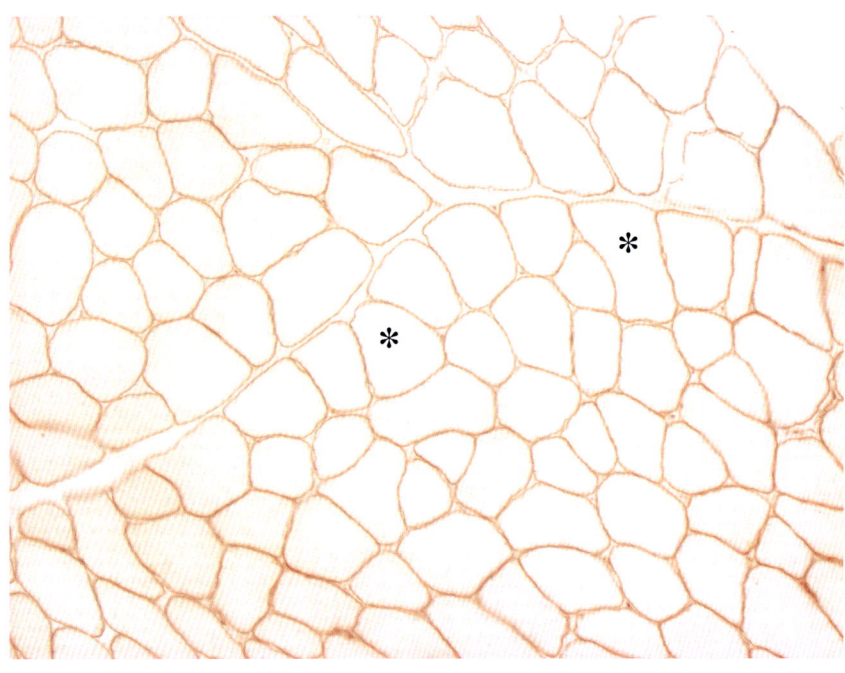

b

图6.6 Duchenne肌营养不良症状性携带者连续切片的肌营养不良素（a）和β-膜收缩蛋白（b）标记，可见几个肌纤维出现肌营养不良素缺失，但保留β-膜收缩蛋白（*）。肌纤维直径约30～75 μm。

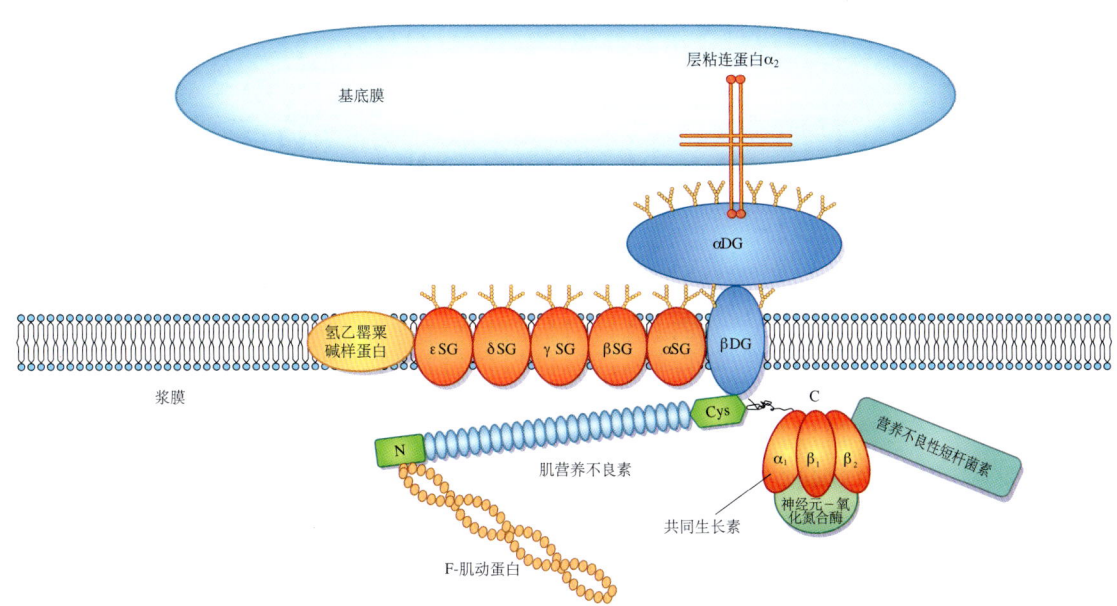

图6.7 肌营养不良素及其相关蛋白复合体的示意图，显示如何把细胞外基质与肌动蛋白细胞骨架连接。基底膜上的层粘连蛋白α₂连接α-肌营养不良糖蛋白（αDG），后者与β-肌营养不良糖蛋白（βDG）连接；β-肌营养不良糖蛋白与肌营养不良素的半胱氨酸富集区结合，后者接着连接肌动蛋白细胞骨架，肌营养不良素的N-端和C-端具有肌动蛋白结合位点。肌聚糖蛋白（α、β、γ、δ、εSG）与β-肌营养不良糖蛋白相互作用，氢乙罂粟碱样蛋白与肌聚糖蛋白有联系，其相互作用的细节还不明确。共同生长素结合于肌营养不良素的C-末端，而神经元一氧化氮合酶和营养不良性短杆菌素则与共同生长素结合。也有证据表明β-肌营养不良糖蛋白与F-肌动蛋白之间有直接的相互作用（Chen等2003）。

编码分层蛋白的层粘连蛋白α₂链的LAMA2基因突变导致先天性肌营养不良的严重1A型（"分层蛋白缺乏"的先天性营养不良；Helbling-Leclerc等1995）。在正常肌肉中，层粘连蛋白α₂链定位于每个肌纤维的基底膜。与层粘连蛋白α₅、β₁、β₂和γ₁链不同，α₂链不出现在血管周围（图6.9a-e）。层粘连蛋白为异质三联体，其三个链排列成十字交叉形，分别由不同的基因编码。现在已发现5个α、3个β、3个γ链，可组合成14种不同的表现形式，分布于不同的组织中（Gullber等1999，Libby等2000）。以前根据不同链命名为A、B1、B2，随着更多链的发现，命名也随之进行修订。定位于肌膜的主要亚型是层粘连蛋白-2（通常称之为分层蛋白，α₂-β₁-γ₁链）和层粘连蛋白-4（S-分层蛋白，α₂-β₂-γ₁链）。层粘连蛋白β₂链在神经肌肉接头处聚集并起到组装的作用（Sanes 2003）。与以前的观点不同，在神经肌肉接头外的肌膜也可以检测到适量的层粘连蛋白β₂，尤其在成熟肌肉（图6.9e，Wewer等1997）。层粘连蛋白α₅位于血管，高表达于未成熟肌纤维，在发育过程中不断下调，最后仅有微量出现在成熟人类肌纤维肌膜上（图6.9b）。层粘连蛋白α₂基因缺陷患者的临床严重程度从轻到重不等，与其检测到的蛋白数量相关。严重者肌膜上层粘连蛋白α₂缺乏或仅的微量（图6.10a-c；Philpot等1995），轻者仅见蛋白表达减少，所以有必要同时评估这种大蛋白的N-端和C-端表位（Sewry等1997b，见第12章）。层粘连蛋白α₂、α₅和β₁链的继发性改变讨论见下，现在并未发现层粘连蛋白γ₁的缺陷，可依据此评估基底膜的完整性。

编码胶原VI三条链的基因缺陷与显性遗传性Bethlem肌病以及隐性遗传性Ullrich先天性肌营养不良有关（Jobis等1996，Speer等1996，Bertini等1998，Camacho Vanegas等2001，Demir等2002）。在正常肌肉，胶原VI明显标记在肌膜（图6.12a），当有过度纤维化时，也出现在肌束衣和肌内衣。Bethlem肌病为显性遗传，没有看到胶原VI免疫标记的变化（图6.11）。在隐性遗传性Ullrich先天性肌营养不良患者可有完全缺失或严重减少（图6.12b，c）。

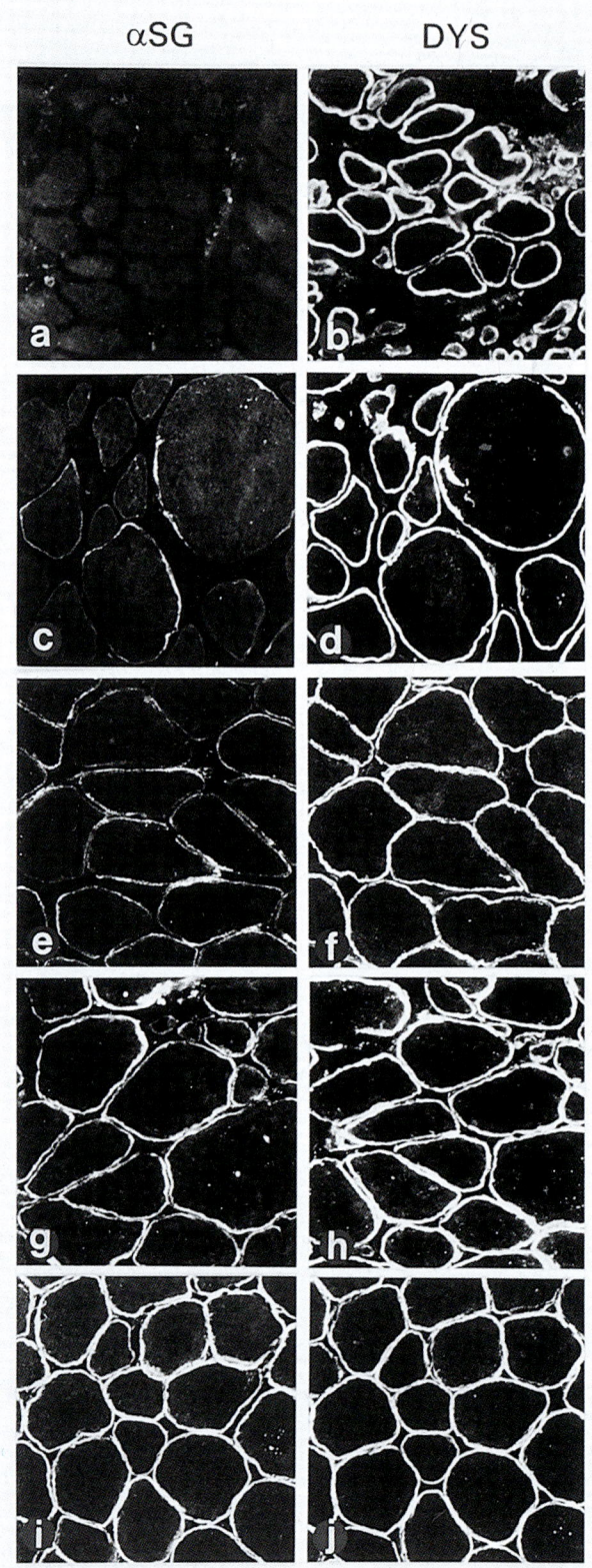

图6.8 肢带型肌营养不良患者α-肌聚糖蛋白（αSG）与肌营养不良素（DYS）的标记对比。可见各种标记，从缺乏到痕量以及不同程度的减少（a~h）。最后一组为标本的正常对照。

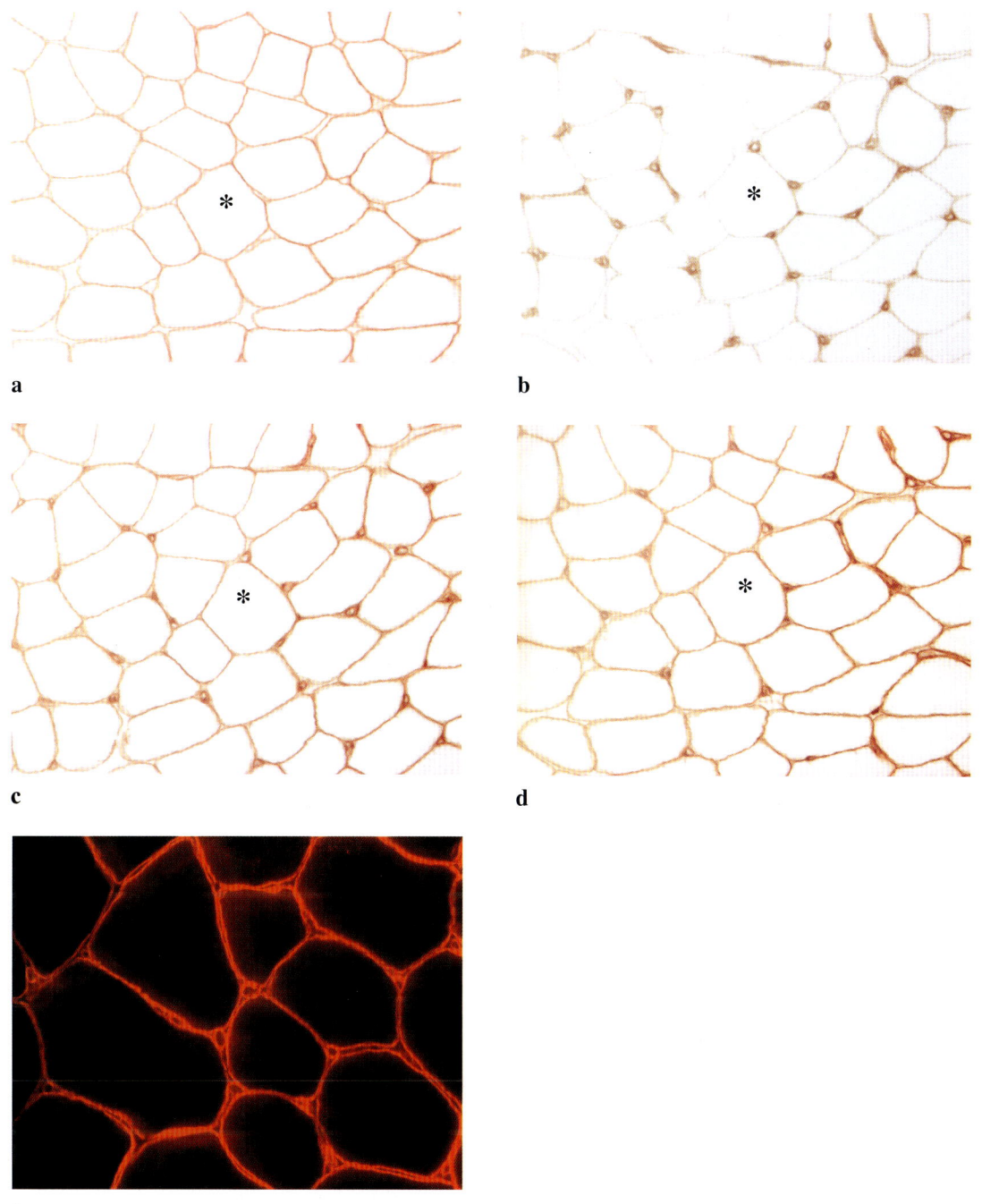

图 6.9 免疫过氧化物酶标记:(a) 层粘连蛋白 α_2、(b) 层粘连蛋白 α_5、(c) 层粘连蛋白 β_1、(d) 层粘连蛋白 γ_1 和 (e) 免疫荧光标记层粘连蛋白 β_2。注意肌膜强表达 α_2、β_1、γ_1,但 α_5 只有痕量表达,毛细血管缺乏 α_2。在 a~d 图中标注同一肌纤维 (*)。

a

b

c

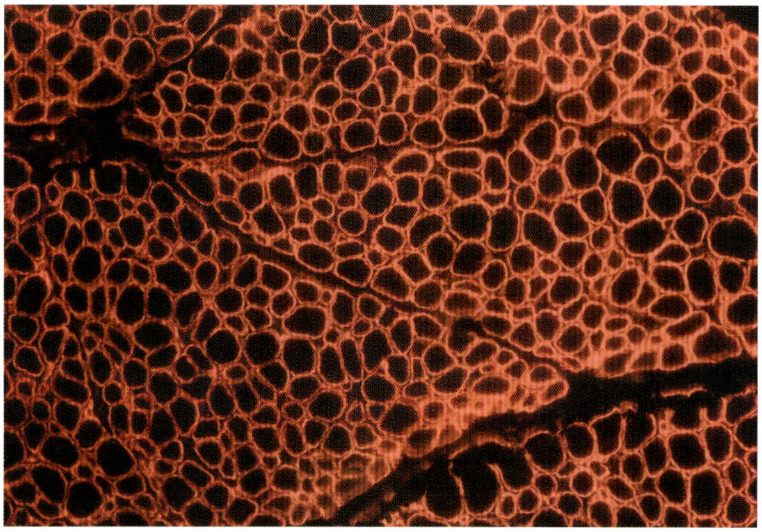

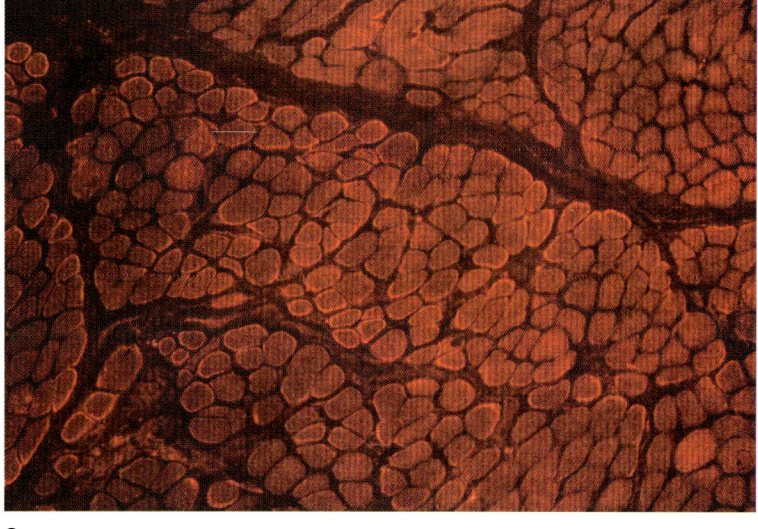

图 6.10　2 例 LAMAz 基因突变患者层粘连蛋白 α_2 标记显示（a）正常；（b）缺失；（c）显著减少。

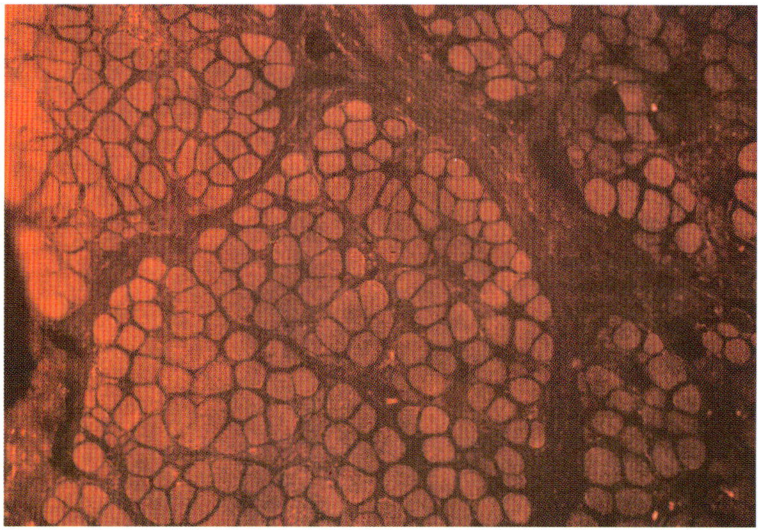

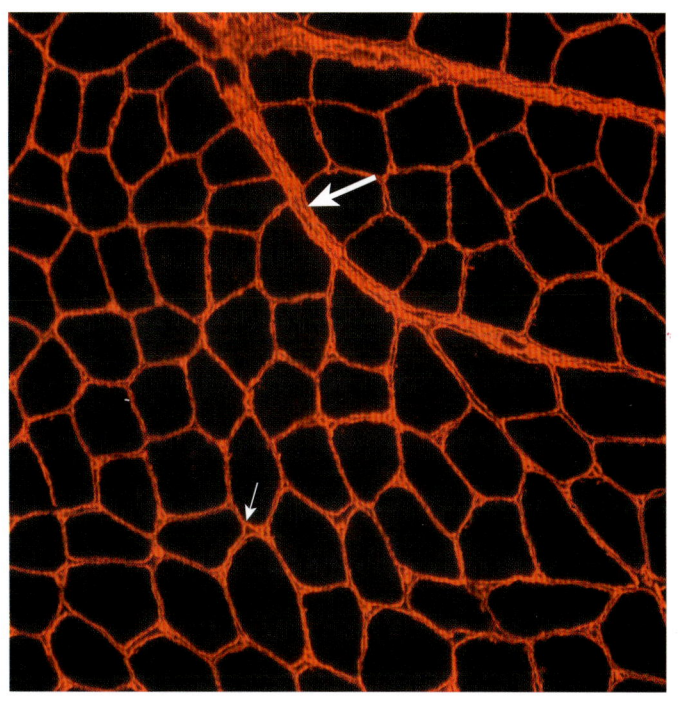

图6.11 胶原IV正常标记，注意围绕每个肌纤维的周边标记，肌束衣标记（大箭头）和毛细血管周围标记（小箭头）。肌纤维直径约 30～60 μm。

在一些患者可以是轻微的改变，仅在肌膜比较明显（图 6.12c）。采取平行研究另一种基底膜蛋白的方法以保证基底膜保存完好，如胶原 IV、胶原 V 和/或基底膜蛋白多糖。胶原 V 与胶原 VI 表达部位相似，基底膜蛋白多糖与胶原 VI 相互作用（见下）。

在 Schwartz-Jampel 综合征报道有基底膜蛋白多糖基因错义突变和读码框插入（Nicole 等 2000，Arikawa-Hirasawa 等 2002）。基因突变可能影响基底膜蛋白多糖的功能，免疫标记显示该蛋白仍然存在（Hoffman Pegaro 2002）。蛋白完全缺失可产生致死性损害，出现在伴有严重骨生长缺陷的体节发育不良。基底膜蛋白多糖的主要作用是把乙酰胆碱酯酶聚集在神经肌肉接头处，通过整联蛋白将基底膜与浆膜连接起来。在神经肌肉病变中至今未发现胶原 IV 或 V 缺陷。胶原 IX 的突变与骨骼发育不良以及一种肌病相关（Bönnemann 等 2000）。

膜相关蛋白的另一种原发性缺陷为与层粘连蛋白 α_2 相互作用的整联蛋白 α_7（Hayashi 等 1998）。基因缺陷可导致被分类为先天性肌营养不良的一种轻微疾病。整联蛋白 α_7 缺失可伴随其伴侣蛋白整联蛋白 β_1D 的减少。该病很少见，到目前还没有采取商业化抗体进行研究。整联蛋白 $\alpha_7\beta_1$D 形成与多种蛋白相互作用的跨膜复合体，包括层粘连蛋白 α_2，可出现整联蛋白的继发性改变（见下）。

核蛋白的原发性缺陷

与 X- 连锁和常染色体显性遗传性 Emery-Dreifuss 肌营养不良相关的核膜蛋白，主要在诊断肌肉病理学中进行研究。核膜由一层内膜和外膜、核孔复合体及一个薄的核纤层构成。外膜与内质网相延续，许多蛋白是内膜的整体组分，这些蛋白与核纤层及染色质相互作用。伊默菌素锚定于核内膜（图 6.13），其基因突变引起 X- 连锁 Emery-Dreifuss 肌营养不良（见第 13 章）。大部分为编码伊默菌素的 STA 基因突变，导致蛋白截断，C- 端缺乏，使整个核膜完全缺乏该蛋白。肌肉、皮肤或口腔细胞的免疫组织化学染色很容易发现这种蛋白的缺乏。也有个别例外，伊默菌素出现减少或在胞浆中异常定位（Di Blasi 等 2000）。

核纤层蛋白是核纤层的基本成分，核纤层蛋白 A/C 的基因突变与多种表型相关，包括常染色体显性

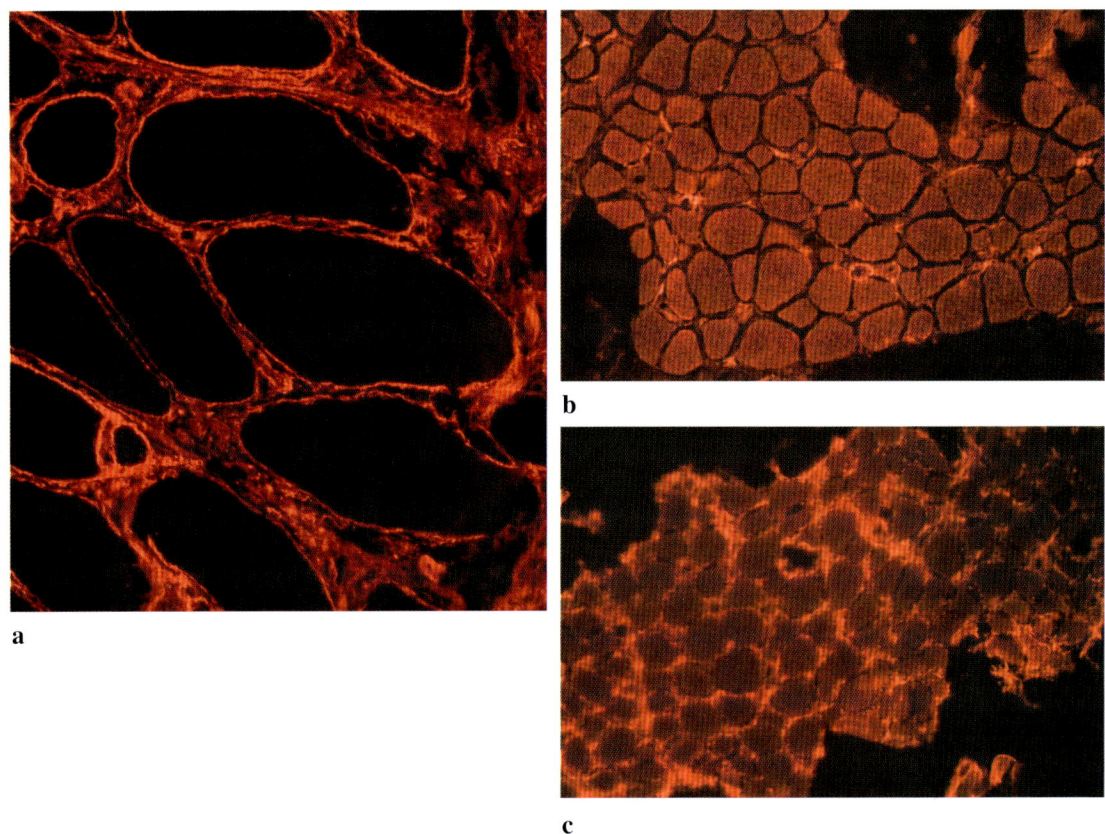

图6.12 胶原VI标记在（a）1名Bethlem肌病患者和在（b，c）2例Ullrich先天性肌营养不良患者，均出现胶原VI基因突变。注意正常标记和Bethlem肌病（a）基底膜和肌内衣强表达的区别。而在一例Ullrich先天性肌营养不良患者（b）仅有血管附近个别区域阳性，基底膜缺乏胶原VI，另1例Ullrich患者的一些肌纤维周围有微弱减少（c）。

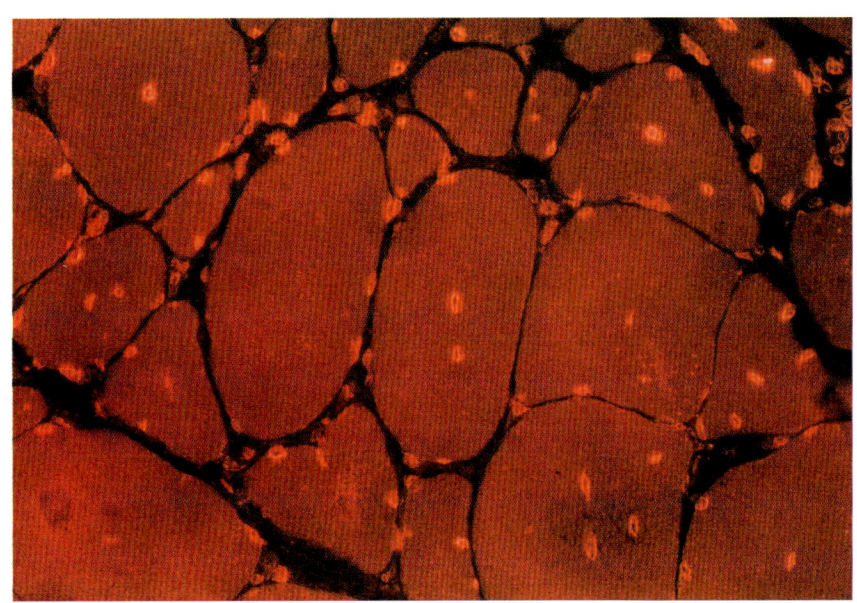

图6.13 周边和内移的细胞核伊默菌素免疫标记。

遗传性Emery-Dreifuss肌营养不良（第13章）、扩张型心肌病、肢带型肌营养不良1B、家族性限局性脂肪营养障碍、轴索神经病（CMT2B1）、下颌肢端病、早老症（Mounkes Stewart 2004）和限局性皮肤病（Navarro 等 2004）。常染色体显性遗传性 Emery-Dreifuss肌营养不良的核纤层蛋白A/C免疫组织化学染色标记与对照组无差别，但可以导致层粘连蛋白β$_1$继发性改变（见下）。

其他疾病也可以由核蛋白的缺陷导致，但目前的免疫组织化学染色在研究原发性蛋白缺陷方面作用有限，包括脊髓性肌萎缩的运动神经元生存蛋白、导致两种强直性肌营养不良的基因异常扩增以及眼咽型肌营养不良的核多A结合蛋白1基因（PABPN1）的异常扩增。抗核多A结合蛋白1抗体定位于眼咽型肌营养不良患者的核内包涵体（Calado 等 2000）。

肌原纤维和细胞骨架蛋白原发性缺陷

现已发现大量肌原纤维蛋白存在基因缺陷，由于可能是几个肌病的候选基因，所以对其兴趣很大，可导致肌原纤维结构错乱，这组疾病都用"肌原纤维肌病"一词。肌原纤维肌病阐述了与Z线蛋白有相互作用以及维持肌节结构的蛋白的重要性（Bönnemann 和 Laing 2004）。现已发现肌原纤维肌病的基因突变包括肌球蛋白重链亚型、肌动蛋白、肌联蛋白链接素、肌缩素、肌钙蛋白亚型、原肌球蛋白、肌联蛋白、伴肌动蛋白和细胞骨架蛋白结蛋白和网格蛋白。中间丝蛋白基因和成束蛋白基因也作为肌原纤维肌病可能的候选基因进行了测序，但没有发现突变（Selcen 等 2004）。这些缺陷蛋白都可以通过免疫组织化学方法检测，但因多与显性遗传相关和/或突变多是错义突变，蛋白完全缺失很少见。然而，有时也可出现蛋白聚集，可以看到其他继发性改变。

肌球蛋白重链由一个多基因家族编码，存在多种亚型，受组织和特异形态发育模式的调节（Nguyen 等 1982，Buckingham 1985，Izumo 等 1986）。不同肌型的生理性快和慢肌特点分别与各自的异构体亚型有关。在慢1型肌纤维内主要肌球蛋白重链亚型是由14号染色体的肌球蛋白重链7基因编码，这也是心室肌肉的主要亚型（β-心肌球蛋白重链），其球端的突变与家族性心肌病有关（Seidman 和 Seidman 2001）。最近发现杆状区突变出现在一个症状不明显的心肌病患者，主要表现为伴随透明小体的骨骼肌病

（Tajsharghi 等 2003，Bohlega 等 2004，Laing 等 2005）。免疫组织化学染色显示这些包涵体出现在1型肌纤维，含有慢肌球蛋白，该病归类于蛋白过剩肌球蛋白贮积性肌病（Goebel 和 Borchet 2002）。最近发现肌球蛋白重链7的3'端突变导致远端肌病（Meredith 等 2004）。因此，基因不同区段的突变可以导致不同表型的显性遗传性疾病。

17号染色体的快肌球蛋白重链IIa基因（MYH2A）突变导致一种罕见的显性遗传性疾病，由于存在镶边空泡和15～20nm的管丝包涵体（Martinsson 等 2000），其前曾认为是遗传性包涵体肌病的一种亚型。但是用免疫组织化学方法，在有基因突变的年轻患者活检肌肉中检测不到肌球蛋白 IIa（Tajshatghi 等 2002），而该研究的年老患者却发现了肌球蛋白 IIa 以及表达多于一种肌球蛋白亚型的混合型肌纤维。镶边空泡肌纤维表达肌球蛋白 IIa。肌原纤维结构紊乱和线粒体灶性缺失也是显著的特点，特别是 2 A 型肌纤维（Martinsson 等 2000），提示肌原纤维蛋白的异常与镶边空泡的形成有关。

到目前在该肌病只发现了 2 个肌球蛋白基因突变，其他肌球蛋白基因成员显然是其他疾病的候选基因。

α-肌动蛋白1（*ATCA1*）基因编码骨骼肌肌节的肌动蛋白，现在研究发现该基因突变与杆状体肌病从重度至轻的宽大临床表型谱系相关（Sanoudou 和 Beggs 2001， Sparrow 等 2003，第15章）。该基因突变导致肌动蛋白聚集，可以出现在细胞核和/或细胞浆，可以出现或不出现典型杆状体。当心肌的肌动蛋白亚型基因发生突变，可以出现与心肌病相关的肌动蛋白聚集（Olsen 等 1998，Mogensen 等 1999）。α-肌动蛋白1基因突变也可导致先天性肌型比例失调，导致以缺乏线粒体的轴空、肌丝破坏和I型肌纤维占优势为特点的显性遗传性先天性肌病，像中央轴空病，但没有杆状体（Kaindl 等 2004）。

对人肌肉原肌球蛋白亚型的免疫组织化学研究，在探索原发性缺陷方面非常受限，α-原肌球蛋白和β-原肌球蛋白的基因突变导致了罕见的显性遗传性杆状体肌病（Laing 等 1995，Donner 等 2002）。β-原肌球蛋白的基因突变也可引起远端关节弯曲综合征，不出现杆状体（Sung 等 2003）。与心肌病有关的原肌球蛋白的主要作用已经确认（Towbin 1998）。

α-辅肌动蛋白的亚型已经阐明，主要研究涉及

肌纤维分型和杆状体肌病中的杆状体，并非肌肉疾病的主要病因。抗α-辅肌动蛋白-2抗体可标记各型肌纤维，而α-辅肌动蛋白-3只能标记快肌纤维。一般来说，α-辅肌动蛋白-3基因可以出现非致病性基因多态性（ACTN3，North等1999），导致所有肌纤维的α-辅肌动蛋白-3缺失。在发现多态性以前，曾一度认为α-肌动蛋白-3缺失在一些先天性肌营养不良中可能有病理意义（North和Beggs 1996），但很快发现这是一种非特异性改变（Vainzof等1997）。

肌联蛋白和伴肌动蛋白是两种已知最大的蛋白，由于不同剪接导致两者都存在多种异构体（Millevoier等1998，Gregorio等1999），在维持肌原纤维的排列方面发挥作用，有助于维持肌原纤维的柔韧性。两种蛋白基因位于染色体2q，伴肌动蛋白基因突变出现在一种杆状体肌病的最常见类型（Wallgren Petterson等1995，Pelin等1999）。应用伴肌动蛋白商业化抗体可显示蛋白的保留，但应用针对伴肌动蛋白SH3区的抗体进行的研究发现，严重杆状体肌病患者中出现该蛋白的缺乏，这有助于做直接分子分析（Sewry等2001b，Wallgren-Petterson等2002）。肌联蛋白是肢带型肌营养不良2J型的缺陷蛋白，其特点为胫骨前肌受累（Hackmann等2002，2003）。像伴肌动蛋白一样，没有整个肌联蛋白的缺失，缺陷外显子即该大基因的最后一个外显子，其非商业化抗体可以显示表达缺失（Hackmann等2002）。辅肌动蛋白表达的继发性异常出现在Duchenne肌营养不良，在肌营养不良素基因发现以前，辅肌动蛋白曾被认为是原发性缺陷的基因产物（Wood等1987），但随后发现是一个假象。

影响其他肌原纤维蛋白的基因突变可以用免疫组织化学方法研究原发蛋白，包括与肢带型肌营养不良2G型发病有关的肌联蛋白链接素、与肢带型肌营养不良1A以及肌原纤维肌病有关的肌缩素、与罕见类型杆状体肌病有关的慢肌钙蛋白T（Speer等1992，Hauser等2000，Moreira等2000，Johnston等2000，Selcen和Engel 2004）。这些基因突变的流行病学情况还不清楚，因为只报道了几个受累及的患者。近期研究提示肌缩素基因突变是肌原纤维肌病比较常见的病因（Selcen和Engel 2004），所有突变均为错义突变，都能够检测到肌缩素。像肢带型肌营养不良2A型，也在同样丝氨酸富集的2号外显子出现突变，但这些疾病有不同的表型和病理改变，像其他肌原纤维肌病，心脏受累和周围神经病比较常见。11号染色体肌钙蛋白I的快亚型基因突变可致远端关节弯曲综合征（Sung等2003），但目前尚无蛋白表达方面的免疫组织化学研究资料。

在肌原纤维肌病这组疾病内，细胞骨架蛋白结蛋白存在原发性和继发性受累，通常被共同称为"结蛋白肌病"或"结蛋白相关肌病"。现已鉴定出结蛋白基因错义突变和缺失（Goldfarb等1998，Dakalas等2000）。大部分为显性遗传，但也有隐性遗传的病例报道。发病年龄变异很大，常合并心肌病。结蛋白抗体免疫染色可以显示肌纤维内结蛋白蓄积，但无新生儿型肌球蛋白的表达，与结蛋白高表达的再生肌纤维相鉴别。在电镜下可见典型的电子致密颗粒物质沉积（见第5章），其他特点包括胞浆体和球形体。氧化酶和ATP酶化学染色可见大片酶活性缺失区域，具有"擦拭"外观，可见空泡。当其伴侣蛋白αB-晶体蛋白基因突变时，可以看到类似改变（Vicart等1998）。这些小的热休克蛋白涉及结蛋白的聚合，被认为具有保护中间丝网状结构免于应激性损伤的作用。单独看病理改变不能确定原发性基因缺陷，结蛋白和αB-晶体蛋白以及颗粒状物质的蓄积都可以出现在这两种情况下，两者都有心肌病，临床表现不同在于αB-晶体蛋白基因缺陷可出现白内障。

网格蛋白基因突变见于罕见的皮肤大疱性隐性遗传病，单纯性大疱性表皮松解合并肌营养不良（Gache等1996，Smith等1996）。网格蛋白有将结蛋白锚定在Z线周围的作用。抗网格蛋白抗体标记皮肤和肌肉则显示出该蛋白的减少或缺失，有结蛋白的继发性沉积（Shimizu等1999，Schroder和Goebel 2002）。

酶的原发性缺陷

已知多种原发性酶缺陷可导致神经肌肉病，生化方法检查酶活性比其免疫组织化学定位更重要。用于研究的酶免疫印迹有一定用处，如在肢带型肌营养不良2A型出现缺陷的钙蛋白酶-3（Richard等1995），在非膜相关蛋白异常导致的肢带型肌营养不良中属于不常见疾病。钙蛋白酶-3定位于肌纤维的胞质溶胶和细胞核内，与肌联蛋白的C-端结合。用Novocastra公司的商业化抗体通过免疫印迹方法可在肢带型肌营养不良2A型患者中检测出该酶的减少或缺失，但不能用该抗体做免疫组织化学加以定位（Anderson等1998）。鉴别钙蛋白酶-3原发性与继发性改变非常重要（见下）。

离子通道的原发性缺陷

用免疫组织化学方法研究的两个离子通道是斯里兰卡肉桂碱受体 1 和肌浆网钙离子通道 ATP 酶。染色体19q的斯里兰卡肉桂碱受体1基因突变出现在中央轴空病和恶性高热（Quane 等 1993，McCarthy 等 2000，第 15 章），恶性高热也与其他几个基因位点连锁（Loke 和 MacLennan 1998）。并非所有的中央轴空病患者都易患恶性高热，但仍要对患者交待潜在的危险。斯里兰卡肉桂碱受体为大的配体门控钙离子释放通道，在兴奋收缩偶联中发挥重要作用，包括肌浆网膜上的多个C-端跨膜袢和胞浆区，后者与T管电压门控二氢吡啶受体相互作用。基因型和表型相关性提示斯里兰卡肉桂碱受体1的跨膜C-端区域更易发生突变，但并非唯一的突变点，与中央轴空病有关，而恶性高热更常伴发N-端热点突变（Monnier 等 2002，Tilgen 等 2001，Davis 等 2003）。多数斯里兰卡肉桂碱受体1的基因突变为错义突变，且为显性遗传，所以没有蛋白的完全缺失，该蛋白的免疫组织化学研究非常有限，现在并未用于诊断。某些蛋白继发性沉积对观察轴空有用（Sewry 等 2002）。

Brody 病的特点为肌强直和运动诱发性疼痛（Brody 1969），由编码肌浆网钙离子通道 ATP 酶的三磷酸腺苷2A1基因突变引发（Odermatt 等 1996）。肌浆网钙离子通道三磷酸腺苷酶 1 限于快肌纤维，而肌浆网钙离子通道三磷酸腺苷酶 2 限于慢肌纤维。因此，正常肌肉的相关抗体染色可见棋盘样模式（图6.14）。在 Brody 病中可检测到快肌纤维缺乏肌浆网钙离子通道 ATP 酶 1。其他蛋白，如与肌浆网钙离子通道 ATP 酶相联系的脂肉素，是 Brody 综合征的备选基因。该综合征的临床症状类似于Brody病，但至今未发现基因突变（Odermatt 等 1997）。

继发性蛋白缺陷

作为另一种原发性蛋白缺陷在病变肌肉中所导致的结果，大量文献描述了许多蛋白定位和表达的继发性变化，基因原发性缺陷一如前述。本节主要针对有诊断价值并且用抗体可以显示其结构性质的继发性蛋白缺陷（表 6.4）。

膜相关蛋白

用β-膜收缩蛋白作为对照已经介绍，用于评价浆膜是否保存完好。该蛋白和细胞骨架联系密切，所以可以判断其他膜蛋白的出现。坏死肌纤维的β-膜收缩蛋白出现缺失（图6.1），如果有冰冻假象或冻融

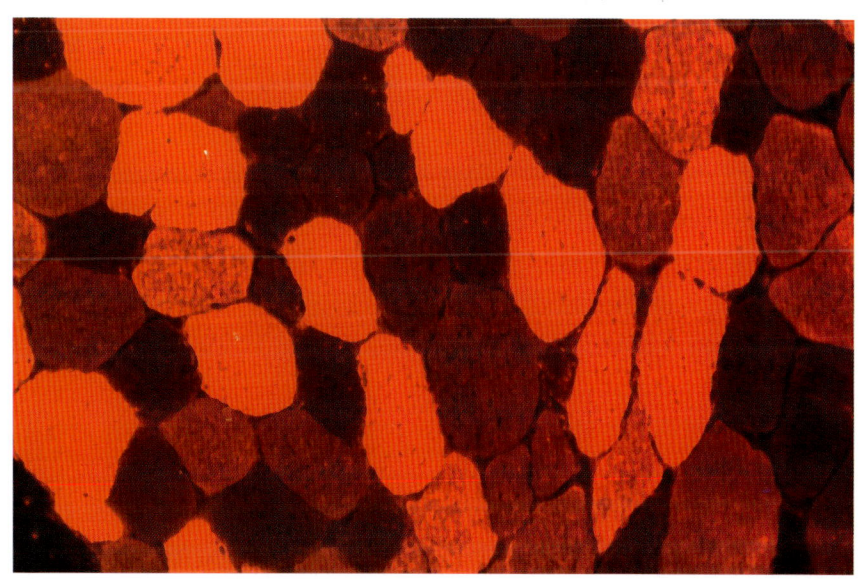

图6.14　肌浆网钙离子通道三磷酸腺苷酶1在2型肌纤维（快肌纤维）中高度表达。该抗体可见三种强度的标记。

表 6.4　对诊断有帮助的出现继发性改变的蛋白（可以用商业化抗体进行研究）

肌营养不良素

肌聚糖蛋白

超级调理素

神经元一氧化氮合酶

层粘连蛋白 α₂

层粘连蛋白 β₁

层粘连蛋白 α₅

α-肌营养不良糖蛋白

新生儿型肌球蛋白

结蛋白聚集

主要组织相容性复合物 1

Tau 蛋白聚集

造成的假象性膜损坏，其肌膜标记减弱、不均一或破碎。再生肌纤维的弱标记已经在有关发育的章节中进行了介绍。许多抗浆膜和基底膜蛋白的抗体可以标记分裂肌纤维、分支肌纤维以及肌腱接头处的膜内移（图 6.15）。横截面见到的肌膜内陷，如肌腱接头处，有时和空泡混淆。真正的空泡标记取决于其来源。溶酶体来源的空泡（如酸性麦芽糖酶缺陷）和肌浆网来源的空泡通常无 β-膜收缩蛋白或其他肌膜蛋白表达，而出现于 Danon 病（LAMP-2 突变）的自噬空泡和其他有类似病理改变的 X 连锁性疾病以及有大量自噬空泡的 X-连锁肌肉病（见第 4 章有关空泡部分和第 5 章有关超微结构部分）显示一些空泡出现浆膜蛋白，一些空泡出现基底膜蛋白（图 6.16）。

保存良好的肌肉中很少出现肌营养不良素的继发性减少，β-肌聚糖蛋白缺陷导致的隐性肢带型肌营养不良 2E 型是个例外（Bonnemann 等 1995）。在其他肌聚糖蛋白有缺陷时（Vainzof 等 1996），可以偶尔出现肌营养不良素继发缺乏，但肢带型肌营养不良的肌营养不良素免疫标记通常很难与正常表现区分开。如果女性患者出现肌营养不良素减少，需要注意与 Duchenne 携带者区别。超级调理素对此有一定的帮助（见下），曾报道在 Fukuyama 型先天性肌营养不良中出现肌营养不良素表达减少（Arikawa 等 1991）。在以前的免疫组织化学研究中，我们在炎症肌病也发现类似现象（Sewry 等 1991）。肌营养不良素的 C-端抗体弱表达在一些新生儿肌肉比较明显（如 Novocastra 公司生产的针对最后 17 个氨基酸的单克隆抗体 DYS2），可能由基因 C-端不同剪接造成。内膜的肌营养不良素标记和 β-膜收缩蛋白类似，肌营养不良素和膜收缩蛋白相关糖蛋白复合体的许多蛋白标记在神经肌肉接头处明显加强（图 6.17）。胞浆体等结构也可标记（Helliwell 等 1994）。

超级调理素是由 6 号染色体基因编码的常染色体蛋白，与肌营养不良素的大部分序列和结构具有同源性，在多种组织中广泛表达（Brown Lucy 1997）。在正常骨骼肌中，用一些抗体可以把其定位于包括毛细血管在内的所有血管、周围神经、神经肌肉接头及肌腱接头处。如前所述，多种疾病的再生肌纤维膜上高表达（图6.3）。成熟肌纤维的超级调理素过度表达出现在 Duchenne 和 Becker 肌营养不良、Duchenne 肌营养不良症状性携带者和炎性肌肉病（图6.3，Helliwell 等 1992b，Sewry 等 1994b），无症状携带者也可以显示一些超级调理素。Duchenne 和 Becker 肌营养不良的年轻患者表达少量肌膜超级调理素，此时需要对肌纤维的成熟度进行认真评估（Taylor 等 1997a）。尽管超级调理素的出现是评价 Xp21 病的有用标记物，但没有特异性。肌膜标记可以出现在许多其他情况下，包括其他类型的肌营养不良、新生儿肌肉以及靠近肿瘤的肌肉（Sewry 等 1994a，2005b），其原因至今不明。目前对超级调理素的研究旨在阐明导致超级调理素上调的因素以及对 Duchenne 肌营养不良的可能治疗前景。现已发现超级调理素的 A 和 B 两个全长

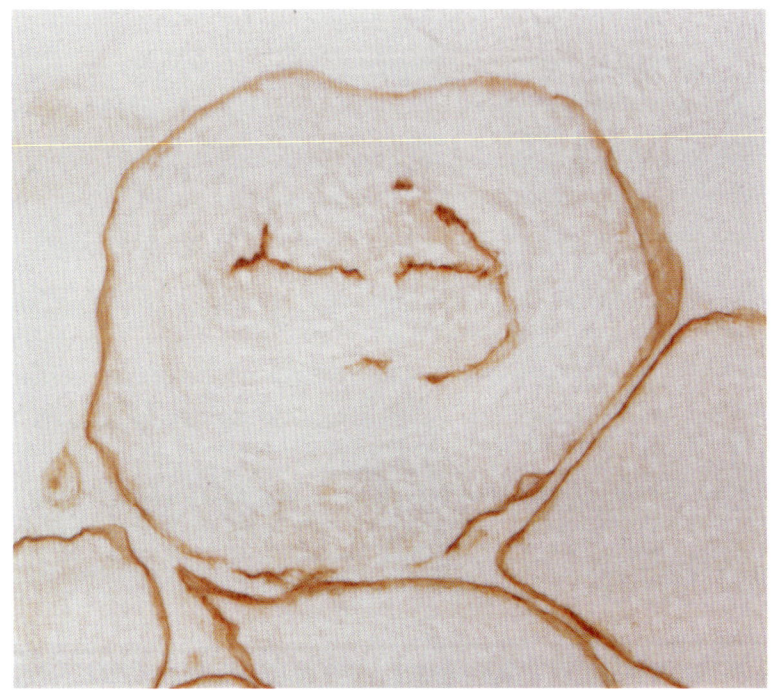

a

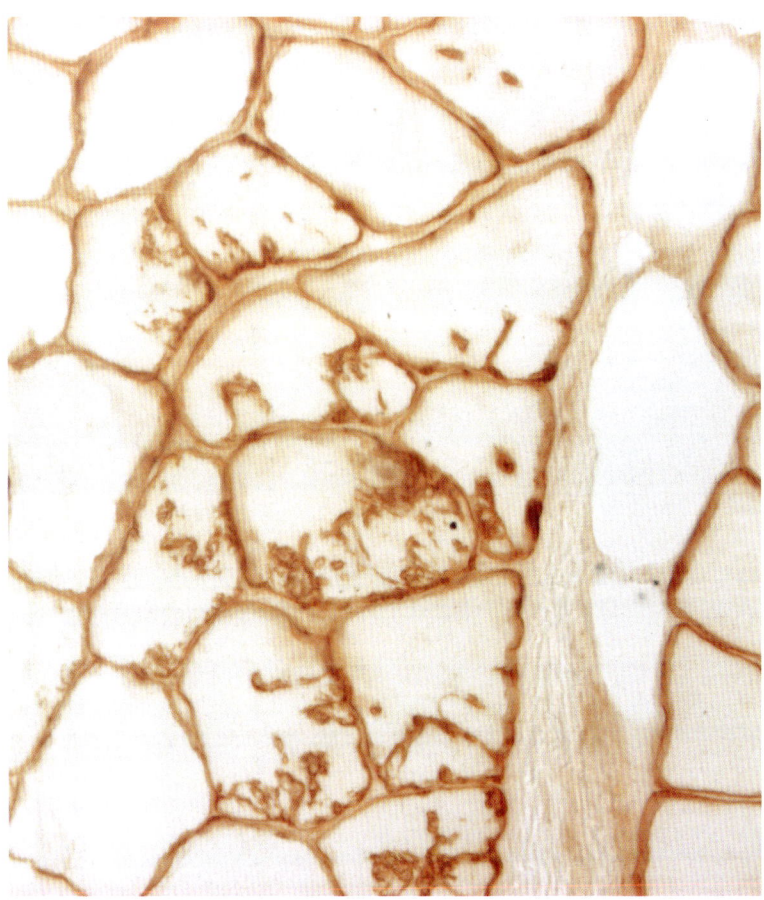

b

图 6.15　内膜标记。(a) 涡旋状肥大肌纤维 (150 μm) 的 β-膜收缩蛋白标记；(b) 肌腱接头处层粘连蛋白 α_2 标记。肌纤维直径约 30~55 μm。

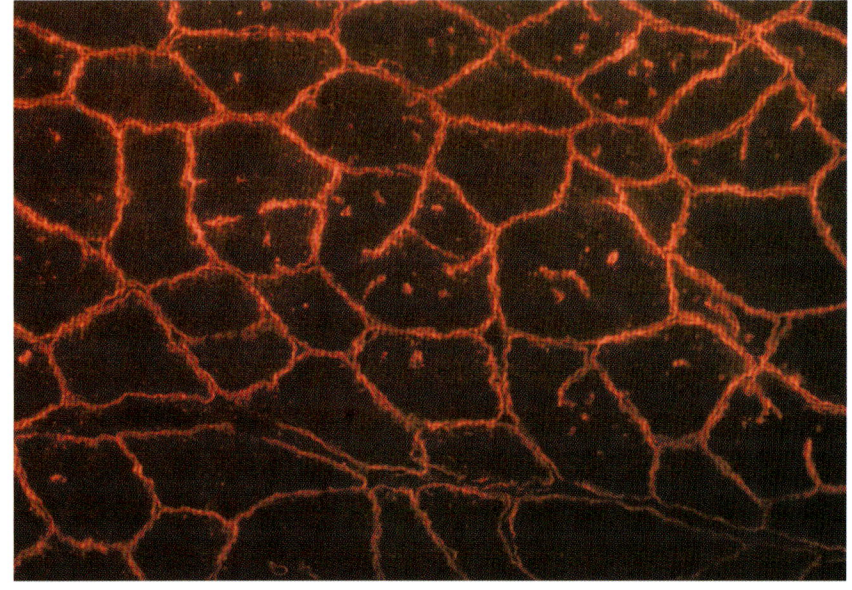

a

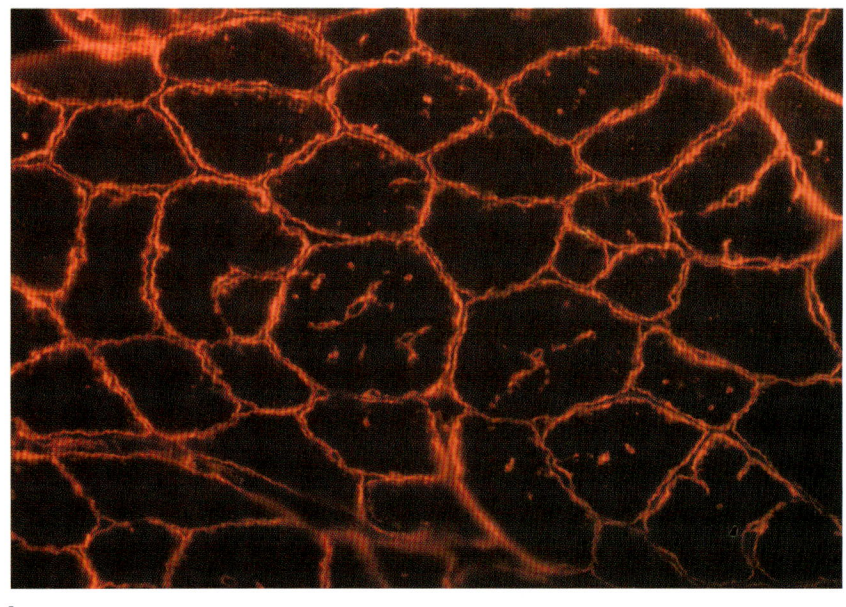

b

图6.16 伴随大量自噬空泡的X-连锁肌病患者的连续切片。(a) 肌营养不良素和 (b) 层粘连蛋白 α_2 标记。注意肌纤维内部膜内陷和空泡的标记同时表达两种蛋白。

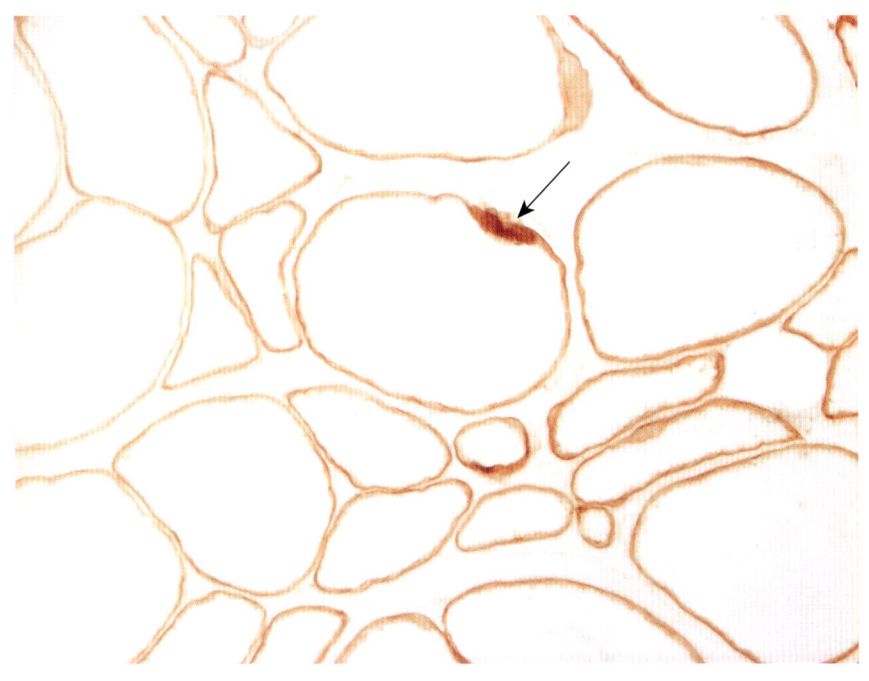

图 6.17 在直径约 80μm 的肌纤维见肌营养不良素在神经肌肉接头处（箭头）过度标记。

亚型（Burton 等 1999），A 型亚型为人类营养不良肌肉上调型亚型，也是位于胚胎肌纤维及再生肌纤维的肌膜亚型（Sewry 等 2005b）。

大部分肌营养不良素相关复合体的蛋白在 Xp21 病出现继发减少。我们最近发现神经元一氧化氮合酶免疫标记对评估 Becker 肌营养不良有用，因为杆状区有"热点"突变时该酶的免疫标记出现缺乏（Torelli 等 2004）。肌膜的神经元一氧化氮合酶缺失也出现在 Duchenne 肌营养不良，但大血管仍有表达。出现这种现象到底与神经元一氧化氮合酶有关，还是与所用的多克隆抗体有关，还不清楚。其他肌营养不良素相关蛋白也在 Xp21 病的肌膜出现不同程度减少。但肌聚糖蛋白基因出现一个原发缺陷就会导致该蛋白复合体所有成员的减少。

神经元一氧化氮合酶的免疫标记对评估神经源性骨骼肌损害也有帮助，有证据提示失神经支配的肌纤维存在肌膜的神经元一氧化氮合酶丢失，随着神经再支配又会逐渐出现（Gosztonyi 等 2001，Tews 2001）。

肢带型肌营养不良中的继发性减少提示一些蛋白之间有联系，有必要仔细鉴别哪个蛋白是原发性缺失。比如奇异不良素和钙蛋白酶-3 两者在各自发生基因突变时都会导致对方的继发性减少（Anderson 等 2000，Vainzof 等 2001）。同样，小窝蛋白-3 也会在奇异不良素基因原发性基因突变时出现减少，提示两者存在相互联系（Matsuda 等 2001，Walter 等 2003）。钙蛋白酶-3 对降解非常敏感，在结果分析时需要考虑到。商业化的钙蛋白酶-3 抗体只能用于免疫印迹分析。

α-肌营养不良糖蛋白为一种肌营养不良素相关蛋白，其氧位糖基化的二次修饰现在被认为是多种先天性肌营养不良的重要发病机制（第 12 章，Muntoni 等 2002a，Michelle 和 Campbell 2003，Muntoni 等 2004c）。糖基转移酶的几个编码基因突变可导致 α-肌营养不良糖蛋白的异常糖基化，包括 O-甘露糖 β-1-2 N-乙酰葡萄糖氨基转移酶、O-甘露糖转移酶、福山素、福山素相关蛋白和 LARGE 蛋白（Michelle 和 Campbell 2003，Muntoni 和 Voit 2004）。现已有 α-肌营养不良糖蛋白的糖基化表位商业抗体可供使用，但却没有可用的核心蛋白抗体，后者目前仅限于研究（Brown 等 2004）。两种蛋白在正常肌肉定位于肌膜。用目前的商业化 α-肌营养不良糖蛋白抗体时，由于不同批次产生的结果有差异，在解释结果时需要谨慎小心地做对照研究。尽管如此，不同疾病可以出现相关的肌营养不良糖蛋白表达模式。在X-p21病抗核心蛋白和α-肌营养不良糖蛋白的糖基化表位抗体免疫染色都出现减少，即α-和β-肌营养不良糖蛋白出现减少，肌营养不良相关蛋白复合体的其他蛋白也常减少。在各种先天性肌营养不良，如果浆膜良好保存，β-肌营养不良糖蛋白则表现为正常的肌膜定位，但α-肌营养不良糖蛋白却发生变化。核心蛋白通常保留，除了o-甘露糖转移酶1基因突变引发的Walker-Warburg综合征的核心蛋白极微外，一般都能检测到（Jimenez-Mallebrera 等2003a）。不同程度糖基化的减少出现在肌-眼-脑病（O-甘露糖β-1-2 N-乙酰葡萄糖氨基转移酶基因突变）、Fukuyama先天性肌营养不良（福山素基因突变）、肢带型肌营养不良2I型和先天性肌营养不良1C型（福山素相关蛋白基因突变）、先天性肌营养不良1D型（LARGE基因突变）（Muntoni 和Voit 2004）。在先天性肌营养不良1C型和肢带型肌营养不良2I型的α-肌营养不良糖蛋白残余量与临床严重程度相关（Brown 等2004）。若α-肌营养不良糖蛋白的抗原表位出现隐藏，也会导致免疫标记减弱。很多细胞外基质蛋白高度糖基化，用于确定这些蛋白的抗体所对应的肌纤维抗原表位尚不清楚。有可能这些蛋白糖基化出现变化，引起免疫标记的异常。

有几种细胞外基质蛋白出现继发性改变，还有前面介绍的原发性蛋白缺陷，都说明细胞外基质的病理重要性（Muntoni 和Sewry 1998，Sewry 和Muntoni 1999）。胶原III、V和VI可以出现在肌束衣和肌内衣，在结缔组织增生时非常明显（图6.18）。胶原I主要位于肌束衣，在Duchenne肌营养不良的肌内衣有少量表达（Duance 等1980，Stephens 等1982）。纤维结合蛋白的分布与胶原III类似，正常肌肉中各种类型胶原是基底膜的组成成分，围绕每个肌纤维。在正常肌肉用抗一些蛋白的抗体做免疫染色，可以清楚勾勒出每个肌纤维周围的轮廓。这些蛋白包括胶原IV、胶原V、胶原VI、层粘连蛋白、基底膜蛋白多糖和巢蛋白（图6.19），同时出现在血管周围的细胞外基质中。当结缔组织增生时，胶原V和VI的肌膜标记较附近的肌内衣更为显著（图6.18），涉及肌膜的肌纤维构筑改变如肌纤维分裂、涡旋和肌膜的内陷，也出现相关的细胞外基质蛋白，而一些空泡也显示细胞外基质蛋白，这和空泡的来源有关（图6.15，有关β-膜收缩蛋白的章节）。其他胶原也在骨骼肌中表达，如胶原XV和XVIII，但其病理状态下的分布规律还不清楚。

一些层粘连蛋白链的继发性改变出现在各种肌营养不良，尤其是各种类型的先天性肌营养不良（Muntoni 和Voit 2004）。层粘连蛋白α_2为α-肌营养不良糖蛋白受体，在Fukuyama型先天性肌病、肌-眼-脑病、先天性肌营养不良1B（连锁于染色体1q）、福山素相关蛋白基因突变引起的分层蛋白缺乏性先天性肌营养不良1C均可见其继发性减少。有趣的是，同一个基因突变导致的等位性肢带型营养不良2I型的肌膜出现正常的层粘连蛋白α_2标记，但免疫印迹却可发现其显著降低（Bushby 等1998），其原因不明。

层粘连蛋白β_1在一些显性遗传性疾病的肌膜表达减少，但血管表达正常，尤其是Bethlem肌病和常染色体显性遗传Emery-Dreifuss肌营养不良（图6.20，Merlini 等1999，Sewry 等2001a）。也出现在其他曾经被认为具有独特遗传特征的显性遗传性肌病中（Taylor 等1997b，Li 等1997）。但最近的分子研究发现其中部分病例是Bethlem肌病和Emery-Dreifuss肌营养不良表型谱系的一部分。层粘连蛋白β_1减少也出现在面肩肱型肌营养不良和隐性遗传性肢带型营养不良2I型。层粘连蛋白β_1减少具有年龄依赖性，仅出现在受到累及的成年和青少年患者，不出现在小儿童。层粘连蛋白β_1更微量的减少仅见于肌束周围的肌纤维，靠近肌束衣的肌膜，此处层粘连蛋白α_2、γ_1表达正常（图6.21）。在所有活检这并不是一个恒定的改变特点，还不清楚其为病理改变还是和该处不同相互影响的蛋白出现有关，如不同类型的整联蛋白或不同类型的层粘连蛋白亚型。

在层粘连蛋白α_2链缺陷时，分层蛋白缺乏性先天性肌营养不良1A出现继发性层粘连蛋白β_2链减少（Cohn 等1997）。在受累胎儿的绒毛膜标本也很明显，所以有可能层粘连蛋白-4异三聚体和层粘连蛋白-2异三聚体都异常，因为这两种异三聚体都含有层粘连蛋白α_2链（Muntoni 等2003）。

层粘连蛋白α_2原发性缺陷患者（分层蛋白缺陷性先天性肌营养不良1A）的肌膜层粘连蛋白α_5高表达，比Xp21营养不良和炎性疾病的正常肌纤维也高。由于层粘连蛋白α_5表达受发育调控，其中一些与肌纤维再生和不成熟相关，需要仔细与新生儿型肌球蛋白的表达进行对比。

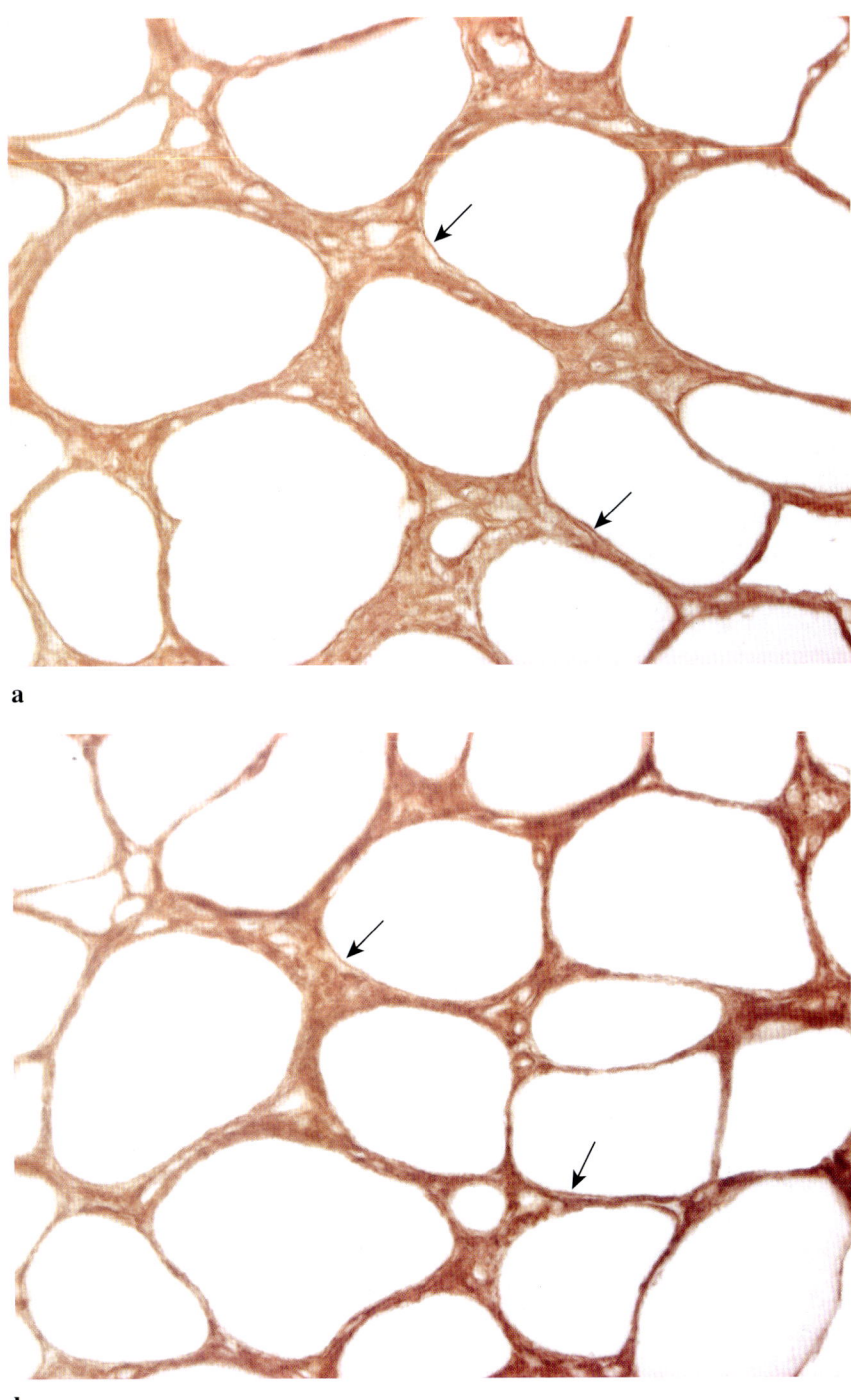

图6.18 （a）胶原V和（b）胶原VI在连续切片的标记，显示清晰的基底膜（箭头），两种抗体在肌内衣过度标记。

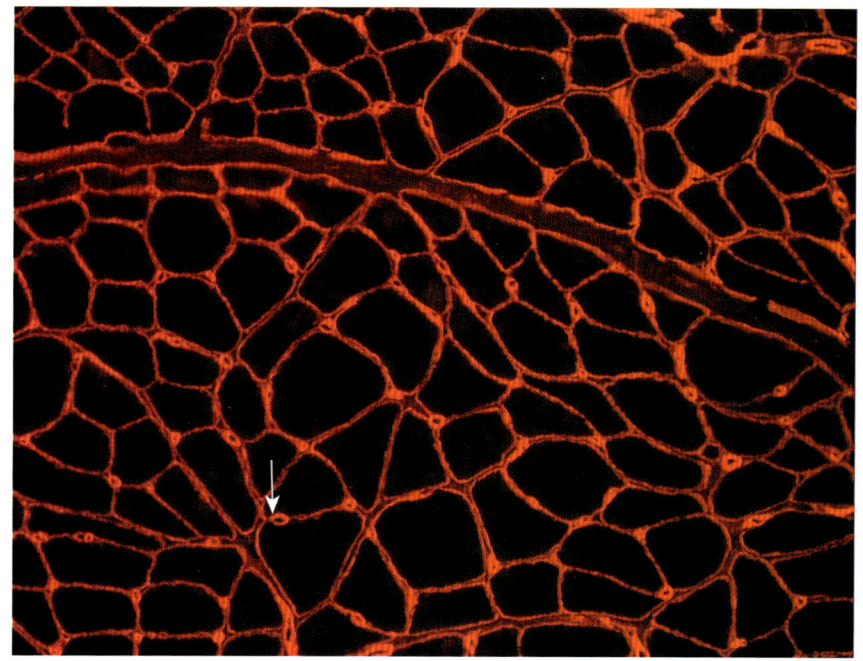

a

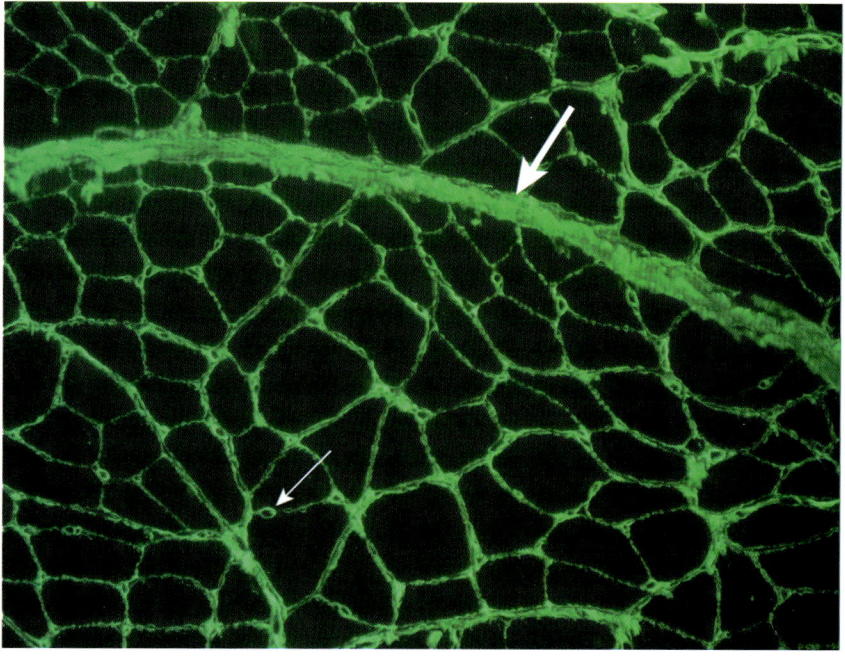

b

图 6.19 相同区域的双标记 (a) 基底膜蛋白多糖（红）和 (b) 胶原 VI（绿）。注意在肌膜和毛细血管周围（小箭头）的基底膜蛋白多糖和胶原 VI，肌束衣只表达胶原 VI（大箭头）。

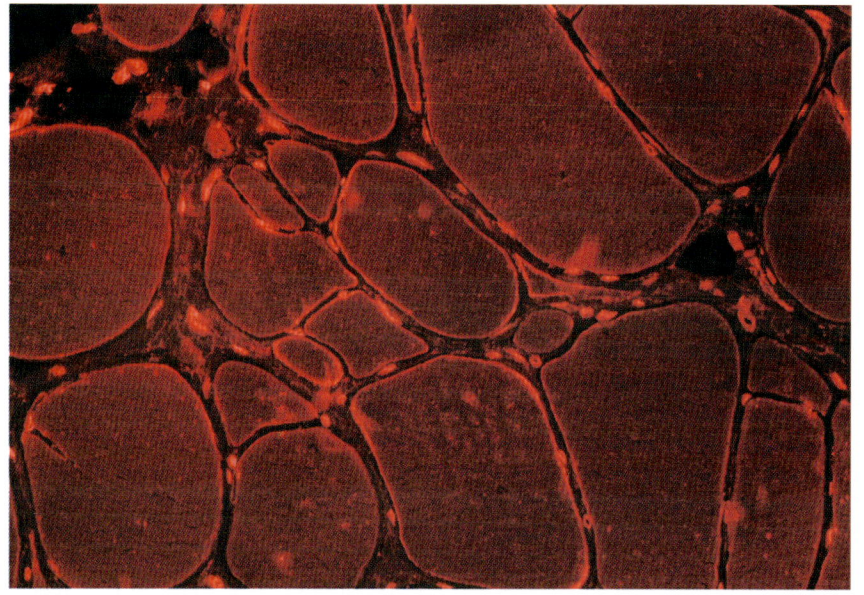

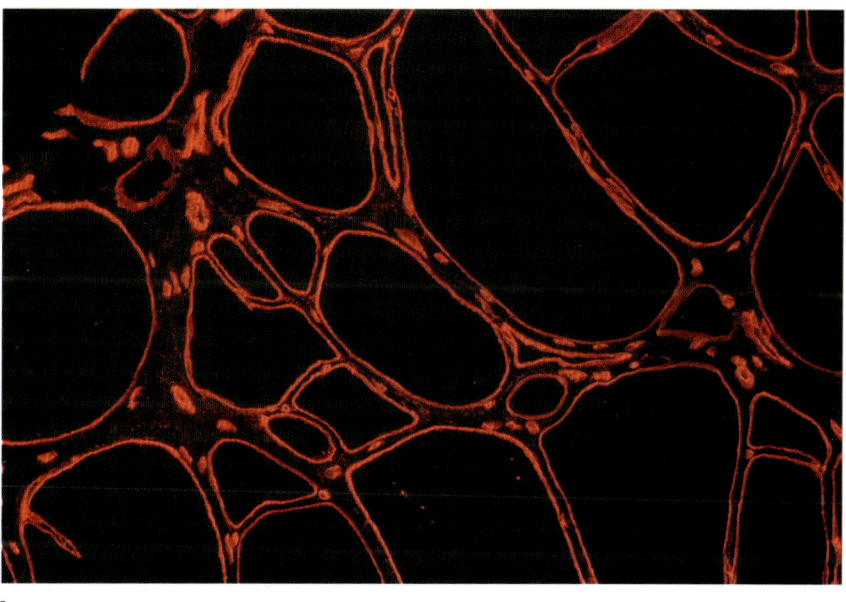

图6.20 连续区域显示（a）肌膜层粘连蛋白β_1表达降低，但毛细血管正常标记；（b）层粘连蛋白γ_1表达正常。

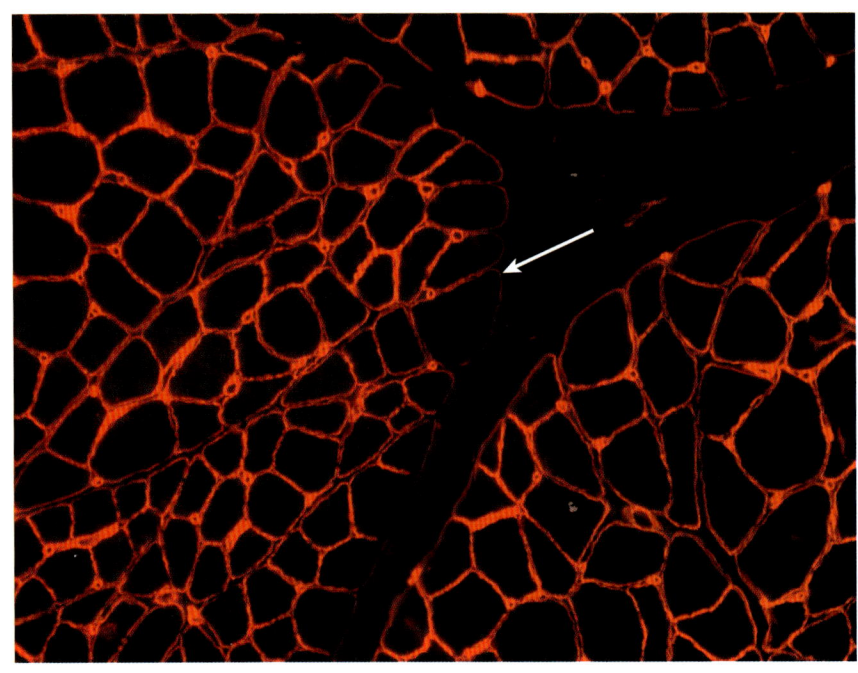

图 6.21　只在肌束边缘出现层粘连蛋白 β_1 标记减少。

整联蛋白是一个跨膜糖蛋白受体家族，每个蛋白都含 α 和 β 链。现已发现 18 种 α 链和 8 种 β 链，联合成至少 24 种二聚体，拼接改换形成更多的链，导致越来越多的差异性。整联蛋白 $\alpha_7\beta_1D$ 是骨骼肌中的主要整联蛋白受体，浓集于肌腱接头和神经肌肉接头（Mayer 2003）。与层粘连蛋白 α_2 和 α - 肌营养不良糖蛋白相互作用，就像上述的整联蛋白 α_7 出现原发性缺陷，当这些蛋白被累及时整联蛋白 α_7 可出现继发性改变。因此，层粘连蛋白 α_2 原发或继发减少可以伴随整联蛋白 $\alpha_7\beta_1D$ 标记的减少（Hodges 等 1997，Vachon 等 1997，Cohn 等 1999）。相反，在 Duchenne 肌营养不良发现整联蛋白 $\alpha_7\beta_1D$ 的标记高于正常，如同超级调理素，有上调作用，被认为可能有治疗意义（Burkin 等 2001）。随着链特异性抗体的不断增多，对于整联蛋白表达的研究也不断扩大。

主要组织相容性复合物（MHC）也具有诊断重要性。正常成熟肌纤维少量或不表达 MHCI/II 或 β_2- 微球蛋白，但在血管内皮细胞可以检测到，毛细血管网清晰可见（Appleyard 等 1985，McDouall 等 1989）。MHC-I 和 β_2- 微球蛋白在所有疾病的再生肌纤维有表达，但不表达于胎儿肌纤维（图 6.3）。当需要评价 MHC-I 的表达时，需要细心联系新生儿型肌球蛋白的表达规律以描述再生肌纤维。MHC-I 过度表达是一个评估炎性肌肉病的重要工具，在肌膜过度表达，有时在肌纤维内，出现在炎性肌肉病的所有类型（Appleard 等 1985，McDouall 等 1989，Karpati 等 1988）。甚至在病理改变轻微和无炎症细胞浸润时已经有明显表达（图 6.22，Topaloglu 等 1996），但 MHC-I 过度表达对于炎性肌肉病没有特异性，有时也出现在 Xp21 肌营养不良（Appleyard 等 1985）和奇异不良素缺陷导致的肢带型肌营养不良 2B 型（Fanin 和 Angelini 2002，Confalonieri 等 2003），这些疾病可以出现炎细胞。我们也发现在某些新生儿以及个别不明情况下有低水平的肌膜表达。某些细胞因了上调 MHC-I，可能在这些非特异性表达中起作用。MHC-II 抗原在病变肌肉中很少表达（Appleyard 等 1985，McDouall 等 1989），但也可以由细胞因子诱导产生，其表达的强度低于 MHC-I（Zuk 和 Fletcher 1988，Bartoccioni 等 1994）。

免疫球蛋白和补体沉积出现在炎性肌病、肌营养不良和重症肌无力的坏死肌纤维（Engel 和 Biesecker 1982，Isenberg 1983，Morgan 等 1984）。膜攻击复合物补体 C5b-9（MAC）沉积出现在 X- 连锁空泡肌病的肌纤维（Villanova 等 1995）。沉积在内皮细胞是皮肌炎早期特点（Emslie-Smith 和 Engel 1990）。Isenberg（1983）认为免疫球蛋白沉积可以用来鉴别肌病与神

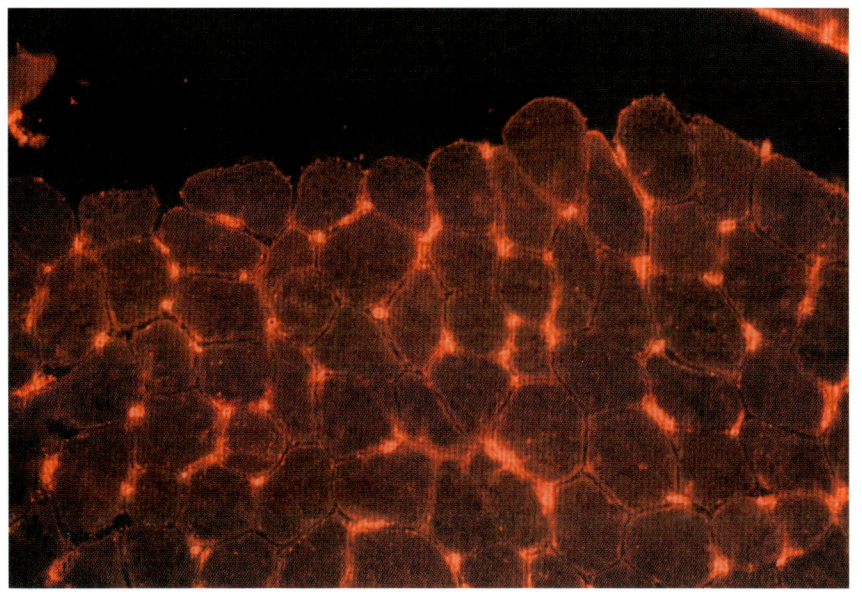

a

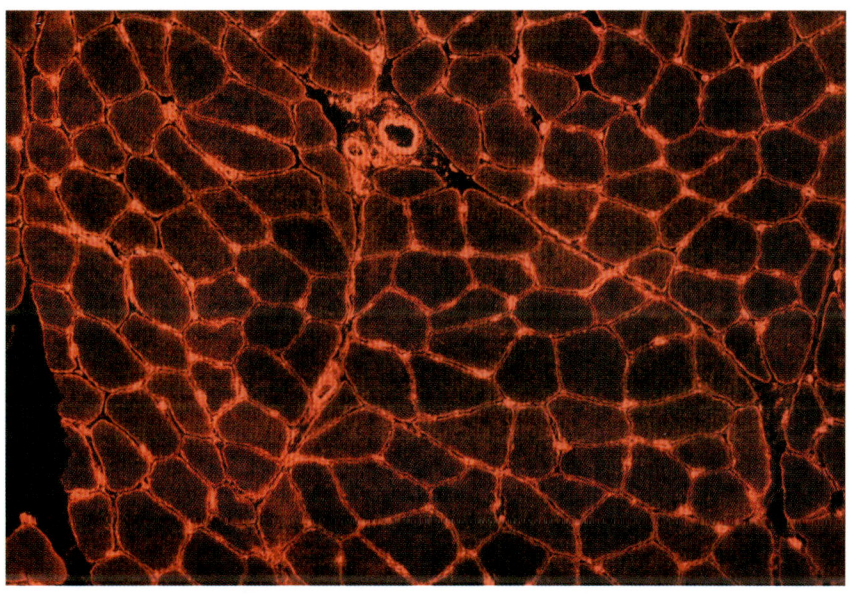

b

图6.22 （a）正常肌肉中主要组织相容性复合物-1只在血管中表达；(b) 儿童皮肌炎在缺乏明显病理改变情况下显示肌膜和肌纤维内部标记。

经源性肌肉损害。对重症肌无力的研究发现免疫球蛋白和补体（C3 和 C9）出现在运动终板（Engel 等 1997）处，为抗体依赖性补体介导的突触后膜损伤理论提供了证据。

不同数量的炎细胞是炎性肌肉病的特点，也见于几种肌营养不良，常常出现在 Xp21 肌营养不良、奇异不良素缺陷的肢带型肌营养不良 2B 型以及面肩肱型肌营养不良。用抗特异性细胞分化标记物（CD 标记物）的抗体做免疫组织化学染色，可用于鉴定细胞型，其中最有用的是能够识别所有 T 细胞、CD8 和 CD4 T 细胞、B 细胞和单核细胞的抗体（Arahata 和 Engel 1984，1988a，b，Engel 和 Arahata 1984）。T 细胞和 B 细胞的分布与比例在血管周围和肌内衣有不同，T 细胞，尤其是 CD8 细胞毒性 T 细胞，在肌内衣区域表达多于 B 细胞。而 B 细胞，则与此相反。在多发肌炎与包涵体肌炎中，可见 CD8 T 细胞和单核细胞侵入非坏死性肌纤维（Arahata 和 Engel 1988a），但在皮肌炎中无此表现。实际工作中，很少用这种方法区分肌炎的类型，但对出现的细胞类型做研究有帮助。

肌球蛋白重链亚型表达中的继发性改变常用以评估活检，反映肌肉的可塑性。肌球蛋白重链由一个多基因家族编码，存在多种亚型，在组织和特异发育模式中被调控（Nguyen 等 1982，Buckingham 1985，Izumo 等 1986）。此外，激素（如甲状腺素）、活动和神经支配可影响和引起肌纤维亚型转变（Pette 和 Vrbova 1992）。发育过程中，胚胎和新生儿肌纤维亚型被成人的快和慢肌类型所取代（Whalen 等 1990），在正常人，肌肉大部分肌纤维表达慢或快肌球蛋白重链亚型，分别对应于组织化学染色的 1 型和 2 型肌纤维（图 6.23）。慢肌纤维业型与 β 心肌业型相同，人类肌肉有快 2A 和 2X 重链表达，2B 肌球蛋白型在人类肌肉没有被发现。在病变肌肉常见表达一种以上肌球蛋白亚型的混合肌纤维，数目过多可以作为肌肉异常的标记（图 6.24）。这种共同表达说明肌型分化不良，有时在 pH 9.4 肌球蛋白 ATP 酶染色下见于肌营养不良，但是这种方法并不能区分酶相关的各个肌球蛋白亚型。

胚胎和新生儿型肌球蛋白很少表达在成人骨骼肌中，作为未成熟肌纤维的标记很有用。新生儿型肌球蛋白在出生时出现在大量肌纤维内，生后几个月则逐渐减少。1 岁儿童仍可在肌肉内检测几个阳性肌纤维，为正常现象。现在仍不明确是否为正常发育谱系的一部分，或是否反映一种异常现象，因为所有取材进行研究的标本都怀疑有神经肌肉问题。

胚胎和新生儿型肌球蛋白重链在再生肌纤维中大量表达。新生儿型肌球蛋白也以适当的比例表达于肌营养不良的非嗜碱性肌纤维中，常和快或/和慢肌亚型共同表达在各种疾病中，尤其肌营养不良（图 6.24）。很多疾病的小肌纤维，如脊髓性肌萎缩、先天性肌营养不良和皮肌炎的大部分束周肌纤维也表达新生儿型肌球蛋白。这些肌纤维的一部分并非萎缩，可能是未成熟肌纤维。新生儿型肌球蛋白出现在失神经支配的肌肉已经在以前进行过讨论（见发育调节章节）。在病变肌肉中表达新生儿型肌球蛋白的肌纤维大小和数目不一，通常与再生相关，可以用于反映肌肉损伤。在严重肌营养不良，如 Duchenne 型，可见大量弥漫分布的不同大小和不同标记强度的肌纤维（图 6.25a）。Becker 型则在某些区域出现小的阳性肌纤维簇伴随广泛分布的非常小的阳性肌纤维（图 6.25b）。这些非常小的新生儿型肌球蛋白阳性肌纤维是先天性肌肉病的常见特点（图 6.25c）。用荧光标记法很容易观察到，但如果用苏木精和过氧化物酶，由于核几乎充满整个非常小的肌纤维的宽度，所以不易看到。

一种蛋白的聚集对评估有用，如高水平的结蛋白不仅出现在再生肌纤维，也出现在肌原纤维肌病，或者有结构异常，如轴空或透明小体。有肌原纤维破裂的轴空中还可以看到其他蛋白聚集，如 γ-丝蛋白、肌缩蛋白和泛素（图 6.26，Schröder 等 2003，Sewry 等 2002）。某些以镶边空泡为特点的疾病，如包涵体肌炎和各种类型的遗传性包涵体肌病，在 Alzheimer 病患者大脑中发现的多种蛋白，也可以在空泡内聚集（Askanas 和 Engel 2001，Oldfors 和 Fyhr 2001）。这些蛋白包括磷酸化神经丝蛋白、泛素、β-类淀粉蛋白前体蛋白、朊蛋白和早老素（图 6.27）。

（栾兴华译　张　巍校）

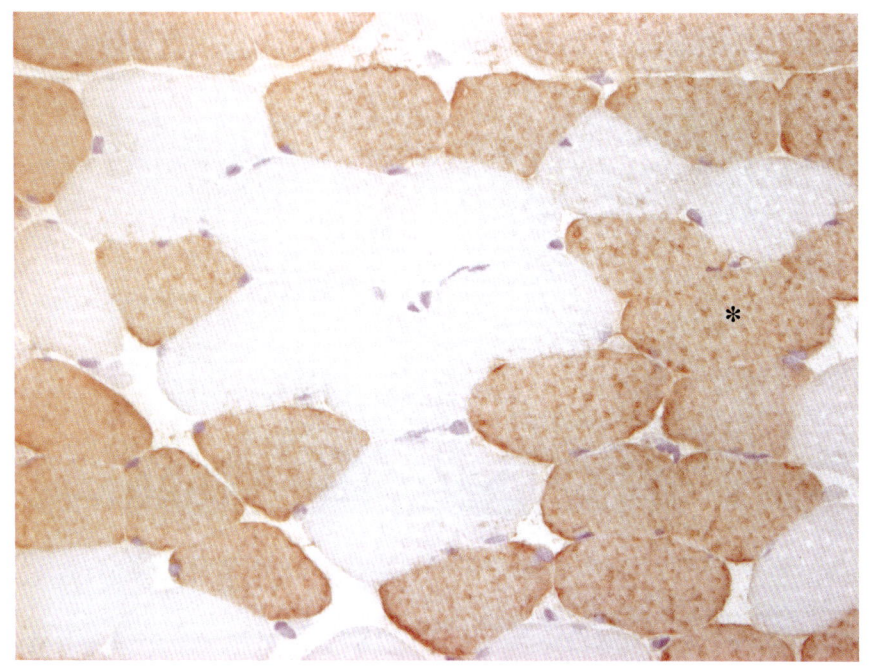

a

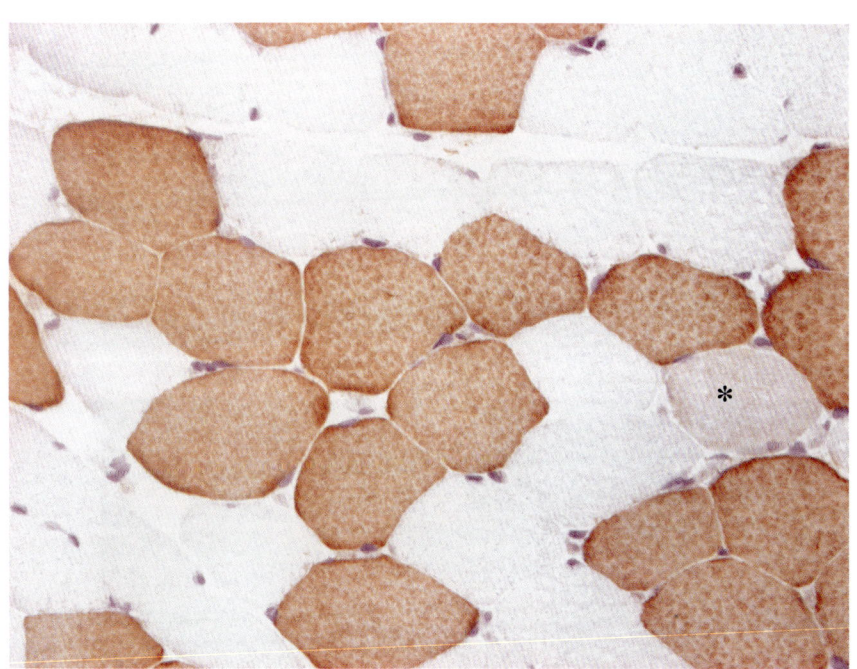

b

图6.23 （a）快肌球蛋白和（b）慢肌球蛋白标记，显示正常的两型肌纤维交互模式。大部分肌纤维表达快或慢肌球蛋白，可见一肌纤维（*）慢肌球蛋白中等标记，同时表达一些快肌球蛋白。

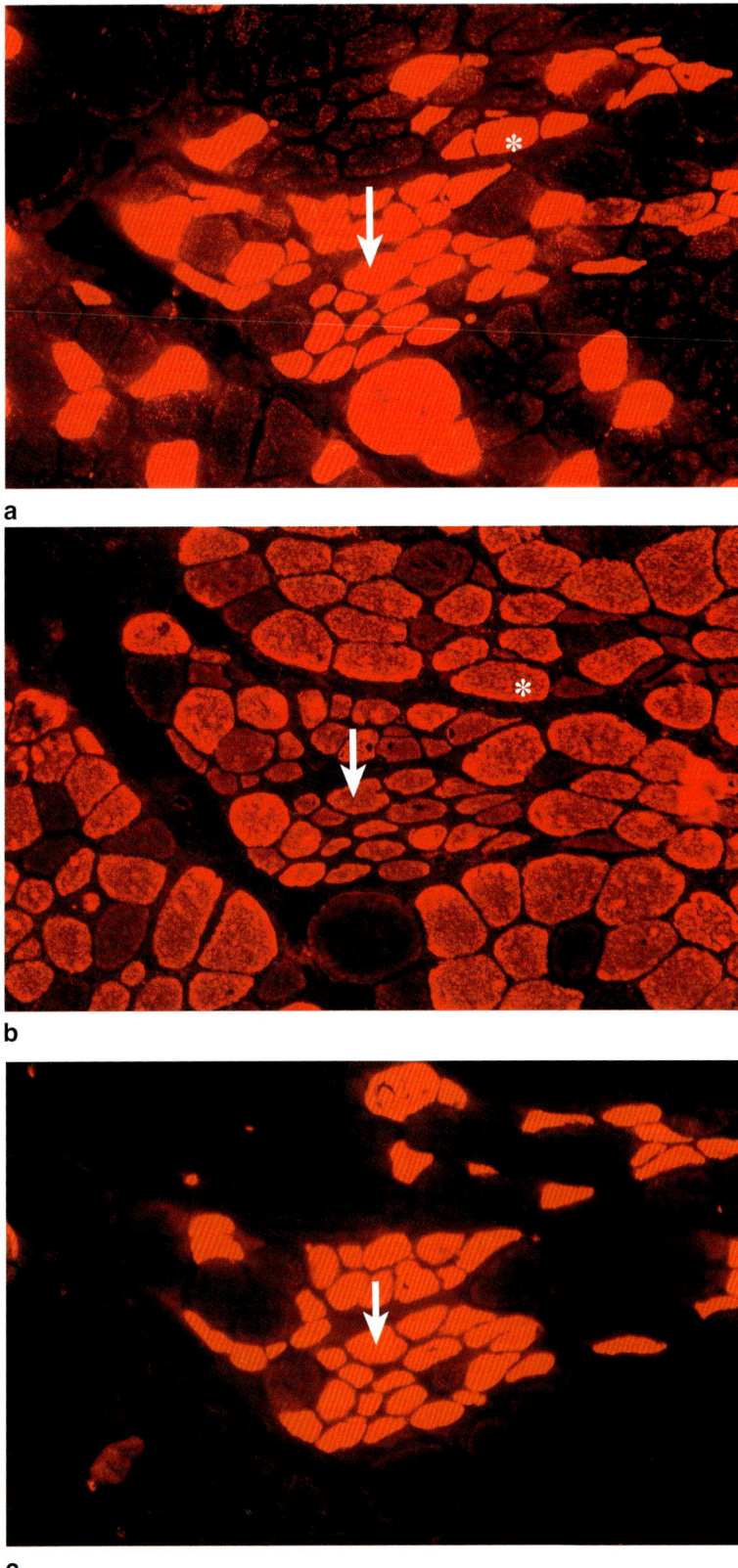

图6.24 Becker肌营养不良患者的（a）快、（b）慢和（c）新生儿型肌球蛋白标记，显示成组再生肌纤维共同表达这三种亚型（箭头）。注意个别肌纤维共同表达快和慢肌球蛋白（*）。

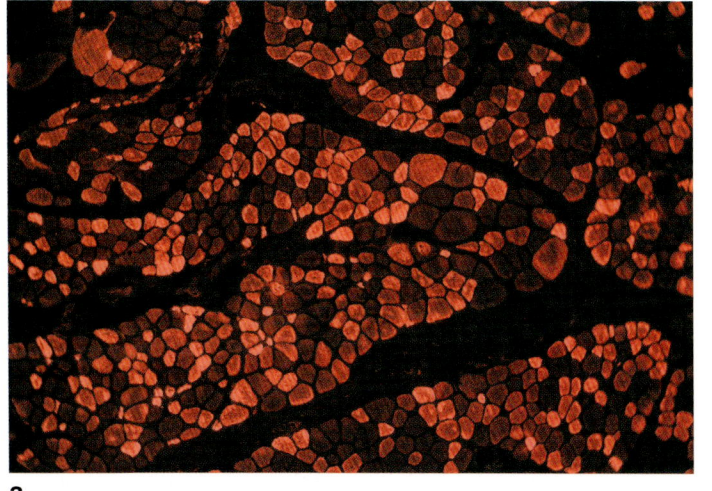

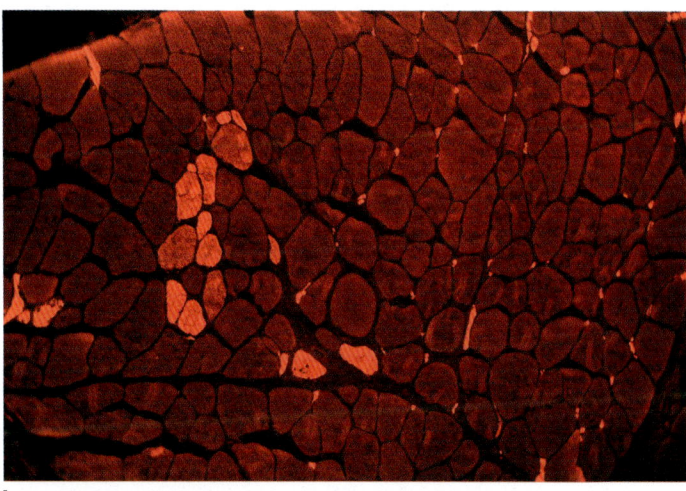

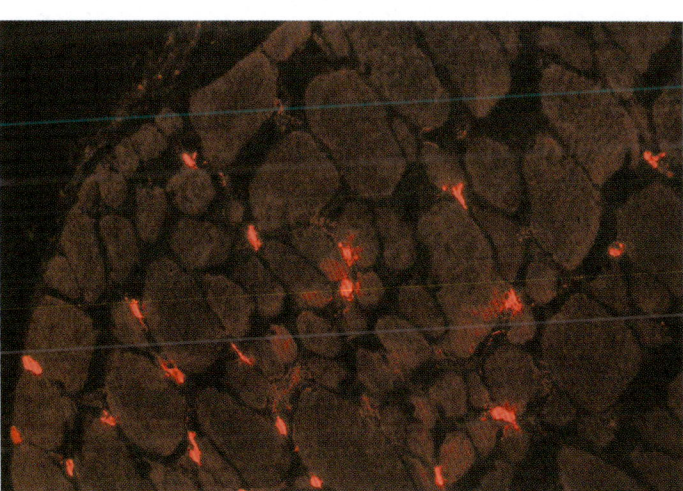

图 6.25 新生儿型肌球蛋白阳性肌纤维的不同数量和不同分布。注意（a）Duchenne肌营养不良患者出现大小不等和弥漫分布的大量阳性肌纤维；(b) Becker肌营养不良患者的成簇阳性肌纤维和分散的极小阳性肌纤维；(c) 杆状体肌病患者只见散在的极小阳性肌纤维。

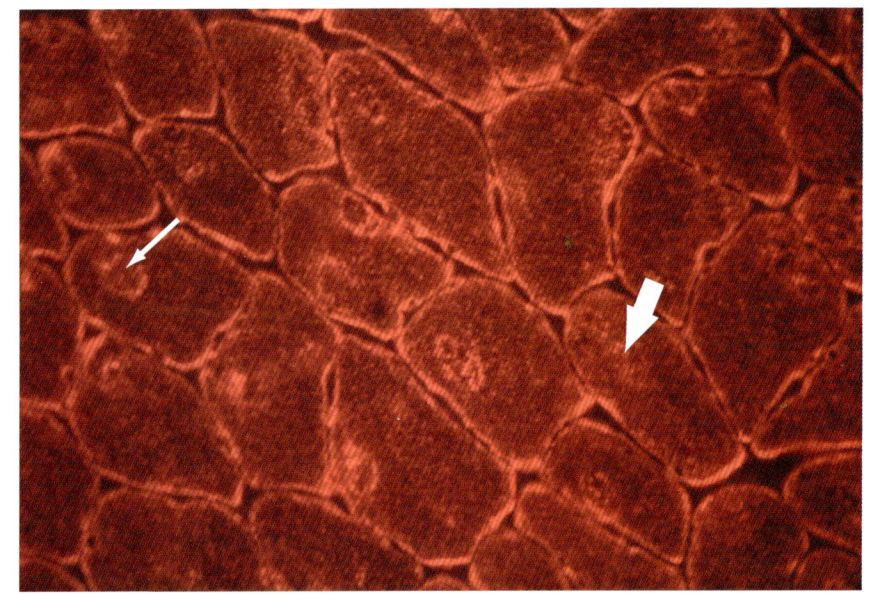

图6.26 中央轴空病患者的结蛋白标记。注意结蛋白出现在轴空周围（小箭头）和结蛋白聚集在其他肌纤维（大箭头）。

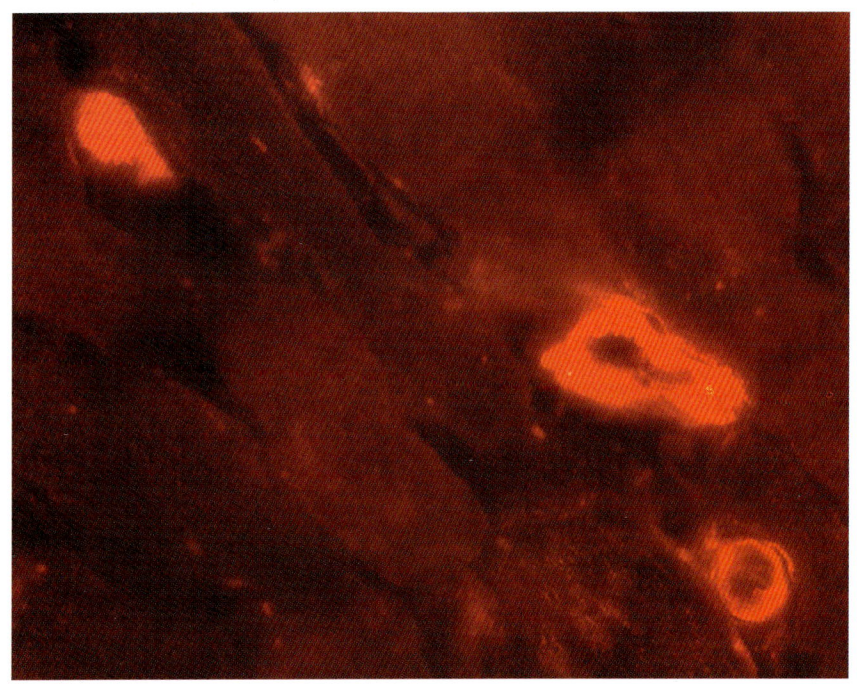

图6.27 包涵体肌炎的磷酸化神经丝蛋白沉积。

第 7 章

如何读片

病理科大夫对于肌肉活检标本做评判时，对疾病的解释大部分是基于先前的经验，识别标本中和已知疾病之间的相似之处。有些情况，如进展的营养不良或脊髓肌肉萎缩，病理变化非常显著和明确，但有时病变极其隐匿，在对病变进行评判和说明时需要做系统的分析。一旦病变肯定，基本和临床特征达成一致，临床也能够解释病理改变。肌肉活检只是冰山之一角，需要结合家族史、临床发展史和目前表现及其他辅助检查结果进行考虑。如了解血清肌酸激酶水平（CK）就是一个非常有帮助的指标，没有Duchenne肌营养不良患者CK正常，而先天性肌肉病和神经源性疾病则通常为正常。认识肌无力的分布、心脏受累、呼吸困难、异常脑MRI、关节挛缩和松弛等方面改变也有意义。随着分子诊断学的不断发展，临床疾病谱逐渐拓展，也导致对肌肉活检的病理特点进行鉴别的范围扩大。病理改变的严重程度与临床功能障碍的程度常有不一致性，这限制了病理科大夫对于特定疾病发展的预后判断。安全的做法是病理医生只评判病理变化的类型，由临床医生判断疾病的严重程度和预后。病理改变与临床特征之间的关系对于诊断极为重要，如6个月的婴儿从出生起即有肌张力低下，明显的营养不良样改变可确诊为先天性肌营养不良，而同样的改变出现在14岁的男孩，他到10岁时尚能够行走，符合Duchenne肌营养不良的特点。同样，一样的病理改变特点可以出现在严重的婴儿Werdnig-Hoffmann病（脊髓性肌萎缩；SMAI），也可以出现在发病晚、症状轻微、运动功能和预后都比较好的病例（SMA II）。

如果临床医生检查患者同时，能够和病理医生一起研究肌肉活检，有很大的好处，可以给患者一个综合性诊断。这始终是我们的工作策略，在临床诊断和其他实验室检查之间建立连续性。

在准备本书的第一版中，附加一章作为反思，反映在解释肌肉病理改变的各个方面所存在的许多问题，综合了分析病理结果的各种方法，这对初学者来说非常有用。

在保持与以前的格式一致的基础上，我们修订并补充了这一章的内容，并添加了免疫组织化学部分，其目的是总结主要的病理特点，概述他们的相关性。随后的章节则对各个疾病进行详细的阐述。第一部分把活检分为正常与异常，如果存在异常改变，再把病变按其特征区分为肌病、肌营养不良、神经源性或其他的病理改变。第二部分基于和不同疾病典型的病理改变进行对比，提出更为特异的诊断。病变按条以流水单的方式加以介绍，病变的描述基于常规组织学染色，如苏木精-伊红（HE）、Gomori三色以及氧化酶和三磷酸腺苷酶的组织化学反应，还有第2章提到的其他染色技术。第三、四部分以相似的方式分别讲述免疫组织化学和电镜检查。

第 1 部分

1. 组织学染色：在仔细全面观察染色的切片后，需要能够回答以下问题：

(a) 活检正常还是异常？
特别注意：
肌束的整体状态
肌纤维的形状和大小
细胞核的位置、周边、内移或中央核数目

单个肌纤维的局灶性变化
坏死/深染的过度收缩肌纤维
结缔组织和脂肪组织的分布
有无炎症细胞
  (b) 异常改变的程度：显著、明显或轻微？
  (c) 异常改变弥散还是局灶性？
2. 组织化学反应：下列增加的信息来自于组织化学检查：
  (a) 还原型烟酰胺腺嘌呤二核苷酸-四氮唑还原酶染色（NADH-TR）
    区分肌纤维类型
    选择性肌纤维型受累及
    肌纤维内部构筑改变
    肌原纤维间的网状结构模式
    轴空
    虫蚀样肌纤维
    螺旋状或涡旋状肌纤维
    环状肌纤维
    肌纤维周边或内部深染
    大量颗粒或深染反应产物
  (b) 细胞色素氧化酶（COX）：除了上述的改变外还需注意
    阴性染色肌纤维
  (c) 琥珀酸脱氢酶（SDH）
    COX 阴性肌纤维内出现反应产物
    反应产物增多
  (d) 三磷酸腺苷酶（ATPase）：
    肌纤维类型
    各类型肌纤维的大小、形状、比例及分布
    肌纤维类型选择性受累
  (e) 过碘酸-希夫反应（PAS）
    糖原分布
    环状或涡旋状肌纤维
    一些肌纤维缺乏染色（"白"肌纤维）
  (f) 油红 O 染色（ORO）
    脂滴分布
    肌纤维内脂滴增多
    脂滴大小
    肌纤维外脂肪增多
    脂肪滴表面播散引起的人工假象
  (g) 酶活性（全或无的反应）
    缺陷：
    磷酸化酶
    磷酸果糖激酶
    腺苷酸脱氨酶
  (h) 酶活性
    空泡相关性酸性磷酸酶
    肌束衣碱性磷酸酶

边缘状态病理改变：常常难以评价处于边沿状态病变的病理意义，例如个别肌纤维1-2个核内移、许多肌纤维有1-2个核内移、个别肌纤维的许多核内移和许多肌纤维出现许多核内移赋予不同的意义。

下面的"流水单"是在分析肌肉活检过程中出现的单个病变给予系统性的解释。

H&E、Gomori 三色染色

病变特点	提示
肌纤维大小	
肌纤维大小改变	活检异常
病变随机和弥散	肌肉病/肌营养不良
明显的两群大和小肌纤维	失神经支配或肌型特异性萎缩，或先天性肌病的特点
小角状肌纤维	提示失神经支配
小组萎缩	失神经支配
大组萎缩	失神经支配
束周萎缩	皮肌炎
细胞核	
核内移比例大于：	
3% 的肌纤维	成人轻度非特异性改变，在儿童中可能有重要意义

H&E, Gomori 三色染色（续）

病变特点	提示
10% 的肌纤维	提示肌病，偶见于慢性神经病
30% 的肌纤维	提示慢性肌营养不良
60% 的肌纤维	考虑强直性肌营养不良
位于肌纤维中央	考虑肌管性肌病或先天性强直性肌营养不良或中央轴空病
核固缩簇	提示肌纤维萎缩，较常见于失神经支配，但也应考虑强直性肌营养不良及其他慢性肌营养不良
肌纤维	
坏死肌纤维	通常见于肌营养不良和某些肌病，很少见于先天性肌病，偶见于失神经支配，如 SMA III 型
坏死肌纤维成组出现	肌营养不良
单个坏死肌纤维	代谢性肌肉病
肌纤维分裂	常见于肌营养不良，尤其是肢带型
嗜碱性肌纤维	出现到一定程度提示肌病，如果成小组则提示肌营养不良
吞噬现象	提示肌营养不良，但在慢性神经病中也可出现
细胞反应	
炎症细胞	提示肌病，如果数量过多则要考虑炎性肌肉病、面肩肱型肌营养不良和奇异不良素病。在 Duchenne 肌营养不良中也可发生。区分正常的神经血管束和炎性过程的再生。
纤维化	
局限于肌束衣	成人大量出现时为异常
肌内衣增多	异常
轻度	非特异性改变，常见于肌病，也出现在 SMA III 型
中度	提示肌营养不良，也可出现在先天性肌病
重度	考虑肌营养不良
其他结构	
血管大小和数目是否异常？	其意义同常规病理学（如动脉周围炎），也考虑炎性肌病
神经是否异常？	MGT 染色为阴性时，提示髓鞘问题或纤维化改变
肌梭是否异常？	需要专科知识
出现杆状体	提示杆状体肌病，也可出现于轴空肌病
空泡	一些糖原贮积病时大量出现
	在包涵体肌炎和肌病，可含有 MGT 染色下嗜碱性或红色物质
	一些空泡性肌肉病可见肌膜蛋白镶边
	肌膜内陷看起来像空泡
	淀粉样蛋白染色可能有帮助

NADH-TR 反应

病变特点	提示
靶纤维	提示神经再支配，间接提示失神经支配
靶样纤维	较少特异性改变，出现在肌病和失神经支配
中央或周边轴空	大量时提示中央轴空病；单独出现时很难与靶样纤维鉴别
微小轴空	考虑轴空肌病；也可以出现在不同的临床综合征中（见 12、15 章）
大片像"被擦掉"的不着色区域	考虑结蛋白相关性肌病
染色不均匀	可能与线粒体分布不均匀和/或肌原纤维崩解有关
虫蚀样肌纤维和涡旋状肌纤维	轻微为非特异改变；大量提示肌病；过多提示慢性肌营养不良
分叶状肌纤维	非特异改变，常见于肢带型肌营养不良2A（钙蛋白酶病）；儿童少见
中心深染的肌纤维	提示线粒体聚集；见于肌管肌病
管聚集	见于多种疾病，大量时需考虑周期性瘫痪
深染的小角状肌纤维	提示失神经支配，但也见于多发性肌炎、面肩肱型肌营养不良和眼咽型肌营养不良，可能含新生儿肌球蛋白

ATP 酶反应，pH 9.4

病变特征	提示
肌纤维分型不明显	常出现于 Duchenne 肌营养不良；也见于中央轴空病
一个肌纤维型占优	大多数肌病都可见到 I 型占优
萎缩	累及两型肌纤维提示失神经支配
I 型萎缩	见于强直性肌营养不良，多种先天性肌病，更小见于层粘连蛋白病
II 型萎缩	非特异性改变，反映肌肉废用；可由皮质类固醇药物诱发
一个肌型的肌纤维肥大	运动神经元病（肌萎缩侧索硬化）大肌纤维通常为 II 型；慢性神经病为 I 型，SMA 为 I 型
肌纤维群组化	神经再支配的特征，提示失神经支配，须与肌型占优相鉴别
任何一种染色中出现环状肌纤维（包括 PAS 染色）	大量时，提示慢性肌病，如肢带型肌营养不良或强直性肌营养不良

其他染色

空泡酸性磷酸酶染色阳性	酸性麦芽糖酶缺乏
磷酸化酶缺失	V 型糖原贮积病（McArdle 病）

第 2 部分

完成第1部分后,又有一些新想法,异常的肌肉活检可以由肌病过程或继发于失神经支配导致,有少部分标本的病理改变不能明确划分为这两类。这部分将涉及把活检放在更加特异的诊断分类下,活检在下列条目下加以考虑:神经源性、肌病性和其他,同时会列出作为特殊疾病病理特征的其他改变。

1. 神经源性骨骼肌损害

(a) 脊髓性肌萎缩:
  严重婴儿型脊髓性肌萎缩
  (Werdnig-Hoffmann 病 /SMA I)
  中等严重的脊髓性肌萎缩(晚婴型/青少年型 /SMA II)
    大片萎缩
    圆状萎缩肌纤维累及两型
    肥大肌纤维以 I 型为主(ATPase)
  轻度脊髓性肌萎缩
  (Kugelberg-Welander 病 /SMA III)
    肥大肌纤维主要见于 II 型
    群组化
    大肌纤维中结构改变及核内移
    轻度"肌病"改变,包括纤维化

(b) 运动神经元病:
  II 型肌纤维肥大
  II 型肌纤维占优
  (如果上运动神经元严重受累,可见 II 型肌纤维萎缩)

(c) 慢性神经病:
  I 型肌纤维肥大
  I 型肌纤维占优
  "肌病样"改变

(d) 一般神经病:
  除了一般的失神经支配的改变外,无特殊变化

2. 肌病的活检

(a) Duchenne 肌营养不良:
  肌纤维直径变异加大
  多数肌纤维圆状
  坏死肌纤维
  吞噬现象
  肌内衣纤维化
  嗜碱性肌纤维,常成簇出现
  过度收缩肌纤维
  核内移增加,但并非明显特征
  氧化酶染色轻度深染
  肌纤维分型不明显
  肌纤维分裂
  涡旋状肌纤维

(b) Becker 肌营养不良:
  肌纤维直径变异增加
  肌纤维分裂
  涡旋状肌纤维
  过度收缩肌纤维
  肌内衣纤维化
  小肌纤维成组出现
  坏死和吞噬现象有时较 Duchenne 肌营养不良轻
  嗜碱性肌纤维

(c) 肢带型肌营养不良:
  肌纤维分型良好
  广泛的肌纤维分裂
  大量核内移
  不同程度的纤维化
  有时可见坏死和吞噬现象,但较 Duchenne 肌营养不良少见
  虫蚀样肌纤维多见
  环状和涡旋状肌纤维多见
  分叶状肌纤维出现在成人

(d) 面肩肱型肌营养不良:
  大肌纤维以 II 型为主
  小肌纤维成组出现
  肌内衣不同程度纤维化
  炎性反应常见(有时此为唯一的异常表现)
  虫蚀样和涡旋状肌纤维
  改变通常不明显或呈局灶性
  偶尔出现广泛的病理改变

(e) 先天性肌肌营养不良:
  严重致残型:
    肌纤维大小不一
    广泛的肌内衣纤维化

大量脂肪组织
坏死，但不明显
Ⅰ型肌纤维占优
轻度致残表型：
　肌纤维大小不一，轻度
　肌内衣纤维化和脂肪组织增多，轻度
　坏死可见
　免疫组织化学染色为主（见下）
(f) 强直性肌营养不良：
　Ⅰ型肌纤维萎缩
　大量核内移，先天性患者有中央核
　环状肌纤维，肌浆块
　虫蚀样肌纤维
(g) 眼咽型肌营养不良：
　许多镶边空泡
　核内移
(h) 炎性肌病：
　肥大肌纤维少
　束周萎缩出现在皮肌炎
　坏死
　吞噬现象
　虫蚀样和涡旋状肌纤维
　"鬼影肌纤维"
　炎细胞（并不普遍）
　毛细血管数目减少（皮肌炎）
　镶边空泡出现在包涵体肌炎
　碱性磷酸酶阳性肌束膜
　COX 阴性肌纤维出现在包涵体肌炎（但可能与老化有关）
　免疫组织化学染色重要（见下）

3. 其他活检

(a) 重症肌无力：
　局灶性Ⅱ型肌纤维萎缩
　淋巴溢现象
(b) 周期性麻痹：
　管聚集
　空泡
(c) 线粒体肌病：
　"破碎红"或颗粒肌纤维出现在Kearns-Sayre综合征

　COX 阴性肌纤维
(d) 中央轴空病、杆状体肌病、还原小体肌病：
　疾病名称所述的明确病理改变
　选择性Ⅰ型肌纤维受累
　Ⅰ型肌纤维萎缩
　Ⅰ型肌纤维占优或单一型
　核内移，可以为中央核
　可见纤维化
　可见大量脂肪组织
(e) 肌管疾病：
　诊断只有在：
　横断面可见明显的单个中央的核（由于存在核间隙，可能只影响 10%～20% 肌纤维），排除先天性肌营养不良
　NADH-TR 可见中央深染聚集区
　ATPase 可见中央"空洞"
(f) 先天性肌型比例失调：
　儿童活检可见Ⅰ型肌纤维较Ⅱ型肌纤维小（也有可能为Ⅱ型肌纤维肥大；要考虑其他的先天性肌病）
(g) Ⅴ型糖原贮积病（McArdle 病）：
　磷酸化酶染色阴性肌纤维

第 3 部分

免疫组织化学

用免疫组织化学技术评价活检现在必不可少。基因缺陷可导致相应蛋白的变化，尤其是隐性遗传性肌营养不良，继发性改变也对提示诊断有用。本节总结了与诊断相关的蛋白正常肌肉定位，用商业化抗体对神经肌肉病做免疫标记的意义。

关键词：
DMD　　　　Duchenne 型肌营养不良
BMD　　　　Becker 型肌营养不良
LGMD　　　肢带型肌营养不良
CMD　　　　先天性肌营养不良

蛋白质	解释
β-膜收缩蛋白	
所有肌纤维肌膜均一标记	正常，浆膜保存完好
小肌纤维减少	如同时表达胎儿肌球蛋白，提示再生肌纤维
新生儿大量肌纤维表达减少	可以反映未成熟肌纤维
肌纤维整体或部分表达缺失	坏死肌纤维
肌纤维内部标记	可以出现在空泡、肌膜内陷或肌纤维分裂
肌营养不良素	
所有肌纤维各种抗体肌膜均一标记	正常
β-膜收缩蛋白阴性肌纤维出现缺失	坏死肌纤维
大部分肌纤维所有抗体表达缺失	DMD
仅在小簇或几个孤立肌纤维表达	有回复突变肌纤维的 DMD
大部分肌纤维非常弱的表达	出现微弱肌营养不良素转录的 DMD
大部分肌纤维不均匀或片状表达	BMD
大部分肌纤维表达强度减少	BMD
所有肌纤维着色强度与对照类似	BMD 不能除外
C-末端区域抗体表达，其他区域则无抗体表达	可能的BMD，检测不到缺失累及的外显子（预测不到临床严重程度）
女性，阴/阳性肌纤维棋盘格样分布，有表达减少	提示 DMD 携带者
表达减少，伴所有肌聚糖蛋白缺失	考虑 β-肌聚糖蛋白基因缺陷
肌纤维内表达	空泡、肌膜内陷、肌纤维分裂或胞浆体
肌聚糖蛋白（α,β,γ,δ）	
所有抗体在肌膜上均一标记	正常
所有抗体都表达减少	DMD/BMD/LGMD
仅一种抗体缺失，其他抗体表达减少	缺失蛋白对应基因突变所致的 LGMD
所有抗体表达均缺失	可能是 β-肌聚糖蛋白基因突变
肌纤维内部表达	空泡、肌膜内陷或肌纤维分裂
β-肌营养不良糖蛋白	
所有肌纤维肌膜均一着色	正常
多数肌纤维表达减少	DMD/BMD
α-肌营养不良糖蛋白糖基化表位（一定有对照）	
所有肌纤维肌膜均一着色	正常
大部分肌纤维表达减少	DMD，也可为多种类型 CMD 的表现（某些病例结果不确切）
超级调理素	
只表达于血管、神经和神经肌肉接头处	正常
胎儿肌球蛋白阳性的小肌纤维的肌膜上	再生肌纤维
大量成熟肌纤维的肌膜标记	DMD、BMD 或肌炎；也可出现于某些 LGMD
层粘连蛋白	
层粘连蛋白 α$_2$（分层蛋白）	
所有肌纤维肌膜均一表达	正常

蛋白质	解释
神经表达，血管无表达	
营养不良素阴性肌纤维均一表达	坏死肌纤维
肌膜和神经表达缺失	原发性分层蛋白缺乏型 CMD
少量肌纤维微量表达	常为原发性分层蛋白缺乏型 CMD
个别肌纤维表达显著减少	原发性或继发性分层蛋白缺陷
肌纤维内部表达	空泡、肌膜内陷或肌纤维分裂
层粘连蛋白 α₅	
肌膜微量表达，血管高表达	正常
表达胎儿肌球蛋白的肌纤维高表达	再生肌纤维
成熟肌纤维高表达	过度表达（参考分层蛋白缺乏的 CMD 和 DMD）
层粘连蛋白 β₁	
肌膜均一表达，血管表达相同强度	正常
肌膜表达较血管减少	见于某些 LGMD21 患者和显性遗传性疾病（如 Bethlem 肌病和显性 Emery-Dreifuss 肌营养不良）
肌纤维内部表达	空泡、肌膜内陷或肌纤维分裂
层粘连蛋白 γ₁	
肌膜均一表达，血管表达相同强度	正常
肌纤维内部表达	空泡、肌膜内陷、肌纤维分裂
肌球蛋白重链	
胎儿/新生儿肌球蛋白	
所有肌纤维均无标记	正常成熟肌肉
1 岁以内少量阳性肌纤维（整个肌纤维标记）	婴儿未成熟肌纤维
大量不同大小及强度的阳性肌纤维	肌营养不良肌肉
小片的阳性肌纤维簇伴有其他部位非常小的阳性肌纤维	考虑 BMD
仅有小的阳性肌纤维	轻度损害的先天性肌病
快和慢肌球蛋白重链	
两种肌纤维型棋盘状分布	正常；大部分肌纤维只表达快或慢肌球蛋白
肌纤维群组化	失神经支配后神经再支配
慢肌球蛋白占优势	肌肉病的常见特点
慢肌球蛋白单一表达	先天性肌病，如中央轴空病，也常见于 Duchenne 肌营养不良
同一肌纤维多于一种异构体的共同表达	肌型转变或再生或肌纤维成熟过程中的某一时间点
钙蛋白酶 -3	
	* 其抗体只用于免疫印迹；其基因突变可有蛋白缺失或减少；奇异不良素基因突变可致继发减低；肌纤维退化时表达减低
奇异不良素	
肌膜均一标记	正常
切片表达缺失	可提示突变，免疫印迹对减少的评估更好，可见大量继发改变

* 由 Novocastra 公司抗体标记，其他商业化抗体也可能适用于组织切片，但并未进行评估。

蛋白质	解释
神经元一氧化氮合酶	
肌膜均一标记，肌纤维内部可能表达	正常
肌膜表达缺失	杆状区域热点突变的 DMD 或 BMD
血管表达	
小窝蛋白-3	
所有肌纤维肌膜和血管均一表达	正常
减少或缺失	LGMD1C、涟波肌病、高肌酸激酶血症
胶原 VI	
肌膜均一表达，肌内衣和肌束膜组织及血管表达	正常（大部分 Bethlem 肌病表现正常；不排除 Ullrich CMD）
表达缺失	Ullrich CMD
表达减少，尤其肌膜部位	可能 Ullrich CMD
主要组织相容性抗原复合物 I	
肌膜阴性，血管表达	正常
全部／大部分肌纤维肌膜表达（肌纤维内部也能表达）	肌炎、DMD 或奇异不良素病（根据临床病史区别）
胎儿肌球蛋白阳性的肌纤维	再生肌纤维
膜攻击复合体（C5-9）	
肌纤维或血管无表达	正常
坏死肌纤维标记	非特异的异常表现
毛细血管标记	皮肌炎
伊默菌素	
所有核阳性	正常
所有核阴性	X-连锁 Emery-Dreifuss 肌营养不良
核层纤蛋白	
所有核阳性	正常；核纤层蛋白 A/C 基因突变不能排除
结蛋白	
沉积在有新生儿肌球蛋白的小肌纤维	再生肌纤维
沉积在无新生儿肌球蛋白的肌纤维	结蛋白相关疾病，罕见的核纤层蛋白病；可能在轴空内或边上沉积
以下蛋白可通过皮肤活检评价，有用	
层粘连蛋白 α_2	
表达于真皮表皮接合处、皮脂腺和神经；血管无表达	正常
真皮表皮接合处和神经表达缺失	原发性分层蛋白缺乏型 CMD
真皮表皮接合处减少，神经表达	可能为继发性分层蛋白缺乏
层粘连蛋白 α_5 和 γ_1	
表达于真皮表皮接合处、皮脂腺、神经；血管无表达	正常
层粘连蛋白 β_1	
表达于真皮表皮接合处、皮脂腺、神经、血管	正常
真皮表皮接合处、神经、血管表达减少	原发性或继发性分层蛋白缺乏
胶原 VI	

蛋白质	解释
表达于真皮、血管周围和神经	正常，不能排除胶原VI基因缺陷
表达缺失	考虑 Ullrich CMD
伊默菌素	
所有细胞核阳性	正常
所有细胞核阴性	X-连锁 Emery-Dreifuss 肌营养不良
阳性和阴性细胞核并存区域	如果为女性，考虑 X-连锁 Emery-Dreifuss 肌营养不良携带者

绒毛膜绒毛标本检测层粘连蛋白 α₂、胶原VI和伊默菌素可用于产前诊断。

第 4 部分

电子显微镜

如第5章所强调，神经肌肉病遇到的超微结构改变通常并不特异。但这并不能减弱电子显微镜在疾病诊断中的潜在价值。作为一种单纯的诊断技术，其应用仅限于疾病的特点有超微结构改变的情况，如杆状体肌病中的杆状小体，或者疾病的特点只能在电镜水平观察到，如包涵体肌炎的丝状包涵体。另一个用处是帮助评判标本是否正常和阐明光镜下观察到的病变特征。

与光镜相同，用电镜评价活检主要依据经验，但此章节设计的内容是帮助初学者进入该领域，目的在于指导检查活检标本，这比单纯的电镜图片的艺术收集更有意义。

电镜的标本选择

从标本的准备到观察，电镜是一个耗时的技术，通常需要为电镜检查选择标本，所有标本均须进行电镜的固定与包埋以备将来需要。标本的选择要基于光镜下改变的特征，对下列问题做出肯定回答：

光学显微镜	电镜提供的额外信息
活检是正常的？	超微结构可能异常
出现破碎红纤维？	可以发现线粒体异常
MGT 染色出现红色包涵体？	可以发现杆状体、胞浆体、肌浆块或管聚集
MGT 染色看见镶边空泡？	提示膜性涡旋；可以发现包涵体肌炎的丝状包涵体
NADH-TR 阴性肌纤维？	可以发现轴空或肌原纤维破坏
NADH-TR 深染？	可以发现线粒体异常
PAS 深染？	可以发现糖原增多
ORO 深染？	脂肪蓄积或线粒体可以异常
HE 或 GMT 淡染或浓染区？	可以发现肌原纤维物质沉积（如肌动蛋白或结蛋白）
不能解释的异常包涵体或病理特征	电镜可明确其性质

半薄切片

超薄切片观察范围小,经常仅包括几根肌纤维,而半薄切片则可以观察0.5~1μm较大的标本范围。通常用甲苯氨蓝染色,在×60或×100油镜下观察,可以很好观察到切片中的细节,可以鉴别多种病理改变特征,包括单个肌原纤维束、线粒体和脂肪的位置、染色质的分布及少见结构的出现。这些切片可以使我们整体了解活检标本,尤其是涉及肌原纤维,也可以据此选择感兴趣的区域进一步观察(见图1.11)。观察超微结构之前一定要进行半薄切片检查,有时可以据此得出需要解决问题的答案,无需详细的电镜检查。

样本区域

用于检查的电镜块数量由疾病的性质决定。在许多肌纤维含有少见结构的情况下,只需一块就可以提供答案,在病变非常轻微的情况下,需要多个电镜块去寻找,在肌肉活检检查中牢记活检的局限性非常重要。

超微结构变化

尽管在活检中观察到的改变通常没有特异性,一些改变形式和特殊结构的出现能缩小可能诊断的范围,对最后的诊断有帮助。当检查活检标本时,以下的流程单列出需要评价的主要形态学改变以及可能的意义。

观察所见改变	意义
肌纤维膜	
皱褶	肌纤维萎缩;收缩性人工假象
大量基底膜	萎缩肌纤维
浆膜丢失	坏死肌纤维
肌原纤维	
单个肌纤维的局灶性丢失	可见于正常肌肉
几个肌纤维的大量丢失	异常活检
一些肌纤维的轻度丢失	难以判断,找出其他异常
过度收缩	通常见于肌营养不良,有时见于慢性神经源性疾病;可以是人工假象
Z线和I带丢失	通常见于肌病
横纹错位	可能是人工假象,可以和轴空有关;寻找其内的线粒体
肌动蛋白细丝聚积	ACTA1基因突变引起的杆状体肌病
轴空	观察结构和非结构的形式
丝状体	偶见于正常肌肉,如果量多为异常
同心圆层状涡旋	少见;不出现在正常肌纤维
Z线水纹样改变和不规整	非特异性改变,需要观察受累肌纤维数目和每个肌纤维的受累区域数;常见于轴空肌病和杆状体肌病
杆状体	大量见于杆状体肌病;也可见于中央轴空病。可见于正常的肌腱接头处,轴空偶尔出现在其他疾病
胞浆体	少见;通常孤立存在;大量存在于胞浆体肌病,常见于包涵体肌炎
细胞核	
形状不规则	收缩可影响其形状
染色质分布	病变肌肉内常可见活动期的核伴随明显核仁,固缩核常见于失神经支配和慢性变性疾病
未附着于核膜的块状染色质	凋亡细胞核;可出现于Emery-Dreifuss肌营养不良
致密环状膜	只见于Marinesco-Sjögren综合征

观察所见改变	意义
核内杆状体	ACTA1 基因突变引起的杆状体肌病
丝状包涵体	肌炎可出现肌动蛋白样丝状物；眼咽型肌营养不良的8.5nm管丝状包涵体仅出现在核内；包涵体肌炎可在核及胞浆中出现16~18nm 的丝状物
线粒体	
正常线粒体少量周边聚集	正常肌肉
正常线粒体大量周边聚集	见于分叶状肌纤维；可出现在某些疾病的个别肌纤维中
肿胀和破裂	如果大量，同时累及到肌浆网，固定导致人工假象
异常结构	有些疾病出现单个肌纤维内异常线粒体。许多肌纤维受累，提示代谢性肌病
膜系统	
肿胀肌浆网	通常见于肌营养不良，如果线粒体也非常肿胀，可能是固定时的人工假象
三联体重叠	破坏的肌纤维
蜂窝结构	出现在变性和再生的活动区域
管聚集	偶见于个别肌纤维和正常肌肉，周期性瘫痪的特点
沉积与颗粒	
糖原	大量出现于糖原贮积病；可有膜性包裹。可聚集于肌原纤维丢失区
脂肪	脂滴常为白色区，正常肌肉脂滴靠近线粒体；大量出现在肉碱缺乏性肌病
脂褐素	常位于核周；可出现于正常肌肉；成人较多；病变肌肉增加
脂色素	维生素 E 缺乏时，小的颗粒状小体
其他少见结构	
斑马体	可出现于正常肌腱连接处；为斑马体肌病的特征
指纹体	几种疾病可单个出现；多见于指纹体肌病
曲线体	Batten 病患者和服用氯喹者肌肉
还原小体	甲萘醌-α-磷酸甘油，光镜观察；仅限于一种特异的先天性肌病
同心圆层状涡旋	偶见，非特异性改变
髓样/膜性涡旋	MGT 红色；非特异性异常；包涵体肌炎镶边空泡的特点
自噬空泡	常见于多种疾病，肌原纤维崩解部位出现
膜蛋白衬边空泡，含致密颗粒	X-连锁空泡性肌病
致密小管	肌管性肌病多种聚集；其他类型偶见于其他疾病
具有 ATPase 活性的颗粒状物质，缺乏氧化酶活性，GMT 染色可见	透明小体肌病（慢肌球蛋白 MYH7 基因突变所致）
致密颗粒细丝物质伴结蛋白沉积	结蛋白相关性肌病（可能为结蛋白或 aB-晶体蛋白基因突变所致）
位于外周的局灶肌原纤维片段，无 ATPase 活性，但含有结蛋白	Cap 病
毛细血管	
内皮细胞的管网状包涵体	皮肌炎，偶见于系统性红斑狼疮
基底膜增厚	糖尿病

（栾兴华译　张　巍校）

第二部分

肌肉病理各论

第 8 章　神经肌肉疾病的分类　213

第 9 章　神经源性疾病　217

第 10 章　肌营养不良及相关疾病Ⅰ：Duchenne 型和 Becker 型肌营养不良　231

第 11 章　肌营养不良及相关疾病Ⅱ：肢带型肌营养不良　257

第 12 章　肌营养不良及相关疾病Ⅲ：先天性肌营养不良　275

第 13 章　肌营养不良及相关疾病Ⅳ：Emery-Dreifuss 肌营养不良和 Bethlem 肌病　297

第 14 章　肌营养不良和相关疾病Ⅴ：面肩肱型、强直性和眼咽型肌营养不良　311

第 15 章　先天性肌病　319

第 16 章　肌原纤维肌病　345

第 17 章　代谢性肌病Ⅰ：糖原贮积病　353

第 18 章　代谢性肌病Ⅱ：脂质相关疾病和线粒体肌病　367

第 19 章　内分泌疾病　383

第 20 章　离子通道病　387

第 21 章　肌无力综合征　393

第 22 章　炎性肌病　399

第 23 章　中毒性和药物性肌病　415

第8章

神经肌肉疾病的分类

本书的第一部分讲述了肌肉病理技术和病理改变一般性解释,现在把注意力转移到各个疾病以及肌肉活检在这些疾病的作用。有些疾病,如脊髓肌肉萎缩、强直性肌营养不良和面肩胛肱型肌营养不良,基因分析非常可靠,而肌肉活检从诊断角度上来说其价值非常有限。对于其他疾病,如重症肌无力,诊断主要依靠临床和电生理学检查。但其他如各种肌营养不良和先天性肌病,临床表现非常相似,肌肉活检对于确定诊断有非常大的贡献。

除了多种神经肌肉病有非常明确的病理改变,在多种急性或慢性疾病中骨骼肌也可以直接或间接受累,在被累及的肌肉没有明显症状的情况下,肌肉活检可以发现显著的或意想不到的病理改变。也有许多疾病出现的诸如短暂或持续性疼痛以及长期卧床后的无力等常见症状,也都可能伴随肌肉明显的生化、组织化学或结构变化。

本节主要系统地讲述已知遗传性和获得性神经肌肉病的病理改变。该版还加入了一章关于药物和多种毒素对肌肉的病理作用,因为对该问题的关注越来越多。病理工作者需要记住处方药物和各种滥用物质的可能危害。

分子革命导致神经肌肉病许多相关基因缺陷和蛋白产物的发现(Dalkilic 和 Kunkel 2003)。现已明确在肌纤维各部位的蛋白定位,包括细胞外基质、浆膜、细胞骨架、高尔基器、内膜系统、细胞核、肌原纤维、神经肌肉接头和胞质溶胶(图8.1-8.3)。15年前人们发现编码肌营养不良素的基因突变会引起 Duchenne 和 Becker 肌营养不良,为认识浆膜蛋白的作用铺平了道路,并发现了导致其他类型肌营养不良的肌聚糖蛋白、层粘连蛋白α_2等相互作用蛋白的缺陷。包括一些肢带型肌营养不良和先天性肌营养不良在内的几种肌营养不良,能够以相互影响的肌膜蛋白复合体为基础加以解释,该复合体联系细胞外基质和细胞骨架,即肌营养不良素相关蛋白复合体(图8.1)。随着引起各种类型肌营养不良的其他蛋白的发现,这个概念必须进一步扩展。例如许多类型的肢带型肌营养不良,可由其他膜蛋白如奇异不良素和小窝蛋白-3缺陷引起,或肌原纤维蛋白的肌动蛋白链素缺陷引起,或属于酶的钙蛋白酶-3缺陷引起,而细胞核膜蛋白伊默菌素和核纤层蛋白 A/C 突变会引起 Emery-Dreifuss 型肌营养不良。现在发现翻译后蛋白修饰的异常,特别是糖基化异常,可以导致多种类型的先天性肌营养不良,其中多种类型会有脑部受累,因为该过程在脑和肌肉一样都有重要作用。与神经肌肉病有关并涉及糖基化途径的基因和蛋白产物数量正在迅速增加(图8.1)。

各种肌原纤维蛋白的缺陷出现在具有宽泛表型谱的早发和晚发性疾病中(图8.2)。肌节的其他组成和相关蛋白都可能是将来做研究的候选蛋白。这些疾病有相似的临床表现,采取各种技术对肌肉做病理评估有非常重要的作用。

许多离子通道病、神经肌肉接头和轴突缺陷(图8.3)的诊断依赖于临床评价和电生理学检查,肌肉的病理研究对增加诊断信息几乎没有贡献,但钙释放通道的相关缺陷是个典型的例外。肌浆网斯里兰卡肉桂碱受体在中央轴空病有缺陷。病理学在研究该病和其他先天性肌肉病的研究中发挥了主要作用,宽泛病理改变谱与这些疾病有联系。但肌肉活检常常在做出最终诊断前进行。一些代谢性疾病难以通过病理检查加以鉴别,有一些可以,如伴随结构性异常的线粒体、脂质或糖原累积的疾病,需要做病理检查。

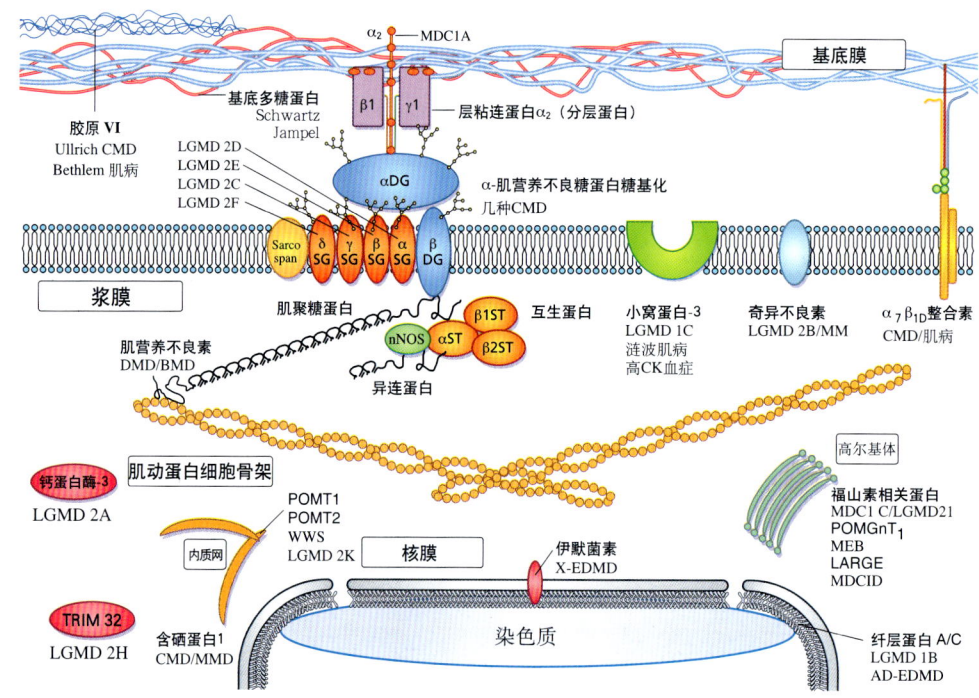

图 8.1　大量与各种肌营养不良相关的基因缺陷及其蛋白定位示意图（缩略语见XI页）。

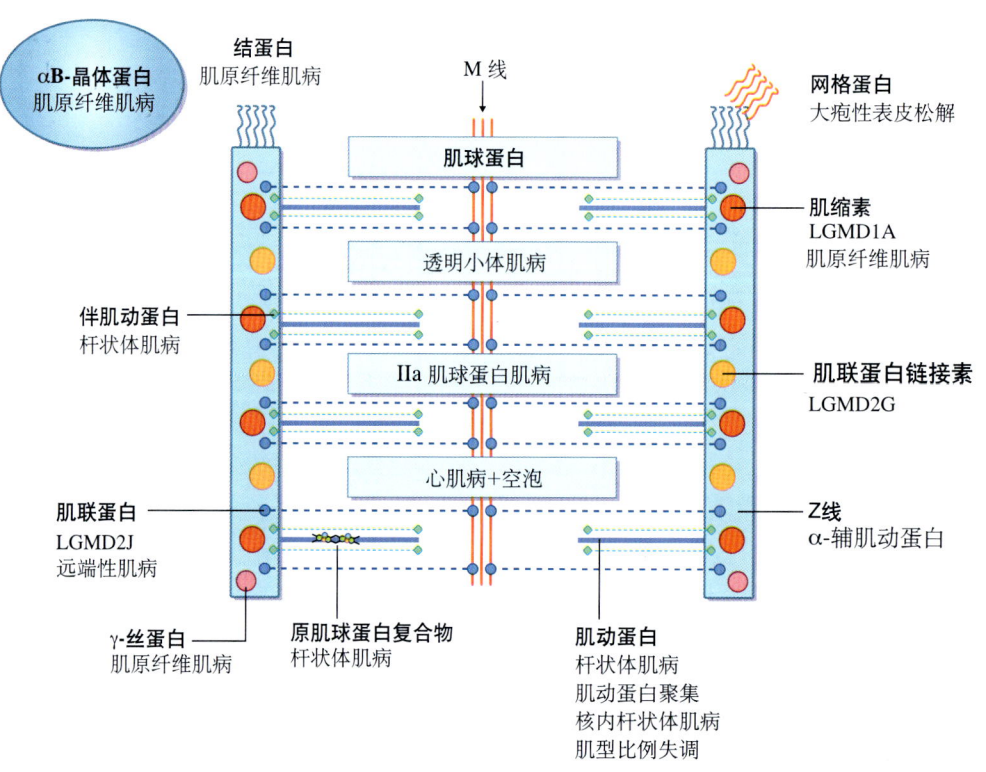

图8.2　中间丝和肌节蛋白基因编码示意图（其相互之间的联系没有标明），肌原纤维肌病时二者均有缺陷。

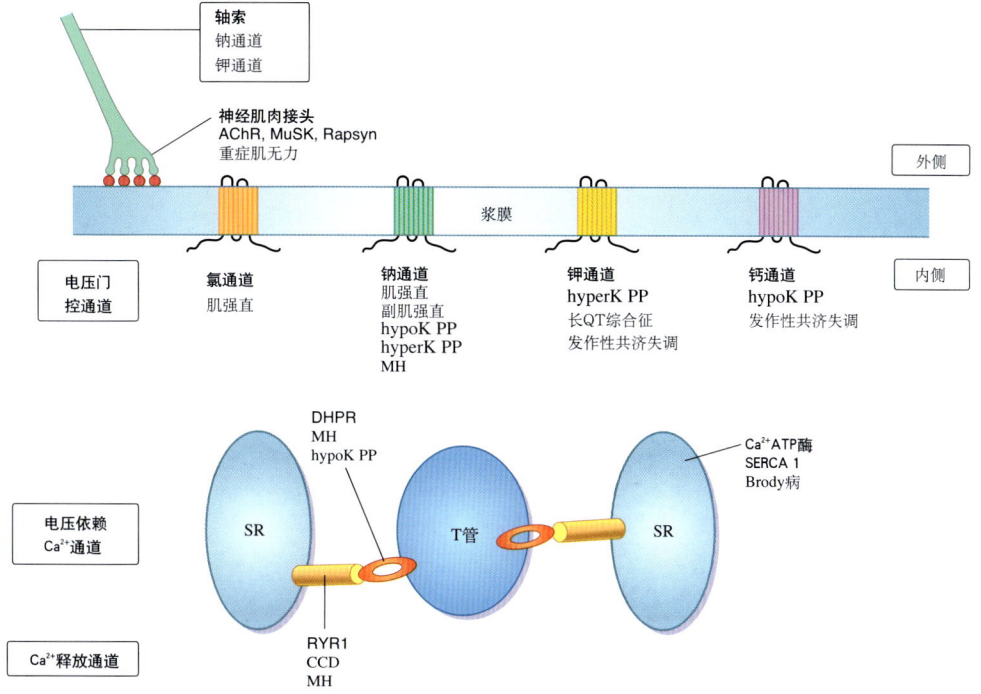

图8.3 离子通道病相关基因缺陷示意图（CCD，中央轴空病；MH，恶性高热；hypoK PP，低钾性周期性瘫痪；hyperK PP，高钾性周期性瘫痪；SR，肌浆网）。

已经发现的缺陷蛋白的宽大谱系以及它们之间的相互影响，对基于临床特征的传统神经肌肉病分类提出了挑战。现在提到疾病常基于蛋白缺陷（如营养不良素病、肌聚糖蛋白病、肌动蛋白病）和其发病机制。随着该领域分子生物学的发展，肌营养不良、肌病、神经病的传统界限变得难以确定，但在该书我们仍旧采用传统的临床分类。根据临床症状可对患者有初步的判断，在确定基因或蛋白缺乏以前，要加以分析，采取基于临床特征的分类，所以我们感到这也涉及病理科大夫。毫无疑问，结合详细的临床和家族史，并结合病理特点，才能够发现一个致病性基因缺陷，但分子分析通常不是起点。

（栾兴华译　张　巍校）

第 9 章

神经源性疾病

许多遗传性和获得性疾病是由上/下运动神经元或周围神经缺陷所致，包括肌萎缩侧索硬化症（ALS；上和下运动神经元）、遗传性运动感觉神经病（HMSN；运动和感觉神经元和周围神经）、脊髓肌萎缩（SMA；下运动神经元）和炎性周围神经病。现已发现几个致病基因，可以是隐性或显性遗传。约10%的ALS（运动神经元病）患者为常染色体显性遗传的家族发病者，其中有一定比例（约15%～20%）为铜/锌超氧化物歧化酶（SOD-1）基因突变所致。

遗传性周围神经病具有疾病异质性，包括几个显性或隐性遗传的临床综合征，其中有些现仍以描述该疾病的医生名字命名（如Charcot-Marie-Tooth），但分子遗传学的来临导致几个不同遗传类型的重新分类和确定。对这些进步有用的一个网站是http://molgen-www.uia.ac.be/cmtmutations/。直接的分子分析需要详尽的临床和电生理研究及腓肠神经活检，肌肉活检对此作用非常小。腓肠神经的研究为此书范围之外的一个特殊领域，详情可参考一些书籍（如Midroni和Bilbao 1995，King 1999，Dawson等 2003，Dyck等 2005）。

作为失神经过程的结果，肌肉改变是相似的，无论损害部位在何处，是神经元或者是周围神经，尽管肌肉活检有一定的提示，但几乎不能清楚确定疾病。详细的临床资料和电生理检查常常对缺陷基因有提示意义，现在肌肉活检很少在神经源性疾病进行。比如对运动神经元生存（SMN）基因的分子分析可发现多数脊髓肌萎缩症的患者，其严重程度及预后与其临床特征有关，和肌肉病理改变无关。

但是一些神经源性肌萎缩可以与肌营养不良或肌病相似，如远端性肌病。在鉴别诊断时，肌肉病理学可以有帮助，用组织学和组织化学方法可显示其特殊的改变模式。免疫组织化学有助于解释肌肉的继发性改变，但原发性基因产物不常用于肌肉研究。如上所述，神经组织的改变有大量信息，如在诊断周围神经病时，感觉性腓肠神经出现异常。在此，我们描述失神经支配肌肉的一般特点，有一些改变出现在慢性疾病，如ALS，可以和早期发病的儿童疾病相鉴别，如SMA。不同型SMA病理改变不同，有详细的介绍，在进行分子诊断前或开始没有怀疑神经源性疾病时可以做肌肉活检。

失神经支配肌肉一般病理特点

人类涉及运动神经元的疾病均可出现一系列的病理改变特点。失神经支配肌纤维出现萎缩，但很少有肌纤维内部构筑的改变，甚至每个萎缩肌纤维的横纹可以一直保留到萎缩过程的后期。当纤维萎缩时，围绕每个肌纤维的基底膜保留并出现皱褶（见第5章）。诸如ALS等慢性病程的萎缩肌纤维呈角状（图9.1），不同于SMA萎缩肌纤维为圆状。在慢性失神经都可以看到一些萎缩肌纤维，还可以看到固缩细胞核的聚集（图4.21）。固缩肌膜细胞核可出现于以前存在的肌纤维的整个长度。

由于一条运动神经可支配多个肌纤维，失神经导致萎缩肌纤维随机分散在标本内。这些萎缩肌纤维常常聚集成组，该组内萎缩肌纤维的数目随失神经严重程度的增加而增多，直至整束的肌纤维萎缩。这种"小组"或"大组"肌纤维萎缩的出现为失神经的特征性病理改变（图9.1，9.3和SMA一节）。

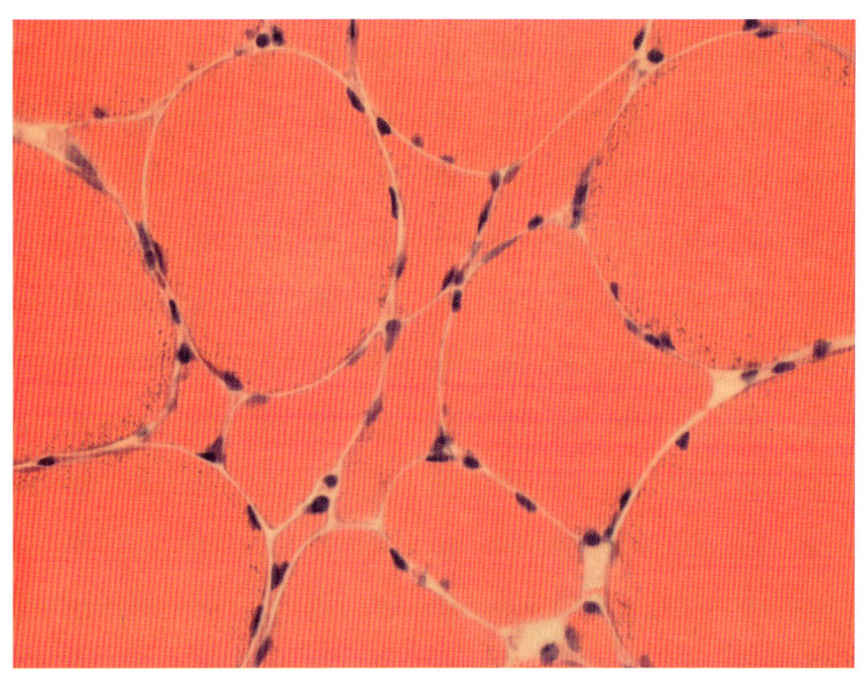

图 9.1　肌萎缩侧索硬化患者，可见一小组角状萎缩肌纤维（直径 10～35μm）以及较圆的肥大肌纤维（直径达 90～120μm）。注意肌内衣没有结缔组织（HE）。

在失神经的肌肉有两群肌纤维，即失神经的萎缩肌纤维和大小相对正常或肥大的肌纤维。直方图显示频率为双峰或双顶分布（见第 4 章），其出现主要是因为并非所有运动神经元同时受累，被完好运动神经支配的肌纤维显然不会萎缩，由于承担失去神经支配的萎缩肌纤维的功能，从而出现代偿性肥大。此外，残留神经可能会出芽并再支配失神经的肌纤维簇，使之再次变大。

所有上述改变可见于 HE 和 MGT 等常规染色。此外对出现在标本的神经做组织学检查可发现髓鞘脱失或纤维化改变（图 9.2）。组织化学染色对于显示慢性失神经小角状萎缩肌纤维方面非常有用（图 9.3）。在氧化酶染色深染的角状萎缩肌纤维，提示为 1 型肌纤维（图 9.3），而在三磷酸腺苷酶染色或肌球蛋白异构体的免疫标记萎缩肌纤维则可能是两种类型的任意一种（图 9.4）。这种肌型鉴别非常重要，只有萎缩累及两型肌纤维时才能诊断为失神经疾病。此外，失神经肌纤维出现酯酶阳性、酸性磷酸酶反应阴性，不同于再生肌纤维或坏死肌纤维，两者在两种酶反应均强阳性。失神经支配的肌纤维可以失去其糖原，过碘酸Schiff反应（PAS）不着色或白色，免疫组织化学染色可见角状萎缩肌纤维（不是所有）表达新生儿型肌球蛋白，有些共同表达快肌球蛋白（图9.4）。如第6章所述，可能反映了新生儿型肌球蛋白的重新表达，而非再生肌纤维引起的不成熟所致，但也不能排除失神经刺激的再生可能性。未成熟和无神经支配的肌纤维，如再生肌纤维，在整个肌膜均表达神经细胞黏附分子（N-CAM），而在正常成熟肌纤维只表达于神经肌肉接头处（Cashman 等 1987,Walsh 和 Moore 1985）。失神经的肌纤维在肌纤维接头外也有神经细胞黏附分子表达，但相反神经元一氧化氮合酶不表达，神经再支配后才出现（Gosztonyi 等 2001；图 9.4）。评价神经元一氧化氮合酶必须始终估计未成熟性，因为未成熟肌纤维缺乏该酶（见第 6 章）。同时进行神经黏附分子、神经元一氧化氮合酶和新生儿型肌球蛋白染色有助于鉴别失神经支配肌纤维和未成熟肌纤维。

如前所述（第3章），运动神经在决定肌纤维的肌型方面发挥重要作用。运动神经元可以被想像成提供了 1 型或 2 型（慢或快）运动单位。尽管失神经性疾病应当有可能选择性累及单个类型的神经元，但在人类疾病还没有出现，而是两种类型均失神经。如果该标准用于诊断失神经，将在患者因其他原因出现选择性肌纤维型萎缩的情况下，不支持诊断失神经。

相同肌型的肌纤维成组分布为失神经肌纤维的病理特征，主要是残留神经侧支发芽，重新支配失神经

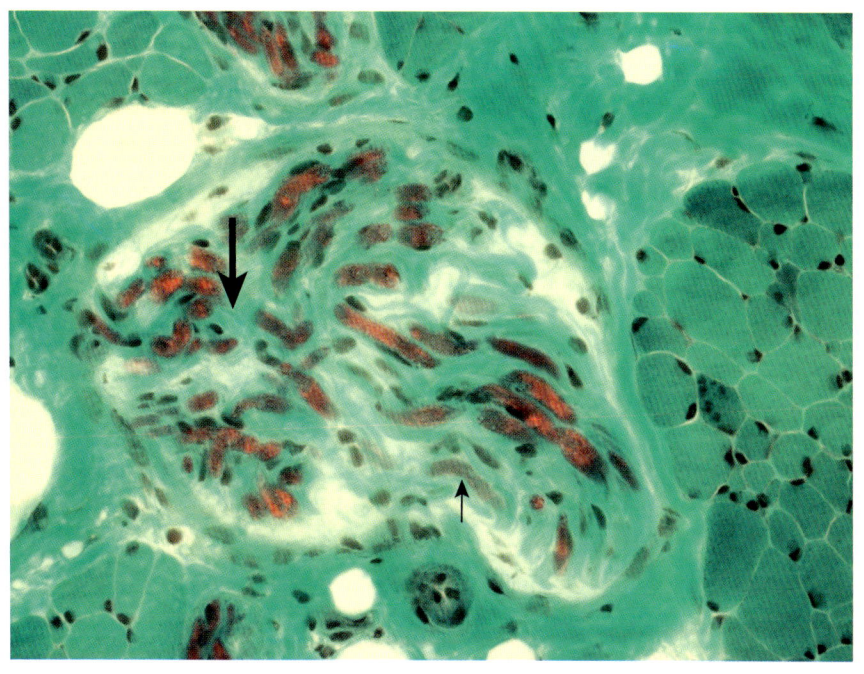

图 9.2 周围神经病患者的 MGT 染色显示一异常神经（直径 170 μm）。可见较多的结缔组织（大箭头）以及红染髓鞘从一些轴索（小箭头）上脱失现象。

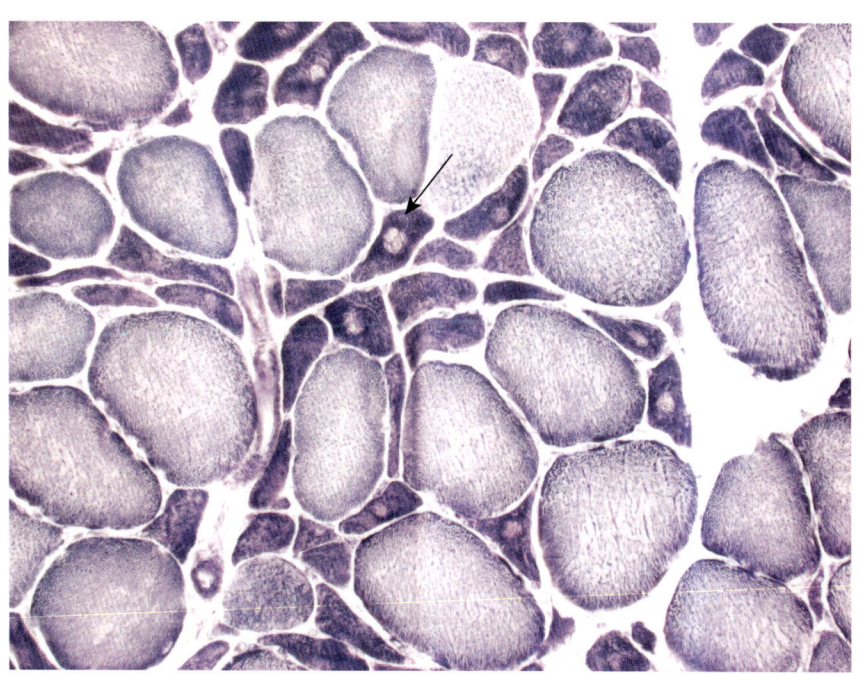

图 9.3 肌萎缩侧索硬化患者，小角状萎缩肌纤维（直径 20～45 μm）深染。淡染肌纤维显示两种不同染色深度和肥大（直径 80～135 μm）。严重萎缩肌纤维内可见轴空（箭头），不能明确肯定为靶纤维，部分轴空的周边略深染（NADH-TR）。

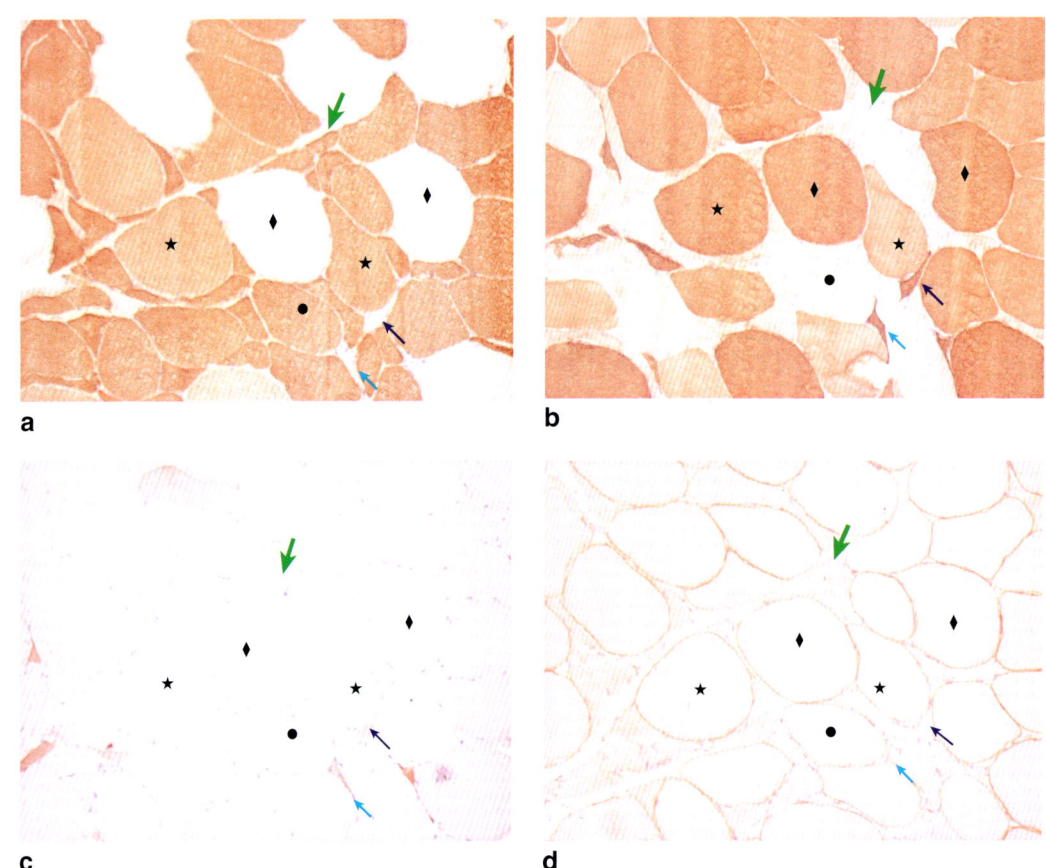

图9.4 肌萎缩侧索硬化患者连续切片的免疫标记,有针对(a)慢肌球蛋白、(b)快肌球蛋白、(c)新生儿型肌球蛋白和(d)神经元一氧化氮合酶的抗体。所有萎缩的肌纤维(直径5～35 μm)均缺乏神经元一氧化氮合酶,含快肌球蛋白的萎缩肌纤维可见不同程度的新生儿型肌球蛋白表达(仅慢肌球蛋白表达=绿色箭头;快和新生儿型=浅和深蓝色箭头)。部分粗大肌纤维仅表达慢(●)或快(◆)肌球蛋白,而其他肌纤维(直径65～135 μm)共同表达慢和快肌球蛋白(★)。粗大肌纤维无新生儿型肌球蛋白表达。每张切片上的同一个肌纤维用同一符号标记。

的肌纤维所致。从群组化的表现可以获得对疾病预后的一些提示,因为大片群组化和伴随少量肌纤维萎缩应当提示失神经过程中有良好的代偿,是一个轻微或慢性的病程。区别肌型占优和群组化很重要,尤其是在标本较小时,所以只有两型肌纤维均出现群组化时,才能做出失神经的诊断(图9.5)。有时很难评判是否为群组化,并非所有神经源性疾病的肌活检都很明显(图9.6)。有时三磷酸腺苷酶染色的切片可见肌球蛋白异构体共同表达,此时难以确定是否为群组化(见图9.4和9.12)。

失神经疾病的另一种改变为靶纤维的出现(Engel 1961)。在一些肌纤维围绕缺乏氧化酶活性浅区的暗边不明显,这样就类似中央轴空的表现(图9.3和9.11)。轴空样改变可出现在不同大小的肌纤维(见SMA章节),常常为灶性损害,很少累及肌纤维全长。基于动物实验研究,提示靶纤维可能代表神经再支配,而非肌纤维失神经(Dubowitz 1967)。事实上,一些疾病如许多迅速恢复的神经病或慢性周围神经病中,可以看到大量靶纤维,神经再支配是其主要临床表现部分,所以更支持该观点。

用氧化酶染色,偶尔可以看到其他肌纤维构筑改变,如虫蚀样肌纤维和涡旋状肌纤维。肌内衣大量结缔组织不是失神经的常见特点,但可以出现,尤其是慢性病程者。核内移现象可以出现在一些肥大肌纤维。这些特点在缺乏肌纤维群组化的情况下很难与"肌病"表现相区分(见SMA章节)。

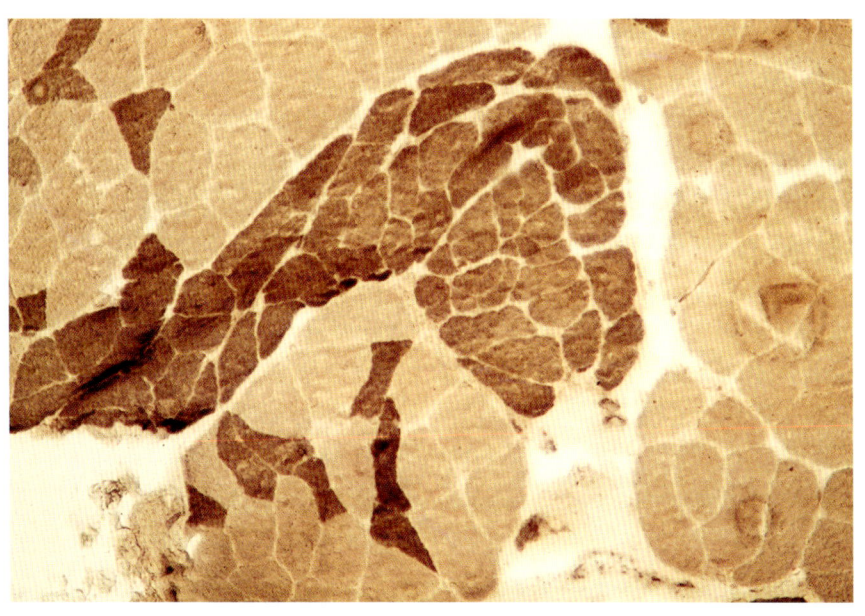

图 9.5 肌萎缩侧索硬化患者，一组深染的 2 型肌纤维被淡染的 1 型肌纤维围绕（ATP 酶 9.4）。

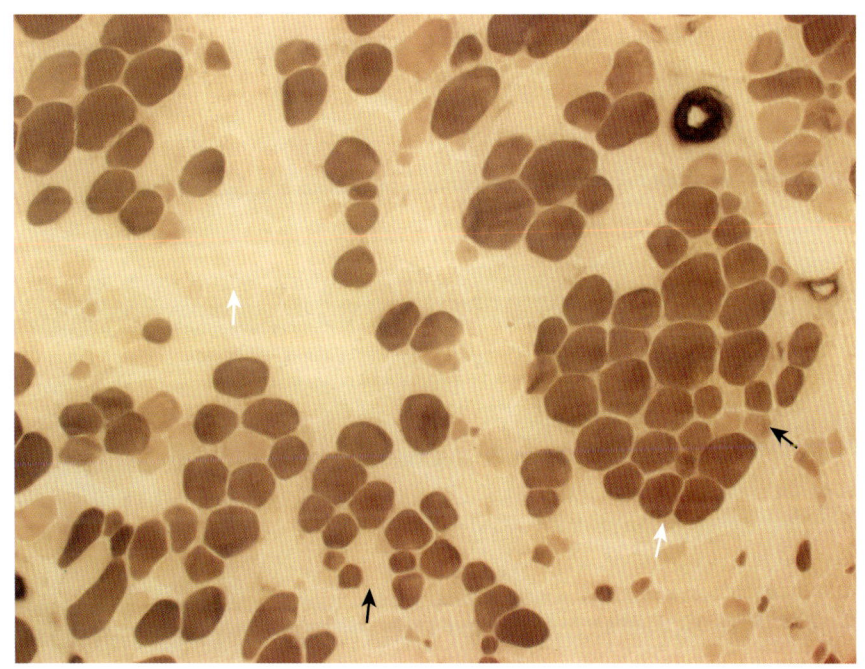

图 9.6 周围神经病儿童患者，轻度肌纤维群组化。萎缩肌纤维累及两型（黑色箭头），可见一小组 1 型和 2 型肌纤维（白色箭头，ATP 酶 4.3）。肌纤维直径在 10～50 μm 之间。

脊髓性肌萎缩

脊髓性肌萎缩是一种最常见的神经源性萎缩，发病率大约为 1∶10 000 婴儿，这是一种常染色体隐性遗传疾病，主要累及脊髓的前角细胞。基因缺陷位于常染色体 5q 的运动神经元生存（SMN）基因，SMA 中 95% 以上的患者为 SMN 基因（SMN1）末端着丝粒拷贝的第 7 和 8 外显子缺失所致。着丝粒基因序列

（SMN2）现已基本明确，疾病严重程度与SMN2拷贝变异产生的蛋白数量相关。目前的治疗策略瞄准了上调SMN2着丝粒。SMN基因产物在剪接体的组装、RNA前连接中发挥重要作用，也可能具有神经元特异性的功能（Gubitz等2004）。5号染色体受累区域较为复杂，其他复制或带有末端着丝粒和着丝粒拷贝的基因也可能缺失，尤其是神经元凋亡抑制蛋白基因（NAIP）和p44。大部分基因缺失涉及SMN1的第7和8号外显子的患者可以进行分子扫描，以鉴别大部分的SMA患者及杂合子携带者。7和8号外显子无异常，也不能完全排除SMA的可能，因为几个不典型病例突变位点并不位于此处（Skordis等2001，Cusco等2004）。分子分析的可靠性革命性地更新了SMA的诊断，肌肉活检的作用已经消失，但在临床诊断不明确的患者，也可采取肌肉活检。未在下运动神经元疾病中发现SMN1缺失，但研究显示这些患者着丝粒SMN2的7号外显子缺失发生率明显高于正常人群（Echaniz-Laguna等2002）。

其他基因突变也导致SMA相关临床综合征，一些患者出现远端肌肉重于近端的肌无力，部分患者呈现非对称性或更明显的局灶表现。一些成人型患者为显性遗传模式，也有不同的X-连锁球脊髓型，后者为良性病程，可伴有面肌抽搐、严重肌肉痛性痉挛和男性乳房发育（Kennedy病，Kennedy等1968），主要由位于Xq13的雄性激素受体基因1号外显子出现CAG核苷酸序列扩展所致（La Spada等1991）。一种伴有关节弯曲的严重X-连锁型的基因定位于Xp11（Kobayashi等1995），而另一种常染色体隐性遗传型则伴有严重的膈肌和呼吸系统受累（膈肌脊髓肌萎缩伴呼吸窘迫，SMARD），主要为位于常染色体11q13-21编码免疫球蛋白微结合蛋白2（IGHMBP2）的基因突变所致（Grohmann等2001）。严重的膈肌受累是不同于典型的第5常染色体SMA的主要临床鉴别点，后者尽管肋间肌严重受累，却不累及膈肌。脑桥-

表9.1 严重的I型脊髓性肌萎缩特点（Werdnig-Hoffmann病）

起病

胚胎期或生后数月

临床特征

严重肌张力低下

严重肢体和躯干肌无力

难于保持头位

钟形胸和膈肌呼吸

呼吸问题，常导致肺炎和早期死亡

吸吮困难

哭泣无力

运动能力

难以达到坐或负重

检查

肌酸激酶正常

肌电图为失神经支配特点，可见多相位和大波幅

运动神经传导速度正常或降低（若行分子诊断，电生理检查并无必要）

肌肉病理

大片萎缩肌纤维

肌纤维群组化

粗大1型肌纤维

单一型萎缩

部分发病早的病例可见轻微病理改变（病理改变前期）

表 9.2 中间 II 型脊髓性肌萎缩特点

起病

常常在 6~12 个月

临床特征

肌张力低下

对称性下肢无力，近端明显

舌肌的肌束震颤

双手震颤

腱反射减退或消失

关节松弛，尤其是手和脚

脊柱侧凸

呼吸障碍

运动能力

可以坐

不能独站或行走

检查

肌酸激酶正常或轻度增高

肌电图示失神经和神经再支配特点，出现巨大波幅多相电位和纤颤

神经传导速度正常（若要行分子诊断，电生理检查并无必要）

肌肉病理

与 I 型脊髓性肌萎缩类似

大片萎缩

群组化

1 型肌纤维肥大

小脑发育不全患者在临床和病理表现上类似 SMA（Muntoni 等 1999），但同时伴有中枢神经系统受累的特点，与 SMN1 基因无关（Dubowitz 等 1995）。

本节主要讲述第 5 常染色体 SMA 的三个主要临床症状组合的相关肌肉病理改变，包括出现经典型改变的患者以及改变不明显的患者。

三个主要临床症状组合，即 I、II、III 型，根据其相关的严重程度、是否能够没有搀扶而独坐或独站以及是否能够行走而确定（见后）。每种类型临床表现有变异，有些病例无法简单的归类于哪种类型（Dubowitz 1991，1995b，Munsat 1991，Munsat 和 Davies 1992）。有的临床大夫将轻微成人起病者作为第四种类型，另一些大夫则将其归类于SMA-III型的范围内。I 型SMA（Werdnig-Hoffman病）为最严重的类型，胎儿期或早期婴儿期发病，患者生后不能坐，通常生后第一年即死亡，很少存活超过两年。II型（中间型 SMA）通常于 6~12 月个发病，能够独坐，但无法站立。SMA-III型（Kugelberg-Welander）能够行走，发病年龄范围非常大，从生后第二年起病，病情进展不明显或偶尔显著进展，到成人期发病有轻度进展。这些患者和肌病进行鉴别非常重要。各组的典型特点在表 9.1、9.2 和 9.3 进行了汇总。

尽管疾病的严重性方面存在明显差异，但所有类型的基本临床表现是相似的，表现为对称性肌肉无力、下肢重于上肢、近端重于远端。颅神经相对不受累，除非是更严重的病例，通常无面瘫。但舌肌束震颤常见，特别见于 II 型。无相关的感觉和长束受累的表现。

I 型（Werdnig-Hoffmann 病）

该类型为早期发病的最严重类型，常常在宫内或婴儿早期发病，躯干和四肢瘫痪非常明显，婴儿的肌

表 9.3 Ⅲ型脊髓性肌萎缩（Kugelberg-Welander 病）特点

起病

生后第二年以后

儿童、青少年或成人

临床特征

无力稳定或发展

难于跑、跳或爬楼梯

蹒跚步态

扁平足

难以从地板起来（Gower 征）

手震颤（表现不一）

舌肌的肌束震颤（表现不一）

关节松弛，尤其是双手和双脚

运动能力不一

可行走，但受限制

检查

肌酸激酶正常或中度增高

肌电图示失神经或神经再支配特点，见巨大波幅的多相位电位

神经传导速度正常

肌肉病理

表现多样

病理改变轻微，或大片或小片萎缩肌纤维，正常或肥大 1 型肌纤维成组出现

肌纤维构筑改变——涡旋状、轴空及分裂肌纤维

可能与肢带型肌营养不良难以区分

张力低下，不能抬头或坐起，主动运动仅出现在足、足趾、前臂及手，下肢瘫痪重于上肢，腱反射消失。面部肌肉不累及，可以表现正常，但有球部肌无力，出现吞咽困难及哭泣无力。肋间肌时常受累，但不影响膈肌，故呼吸主要是膈式，伴随肋间凹陷。患儿常在1岁前死于呼吸系统感染，虽然一些患者可存活至2岁，但极少存活更长。心肌不受累。

Ⅱ型（中间型脊髓性肌萎缩）

此型为较轻的青少年型，中间严重程度，儿童早期的运动里程发育正常，能够维持头位和独坐，但双腿不能承担其体重，从来不能达到独站或独走。发病一般比较晚，通常于 6～12 个月时发病，部分患者的无力可更早期被注意到，甚至在新生儿期。下肢比上肢更严重累及，后者在发病时可以正常或仅限于肩部肌肉的轻微无力，肋间肌有不同程度无力，而颅神经不受累。舌肌的肌束震颤及萎缩比较常见，无其他伴随症状。许多患者均可出现手粗大震颤。无力为非进展性，大部分患者预后良好。具有相似肢体无力分布特点及肢体无力严重程度的患儿可以出现显著的肋间肌无力，后期常易于出现呼吸系统感染，预后差，脊柱侧弯是常见并发症。

Ⅲ型（Kugelberg-Welander 病）

此为最轻微类型，发病较晚，可以行走。无力主要限于下肢的近端，临床表现类似于肢带型肌营养不良。舌肌可以出现肌束震颤，外周肌肉不明显。腱反射正常或降低。良性病程，多数患者很少出现恶化倾向。部分患者出现肌无力长期进行性加重，最终丧失行走能力。另一方面，一些患者的症状随着时间的延

长而不断改善，可能是肌肉的神经再支配代偿以及支持治疗的结果。尽管球部症状不是Kugelberg-Welander病常见的临床特征，也有报道显示患者在长期病程后出现球部受累及。

以上三种疾病类型在临床上很难画出一条清晰的分界线，最严重的Werdnig-Hoffmann病和较轻微的Kugelberg-Welander病很易区分，但处于分界区的患者很难归类，可以采取基于临床严重程度的1~10分评分法区分每个类型（Dubowitz 1995b）。

组织学和组织化学

严重和中度脊髓性肌萎缩Ⅰ和Ⅱ型

严重婴儿型和中度类型的肌肉活检病理改变如此相似，所以放在一起进行讨论。不可能根据肌肉病理区分Ⅰ/Ⅱ型，须借助于临床。

萎缩肌纤维出现在所有活检，常常成大组分布，其间插入肥大肌纤维束（图9.7）。萎缩肌纤维多为圆状，不同于其他类型神经原性萎缩的角状肌纤维，如ALS（图9.1，9.3）。

组织化学反应中可见萎缩肌纤维累及1型和2型，肥大肌纤维出现单一型染色，大都为1型肌纤维（图9.7）。在pH 9.4条件下用ATP酶染色，多数成组萎缩的肌纤维为2型，因为共同表达一种以上的肌球蛋白异构体（图9.12）。肌纤维均一型的出现提示它们不是未受累及的正常肌纤维，而是存活神经发芽后再支配的肌纤维。肥大肌纤维是这些肌纤维承担萎缩肌纤维的功能的一种代偿效应。

婴儿型SMA的所有组织学和组织化学极为一致，但不同部位的肌肉萎缩范围有所不同。有的肌纤维束完全由正常大小的肌纤维组成，其他束几乎完全由萎缩肌纤维组成。如果标本小，可能完全由小肌纤维或正常肌纤维或单一型肌纤维组成。在个别严重SMA-Ⅰ型患者，早期可能在活检的标本不出现成组萎缩和群组化的典型特点（图9.8），结合其明确的临床症状，将其称为病理前期SMA，现在SMN1基因缺失支持其诊断。

在婴儿型SMA有大量肌梭。核固缩或核内移等核改变很少见于严重型或中间型SMA，肌纤维再生和坏死也不是其特点。肌束衣常有增宽，可见局部脂肪组织增生，肌内衣结缔组织增生不是SMA的特点。同样，肌纤维内的构筑改变如靶纤维和涡旋肌纤维在严重型少见。

轻度脊髓肌萎缩Ⅲ型（Kugelberg-Welander）

Kugelberg-Welander病轻症患者的临床谱系非常大，从儿童到成年人均可发病。同样，病理改变也有很大的差异，有或没有失神经的典型改变特点。

成组萎缩的肌纤维可以出现，但每组萎缩的肌纤维数目一般比严重型少，有时分布非常广泛（图9.9），也出现肌纤维群组化（图9.10），2型肌纤维占优势也可以是其特点。肌纤维构筑改变，如轴空、靶纤维、涡旋状肌纤维、分裂肌纤维及核内移均可出现（图9.11）。

轻症患者的一些活检显示清楚的失神经改变，而其他可以出现非常轻微的病理改变或很难与肌病及肌营养不良相鉴别。有些病情轻微患者的血清激酶也会轻度增高。灶性成组萎缩肌纤维常常出现在Becker型和面肩肱型肌营养不良。从总体上评价肌肉活检的改变模式非常重要，作为整体应考虑到纤维化、变性以及肌型的分布。1型肌纤维占优势常出现在肌营养不良，与肌型群组化相鉴别很重要，也应当注意辅助检查结果，如肌酸激酶和肌电图。

免疫组织化学

与肌型相关的免疫组织化学染色可反映组织化学特征，可以显示肥大肌纤维为慢性表型。萎缩肌纤维共同表达快、慢和新生儿型肌球蛋白的不同组合（图9.12）。在早发病者，新生儿型肌球蛋白可能反映发育的延迟，但这较少出现在较晚发病者，所以可能是失神经支配的结果。发育调节蛋白，如结蛋白、波形蛋白等只出现在部分而非全部萎缩的肌纤维，这些事实证实上述观点（Sewry 1989，Soussi-Yanicostas等1992）。神经黏附分子只表达于有神经支配肌纤维的神经肌肉接头，在失神经支配肌纤维出现在接头外区域（Cashman等1987，Walsh和Moore 1985，Sewry 1989）。如前所述，神经元一氧化氮合酶在失神经肌纤维的肌膜不表达，神经再支配后又出现（Goszytonyi等2001，Tews 2001；见图9.5），可作为失神经支配的有用指标，但在SMA所有类型中的表达规律还不十分清楚。

运动神经元生存蛋白位于细胞核，该结构命名为复染色体gems，其数目与疾病的严重程度并不相关，但临床严重程度和运动神经元生存蛋白的总量有关。

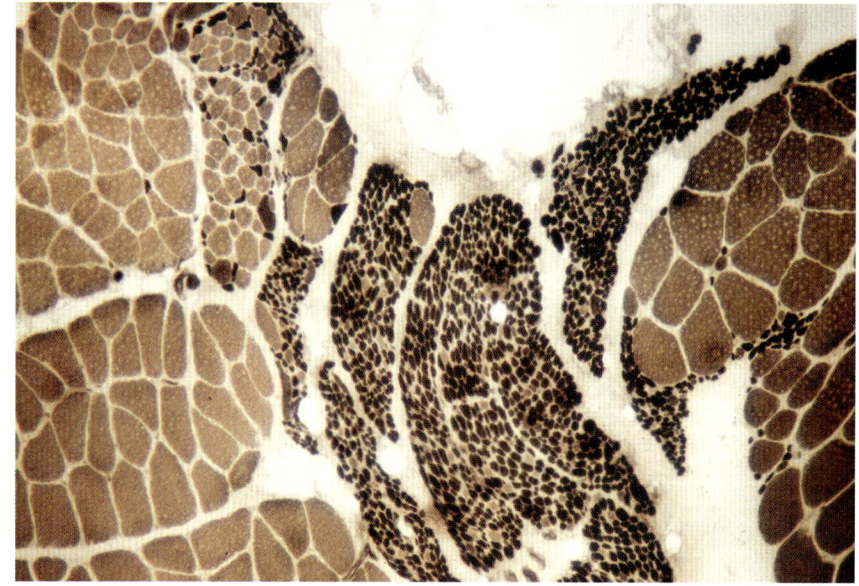

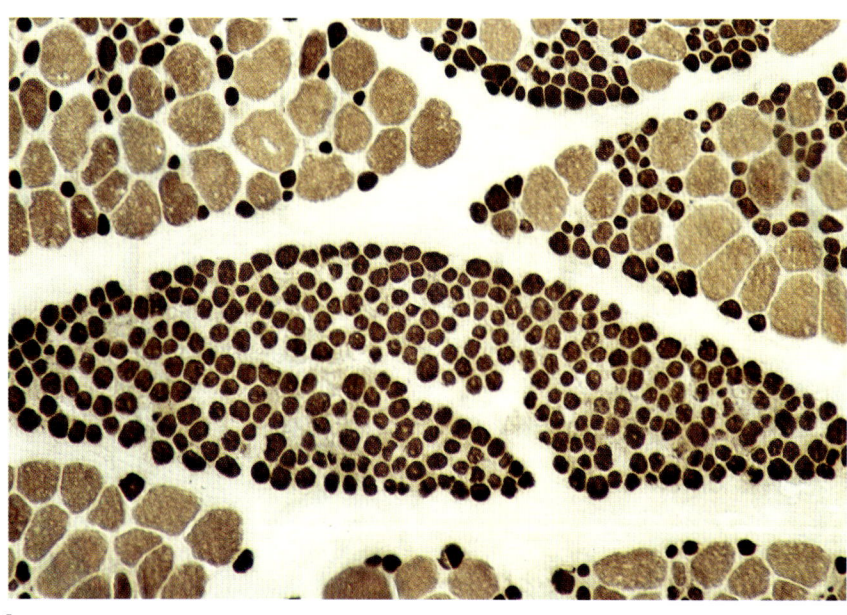

图 9.7 （a）和（b）2 例 SMA-I 患者，ATP 酶 9.4，两个肌纤维型的萎缩。许多大肌纤维为 1 型，许多萎缩肌纤维为 2 型，因为同时表达新生儿型肌球蛋白，注意圆形萎缩的肌纤维与 ALS 的萎缩肌纤维比较（对比图 9.1 和 9.3）。

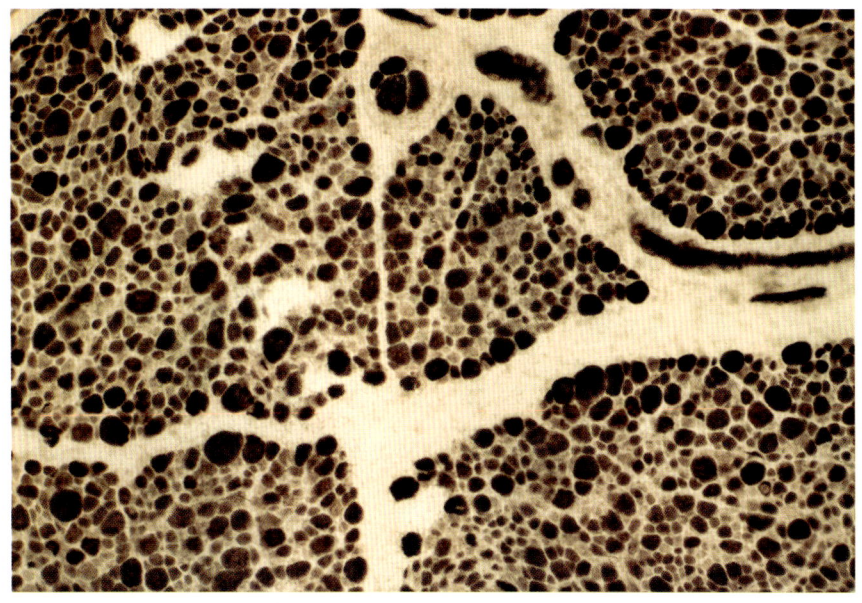

图 9.8 出生 11 天的 SMA-I 新生儿患者，可见无典型群组化的病理前期状态。萎缩肌纤维累及两型，多数肥大肌纤维以 1 型为主（ATP 酶 4.3）。

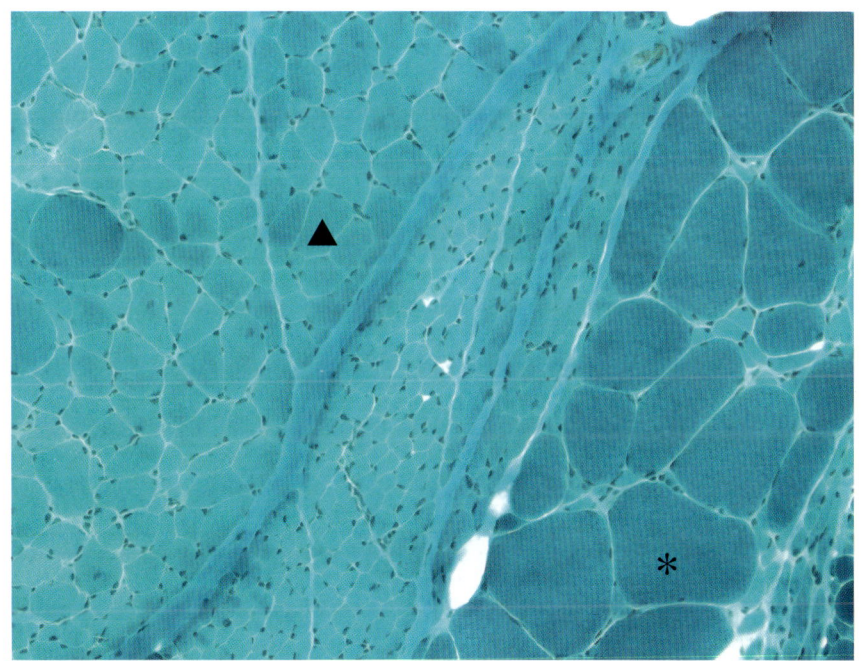

图 9.9 2.5 岁 SMA-III 患者，可见大组萎缩肌纤维（许多肌纤维小于 10 μm）。同时可见成组肥大肌纤维（*；达 100μm），许多正常大小的肌纤维区域（▲；MGT）。

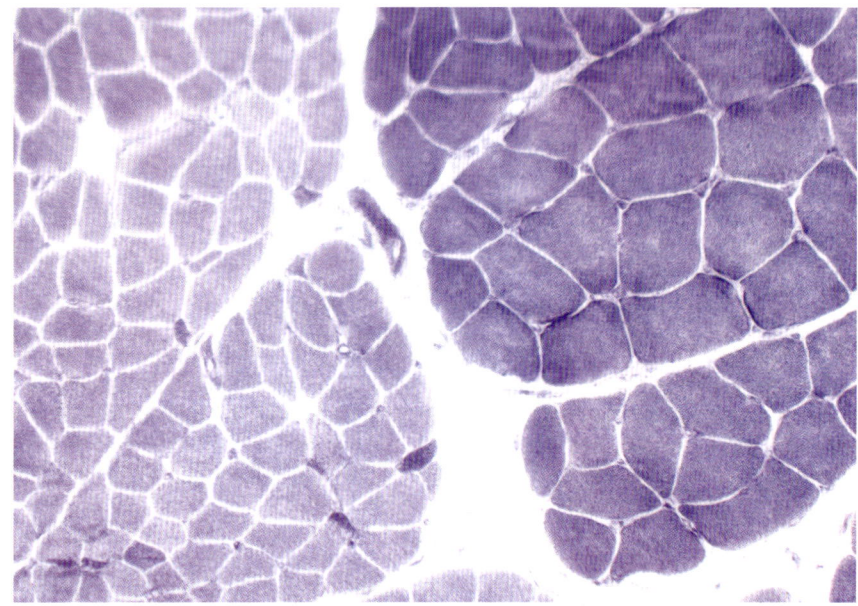

图 9.10　16 岁 SMA-III 患者，可见深染 1 型和淡染 2 型肌纤维的群组化，一些分散出现的萎缩肌纤维（NADH-TR）。肌纤维直径在 15～140 μm 之间。

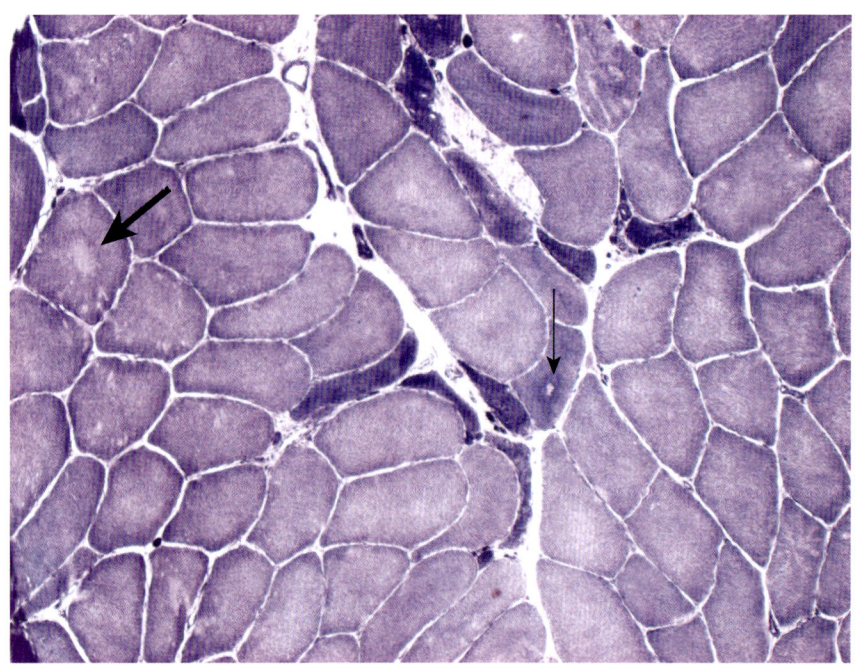

图 9.11　5 岁 SMA-III 患者，几个明显深染的角状萎缩肌纤维，淡染 2 型肌纤维（NADH-TR）可见轴空（大箭头）和靶纤维（小箭头）。肌纤维直径在 10～60 μm 之间。

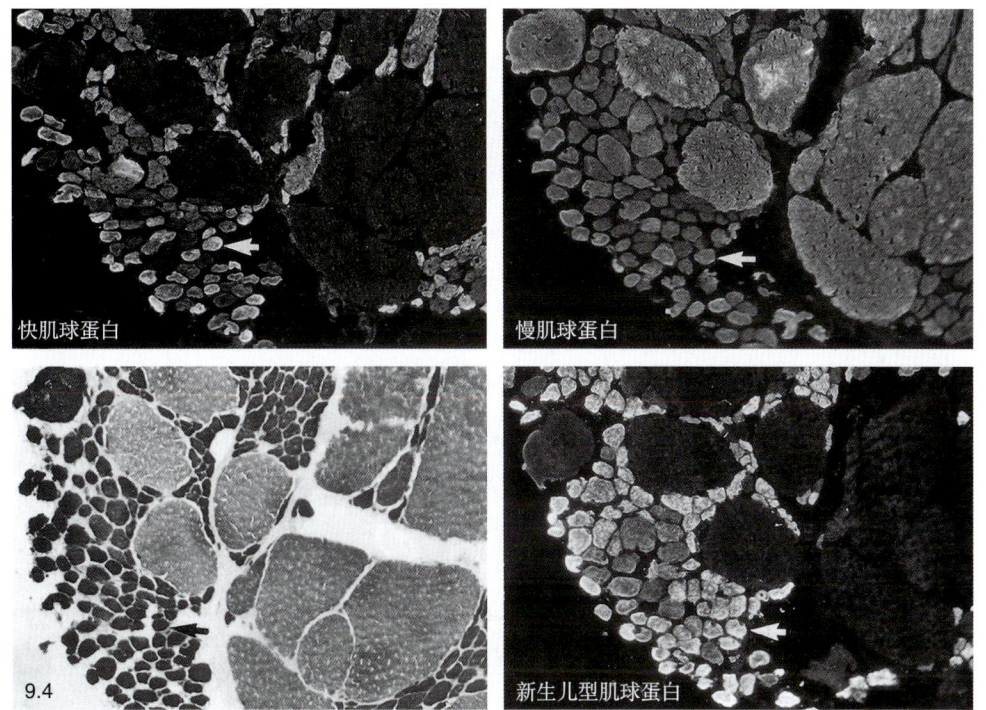

图9.12 7岁SMA-III患者的连续切片,显示快、慢及新生儿型肌球蛋白共同表达于部分萎缩肌纤维,后者在ATP酶pH 9.4染色下为2型肌纤维(箭头),大肌纤维仅表达慢肌球蛋白。

(栾兴华译 张 巍校)

第10章

肌营养不良及相关疾病 I：Duchenne 型和 Becker 型肌营养不良

背景

尽管分子遗传学时代的到来完全改变了Duchenne型和Becker型肌营养不良的诊断模式，但我们仍然认为有必要保留这些经典肌营养不良的一些历史背景和临床描述。

Duchenne型肌营养不良（Duchenne muscular dystrophy, DMD）从19世纪开始被当作一个临床疾病实体。1868年，Duchenne对13例出现进行性肌无力的男性患者进行了详细介绍，儿童起病，肌无力最初累及下肢和腰部肌肉，伴随某些肌肉的肥大。他用针刺活检从这些患者采取肌肉标本，是目前针刺活检的鼻祖（见第1章）。在标本内发现显著的结缔组织和脂肪组织增生。虽然该病的发现归功于Duchenne，但实际上伦敦的内科医生Meryon和意大利的Conte和Gioja早就对此进行了描述（Meryon 1852，Conte和Gioja 1836）。Meryon的生平和工作已经被研究和出版（Emery和Emery 1995）。Nigro在1986年通过建立Conte基金会来纪念Conte作出的贡献。Meryon描述了尸检标本的病理特点，指出了肌肉的坏死特性，但神经系统正常。他还提出最主要的问题出现在肌纤维膜上，并且这种疾病的基因通过女性传递，只在男性发病。

1879年，Gowers报道了对21个病例的临床观察，并回顾了另外100个病例的描述。他发现并作图描述了受疾病影响的男孩通过双手支撑在双腿上，从地上站起的特殊方式，即Gowers征。尽管多年来临床方面的研究有了很大的进展，Gowers对这种疾病破坏性影响的巧妙描述依然是非常到位的。

1955年，Becker和Kiener描述了一些和Duchenne型肌营养不良具有类似特点的病例，但症状较轻。随后又有几篇和Becker型肌营养不良（Becker muscular dystrophy，BMD）类似病例的报道。1984年，通过连锁分析发现其致病基因位于X染色体短臂上，与DMD的致病基因为等位基因。

DMD是最常见的一种神经肌肉病，其患病率大约每3500个存活男婴中就有一人患病。此基因易发生突变，对于肌肉病理学家来说，DMD可能是一种最常见的儿童疾病。Becker型相对少见，预期患病率约每17 500个存活男婴中有一人患病（Emery 1991），但由于BMD患者存活时间较长，所以在整个人群中这两种疾病的患病率近似。

本书的上一版写于1985年，成书于分子生物学突破性进展以前，故该病的根本病因还未知。当时我们只了解DMD的致病基因位于X染色体短臂—Xp21，而Becker型很可能是它的等位基因病。从此以后，这两种疾病的致病基因被克隆，其蛋白产物被命名为肌营养不良素。尽管我们已明确其基因序列、基因突变类型以及肌营养不良素与其他蛋白的关系，但肌营养不良素的具体功能还不得而知。近年来临床治疗方面的研究有了很大的发展，各种各样的治疗方法也在研究之中，但至今仍无治愈的方法。疾病无情的进展使Duchenne型肌营养不良患者不可避免地过早结束生命。肌营养不良素基因是神经肌肉病中第一个被确定的基因，有一些文献介绍了它的克隆方法。肌肉活检是评估肌营养不良患者的一项重要组成部分，而免疫组织化学检测是目前鉴别诊断的基本要素。

临床特征

现在已经非常清楚 DMD 和 BMD 的临床表现 (Dubowitz 1995a)。此小结（见表 10.1）的目的是引起病理学家对这些临床特征的关注，可以对诊断有所帮助。进行新生儿血清肌酸激酶筛查可以在出生时发现受累及的病例，但临床表现在孩子开始走路以前不明显，运动里程（如坐、站、走）常常出现延迟，大约 50% 的 DMD 患者较晚会走（超过 18 个月）。跟腱和髋部屈肌的挛缩是 DMD 的早期特点，导致足尖走路，出现特征性的蹒跚步态（鸭步）和腰椎前凸。脊柱侧弯发生于丧失行走能力之后，需要外科手术矫正。患有 DMD 和 BMD 的男孩容易摔倒，并且以典型的 Gowers 征站立起来。DMD 患儿通常不能单脚或双脚跳跃，但 BMD 的患者一般可以。肌无力近端重于远端，下肢重于上肢，并呈进行性发展。腓骨肌肥大是疾病早

表 10.1　DMD 和 BMD 的主要特征

临床特征
5 岁前发病
运动里程延迟
进行性近端肌无力
跟腱挛缩，导致足尖走路
蹒跚步态，脊柱前凸
跑、单足跳和双足跳困难
从地上站起困难（Gowers 征）
上楼梯困难
腓骨肌肥大
肌痉挛——BMD 比 DMD 更常见

行走
12 岁之前丧失（DMD）
16 岁后丧失（BMD）

肌酸激酶
通常显著升高（正常值的 10～50 倍）
出生时水平即升高

相关特征
心肌病（DMD 恒定出现在青少年晚期，BMD 可变）
智力损害（30% 的 DMD，BMD 少见）
夜间低通气
脊柱侧弯
呼吸衰竭出现在 DMD 的青少年晚期之前

病理学
临床严重程度不能通过病理评估
坏死、再生、纤维化、肌纤维大小的变异加大
肌纤维分裂
DMD 通常缺乏肌营养不良素
BMD 通常有肌营养不良素，但表达异常，有一些例外
所有肌营养不良素相关蛋白减少

期的特点，但对 DMD 和 BMD 没有特异性，是由于纤维和脂肪组织增生造成的假性肥大（由 Duchenne 命名）。运动时肌肉痉挛也是一个特点，在一些 BMD 的轻症患者也许是首发症状。横纹肌溶解尽管是某些代谢病的特征，但在肌营养不良患者也可以发生，病理科大夫不应被其误导。另外，大约 30% 的 DMD 患者还可能出现学说话晚和不同程度的非进展性智力损害，但 BMD 患者少见。

过去大多数 DMD 患儿在 20 岁前死亡，但若处理得当，尤其是在呼吸衰竭发生时进行无创性辅助呼吸，可以大大延长寿命期望值，存活到 25 岁左右。绝大多数 DMD 患者会在近 20 岁时出现心脏病变，在 BMD 患者也常见。

DMD 患者的一些血清酶升高。肌酸激酶（CK）的测定最敏感和最可靠，其升高非常显著。DMD 和 BMD 两者的 CK 通常都非常高，高于正常水平的 50～100 倍，特别在疾病早期升高明显，随病情发展会下降，低于正常水平 10 倍的病例就要考虑是不是其他类型的肌营养不良。个别报道 BMD 患者表现为肌肉痉挛和肌痛症状，CK 水平正常，但并不清楚这些患者是否均经过分子水平检测予以证实（Samala 和 Quinlan 1996）。多数出现肌肉痉挛的病例会伴有 CK 水平升高，一些没有临床症状的基因突变病例出现正常 CK 水平。没有 DMD 出现正常 CK 的报道，CK 水平的高低与临床表现的严重程度不相关。在 DMD 和 BMD 可以出现同样高的水平。

临床严重程度在 DMD 和 BMD 患者均有很大的变异，甚至同一家系携带相同突变基因者的临床表现也有不同。DMD 和 BMD 的区分是一个临床问题，根据肌无力的程度和行走功能丧失的年龄加以确定。典型的 DMD 患儿几乎都是到 12 岁前丧失行走能力，而 BMD 患者一般都出现在 16 岁或更大年龄之前。BMD 的严重程度变异范围很大，几个确诊的患者仅出现轻微的肌无力，在几十年中几乎正常生活。Becker 谱系严重端的患者，其严重程度类似 DMD，但仍可以在 12 岁以后保留行走能力，在 16 岁前后失去行走能力。这些被称为中间型的病例通常有着不典型的突变，特别是在肌营养不良素基因的 5' 端，此时显现出肌肉活检和蛋白表达的价值。

组织学与组织化学

DMD 和 BMD 的典型组织学改变是：肌纤维变圆、直径变异增加（包括肥大和萎缩的肌纤维）、肌纤维坏死和丢失、嗜碱性再生肌纤维、浓染的高度收缩肌纤维、核内移增加、肌内衣和肌束衣结缔组织增生、脂肪组织增生，有时会出现细胞反应增加（见图 10.1a-d）。这些改变概括起来就是通常所说的"营养不良样"，反映了肌肉的进行性丢失和组织的坏死特性。仅出现过多的结缔组织，而无坏死时，描述肌肉为"营养不良样"要予以慎重。临床的严重性不能通过病理改变程度来评价，单凭组织学改变不能区分 DMD 和 BMD（见图 10.1a，d）。

DMD 患者在生后几个月时就可以看到病理学改变，此时通常没有疾病的临床症状，仅有肌酸激酶的升高（图 10.2），但病理改变在生后几个月可以非常明显。随着疾病的进展，再生不能跟上坏死的步调，肌肉就逐渐被结缔组织和脂肪组织所替代（图 10.3）。BMD 的异常 1 岁时已经能够看到。

试图鉴别潜在的肌营养不良男性胎儿肌肉的病理改变很困难（Toop 和 Emery 1974，Emery 1977）。但

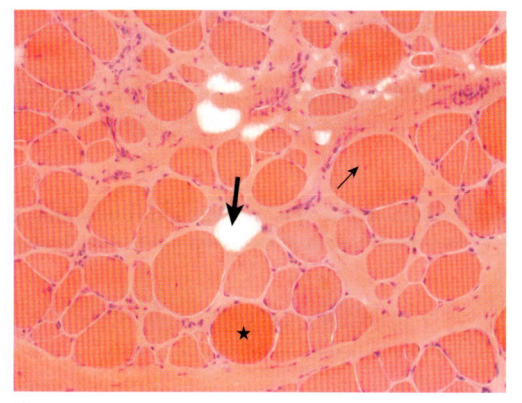

a

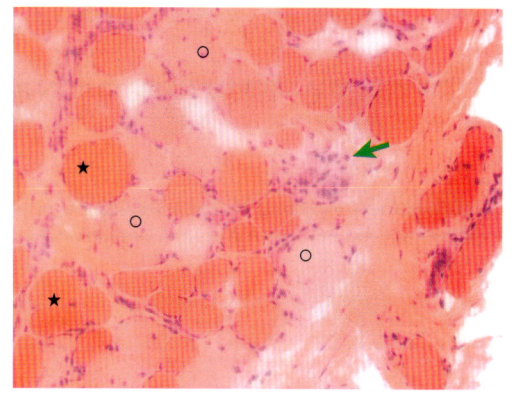

b

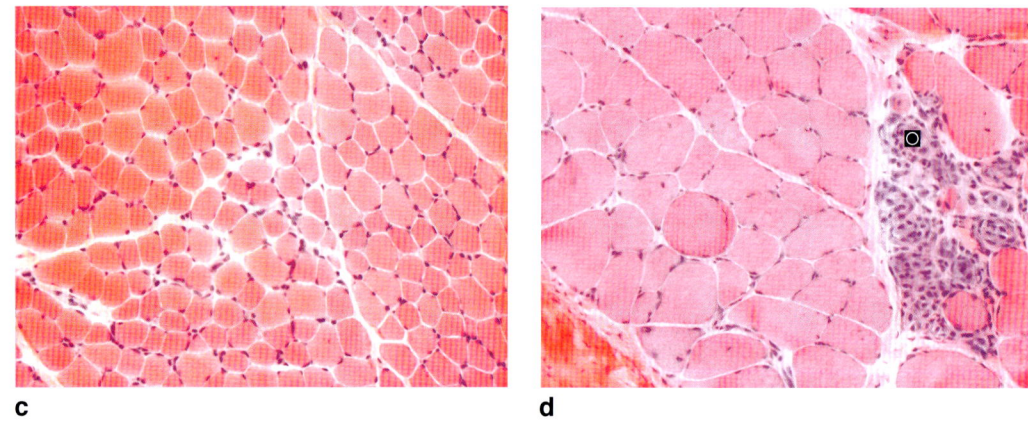

图 10.1 连续切片 HE 染色。(a) 和 (b) 是两个分别为 9 岁和 6 岁的 DMD 病例，(c) 和 (d) 是两个分别为 4 岁和 6 岁的 BMD 病例，显示典型的肌营养不良特点。(a) 肌纤维直径变异加大（10～90μm），肌纤维形态呈圆形，其周围有过多的结缔组织环绕，几个细胞核内移（小箭头），可见深染的高度收缩肌纤维（*）和少量脂肪组织（大箭头）；(b) 有浅染的坏死肌纤维（o）、几个嗜碱性肌纤维（绿箭头）和几个高度收缩肌纤维（*，直径达到 80 μm）；(c) 来自一个 4 岁的 BMD 患者，有相同的特点，但不很显著（肌纤维的大小在 15～60 μm）；(d) 坏死肌纤维被巨噬细胞吞噬（o）（肌纤维的大小在 30～95 μm）。

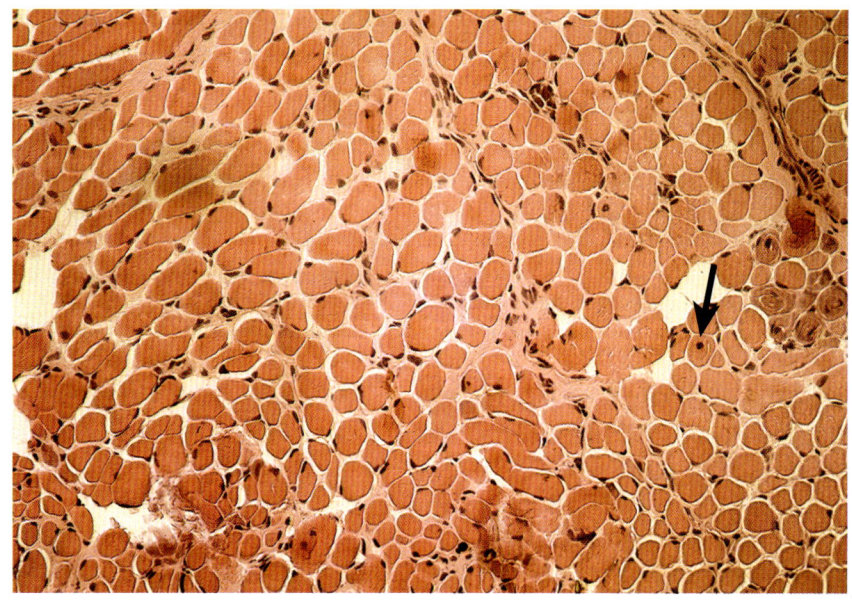

图 10.2 肌肉活检取自 6 个月大的症状前期 DMD 患儿。注意，即使是这个时期也有异常特点，特别是肌纤维直径变异加大、肌内衣结缔组织和脂肪组织增生和核内移（箭头 HE 染色）。

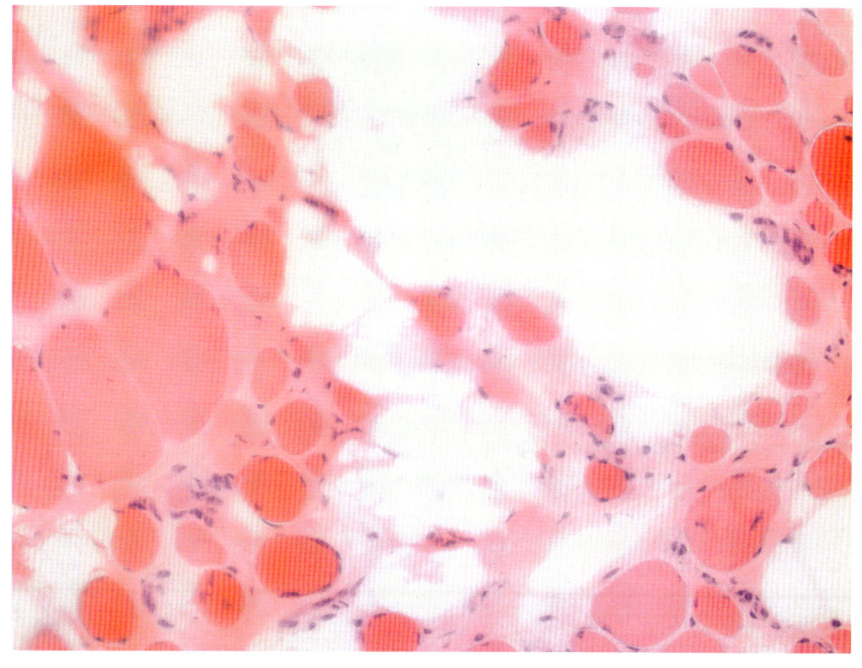

a

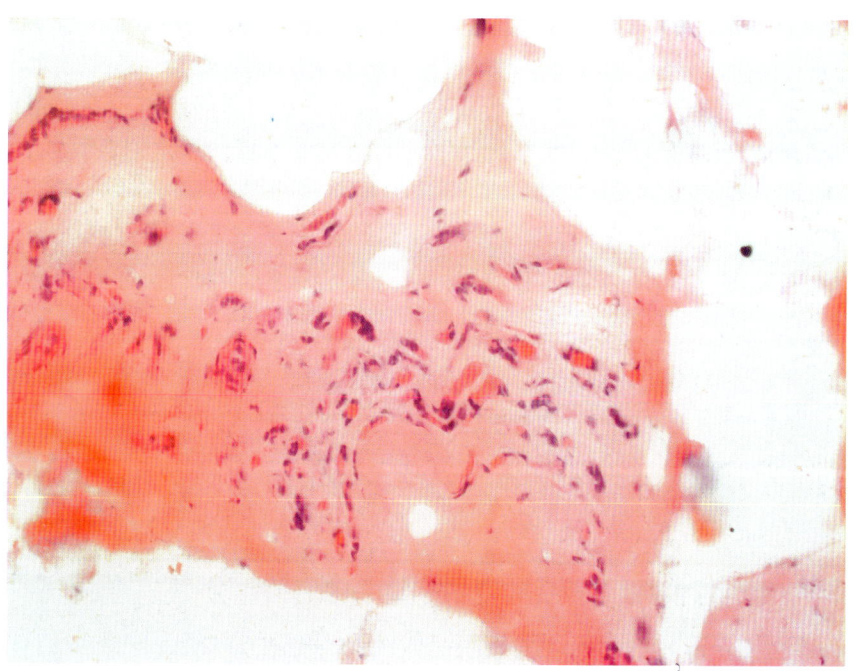

b

图10.3 进展期肌营养不良的两个切片。(a) 一个18岁的DMD患者和 (b) 一个28岁BMD患者,他们均为再次活检以评价肌营养不良。(a) 大量脂肪组织中有一些残存的肌纤维;(b) 大量的纤维化组织中有肌纤维片段。

是对高危胎儿进行肌营养不良素的免疫标记可能有用（见下文；Clerk 等 1992a, b）。

纤维大小的变化

所有病例显示肌纤维直径有变异，常很明显。在评估DMD患者时，由于直径变异非常明显，所以很少需要进行肌纤维形态学测量。在某些BMD的轻症患者中，这种变异可能不突出，但通常存在。最小的肌纤维（小于 5 μm）用常规的组织学染色几乎不可见，但是用免疫标记法就比较明显（见下文）。某些肥大的肌纤维（图10.4）可以非常大（大于200 μm），几乎让人觉得是几根肌纤维聚在一起了。肌纤维出现分支，也导致肌纤维直径变异加大（见图 10.1a）。

分布异常

肌纤维大小的变异很弥散，没有成组的大纤维。偶尔可以看见小纤维成组出现，有时被当作失神经的证据（图 10.5）。许多这样的肌纤维表达新生儿型肌球蛋白，所以可能为再生肌纤维，单独依靠该点并不能与无神经支配或失神经支配肌纤维进行区别（见第6章）。但是整体病变为肌肉病样病理改变，绝不会出现肌纤维群组化的神经再支配表现。

肌纤维分型

肌型分化常常受到损害，氧化酶染色通常不能清楚分类（尤其在 DMD，在轻症或 BMD 患者较少见），大部分肌纤维为介于正常的 I 型和 II 型肌纤维之间的中间强度。缺乏细胞色素氧化酶的肌纤维很少，但是能见到。根据 ATP 酶染色肌纤维分型也不总是很清楚，尤其是在 pH9.4 时，酸性预孵育似乎好一些，肌型分化差可能是由于一些肌纤维出现了一种以上的肌球蛋白亚型（见后述）。当可以看到分型时，1型肌纤维（慢肌纤维）常占优势，为常见的肌肉病样特点。2C 肌纤维也较常见，嗜碱性再生肌纤维染为 2C 肌纤维。肌纤维直径变异累及两种主要肌纤维亚型（图10.6），但最大的肌纤维在年轻患者更多出现在 2 型肌纤维。

肌膜核的改变

从正常的肌膜部位内移的核较常见，但受累肌纤维的数目没有其他类型的肌营养不良多（见图 10.1a）。横断面上一个肌纤维中有多个内移核在DMD少见，但可以出现在BMD，常见于其他类型的肌营养不良。但出现分裂的大肌纤维是个例外，

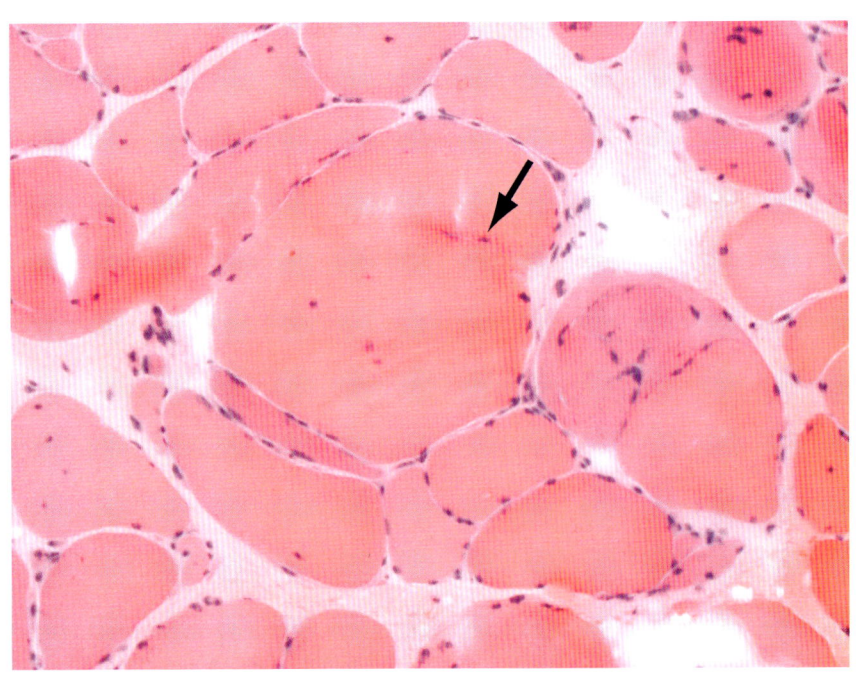

图10.4　异常肥大的肌纤维，直径250 μm，可见分裂和多个内移核，有的与裂纹相连（箭头）。注意邻近的分裂和涡旋状肌纤维（HE）。

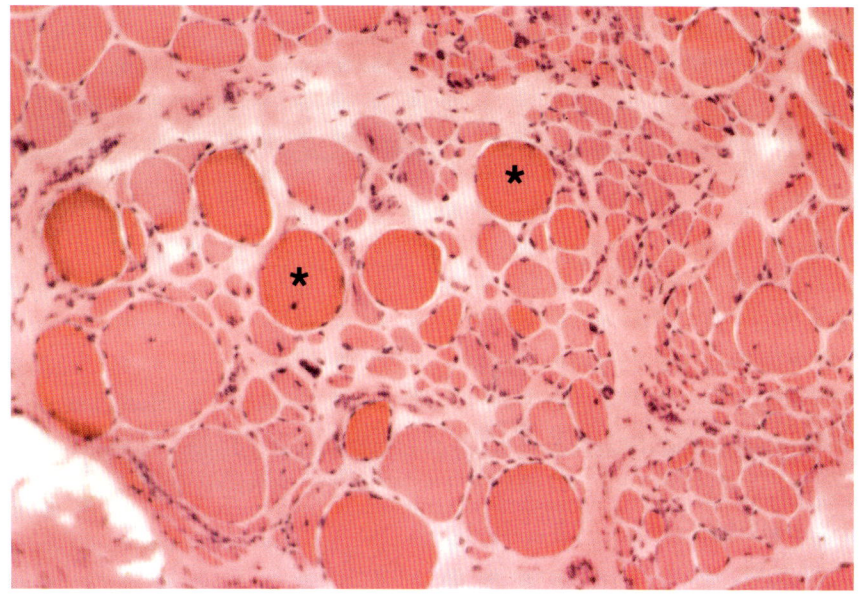

图10.5　BMD患者的小纤维聚集成簇，有时误认为是失神经的肌纤维。请注意深染的高度收缩肌纤维（*）和过多的纤维组织（HE染色）。

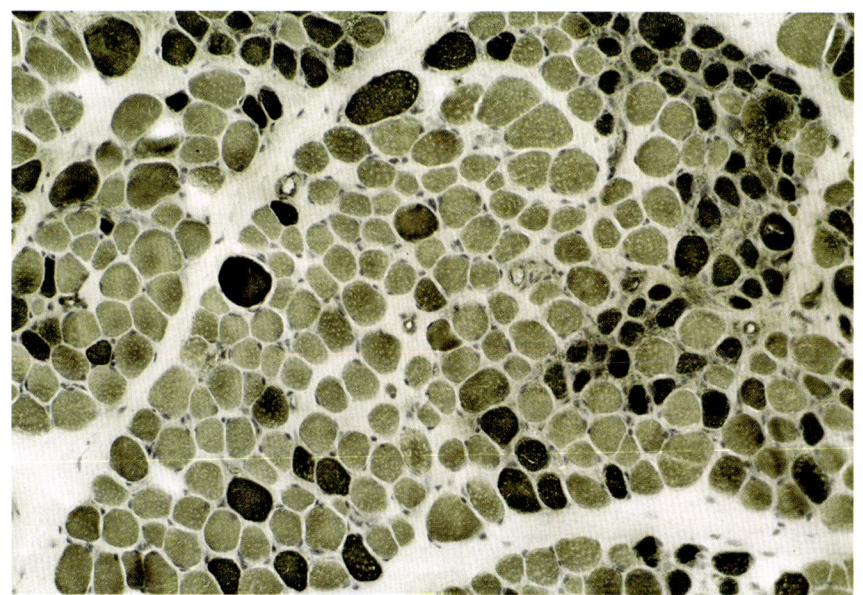

图10.6　DMD患者的肌活检标本ATP酶染色（pH 9.4）显示两种类型肌纤维的大小变异，淡染的I型肌纤维占优势。切片中几个深染的肌纤维为2C型肌纤维，这些纤维在pH4.6和4.3的酸性条件下，ATP酶染色仍为深染。

可见到多个内移核，多数与分裂有关（见图10.4）。再生的嗜碱性纤维可有大的内移泡状核，其核仁突出而核浆淡染（图10.7）。

变性与再生

坏死的肌纤维独立存在或聚集成簇，其内常见吞噬细胞。坏死多呈节段性，只累及肌纤维的一部分。坏死肌纤维在苏木精和伊红（HE）染色中以及Gomori三色法染色中均为淡染（见图10.1b,d），但可以保留其不同的肌球蛋白成分。大而圆的高度收缩肌纤维，在组织学染色中深染，为损伤肌纤维（见图10.1a和10.8）。对于这些受损肌纤维的意义目前仍有争论，但却是BMD和DMD的一个重要特征，有时在Gomori染色中更易见到。缺乏糖原的肌纤维在DMD中也很常见，但不具有特异性，可能表示肌纤维坏死之前的一个受损阶段。再生嗜碱性肌纤维可以成簇出现或散在分布（图10.7）。数量不同的非嗜碱性肌纤维表达新生儿型肌球蛋白，可能是再生肌纤维的不同阶段。

纤维化

肌束衣和肌内衣纤维化的范围和程度存在很大的变化，是DMD和BMD的固有特征。在早期病例比较轻微，但随后常很明显，常常可以看到所有肌纤维都被肌内衣结缔组织包裹（图10.8）。增生的脂肪组织多位于肌束衣，但也可以出现在肌内衣。

细胞反应

在Duchenne或Becker标本中，可见到不同数量的多种类型炎细胞。坏死区域常可见巨噬细胞、T细胞、成肌细胞混合的细胞反应，肥大细胞也常可见到。

构筑改变

常见肌原纤维呈涡旋状改变，特别是在肥大肌纤维中（图10.9a）。这在氧化酶染色如还原型辅酶 I 四氮唑还原酶（NADH-TR）染色中更易观察，虫蚀样肌纤维（图10.9b）和不同程度的肌原纤维破坏也比较明显，但比其他肌营养不良轻。可以见到氧化酶染

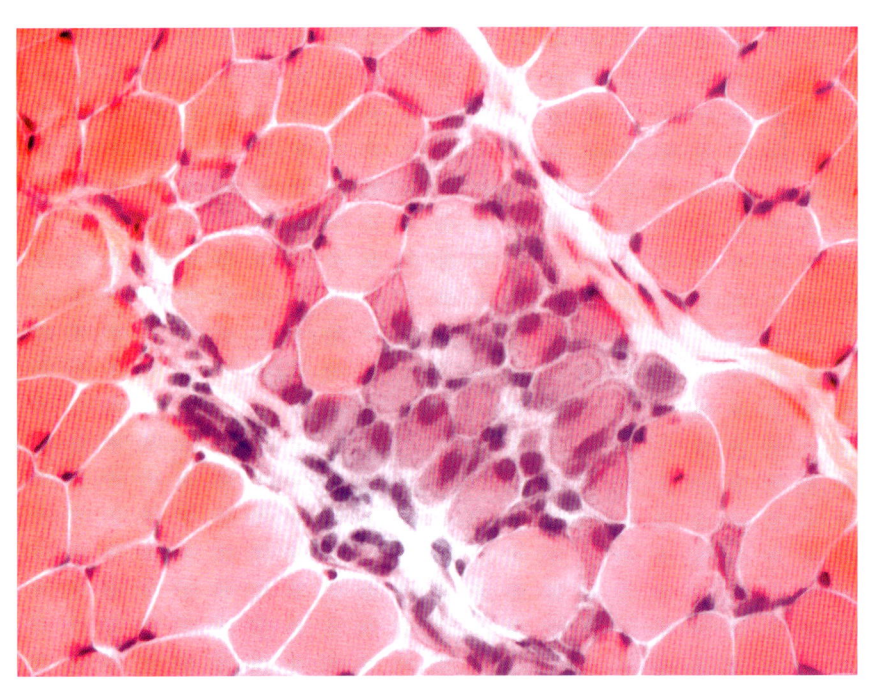

图10.7 Becker肌营养不良患者伴随大细胞核（大小为15～20μm）的蓝色嗜碱性再生肌纤维簇（HE）。

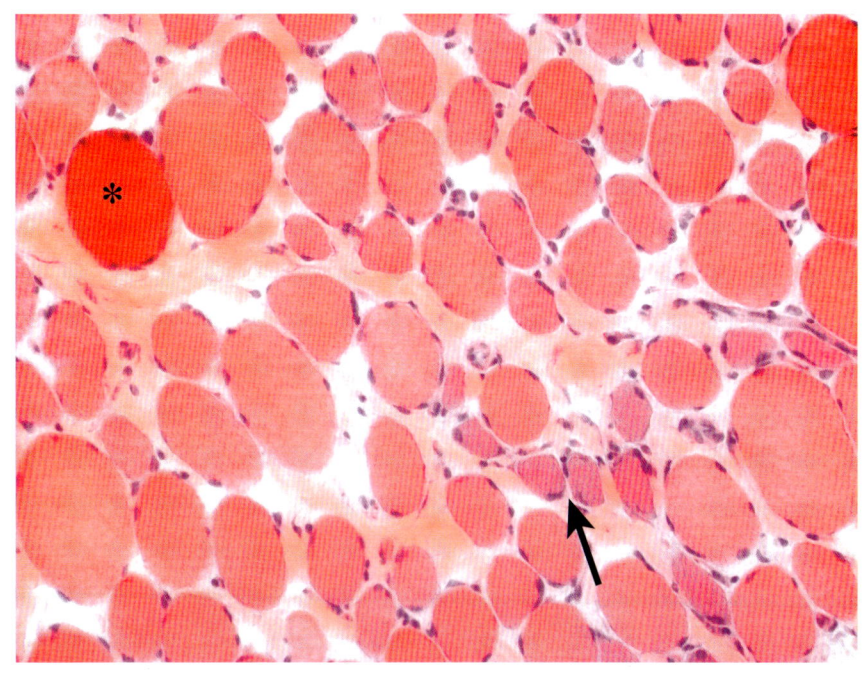

图10.8 Duchenne肌营养不良患者,大量结缔组织和脂肪包围的圆形肌纤维(直径25~85μm)。注意深染的高度收缩肌纤维(*)以及几个轻度嗜碱肌纤维(箭头;HE染色;与图10.1b对比)。

色聚集现象(图10.9a)。缺乏线粒体的轴空样改变在DMD和BMD中不常见,但有时出现。

免疫组织化学

肌营养不良素

DMD和BMD相关基因的克隆以及其蛋白产物——肌营养不良素在肌膜的定位,为近十年来出现的肌肉病理革命开辟了道路(见Brown和Lucy 1997,Karpati 2002)。编码肌营养不良素的基因是目前所知的最大基因之一,由2.5Mb的DNA和79个外显子组成。该基因具有一些非常大的内含子,转录的mRNA为14kb。据估计基因的转录需耗时16小时。蛋白全长的分子量预估为427kDa,包含四个主要的结构域(图10.10);常用的商品化抗体识别这些不同结构域上的抗原表位(表6.1;图10.10)。N末端为肌动蛋白结合域;大的杆状结构域包含24个膜收缩蛋白样重复子和四个铰链区;富半胱氨酸的结构域结合β-肌营养不良糖蛋白;C末端结构域结合共同生长素和营养不良短杆菌素,可能还结合F-肌动蛋白和α辅肌动蛋白。肌营养不良素基因至少具有8个启动子,形成具有不同分子量的各种亚型(图10.11),并且在3'端具有重要的剪接位点。肌营养不良素的各种亚型在骨骼肌、心肌和平滑肌、胎儿肌肉和神经组织中有不同的表达。约30%病例的智力发育障碍可能与脑内的亚型异常有关。在骨骼肌和心肌中,由5'端启动子形成的全长转录物最为重要,与该蛋白各结构域对应的抗体在正常肌肉和非Xp21疾病的所有肌纤维肌膜有均匀一致的标记。肌营养不良素的各种亚型具有相同的C末端(图10.11),该区域表位的抗体(如Novocastra的DYS2)可以识别所有异构体亚型。在使用N末端或杆状结构域抗体(例如DYS1)的免疫印迹标记,肌营养不良素类似一个双联体,可能代表427kDa和400kDa的肌肉亚型。在使用C末端抗体(例如DYS2)时,肌营养不良素在免疫印迹上是一个条带(免疫印迹检查DYS3不识别变性的肌营养不良素)。

肌营养不良素是位于浆膜胞浆面的细胞骨架蛋白,它与肌动蛋白细胞骨架以及其他蛋白的复合体——肌营养不良素相关蛋白(图10.12)相互作用。其作用是连接细胞外基质和细胞骨架,在肌肉收缩时起稳定胞膜的作用。复合体可能还在信号转导、离子通道的锚定和神经肌肉接头上乙酰胆碱受体的组合方面起一定

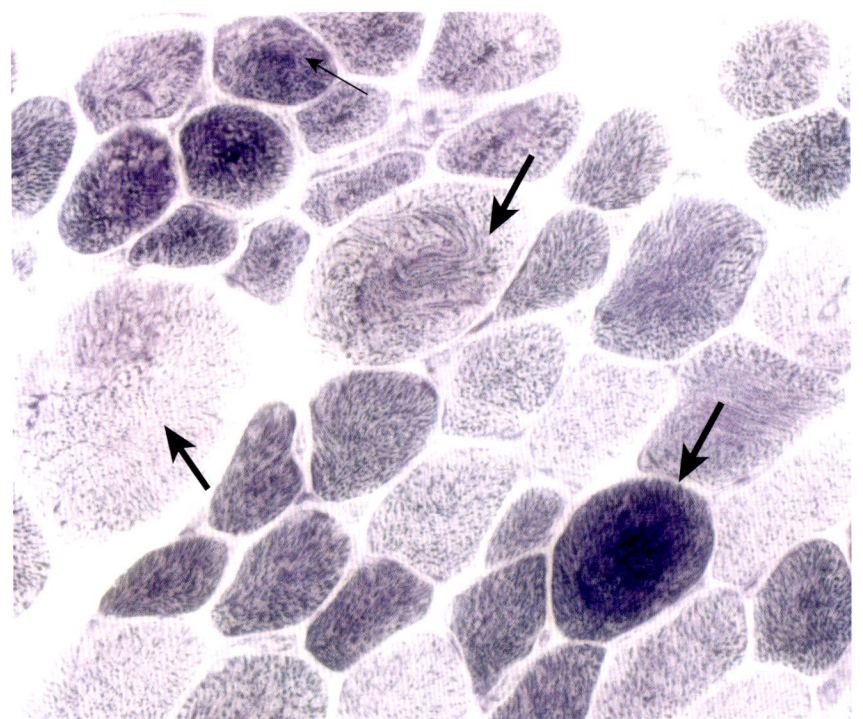

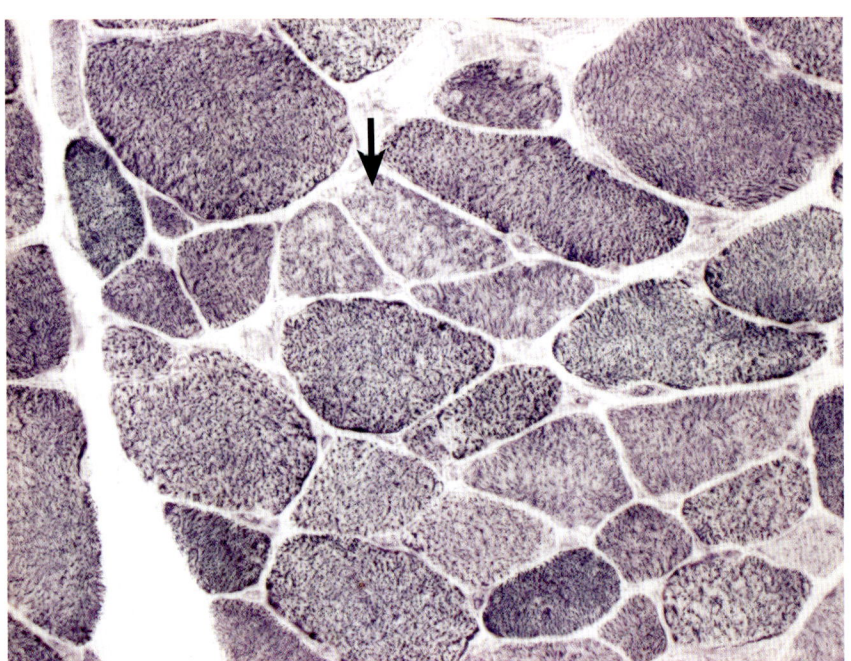

图 10.9　NADH-TR 染色显示的各种构筑变化。注意（a）肌原纤维不同程度的旋涡状改变（大箭头）和染色聚集（小箭头；肌纤维大小为 10~60 μm），（b）染色缺失区域（箭头）的虫蚀样肌纤维（28~32 μm）。（a）中肌纤维分型清晰，但（b）中则不很明显。

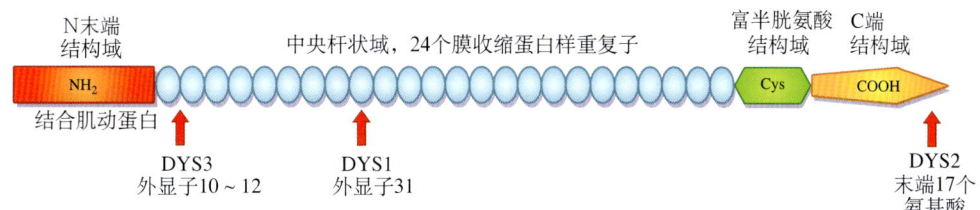

图10.10 肌营养不良基因4个主要结构域以及Novocastra的DYS1、DYS2、DYS3抗体的表位示意图。

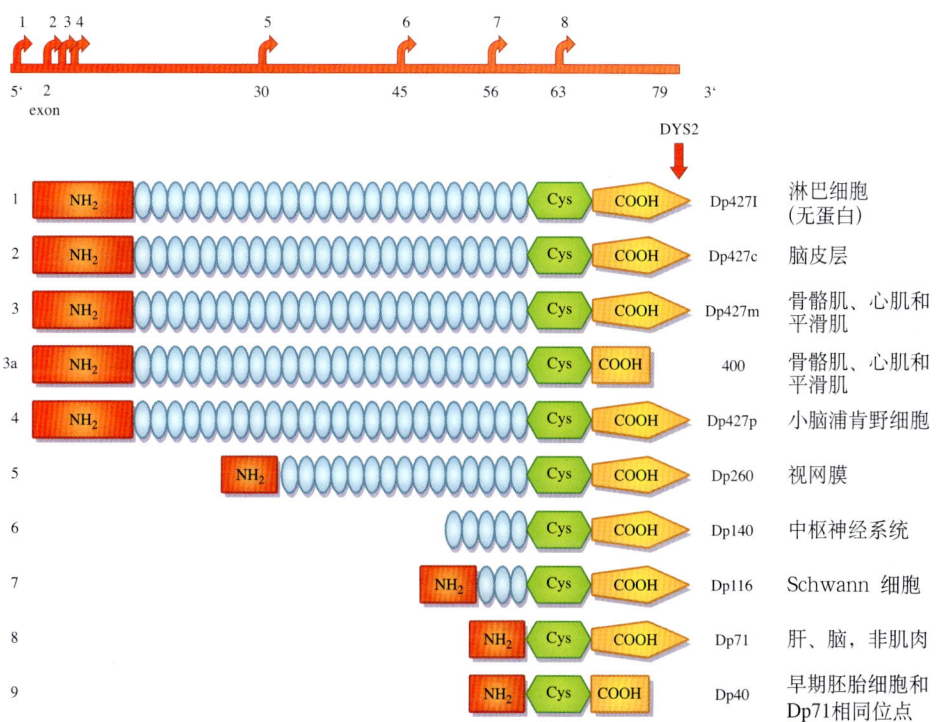

图10.11 肌营养不良素主要亚型示意图，产生于不同的启动子，表达在不同组织。注意多数存在共同的C端，用能够识别C端表位的抗体可以确定如DYS2抗体。从淋巴母细胞的转录物中未发现蛋白，其出现为PCR的一个假象。

的作用。这些相互作用可以说明为什么在肌营养不良素异常的DMD可以出现大量继发性蛋白表达改变（见下文）。

约2/3已确认的肌营养不良素基因突变为缺失突变，约1/3为点突变，还有小部分为重复（Brown和Lucy 1997）。点突变很难用标准的PCR方法检查到，但是免疫组织化学很容易识别所有导致终止密码子产生和蛋白缺失的突变（见下）。突变基因的大小和类型与临床严重性没有关系。在BMD患者也可以有基因的大范围缺失（1990，英格兰），而点突变也能够导致DMD。突变可以发生于基因的任何部位，但有两个"热点"的突变比较集中，一个包含外显子44（导致BMD的常见突变是外显子45~47的缺失），一个包含外显子2~7。

突变影响了蛋白合成数量，大多数DMD患者在大部分肌纤维中检测不到肌营养不良素，而大多数BMD病例显示肌纤维表达减少和/或不均匀（图10.13），这种区别用突变对阅读框架产生的效应以及是否阻止或维持转录来解释。大多数DMD病例中阅读框架被破坏，而在BMD中保存，使得RNA被转录并翻译成蛋白质（图10.14）。大约95%的病例遵循这一规律，但也有一些例外，所以只根据分子学分析来诊断BMD和DMD不可靠，应该强调肌肉活检检测蛋白表达的重要性。值得注意的是阅读框

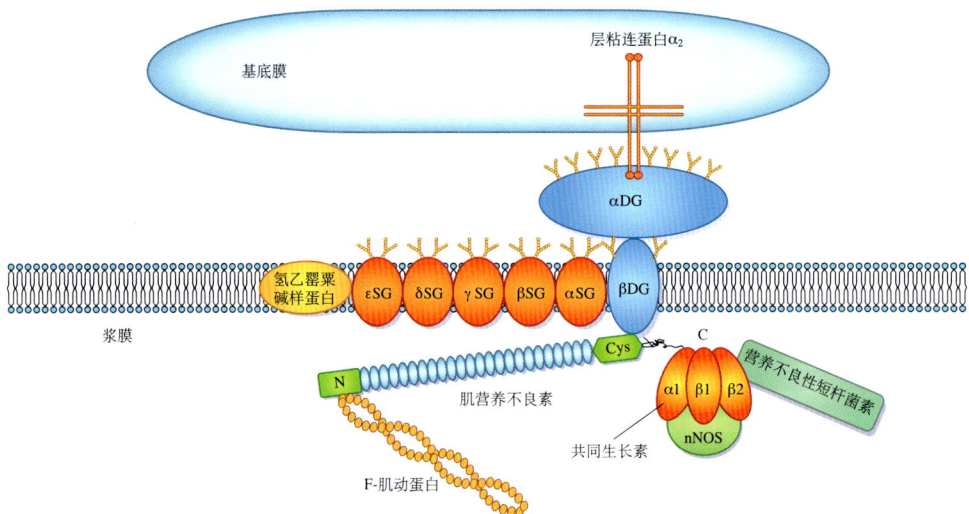

图10.12 肌营养不良素及其相关蛋白复合体的示意图，显示如何将细胞外基质与肌动蛋白细胞骨架连接。基底膜上的层粘连蛋白 α_2 连接 α-肌营养不良糖蛋白（αDG），后者与 β-肌营养不良糖蛋白（βDG）连接；β-肌营养不良糖蛋白与肌营养不良素的半胱氨酸富集区结合，后者接着连接肌动蛋白细胞骨架，肌营养不良素的N-端和C-端具有肌动蛋白结合位点。肌聚糖蛋白（α、β、γ、δ、εSG）与 β-肌营养不良糖蛋白相互作用，氢乙罂粟碱样蛋白与肌聚糖蛋白有联系，其相互作用的细节还不明确。共同生长素结合于肌营养不良素的C-末端，而神经元一氧化氮合酶和营养不良性短杆菌素则与共同生长素结合。也有证据表明β-肌营养不良糖蛋白与 F-肌动蛋白之间有直接的相互作用（Chen 等 2003）。

架假说也有例外，一些外显子3~7缺失患者存在框移缺失，导致肌营养不良素表达缺失和严重表型。然而，这些病例显示由于剪接恢复了阅读框架而出现一些蛋白的表达（图10.15；Gangopadhyay 等 1992）。这些患者常有一个介于Duchenne型和Becker型肌营养不良之间的中间表型。还有一些例外涉及 5' 外显子、3' 外显子附近及非常大的缺失患者（Muntoni 等 1994a）。一般来说，大多数DMD病例可见C末端缺失，而在大多数BMD中保留，当然也有一些例外被报道（Gangopadhyay 等 1992，Clemens 等 1992，Helliwell 等 1992a，Goldberg 等 1998）。

在一些DMD病例中，检测到极低水平的肌营养不良素表达，可能是基因的微量转录（见图10.13b, c），在被称为回复突变肌纤维的肌纤维中，肌营养不良素表达特别显著（见图 10.13c, d）。这些纤维中的表达具有正常强度，是由于阅读框架的恢复而致。这种恢复是基因组事件还是外显子跳跃导致，仍是讨论热点。回复突变肌纤维之间，肌营养不良素分子量大小有差异，提示基因存在不同的剪接事件，但是在同一肌纤维簇中的肌纤维趋于相同（Lu 等 2000）。因此，并非所有回复突变肌纤维均被所有肌营养不良素抗体所标记，它们都没有缺失相应的那部分。活检中回复突变肌纤维的数量不定，一些一点都没有，一些有独立的几个肌纤维，一些有几个成簇。文献报道中回复突变肌纤维数目的多少与疾病严重程度无关（Fanin 等 1992），但是有限的活检标本很难给予精确评价。在一些纤维中，只有肌膜的一部分出现回复突变，而非整条纤维全长都可以看到。

BMD 患者的肌营养不良素免疫组织化学显示不均匀的肌膜标记，大部分的纤维全面减少，伴或不伴个别肌纤维的强标记，或有不同于正常的非常微细的差别（图10.16a-d）。因此，继发性改变（见下文）和免疫印迹可能提供更多的信息，免疫印迹被用来检测蛋白的量和分子量。BMD 的缺失可能使两者均减少，多元系统将在同一时间对多个蛋白进行比较（Anderson 和 Davison 1999）。免疫印迹法检测对一些小缺失病例的分子量变化并不敏感。虽然免疫印迹是一个有用的工具，但同所有技术一样必须被正确使用。在实际工作中，DMD 患者用免疫印迹评价肌营养不良素几乎没有诊断方面的价值，因为切片的免疫组织化学染色能够轻易显示蛋白缺失。一些DMD病例显示印迹中有肌营养不良素的微弱条带，提示数量

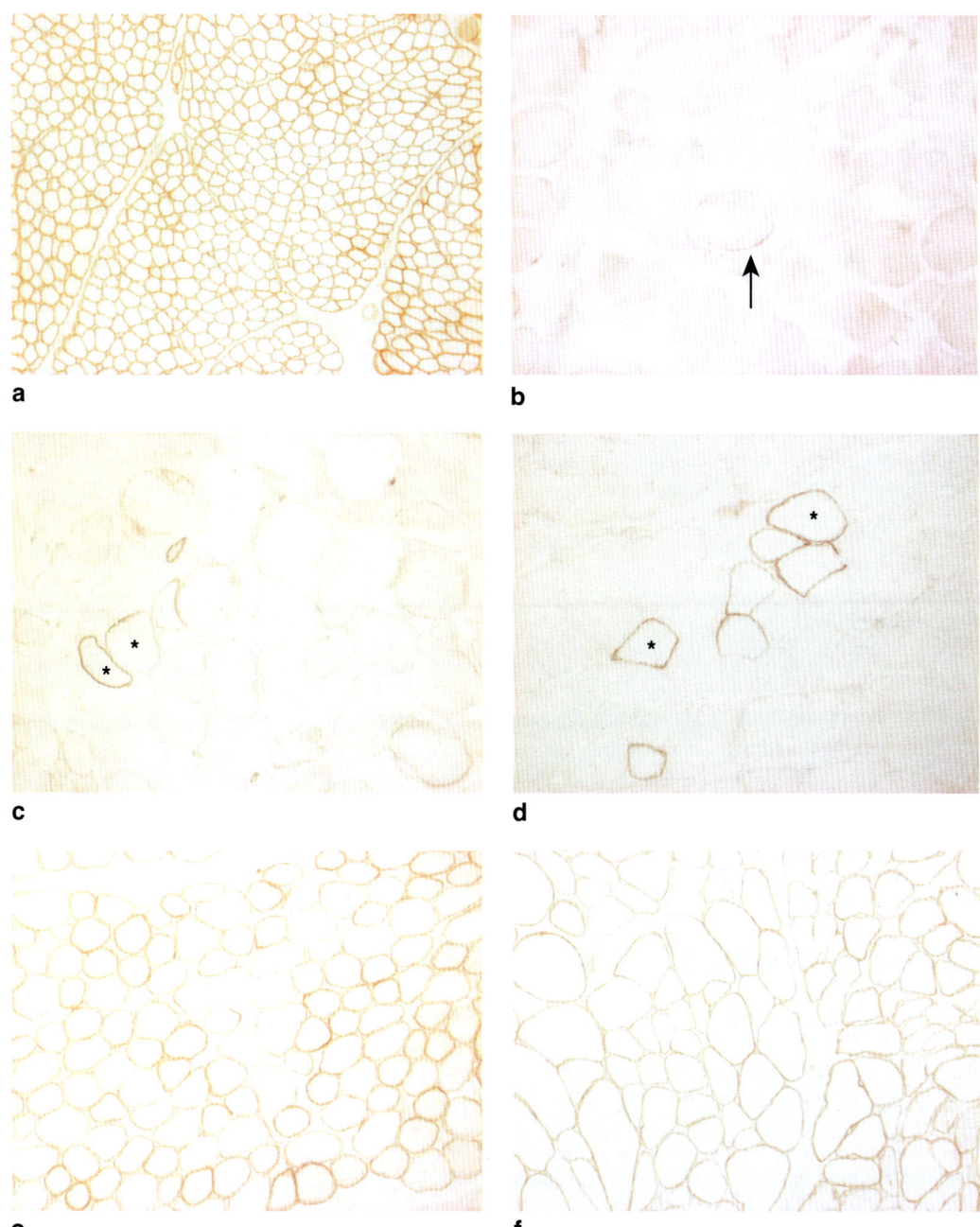

图 10.13 用过氧化物酶进行肌营养不良素免疫标记。(a) 对照肌肉，(b)~(d) 为3例DMD，(e) 和 (f) 为2例BMD。注意正常肌膜标记在 (a) 同时进行的标记；(b) 显示明显缺乏肌营养不良素，个别肌纤维只有微弱的痕量标记（箭头）；(c) 回复突变肌纤维（*），其中一些肌纤维没有被完全标记，在几个肌纤维有痕量标记；(d) 只有回复突变肌纤维标记；(e) 和 (f) 显示几个肌纤维出现标记减少和不均匀。肌纤维直径：(a) 10~30 μm；(b) 20~45 μm；(c) 15~90 μm；(d) 回复突变 20~35 μm；(e) 15~30 μm；(f) 25~105 μm。这些切片特意没有做复染，使低表达的肌营养不良素易于看到。

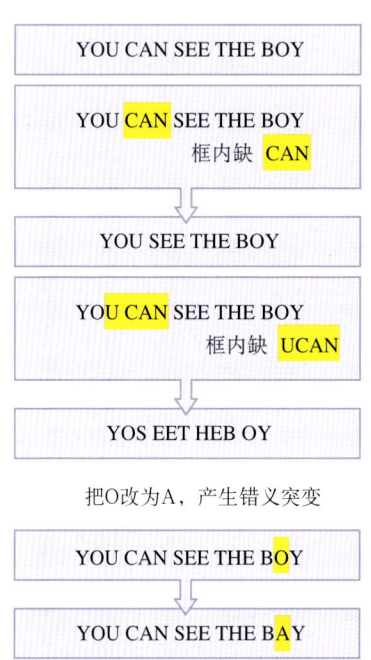

图 10.14　图示阅读框假说，每个氨基酸由三核苷酸编码，这里用 3 个字母表示。如果一些字母（核苷酸）缺失，但当字母组合仍为3个，信息依然存在，缺失位于框内。如果缺失后，字母重新组合导致信息没有意义地停止，为框外缺失。一些突变引起单个字母（核苷酸）的替换，引起词义的改变（氨基酸），为错义突变，其影响基于该单词（氨基酸）在整个信息中的重要性。

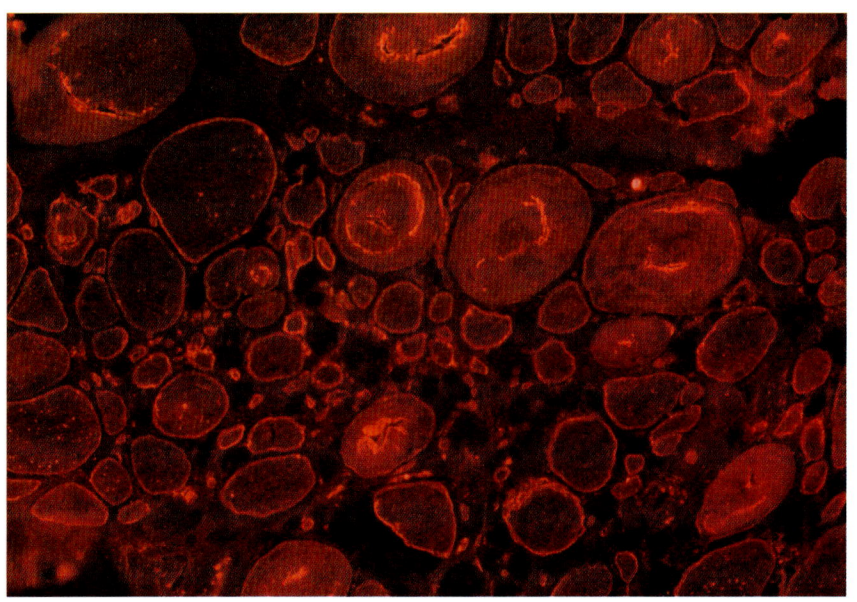

图 10.15　外显子 3~7 缺失患者的免疫荧光标记。这是一个框外缺失，阅读框架在剪接后得以修复，使肌营养不良素有一些表达，该患者的表型介于DMD和BMD之间的中间型，在 16 岁时还可以行走。

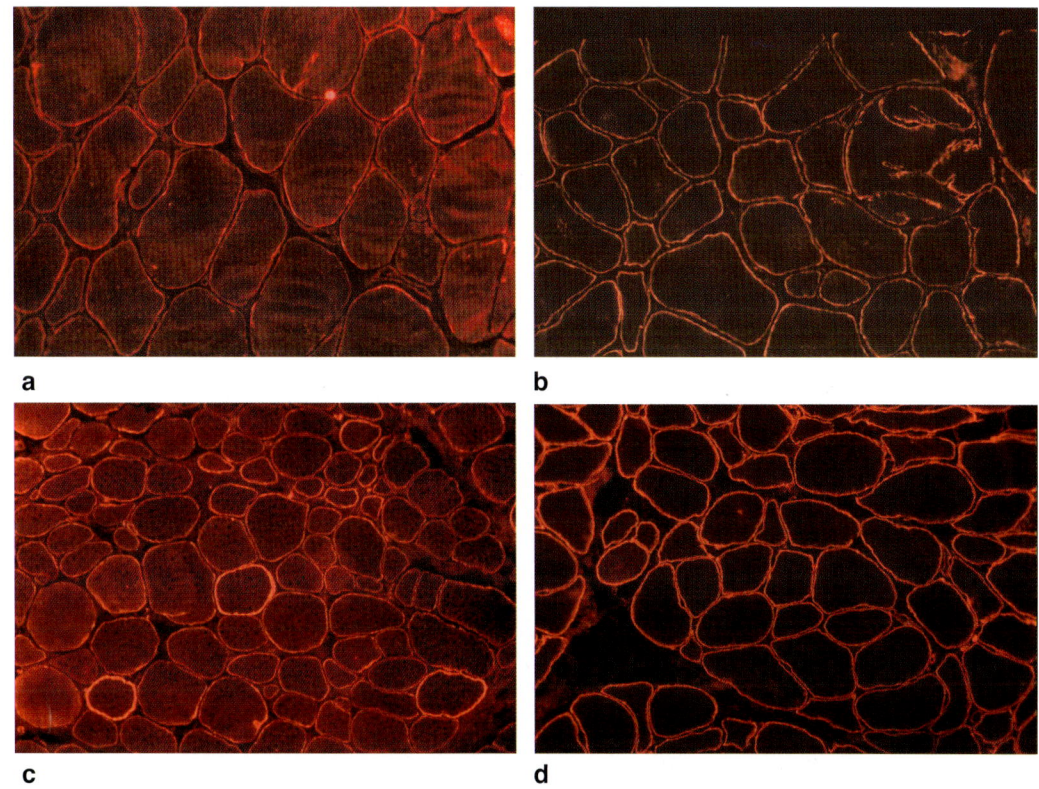

图10.16 肌营养不良素的免疫荧光标记显示在BMD患者中量的变化：(a) 部分肌纤维中标记微弱且不均匀； (b) 标记的肌纤维数稍多，但仍然很弱；(c) 大多数肌纤维被中度标记，几个肌纤维接近正常的程度，可能由不同外显子以同一种方式表达出回复突变纤维；(d) 很难与正常的标记区分。

的多少能解释 DMD 严重性的变化（Nicholson 等 1993a,b）。许多BMD患者在杆状域的"热点"区有缺失（外显子45～47），在切片上检测到的继发改变能识别它们（见下文）。BMD中点突变的病例，很难用标准的分子技术检测到，能被印迹检测到的肌营养不良素的变化也很小，因此继发改变可能对鉴别诊断有帮助（见下文和第11章）。

由于肌营养不良素基因突变的位置和长度不同，为避免假阴性结果，应用与一个以上结构域相匹配的抗体进行标记很重要。如果基因缺失包含了抗体的抗原表位，那么肌纤维就不可能被标记，可以初步诊断为DMD。如果突变保留了阅读框架，则C端区域可正常表达，与BMD一致（图10.17）。外显子特异性抗体对识别小缺失非常有用（Thanh et 1995）。实际工作中经常用标记N端、杆状和C端结构域的抗体（见第6章）。如前所述，免疫细胞化学染色对于发现那些用标准的分子学技术不易检测到缺失的DMD病例非常重要。在这些病例中，免疫组织化学方法很容易发现蛋白缺失。

在观察肌营养不良素表达时，一定要注意评价浆膜的完整性。因为浆膜可能会由于种种原因遭到破坏，浆膜相关的蛋白就会检测不到。用β-膜收缩蛋白抗体做平行研究已经成为评价浆膜是否保持完好的标准，每一根纤维的外周均可被明显标记（图10.18），其例外是肌纤维坏死，常常失去浆膜，小的再生肌纤维出现弱的β-膜收缩蛋白标记（图10.18）。

X 连锁心肌病

肌营养不良素基因突变可以引起一些合并轻微骨骼肌无力的心肌病（Ferlini 等 1999）。骨骼肌活检显示几乎正常的肌营养不良素免疫标记，但是在心肌有异常表达。C端启动子的产物和超级调理素可在心肌中表达（Muntoni 等 1995b）。心肌与骨骼肌不同，心肌T管也能检测到肌膜蛋白。在这些罕见的X连锁病例中，肌营养不良素表达的不同是由于骨骼肌和心肌组织中存在不同的剪接。Muntoni 等（1995b）指出，外显子2的启动子发生突变会使骨骼肌和心肌发生不

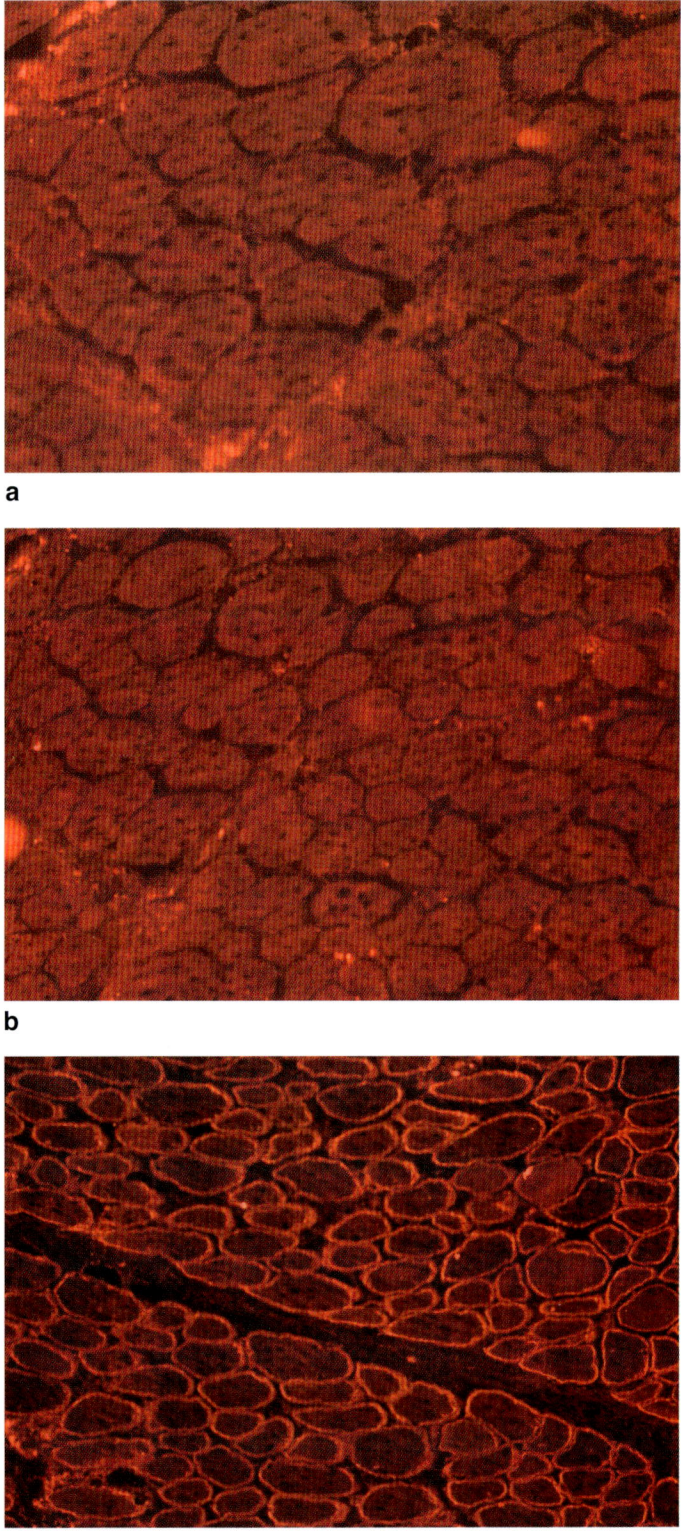

图10.17 这位患者有一个大的缺失，使得针对DYS3和DYS1抗体（Novocastra）的抗原表位移除，所以在（a）和（b）中没有肌营养不良素的标记。在（c）中C端结构域出现DYS2抗体标记。该病例显示了用抗体标记N端和C端结构域的重要性。此患者是阅读框架假说的例外，尽管保留肌营养不良素C端，但具有严重的表型。

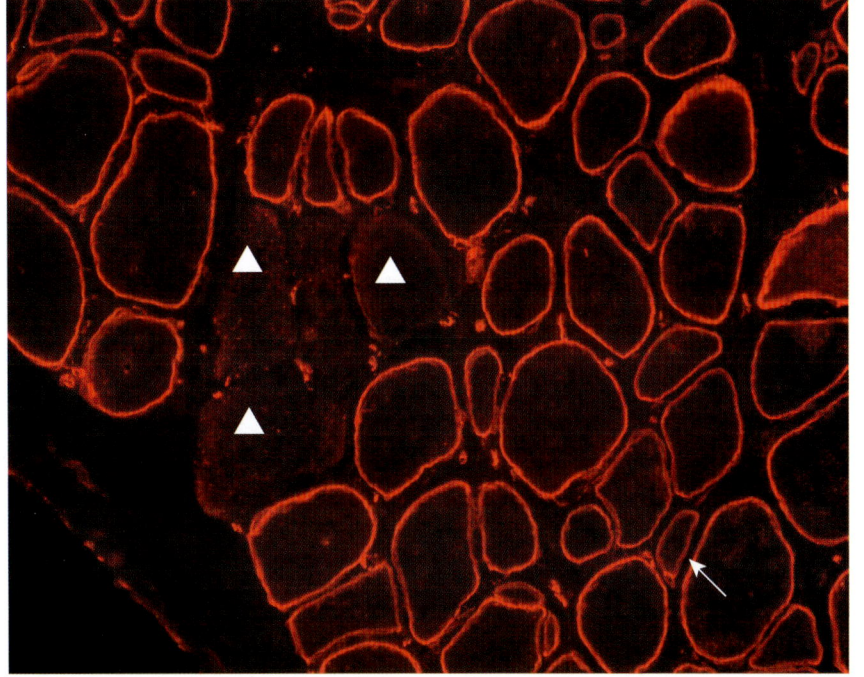

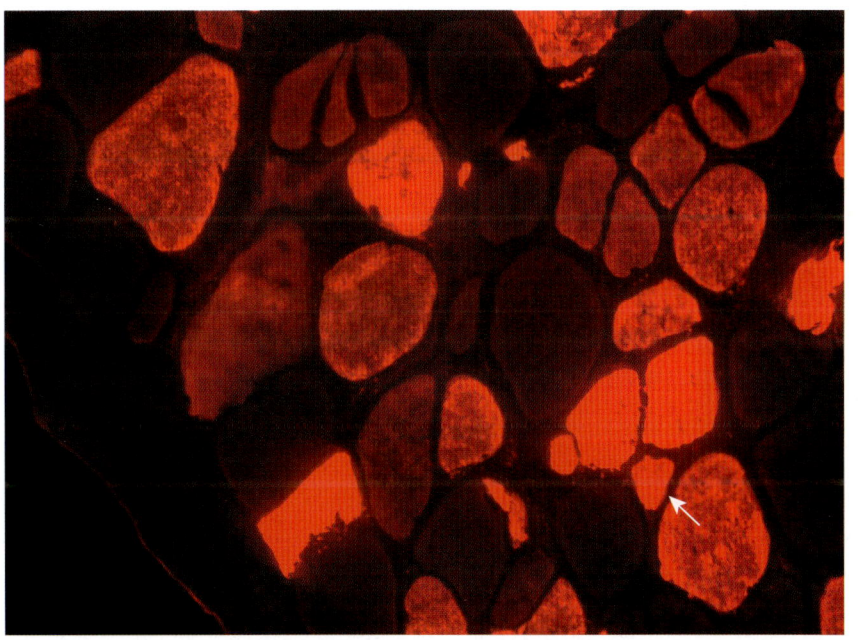

图 10.18　连续区域抗体标记。(a) β-膜收缩蛋白；(b) 新生型肌球蛋白。膜收缩蛋白在坏死的纤维中缺失 (▲)，在一些新生型肌球蛋白阳性的小再生纤维出现降低（箭头）。大部分肌纤维肌膜标记明显，提示大多数肌纤维的细胞骨架都得以保存。肌纤维直径 15 ~ 85 μm。

同的改变。骨骼肌出现剪接事件后，其下游的浦肯野细胞启动子也可以被利用，导致这种形式的肌营养不良素有良好表达，心肌中不会出现上述情况，导致肌营养不良素的缺失。

X连锁的心肌病非常罕见，突变似乎起源于意大利人。对80例心肌病患者的心肌标本进行免疫组织化学研究，我们没有发现任何迹象表明是由肌营养不良素基因突变所引起（Gobbi 等 1998）。

Duchenne 和 Becker 肌营养不良继发的免疫组织化学改变

在 DMD 和 BMD 中，肌营养不良素的异常表达伴随其他蛋白表达的继发性异常，这些可能有助于鉴别诊断并区分发生在肢带型肌营养不良中的继发性表达减少（见第11章）。对诊断最有帮助的蛋白是那些肌营养不良素相关蛋白复合体、超级调理素和肌球蛋白亚型。

肌营养不良素相关蛋白复合体

在 DMD 和 BMD 中，与肌营养不良相关的所有肌纤维膜复合体蛋白，与正常相比出现肌膜标记的减少，只是减少的程度存在差异。我们发现，一些DMD患者的肌聚糖蛋白和β-肌营养不良糖蛋白和其他蛋白相比相对保留，但没有量化测定，临床意义也不明确。针对α-肌营养不良糖蛋白的核心蛋白和糖基化抗原表位的抗体均有减少，与肌营养不良糖蛋白总体减少一致。肌营养不良糖蛋白是由3号染色体上的单基因编码，结构翻译后修饰而产生α-和β-肌营养不良糖蛋白。β-肌营养不良糖蛋白通过C末端与肌营养不良素相接，跨膜部分与高度糖基化的α-肌营养不良糖蛋白相接，后者再与层粘连蛋白α$_2$链相接（见图10.12和8.1）。在其他类型的肌营养不良中，是由于α-肌营养不良糖蛋白的糖基化受到特别损害（见第11和12章）。共同生长素和肌营养不良短杆菌素与肌营养不良素的C端连接，与神经元一氧化氮合酶一起形成亚复合体。在DMD中，共同生长素和肌营养不良短杆菌素的表达减少，肌膜的神经元一氧化氮合酶表达也缺失（见第6章）。在大血管的表达保留，在少部分纤维中可有微量表达，但是总的来说肌膜几乎没有神经元一氧化氮合酶表达（图10.19）。这对BMD的诊断非常有帮助，因为我们发现杆状域热点突变区（外显子45-47）缺失患者出现神经元一氧化氮合酶表达的完全缺失（Torelli 等 2004）。而在热点结构域出现复制的BMD患者保留神经元一氧化氮合酶。

超级调理素

超级调理素与肌营养不良素相关蛋白不同，其在DMD和BMD的肌膜过度表达（Helliwell 等 1992b，Taylor 等 1997a）。对肌营养不良素只有微量减少的BMD患者，可能是一个有用的辅助诊断方法。肌纤维膜超级调理素的异常表达与年龄有关，小于两岁的Xp21肌营养不良患者在成熟肌纤维有非常少的肌膜表达，老龄患者常有丰富的表达（图10.20，Taylor 等

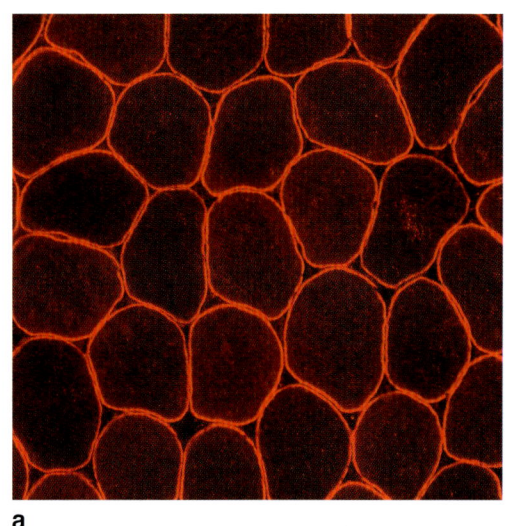 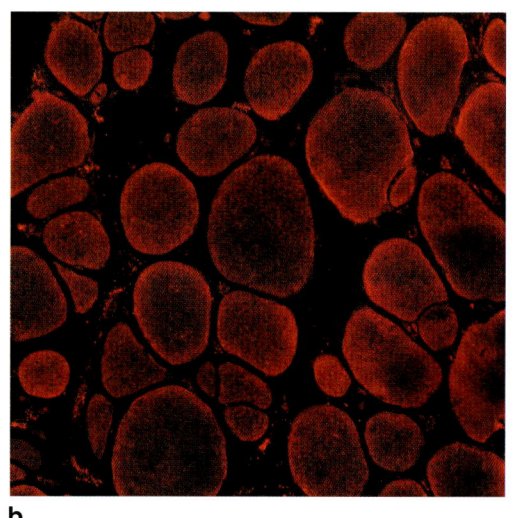

a　　　　　　　　　　　　　　　b

图10.19　神经元一氧化氮合酶标记。（a）对照肌肉；（b）DMD患者。事实上此DMD患者没有肌膜的神经元型一氧化氮合酶。肌纤维直径 20～95 μm。

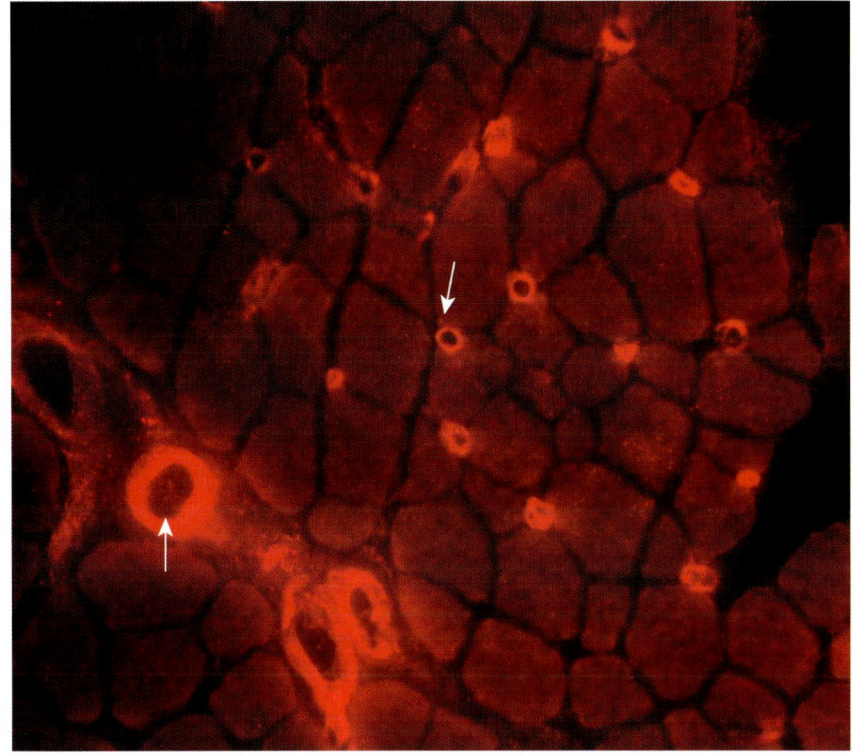

a

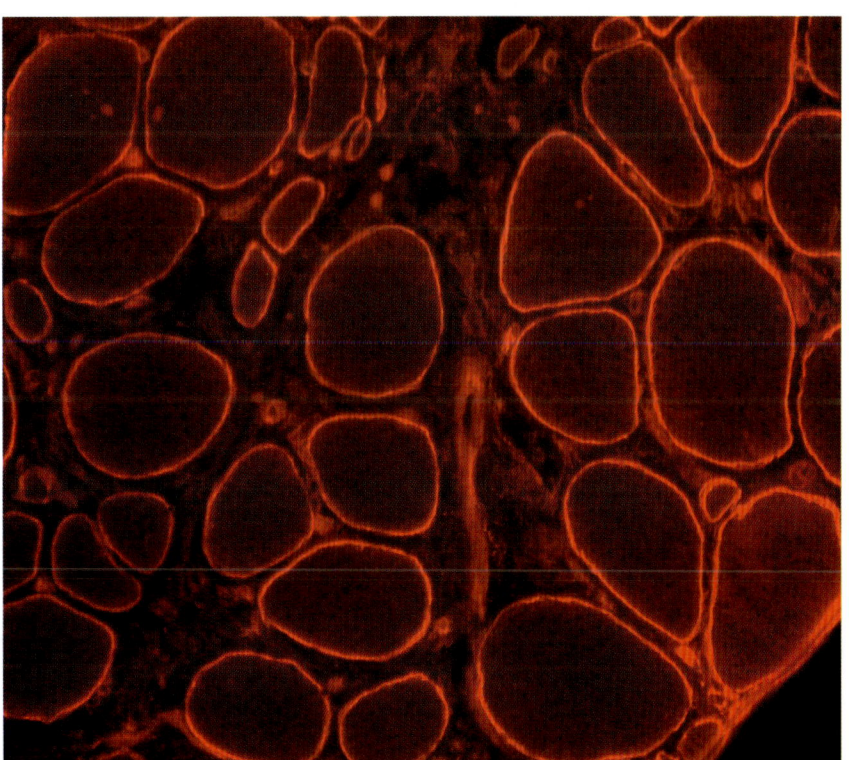

b

图10.20　超级调理素标记。(a) 对照肌肉，局限在血管，包括毛细血管（箭头）；(b) DMD病例，大多数肌纤维在肌膜上显示超级调理素。肌纤维直径：(a) 10～20 μm；(b) 20～85 μm。

1997a）。尽管许多 BMD 患者显示超级调理过度表达，但现在很清楚这并不是一个普遍的特点，对Xp21肌营养不良也不具有特异性。我们也发现该现象出现在肢带型肌营养不良2I型中（Sewry 等 2005a；见第 11章）。由于超级调理素在再生纤维中也有表达，因此需要仔细寻找是否存在新生儿型肌球蛋白表达，超级调理素在成熟肌纤维中的异常表达才有意义。两个不同的启动子可以产生超级调理素的两个全长转录产物 A 和 B（Burton 等 1999），表达在 DMD 和胎儿肌膜上以及神经肌肉接头处的亚型是A-超级调理素，B-超级调理素局限于血管（Weir 等 2002；Sewry 等 2005b）。

肌球蛋白亚型

胚胎和新生儿型肌球蛋白亚型在再生肌纤维中表达丰富，新生儿型肌球蛋白（用Novocastra 新生儿型肌球蛋白重链抗体检测）在非嗜碱性肌纤维的表达有一个合适的比例，特别是在DMD中。非常小的再生肌纤维中也能被新生儿型肌球蛋白重链抗体（Novocastra）标记，也可能表达胚胎型肌球蛋白亚型。出现小肌纤维时需要谨慎解释，有时可能不是萎缩的肌纤维，如果表达新生儿型肌球蛋白，应当是再生肌纤维。新生儿型肌球蛋白阳性肌纤维的大小和数量以及标记强度在DMD存在变异，其分布与BMD不同。在DMD中，通常有大量被标记的肌纤维，弥散分布在标本中。在BMD中，可见被标记的肌纤维簇，伴随非常小的阳性肌纤维散布于未被标记的肌纤维中（图10.21，10.22）。新生儿型肌球蛋白常同时表达快和/或慢亚型，这种共同表达可解释在pH 9.4时，肌球蛋白 ATP 酶染色很难区分肌纤维类型的原图（图10.22）。

DMD 和 BMD 携带者

本书的前版已经详细描述了在 DMD 和 BMD 携带者中出现的病理改变。在肌营养不良素基因明确后，只要可能就使用分子分析的方法，特别是在先证者的基因突变已明确的情况下，因此肌肉活检做的相对减少。在这里我们保留对携带者出现的组织学和组织化学病理改变的总结，强调肌营养不良素的免疫组织化学染色在区分DMD女性携带者和肢带型肌营养不良女性患者时的重要性。

DMD 女性携带者往往没有疾病的临床症状，偶见轻微的表现，如腓骨肌的肥大（经常是单侧的）或肌肉痉挛；或者有些表现出明显的肌肉无力，像DMD 男性患者一样严重。这些临床和亚临床表现的不同可用 Lyon 假说来解释，即每个细胞中的一条 X 染色体出现随机失活，可以是突变的或正常的 X 染色体。

CK 水平是评价携带者状态的一个重要指标。只有大约70%的携带者血清CK水平增高，所以CK水平正常不能排除携带者的可能。根据正常CK不同时间测得的实际值，与正常对照的变换范围相比较，同时根据 Bayesian 理论考虑先辈亲属的情况，可以推算出可能携带者的危险系数（Emery 1980）。

在一些明确的携带者肌肉活检中，可以发现组织学和组织化学异常改变，而在另一些人则可能检测不到。即使在CK水平正常情况下，也可以出现明确的改变。这些病理改变包括肌纤维直径变异增加、肌纤维分裂、个别嗜碱性肌纤维、核内移、吞噬现象和肌内衣结缔组织增生以及 NADH-TR 染色分布不均匀（图10.23）。然而一般说来，这些改变特点模棱两可，难以确定其意义。对可能的携带者和正常女性对照组的针吸肌肉活检改变进行定量分析有一定用处，尤其是结合电镜检查和 CK 水平检查时（Maunder-Sewry 和 Dubowitz 1981）。

肌营养不良素抗体的应用对确定有症状的携带者有很大的作用，有症状的携带者总是显示肌纤维或部分肌纤维缺少肌营养不良素（图10.24），通常为镶嵌型分布，因为在每个细胞核的 X 染色体有随机失活。一定用β-膜收缩蛋白做平行研究，证实这些肌纤维都有完整的浆膜（图10.24）。有活性的正常X染色体的细胞核可表达肌营养不良素，不同于那些X染色体存在肌营养不良素基因突变的细胞核。如果存在X染色体失活的异常偏移，也就是许多异常X染色体处于活性状态，则这个女性会发病。在无症状的携带者中，没有这种异常失活的偏移，只出现轻微的肌营养不良素表达改变，或者仅有个别孤立的阴性肌纤维（Clerk 等 1991）。这些改变伴随个别超级调理素阳性肌纤维（Sewry 等 1994a）。有症状的携带者除了存在肌营养不良素阴性肌纤维的棋盘格样分布外，超级调理素可以表达在出现或不出现肌营养不良素的肌纤维中，但是肌营养不良素相关糖蛋白的表达在肌营养不良素阴性纤维中出现减少（Sewry 等 1994a）。以我们

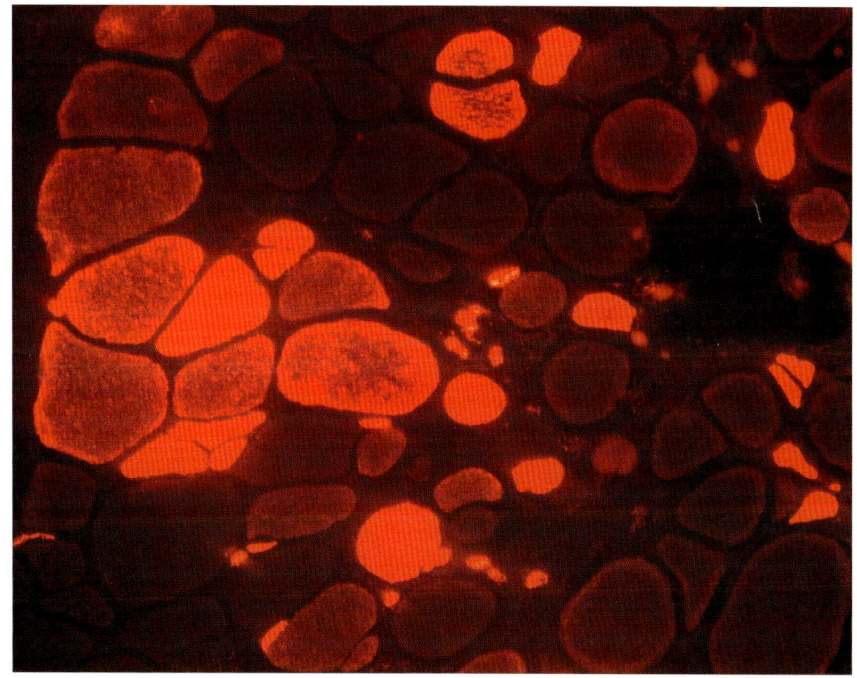

a

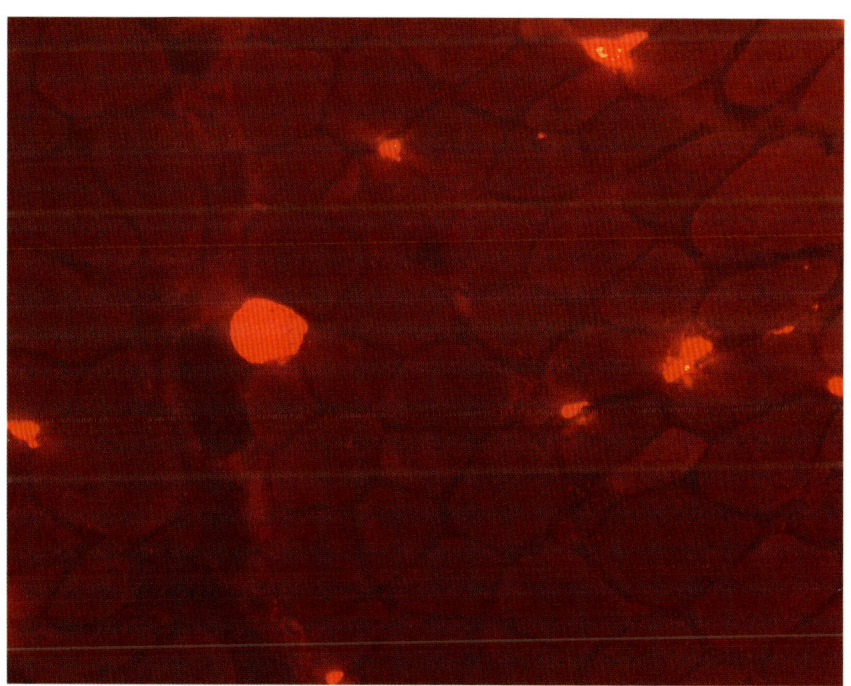

b

图10.21 (a) DMD 和 (b) BMD 病例中标记的新生儿型肌球蛋白。注意：在 DMD 患者中有许多大小和强度不一的阳性肌纤维，而在 BMD 患者中只有一些小的阳性肌纤维。

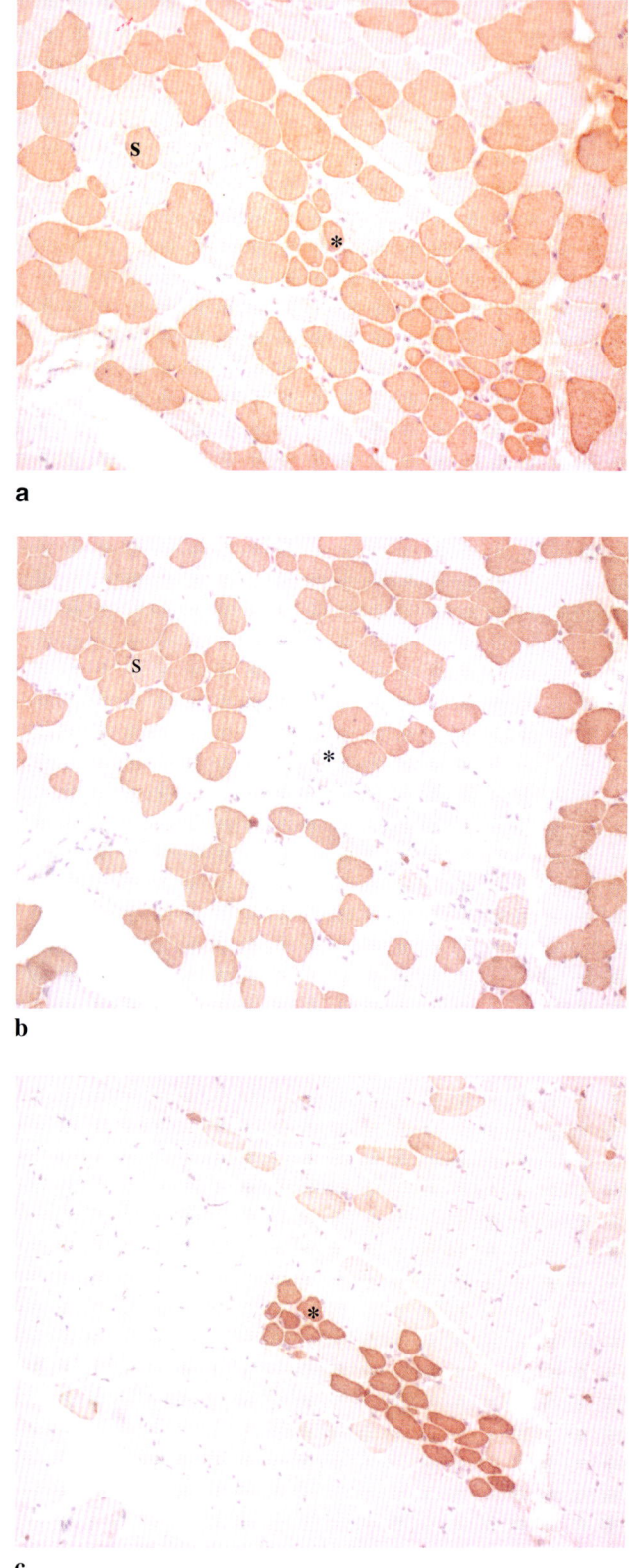

图 10.22 用针对（a）快肌球蛋白、（b）慢肌球蛋白和（c）新生儿型肌球蛋白抗体对1例BMD患者进行连续切片标记。注意：新生儿型肌球蛋白阳性再生肌纤维簇（*）含有快肌球蛋白和微量慢肌球蛋白。一些没有新生儿型肌球蛋白的肌纤维出现快和慢肌球蛋白（▲）。在这个患者中混合，肌纤维具有中等强度的慢肌球蛋白，但是这种情况并不经常发生。成熟肌纤维直径：10~45 μm。

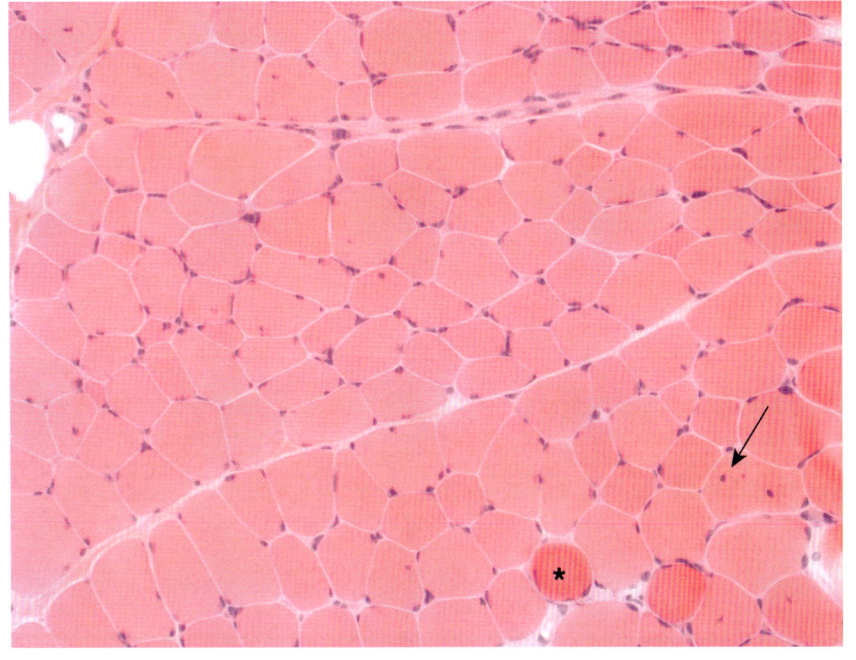

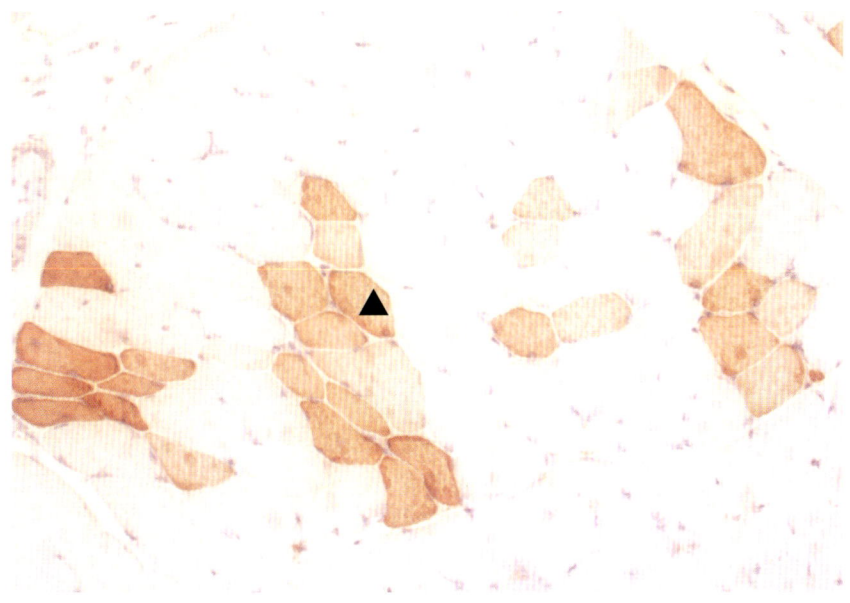

图10.23 一个有症状的携带者肌肉活检染色。(a) H&E和 (b) 用新生儿型肌球蛋白抗体标记。注意其病理变化特点有肌纤维大小不一、核内移（箭头）、高度收缩肌纤维（*）（肌纤维直径为20～65 μm）和含新生儿型肌球蛋白的肌纤维簇（▲）（肌纤维直径为15～40 μm）。

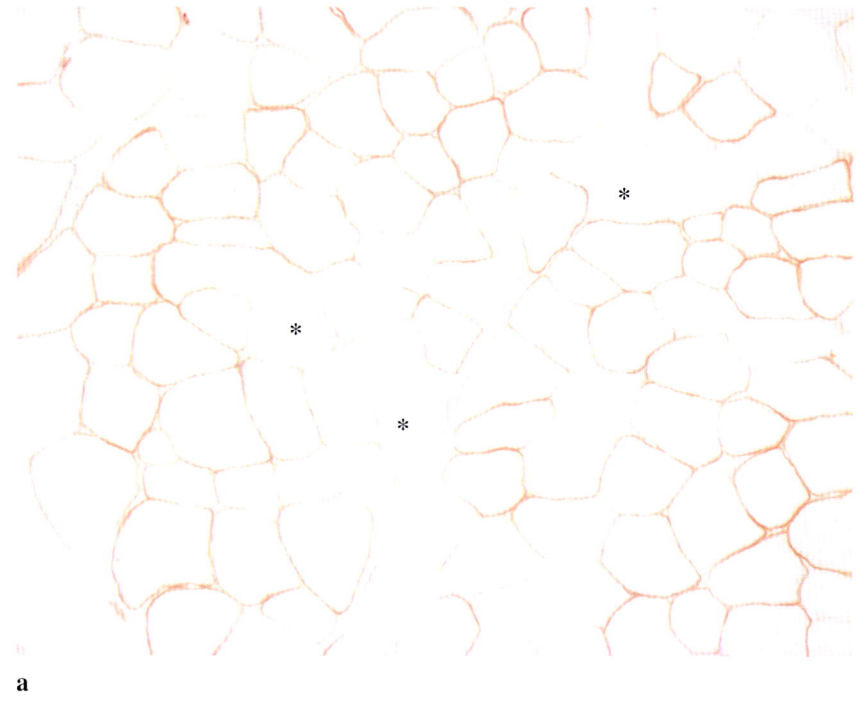

a

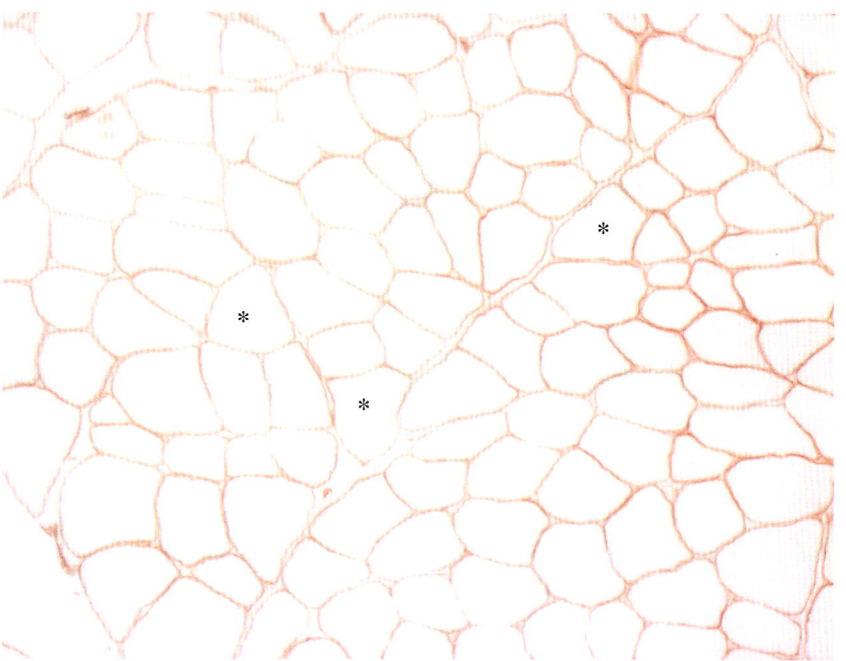

b

图 10.24 一个有症状的 DMD 携带者（同图 10.23）的连续切片。(a) 用肌营养不良素和 (b) β-膜收缩蛋白抗体标记。注意一些肌纤维（*）有肌营养不良素减少或缺乏，但 β-膜收缩蛋白出现在这几个肌纤维。肌纤维直径为 30 ~ 70 μm。

的经验，如果一位女性的肌肉活检组织学的异常改变明显，但肌营养不良素免疫标记显示正常，那么这位患者就不可能是一个DMD携带者。

在BMD携带者中，也可以发现形态学改变，但有症状的BMD携带者很罕见。所有BMD患者的女儿都会是携带者，所以精确识别突变位点非常重要。虽然已有关于肌营养不良素在BMD携带者中表达的研究，但并非大规模研究，其肌营养不良素表达的诊断价值不明确（Glass等1992）。

DMD和BMD携带者容易得心肌病。在骨骼肌中，从含正常X染色体的卫星细胞形成再生肌纤维，随着时间的推移会减少肌营养不良素阴性肌纤维的数量。然而心肌不能再生，X染色体失活可能对保存肌营养不良素阴性肌纤维的棋盘格模式有更大的影响。骨骼肌纤维是一种多核细胞，正常细胞核产生的肌营养不良素可以在一定程度上扩散到整个肌纤维，代偿异常细胞核。

女性DMD患者

尽管DMD是X-连锁的隐性遗传病，但影响到肌营养不良素基因位点的染色体易位女性也同样发病，严重受累者与受累男性一样。对于这些女性，明确基因位点极其重要（Emery 1993）。这些女性的肌肉活检显示DMD的典型形态学特征。因为易位的X染色体通常是带有活性的染色体，所以这些女性的肌肉活检缺乏肌营养不良素，但是还不确定这是否是所有出现易位染色体患者的一个特征。

（熊　辉译　张　巍校）

第 11 章

肌营养不良及相关疾病 Ⅱ：肢带型肌营养不良

背景

很久以前，人们就已经认识到了肌营养不良的异质性（Erb 1884）。由于分子技术的广泛使用和人类基因组计划，被确定的临床病种及其基因与蛋白缺陷正在不断增加。肢带型肌营养不良（LGMD）是一组具有常染色体显性遗传或常染色体隐性遗传特点的不同疾病（表 11.1）。显性遗传型被归为 LGMD1，隐性遗传型则被归为 LGMD2。每个位点按字母顺序加以后缀而命名，随时可以加入新的发现。现在已经确定了由不同基因突变所致的 7 个显性和 11 个隐性遗传类

表 11.1 各类的肢带型肌营养不良（LGMD）及其基因与蛋白缺陷

LGMD	基因位点	缺陷蛋白
显性遗传型		
LGMD1A	5q31	肌缩素
LGMD1B	1q11-q21	核纤层蛋白 A/C
LGMD1C	3p25	小窝蛋白 -3
LGMD1D	6q23	?
LGMD1E	7q	?
LGMD1F	7q32.1-q32.2	?
LGMD1G	4q21	?
隐性遗传型		
LGMD2A	15q15.1	钙蛋白酶 -3
LGMD2B/Miyoshi	2p13	奇异不良素
LGMD2C	13q12	γ- 肌聚糖蛋白
LGMD2D	17q12-q21.33	α- 肌聚糖蛋白
LGMD2E	4q12	β- 肌聚糖蛋白
LGMD2F	5q33-q34	δ- 肌聚糖蛋白
LGMD2G（很罕见）	17q11-q12	肌动蛋白链接素
LGMD2H（很罕见）	9q31-q34	TRIM 32
LGMD2I	19q13.3	福山素相关蛋白
LGMD2J（很罕见）	2q31	肌联蛋白
LGMD2K	9q34	蛋白 O- 甘露糖基转移酶 1

型。所有 LGMD 疾病的共同临床特征是骨盆带和肩胛带肌肉的进行性无力，下肢远端肌肉萎缩也是一些疾病的特点（如 LGMD2A、钙蛋白酶病、LGMD2B、Miyoshi 肌病、奇异不良素病）。面部肌肉通常不受累。尚有多种不同的特征，我们试图对其进行总结，提醒病理科大夫注意是 LGMD 的哪一类型（表 11.2）。本书不具体描述 LGMD 各个类型的具体临床表现，可以到多种教科书和综述中找（如 Bushby 1999，Karpati 等 2001，Piccolo 等 2002）。相同基因缺陷或等位基因的变异而出现极端不同的临床表型，这为 LGMD 的分型增加了困难，如编码福山素相关蛋白（fukutin-related protein，FKRP）的基因突变可以导致 LGMD2I 和一种严重的先天性肌营养不良（MDC1A，见于第 12 章）；奇异不良素基因突变可以引起表现为肢带无力的 LGMD2B 和表现为选择性远端无力的 Miyoshi 肌病。基因型和表现型的相互关系和对发病机制的认识在某些方面已经比较清楚，但基因修饰的机制还远远没有弄清。在这本书里，我们主要采取临床分型，而非基于蛋白缺陷的分型，因为临床表现是诊断疾病、指导分子分析和患者处理的基础（见第 8 章）。

组织学和组织化学

病理改变的总体模式通常是营养不良样改变，伴随肌纤维大小不等、坏死及再生、肌纤维分裂和分支、核内移以及结缔组织的增生和肌纤维构筑改变。与所有的肌肉病一样，病理改变的程度与临床表现的严重程度不相符。我们无法仅根据组织学和组织化学结果对一名 LGMD 患者进行分类，也无法区分是 LGMD、DMD、BMD，还是 DMD 的携带者，此时免疫组织化学检查最重要。

肌纤维大小改变

肌纤维可能变为圆形，所有类型均出现肌纤维直径变异增加（图 11.1），常常很明显。肥大肌纤维很

表 11.2 肢带型肌营养不良的主要特征

起病

儿童或成人

临床特征

行走、跑步及爬楼梯困难

脊柱前凸

不同程度的进行性肌无力，可以像 DMD 一样严重

跟腱紧（脚尖走路）

不能用脚尖行走（只见于 LGMD2B/Miyoshi）

翼状肩胛（在 LGMD2A 和 LGMD2C-2F 最明显）

部分患者可见肌肉肥大

腓肠肌萎缩（LGMD1A 和 LGMD2A）

运动时痉挛（在 LGMD2C-2F 和 2I 中明显）

运动能力

通常保留，但也可能丧失

肌酸激酶

轻到重度升高，显性遗传型中度升高，在 LGMD2B 和 2I 非常高

伴随的特征

心肌病常出现在显性型和 LGMD2E、2F、2I

病理学

坏死、再生、纤维化、肌纤维大小变异加大

分叶肌纤维（常见于 LGMD2A）

免疫组织化学染色显示原发缺陷蛋白的表达异常；免疫印迹分析很重要；蛋白表达的继发改变有诊断价值。

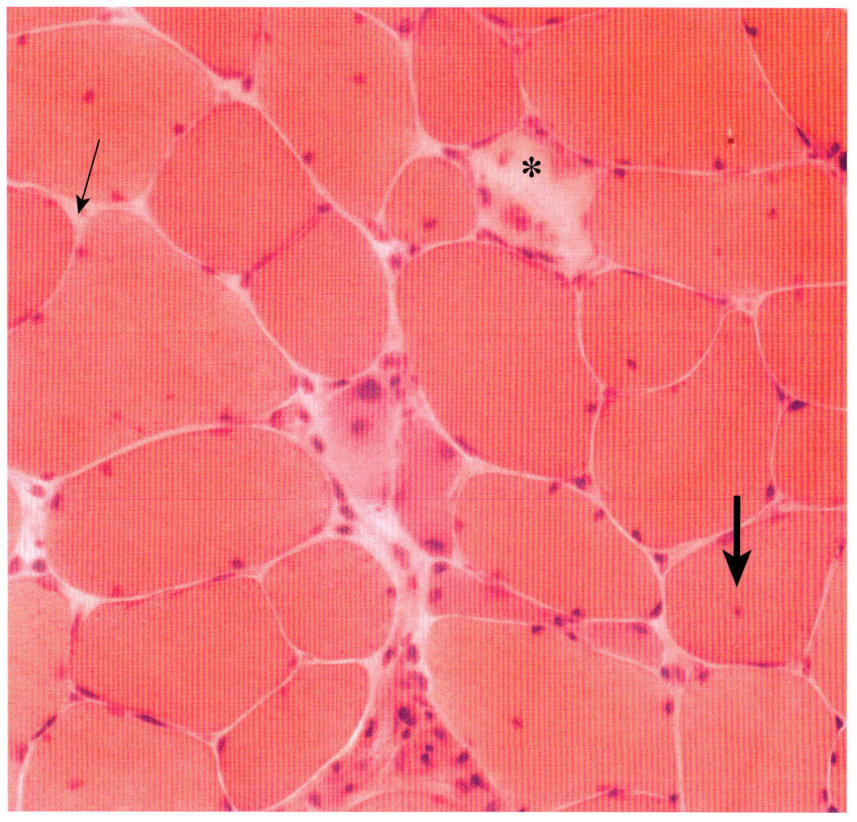

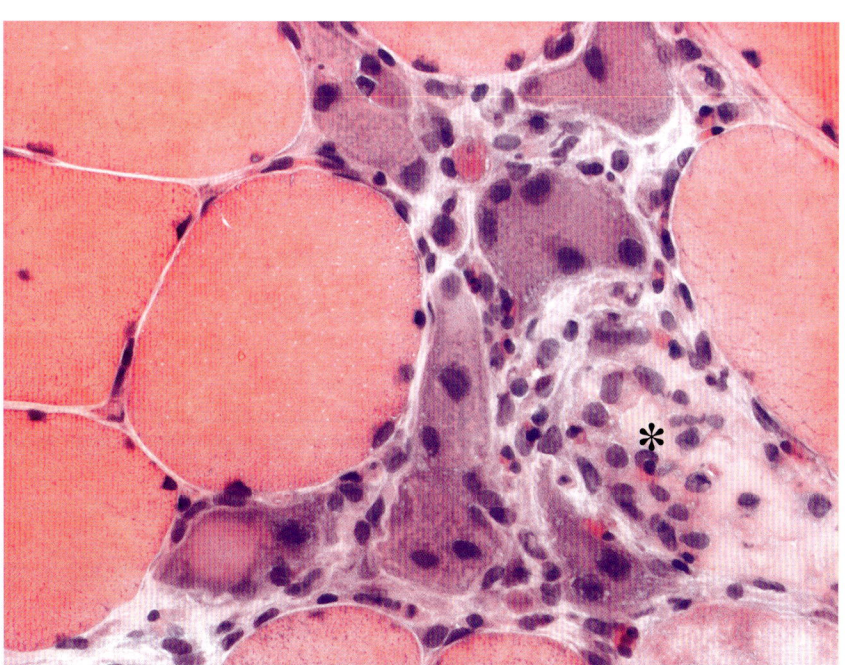

图11.1 一例39岁肢带型肌营养不良患者，可见：(a) 肌纤维直径变异加大（10-100μm）伴随坏死（*），过多的核内移（大箭头）和少量的肌内衣结缔组织（小箭头）；(b) 被巨噬细胞浸润的坏死肌纤维（*）和一簇再生嗜碱性肌纤维（平均直径30μm）伴随大核，周围有各种类型的单个核细胞（H&E）。

常见，可以很显著，尤其在一些成人。肥大肌纤维通常有分裂或在纵切面出现分支，因此横切面显示的一些肌纤维直径改变可能和肌纤维分支有关。不同于DMD，在LGMD中很少见到肥大肌纤维高度收缩和浓染，类似BMD里的成组小肌纤维，可以出现，但并不常见。肌纤维多个分裂有时看起来像成组的小肌纤维（图11.2）。在一些LGMD1B患者，I型肌纤维直径倾向于小于Ⅱ型肌纤维（Sewry等2001a），但并非特异性的改变。

肌纤维类型的改变

类似于其他类型的肌营养不良，I型肌纤维（有慢肌球蛋白）常常占优势，肌型的区分较DMD明显（图11.5b）。用三磷酸腺苷酶（ATP酶）染色，2B型肌纤维可能缺乏，但并不清楚这种发现与肌球蛋白成分之间存在什么关系，因为许多肌纤维可同时表达一种以上的肌球蛋白异构体（见下文）。

细胞核的改变

一些患者核内移很明显，一个肌纤维横切面有多个（图11.3a）。与DMD一样，一个肌纤维中的内移核通常与肌纤维内的分裂有联系（图11.3b）。慢性病例可出现核聚集。再生嗜碱性肌纤维的细胞核很大（图11.1b），常有空泡化伴明显的核仁和淡染的核质。

变性和再生

坏死肌纤维和嗜碱性再生肌纤维常见，成簇或散在分布（图11.1）。坏死肌纤维并非恒定的特点与取材有关，但大量新生儿型肌球蛋白阳性肌纤维提示肌肉损伤（见于下面）。相对于DMD，嗜碱性改变肌纤维较少见。

细胞反应

吞噬与肌纤维坏死相连，炎症细胞浸润是LGMD2B（奇异不良素病）的一个特殊表现，有些病例有时会被误诊为肌炎（Fanin和Angelini 2002）。炎症细胞很少出现在其他类型的LGMD中，坏死区出现细胞聚集是因为肌纤维再生和出现肌原细胞/肌管。肌内衣结缔组织有明显增生，其程度有一定差异（图11.4）。

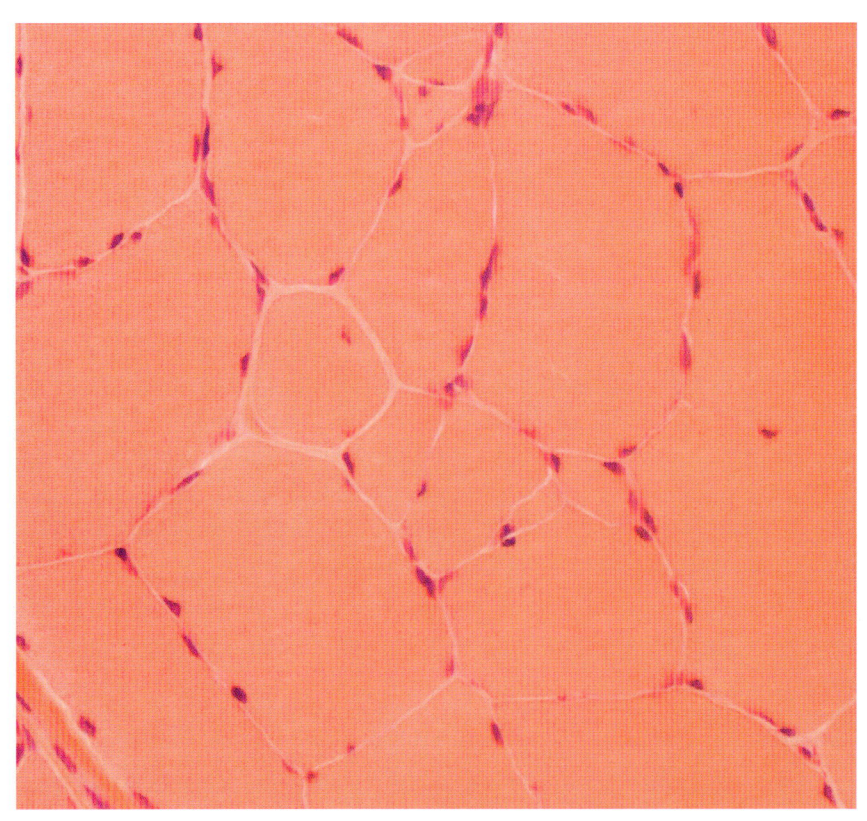

图11.2 该区域有一些分裂肌纤维产生一簇小肌纤维的印象（肢带型肌营养不良2I；H&E）。非分裂肌纤维的直径 50~80μm。

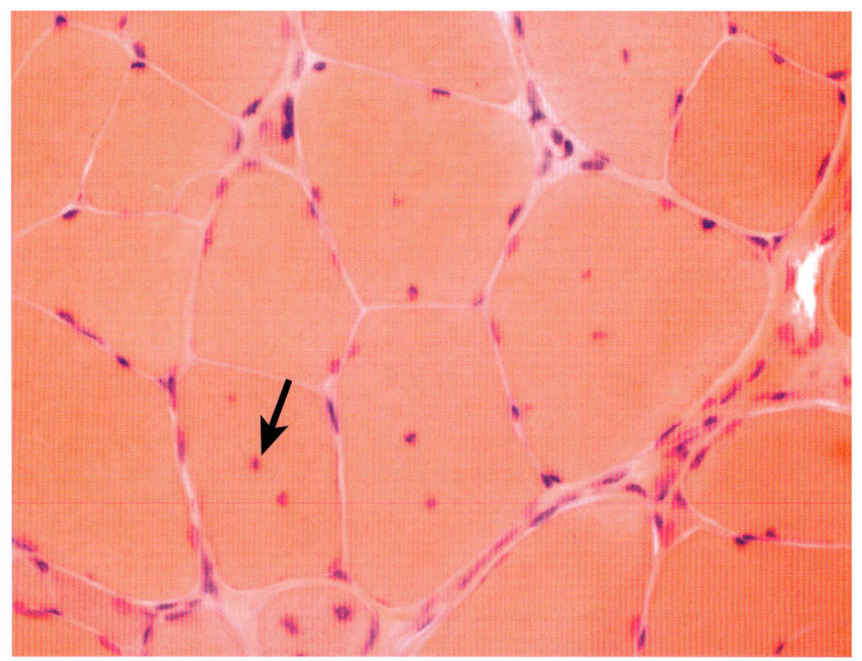

a

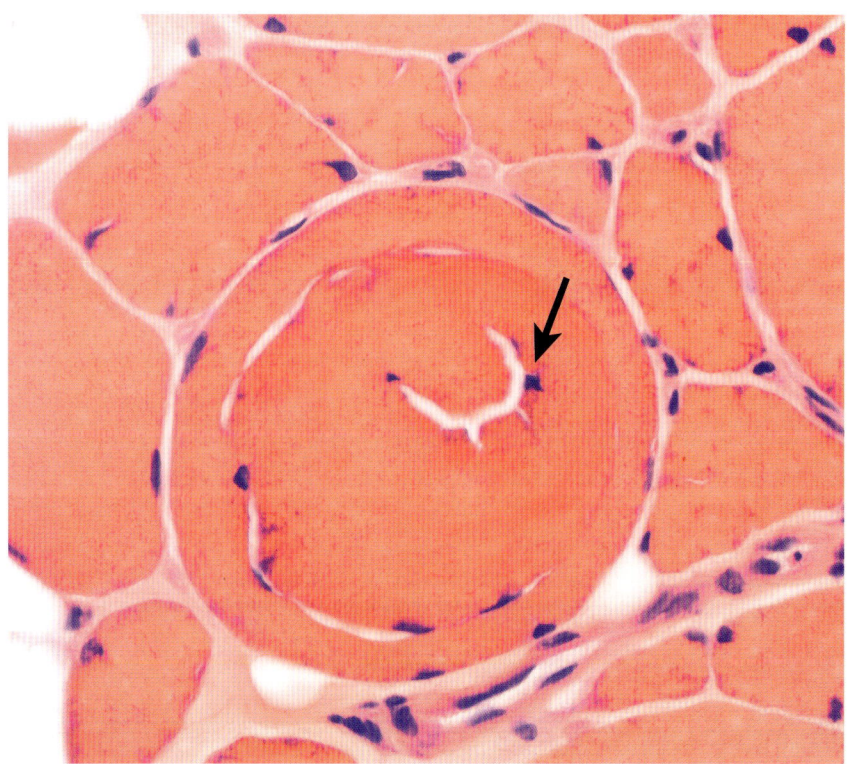

b

图11.3 （a）含有多个内移核的肌纤维（箭头）；13岁的肢带型肌营养不良2I型（H&E），肌纤维直径15~95 μm；（b）一个有内移核的圆形肥大肌纤维伴分裂（箭头），10岁的肢带型肌营养不良 2I 型（H&E）。

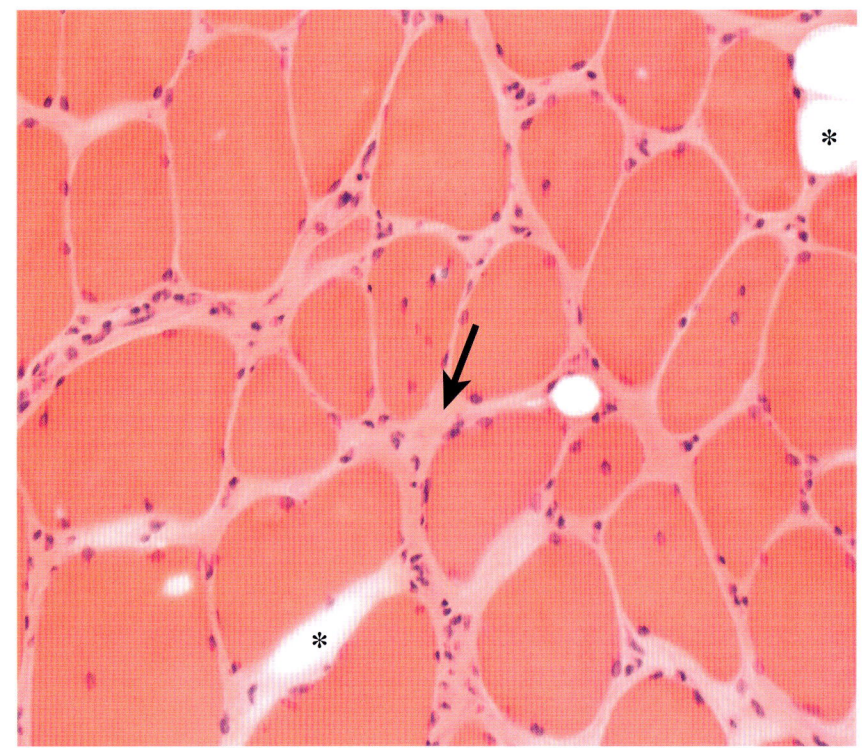

a

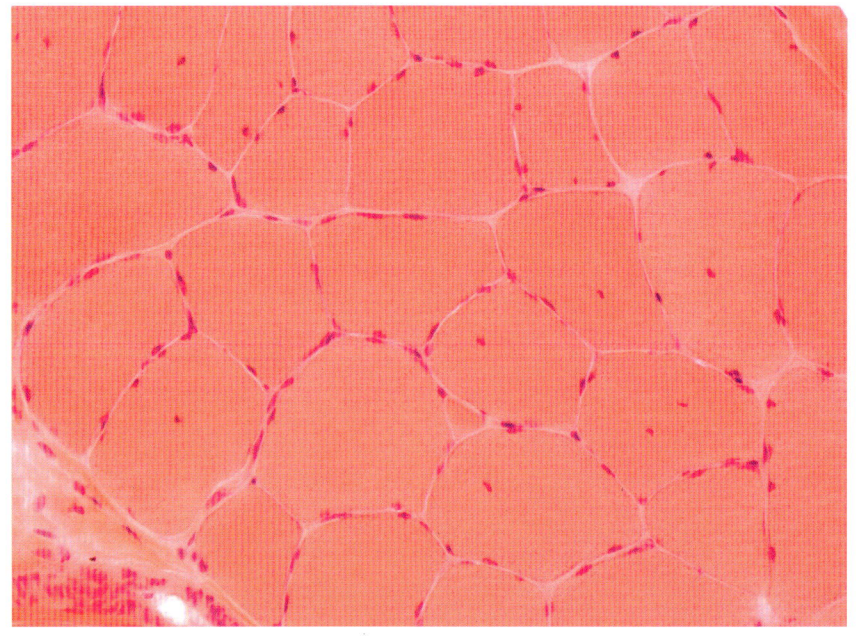

b

图11.4 (a),(b) 两例肢带型肌营养不良患者显示的不同程度纤维化。(a) 大部分肌纤维被肌内衣结缔组织包绕（箭头），肌纤维直径 15～110 μm，也注意少量脂肪组织（*），但是在 (b) 中肌内衣结缔组织很少，肌纤维直径20～100 μm。

构筑改变

在 LGMD 中经常见到虫噬样和涡旋状肌纤维，有时可见到环状肌纤维，但后者并非 LGMD 的特异性改变。分叶状肌纤维也会出现，特别是在 LGMD2A，但也会出现在其他疾病中（图 11.5a）。NADH-TR 染色后可以看到不同程度的聚集，有时类似于分叶状改变（图11.5b）。一些病例中尚可出现空泡，在LGMD1A可见周围嗜碱性的镶边空泡（Hauser 等 2000 年）。

免疫组织化学

在一些 LGMD 病例中，原发蛋白缺陷的表达改变可以选择免疫组织化学或免疫印迹予以证实，特别是隐性遗传型。因为大量的基因和外显子涉及LGMD的发病，分析蛋白表达是指导分子分析和发现最有可能的缺陷基因的重要方法。在这一章中，我们将讨论与每一种 LGMD 有关的原发和继发性改变。

显性遗传性 LGMD

像许多其他显性遗传病一样，原发缺陷可以不导致蛋白定位或者数量上可检测到的改变，因为正常的等位基因可以产生正常的产物。多数突变为无义突变，突变的等位基因仍可产生蛋白。

LGMD1A 由肌缩素基因突变导致，免疫组织化学改变仅见于少数两个等位基因都受累的病例（Houser 等 2000 年）。肌缩素与 Z 线相连，与杆状体的出现有关。本型与一些分子遗传学无法确定的成人型杆状体肌病存在临床的重叠，提示肌缩素与成年型杆状体病可能有关。肌缩素引起一种肌原纤维肌病，其临床和形态学改变与 LGMD1A 明显不同（Selcen 和 Engel 2004 年，见第 16 章）。

在 LGMD1B 的肌肉活检中没有发现核蛋白的核纤层蛋白 A/C 或伊默菌素的表达改变。除 LGMD1B 外，核纤层蛋白 A/C 的基因突变还和很多临床表型有关，包括常染色体显性遗传的 Emery-Dreifuss 肌营养不良、家族性限局性脂肪营养不良、轴索型神经病（Charcot-Marie-Tooth 型的 2B1）、下颌肢端病和早老症（Mounkes 和 Stewart 2004）。LGMD1B 和常染色体显性遗传 Emery-Dreifuss 肌营养不良间有明显的临床重叠，包括心脏传导阻滞，目前认为二者是等位基因病。

编码小窝蛋白 -3 的基因突变和三种表型有关：LGMD1C、涟波肌病和持续性高肌酸激酶血症（高CK血症）。LGMD1C 的临床特征是轻到中度近端肌无力和活动后肌痉挛。活动后痉挛也是涟波肌病的特征之一，其典型特征是叩击后可以诱导出波纹样肌肉收缩。患有高 CK 血症的患者出现轻微的肌无力症状。迄今为止，有关三种疾病报道的患者均为杂合突变，都符合显性遗传，不同于常见的其他显性遗传病。免疫组织化学和免疫印迹可以发现原发蛋白产物小窝蛋白-3的减少（Minetti 等 1998，Hauser 等 2000，Herrmann 等 2000），在 LGMD1C 其减少尤其突出（Ho 和 Brown 2002）。正常肌肉的小窝蛋白 -3 位于肌膜，在其他类型的肌营养不良中正常表达（图11.6，Crosbie 等 1998），不会受到小窝蛋白 -3 基因多态性的影响（McNally 等 1998，Paula 等 2001）。

小窝蛋白 -3 是小窝蛋白家族中的肌肉特异部分，是穴样凹陷的主要组成成分。穴样凹陷是出现在多种类型细胞浆膜上的小内陷，可能参与膜运输和信号转导（见第 5 章）。有证据表明，小窝蛋白 -3 和奇异不良素有相互作用，奇异不良素的继发性改变出现在小窝蛋白 -3 基因突变患者（Matsuda 等 2001，Capanni 等 2003）。二者之间的相互作用提示小窝蛋白 -3 可能与奇异不良素一样参与膜修复。当小窝蛋白 -3 突变时，浆膜出现超微结构的改变。

迄今尚未发现与LGMD1D-1G有关的蛋白，这些疾病也没有免疫组织化学方面的资料，难以鉴别。

隐性遗传性 LGMD

LGMD 的隐性遗传形式比显性形式更常见，特别是在我们患者群中的 LGMD2A 和 LGMD2I。LGMD2G、LGMD2H 和 LGMD2J 罕见，只在很少的家系中有报道。基因缺陷影响一系列的蛋白质，包括酶（钙蛋白酶 -3）、肌原纤维蛋白（肌动蛋白链接素和肌联蛋白）和肌营养不良素相关糖蛋白复合体的成分。目前仍需明确是否存在共同的因子联系它们。

LGMD2A 是由编码钙蛋白酶 -3 的基因缺陷引起，这种酶存在于肌纤维的胞浆中。疾病一般进展缓慢，远端肌肉受累常见。钙蛋白酶-3有一段核异位序列，提示核内定位，它还连接肌联蛋白的 C- 末端区域（Baghdiguian 等 1999，Sorimachi 等 1995）。钙蛋

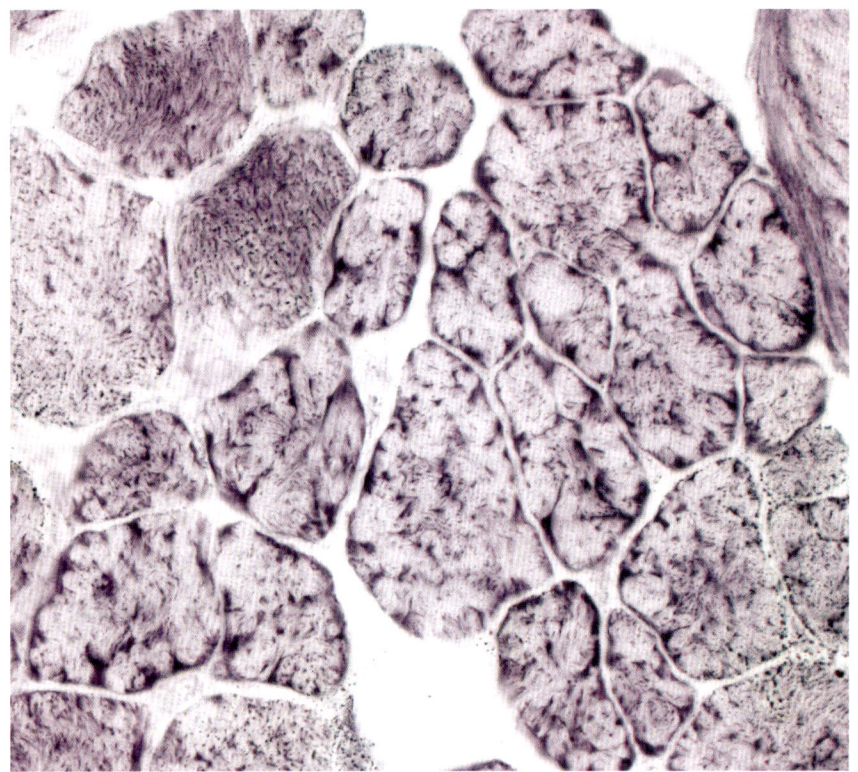

a

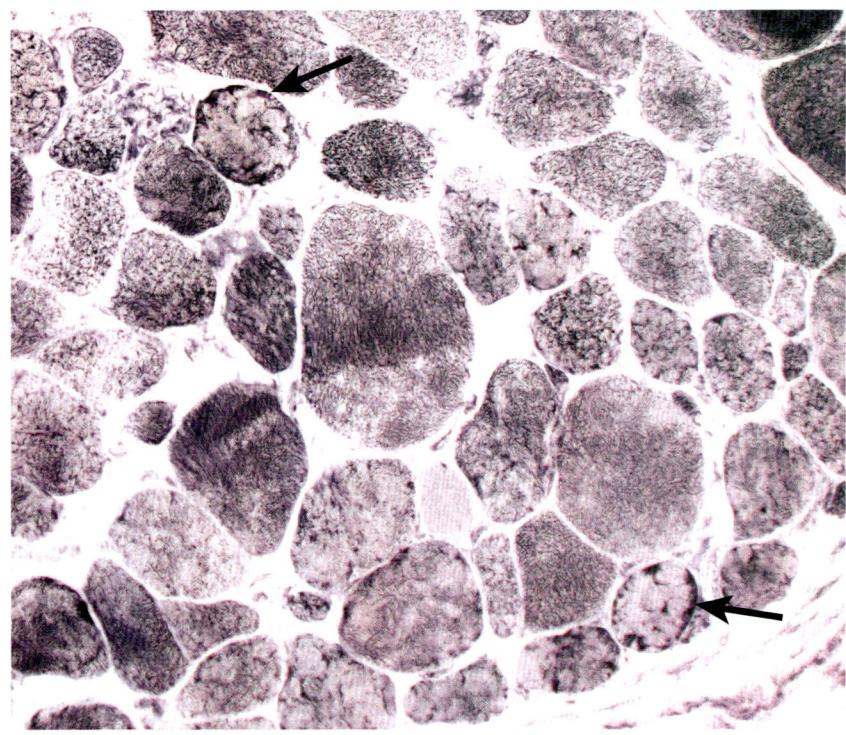

b

图11.5 （a）一例肢带型肌营养不良2A型患者的分叶肌纤维（直径20~50 μm）；（b）聚集染色的肌纤维和小叶状肌纤维有少许相近（箭头）；肢带型肌营养不良2C型（NADH-TR），肌纤维直径10~90 μm。

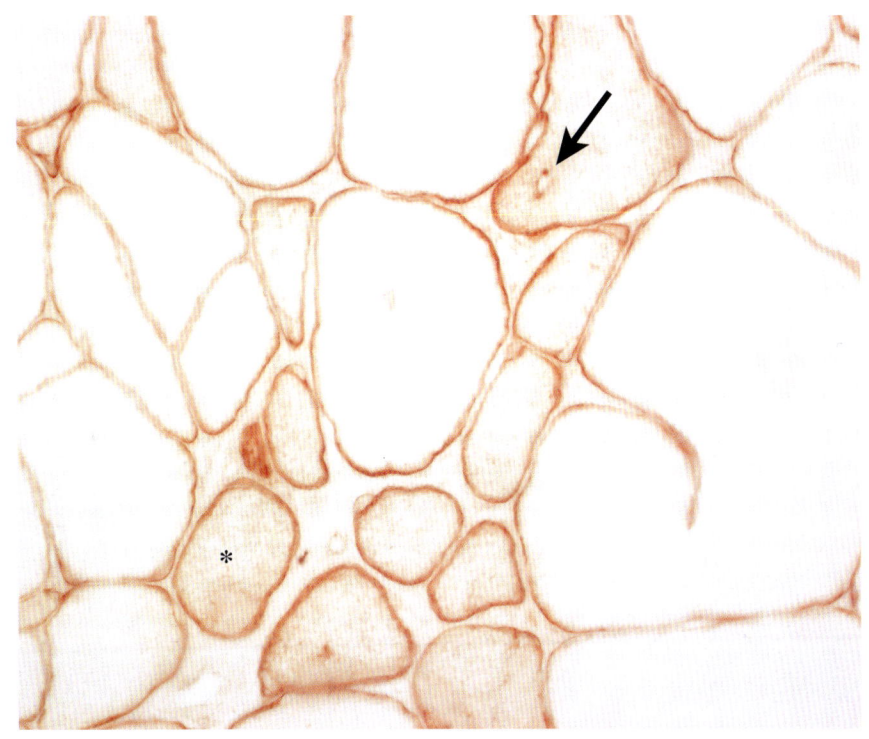

图 11.6 所有肌纤维上小窝蛋白-3 的正常标记（直径 20~60 μm）。注意肌膜的切迹和空泡样区域，后者也可能是一个切迹（箭头）。小肌纤维内有少量内标记（*），有可能是含新生型肌球蛋白的再生肌纤维（肢带型肌营养不良 2I）。

白酶-3的商品化抗体只适合于免疫印迹研究，并不适合免疫组织化学，解释其改变必须同时考虑到原发奇异不良素缺陷或因降解导致的继发改变（Anderson等1998，2000，Vainzof等2001）。免疫印迹检测钙蛋白酶-3 的量正常时，不能除外基因缺陷（Anderson 等1998）。

LGMD2B和Miyoshi肌病在临床上截然不同，但都是由奇异不良素基因缺陷引起，表型不同难以理解，有时甚至出现在同一突变的同一家系。两者均出现特征性的高 CK 水平，高于正常 10~150 倍。远端肌无力和不能用脚尖走路是Miyoshi肌病的特征，随着疾病的进展，会慢慢发展为上下肢近端的无力。但是在 LGMD2B 中，近端肌无力在病初就出现。通常在青春期和成人早期起病。一些患者丧失行走能力。

在正常肌肉奇异不良素位于肌膜，在 LGMD2B 和Miyoshi肌病中可以出现标记强度的下降，有时也会出现一些肌纤维内表达。商品化抗体应用在免疫印迹检测中可以更明确地定量，正如我们前面提到的，免疫印迹在区别奇异不良素的继发改变中也很重要，因为当钙蛋白酶-3 或者小窝蛋白-3 缺陷时都会出现继发改变，也可以出现在其他肌营养不良中。

和奇异不良素缺陷有关的继发改变是出现炎细胞浸润和肌膜上主要组织相容性抗原复合体I的抗原表达，与肌炎区别要靠临床病史。

LGMD2C-LGMD2F均为肌聚糖蛋白复合体成员突变所致的肌聚糖蛋白病，该复合体与肌营养不良素相关（α、β、γ 和 δ - 肌聚糖蛋白）（图 11.7）。所有的肌聚糖蛋白均为跨膜糖蛋白，含有一个小的胞内结构域、单一跨膜结构域和一个大的胞外结构域。肌聚糖蛋白的命名比较混乱，这些年来随着其他基因的明确已经进行了相应的改进和发展。现今统一使用希腊字母（α、β、γ、δ）。Campell 和他的同事最初提出的一种命名法能够反映这些蛋白的分子量以及肌营养不良素相关糖蛋白（DAG）复合体的各个成员（例如50DAG、35DAG；Ervasti 和 Campell 1991），但是Ozawa和日本的工作组也确定了同一组蛋白质，采用一种以 'A' 做前缀的数字命名法加以细分（A0-A5；例如 A3a、A3b、Yoshida 和 Ozawa 1990）。这个复合体中第一个被发现的蛋白质是50-DAG（现称为α-肌聚糖蛋白），在基因克隆之前已经发现缺失的蛋

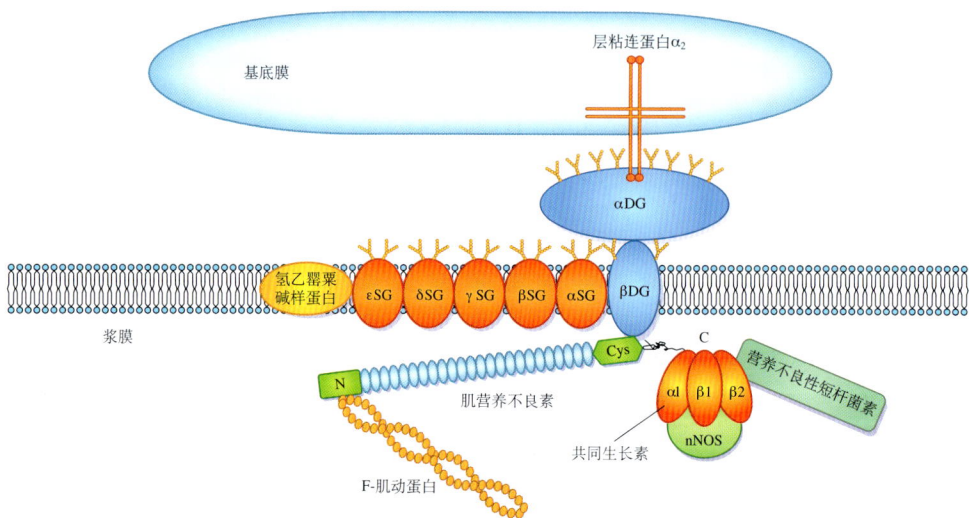

图11.7 连接肌动蛋白骨架与基底膜的肌膜肌营养不良素复合体图示。基底膜上的层粘连蛋白$α_2$通过高度糖基化的α肌营养不良糖蛋白（αDG）与β肌营养不良糖蛋白（βDG）相连；βDG通过与肌营养不良素上富含半胱氨酸的结构域相结合，肌营养不良素与肌动蛋白骨架相连。跨膜蛋白肌聚糖蛋白（α、β、γ、δ、ε SG）与βDG相互作用，氢乙罂粟碱样蛋白与肌聚糖蛋白相连接。但是这些蛋白间详细的相互作用机制还不清楚。共同生长素与肌营养不良素C端结构域相结合，神经元一氧化氮合酶、肌营养不良性短杆菌素也结合在共同生长素上。有证据表明，βDG与F-肌动蛋白有直接的相互作用（没有显示；Chen等2003）。α-、β-、γ-、δ-肌聚糖蛋白的基因缺陷导致肢带型肌营养不良2C-2F（见表11.2），其他部分的继发性缺陷则与其他类型相关（见正文）。

白。在用阿拉伯语命名肌肉之后它最早被命名为adhalin（Fardeau等人1993）。复合体中第二个被发现的成员命名为35-DAG，反映了它的分子量（现称为γ-肌聚糖蛋白）。随后发现了分子量为43kDa的蛋白，它与50-和35-DAG相结合。这与另外一个分子量为43kDa、早已被命名为43-DAG并与肌营养不良素相结合的蛋白产生了混淆（现称为β-肌营养不良糖蛋白）。同样，另外一个分子量为35kDa的蛋白也被发现了（δ-肌聚糖蛋白）。应该记住，早期文献中的43-DAG实际上是指β-肌营养不良糖蛋白，所以很快就明白了LGMD的责任蛋白作为一个复合体发挥作用，并且被命名为以希腊字母为字首的肌聚糖蛋白（α、β、γ、δ）。显性的LGMD定为LGMD1，隐性的LGMD则被定为LGMD2。四个肌聚糖蛋白病LGMD2C-2F按缺陷基因发现的顺序命名（表11.3）。

平滑肌中ε-肌聚糖蛋白代替了α-肌聚糖蛋白，与β和δ-肌聚糖蛋白形成了不同复合体（Straub等1999）。这种变化增加了平滑肌在肌聚糖蛋白病受累的可能性，或许这可以解释肌聚糖蛋白病的表型不同。例如有β-和δ-肌聚糖蛋白基因缺陷的患者心功能会受损，这或许和大动脉的平滑肌受到影响有关（Gnecchi-Ruscone等1999）。有心肌病的仓鼠在δ-肌聚糖蛋白基因中的第一个外显子有突变，被用作这一型肌营养不良的动物模型（Nigro等1997）。ε-肌聚糖蛋白，通常与其他肌聚糖蛋白一起在骨骼肌纤维的肌膜上表达。但与其他几个不同，ε-肌聚糖蛋白还可以从血管上找到。ε-肌聚糖蛋白基因的突变导致肌阵挛-肌张力不全综合征（Zimprich等2001，Asmus等2002，Han等2003），但是还没有该蛋白的商品化抗体，对它的研究受到限制。尚未发现在编码ζ-肌聚糖蛋白的基因有致病性的突变。氢乙罂粟碱样蛋白（25kDa）是另一个与肌聚糖蛋白相关的蛋白，也是构成肌营养不良素相关糖蛋白复合体的蛋白之一。同样，也还没有发现其基因有致病性突变。（Crosbie等1997）。

LGMD2C是LGMD中最严重的一型。曾经有人称之为"Duchenne样"或者"重症儿童常染色体隐性遗传性肌营养不良"（SCARMD）。有一些患者可以失去行走能力。LGMD2C首先在北非描述，该种族任何LGMD患者都应该怀疑有γ-肌聚糖蛋白基因缺陷。

表 11.3　肌聚糖蛋白复合体的基因和蛋白

名称	基因定位	蛋白	分子量（kDa）
LGMD2C	13q12	γ-肌聚糖蛋白	35
LGMD2D	17q12-q21.33	α-肌聚糖蛋白	50
LGMD2E	4q12	β-肌聚糖蛋白	43
LGMD2F	5q33-q34	δ-肌聚糖蛋白	35
肌阵挛—肌张力不全	7q21	ε-肌聚糖蛋白	50

α-肌聚糖蛋白基因的突变也可以导致重症表型，后者最常见，而δ-肌聚糖蛋白基因突变最罕见。在英国高加索人群，肌聚糖蛋白基因的突变很少见，但是在其他种族比较常见。

免疫组织化学染色发现肌聚糖蛋白以复合体的形式发挥作用，任何一个基因的缺陷都会导致复合体所有其他蛋白表达的继发性减少。减少程度如图11.8所示，可以很少，也可以非常显著。某一肌聚糖蛋白缺乏或显著减少通常提示该缺乏蛋白的基因存在缺陷（图11.9）。所有肌聚糖蛋白全都缺失则更可能提示β-肌聚糖蛋白基因的原发性突变（Bönnemann等1995）。需要和正常肌聚糖蛋白标记仔细对比，每个抗体亲和力的差异也要加以考虑。在肌聚糖蛋白病中，肌营养不良素的免疫标记一般正常，但当β-肌聚糖蛋白基因存在原发缺陷时会出现继发性减少。检测肌聚糖蛋白的同时，检查肌营养不良素很重要，肌聚糖蛋白在DMD和BMD可以存在继发性减少。因为肌聚糖蛋白是作为一个复合体发挥作用，人们就提出这样的疑问，是否这4个蛋白都要在常规的检测中被检查。我们的经验是常规标记其中的两个（α和β或γ-肌聚糖蛋白），如果结果和表型都提示，再检查其他成分。

免疫组织化学染色可以发现其他的继发性改变。在肌聚糖蛋白病中可以有超级调理素的过度表达，但很少见（图11.10；Sewry等1994c）。用抗肌球蛋白异构体的抗体标记显示慢肌球蛋白肌纤维占优势，几个大小不等的新生儿型肌球蛋白阳性肌纤维（可能反应了肌肉的损伤和再生；图11.11），一些肌纤维同时表达一种以上的异构体。

LGMD2G 非常罕见，目前只在巴西人种中发现。在研究的患者中发现肌动蛋白链接素缺失，到目前还没有继发缺陷的报道。镶边空泡是此型LGMD的一个特征（Moreira 等 1997，2000）。

LGMD2H 也非常少见，目前只在加拿大当地的Hutterite人群中有过报道（Weiler等1998）。目前还没有关于缺陷蛋白TRIM 32表达的研究报道。这个蛋白是一个假定的E3泛素连接酶，可能参与泛素对备降解靶蛋白的标定过程。

在英国高加索人中，LGMD2I 可能是最常见的LGMD类型（Poppe等2003）。LGMD2I的临床表型谱很宽，即便在一个家系里，患者可在儿童期、青春期或者成年期发病（Mercuri等2003）。有一些像Duchenne型一样，在他们十多岁时就失去行走能力，而其他的仍然能走，像BMD，容易误诊。扩张型心肌病很常见，呼吸衰竭也是其并发症。致病基因位于19号染色体编码被称为福山素相关蛋白（FKRP）的蛋白，其序列和福山素相同，后者是Fukuyama型先天性肌营养不良的缺陷蛋白（见12章）。福山素相关蛋白基因还是一种严重的先天性肌营养不良的责任基因（MDC1C；Brockington 等 2001a，b；见12章）。LGMD2I患者通常是一种常见突变的纯合子或者杂合子（C826A，导致Leu276Ile改变；Poppe等2003）。此种突变的出现似乎可以决定病情的严重程度。在严重的先天性肌营养不良1C型患者中还没有发现这种突变，这种常见突变可能是一种分散在欧裔人种的基础突变（Frosk等2005）。福山素相关蛋白出现在很多组织，在骨骼肌和心肌中高表达，位于高尔基体。序列的同源性研究表明它是糖基转移酶家族的成员之一，在糖基化过程中起作用。

肌肉活检为肌营养不良样改变特点，伴随肌纤维的大小不等（见图11.3a）、新生儿型肌球蛋白阳性肌纤维和一些同时表达多种肌球蛋白异构体的肌纤维（图11.12），肌营养不良素免疫标记通常正常。有些患者出现继发的层粘连蛋白α_2减少（图11.13），但是仅能在免疫印迹检查时发现，而不出现在切片上（Bushby等1998）。肌纤维膜上的层粘连蛋白β_1标记也出现减少，但是在血管壁上正常（图11.13）。这种

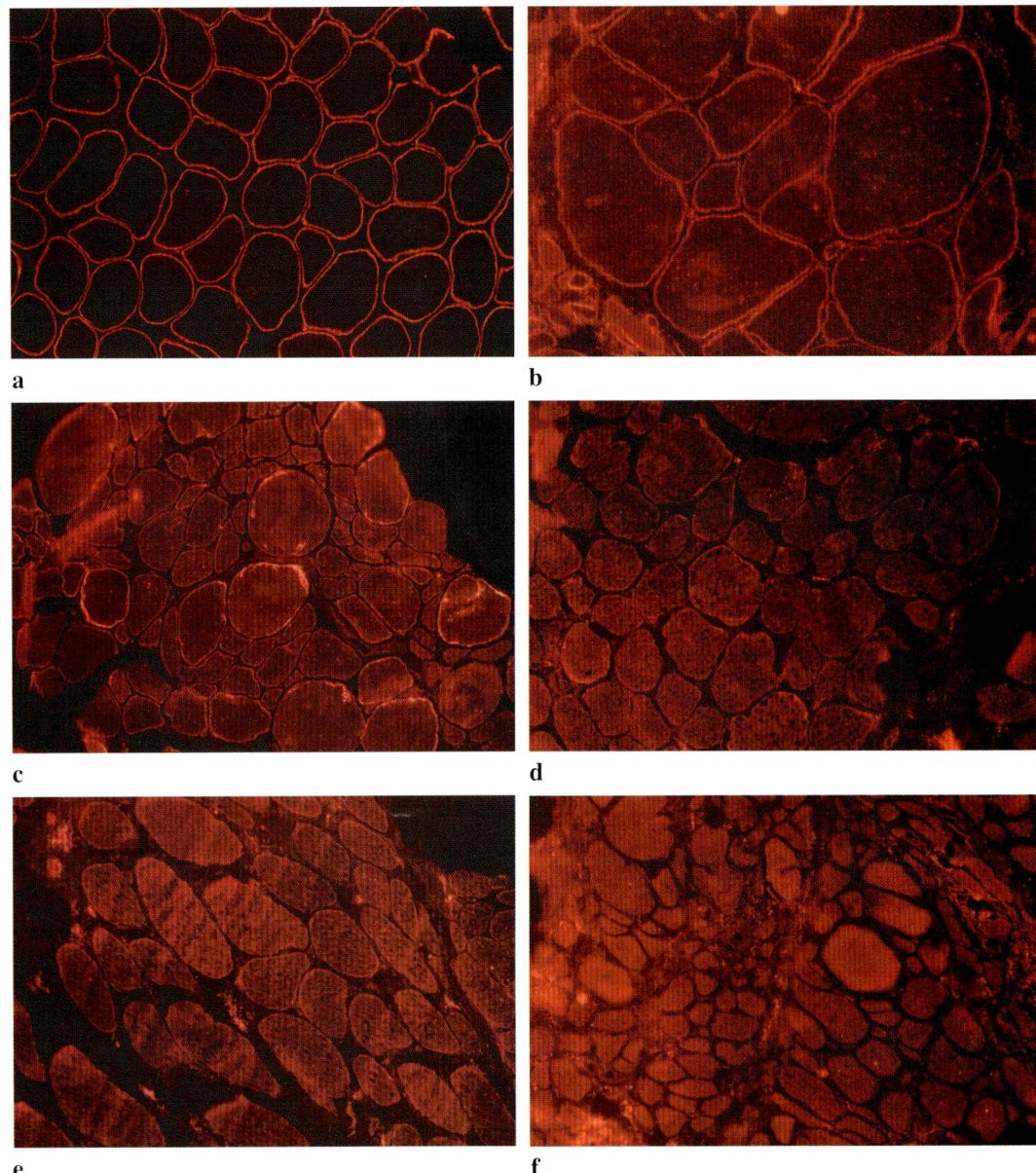

图 11.8 α-肌聚糖蛋白的免疫标记，与对照（a）相比，显示肌聚糖蛋白基因缺陷的患者不同程度的改变。（b）大多数肌纤维标记减少；（c）一些肌纤维保留了中度的标记，而其他一些几乎没有标记；（d）和（e）只显示了非常轻微的痕量标记，这说明原发的缺损可能并不在α-肌聚糖蛋白基因；（f）显示所有的肌纤维都完全缺失α-肌聚糖蛋白，在此例患者中已证实了α-肌聚糖蛋白基因突变（LGMD2D）。其他病例突变是在不同的肌聚糖蛋白基因，导致α-肌聚糖蛋白出现继发减少现象。

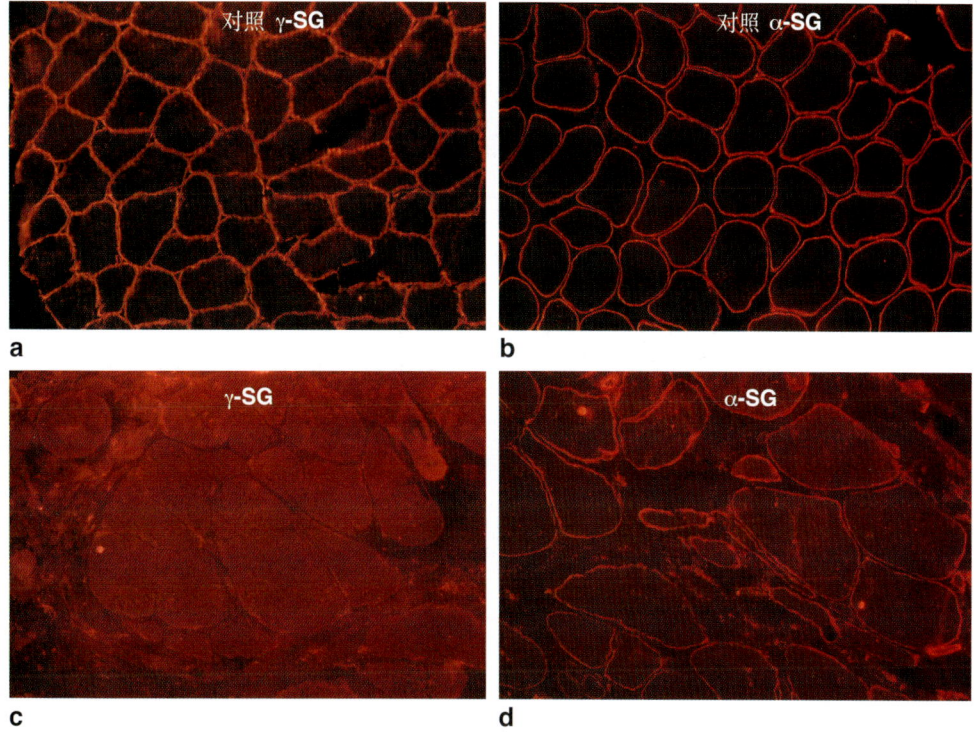

图 11.9 （a）和（b）在正常对照肌肉中γ和α-肌聚糖蛋白（γ-SG，α-SG）免疫标记正常；（c）已证实有突变（LGMD2C）患者的γ-肌聚糖蛋白缺失；（d）同一个患者继发性α-肌聚糖蛋白减少。该患者的β和δ-肌聚糖蛋白标记也有继发的减少。

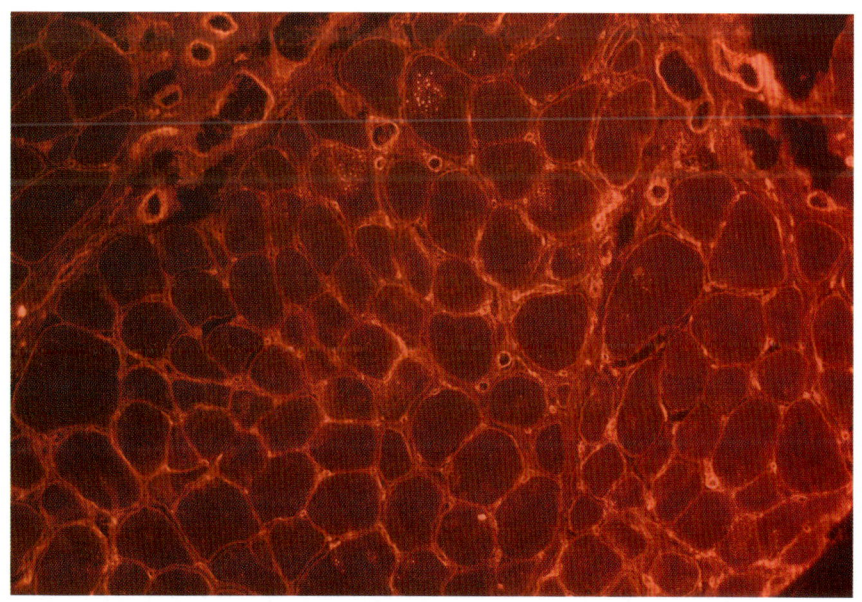

图 11.10 LGMD2C 患者超级调理素免疫标记显示大多数肌纤维的肌膜标记。

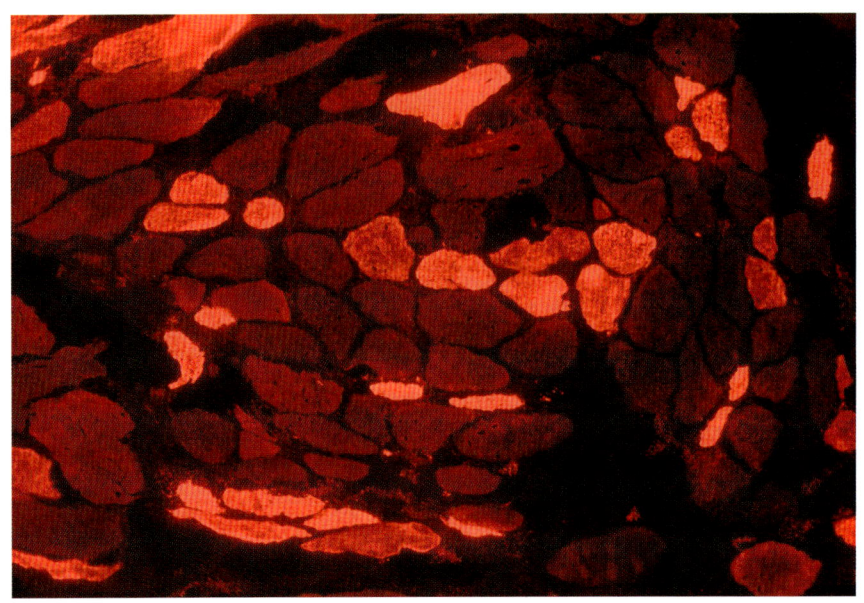

图 11.11 与图 11.10 为同一名 LGMD2C 患者，几个肌纤维的新生儿型肌球蛋白免疫标记阳性。

减少很轻微，只在青春期和成年人出现，而不会在幼儿出现。有时层粘连蛋白 β₁ 的减少只出现在邻近肌束衣的肌束周边肌纤维膜上，到目前还不清楚是否具有病理意义（图6.21），但不是病理标本的常见表现。肌纤维层粘连蛋白γ₁的标记强度正常。层粘连蛋白β₁的减少对 LGMD2I 没有特异性，也出现在其他情况下，尤其是 Bethlem 肌病和常染色体显性遗传性Emery-Dreifuss肌营养不良。超级调理素的过度表达曾经被认为是BMD的一个有用的继发标记物，但是现在看来似乎没有原来想像的那样具有特异性。我们注意到在 LGMD2I 患者成熟肌纤维的肌膜上也可以看到超级调理素（图 11.14；Sewry 等 2005a），因此区分 BMD 和 LGMD2I 有一定困难。但是许多 BMD 患者存在杆状结构域的热点突变，缺乏肌膜的神经元一氧化氮合酶标记，不同于LGMD2I，后者存在神经元一氧化氮合酶。

LGMD2I的一个重要的继发性改变是 α-肌营养不良糖蛋白的糖基化抗原决定簇的标记减少。现在认为，α-肌营养不良糖蛋白的糖基化低下是许多神经肌肉病的病理机制。在几个先天性肌营养不良发现了相关致病基因（Muntoni 等2002，Michele和Campbell 2003；见第12章），由此引出"肌营养不良糖蛋白病"的概念。但应该记住肌营养不良糖蛋白在许多情况下是继发性改变，而"肌营养不良素病"、"肌聚糖蛋白病"和"肌动蛋白病"这些词是指原发基因缺陷。目前仍需进一步明确是否α-肌营养不良糖蛋白的糖基化低下在所有的表型中都具有同样的重要性。肌营养不良糖蛋白是肌营养不良素相关复合体的一个亚复合体，α-肌营养不良糖蛋白是层粘连蛋白 α₂ 的配体。肌营养不良糖蛋白的基因转录并在翻译后裂解产生两个亚单位，即跨膜的 β-肌营养不良糖蛋白和 α-肌营养不良糖蛋白，两个亚单位相互结合（图11.7）。α-肌营养不良糖蛋白具有 N-连接和广泛的 O-连接糖基化，但是在不同的组织中程度有差异。预测的分子量是75kDa，但因为糖基化不同使其在免疫印迹上呈现一个很宽的条带，在肌肉中的分子量为156kDa，而在大脑中为 120kDa。

现有两个商品化的α-肌营养不良糖蛋白单克隆抗体（Upstate Biotechnology，Ⅱ H6 和 Ⅵ A4），都识别糖基化的抗原表位。在评价 α-肌营养不良糖蛋白时，对照标本的平行标记十分重要，不同批次的抗体差异可以产生不同的结果，所以必须对每一批抗体选择最适条件。对 LGMD2I 中的大多数肌纤维 β-肌营养不良糖蛋白的标记正常，也可以作为重要的对照。任何原因导致的肌膜受损将使一些肌膜蛋白的免疫标记减少或消失。肌营养不良素与β-肌营养不良糖蛋白结合，后者的继发改变仅出现在肌营养不良素有减少时。不管是免疫印迹还是免疫组织化学切片染

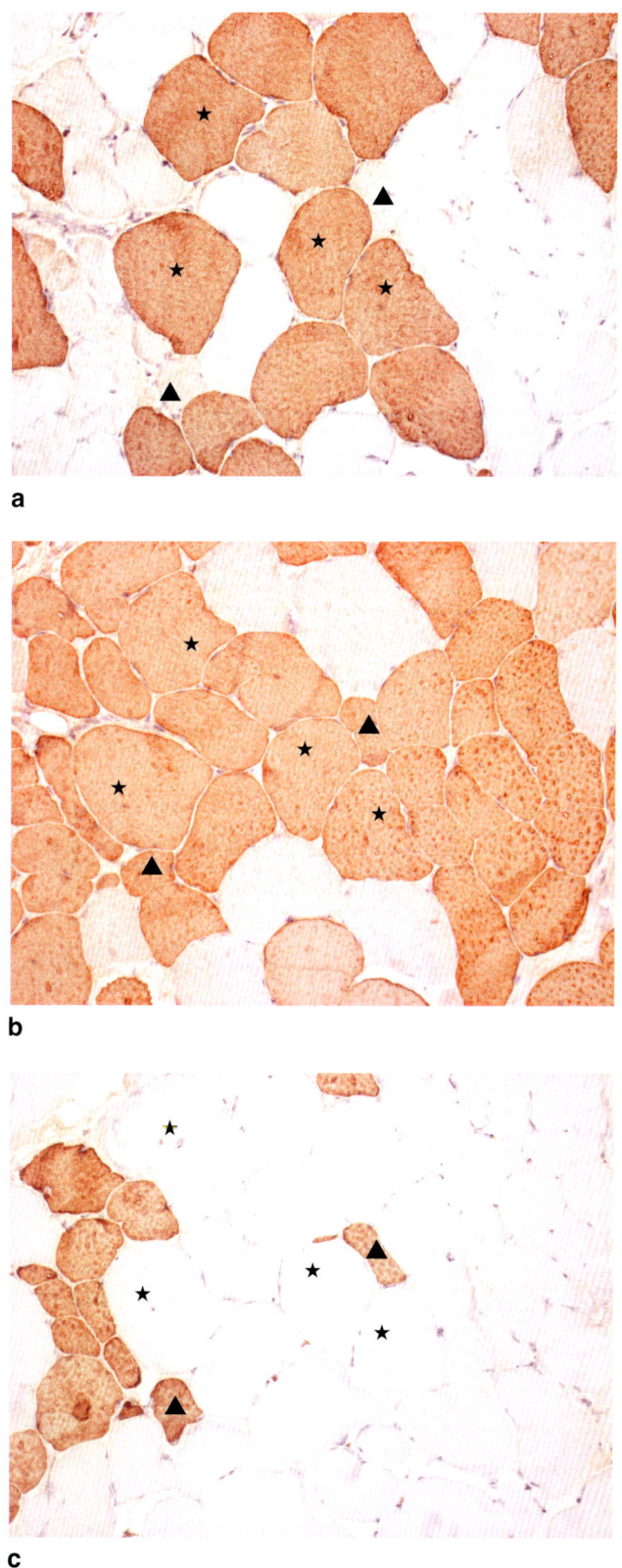

图 11.12 一例 LGMD2I 患者的免疫标记。(a) 慢肌球蛋白；(b) 快肌球蛋白；(c) 新生儿型肌球蛋白（肌纤维直径 30~140μm）。注意同时表达慢和快肌球蛋白的肌纤维（★）和共表达快和新生儿型肌球蛋白的肌纤维（▲）。在该区域没有发现肌纤维同时表达三种异构体，但可出现于嗜碱性再生肌纤维（见图 6.24）。

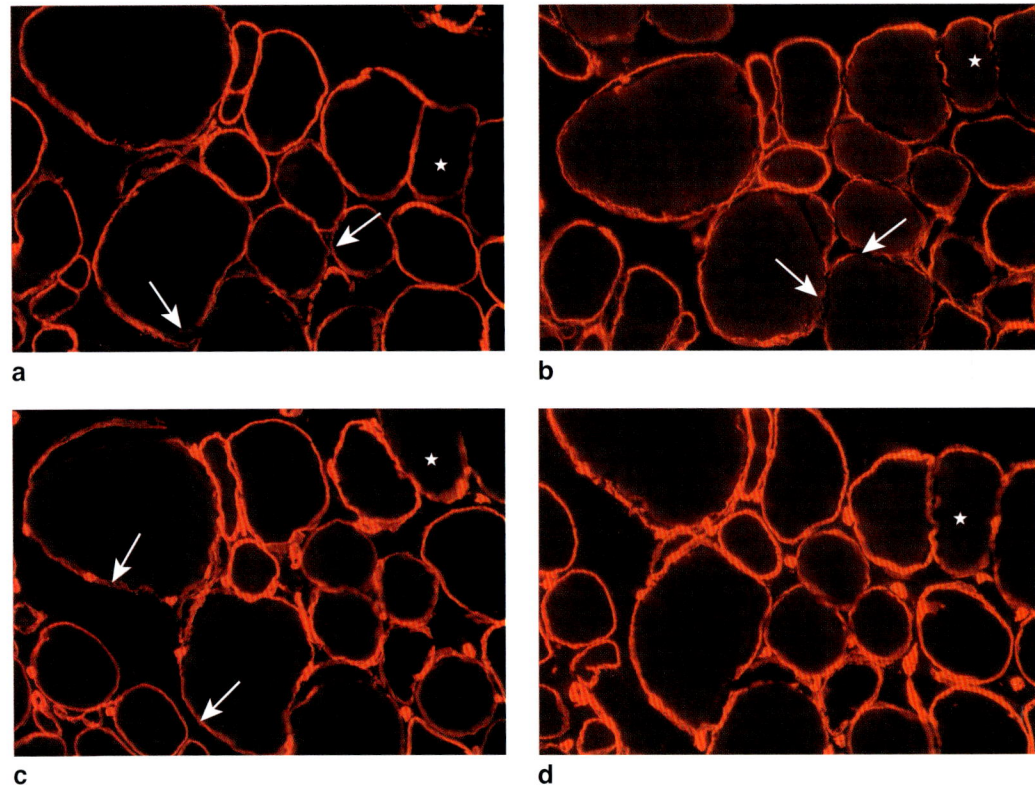

图 11.13 10 岁 LGMD2I 患者的连续切片。(a) 80KDa 的层粘连蛋白 α_2（Chemicon 抗体 MAB 1922）；(b) 300kDa 的层粘连蛋白 α_2（Alexis 抗体 4H8）；(c) 层粘连蛋白 β_1；(d) 层粘连蛋白 γ_1 免疫标记。注意层粘连蛋白 α_2 轻微减少，在 4H8 标记时更明显，一些肌纤维层粘连蛋白 β_1 减少（箭头）。层粘连蛋白 β_1 减少在儿童一般不常见。一些肌纤维显示三条链都减少（*），可能有基底膜的损伤或者可能是病理性改变，需要仔细地与其他标记肌膜的抗体进行对比。肌纤维直径 20～160 μm。

色，大多数 LGMD2I 患者的 α-肌营养不良糖蛋白都有明显减少。对一些患者，这种减少毋庸置疑；而对另外一些患者，减少则不明显（图11.15）。而且临床的严重程度似乎与糖基化低下的程度相关，糖基化低下的程度在 LGMD2I 患者中不及先天性肌营养不良1C 型明显，后者为一种严重的先天肌营养不良（Brown 等 2004；见第 12 章）。目前没有针对 α-肌营养不良糖蛋白核心蛋白的商业化抗体，但研究已表明该核心蛋白在 LGMD2I 中保留（Brown 等 2004）。DMD 由于肌营养不良素缺失使整个肌营养不良糖蛋白复合体减少，因此用 IIH6 和 VIA4 抗体标记 α-肌营养不良糖蛋白、核心蛋白和 β-肌营养不良糖蛋白在 DMD 中都减少。

胫骨前肌受累是 LGMD2J 的显著特点，由编码肌联蛋白基因突变所致（Hackman 等 2002，Udd 等 2005）。它与其他一些远端肌病归为一类，包括 Welander 肌病和 Nonaka 型肌病，后者是遗传性包涵体肌炎的等位基因病（Barohn 和 Griggs 2001）。肌联蛋白基因突变引起一种迟发性显性遗传性远端肌病、纯合突变导致早发性肢带型肌病，并导致心肌病（Gerull 等 2002，Itoh-Sato 等 2002）。隐性遗传性 LGMD2J 非常罕见，只在芬兰人中有报道。空泡出现在显性遗传型患者，但不是普遍现象，肌肉活检没有发现 tau 蛋白或 β-淀粉样蛋白的堆积，这些蛋白通常与其他情况下出现的镶边空泡有关。用多种商品化抗体可以检测到肌联蛋白，但是针对这个巨大基因最后一个突变外显子的抗体还没有（Udd 等 2005）。肌联蛋白有钙蛋白酶-3和肌动蛋白链接素的结合位点，并且在 LGMD2J 及肌联蛋白基因突变所致的显性遗传性疾病中均有钙蛋白酶-3 的继发性减少。

LGMD2K 是另一种罕见类型，表现特点为近端

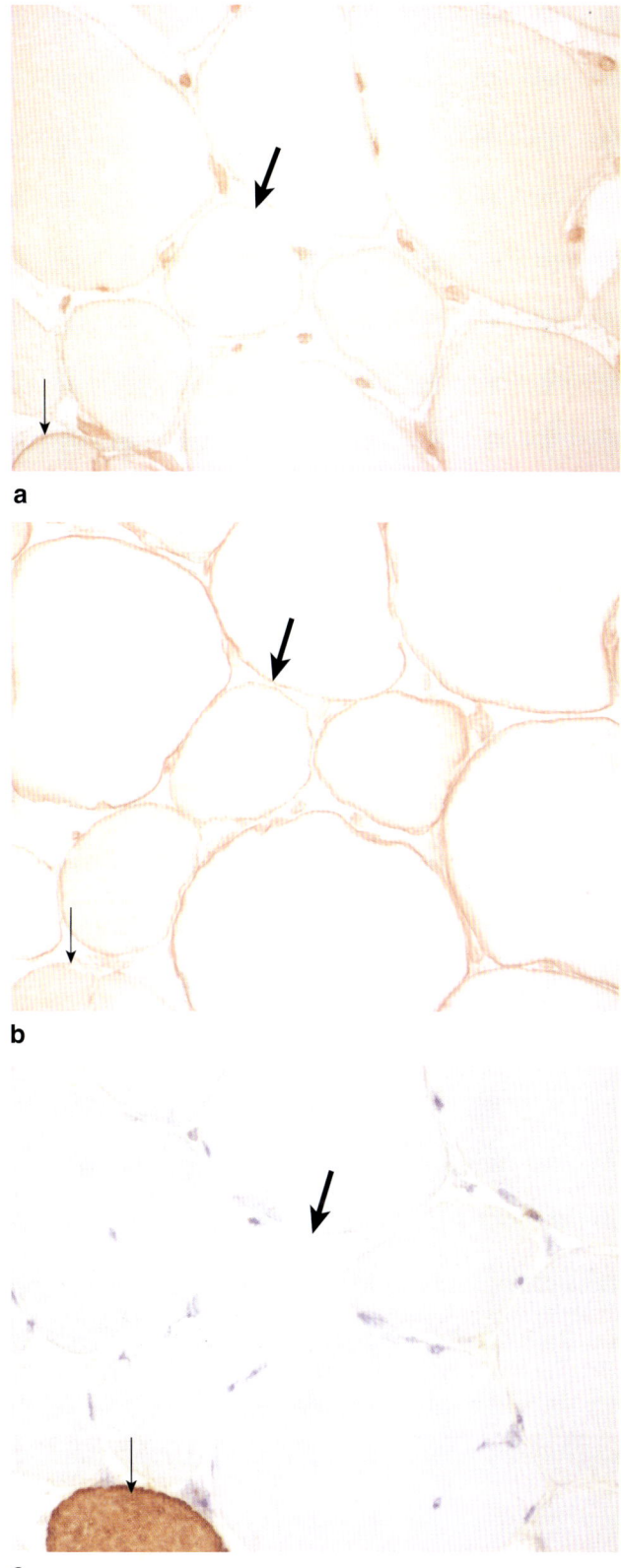

图11.14 LGMD2I患者免疫标记。(a) 超级调理素；(b) 神经元一氧化氮合酶；(c) 新生儿型肌球蛋白。注意所有新生儿型肌球蛋白阴性的成熟肌纤维有低水平超级调理素表达，神经元一氧化氮合酶（大箭头）也正常标记。小箭头标示未成熟肌纤维的一部分有新生型肌球蛋白表达，没有神经元一氧化氮合酶表达和稍微增多的超级调理素表达。肌纤维直径55～90 μm。

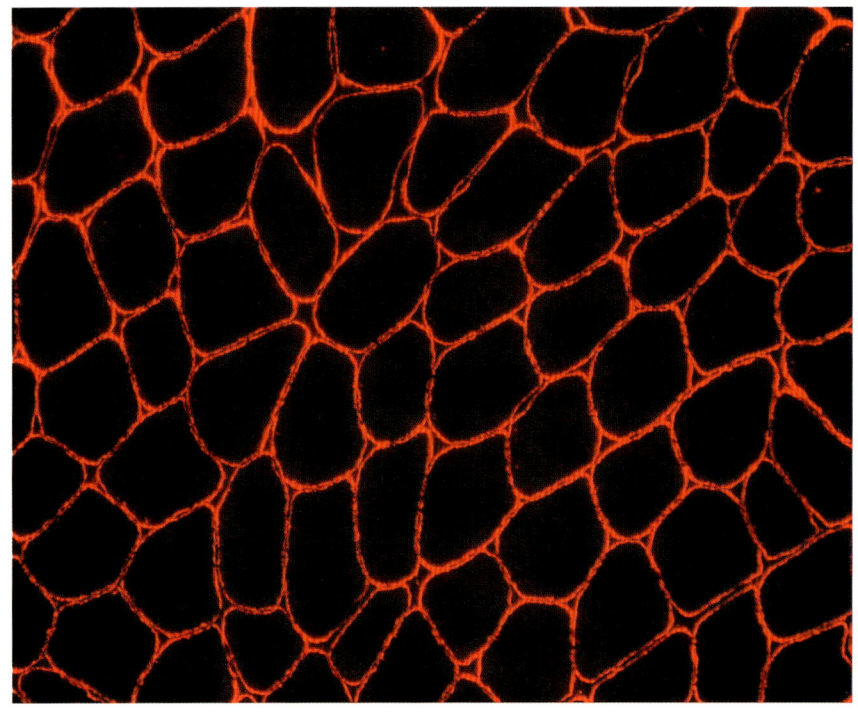

a

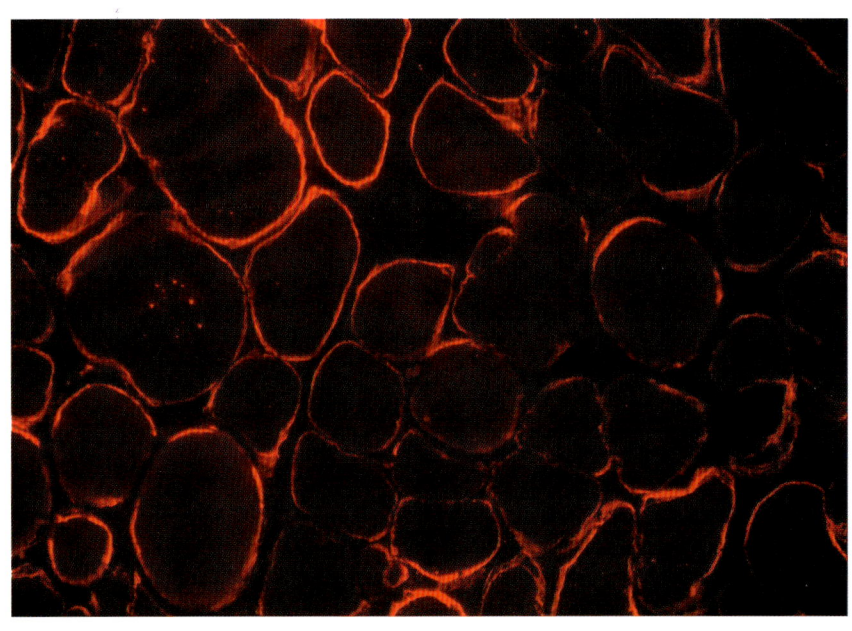

b

图 11.15 用抗体 II H6（Upstate 生物技术）免疫标记 α - 肌营养不良糖蛋白。(a) 正常标记；(b) 福山素相关蛋白基因突变的 LGMD2I 患者出现肌纤维标记减少（与图 11.13 为同一患者）。

肌无力、小头畸形、智力低下、假肥大表型以及血清 CK 的显著升高。致病基因是蛋白 -O- 甘露糖转移酶 1（Balci 等 2005），它也是 Walker-Warburg 综合征的责任基因。

（熊　辉译　张　巍校）

第12章

肌营养不良及相关疾病Ⅲ：先天性肌营养不良

历史背景

先天性肌营养不良（congenital muscular dystrophy，CMD）现已广泛用于描述一组自出生时或生后数个月之内便有肌无力和肌张力低下的婴儿。常在疾病早期出现严重的关节挛缩，且大多数病例有运动发育里程迟缓。详细的临床研究结合病理和分子研究使该领域发生了革命性的变化，鉴定诊断了几个疾病，并发现了肌肉与蛋白修饰糖基化有关的新发病机制。由欧洲神经肌肉中心发起的国际协会和研讨会对该领域的发展作出了巨大贡献（Dubowitz 1994，Dubowitz 和 Fardeau 1995，Dubowitz 1996、1997、1999，Muntoni和Guicheney 2002，Muntoni等2003b）。目前所发现的类型均为常染色体隐性遗传（仅在Ullrich型先天性肌营养不良中有极少数的显性遗传患者，见下）。它们的临床表现、严重程度及进展情况在不同疾病有所差异，特别是在中枢神经系统受累程度方面（表12.1-12.3）。

除了病名和有时显著的病理表现，一些病例可以相对静止或仅有轻微进展，确实有一些患者随着年龄增长有所改善，通过各个运动发育里程，甚至达到有行走能力。肌肉活检比临床表现严重，人们常会惊讶一位肢体肌肉有如此广泛病理改变的患者还可以行走。因此任何时候都不能用活检结果来评价病情严重程度或估测预后。

从某种意义上说，"营养不良"一词并不恰当，因为明确的坏死并不是该类疾病的特点，而纤维化和脂肪组织增生却很明显，提示有肌纤维丢失。然而很难找到一个替换的名字，因为像"先天性肌病"这样的非特异名称已用在了具有特定结构改变特点的肌病中（见第15章）。先天性肌营养不良实际是肌组织量很低，因此有某种程度上的"营养不良"表现，不管何种原因引起肌纤维数目减少，尽管这一过程可能并不存在肌纤维坏死。

随着病例的不断被发现、临床谱的扩大和疾病数目的增多，先天性肌营养不良的发病率很难估测，同时不同类型的发病率有着显著的地域差异。例如Fukuyama描述的一种先天性肌营养不良（Fukuyama等1960）是日本继Duchenne型肌营养不良之后因建立者影响，因而出现的一种最常见的肌营养不良类型，但是在世界其他地方却非常罕见。相反，福山素相关蛋白的基因突变所引起的先天性肌营养不良1C型（MDC1C）和肢带型肌营养不良2I型（LGMD2I）（见第15章）则在北欧人群中常见，而在亚洲罕见。意大利东北部的一项流行病学调查显示先天性肌营养不良的发病率为 4.65×10^{-5}，其患病率为 8×10^{-6}（Mostacciuolo等1996），提示先天性肌营养不良为最常见的神经肌肉病之一。由于近期的进展，这些数据无疑低估了实际情况。临床表型为先天性肌营养不良的亚型分类提供了依据，1994年针对先天性肌营养不良召开的第一次欧洲神经肌肉中心研讨会重点界定并命名了不同的综合征，以备遗传学研究（Dubowitz 1994）。CMD明确区分为没有智力低下及脑结构改变的"经典"病例和有明显中枢神经受累的非经典病例两种。这是具有临床异质性的一组疾病，有些患者肌张力普遍低下，有些则表现为明显的挛缩。一定比例的患者还在计算机断层技术（CT）或磁共振成像（MRI）上显示脑白质病变。在中枢神经系统受累组区分为三种综合征：福山型先天性肌营养不良（FCMD）、肌-

眼-脑病（MEB；Santavuori 等 1989）和沃瓦综合征（WWS；Dobyns 等 1989），其差别是智力低下、眼受累和如鹅卵石样无脑回畸形的脑结构改变。同年取得的另一大进步是在近半数"经典"先天性肌营养不良中发现层粘连蛋白 α_2（也叫分层蛋白）的异常表达（Tomé 等 1994），与出现不能独立行走、肌肉挛缩和脑影像学有白质改变的严重患者密切相关。后来发现因为染色体 6q 上编码层粘连蛋白 α_2 的基因原发缺陷导致（Hillaire 等 1994，Helbling-Leclerc 等 1995；见下）。已经在福山型先天性肌营养不良中观察到层粘连蛋白特别是层粘连蛋白 α_2 的继发性减少，现已知同样可出现在先天性肌营养不良的其他类型中（见 Muntoni 和 Voit 2004；见下）。早期发表的连锁分析资料证实了将先天性肌营养不良的不同亚型按大脑是

表 12.1 肌膜蛋白缺陷相关性先天性肌营养不良的主要临床特征

所有先天性肌营养不良的共同特点

在宫内、出生时或出生后几个月发病

肌张力低下

肌无力

"分层蛋白缺乏"型先天性肌营养不良（MDC1A）

可以独坐，不能独立行走

躯干和近端肢体无力重于远端

"无力"常非进行性

所有患者 6 个月内脑 MRI 显示白质改变

智力正常，但在一些结构性脑改变的患者可以下降

常见癫痫

常喂养困难

常发展为脊柱强直和侧弯

呼吸系统并发症及呼吸衰竭常见

肌酸激酶（CK）显著升高

Ullrich 型先天性肌营养不良

远端关节过度松弛

近端关节挛缩

髋关节脱位

走路延迟，部分但不是全部可以达到

其他特点

    圆脸、大耳

    过度角化症；异常瘢痕形成

    呼吸系统并发症

    跟骨突出

    脊柱侧弯

CK 正常或轻度升高

整合素 α_7 缺陷（非常罕见）

运动发育延迟

轻度肌无力

CK 正常

表12.2 影响α-肌营养不良相关糖蛋白糖基化并具有继发性层粘连蛋白α₂减少的蛋白缺陷相关性先天性肌营养不良的主要临床特征

福山型先天性肌营养不良
日本多见
出生时严重的全身性肌无力
支持下可站立,很少能行走
进行性挛缩和脊柱侧弯
腓骨肌、股四头肌和舌肌肥大
严重大脑受累伴Ⅱ型无脑回畸形
小脑囊肿
严重智力低下
大多3岁前伴癫痫
近50%患者眼部受累
10岁后出现扩张型心肌病
10岁后出现呼吸衰竭
CK显著升高

肌-眼-脑病(MEB)
新生儿发病
严重度不一(轻到重)
较轻患者可坐和行走,但重症者不能
肌肥大
关节挛缩
严重脑受累伴Ⅱ型无脑回畸形
小脑囊肿,脑干平坦
严重智力低下
严重近视和眼部病变
约30%癫痫

沃瓦综合征(WWS)
先天性肌营养不良最严重类型,早亡
出生时即有非常严重的肌无力
出生时或很快即有挛缩
严重结构性脑改变伴Ⅱ型无脑回畸形
小脑囊肿,脑干发育不良,脑积水
严重眼部异常伴小眼畸形、白内障、青光眼、视神经发育不良
CK显著升高

MDC1C("FKRP"先天性肌营养不良)
出生时严重肌无力
出生时无挛缩
端坐延迟,但能独坐
可短时间内扶走
进行性呼吸肌无力

腿部肌肉及舌肌肥大
轻型患者脑及智力正常
严重患者有脑结构改变和智力低下
严重患者有眼部受累，表现似 MEB 或 WWS
扩张型心肌病
CK 显著升高
MDC 1D（LARGE 基因，罕见，报道 1 例）
出生时严重肌无力
白质改变
脑结构轻微改变
到 17 岁时可见严重智力低下
CK 中度升高

先天性肌营养不良 1B 不列于此表，因其基因还没明确（见文）。在发现的少数病例中，肌肉活检显示出与上述疾病类似，出现 α- 肌营养不良相关糖蛋白糖基化异常及继发性层粘连蛋白 $α_2$ 减少。

表 12.3　内质网硒蛋白 N1（RSMD1）缺陷相关先天性肌营养不良伴脊柱强直主要临床特征

1 岁内躯干肌张力低下
正常运动发育里程
常能行走，并可维持到成年
大多有脊柱强直
进行性脊柱侧弯
讲话鼻音
明显的呼吸功能不全，导致呼吸衰竭
CK 正常或轻度升高
临床、病理及分子上与多轴空 – 微小轴空病和 Mallory 小体肌病有重叠
临床和病理上与 Ullrich 型先天性肌营养不良有重叠

否受累做临床分类的正确性。福山型先天性肌营养不良连锁至染色体 9q（Toda 等 1994），而肌 - 眼 - 脑病和沃瓦综合征与 6q 或 9q 的基因都不连锁，后来发现其分别与染色体 1p 上的区域以及福山型先天性肌营养不良以外的 9q 上的独立区段连锁（表 12.4；见 Voit 和 Tomé 2004；Muntoni 和 Voit 2004）。

分子分析很快发现了不同先天性肌营养不良亚型的真正责任基因，到目前已发现有 12 种不同基因缺陷可引起先天性肌营养不良（表12.4）。根据基因编码蛋白的类型进行分组（Muntoni 和 Voit 2004），层粘连蛋白 $α_2$、VI 型胶原蛋白和整合素 $α_7$ 在肌膜发挥重要作用，O-甘露糖转移酶 1 型和 2 型（POMT1、POMT2）；O-甘露糖基 -β-1-2-N- 乙酰葡糖氨基转移酶（POMGnT1）、福山素、福山素相关蛋白（FKRP）和 LARGE 基因的产物在 α- 肌营养不良相关糖蛋白的糖基化中起作用；硒蛋白 N1（SEPN1）是内质网上的一种作用不明的酶。此外，还会有更多的遗传异质性问题，因为一些病例并不带有目前已发现的任何一种基因缺陷。正如表 12.1～12.3 所示，不同的先天性肌营养不良亚型的临床表现有很大重叠性，而同一种表型可以由 1 种以上的基因缺陷导致（Muntoni 2005）。例如福山素相关蛋白基因缺陷的严重病例可以出现与肌 - 眼 - 脑病和沃瓦综合征相似的临床表现。另外，对引起蛋白表达轻度改变的基因原发性缺陷来说，不可能与继发性改变总能够分清楚，这给病理学科大夫增加了难题，由此强调将病理和临床资料相结合的重要性，以期指导分子分析并最终给出准确诊断。

表 12.4 遗传学明确的先天性肌营养不良类型

常见病名	缩写	基因符号	基因位点	蛋白	蛋白型
"分层蛋白缺乏" CMD	MDC1A	LAMA2	6q	层粘连蛋白α$_2$	胞外基质
Ullrich 综合征	UCMD1	COL6A1	21q22	胶原VI	胞外基质
	UCMD2	COL6A2	21q22	胶原VI	胞外基质
	UCMD3	COL6A3	2q37	胶原VI	胞外基质
整合素α$_7$缺陷		ITGA7	12q13	整合素α$_7$	跨膜（浆膜）
福山型 CMD	FCMD	FCMD	9q31-q33	福山素	可能为糖基转移酶底物
肌-眼-脑病	MEB	POMGnT1	1p3	O-甘露糖基-β-1, 2-N-乙酰葡糖氨基转移酶	糖基转移酶
沃瓦综合征	WWS	POMT1 POMT2	9q34 14q24.3	蛋白-O-甘露糖基转移酶	糖基转移酶
--	MDC1B	?	1q42	?	?
--	MDC1C	FKRP	19q	福山素相关蛋白	可能为磷糖转移酶
--	MDC1D	LARGE	22q12	LARGE	可能为糖基转移酶
脊柱强直综合征	RSMD1	SEPN1	1q36	硒蛋白 N1	内质网浆内糖蛋白

CMD 这一术语（MDC1A-1D）是由人类数据库孟德尔遗传在线（Online Mendelian Inheritance in Man database，OMIM）指定。由于缩写 CMD 已用于心肌病，故只能用 MDC，至今还没有神经肌肉病被命名为 MDC2。最初有关有严重脑受累 MDC 亚型的临床名词还在沿用，临床上也恰如其分（Fuduyama；MEB；WWS）。

我们在这里总结了不同类型 MDC 肌肉活检的主要病理学特点，然而这是个不断扩大的领域，无疑还有更多特点等待我们去发现。更多临床细节和引用的一些原始论文，读者可以参考近期发表的综述（Muntoni 和 Voit 2004，Voit 和 Tomé 2004，Muntoni 等 2004，Jimenez-Mallebrera 等 2005）。

先天性肌营养不良的一般病理特点

鉴于各种类型的先天性肌营养不良具有共同的病理学特点，我们将这些共同点总结如下，用免疫组织化学的方法将每种类型的特点包括在内。我们不可能仅靠组织学或是组织化学的特点来鉴别先天性肌营养不良中的某一种类型。先天性肌营养不良最具代表性的典型病理学特点如图 12.1 所示。

不同类型的先天性肌营养不良表现出肌纤维大小上的差异，肌纤维的形状往往都是圆形。肌纤维的萎缩很常见，肌纤维的肥大也见于一些病例中，可伴有分裂。有时还能见到核内移，但不多。纤维化和脂肪增多的程度在不同类型中也有差异，却都很广泛。出现在单个萎缩肌纤维周围的肌内衣结缔组织，可以帮助我们将这些肌纤维区别于脊髓性肌萎缩的成簇肌纤维萎缩。我们在一些"分层蛋白缺陷"先天性肌营养不良 1A 型患者的活检中发现与 1 例脊髓性肌萎缩患者惊人相似的病理表现，不同的是前者成簇的萎缩肌纤维被肌内衣结缔组织所包裹（图 12.2）。

可见到坏死肌纤维与嗜碱性的再生肌纤维，尤其是在疾病早期，但并非全部病例都出现。炎症反应很少见，但有一例报道足以提示为炎性肌病（Pegoraro 等 1996）。组织化学方法显示肌纤维分型不良或 1 型肌纤维占优势。氧化酶染色可以显示肌原纤维的破坏与线粒体分布异常，包括酶聚集或微小轴空（图 12.1g,h）。这两种改变尤其出现在 Ullrich 型先天性肌营养不良和肌营养不良伴脊柱强直（RSMD1）患者中，分别由编码Ⅳ型胶原蛋白和硒蛋白 N1 的基因突变导致。

除局灶性肌原纤维破坏（微小轴空）外，电镜下可见基底膜的异常（Minetti 等 1996，Ishii 等 1997，Yamamoto 等 1997，Saito 等 1999）。Fardeau 等人于 1978 年发现先天性肌营养不良患者的卫星细胞减少。

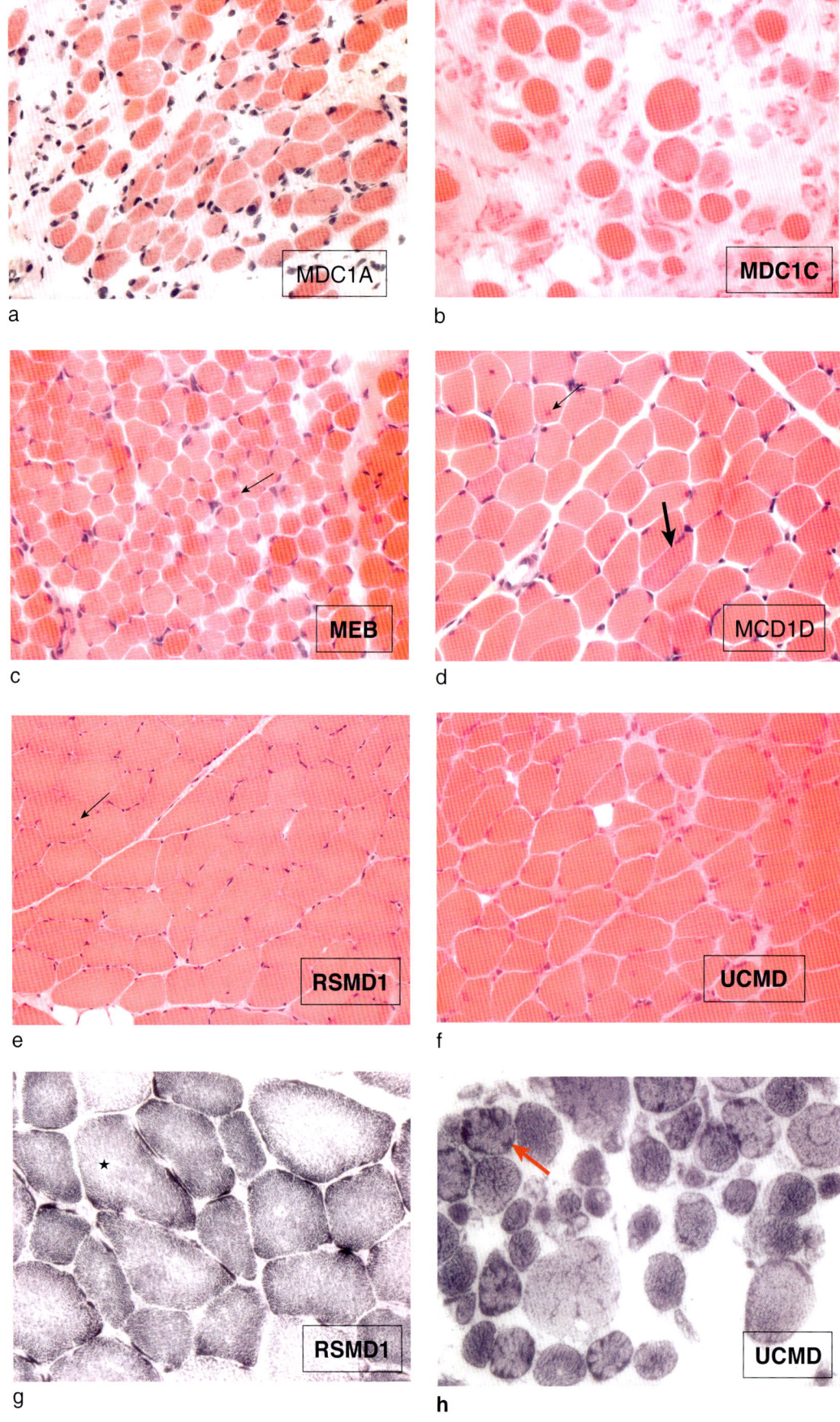

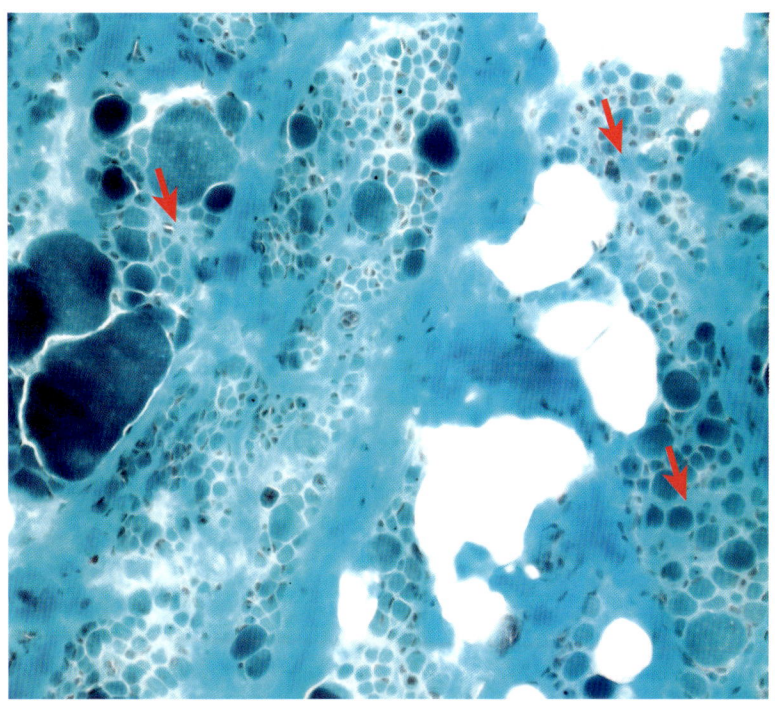

图12.2 一例分层蛋白缺陷性先天性肌营养不良（MDC1A）显示大片萎缩和肥大肌纤维。虽然表现与脊髓性肌萎缩有些相似，但萎缩肌纤维之间明显的结缔组织（箭头）、高度收缩和深染的肥大纤维确定其为先天性肌营养不良（Gomori 三色染色）。

先天性肌营养不良相关肌膜蛋白

层粘连蛋白 α_2 原发性缺陷（"分层蛋白缺陷"；MDC1A）是由6号染色体长臂上的层粘连蛋白 α_2 基因突变导致。此型被认为占所有先天性肌营养不良病例的30%~40%，是最常见的类型之一。但这一数据是在其他致病基因被认定之前，基于不同国际研究组最初的筛选而得到。从我们自己的患者群体获得的经验看，近年诊断了很少的层粘连蛋白 α_2 基因缺陷新病例，而越来越多的是其他基因缺陷病例，尤其是编码Ⅵ型胶原蛋白基因缺陷导致的 Ullrich 型先天性肌营养不良（见下文）。

先天性肌营养不良 1A 型患者均在出生时或生后不久发病，肌张力低和肌力弱常伴随生长受限、呼吸困难和喂养困难，患者可表现出挛缩，但严重的关节弯曲很少见。层粘连蛋白 α_2 完全缺失的患者很少能独立行走，但常常能够无支持地独坐，那些仅有蛋白部分减少的患者往往表现为比较轻的表型（Sewry 等 1997b）。所以与很多疾病一样，有一些残留的蛋白表达就可以产生比完全蛋白缺失者更轻的表型。血清 CK 水平常常升高，在6个月之前均可在 T2 加权的 MRI 上发现白质并常改变。迄今为止，有层粘

图12.1 （a）~（h）具有代表性的视野显示不同类型先天性肌营养不良的共同特点。（a）分层蛋白缺陷CMD（MDC1A）；（b）先天性肌营养不良1C（MDC1C，福山素相关蛋白）；（c）肌-眼-脑病（MEB）；（d）先天性肌营养不良1D（MDC1D，LARGE）；（e）和（g）一例肌营养不良伴脊柱强直（RSMD1）；（f）和（h）两例Ullrich先天性肌营养不良（UCMD）；（a）-（f）HE染色；（g）和（h）NADH-TR染色。肌纤维大小不等出现在所有类型中，不同数量的肌内衣结缔组织，个别核内移（小箭头）。（d）个别嗜碱性颗粒样肌纤维（大箭头）；（g）几个肌纤维的不均匀染色（*）；（h）染色凝集成块，类似分叶状纤维（红色箭头）。

连蛋白α₂完全缺失和 *LAMA2* 基因突变的患者都表现为脑白质的信号增强。虽然脑白质病变类似髓鞘形成障碍所致的脑白质营养不良，但却未见髓鞘的丢失，因此这些异常影像学改变更像是髓鞘化异常，而不是髓鞘的丢失。一些病例还表现出脑结构改变，但不同于其他先天性肌营养不良的脑损害表现（Philpot 等 1999；表 12.1）。

层粘连蛋白是基底膜的组成部分，它的12种变异体已被证实是由 α、β 和 γ 链所组成的异质三联体。层粘连蛋白变异体的多样性导致对每个异质三联体采取命名编号系统，取代先前的分层蛋白（M）、层粘连蛋白A、B1和B2。肌肉中最丰富的三联体是层粘连蛋白-2（分层蛋白，由α₂-β₁-γ₁链组成）和层粘连蛋白-4（S-分层蛋白，α₂-β₂-γ₁链），因此层粘连蛋白α₂的突变会影响到以上两种变异体。出现在心肌细胞肌膜中的层粘连蛋白α₂可以解释一些患者的心脏问题。层粘连蛋白α₂还出现在Schwann细胞中，与层粘连蛋白α₂和γ₁（层粘连蛋白-4）相联系。因此，层粘连蛋白α₂基因突变累及运动神经纤维的髓鞘化，从而降低运动神经传导速度（Shorer 等 1995），但感觉神经的功能不受影响。层粘连蛋白α₂还存在于脑血管，然而在肌肉血管却没有检测到（见第 6 章）。

免疫组织化学研究对于分析所有先天性肌营养不良各种蛋白的定位至关重要。对 *LAMA2* 基因突变的病变肌肉切片进行层粘连蛋白α₂的免疫标记，可以发现完全缺失，几个肌纤维仅存在轻微的痕迹或在几个肌纤维存在降低（图12.3），用针对蛋白N末端片段的抗体更明显（图12.4）。在变性做免疫印迹时层粘连蛋白α₂变为两部分，一部分 80kDa，一部分 300kDa。Chemicon 公司的商品化抗体能识别 80kDa 片段，是唯一能够适于免疫印迹的商品化抗体。Alexis 公司的抗体（4H8）通过免疫沉淀识别 N 末端的 300kDa 片段，并被 He 等人（2001）的研究证实，在显示层粘连蛋白α₂部分减低方面优于Chemicon抗体（Sewry 等 1997b）。与 Alexis 针对300kDa 片段的抗体相似，Novocastra的抗体（NCL-MER3）同样证明了对层粘连蛋白α₂部分减低的显示效果比

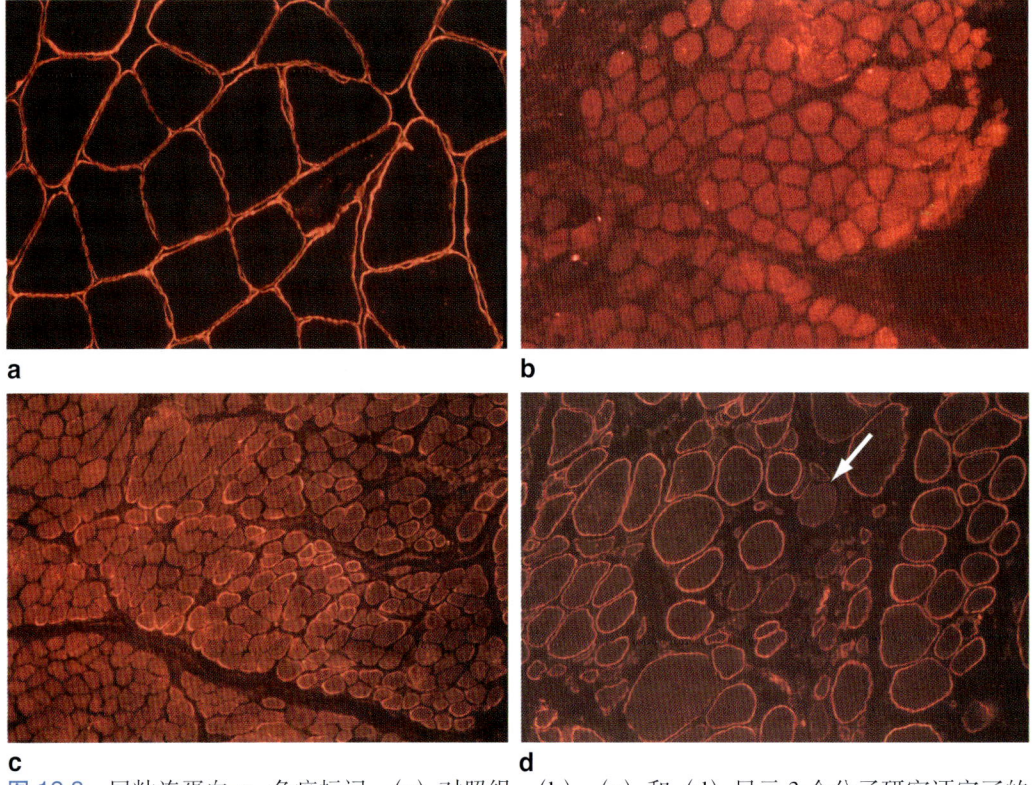

图12.3 层粘连蛋白α₂免疫标记。(a) 对照组，(b)、(c) 和 (d) 显示 3 个分子研究证实了的 MDC1A 病例中不同程度的蛋白表达。(b) 完全缺失；(c) 微量痕迹；(d) 部分表达（箭头）。

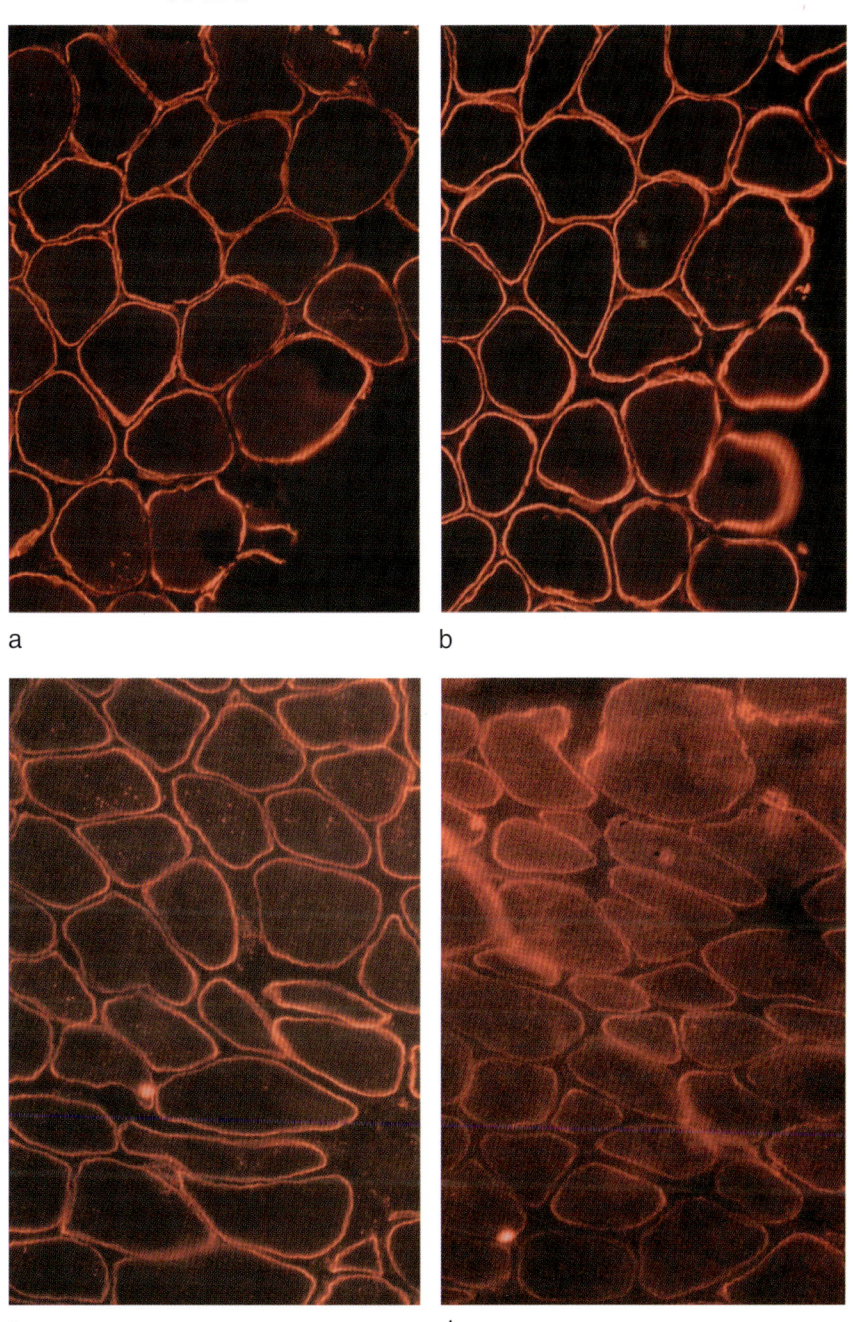

图 12.4　分别针对 80kDa 和 300kDa 的抗体做层粘连蛋白 α_2 免疫标记。(a) 和 (b) 对照；(c) 和 (d) 一例 MDC1A 有部分缺失的病例用针对 300kDa 片段的抗体作标记更显著。

Chemicon抗体好，但是这一抗体在免疫印迹检查时不能识别变性的层粘连蛋白α_2，并且它的抗原表位还没有被绘出。来自层粘连蛋白α_2基因突变患者的研究显示其抗原表位在C末端的LG3或LG4球状结构域（He等2001），此抗体不应该像许多文献所说的那样识别N末端，而是识别C末端。

如果标本内有神经，检查神经轴索上的层粘连蛋白α_2也很重要。在正常神经可见层粘连蛋白α_2围绕每一条轴索，而肌膜层粘连蛋白α_2缺乏的先天性肌营养不良1A患者的轴索周围同样缺乏这种蛋白。在少数病例中，肌膜蛋白中的层粘连蛋白α_2几乎正常，但周围神经缺乏该蛋白（Deodata等2002）。

在先天性肌营养不良1A型患者，层粘连蛋白α_2的缺乏是LAMA2基因突变所导致的原发缺陷。在一些其他类型的先天性肌营养不良中，继发性减少是其他基因突变的结果（见下）。在一些轻型病例，很难将继发减少同原发的部分缺陷区分开来，一条最重要的区别点是大脑MRI上脑白质改变。这在年龄大于6个月的LAMA2突变的病例中是一个恒定的特点。

继发的免疫组织化学特征和诊断相关，层粘连蛋白α_5在先天性肌营养不良1A患者的成熟肌纤维中过表达。然而，此蛋白在发育过程中被调节（见第6章），在未成熟的肌纤维中含量很高（Sewry等1995），因此要和抗新生儿型肌球蛋白抗体进行比较，以便在评价中排除不成熟和/或再生肌纤维。经常使用的商品化抗体（克隆4C7）最初被认为是识别层粘连蛋白α_1链（过去叫作层粘连蛋白A），然而Tiger等人（1997）指出该抗体识别的很可能是α_5链。

在先天性肌营养不良1A病例中，层粘连蛋白β_1和γ_1在标记后没有可探测到的差别，因此可以作为基底膜被良好保存的对照。β-膜收缩蛋白、肌营养不良素及其相关蛋白通常也正常，而层粘连蛋白β_2在肌膜出现减少，对于这一点的解释仍然需要考虑到未成熟的肌纤维（见第6章）。整合素复合体$\alpha_7\beta1D$和α-肌营养不良相关糖蛋白在先天性肌营养不良1A患者的肌膜也有所减少，这一现象被认为是层粘连蛋白α_2缺乏导致，因为两者均与层粘连蛋白α_2有相互影响。

肌球蛋白异构体标记显示大量肌纤维中含有新生儿型肌球蛋白，由于坏死和推测的再生肌纤维一般不显著，一些肌纤维中新生儿型肌球蛋白的出现可以不总代表着再生（见第6、10章）。我们经常在先天性肌营养不良患者很小时就做了肌肉活检，这些新生儿型肌球蛋白可能反映了缺乏成熟性。像在很多肌营养不良中一样，慢肌球蛋白的肌纤维常常占优势，有一些与快肌球蛋白共表达。

层粘连蛋白α_2还在皮肤的表皮与真皮交界处角化细胞的基底、感觉神经、毛囊周围都有表达（Sewry等1996），因此皮肤活检也可以用于诊断（图12.5）。对取不到肌肉、或是有明显的肌肉萎缩而无法获取足够数量肌肉标本的病例，皮肤活检非常有用，在某些病例中，层粘连蛋白α_2在皮肤中减少比在肌肉中还要明显。

检测绒毛标本中层粘连蛋白的α_2的表达可以对先天性肌营养不良1A胎儿进行产前诊断（Maom等1997，Vainzof等2005），受累胎儿出现层粘连蛋白α_2完全缺失（图12.6）。当不知道胎儿绒毛膜绒毛的层粘连蛋白α_2的表达为部分缺失时，在先证者的皮肤或肌肉中确定层粘连蛋白α_2是缺失还是近于缺失很重要。受累胎儿绒毛中层粘连蛋白β_2减少，提示与在肌肉中一样。层粘连蛋白4亚型同层粘连蛋白2一样有致病作用。

Ullrich型先天性肌营养不良（UCMD）是由编码Ⅵ型胶原蛋白（COL6A1，COL6A2，COL6A3）的基因缺陷引起，典型患者在新生儿期即有肌张力低下和肌无力的症状。他们通常圆脸和大耳，伴随特点还包括脊柱后突、斜颈、髋关节脱位以及近端挛缩。远端关节过度松弛以及跟骨突出也很常见。皮肤典型表现是出现滤泡样过度角化和瘢痕疙瘩形成。最大运动能力各人有异，一定比例的患者根本达不到行走的水平，大部分人几岁或十几岁时发展成呼吸功能不全。肌酸激酶水平通常正常或轻度升高。

Ⅵ型胶原基因缺陷的Ullrich型先天性肌营养不良患者的分子学特点提示此病为隐性遗传模式（Camacho等2001），而显性突变导致轻度Bethlem肌病（见第13章），这种区别并不具有普遍意义，有些严重受累患者为显性突变，而有些较轻的患者为COL6A2基因的隐性突变（Pan等2003，Baker等2005，Lampe等2005）。现在人们认为Ullrich型先天肌营养不良与Bethlem肌病都是同一个临床表现谱的一部分，特定突变对Ⅵ型胶原蛋白产物和功能的影响决定了表现的严重程度。

Ⅵ型胶原蛋白有三条链组成：α_1、α_2、α_3，每

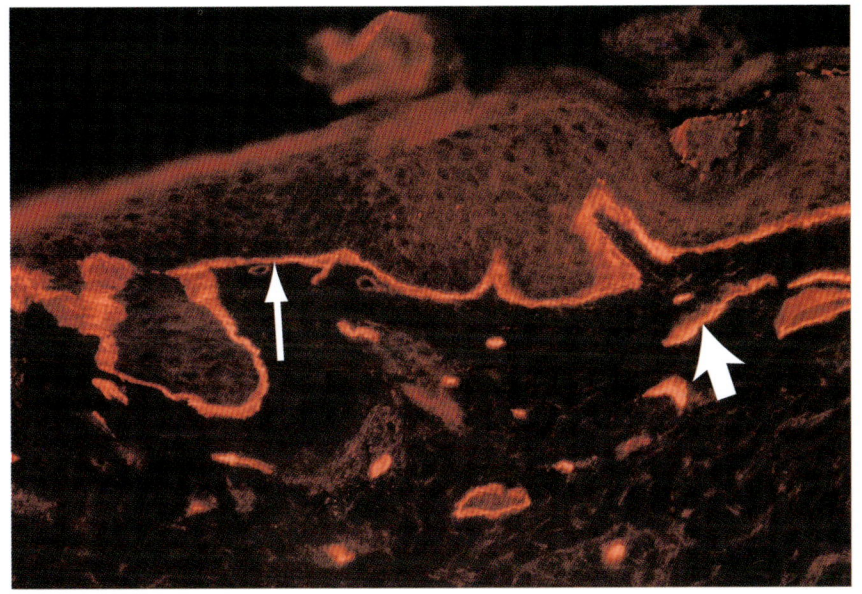

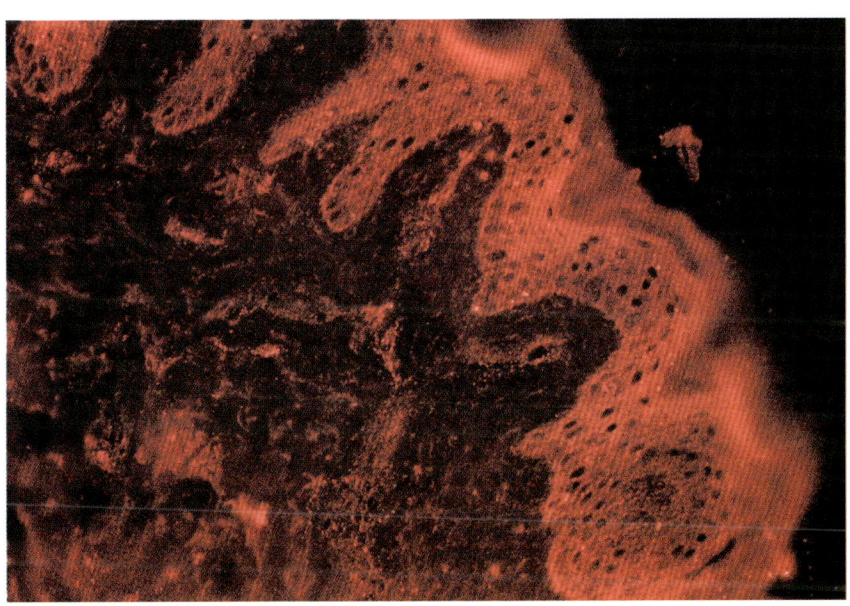

图 12.5 皮肤活检层粘连蛋白 α_2 免疫标记。(a) 对照；(b) 1 例 MDC1A。注意对照表皮与真皮交界处的底层角化细胞（小箭头）和感觉神经（大箭头）的标记，但是在 MDC1A 患者的皮肤活检表皮与真皮交界处层粘连蛋白 α_2 完全缺失。

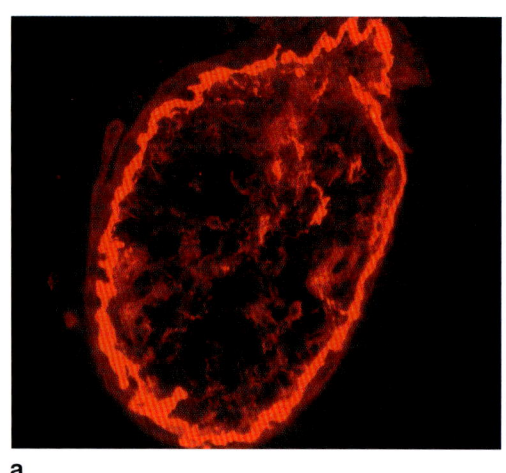 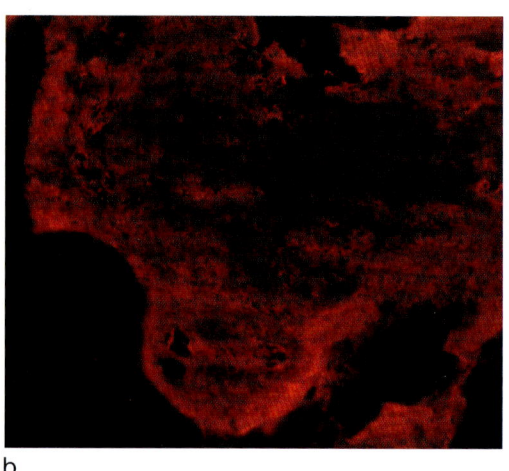

图 12.6　绒毛膜层粘连蛋白 α_2 的免疫标记。（a）正常胎儿；（b）层粘连蛋白 α_2 突变纯合子的 MDC1A 胎儿显示层粘连蛋白 α_2 完全缺失。

条由不同的基因编码。所有这三个基因的突变均被发现。这三条链在细胞内组成单体，然后在分泌至细胞外间隙之前形成反平行二聚体，而后联合形成横向四聚体。这些四聚体在胞外基质中首尾相连，形成与其他蛋白交互作用的微纤维网络。这些蛋白包括纤维结合蛋白、核心多糖蛋白、双糖链多糖蛋白、基底膜多糖蛋白、Ⅳ型胶原蛋白以及硫酸软骨素多糖蛋白NG2受体。

Ⅵ型胶原蛋白的免疫组织化学标记是一项有用的诊断方法。与正常相比，一些患者 Ⅵ 型胶原蛋白的表达有明显的降低（见图 12.7）。也有些患者只有轻微减少，而且可能仅表现在肌膜上，在肌内衣为正常强度（见图 12.8），即使在对照组肌内衣胶原增加的情况下，明确的肌膜标记可以使其与肌内衣明显区分开（见图 12.7）。超微结构研究表明，肌纤维膜附近区域的Ⅵ型胶原微纤维有缺失（Ishikawa 等 2002, Ishikawa 等 2004）。除了在肌束衣和肌内衣，正常肌肉中的Ⅵ型胶原蛋白还见于包括毛细血管在内的血管周围、神经轴索周围及神经束衣中。Ullrich 型先天性肌营养不良患者神经轴突以及血管周围的Ⅵ型胶原蛋白缺失或者表达下降，但这不是一个普遍规律。因为对Ⅵ型胶原蛋白来说，评价基底膜特别重要，所以必须设立对照来判断基底膜是否良好保存。可以用层粘连蛋白 γ_1、胶原蛋白Ⅳ或Ⅴ或者基底膜多糖蛋白的抗体进行单标或双标加以显示。虽然基底膜多糖蛋白与Ⅵ型胶原有相互作用，可能会导致基底膜多糖蛋白继发性减少，但当Ⅵ型胶原出现减少时，基底膜多糖蛋白的肌膜标记正常。冷冻组织或切片保存不良可导致浆膜和基底膜两者的破坏，若除了Ⅵ型胶原蛋白外还有其他几种基底膜蛋白的缺失，解释应该谨慎。

大部分结缔组织中都表达 Ⅵ 型胶原，免疫组织化学方法可以清楚地观察到其在皮肤中的表达，而在某些患者中可以看到其表达明显减少（Mercuri 等 2002；Kirschner 等 2005）。肌肉和皮肤Ⅵ型胶原正常的免疫标记不能排除该胶原存在基因缺陷。研究显示培养的皮肤成纤维细胞比活检组织更易观察到该Ⅵ型胶原的改变（Jimenez-Mallebrera，个人观察）。对培养成纤维细胞的研究还显示，某些患者中与纤维结合蛋白的相互作用出现异常（Sabatel 等 2001），所以皮肤成纤维细胞的检测可以成为引导分子研究的一项有用的技术。

绒毛膜绒毛标本中Ⅵ型胶原蛋白的免疫标记同样可以用于产前诊断（Brockington 等 2004；图 12.9）。但是同层粘连蛋白 α_2 一样，结果的解释必须结合先证者及其他相关的数据。

整合素 α_7 链缺乏

整合素是跨膜的异二聚体，由 α、β 两条链组成，肌纤维膜上的复合体由 α_7 链和肌肉特异性 β_1D 链组成。整合素 α_7 链是层粘连蛋白 α_2 配体，使其成为神经肌肉疾病的重要候选基因之一。编码整合素 α_7 链的

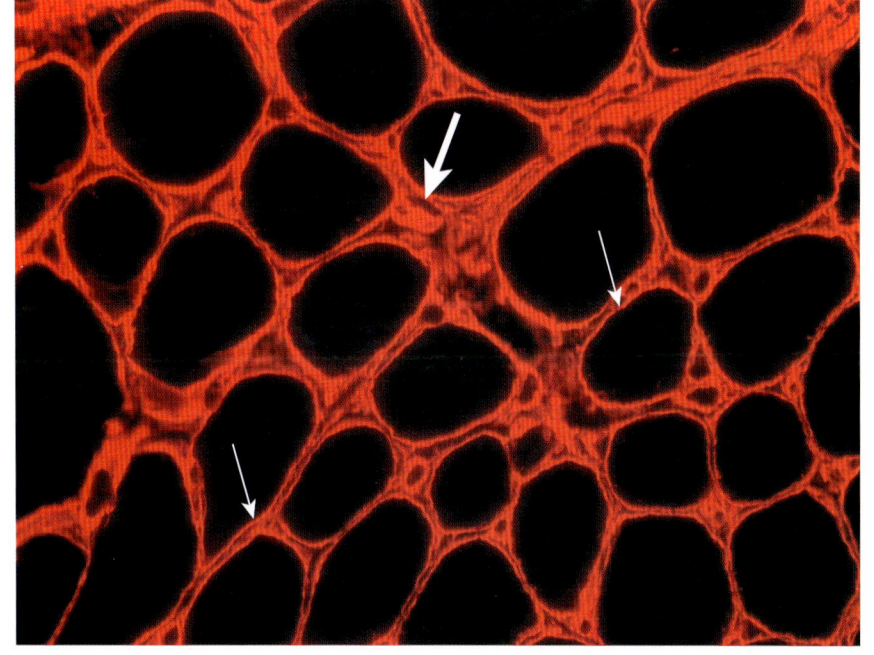

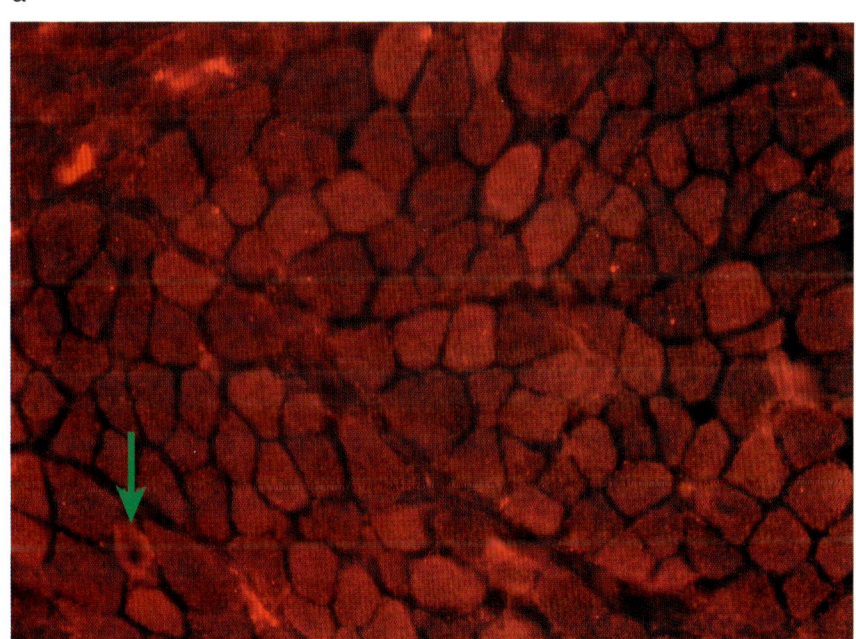

图12.7 Ⅵ型胶原蛋白免疫标记。(a) 对照组；(b) 一例 Ullrich 型先天性肌营养不良。注意对照组中肌内衣结缔组织的标记（大箭头）可以与对照肌膜（小箭头）标记区分，在 Ullrich 型先天性肌营养不良两者均无表达。Ullrich 型先天性肌营养不良显示血管标记（绿箭头），但是没有显示毛细血管网。

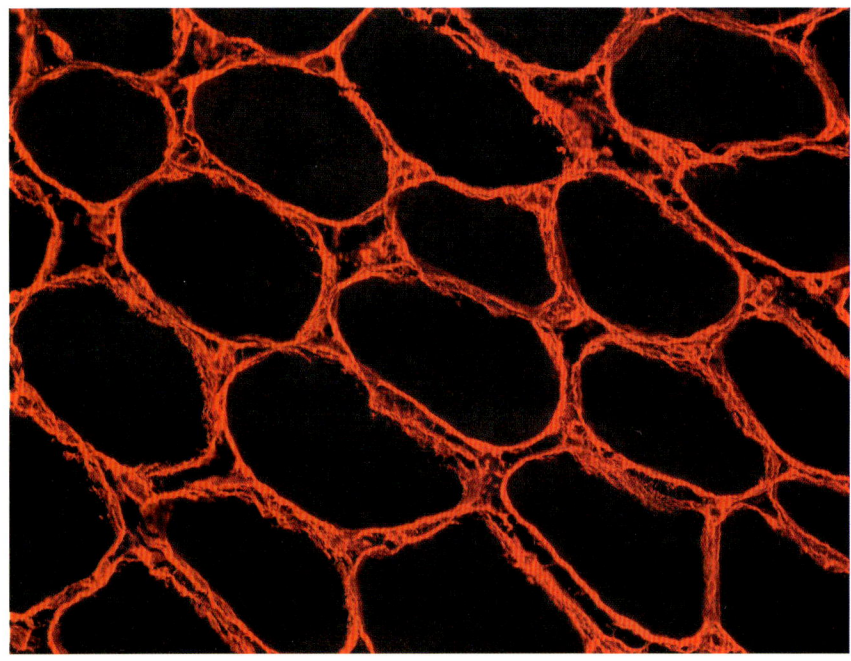

a

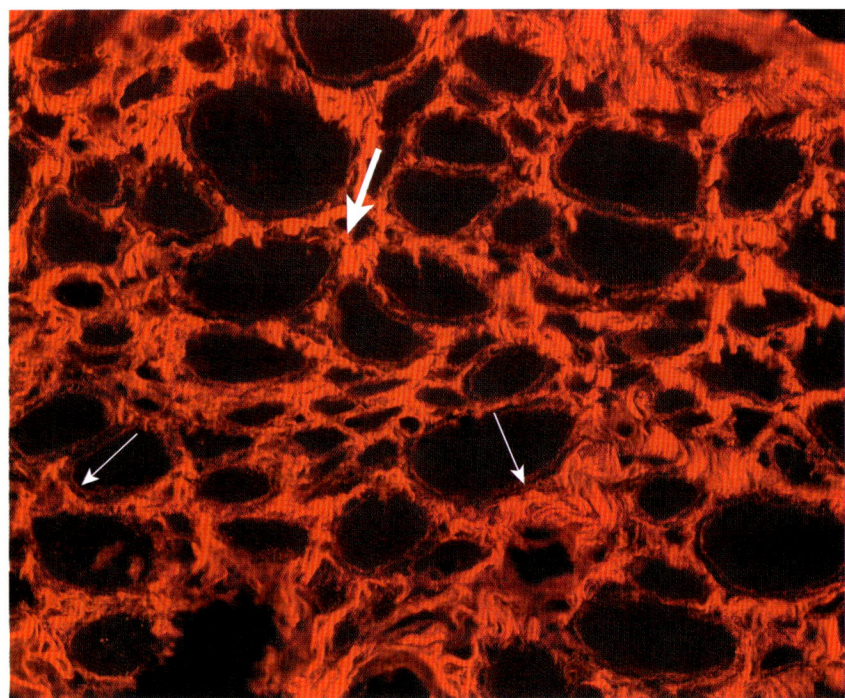

b

图 12.8 Ⅵ型胶原蛋白的免疫标记。(a) 对照组;(b) 1例 Ullrich 型先天性肌营养不良的肌内衣结缔组织标记明显(大箭头),而在肌膜标记明显下降(小箭头)。

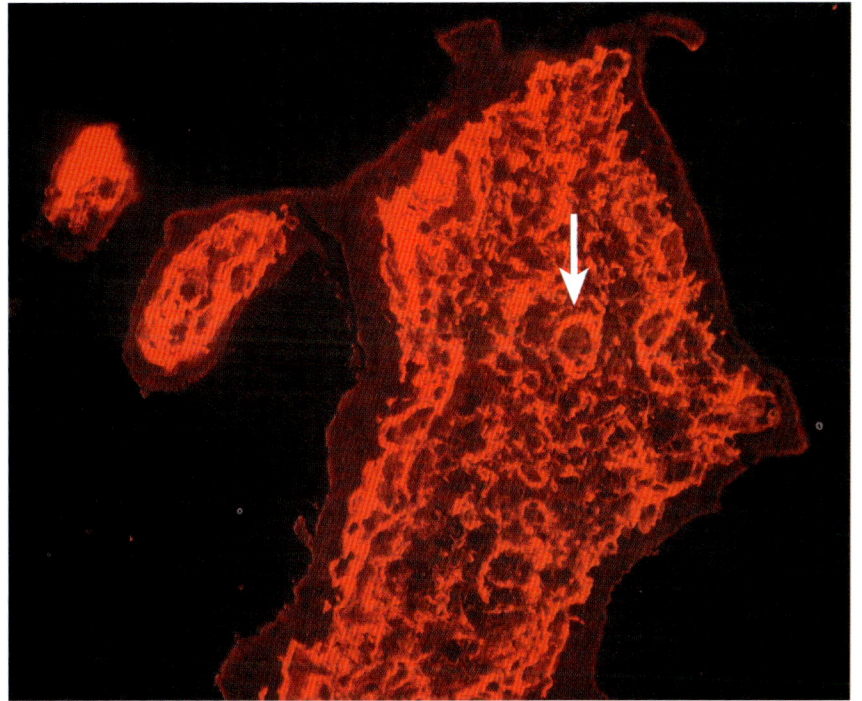

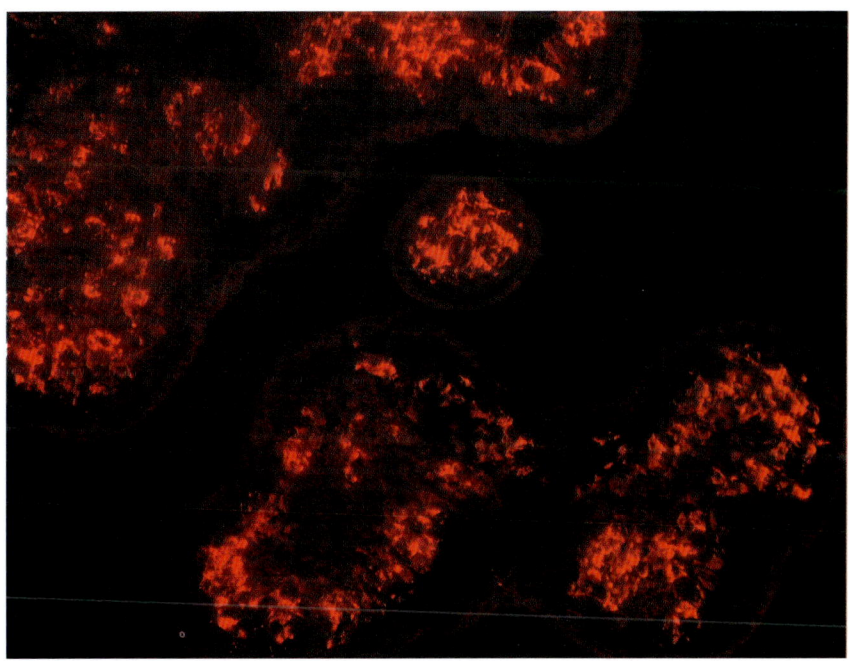

图12.9 绒毛膜绒毛标本Ⅵ型胶原蛋白免疫标记。(a) 正常胎儿；(b) Ullrich型先天性肌营养不良胎儿。注意对照组间质标记明显，可以看到血管（箭头），而在被累及的胎儿出现破坏和标记下降。

基因缺陷会造成一种十分罕见的疾病，现归类于先天性肌营养不良。但无论从临床还是病理上，此类病变都表现为轻症肌病样表现（Hayashi等1998），而整合素α_7链基因缺失的转基因小鼠表现出进行性肌营养不良（Mayer 2003）。Hayashi 等（1998）报道的此类患者表现为运动发育迟缓，但无脑部病变，CK正常，骨骼肌仅出现轻度肌病样改变，伴随肌纤维直径变异加大，无纤维化及肌纤维坏死。仅有3例隐性遗传性患者被日本的研究组报道，在大量的肌肉活检标本中采取免疫组织化学方法进行筛查，证实肌膜及血管中整合素α_7链缺乏。这篇文章发表之后没有新的病例报道，病理研究的难点在于整合素α_7链的水平受发育调控，在新生儿的肌肉表达非常低，而此时是先天性肌营养不良患者做活检的时间。现在用的整合素α_7链抗体是多克隆抗体，供给有限，无商品化抗体可用。当整合素α_7链缺失时，β_1D链的表达同时下降，但是这种肌肉特异性异构体的商品化抗体也很少，有些学者假定肌肉上主要表达β_1D链，因而使用能识别所有β_1链的抗体。当原发缺陷为层粘连蛋白α_2时，整合素$\alpha_7\beta_1$D表达会继发性下降，但由于没有合适的抗体，有关其他先天性肌营养不良的相关研究很有限。但有研究显示，继发的表达下降出现在其他类型的先天性肌营养不良，如α-肌营养不良相关糖蛋白糖基化低下时（Brokington等2000，Dr S Brown，个人观察）。在基因剪接产生的不同异构体中以及在翻译后的糖基化修饰过程中，人们对整合素在很多细胞机制中的作用非常感兴趣，可能很快就会发现整合素广泛涉及不同的病理过程。

与α-肌营养不良相关糖蛋白糖基化异常有关的先天性肌营养不良

蛋白翻译后修饰很常见，主要是磷酸化或糖基化。已经确定六个编码已证实或假定的糖基转移酶基因缺陷，与α-肌营养不良相关糖蛋白糖基化低下有关（表12.2和12.4）。α和β-肌营养不良相关糖蛋白在各种组织中广泛表达，在肌肉中组成肌膜肌营养不良素相关复合体的核心成分（图8.1），由染色体3上的单一基因编码，产物在翻译后裂解成为两种糖基化产物（Michele 和 Canpbell 2003）。β-肌营养不良相关糖蛋白是跨膜成分，C端直接与肌营养不良素相互作用，其N端与α-肌营养不良相关糖蛋白的C端形成非共价键。α-肌营养不良相关糖蛋白的核心蛋白预测分子量为72kDa，但是不同组织中各种N连接和广泛的O-糖基化在肌肉中增加其分子量达156kDa，在脑中达120kDa，在免疫印迹中形成一条宽带。α-肌营养不良相关糖蛋白有一个针对多种O-糖基化的富含丝氨酸－苏氨酸的粘蛋白样结构域，被认为与像层粘连蛋白α_2这样的配体结合的关键区域。两种α-肌营养不良相关糖蛋白的商品化抗体IIH6和VIA4-1的抗原表位可能存在于这段区域。特别是IIH6抗体已知可以抑制其与层粘连蛋白α_2结合（Ervasi 和 Campell 1993, Brown 等1999）。α-肌营养不良相关糖蛋白是与O连接的糖结合物，甘露糖直接与丝氨酸或苏氨酸相连，这在哺乳动物中很少见。编码两种参与O连接甘露糖基化的酶（蛋白-O-甘露糖基转移酶1和O-甘露糖基-β-1-2-N-乙酰葡糖氨基转移酶）的基因缺陷出现在沃瓦综合征和肌-眼-脑病。由于α-肌营养不良相关糖蛋白的异常糖基化也出现在其他类型的先天性肌营养不良，临床表现有共同之处，推测缺陷蛋白以一定的方式参与O连接甘露糖基化（见图12.10），这些假定的糖基转移酶的确切功能仍有待确定。有些先天性肌营养不良，以智力低下和神经元移行障碍为主要特征（福山型先天性肌营养不良、肌-眼-脑病、沃瓦综合征、先天性肌营养不良1C及先天性肌营养不良1D），现常被称为肌营养不良相关糖蛋白病，反映了α-肌营养不良相关糖蛋白的继发改变在发病机制中的重要作用。人类中编码肌营养不良相关糖蛋白的Dag1基因自身的突变尚未被发现，因为基因敲除Dag1的小鼠早期基底膜（Riechert膜）有类似的缺陷（Williamson 等1997），可以在胚胎期死亡。Duchenne型肌营养不良的肌营养不良素表达下降，可以导致α、β-肌营养不良糖蛋白继发减少，但在这组先天性肌营养不良中，α-肌营养不良相关糖蛋白的糖基化低下被认为与表型有关，而β-肌营养不良相关糖蛋白表达正常。人类标本α-肌营养不良相关糖蛋白的病理学研究对确定这一关键靶点作出了巨大贡献。使用非商品化的抗体所做的研究显示，肌膜α-肌营养不良相关糖蛋白的核心蛋白标记下降也见于某些肌营养不良相关糖蛋白病（见下文），但不清楚这种改变是否总是反映蛋白量的减少，还是由于抗原表位被封闭所致，用这些抗体进行的免疫印迹研究尚有限。

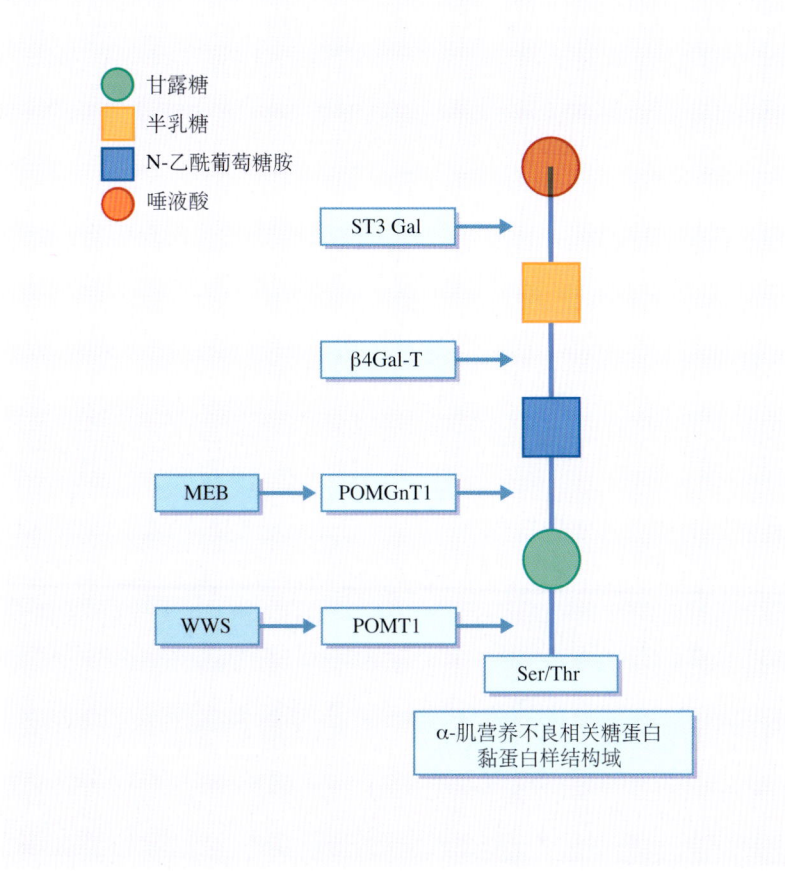

图 12.10 α-肌营养不良相关糖蛋白的 O-甘露糖基化过程示意图，显示两种先天肌营养不良相关酶的位置。

我们总结一下关于这组新发现的先天性肌营养不良的免疫组织化学异常和现有的理解。6 种已经确定基因的蛋白产物已被证实（蛋白-O-甘露糖基转移酶 1、蛋白-O-甘露糖基转移酶 2、O-甘露糖基-β_1-2-N-乙酰葡糖氨基转移酶）或假定的糖基化转移酶（福山素、福山素相关蛋白）或者加速 α-肌营养不良相关糖蛋白的正常糖基化（LARGE）。在这些疾病中，有很多临床与病理的重叠，而且无疑存在着更多的基因异质性，因为有些表型和病理与肌营养不良相关糖蛋白病相似的病例在已知基因没有缺陷（在编码序列）。据推测，参与 α-肌营养不良相关糖蛋白糖基化的各种蛋白间存在相互作用（Michele 和 Campbell 2003），可以解释这些先天性肌营养不良临床和免疫组织化学的相似特点。参与该过程的其他酶也有可能是候选基因。

福山型先天性肌营养不良（FCMD）（表 12.2）由位于染色体 9q31 上的编码福山素的基因缺陷导致。该病在日本非常多见，建立者效应导致一个反转录转座子插入到 3' 端基因非编码区。大部分病例为此始祖突变的杂合子，同时还有缺失或者无义突变。小鼠中无效突变具有致死性，但是在人类中很少发现这种突变，导致一种类沃瓦综合征的特别严重表型（Silan 等 2003，BeltranValero de Barnabe 等 2003）。这些病例提示，福山型先天性肌营养不良可以在日本以外的国家发生，而且福山素的完全缺失不一定具有致死性。

福山型先天性肌营养不良患者存在严重大脑受累，伴随智力低下、眼功能异常以及频繁惊厥。全身肌无力逐渐进展，最终在第二个 10 年末均导致呼吸衰竭以及扩张型心肌病。血清 CK 水平上升。严重的关节弯曲很少见，但是髋、膝和踝的进行性挛缩和脊柱侧凸往往是早期的特征。脑部病变属于 II 型无脑回畸形，从鹅卵石样多小脑回-巨脑回到完全无脑回。神经元过度移行超越神经胶质的限制，破坏了大脑皮质的分层规律。还可出现小脑囊肿，MRI 可显示髓鞘化延迟。

层粘连蛋白免疫标记减弱（Hayashi 等 1993）是早期改变，结合已经确定肌营养不良素与肌膜细胞外基质的偶联关系，两者提示有可能在其他疾病中细胞外基质存在广泛受累，为先天性肌营养不良领域的研究铺平了道路（Muntoni 和 Sewry 1998）。尽管层粘连蛋白 $α_2$ 表达继发性降低常被提及，但福山型先天性肌营养不良还导致了层粘连蛋白 2（分层蛋白）的 $β_1$ 和 $γ_1$ 链表达下降。还有报道称肌营养不良素（Arikawa 等 1991）和 β-肌营养不良糖蛋白水平下降（Matsumura 等 1993），但是有些早期研究没有被证实（Arahata 等 1993），人们多把注意力集中在 α-肌营养不良相关糖蛋白的失糖基化上（Hayashi 等 2001）。电镜检查证实了骨骼肌和中枢神经系统的细胞基底膜断裂（Ishii 等 1997，Yamomoto 等 1997，Saito 等 1999）。还有报道称福山型先天性肌营养不良中一个新蛋白 P180 的表达下降（Sunada 等 2002）。尽管福山素的功能尚未知，但它与修饰糖脂和糖蛋白的边缘酶家族有同源性，可能与 α-肌营养不良相关糖蛋白的糖基化异常有关。应用针对肌肉中福山素的抗体进行定位研究尚未见报道，但是在胎儿及新生儿脑的原位杂交及免疫组织化学研究表明，福山素与蛋白-O-甘露糖转移酶 1 和 O-甘露糖基-$β_1$-2-N-乙酰葡糖氨基转移酶有类似的定位，而且在福山型先天性肌营养不良患者的脑中表达下降（Yamamoto 等 2004）。这些研究还表明，在脑中 α-肌营养不良相关糖蛋白的糖基化程度下降，进一步证明了糖基化的关键作用。体外试验表明福山素定位于高尔基体，提示可能与蛋白-O-甘露糖基转移酶 1、O-甘露糖基-$β_1$-2-N-乙酰葡糖氨基转移酶和 LARGE 蛋白有相互作用（Michele 和 Campbell 2003）。

肌-眼-脑病（MEB）(表 12.1b) 也是一种严重的先天性肌营养不良，它最早由芬兰的 Santavuori 和其同事描述（Santavuori 等 1977），但呈世界性分布。除了肌无力，还均有眼损害（先天性近视、青光眼和视网膜发育不良），同时还有中枢神经系统受累，包括结构性脑异常（巨脑回、脑干平坦、小脑发育不良、小脑囊肿）以及严重的智力发育迟滞。脑积水和癫痫也很常见，运动能力发育不一，从可以独坐但不能行走到能行走多年。病变逐渐进展，寿命因此缩短，多在 20 岁之前死亡，但也有一些能活到成年。血清 CK 水平常升高，但第一年内其水平可能正常。随着分子检测手段的应用，肌-眼-脑病的临床谱不断扩大，轻型病例也有报道（Haliloglu 和 Topaloglu 2004）。

肌-眼-脑病的致病基因编码糖基转移酶 O-甘露糖基-$β_1$-2-N-乙酰葡糖氨基转移酶，将 N-乙酰氨基葡萄糖转移到 O-甘露醇糖基化蛋白上，包括肌营养不良相关糖蛋白。发现的突变包括错义、无义及移码突变，5'端突变的患者比 3'端突变的患者症状重。有些严重病例的诊断可能会与沃瓦综合征（见下文）混淆。尽管抗体已经研制，但 O-甘露糖基-$β_1$-2-N-乙酰葡糖氨基转移酶的组织定位研究仍未有患者的报道，酶活性降低出现在那些有常见突变的患者，提示该检查可能用于诊断（Yoshida 等 2001，Manya 2003，Zhang 等 2003）。

肌-眼-脑病患者的肌营养不良素及相关蛋白（包括 β-肌营养不良相关糖蛋白）的免疫标记一般正常，但层粘连蛋白 $α_2$ 的继发性减少比较明显（Haltia 等 1997）。迄今报道的几例病例中，用 IIH6 和 VIA4-1 抗体标记 α-肌营养不良相关糖蛋白的糖基化表位可见显著下降，但核心蛋白基本正常。

沃瓦综合征（Walker Warburg syndrome，WWS） 沃瓦综合征是临床上最严重的先天性肌营养不良，患者往往在生命中的最初几年死亡。疾病特征包括脑膨出和严重脑积水、严重的眼和脑受累，合并 II 型无脑回畸形，出现神经元移行异常、脑皮层的缺失以及脑桥小脑发育不良。在先天性肌营养不良分子学诊断之前，并不确定沃瓦综合征和肌-眼-脑病是同一个临床表现谱的一部分，还是遗传学上两个独立疾病。蛋白-O-甘露糖转移酶 1 基因突变的确定证实了沃瓦综合征是一独立的疾病实体，但是现在研究发现与沃瓦综合征相关的表型存在相当大的遗传异质性，因为蛋白-O-甘露糖转移酶 1、福山素或者福山素相关蛋白基因缺陷都可以导致此临床表型（见下文）。通过研究发现介于肌-眼-脑病和沃瓦综合征之间的轻型病例伴随蛋白-O-甘露糖转移酶 1 基因缺陷（Kim 等 2004）。还有患者出现类似 LGMD 的表现，使问题更为复杂（Balci 等 2005）。因此，蛋白-O-甘露糖基转移酶 1 基因是相同基因缺陷产生不同临床表型的另一个典型例子（Muntoni 2005）。还有一些出现沃瓦综合征表型的病例，其基因一直未确定，进一步提示存在遗传异质性。蛋白-O-甘露糖转移酶 1 是糖基转移酶家族的一员，可能是致病基因的主要候选基因；研究显示蛋白-O-甘露糖基转移酶 1 和蛋白-

O-甘露糖基转移酶2组成复合体，后一种酶的编码基因突变最近也已被确定（van Reeuwijk 等 2005）。

沃瓦综合征的肌肉组织学也与其他先天性肌营养不良类似，无特异之处。对比肌-眼-脑病，沃瓦综合征的层粘连蛋白 α_2 免疫标记未发现异常（Voit 等 1995）。曾经有报道沃瓦综合征的层粘连蛋白 β_2 减少（Wewer 等 1995），但解释起来应该慎重，因为新生儿的肌纤维膜标记较成人弱，提示存在发育调节。尽管层粘连蛋白 β_2 被认为在表达增强的神经肌肉接头处发挥重要的作用，但在成熟肌纤维的接头外肌膜也有明显的表达（见第6章）。肌营养不良素及其相关蛋白，包括 β-肌营养不良相关糖蛋白，正常。

蛋白-O-甘露糖基转移酶1和2是糖基转移酶，与肌-眼-脑病相比，用 IIH6 和 VIA4-1 抗体标记 α-肌营养不良相关糖蛋白的糖基化表位显示骨骼肌为阴性（Jimenez-Mallebrera 等 2003），在我们的研究中，核心蛋白亦无标记，但是不能排除表位被封闭的可能性，免疫印迹法发现部分 α-肌营养不良相关糖蛋白的核心蛋白仍然存在（Campbell，个人观察）。核心蛋白也被报道存在于蛋白-O-甘露糖基转移酶1基因突变的较轻病例中（Kim 等 2004）。

先天性肌营养不良1C（先天性肌营养不良1C） 由编码福山素相关蛋白基因突变造成，因其序列与福山素同源而得名（Brockington 等 2001）。自 Blake 在小鼠身上发现福山素相关蛋白的相当基因（Brockington 等 2001）后，福山素相关蛋白才被认为是导致人类疾病的可能候选基因。同福山素和 O-甘露糖基-β_1-2-N-乙酰葡糖氨基转移酶一样，转染的福山素相关蛋白定位于高尔基体，序列同源性研究提示有糖基转移酶的功能，但酶的活性至今还未被发现。福山素相关蛋白基因突变后的表型范围广，变异大，从有或无大脑受累的重型病例（先天性肌营养不良1C）到仅肢带肌受累的轻度病例（LGMD2I；见第11章；Muntoni 和 Voit 2004）。有些累及大脑的重型病例在临床上与肌-眼-脑病和沃瓦综合征类似，表现为眼部异常，而其他患者无明显的眼部受累，脑干正常，但有智能障碍和伴小脑囊肿的结构性脑异常。福山素相关蛋白基因可以是两个错义突变，或者是一个错义突变加一个无效突变。但在 LGMD2I 中的常见 C826A 突变导致的 Leu276IIe，未在先天性肌营养不良1C患者中发现。在先天性肌营养不良1C患者未证实存在无效突变，说明完全缺乏福山素相关蛋白可能是致命性的。在严重型患者（先天性肌营养不良1C；图 12.11）用免疫标记法发现层粘连蛋白 α_2 出现继发性减少，但在 LGMD2I 只能出现在免疫印迹法检查中（Bushby 等 1998）。在先天性肌营养不良 1C 患者皮肤活检中，发现表皮/真皮连接处层粘连蛋白 α_2 减少，但是有限的研究表明，在福山素相关蛋白基因突变的胎儿绒毛中层粘连蛋白 α_2 正常。在所有福山素相关蛋白基因突变的病例中，肌肉免疫标记 α-肌营养不良相关糖蛋白均减少（图 12.11），似乎其减少与病变程度有广泛的相关性（Brown 等 2004）。在先天性肌营养不良1C这种减少很突出，在 DMD/Becker 肌营养不良表型中呈中等程度减少，而在临床上较轻的 LGMD2I 中仅出现轻微减少。除了在缺乏完整胞膜的坏死肌纤维外，β 肌营养不良相关糖蛋白免疫标记均正常。一些肌纤维可见新生儿型肌球蛋白。在评价其他已报道的改变如整合素 $\alpha_7\beta_1$D 减少时，要考虑到肌纤维的不成熟性（Sabatelli 等 2003）。有报道发现先天性肌营养不良 1C 中基底膜多糖蛋白也减少（Sabatelli 等 2003），但该结果至今未被证实。

先天性肌营养不良1D（MDC1D） 由 *LARGE* 基因突变造成，该基因是在自然发生的 Large 肌营养不良小鼠类似基因突变发现后，作为可能候选基因而加以确定（Grewal 等 2001，Longman 等 2003）。此型很罕见，迄今为止，仅报道了一例患者，一名17岁的女孩，存在错义突变和单碱基对插入，其临床症状表现为严重智能障碍、脑白质病变以及 MRI 轻微脑结构改变。肌肉活检也发现免疫标记糖基化的 α 肌营养不良相关糖蛋白减少，免疫印迹其分子量减小。最近发现 LARGE 与肌营养不良相关糖蛋白有相互作用，促进其正确的糖基化（Kanagawa 等 2004）。

先天性肌营养不良1B（MDC1B） 其致病基因在染色体1q42，在福山素相关蛋白基因明确之前就已经发现，但其编码蛋白尚未知，很多候选基因已被排除。肌肉活检也发现 α 肌营养不良相关糖蛋白的糖基化低下（S. Brown 和 T.Voit，未发表的观察），层粘连蛋白 α_2 和整合素 $\alpha_7\beta_1$D 减少，与以上描述的疾病相同（Brockington 等 2000）。这提示此基因编码的未知蛋白可能也有糖基转移酶的功能，尽管目前没有这方面的直接证据。仅两个患病家庭被证明与此位点连锁，其表型为近端肢带肌无力、全身性肌肥大、脊柱强直、跟腱挛缩和因严重的膈肌受累而造成的早期呼吸衰竭以及明显的 CK 水平升高。

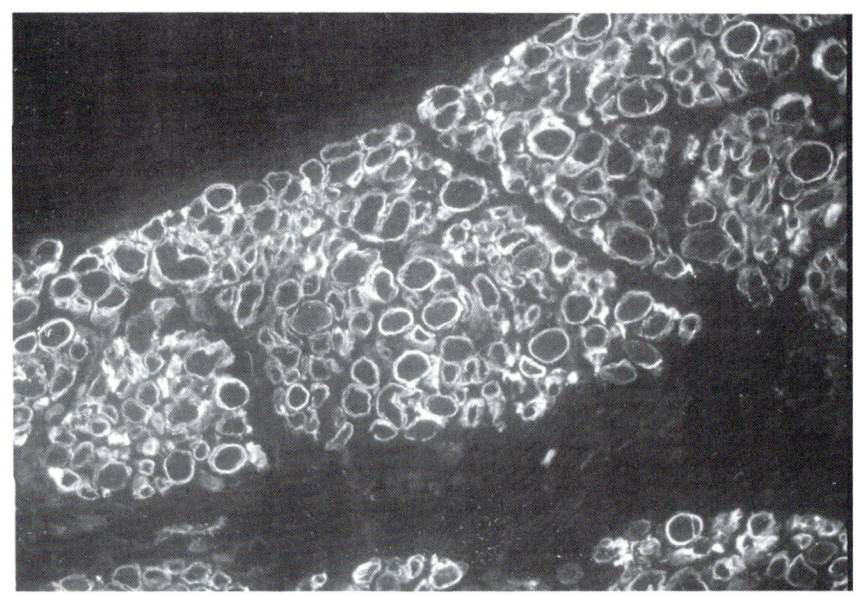

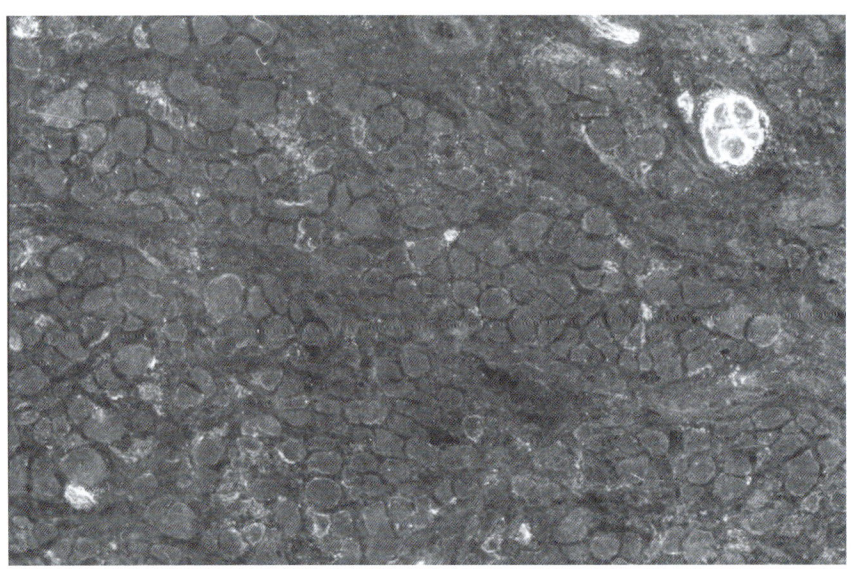

图 12.11 福山素相关蛋白基因突变导致的 MDC1C 病例免疫标记：(a) 轻度继发性层粘连蛋白 α₂ 减少；(b) α-肌营养不良相关糖蛋白糖基化表位标记显著减少。

脊柱强直伴肌营养不良（RSMD1）

脊柱强直的临床综合征许多年前就已被提出（Dubowitz 1973），认为它与多种基因缺陷相关，尤其是编码核纤层蛋白的 A/C 基因和伊默菌素基因，后两者是 Emery-Dreifuss 肌营养不良的责任基因（见第13章）。该综合征也与先天性肌营养不良的一种类型（称为 RSMD1）有联系，后者与位于染色体 1p35-36 的编码硒蛋白 N1 基因的隐性突变有关。除了外显子3外，13个外显子的大部分均发现了突变，主要引起提前的终止密码。硒蛋白 N1 的功能目前还不清楚，它是一种定位在内质网的糖蛋白，具有 N 端的膜结合结构域，在许多组织中均有表达，尤其在胎儿组织中表达较高。

脊柱强直伴肌营养不良1的临床表现包括肌张力低下和肌无力、脊柱强直、脊柱侧弯以及需要辅助通气的呼吸功能不全。通常全身肌容积减少，一些严重患者带有鼻音。严重程度存在差异，但通常可以行走，直至成年期。血清CK正常或仅仅轻度升高。

如图12.1所示，肌肉病理包括肌纤维大小不等、肌内衣结缔组织轻度增生，核内移不常见，但可以出现，肌纤维的分型常常保持。有的病例出现氧化酶染色不均，有时累及两型肌纤维。这些区域类似于微小轴空，与一些归类于多发微小轴空病的患者在临床和病理上有重叠，这些患者也出现硒蛋白N1基因突变。与硒蛋白N1突变相关的病理表现谱系还包括Mallory小体肌病（见第15章）。尽管最终这些情况可认为是等位基因病，但现在看来这是同一个基因缺陷导致表型变异的又一例子。

强直脊柱伴肌营养不良1型没有继发的免疫组织化学异常。很少或者没有肌纤维出现新生儿型肌球蛋白，这与无坏死、低CK一致。

（熊 辉译 张 巍校）

第13章

肌营养不良及相关疾病Ⅳ：Emery-Dreifuss 肌营养不良和 Bethlem 肌病

尽管Emery-Dreifuss肌营养不良和Bethlem肌病的基础病因和遗传特性不同，但是两者都出现特殊形式的关节挛缩，有一些共同的临床特征。尤其两者都常常出现脊柱强直，而Emery-Dreifuss肌营养不良典型特点是早期出现肘关节挛缩，而Bethlem肌病的特点是指长屈肌挛缩。但心律失常是一个具有鉴别意义的表现，出现在Emery-Dreifuss肌营养不良，而不出现在Bethlem肌病（表13.1）。临床检查后的鉴别诊断包括所有肌病，肌肉活检对鉴别诊断有帮助。

已经发现一种 X 连锁和一种常染色体显性遗传型 Emery-Dreifuss 肌营养不良，两者均由核膜蛋白缺陷导致（Nagano和Arahata 2000）。Bethlem肌病是一种常染色体显性遗传疾病，是由细胞外基质蛋白胶原Ⅵ缺陷导致。

Emery-Dreifuss 肌营养不良

Emery-Dreifuss 肌营养不良作为一个不同于Duchenne型和Becker型肌营养不良的独立病种已经有很多年了。1902年，Cestan和Lejonne第一次描述了此病。Dreifuss 和 Hogan 第一次描述了维吉尼亚州的一个大家系（1961），Alan Emery对该家系进行再评价，并开创性描述此病为X连锁遗传。现在把此病称为 Emery-Dreifuss 肌营养不良（Emery 和 Dreifuss 1966，Emery 1989）。此后，常染色体显性遗传病例也被报道（Chakrabarti 等 1981, Fenichel 等 1982, Miller 等 1985）。自从确定这些疾病的基础病变与核膜蛋白相关，同时有着类似的临床特征，就将其统称为 Emery-Dreifuss 肌营养不良。

X 连锁遗传型和常染色体显性遗传型的临床表现类似，但后者常更严重（表 13.2）。两者都表现为肌无力、早期肘关节、跟腱和脊柱伸肌挛缩。这些表现先于心脏病变的出现，后者起初表现为传导缺陷，并发展成完全性心脏传导阻滞。许多病例在 30 岁前就出现传导阻滞，心脏疾病在常染色体遗传患者更为严重。肌肉挛缩进行性加重，腰椎前凸和脊柱强直常常变得非常明显，腕和屈指挛缩也会出现。

肌肉无力和萎缩有明确的表现形式，X 连锁遗传型为肱-腓肌分布，常染色体显性遗传为肩肱-腓肌分布。两者常出现上臂和小腿肌肉显著的萎缩。肌肉 MRI 检查可以显示不同类型肌肉累及的特殊模式，有助于鉴别诊断（Mercuri等2001，Mercuri等2005）。

常染色体显性遗传型 Emery-Dreifuss 肌营养不良比X连锁遗传型更常见，一般更严重，发病更早，甚至可以在儿童早期发病。大部分患者在 10 岁以前丧失行走能力。

血清肌酸激酶通常正常或轻度升高，最高达正常水平的 10 倍左右，但从未达到 Duchenne 和 Becker 肌营养不良那么高的水平。

分子遗传学

X连锁遗传型由染色体Xq28上*STA*基因突变造成的，此基因编码一种名叫伊默菌素的蛋白（Nagano 和 Arahata 2000）。伊默菌素大小为 34kDa，疏水 C 端锚定在核膜上，N端伸到核质内（Manilal等1996）。*STA*基因有6个外显子，整个基因均可发生突变而无"热点"，大部分为无义突变、移码突变或剪接点突变。Emery-Dreifuss网站（http://www.path.cam.ac.uk/emd/）上可以查到已经发现的一系列突变。主要的突

表 13.1　Emery-Dreifuss 肌营养不良和 Bethlem 肌病主要特征

	Emery-Dreifuss 肌营养不良	**Bethlem 肌病**
临床特征	儿童时期、青春期或成年期起病	儿童时期或 20 岁前起病
	轻度肌无力（起病早的病例可有重度肌无力）	四肢近端轻 - 中度无力
	上臂和小腿肌肉萎缩	肩带肌群和小腿肌肉萎缩
	肘关节挛缩	指长屈肌和肘关节挛缩
	脊柱强直	韧带松弛
	心律失常，X 连锁遗传的基因携带者也可出现	瘢痕增生
		无心律失常
行走	通常 X 连锁遗传者能保持	成年时丧失
	许多常染色体显性遗传者在 10 岁前丧失	
肌酸激酶	正常，或轻 - 中度升高	正常，或轻度升高
病理	轻 - 中度肌病样改变	轻度肌病样改变
	肌纤维大小不一	肌纤维大小不一
	核内移	核内移
	轻度纤维化	肌膜层粘连蛋白 $β_1$ 减少
	1 型肌纤维萎缩	VI 型胶原免疫标记正常
	所有核缺乏伊默菌素（X 连锁遗传）	
	核膜核纤层蛋白正常分布	
	肌膜层粘连蛋白 $β_1$ 减少	

表 13.2　Emery-Dreifuss 肌营养不良和 Bethlem 肌病致病基因和相应蛋白产物

	Emery-Dreifuss 肌营养不良		
遗传类型	基因	基因位点	蛋白
X 连锁遗传	STA	Xq28	伊默菌素
常染色体显性遗传（一例隐性遗传）	*LMNA*	1q21.23	核纤层蛋白 A/C
	Bethlem 肌病		
遗传类型	基因	基因位点	蛋白
显性，部分隐性*	COL6A1	21q22.3	VI 型胶原 $α_1$ 链
显性，部分隐性*	COL6A2	21q22.3	VI 型胶原 $α_2$ 链
显性，部分隐性*	COL6A3	2q37	VI 型胶原 $α_3$ 链

* 见正文

变造成了蛋白表达的缺失，这种缺失可以通过抗体加以证明（Manilal 等 1996）。少数病例报道伊默菌素蛋白表达减少（Cartegni 等 1997，di Blasi 等 2000）。

女性携带者很少表现肌无力，但是她们却有心脏受累的高危因素。在携带者可以发现一定比例的细胞核存在伊默菌素缺失（见下）。

常染色体显性遗传型 Emery-Dreifuss 肌营养不良　由染色体 1q11-23 上核纤层蛋白基因（*LMNA*）突变造成，此基因可编码一种选择性剪接蛋白——核纤层蛋白 A/C，均定位在核膜上（Bonne 等 1999）。基因有 12 个外显子，选择性剪接可产生至少 4 种 RNA，编码 4 种密切相关的蛋白（核纤层蛋白 A、核纤层蛋白 Aδ10、核纤层蛋白 C 和核纤层蛋白 C2），核纤层蛋白 A 和 C 为主要形式，由外显子 10 选择剪接产生，因此蛋白质的大部分在两者相同。核纤层蛋白A较长，利用了C端外显子11和12，而在外显子10剪接后形成较短的核纤层蛋白C。已经发现的突变包括各种类型，可以出现在所有外显子。最常见的突变位于编码α螺旋杆状结构域的外显子1～10，而其中突变频率最高的是位于外显子7的R453W。

大部分突变都为显性，其中新生显性突变尤为高频出现。这样就导致用免疫组织化学方法不能发现突变造成的核纤层蛋白A/C的定位改变（Sewry等2001a，见下）。已经报道在有血缘关系家族中的一个罕见患者，从未发病的父母遗传了位于两个等位基因的隐性突变（Di Barletta等2000）。

核纤层蛋白基因突变的家系内部或家族之间患者的临床表现多种多样，导致的表型不仅包括常染色体显性遗传型Emery-Dreifuss肌营养不良和等位基因病肢带型肌营养不良1B型，还包括家族性限局性脂肪萎缩、轴索型神经病（Charcot-Marie-Tooth型2B1）、下颌肢端病、早老症和限局性皮肤病（Mounkes等2003，Mounkes和Stewart 2004，Navarro等2004）。现在，以上病变都称为"核纤层蛋白病"。尽管与家族性部分脂肪萎缩的表型不同，染色体显性遗传型Emery-Dreifuss肌营养不良患者肌肉MRI检查可以发现皮下脂肪有明显的减少（Bonne等2002）。同样，在一些家族性限局性脂肪萎缩患者中可以发现脊柱强直、心脏病以及肌肉异常（van der Kooi等2002）。

生物化学

核纤层蛋白是核膜的重要组成部分。核膜的作用是将核质与细胞的其他部分隔开，它由内外两层膜及核纤层组成，内外两层膜在核孔融和（见第5章）。外层膜与粗面内质网相延续，内层膜含有与核纤层和染色质相连的一些蛋白。核纤层蛋白是核纤层的组成部分，在所有细胞核的功能中，最主要的功能是保持核膜结构的完整性、间期染色质的组织以及有丝分裂时核膜重组。

核纤层蛋白主要有两种，即A和B，与V型中间丝蛋白有同源序列。核纤层蛋白A和C是核纤层蛋白基因剪接产生的两种主要产物形式，而核纤层蛋白B1和B2分别由不同基因编码。与无处不在的B型核纤层蛋白不同，A型核纤层蛋白被认为受发育调节，不表达在胚胎干细胞、胚胎早期细胞、免疫和造血系统干细胞或神经内分泌系统的细胞（Mounkes等2003）。核纤层蛋白A和伊默菌素间的直接相互作用已被证实（Clements等2000）。核纤层蛋白还与另一组完整的膜蛋白有相互作用，包括核纤层蛋白B受体、核纤层蛋白相关多肽2（LAP2）和人整合核内膜蛋白1。这些蛋白共享一个核纤层蛋白相关多肽22-伊默菌素-人整合核内膜蛋白1结构域，能与屏障自整合因子相结合，后者在染色质组织、转录和反转录病毒DNA的有效整合中发挥重要作用（Segura-Totten和Wilson 2004）。常将B型核纤层蛋白与伊默菌素和核纤层蛋白A/C进行平行对比研究（见下），其他核膜蛋白也非常有趣，很可能是那些临床表现类似Emery-Dreifuss肌营养不良疾病的候选基因。

组织病理学

X连锁和常染色体显性遗传型Emery-Dreifuss肌营养不良的主要组织学和组织化学特征相似，病变程度因受累肌肉标本而不同。在股四头肌的活检中，肌纤维大小的异常变化并不很明显（图13.1）。常见个别萎缩的肌纤维，有些肌纤维出现肥大。肌纤维直径的测量对于评价其直径变化有必要。核内移偶见或较多，每条肌纤维内可见一个以上（图13.1）。

坏死肌纤维少见，脂肪组织或结缔组织常常只有轻度增生（图13.1）。但也有例外，我们观察的一个病变严重的男孩，在出现特征性的挛缩前被认为是一种肢带型肌营养不良（Muntoni等1998）。病理改变类似一种严重的肢带型肌营养不良，出现肌纤维大小的变异加大、明显的结缔组织增生和肌纤维坏死（图13.2）。最后发现缺乏伊默菌素蛋白（见下）表达，在STA基因有一个突变，他的母亲是携带者。有趣的是，这个孩子还有一个核纤层蛋白基因的突变，促使其出现严重表型。这个例子说明"双重干扰"的可能性和致病突变出现在一个以上基因的重要性，特别是在像核纤层蛋白基因这种较常发生突变的基因中。

我们也注意到存在一些小的嗜碱性肌纤维，外观呈轻度颗粒状，显示NADH-TR深染（图13.3）。这些肌纤维可能是再生肌纤维，因为表达新生儿型肌球蛋白和结蛋白（图13.3）。氧化酶和ATP酶染色显示两型肌纤维分型正常，Ⅰ型肌纤维呈现相对较小的趋势，但常常达不到先天性肌病中所见到的程度（图13.4；参看第15章）。Ⅰ型肌纤维占优势也可以出现。结构改变如轴空等也可以出现，在一个核纤层蛋白基因突变

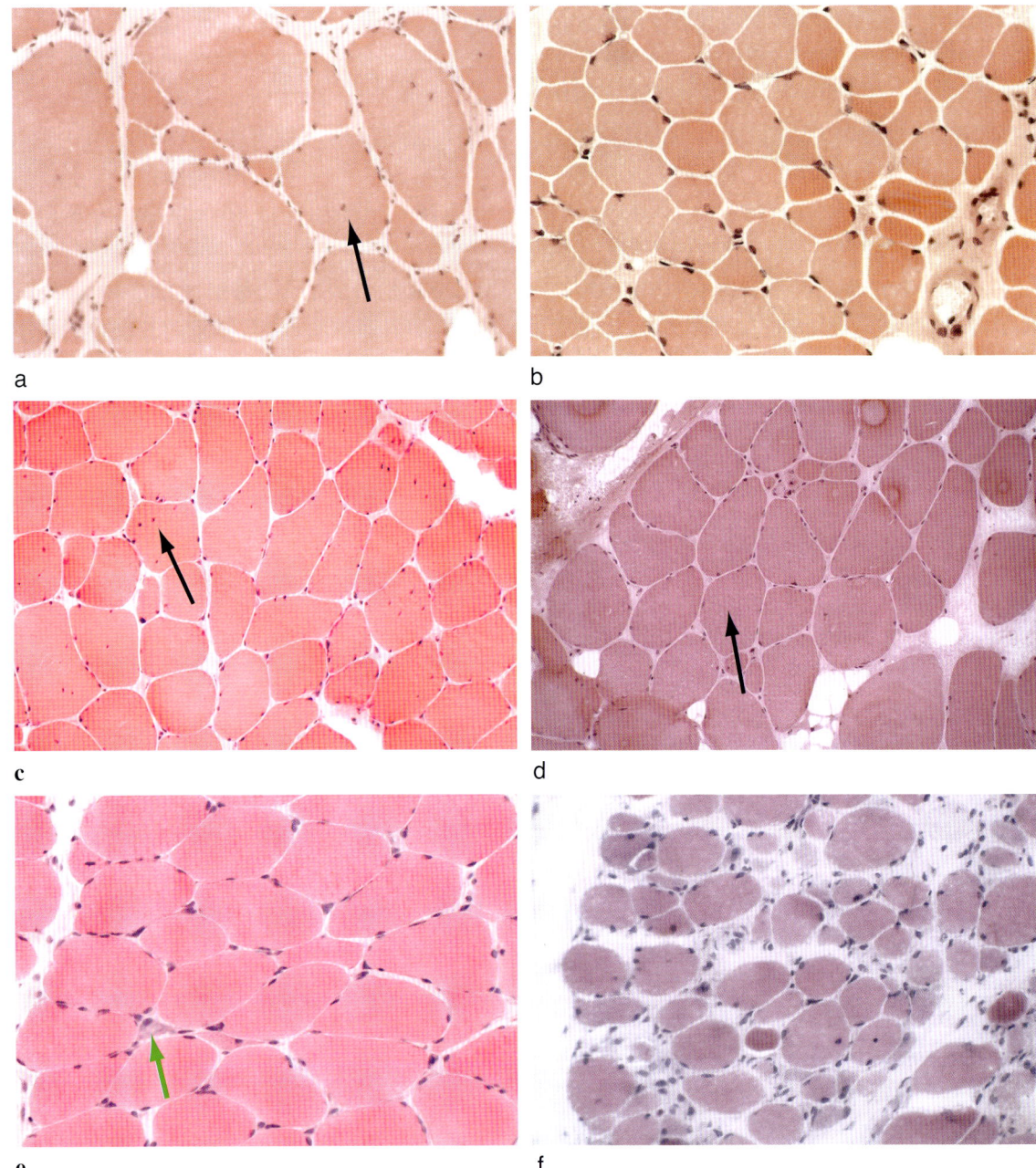

图 13.1 （a）、（b）为2例分别为16岁和3岁的X连锁Emery-Dreifuss肌营养不良患者的组织学特征；（c）-（f）为4例分别为17岁、14岁、8岁和4岁的伴有核纤层蛋白A/C基因突变的常染色体显性遗传型Emery-Dreifuss肌营养不良的组织学特征。注意一些患者肌纤维直径的大小变异，有萎缩和肥大纤维，核内移增加（箭头）；（e）小嗜碱性肌纤维（绿箭头），缺乏坏死，轻度肌内衣纤维化，但在（f）中非常明显（HE）。

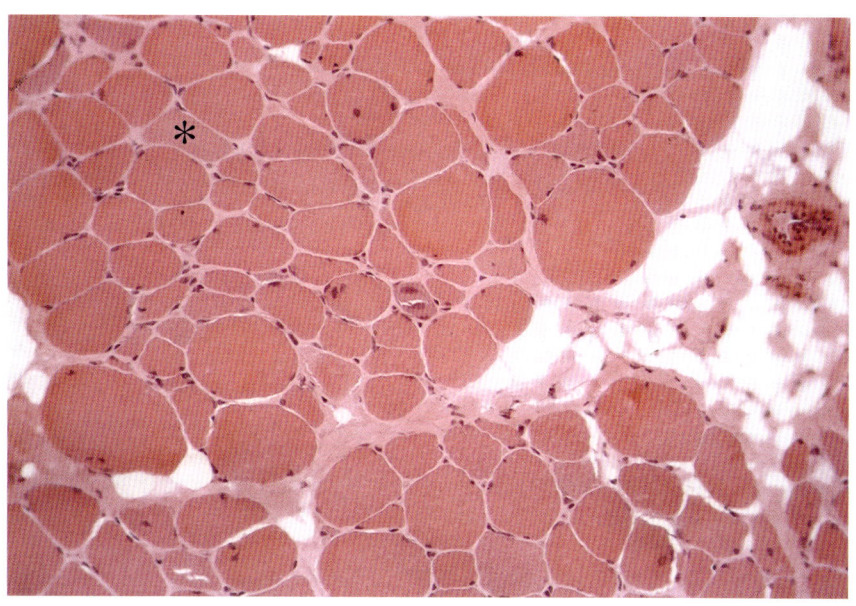

图 13.2 伊默菌素和核纤层蛋白 A/C 基因均突变的 4 岁男孩，股四头肌活检标本显示肌营养不良特征，肌纤维大小变异加大、苍白坏死肌纤维（*），增生的脂肪和结缔组织（HE）。

的女孩身上，我们观察到这是一个明显的特征，伴有肌纤维类型分型不清（图 13.5）。这个孩子身上不能排除其他基因突变的可能性。

免疫组织化学

免疫组织化学研究很容易检测到患有 X 连锁 Emery-Dreifuss 肌营养不良男性患者的所有肌核中缺乏伊默菌素（图 13.6）。除肌肉以外，它的缺乏也表现在皮肤和口腔细胞中（Manilal 等 1997，Sabatelli 等 1998；图 13.7）。若使用口腔黏膜细胞，只能对存活细胞进行评价，以避免死细胞造成的假阴性结果。核纤层蛋白的平行研究是一个有用的对照方法。在 X 连锁型的基因携带者中，皮肤活检可以验证肌核有或无伊默菌素（图 13.7）。

用免疫荧光和过氧化物酶等酶标记物方法可以检测到伊默菌素，但若使用亮视野技术，则那些未能被苏木精复染的切片更易评价。

对 X 连锁和常染色体显性遗传的 Emery-Dreifuss 肌营养不良肌肉活检标本的核纤层蛋白进行免疫标记，不会探测到与正常人有不同的地方。同样在核纤层蛋白发生突变时，伊默菌素的免疫标记也正常（图 13.8）。正如所有显性遗传的情况，仅一个等位基因突变，另一个正常等位基因能产生正常产物，只有异常基因的产物干扰了正常状态（单倍体不足），才可能在原位检测到改变。

目前可提供的检测核纤层蛋白 A 的特异性抗体仅标记出成熟人类肌纤维中极少的核（图 13.8），但在胎儿肌纤维可以标记很多核。现在仍不清楚这是与发育调节还是与抗原表位掩蔽有关，而针对核纤层蛋白 A 和 C 共同抗原表位的抗体可标记出各个发育阶段所有的核（图 13.8），这种差异也被认为是由抗原表位掩蔽引起。一些研究提示，核纤层蛋白 B1 和伊默菌素有一个互逆的表达（Manilal 等 1999）。伊默菌素在肌细胞的核内，而核纤层蛋白 B1 在内皮细胞的核内。核纤层蛋白 B2 似乎存在于所有的核内，内移核显示出与周边核相同的伊默菌素和核纤层蛋白标记物（图 13.8）。

除层粘连蛋白 β_1 外，肌膜相关蛋白的免疫标记在两型 Emery-Dreifuss 肌营养不良中都正常（Brown 等 2001）。肌膜上的层粘连蛋白 β_1 标记减少在某一些病例中很显著，但血管包括毛细血管网显示出正常强度（图 13.9）。在这些病例中，层粘连蛋白 α_2 和 γ_1 标记物的强度相似，是有用的对照。肌膜上的层粘连蛋白 β_1 标记强度的降低对 Emery-Dreifuss 肌营养不良没有特异性，也可出现在 Bethlem 肌病（见如下）和具有福山素相关蛋白（FKRP）突变的患者中。这是一种

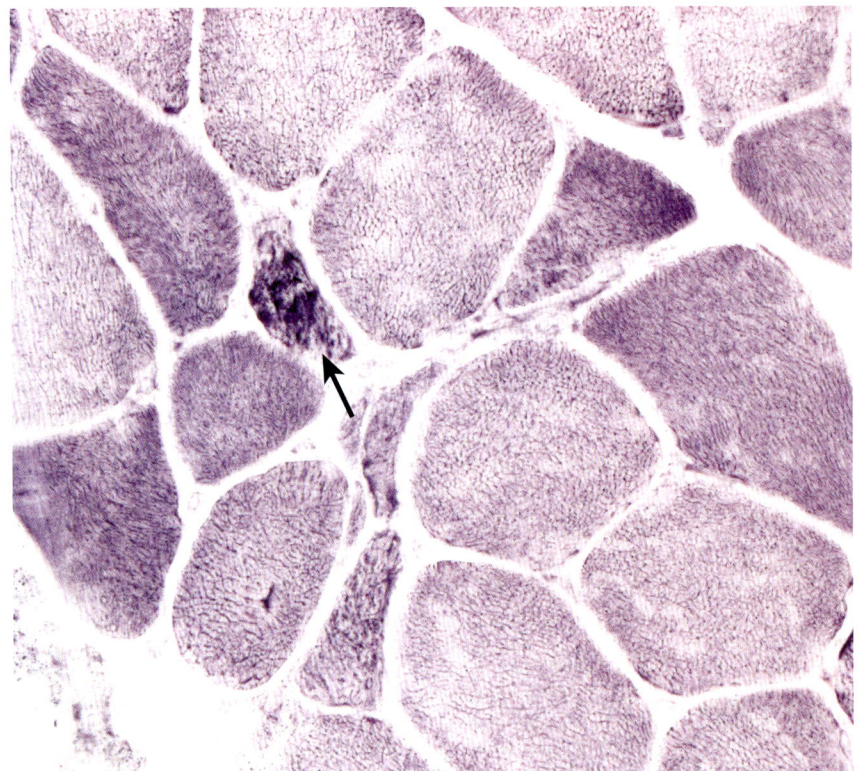

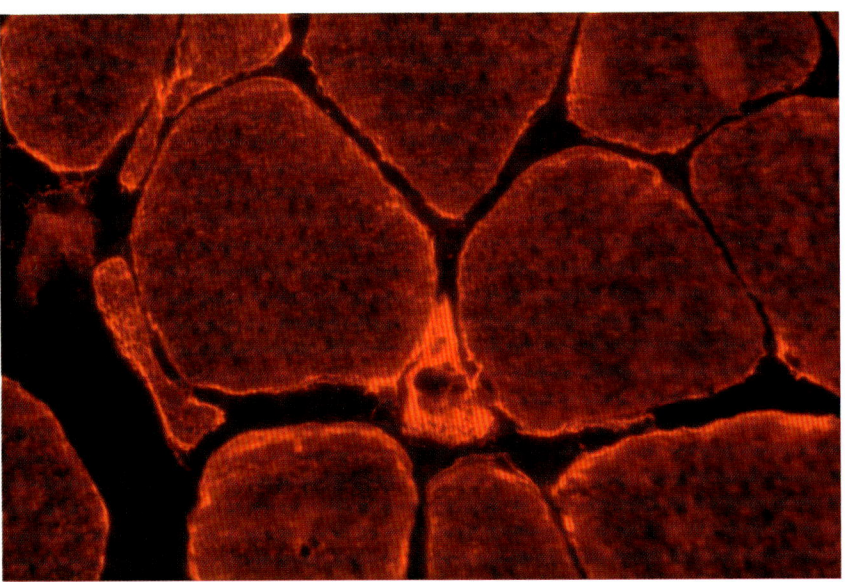

图 13.3　图 13.1（e）中患常染色体显性遗传型 Emery-Dreifuss 肌营养不良的 8 岁女孩的股四头肌活检标本。注意（a）小纤维中 NADH-TR 染色的聚集（箭头），（b）小纤维中高水平结蛋白。

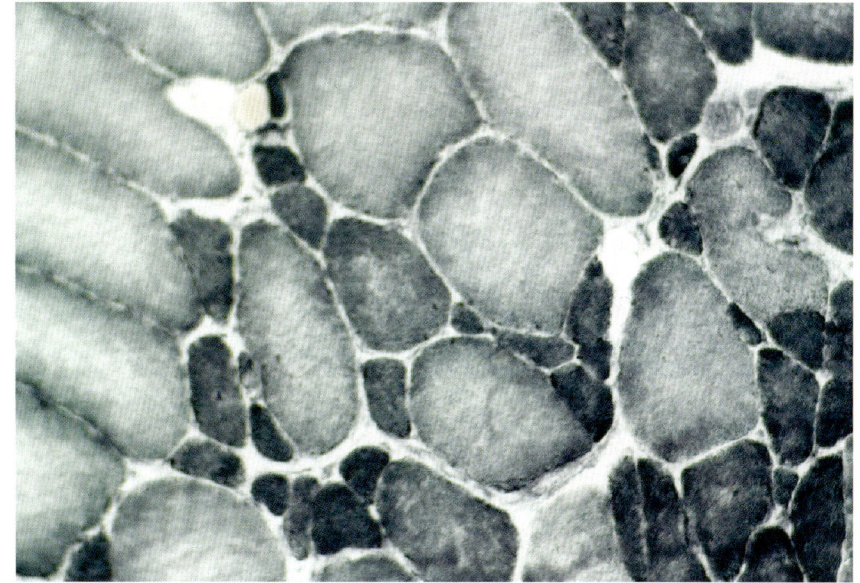

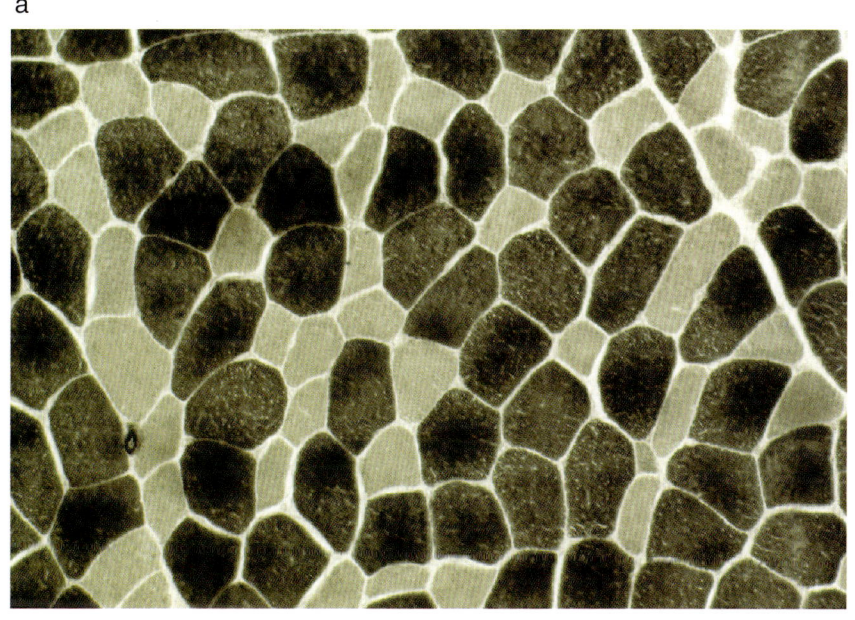

图 13.4 （a）16 岁 X 连锁 Emery-Dreifuss 肌营养不良患者股四头肌活检标本的 NADH-TR 染色和（b）患有常染色体显性遗传 Emery-Dreifuss 肌营养不良的 9 岁男孩的股四头肌活检标本，ATP酶染色 pH 9.4 均显示了较小的 1 型纤维。（a）中几个大肌纤维是肥大肌纤维。

与年龄相关的现象，仅仅在成年人和青少年中被观察到。

常常只有几个肌纤维表达新生儿型肌球蛋白，这意味着几乎没有肌纤维的再生。现在还不清楚这是否说明没有肌纤维坏死，因为它常常出现在肌纤维再生之前，抑或在再生过程中一些功能的失调，从而导致了肌肉萎缩。

电镜检查显示染色质的聚集，染色质缺乏与核膜的紧密相连，类似凋亡的核。骨骼肌细胞核和培养的皮肤成纤维细胞中都可以观察到核被膜的异常。

肌肉活检

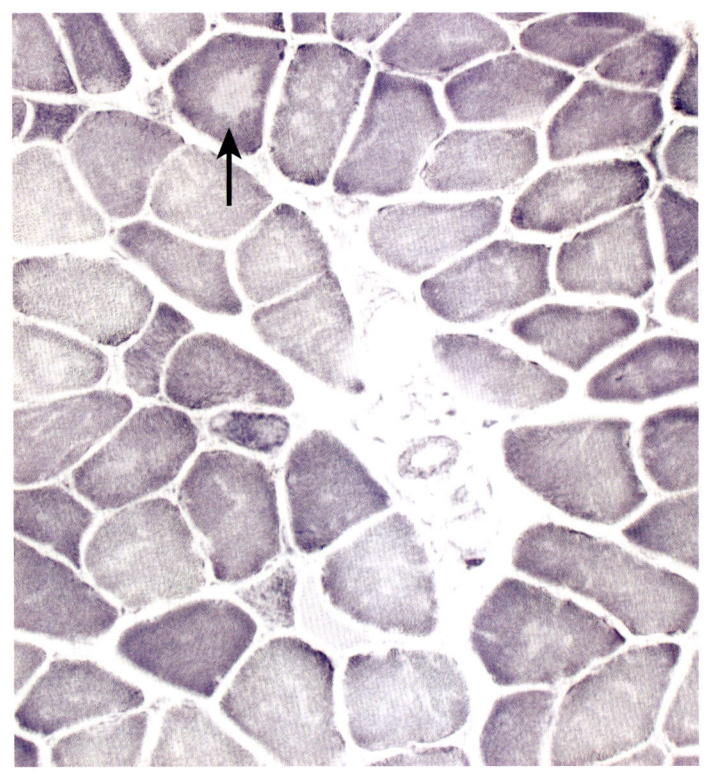

图 13.5 患有常染色体显性遗传 Emery-Dreifuss 肌营养不良的 8 岁女孩，股四头肌活检标本显示个别轴空（箭头）和几个肌纤维不均匀的染色，也有 1 型肌纤维占优势（NADH-TR 染色）。

Bethlem 肌病

Bethlem 肌病是一种常染色体显性遗传性疾病，以轻度的肌无力和挛缩为特征，尤其在指长屈肌中更加明显（表 13.1）。与 Emery-Dreifuss 肌营养不良有一些共同的临床特征，有时很难将它们区分开来。过去认为 Bethlem 肌病是成人的疾病，随着认识的深入，目前很明确它的起病是多种多样的，既可以儿童期发病，甚至也可以是先天性的。肌无力常常比较轻微，肌无力进行性发展，一部分患者成年之后须依赖轮椅代步，非常少的患者在青春期丧失行走能力。平均寿命基本正常，出现心脏受累和呼吸系统并发症不是其典型特点。肌酸激酶的水平正常，或轻度升高。

肌无力症状在肢体的近端较远端严重，肌肉的萎缩累及肩部、上臂和小腿。面部肌肉通常不会累及。指屈肌挛缩是该病的标志性特征，一些患者的惟一症状可能只是在祈祷时，无法将双手指合起。在绝大多数的患者中，都可见到肘和踝的挛缩，斜颈可能出生就有，或者以后慢慢发展而成。随着年龄的增长，挛缩会逐渐加重，但挛缩和无力之间没有联系。在儿童期，可见腕部和手指过度活动，后来发展成挛缩，一些患者出现髋关节松弛和髌骨移位。一些患者会出现脊柱强直和脊柱侧凸，有时还可见增生性瘢痕。

分子遗传学

Bethlem 肌病是由编码VI型胶原蛋白的三个基因之一突变所致。VI型胶原蛋白由三条 α 链组成，分别由三个不同的基因编码。这三条链在细胞内组成单体，在分泌到细胞外之前，它们组成了反平行二聚体，然后组成侧四聚体。在细胞外基质中四聚体尾尾相连，组成微纤维网，并与其他的蛋白相互影响，包括纤维连接蛋白、核心多糖蛋白、二聚糖蛋白、基底膜蛋白多糖、硫酸软骨素和 NG2 受体以及其他的胶原蛋白，如IV型胶原蛋白。VI型胶原蛋白在绝大多数结缔组织中都存在，但对于那些基因突变的患者，仅会出现肌肉无力及挛缩。正常肌肉VI型胶原蛋白存在于肌膜和肌内衣的结缔组织中。

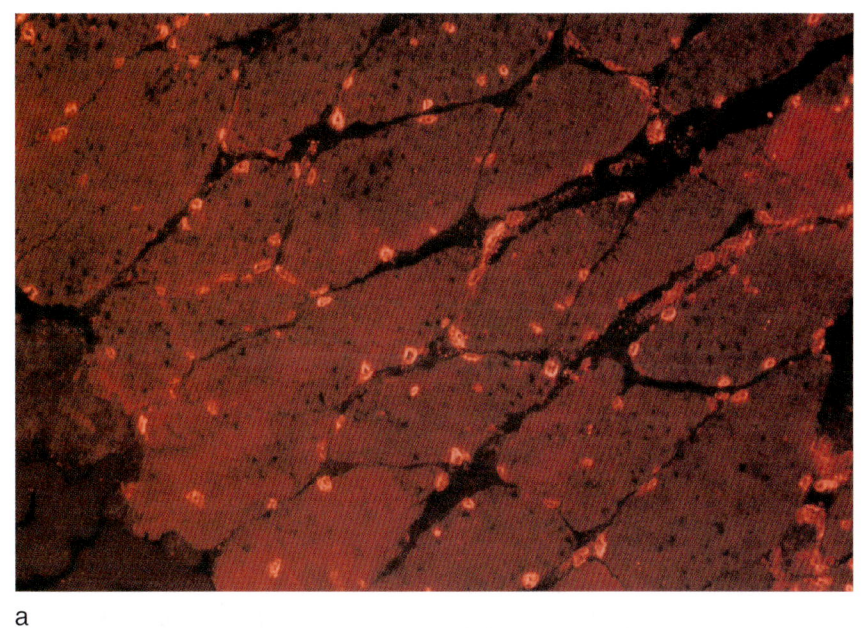

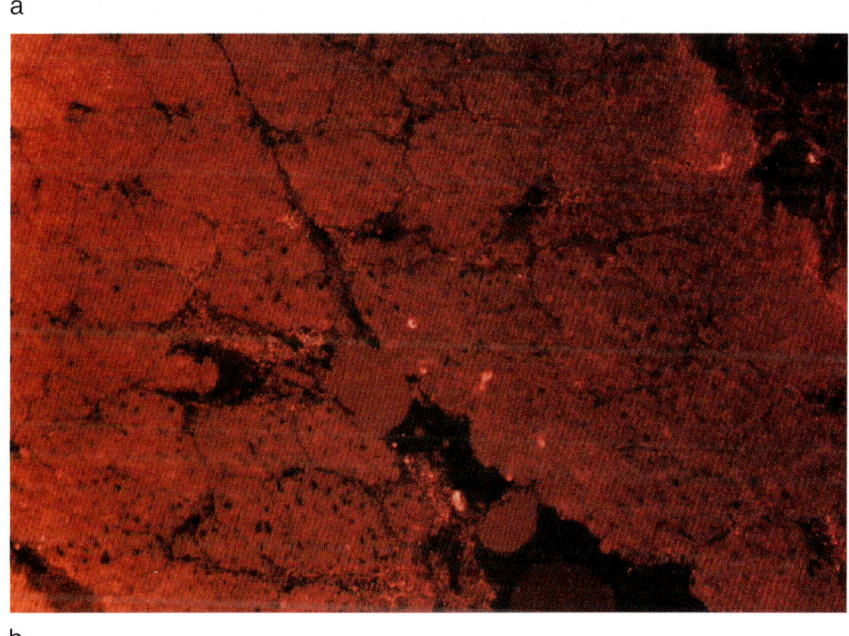

图 13.6　肌肉伊默菌素免疫标记。(a) 对照；(b) 一例 X 连锁 Emery-Dreifuss 肌营养不良，所有核都缺乏伊默菌素。

早期分子学研究显示，Bethlem 肌病表型与Ⅵ型胶原蛋白基因突变的显性遗传有关，而 Ullrich 先天性肌营养不良与隐性突变有关。然而，这个差别并不具普遍性，一些显性突变表现出严重病例，而隐性突变却轻很多。现在认为 Ullrich 型先天性肌营养不良和 Bethlem 肌病属于同一临床谱系，Ⅵ型胶原蛋白特定突变对产物和功能的影响决定了疾病的严重程度。

组织病理学

病理特点一般比较轻和不特异。肌纤维大小的变异从轻度到中度，如Emery-Dreifuss肌营养不良，一些肌纤维可能肥大，因此测量其直径可以很好地进行评估。结缔组织和脂肪组织增生常较轻。可见到个别核内移，但数量不多（图13.10）。氧化酶和ATP酶染色后可见两种肌纤维分型，肌球蛋白异构体的免疫标

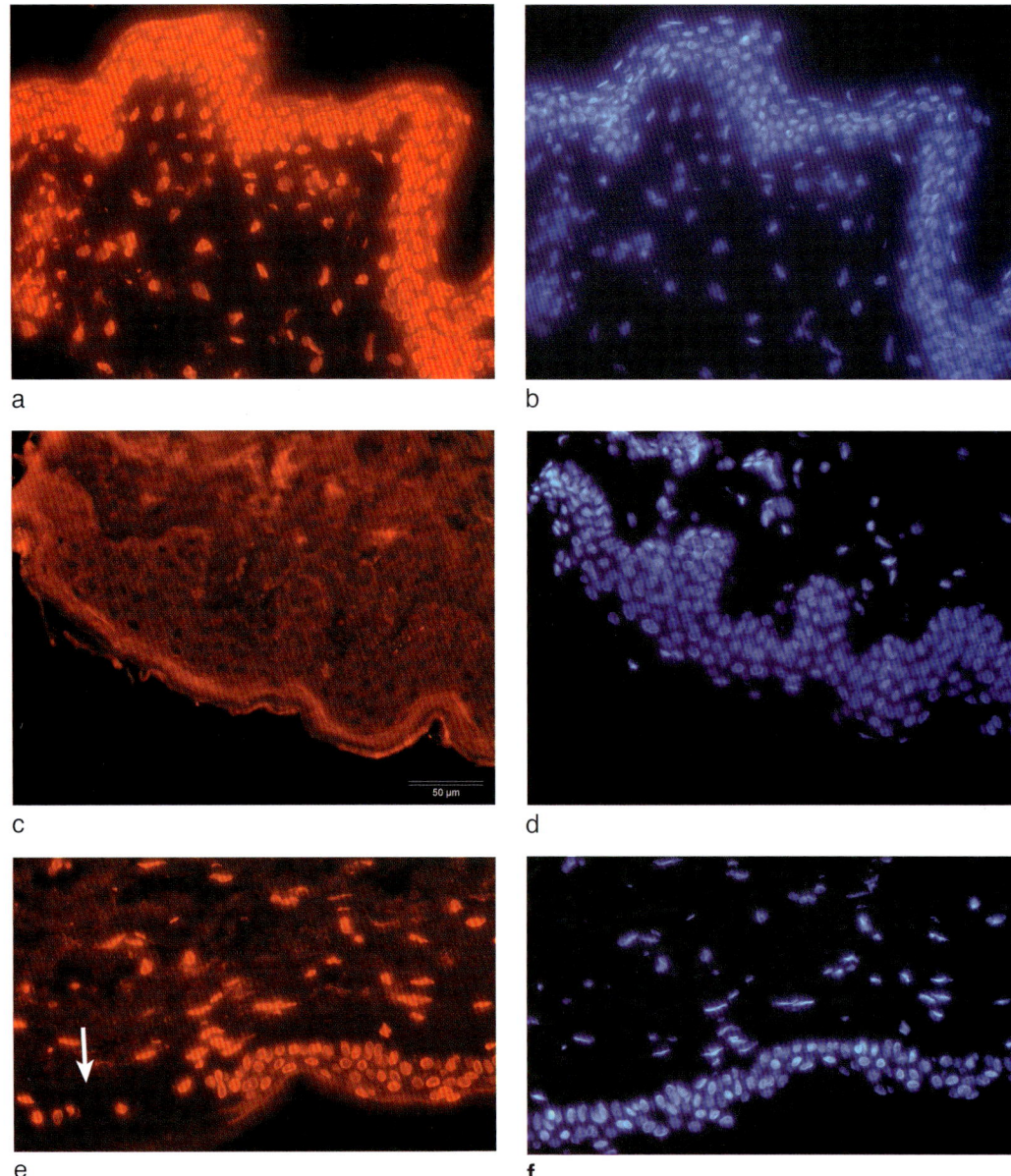

图13.7 皮肤伊默菌素的免疫标记。(a) 对照;(c) 患 X 连锁 Emery-Dreifuss 肌营养不良的男孩; (e) 其携带者母亲。注意 (c) 所有核缺乏伊默菌素和 (e) 携带者某一区域的核缺乏伊默菌素(箭头),邻近标记正常。右边 (b)、(d) 和 (f) 与 (a)、(c) 和 (e) 视野相同,作为对照,用二脒基苯基吲哚对所有核标记。

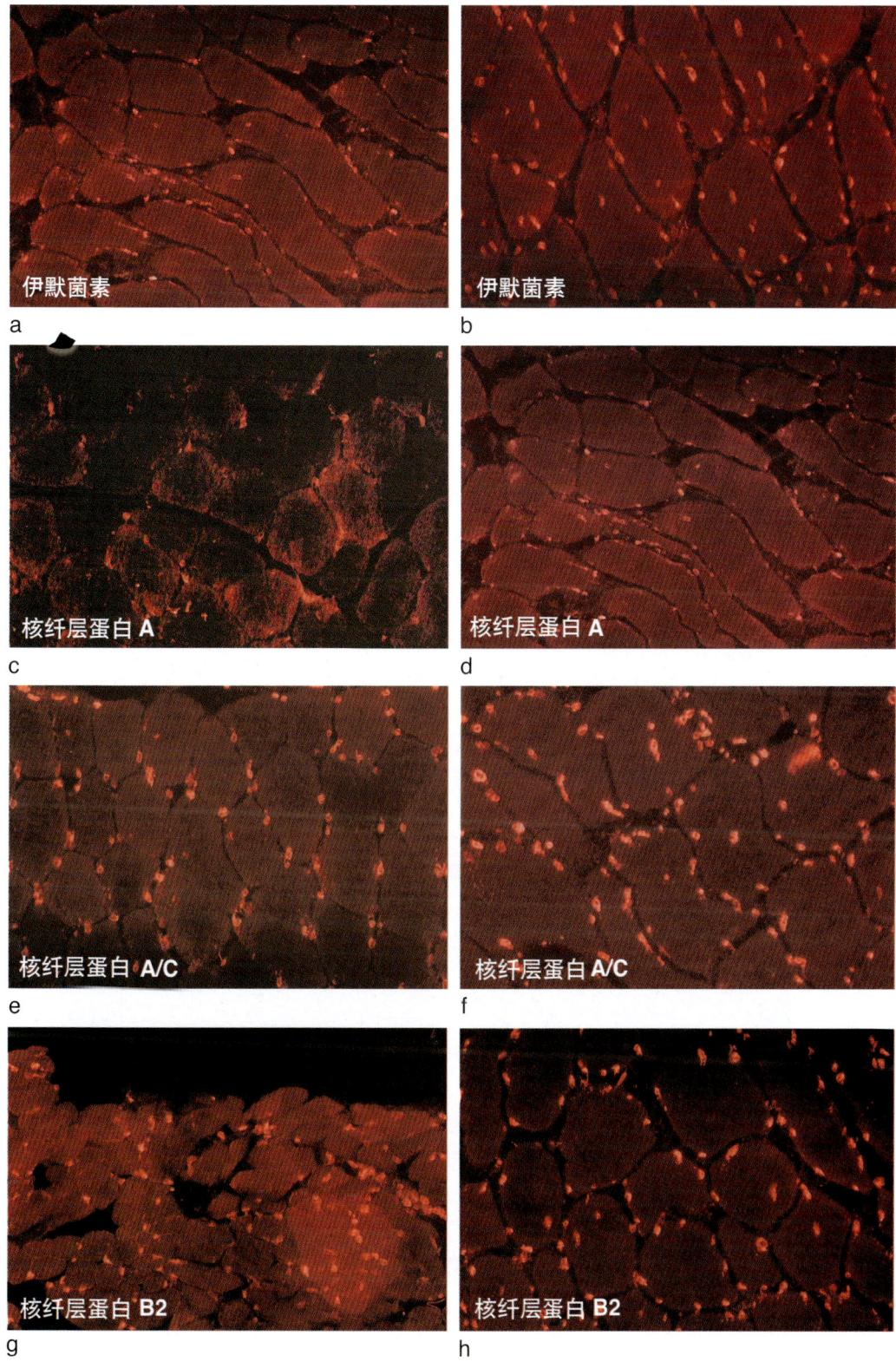

图 13.8 伊默菌素、核纤层蛋白 A、A/C 和 B2 的免疫标记显示对照和一例有核纤层蛋白 A/C 基因突变的常染色体显性遗传型 Emery-Dreifuss 肌营养不良的 17 岁男孩。注意周边和内移核中正常的伊默菌素标记、对照和该例 Emery-Dreifuss 肌营养不良中探测到的低水平核纤层蛋白 A，两者的核纤层蛋白 A/C 或 B2 标记均无明显差别。

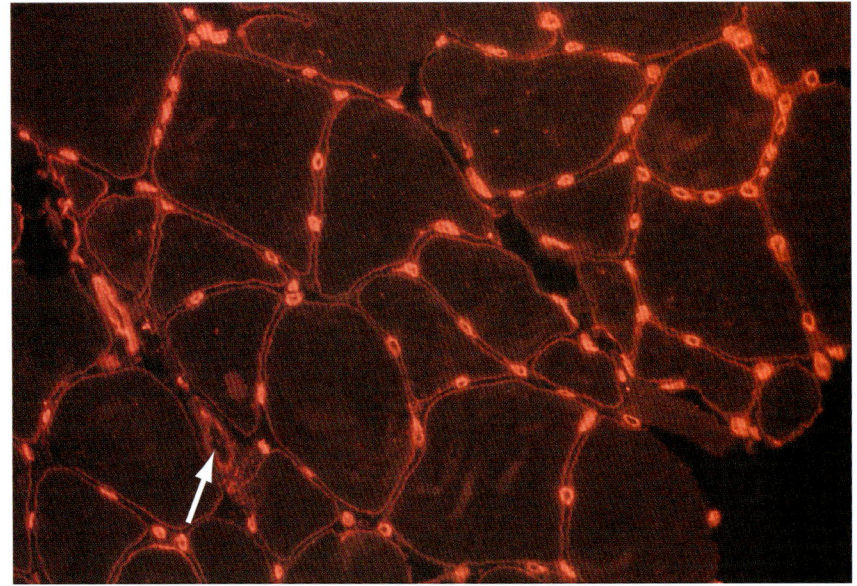

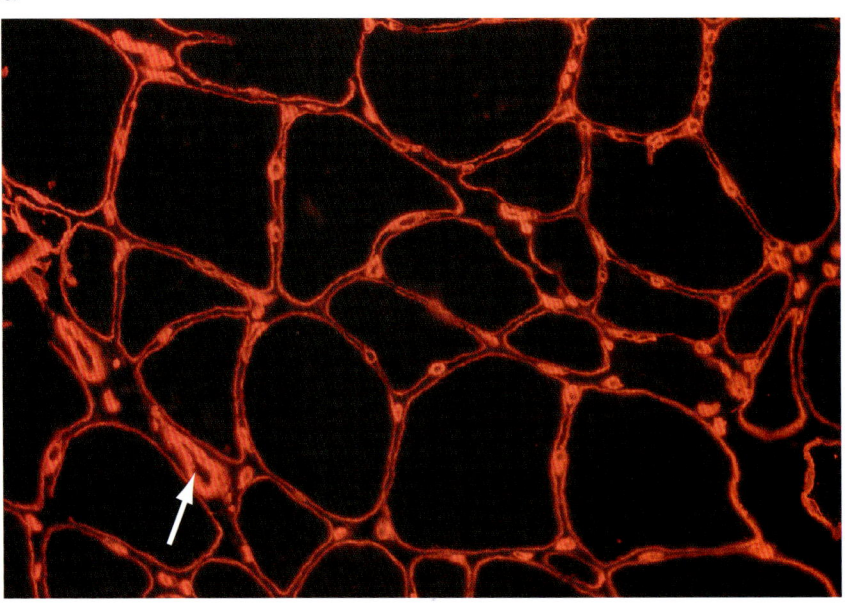

图 13.9 一名 35 岁常染色体显性遗传型 Emery-Dreifuss 肌营养不良的男性患者股四头肌活检标本，连续区域的免疫标记层粘连蛋白β_1（a）和层粘连蛋白γ_1（b）。显示肌膜层粘连蛋白β_1减少，而血管正常，层粘连蛋白γ_1的水平正常。注意小静脉中没有显示层粘连蛋白β_1，但发现层粘连蛋白α_1的标记（箭头，这是正常表现）。

记可以证实，在一些病例中有Ⅰ型肌纤维占优势。结构的改变如轴空样变或涡旋状肌纤维通常不常见，但氧化酶染色不均比较明显。

免疫组织化学

Bethlem 肌病的肌肉切片Ⅵ型胶原蛋白免疫标记一般无明显异常（图13.11）。肌膜标记与肌内衣标记的背景截然不同，而在隐性遗传的 Ullrich 先天性肌营养不良中，常常可以见到异常。和 Ullrich 先天性肌营养不良一样，研究显示 Bethlem 肌病患者培养的皮肤成纤维细胞中可以见到细胞内Ⅵ型胶原蛋白的异常，但现在还不是很明确这些变化是否具有普遍意义。

与 Emery-Dreifuss 肌营养不良一样，Bethlem 肌病的肌纤维膜蛋白标记正常，成人和青少年病例中可见层粘连蛋白β_1减少。血管的标记正常，仅在肌纤维膜见到减少（图 13.12）。

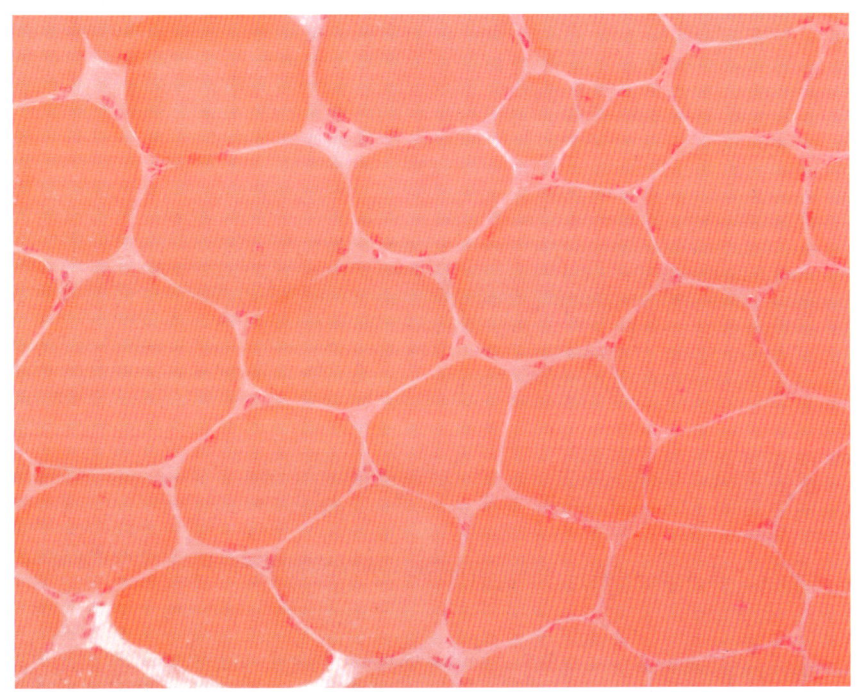

图 13.10　28 岁 Bethlem 肌病患者的股四头肌活检，显示轻度肌病特征，肌纤维大小不等和轻度纤维化（HE）。

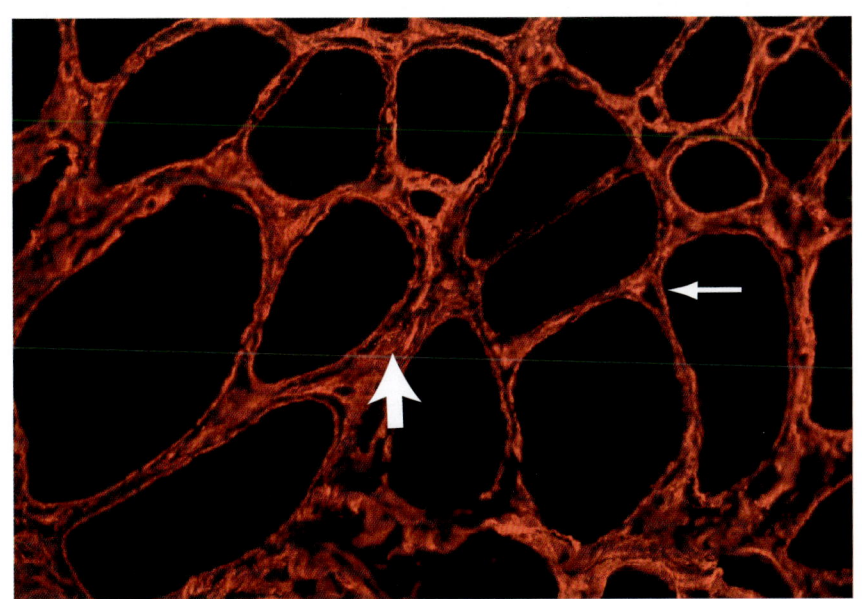

图 13.11　分子学证实的 Bethlem 肌病患者免疫标记的Ⅵ型胶原、肌内衣（大箭头）和肌膜（小箭头）正常标记。

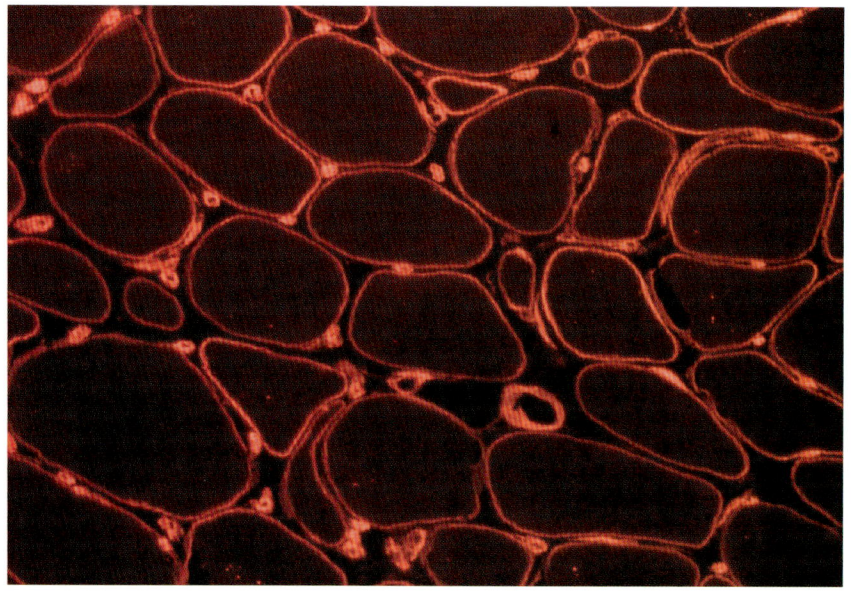

a

b

图13.12 Bethlem 肌病患者连续区域免疫标记。(a) 层粘连蛋白 β_1 和 (b) 层粘连蛋白 γ_1。注意肌膜层粘连蛋白 β_1 标记轻度减少，与血管的正常标记和层粘连蛋白 γ_1 的正常标记相对比。

（熊　辉译　张　巍校）

第14章

肌营养不良和相关疾病Ⅴ：面肩肱型、强直性和眼咽型肌营养不良

面肩肱型肌营养不良、强直性肌营养不良和眼咽型肌营养不良都是显性遗传性疾病，都有特殊的分子缺陷，涉及核苷酸的重复序列。在临床上，面部肌肉无力是它们最主要的特点。

面肩肱型肌营养不良

面肩肱型肌营养不良（facioscapulohumeral muscular dystrophy，FSHD）是最常见的肌营养不良类型之一，其发病率是1:20000，而且有着很高的散发概率（Tawil 和 Griggs2001，Padberg 2002，Thornton 2002）。临床表现的外显率具有年龄依赖性，绝大多数的病例在20岁以前出现临床症状。在一些家系中可以看到在10岁以前发病的婴儿病例。虽然无法解释，但可以发现遗传早显现象，在连续几代的病例中发病年龄提前。

其分子缺陷是在4号染色体长臂的亚端粒区3.3kb的DNA重复片段的复制缺失（D4Z4）。对于正常人来说，这个片段长度从35～300kb，D4Z4拷贝数为11个以上，而面肩肱型肌营养不良患者只有11个或更少的重复片段（Tupler 和 Gabellini 2004，vander Maarel 和 Frants 2005）。虽然重复区域没有转录，但缺失影响到了邻近基因的表达。

面肩肱型肌营养不良的分子学诊断目前非常可靠，用 EcoR1 和 BlnI 两种限制性内切酶进行双消化，用来将染色体4q片段与染色体10q26的相似片段分开，两者都可以用p13E-11探针检测。10号染色体片段有一个BlnI的内切位点，而4号染色体没有。因此，这两种酶可以完全降解10号染色体片段，而留下了4号染色体的相关片段。会产生混乱的情况是，正常人群中有个别人存在着染色体间重复区域的交换，这会导致4号和10号染色体的混合。生殖系的嵌合也会影响分子分析，但双消化法分析可以诊断95%的病例。少数家系与4q染色体没有连锁，但现在没有发现其位点。

面部和肩带肌无力是面肩肱型肌营养不良的标志，尤其在疾病的早期。面部肌肉的无力表现在睫毛征阳性，不能吹哨、噘嘴和鼓腮。受累的患者在试图笑的时候，稍稍撅起的嘴角会出现特征性的酒窝。肩带肌肉无力会导致上抬手臂困难，当试图上举时会出现特征性的肩胛骨上移。进展快慢不一，有些人可能缓慢和轻微，而另一些人进行性加重，累及躯干和骨盆的肌肉，造成严重的脊椎前弯和无法步行。腹部肌无力常常出现在疾病的晚期。

面肩肱型肌营养不良一般不会累及心脏和智力。然而常常会有听力的丧失和视网膜微血管病变。如果要了解有关面肩肱型肌营养不良所有方面的最新综述，读者可以参考 Upadhyaya 和 Cooper 的文章（2004）。

组织学和组织化学

由于有了可靠的诊断面肩肱型肌营养不良的分子学方法，现在一般不进行肌肉活检。尽管有了大量的研究，在受累的患者中还没有发现特殊的病理改变。病理学改变的程度各异，常常与活检的部位有一定的关系。就像在第1章讨论的那样，从受累的肌肉中取标本最重要，但不是那些已经严重受损的肌肉，并没有几个肌纤维可供检查。在一些病例中，股四头肌相对受损较轻，从该部位取材可能仅显示很轻的病变。

然而那些临床上严重受累的肌肉也可能显示轻微病理改变。这是说明临床严重程度与病理改变程度不相关的另一个例子。

肌纤维大小的改变

肌纤维大小的变异度增加很常见，可见萎缩和肥大肌纤维，而且两型肌纤维的平均直径也有增加。非常小的肌纤维分散出现在大肌纤维之间是其特点之一（图14.1a）。这些通常被描述为萎缩的肌纤维，却存在发育调节蛋白，如新生儿型肌球蛋白、主要组织相容性复合物-I（MHC-1）和结蛋白，提示这些小肌纤维的形成有其他可能性，如再生（图14.2）。如同Becker型肌营养不良，小肌纤维成簇现象被认为是失神经的证据，但现在没有形态学和电生理学的证据加以支持。这些成簇的小肌纤维也出现一些未成熟肌纤维相关蛋白，包括新生儿型肌球蛋白，提示有再生的倾向（新生儿型肌球蛋白的出现不能完全排除失神经，见第6章）。

分布的改变

大片萎缩和群组化都不是面肩肱型肌营养不良的特征，可以出现肌纤维类型占优势。2型肌纤维占优势比1型肌纤维常见，后者在其他肌营养不良更常见。

核的改变

核的改变不是面肩肱型肌营养不良的突出特点，偶尔可见多个核内移。

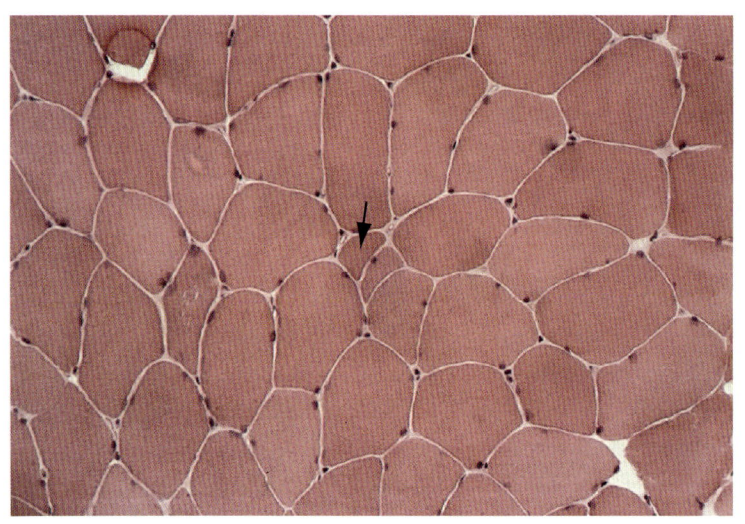

a

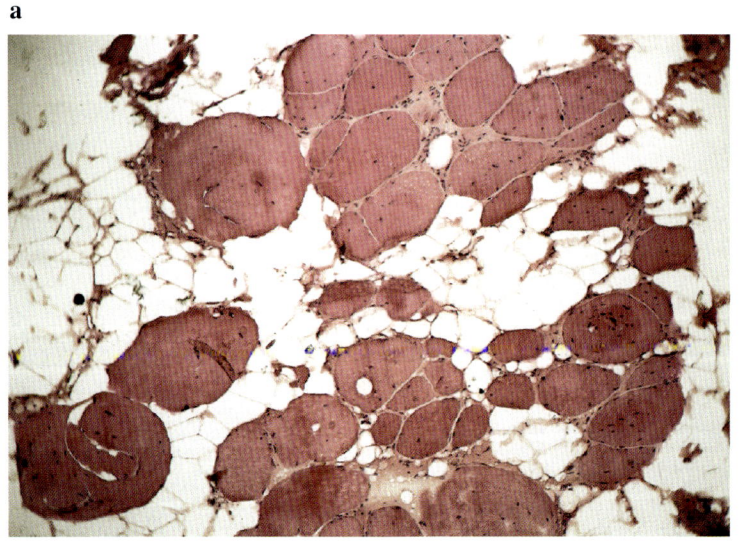

b

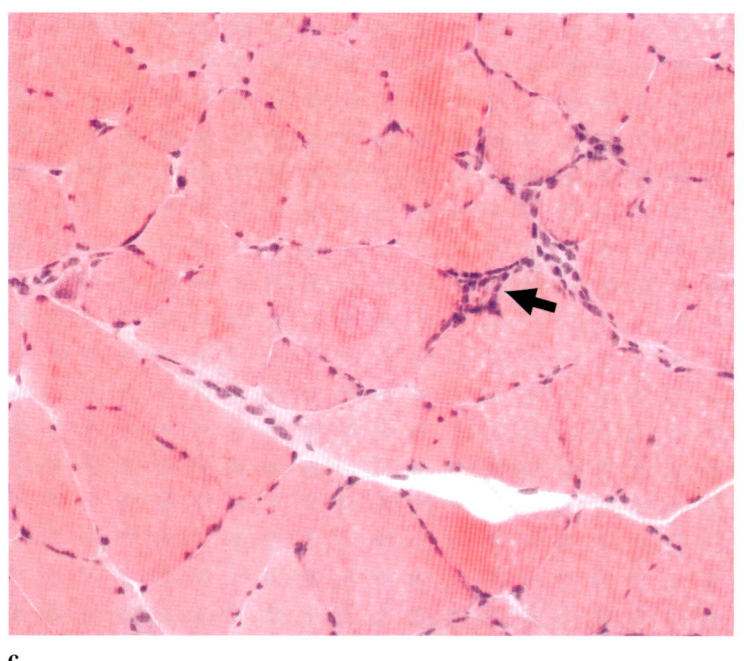

c

图 14.1 对年龄分别为 12、42 和 55 岁的 3 个面肩肱肌营养不良的病例进行股四头肌活检,显示不同程度病理改变。(a) 只有轻度的肌纤维大小的变异和少数小肌纤维(箭头所示);(b) 结缔组织和脂肪组织显著增生,肌纤维直径变异加大以及很多核内移;(c) 炎症细胞的小簇聚集(箭头所示),在一些病例中可以很多。

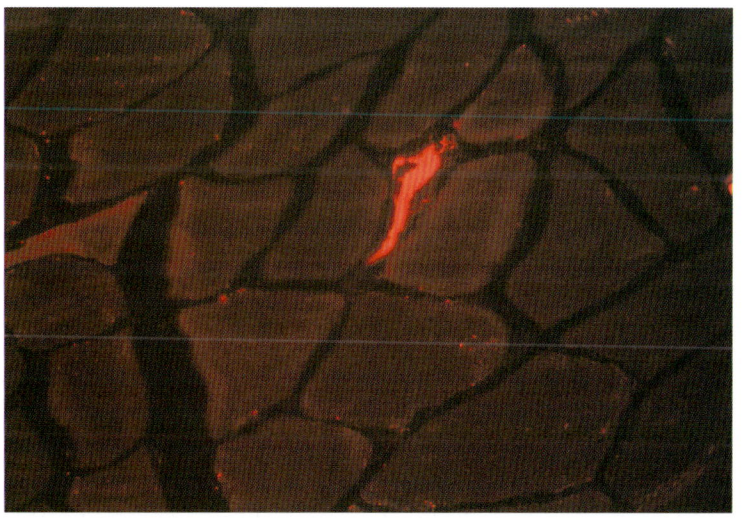

图 14.2 面肩肱型肌营养不良病例,新生儿型肌球蛋白免疫标记一个孤立的小肌纤维。

变性

可以出现坏死，但很罕见，而且通常不是突出表现。

细胞反应

炎性反应是一个常见的改变，程度不等，可以轻度或严重（图14.1c）。纤维和脂肪组织增生也可以出现（图14.1b）。

肌纤维构筑改变

面肩肱型肌营养不良的主要构筑改变是出现虫蚀样和涡旋状肌纤维。可以作为小I型肌纤维的特殊一群，出现在形态基本正常的肌纤维之间。

免疫组织化学

虽然免疫组织化学在评价一些神经肌肉疾病的肌肉活检发挥重要的作用，但是对面肩肱型肌营养不良却没有能帮助诊断的特异性改变，所有肌营养不良素相关的肌膜蛋白免疫标记均正常，可以出现肌膜主要组织相容性复合物-I的标记，但并不是一个恒定的特点。在一些病例中，肌膜层粘连蛋白β₁可减少，类似其他显性遗传性疾病（Dr Louise Anderson，个人交流），但是这也不是一个固定特征，我们也还未观察到这种现象。

强直性肌营养不良

强直性肌营养不良也是一种常染色体显性遗传性疾病，主要特征为肌强直，伴有肌无力和萎缩，同时也累及其他一些组织。两种类型的强直性肌营养不良（DM1和DM2）由两种不同的基因缺陷引起。DM2也称为近端肌强直性肌病（PROMM）。两者都由三核苷酸重复扩展引起。DM1是由19号染色体长臂上一个基因的3'非翻译区出现CTG重复扩展造成，而DM2则是3号染色体长臂上的锌指9基因（*ZNF9*）第一个内含子中的CCTG重复扩展引起。19号染色体编码的蛋白是一个假设的激酶（DM蛋白激酶，DMPK），而3号染色体基因编码的蛋白则是一种锌指蛋白。两种疾病都被认为是由重复扩展产生的"有毒RNA"导致，而这种RNA干扰了其他蛋白比如核内的肌盲蛋白和SIX5蛋白（Meola 2002, Meola 和 Moxley 2004）。

DM1是一种常见疾病，估计的患病率大约是1:7400，而DM2相对罕见，可能有更多的遗传异质性，并非所有的病例都与9号或3号染色体连锁。没有报道过先天性DM2的病例，但是DM1的先天性表型已被很好地描述，其母亲几乎总是携带突变的基因，而且常常只是轻度受累。病理研究对这些病例的鉴别诊断起了很重要的作用（见下文）。

正常个体的DMPK基因中CTG的重复次数为4～40之间，但是在DM1患者中增加到了50或更多，有时候甚至超过1000。一般来说，重复次数的多少和临床症状的严重性以及发病年龄之间存在相关性，重复次数小于100的患者症状常要轻于重复次数大于1000的严重受累性先天性病例。连续世代遗传早显现象在DM1常见，后代重复次数越来越多，临床症状越来越严重。体细胞在重复扩展的程度上也存在着变异性和不稳定性，肌肉比血液淋巴细胞的重复次数更多，更不稳定。

正常人群中3号染色体CCTG的重复扩展次数范围是从10～30，在DM2患者增加到几千。遗传早显和体细胞的变异性也出现在DM2，但其相关性没有DM1的清楚，因为只有几个受累的家系。

DM1和DM2通常都有肌强直，但是肌无力的方式不同。DM2有早期近端肌肉受累，不同于DM1的肢体远端模式（Machuca-Tzili等2005），因此用近端肌强直性肌病（PROMM）一词描述该病。面肌无力在DM2很罕见，但是在DM1常见。上睑下垂、面部和颈肌无力是DM1的典型表现，DM2的心脏功能障碍和中枢神经系统受累也不如DM1常见。膈肌无力导致呼吸功能不全，经常是DM1的死亡原因。白内障在DM1和DM2中都有发生，其他两者共有的伴随症状包括前额秃顶、性腺萎缩和心脏受累。对强直性肌营养不良进行分子分析以确定临床诊断非常可靠，肌肉活组织检查现在已经不经常做。DM2的组织病理学信息也很有限，因为分子证实的病例很少做肌肉活检，但是似乎在DM1和DM2之间存在着一些不同，以下是对强直性肌营养不良特别是DM1的主要组织病理学特征的概括。

组织学和组织化学

DM1最常见的病理学特征是多个核内移（常常形成长链）、肌浆块以及环状纤维的增加。所有上述改变都是叠加在一般肌病样改变的基础之上。

纤维大小的改变

在 DM1 中观察到的最早改变是 I 型和 II 型肌纤维大小之间的差异，表现为 I 型肌纤维萎缩和 II 型肌纤维肥大（图 14.3）。II 型肌纤维的肥大常常累及两种亚型。在病情较重或者病程较长的患者中，这种差异可能没有那么显著。小角状肌纤维的存在提示失神经支配，但没有确切的证据，而且也没有小或者大组的肌纤维萎缩。虽然可以出现 I 型肌纤维占优势，但通常不是一个显著的改变，而且也不像 Duchenne 型肌营养不良那么突出。与其他肌病相同，可出现 II B 型肌纤维的缺乏。在 DM2 中，虽然两种肌纤维都有变异，但是在一些病例中，II 型肌纤维的萎缩比 I 型肌纤维更常见（Vihola 等 2003，Schoser 等 2004）。

核的改变

两种类型中都有显著的肌膜核改变，是 DM1 的早期特点，核内移的数量在强直性肌营养不良几乎比任何其他疾病都多（图 14.4），在纵切面这些核常常排列呈链状。甚至在只有 I 型肌纤维大小改变的病例中，也常能找到核内移。在疾病的晚期，所有的肌纤维都可以看到斑点样的核内移。一些核可能固缩成团，就像在其他慢性病程中看到的一样，形成核块，被认为是 DM2 的一个特征（Vihola 等 2003，Schoser 等 2004）。

在先天性 DM1 中，核可能在肌纤维中央，并且与肌管肌病（见第 15 章）惊人地相似。如果新生儿的肌活检中发现大量的中央核，应该进行分子分析以除外先天性 DM1。

变性和再生

重症患者可发生肌纤维变性、再生和间质纤维化，但是通常在早期见不到，DM2 中很罕见。细胞反应也不是一个特征。

构筑改变

DM1 病例中环状纤维出现的比例很高。虽然没有特异性，但倾向于出现在慢性肌营养不良，如强直性肌营养不良。虫蚀样和涡旋状肌纤维也可以存在于两种类型的强直性肌营养不良中，但没有靶或靶样的肌纤维。肌浆块是 DM1 的一个典型特征，为深染的区带，超微结构检查可见排列紊乱的肌原纤维物质、游离核糖体和扩张的肌浆网。

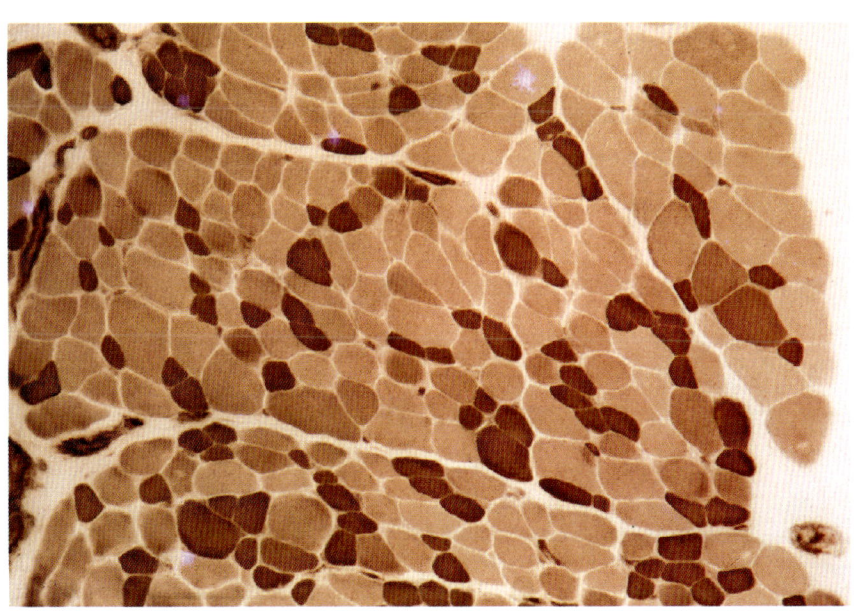

图 14.3　强直性肌营养不良患者股四头肌活检，在 pH 4.6 下预孵育后进行肌球蛋白 ATP 酶染色，显示萎缩深染的 I 型肌纤维和肥大的 II 型肌纤维。肌纤维大小的范围约 10～70 μm。

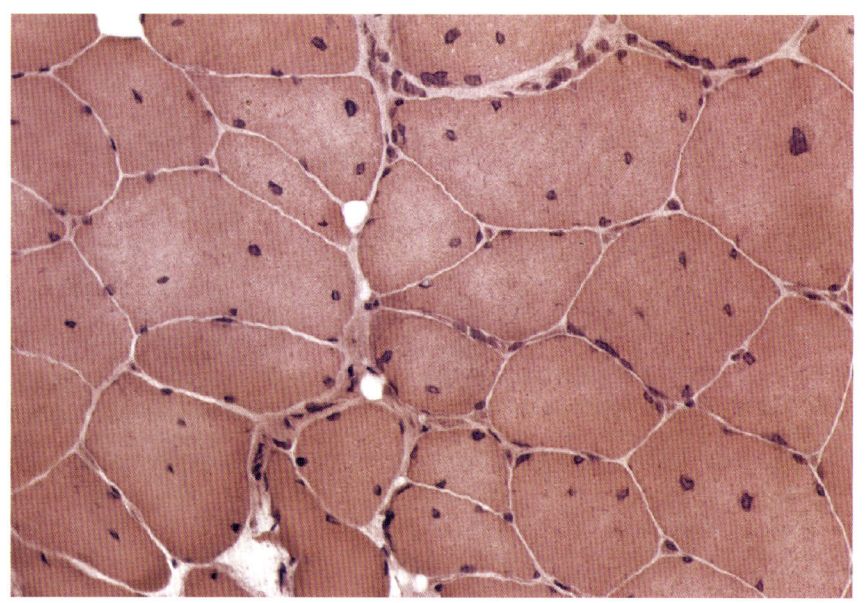

图 14.4 强直性肌营养不良病例的股四头肌活检,显示了纤维大小的变异和大量的核内移。

小结

概括地说,DM1 的病理改变有特异性。病变首先出现 I 型和 II 型肌纤维大小的差异。通常是 I 型肌纤维萎缩和 II 型肌纤维肥大,这个差异也可能发生于没有 I 型肌纤维真正萎缩的情况下,此时 II 型肌纤维肥大可能是惟一的改变。肌纤维大小的早期改变常常伴随多个核内移。随着疾病的进展,越来越多的肌病样改变表现出来,伴随肌纤维大小的变异、间质纤维化和肌纤维构筑改变。在疾病末期,肌纤维类型的大小差异可以消失,但是常常有过多的内移核以及大量的环状肌纤维,而广泛的肌病样改变仍然很明显。

免疫组织化学

用肌球蛋白抗体进行免疫组织化学染色可以用来研究肌纤维分型,但是对上面的描述几乎增加不了什么附加信息。除了先天性的病例,几乎没有新生儿型肌球蛋白出现,当然也没有得到广泛的研究。用肌球蛋白抗体对 DM2 做研究,提示含有核聚集团块的肌纤维是 II 型快肌纤维(Vihola 等 2003),但是这些肌纤维的确切性质需要确认,因为所使用的抗体(Sigma My-32)也能识别肌球蛋白的新生儿型异构体。这些肌纤维中新生儿型肌球蛋白还没经过研究,因为只有一种针对更幼稚的、胚胎异构体的抗体可以使用(Novocastra RNMy2/9D2)。

对转基因小鼠和培养的成纤维细胞的基础研究显示了核苷酸扩展的核内病灶,但是在肌活检切片中并不丰富,对病理学科人夫没有实际用处(Mankodi 等 2000)。

眼咽型肌营养不良

眼咽型肌营养不良(OPMD)通常表现为一种常染色体显性遗传性疾病,个别隐性遗传的病例也被报道过。两者都是由位于 14q11.1 上的核多聚腺苷酸结合蛋白 1 基因的第一个外显子上的短 GCG 三核苷酸重复扩展引起(Brais 等 1998)。正常情况下,多聚腺苷酸结合蛋白核 1 基因的第一个外显子上有六个 GCG 重复,但在 OPMD 病例中另外增加了 2~7 个重复。这个疾病呈世界性分布,但是似乎在法裔加拿大人和 Bukhura 的犹太人中尤其流行。

OPMD 是一种迟发性疾病,主要的临床特征是进行性上睑下垂和吞咽困难。上睑下垂是一个早期特征,常双侧,偶有不对称性。进展缓慢,可导致一些肌肉的无力,包括面部、眼部和四肢的肌肉,并有鼻音形成。心脏受累不是 OPMD 的特征,肌酸激酶的水平通常正常，偶尔有轻度升高。

组织学和组织化学

肌纤维大小的改变

肌纤维大小不等，特别是Ⅰ型肌纤维大小不等比较普遍，伴随显著的肌纤维肥大，尤其是Ⅱ型肌纤维。分散的小角状肌纤维也可以出现，氧化酶染色常常呈深染（图14.5）。

分布的改变

改变不显著，但是像很多疾病一样，可能会有Ⅰ型肌纤维占优势。没有成组的肌纤维萎缩或者肌纤维群组化，但是在一些活组织检查中，ⅡA和ⅡB亚型的分布可能并不随机，它们可能在一些区域成簇存在。这种现象以及小角状肌纤维可能与年龄相关的神经影响有关。

核的改变

偶可见核内移，并且一些活组织检查显示了有固缩的核块，尤其在年长患者。最重要的核改变是电镜下所见（见下文）。

变性和细胞反应

坏死和炎症反应在OPMD中不常见。有纤维结缔组织增生和脂肪组织沉积。

构筑改变

恒定的改变是在许多肌纤维内出现镶边空泡（图14.6）。这些表现像锐利的打卡孔，周边环绕着镶边物质，在Gomori三色染呈色，而在HE染色为嗜碱性改变（超微结构见下文）。这些空泡常包含酸性磷酸酶，而且在Ⅰ型肌纤维较Ⅱ型肌纤维更常见。虽然这是眼咽型肌病的一个特征，但是它们并不具有特异性，可以出现在其他疾病，例如包涵体肌炎。因此，电镜检查很重要（见下文）。OPMD的其他构筑改变包括虫蚀样肌纤维、轴空样区域和旋涡状肌纤维（图14.5）。可以看到像分叶肌纤维一样的线粒体聚集，还可出现破碎样红纤维和细胞色素氧化酶阴性的肌纤维，反映存在线粒体异常。这些可能是一个与年龄相关的特征，其发生率可以随老化而增加。

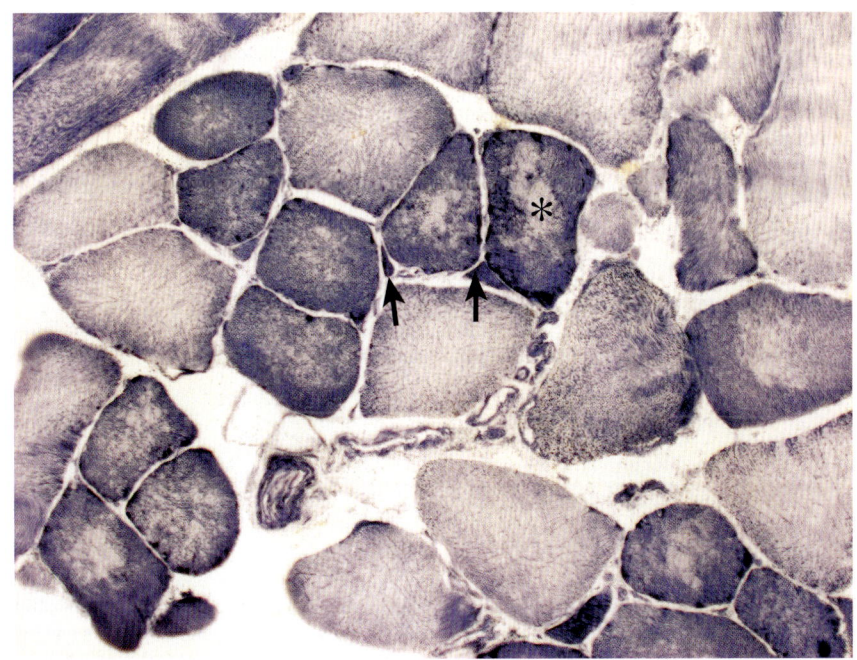

图14.5 一名77岁的男性眼咽型肌营养不良患者，肌肉标本用NADH-TR染色。注意肌纤维大小不等（范围为15～125 μm），包括染色浅的Ⅱ型肌纤维肥大以及一些小的深染角状肌纤维（箭头）。同时注意缺乏染色的轴空样区域（*）。

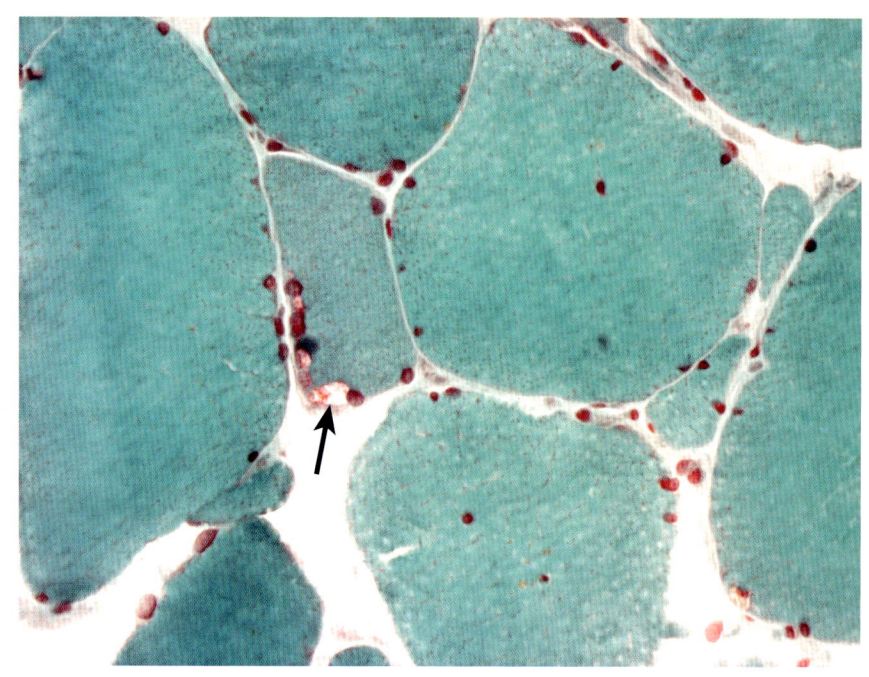

图 14.6 在与图 14.5 同一眼咽型肌营养不良病例中,萎缩的肌纤维内可见一个含有红染物质(箭头)的镶边空泡(MGT)。萎缩肌纤维的直径为 25 μm。

电镜

对镶边空泡超微结构的研究显示它们是自噬空泡,包含嗜锇性、膜性的髓鞘样涡旋和胞质碎片。OPMD 的特征是核内出现管状细丝,这些细丝外径 8.5nm,内径 3nm,长约 2.5 μm。它们不分支,方向各异,但常常构成三角形或者栅栏状。它们只出现在肌细胞核内,不会出现在细胞质或者其他类型细胞的核中,例如卫星细胞、内皮细胞或间质细胞。OPMD 的核内包涵体不同于包涵体肌炎和远端肌病伴镶边空泡中见到的核内和胞浆内 15～18nm 的微丝。OPMD 中受累核的数目在各肌肉间占 2%～5% 不等,很少超过 8%。同样,这些丝状的包涵体在每一个胞核内所占的空间也不同。它们在半薄切片甲苯胺蓝染色的树脂切片中染成苍白或透明的区域。

其他非特异的超微结构异常包括肌原纤维断裂、Z 线水纹样改变和脂褐素沉积,脂褐素在成人肌肉中普遍存在。

免疫组织化学

针对核多聚腺苷酸结合蛋白1的抗体定位于核内包涵体上,不包含 DNA,但是用原位杂交法可以在其内部检测出多聚 RNA(Becher 等 2000,Calado 等 2000)。包涵体也可以被泛素和蛋白体亚单位的抗体所识别(Askanas 等 1991)。

(熊 辉译 张 巍校)

第15章

先天性肌病

引言

先天性肌病是一组在临床、遗传、病理方面具有异质性的骨骼肌疾病，具有特殊的组织病理学特征。在20世纪50年代和60年代，随着组织化学和电子显微镜的广泛应用，与特别表型相关的异常结构缺陷被证实，该组疾病逐渐被人们所认识。对该组疾病的认识从历史上可以追溯到1956年Magee和Shy描述的"一种新的先天性非进展性肌病"，后来命名为中央轴空病。随后，Dubowitz和Pearse于1960年描述了其组织化学特征。先天性肌病常在出生时或儿童早期发病，但一些病例也可能成年发病，此时严格来讲不应该再称为"先天性"。还不清楚所有这些表现是否为疾病临床谱的一部分，或者为遗传学上不同性质的疾病，但具有先天性病症的病理特点。临床上，先天性肌病常常被归入"软婴儿"的范畴，伴有不同程度的肌张力低下（Dubowitz 1959，1995）。肌无力常见，但并不总是出现，相对非进展性，但是膈肌和呼吸肌功能不全与肌无力不成比例。无中枢神经系统或周围神经系统结构异常，因此先天性肌病被认为是一种原发性肌病。

随着分子生物学方面的进展，发现了几种与形态学特点相关的致病基因突变，导致对相关临床表型的认识。一些比较常见的先天性肌病现在已经被描述得很清楚，而另外一些则非常罕见，仅基于较罕见的孤立病例，到目前尚不能确定是否是独立的遗传学疾病实体。少数病理改变对特定疾病具有特异性，所有病变均是基因突变的继发性结果。不同的先天性肌病之间病理上有相当大的重叠，而且相互间病理上的差别并不总是很明显。不同基因突变可以导致相同的组织病理学特征，有时作为功能相关基因产物的结果，相同的基因突变可引起不同的临床表型。虽然已经提出几种假说，但是结构异常背后的发病机制还不完全清楚。

遗传方式可以是常染色体隐性遗传、常染色体显性遗传或性连锁遗传，新出现的显性突变的发生率很高。

在本章中我们描述较常见的先天性肌病的病理改变，也是病理学科大夫常常遇到的。经过斟酌，我们有意撇开分子生物学分类，因为病理学与临床表型相关，从而引导致病基因缺陷的发现。分子生物学的进展，使我们更大程度地了解到与广泛临床表型相关的许多形态学特点。

最常见的先天性肌病是中央轴空病、多发微小轴空病、杆状体肌病、肌管肌病和中央核肌病（见表15.1）。出现其他先天性特点的罕见肌病也列于表15.1。

临床特征

除了常在出生时或婴儿早期就出现的肌张力低下外，还有其他几种临床特征可以区别各种先天性肌病。肌无力主要是近端肌肉和肢带肌分布，类似肌营养不良或轻型脊肌萎缩症，或更加广泛。一些病例的肌无力主要累及中轴部位肌肉、面部肌肉，个别主要累及肢体远端肌肉。长的"肌病面容"是一个比较常见的特点，特别是杆状体肌病。眼外肌受累出现在一些疾病，如肌管肌病和一些斯里兰卡肉桂碱受体基因（斯里兰卡肉桂碱1）突变的病例。中枢神经系统或周围神经系统结构异常不常出现，智力一般正常。虽然

表 15.1　先天性肌病

已知基因缺陷的疾病

	基因	基因位点	遗传方式	蛋白
中央轴空病	斯里兰卡肉桂碱 1	19q.13.1	AD 或 AR	斯里兰卡肉桂碱受体
多微小轴空病	硒蛋白 N1	1p36	AR	硒蛋白质 N1
杆状体肌病	ACTA1	1q42.1	AD 或 AR	骨骼肌 α-肌动蛋白
	NEB	2q.21.2-q22	AR	伴肌动蛋白
	TPM3	1q21-q23	AD	α-原肌球蛋白
	TPM2	9q13	AD	β-原肌球蛋白
	TNNT1	19q13	AR	慢肌钙蛋白 T
肌管肌病	MTM1	Xq28	XL	肌管素
透明体肌病	MYH7	14q	AD	慢肌球蛋白重链
肌小管肌病	TRIM32	9q31-34	AR	TRIM32
肌型比例失调	ACTA1	1q42.1	?	骨骼肌 α-肌动蛋白

结构缺陷但未知基因缺陷的疾病 *

宽 A 带疾病

Cap 病

螺旋柱肌病†

胞浆体肌病或球状体肌病

指纹体肌病†

层状体肌病

肌病伴肌梭过量

还原体肌病†

三层纤维肌病

管聚集肌病†

斑马体肌病

AD，常染色体显性遗传；AR，常染色体隐性遗传；XL，X 连锁遗传；?，遗传类型未确定。

* 遗传基础未确定或仅有散发病例报道。

† 有家族性病例报道。

肌病非进展性，但是膈肌受累和全身肌无力不成比例，尤其在杆状体肌病和多发微小轴空病。

关节挛缩出现在一些严重的杆状体肌病（Lammens 等 1997）和中央轴空病（Romero 等 2003）。脊柱前凸、脊柱强直、脊柱侧凸、关节松弛也较常见，髋关节脱位是中央轴空病的突出特点。

的不同受累，有助于决定选择哪一块肌肉做活检。肌肉的不同受累可以通过磁共振成像（MRI）清楚地显示出来。选择性地累及大腿和小腿肌肉的特殊模式与一些基因突变有关，有助于指导分子生物学分析（Jungbluth 等 2004）。肌肉活检，进行详细的组织化学染色，加上免疫组织化学和电镜检查，对于诊断先天性肌病和指导分子生物学分析最重要。

实验室检查

血清肌酸激酶通常正常，电生理检查很少对诊断有帮助。超声检查常常显示回声增强，可以显示肌肉

先天性肌病的病理特点

1 型肌纤维发育障碍出现在几种先天性肌病，常

常有1型肌纤维明显占优势或单一肌型。虽然肌纤维在氧化酶和ATP酶染色时表现为1型肌纤维，但是着色的强度往往较正常的肌纤维淡，介于1型和2型肌纤维间。肌球蛋白亚型抗体染色证实，多数肌纤维为慢肌纤维，但标记的肌纤维染色强度比正常肌纤维弱。肌纤维坏死和再生不是先天性肌病的典型特点。散在分布的、含新生儿型肌球蛋白的很小肌纤维常常可以看到（见第6章），但尚不清楚是否代表肌纤维有再生倾向。间质纤维化罕见，但也可以见到（见中央轴空病组织切片）。肌核位于肌纤维中央是肌管肌病和中央核肌病的特点，也与斯里兰卡肉桂碱1基因突变有关（见下）。

中央轴空病

1956年，Magge和Shy描述了一种"新的先天性非进展性肌病"，累及同一家庭中三代人的5名患者，年龄2～65岁。主要的临床特征是肌张力低下，婴儿期运动发育延迟，轻度非进展的肌无力，近端肌肉受累重于远端，下肢受累重于上肢。肌肉特点是肌纤维出现中央无结构样区域。Greenfield等（1958年）随后建议命名为"中央轴空病"。第二例是1961年Engel介绍的病例，进行了组织化学研究（Dubowitz和Pearse1960），注意到其经典的组化特点，尤其是勾勒出病变区域沿肌纤维走行相当长的距离，缺乏氧化酶染色和磷酸化酶染色。轴空不一定都在肌纤维中央，许多肌纤维可以出现多个轴空。此外，正常肌纤维分型消失，肌纤维仅为1型肌纤维的单一表现。电镜显示在轴空区缺乏线粒体和肌浆网，在肌原纤维间明显减少，Z线呈不规则表现（水纹样）（Eengel等1961，Seitelberger等1961）。

自从这些早期的报道后，许多新的病例报道介绍了与显著的轴空损害有关的表现。分子遗传学的进展，能更好地了解中央轴空病临床和病理表型（Muntoni和Sewry 2003）。

大多数患者的遗传方式是常染色体显性遗传伴外显率变化；很多散发的、新的显性遗传病例也有报道，也有隐性遗传病例（Jungbluth等2002，Ferrerio等2002a）。中央轴空病是最常见的先天性肌病之一。最初的连锁分析显示基因位于染色体19q13.1，这些病例的临床表型有相当的一致性，出现肌张力低下和运动发育延迟，严重表现的病例可出现连续没有胎动的表现，有一些与隐性遗传相关（Monnier等2003，Romero等2003）。大多数严重受累的婴儿在出生时需要呼吸机辅助通气，随后病情一路下滑，导致婴儿期死亡。也有其他一些病例出现相当程度的改善，可以避免气管切开进行通气；有报道一儿童最终可以独立行走（Romero等2003）。

在大多数家族性病例，骨盆带肌和躯干肌群的肌无力比较显著，可以伴随肌肉萎缩。面部肌受累较轻，眼睛闭合不完全可能是惟一的表现。矫形外科并发症很常见，包括先天性髋关节脱位和脊柱侧凸。跟腱变短以外的关节挛缩罕见，很多受累的患者出现明显的韧带松弛，偶尔出现髌骨不稳定。除了最严重的新生儿病例和一些出现先天性髋关节脱位的病例外，多数患者可以独立行走。中央轴空病的病程常比较稳定，或仅缓慢进展，甚至经过很长一段时间（Lamont等1998）。原发性心肌受累罕见，除严重新生儿病例外，呼吸肌受累常较其他先天性肌病轻。血清肌酸激酶通常正常或轻度升高。中央轴空病突出的特点是不同肌肉受累，肌肉超声可以加以显示，肌肉MRI显示得更明显，并能显示肌肉选择性受累的典型模式，甚至股四头肌内分布也不同（Jungbluth等2004b）。这将有助于选择肌活检部位和解释结果。

组织病理学

肌纤维大小变异程度常常较轻。肌纤维肥大较常见，尤其在成人（图15.1）。当肌纤维分型保留时，轴空多出现于1型肌纤维，但肌纤维单一型常见，多数肌纤维染色显示1型肌纤维，带有慢肌纤维的特性（图15.1）。一些肌纤维可能共同表达快肌球蛋白，可以有新生儿型肌球蛋白阳性的很小肌纤维分散分布在肌肉标本内。1型肌纤维的染色强度不及正常肌纤维强。典型的轴空位于肌纤维中央或周边，单个或多个，并非所有病例总能见到界线清楚的轴空（图15.1）。年龄很小的病例可以仅显示1型肌纤维单一型或占优势，提示轴空的发展变化与年龄相关（图15.1，Sewry等2001）。其他一些病例可以显示氧化酶染色略有不均匀（图15.2）或多个局限性区域破坏，类似微小轴空病，造成组织病理学上鉴别的困难（图15.1，Sewry等2001，见下）。一定要记住，轴空的形成是一种继发的形态学现象，并不是肌无力本身的原因。

在大多数中央轴空病患者，轴空属于"结构"性，

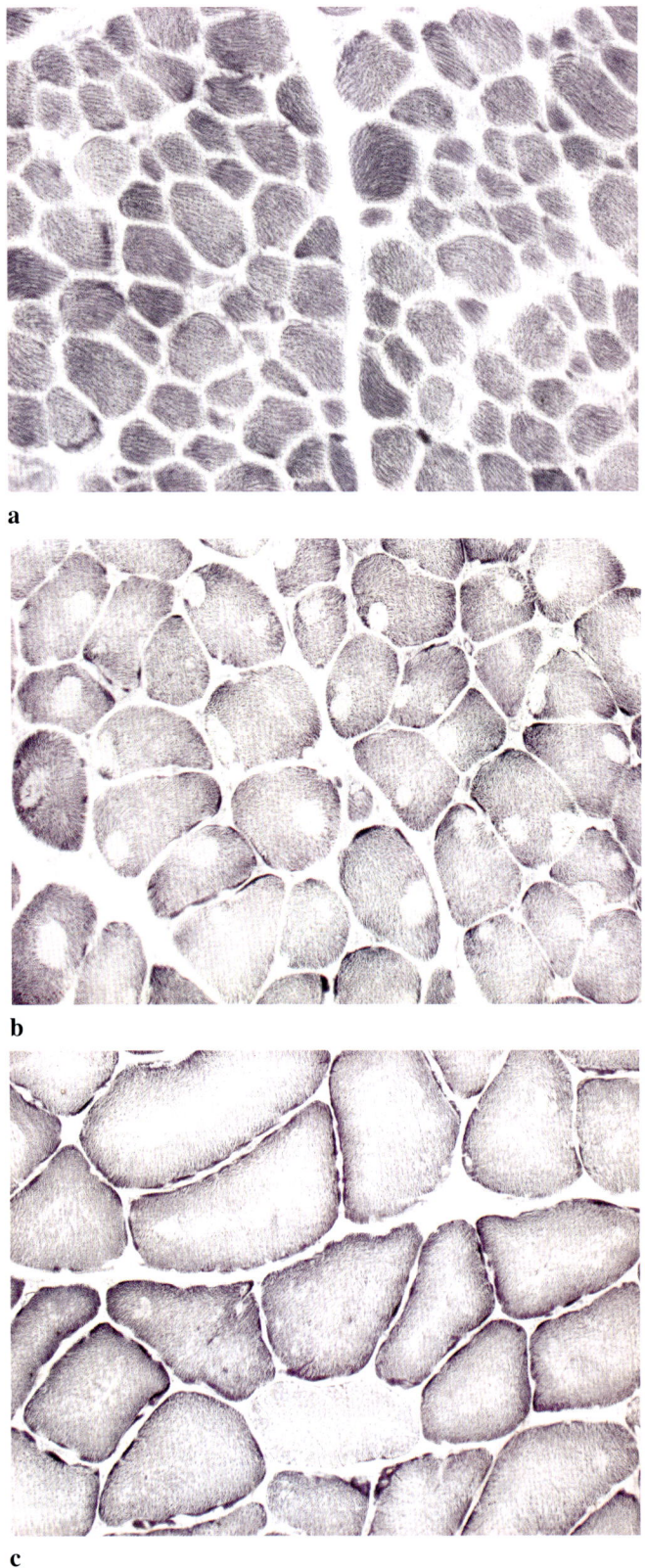

图15.1 斯里兰卡肉桂碱受体基因显性突变的中央轴空病同一家庭3成员的股四头肌,氧化酶染色看到一些改变。(a) 4个月女孩,肌纤维大小变异(肌纤维直径在5~40 μm),肌纤维单一型,无清晰的轴空;(b) 3岁兄弟,肌纤维大小轻度变异(直径15~65 μm),肌型单一,肌纤维中央或周围可见许多大小不等的轴空;(c) 32岁母亲,多数肌纤维肥大(直径85~120 μm),1型肌纤维占优势,染色不均,小区域染色缺失,无明显的轴空。

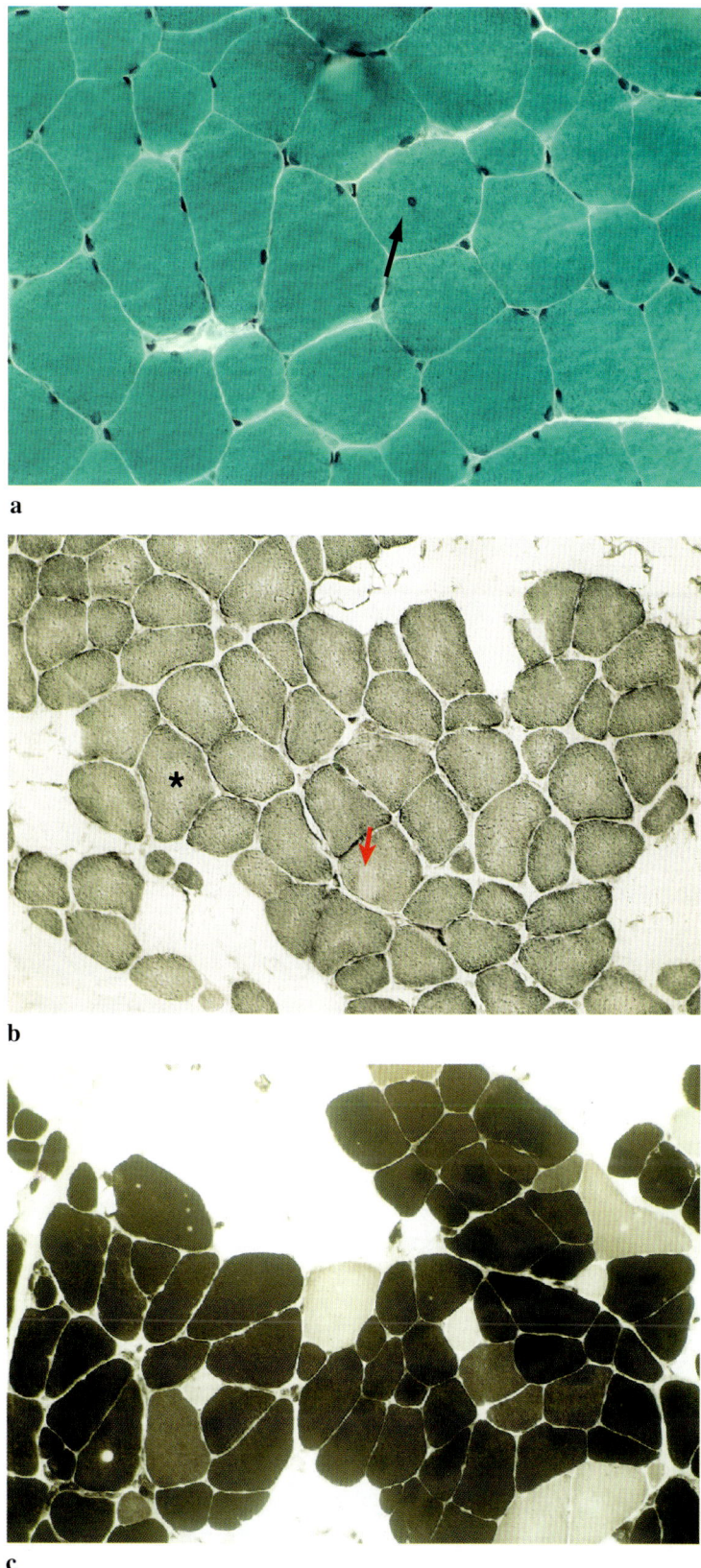

图 15.2 28 岁女性患者，具有典型中央轴空病的临床特征和斯里兰卡肉桂碱 1 基因突变，股四头肌活检。(a) 偶见中央核（箭头）(Gomori 三色)；(b) 肌纤维分型不清楚，轻度氧化酶染色不均匀（*），仅有一个似轴空区域（红色箭头）(NADH-TR)；(c) 1 型肌纤维占优势，深染的 1 型肌纤维大小变异（ATP 酶，pH 4.6）。

保留有横纹的肌原纤维模式及肌原纤维 ATP 酶活性，轴空区域的肌原纤维常处于高度收缩状态（图15.3）。"非结构性轴空"的肌原纤维 ATP 酶活性消失（图15.4），有严重的肌原纤维破坏，伴显著的水纹样 Z 线物质积聚。轴空的长度不一，典型者沿肌纤维延伸相当长的距离。缺乏线粒体的区域比明显的肌原纤维超微结构破坏区更广泛。在轴空部位肌浆网和 T 管也可以减少，但一些管结构在该区域很明显。轴空轮廓常常被 PAS 染色阳性的边勾勒出来（见第4章），免疫组织化学染色显示结蛋白积聚在轴空周边和内部（图15.5）。积聚在轴空的其他蛋白还有 αB - 晶体蛋白、γ - 丝蛋白、小热休克蛋白和

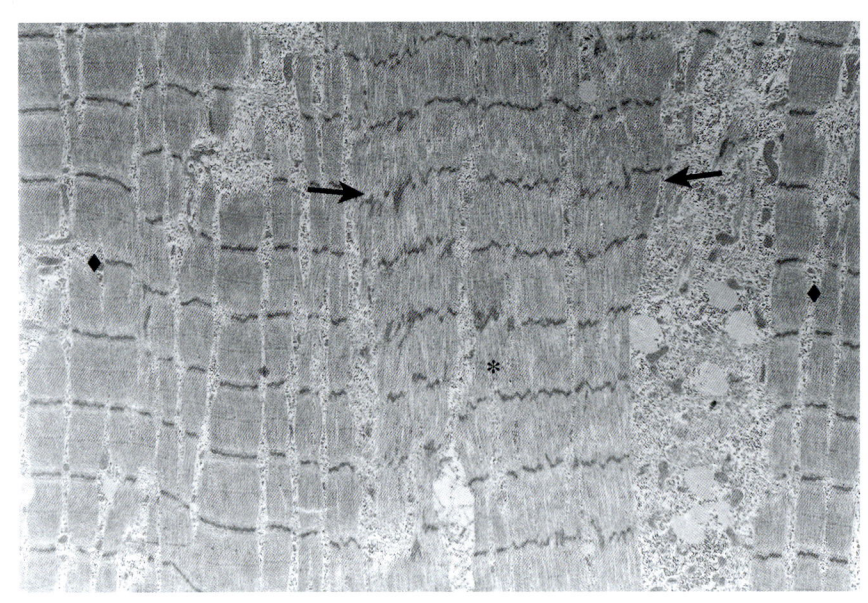

图 15.3 电镜显示1例中央轴空病的结构性轴空（箭头），与任何一端（◆）比较，轴空区的肌原纤维明显收缩（*），Z线有轻微破坏，轴空区域缺乏线粒体。

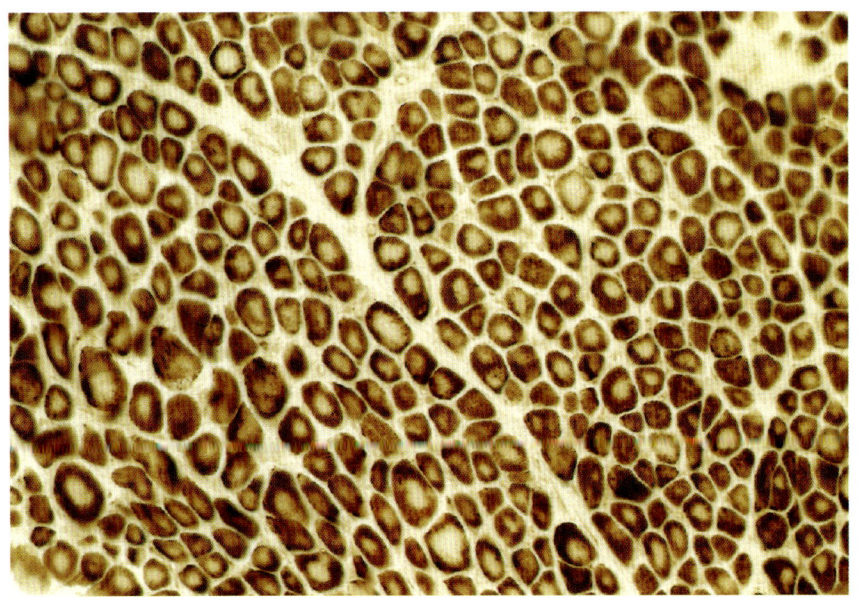

图 15.4 一例中央轴空病严重受累者的无结构轴空缺乏 ATP 酶染色，肌型单一，染色强度中等，与正常比较显示为深棕色（ATP 酶染色，pH 9.4）。

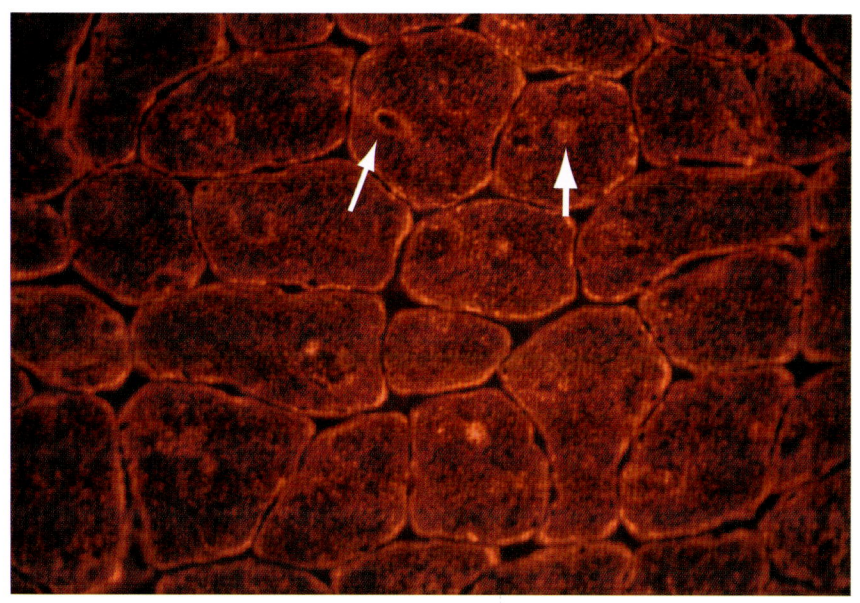

图15.5 结蛋白免疫荧光标记显示结蛋白位于轴空内和周边（分别用大小箭头表示）。确诊的一例中央轴空病。

肌缩蛋白（Sewry 等 2002，Schroeder 等 2003，Boennemann 等 2003）。

在早期的病例研究中，核内移没有被认为是中央轴空病的特点，但现在已经确定可能是中央轴空病的一个重要的指标（图 15.6a，d）。一些病例核内移数量很多，有一些则位于中央部位。同样，结缔组织增生没有被认为是典型病例的特点，但可以见到，在一些病例有大量的脂肪组织增生（图 15.6d，e）。在这些标本中，脂肪组织和纤维组织把肌束分隔开来，导致在诊断上易与肌营养不良混淆。一些标本仅显示轻微氧化酶染色不均匀，而其他则显示大的典型轴空或多个小轴空（微小轴空，见图 15.6b，c，f）。

尽管轴空是由于编码斯里兰卡肉桂碱受体1基因突变导致的中央轴空病的典型特点，但轴空的形成也可能发生在肌腱切断术、神经源性肌萎缩（见第9章）或与其他基因缺陷相关，如编码骨骼肌α-肌动蛋白的 ACTA1 基因和编码β-肌球蛋白重链的 MYH7 基因（Jungbluth 等2001,Kaindl 2004, Fananapazir 1993）。轴空也能和杆状体共存（图15.7），后者也与斯里兰卡肉桂碱1基因突变相关。在一些斯里兰卡肉桂碱1基因突变的病例，少数肌纤维出现杆状体（Jungbluth 等2002，图15.8）。杆状体和轴空共存可能是遗传异质性的表现，因为有一些患者排除了和斯里兰卡肉桂碱基因以及杆状体肌病的基因位点连锁（见下）。

分子遗传学

中央轴空病是由第19号染色体长臂上骨骼肌斯里兰卡肉桂碱受体1基因突变所致。同一基因也可以导致恶性高热，尽管其他位点也和该病连锁。中央轴空病和恶性高热肯定的关系尚不清楚，但是患中央轴空病的所有患者被认为有恶性高热的危险，需要警惕。

斯里兰卡肉桂碱受体 1 基因包含 106 个外显子，编码骨骼肌斯里兰卡肉桂碱受体蛋白，可与斯里兰卡肉桂碱结合，故被命名。该受体是一个大的跨膜蛋白，位于肌浆网的四聚体结构，它参与细胞浆钙离子的调节和兴奋-收缩耦联。基因型－表型的相关性提示突变区域在胞浆的 N 端和胞浆中心结构域时对恶性高热易感，而非中央轴空病，影响基因 C 端外显子的突变常常导致中央轴空病（Tilgen 等 2001，Monnier 等 2001）。斯里兰卡肉桂碱受体 1 基因突变多数是错义突变，也可以发生小片段缺失。

很大的斯里兰卡肉桂碱受体1基因分子分析非常费时，当然也有"突变热点"引导分子分析（Davis等2003）。最近的资料提示，基因的其他区域与表型变异相关，伴有眼肌瘫痪的病例已知也是斯里兰卡肉桂碱 受体1基因突变所致。这些病例组织病理学检查并未发现典型的中央轴空病的病理学特点，而微小轴空

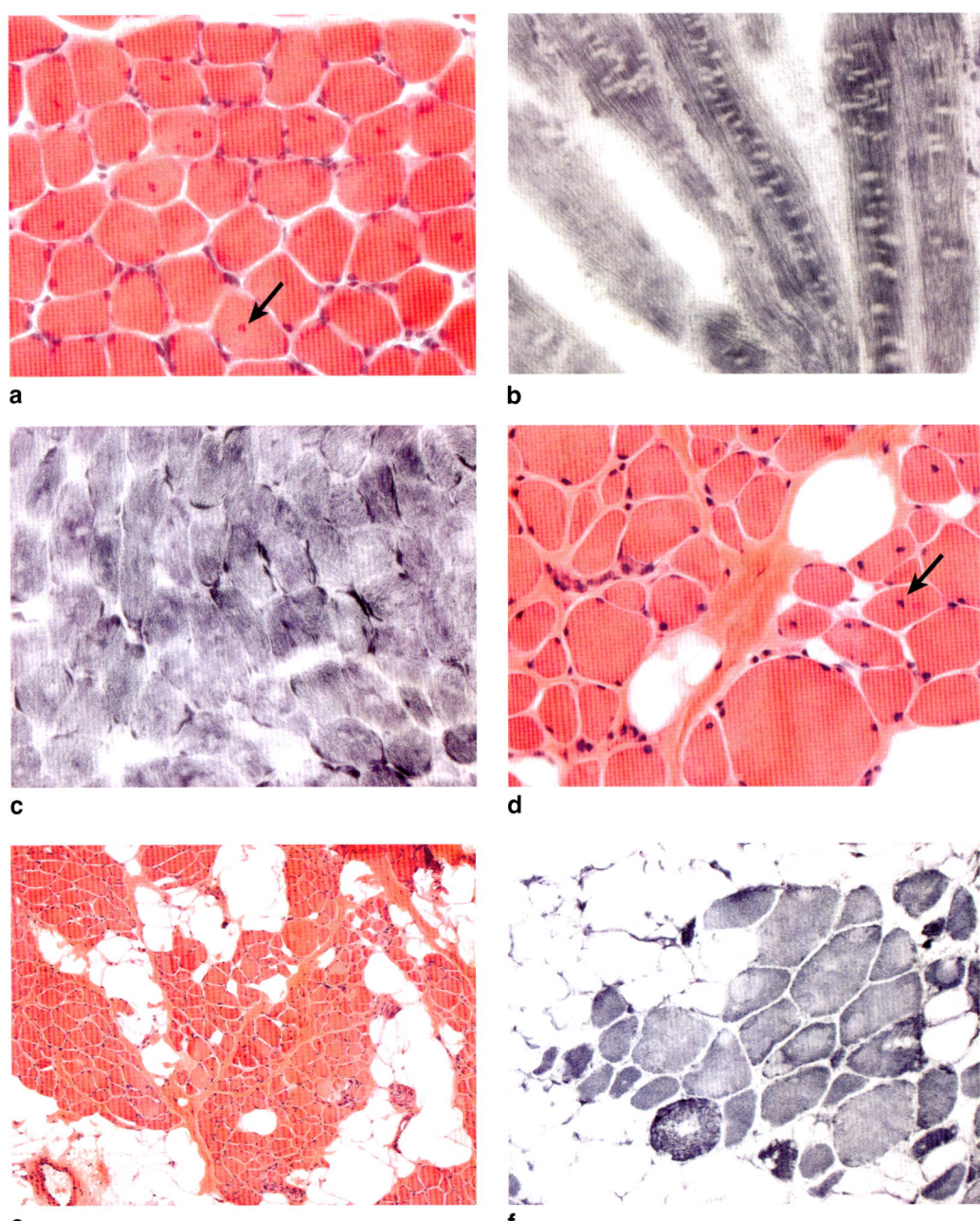

图 15.6 2 例中央轴空病患者股四头肌活检，一例年龄 18 个月（a）~（c），另一例 11 岁（d）~（f）。已经证实有斯里兰卡肉桂碱受体 1 基因突变。注意在 2 例都有许多核内移，一些位于中央〔箭头；（a），（d）〕，在第 2 例（e）低倍镜见到大量脂肪组织和结缔组织增生。例 1 氧化酶染色显示多个轴空（c），尤其在纵切面明显（b）；例 2 显示多个典型的轴空（f）〔（a）、（d）、（e）H&E，（b）、（c）、（f）NADH-TR。肌纤维直径（a）和（b）25~40 μm；（d）10~105 μm；（f）15~85 μm。

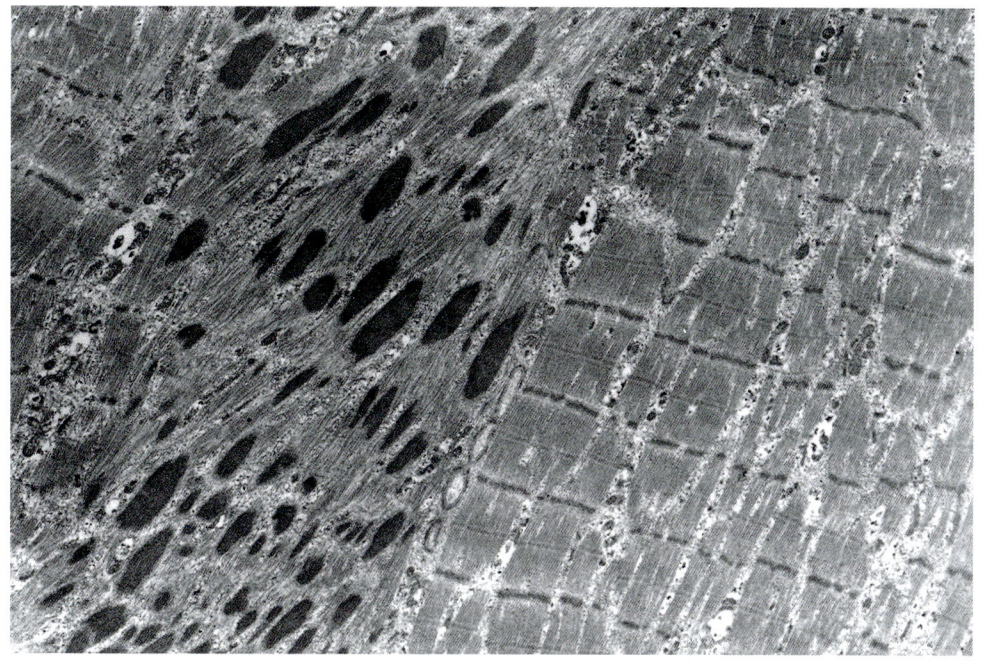

图 15.7 电镜显示在轴空区出现杆状体。

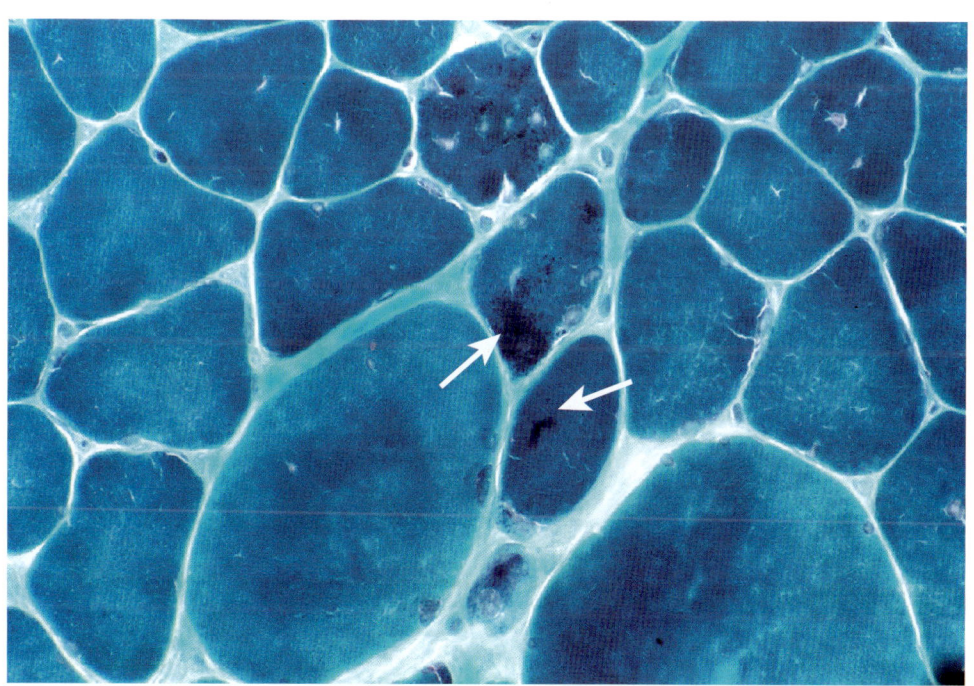

图15.8 一些肌纤维出现红染的杆状体（箭头）(Gomori三色)。一例斯里兰卡肉桂碱受体基因隐性突变的病例。

病的出现将导致诊断混淆（见下）。

总之，与斯里兰卡肉桂碱1基因突变相关的临床和组织病理学改变谱很广泛。术语"中央轴空"病的应用可以引起混淆，因为一些肌活检并没有出现典型的轴空。它们通过共同的临床特征和相似的肌纤维受累模式而联系在一起，提示了一个疾病的谱系变化。如果不出现典型的特点或各种先天性肌病间存在组织病理学的叠加，病理学科大夫很难提出诊断。根据我们的经验，斯里兰卡肉桂碱受体1基因突变似乎很常见，引起大家警惕的特点是核内移、任何显著或不显著的氧化酶染色不均匀、1型肌纤维单一型或明显占优势。肌纤维内轴空和杆状体共存也提示斯里兰卡肉桂碱受体1基因突变。

多微小轴空病

1971年，Engel等记录了2例无血缘关系的儿童良性先天性非进展性肌病，出现肌纤维多区域变性，建议命名为"多轴空病"。此后，又有几例病例报道，临床表型多样，但都有相同的组织病理学特征，多个小区域缺乏氧化酶，局部有线粒体缺乏和超微结构显示肌节破坏。

多微小轴空病患者的临床表现不一，多发轴空可以出现在几种基因突变相关的疾病（见下），从某种程度上说没有特异性。已经证实，微小轴空病有4个临床类别（Ferrerio等2000，Ferrerio和Fardeau 2000，Jungbluth等2000），与其相关的遗传缺陷开始被研究，因此多发微小轴空病并非是单一的疾病实体，而是已知的几种肌病的统称，这些肌病肌活检显示多个区域缺乏氧化酶染色。

组织病理学

组织病理学特征是多个区域肌原纤维破坏和缺乏线粒体，可以被氧化酶 NADH-TR、细胞色素氧化酶、琥珀酸脱氢酶染色证实，出现小斑点状或弥散性染色缺失（图15.9）。NADH-TR 染色对线粒体缺乏没有特异性，染色不均匀也与广泛的超微结构破坏以及肌原纤维丢失有关。一些病例的氧化酶染色不均匀可能较轻微，很难认为是异常。从超微结构看，微小轴空显示不同程度的局限性肌原纤维破坏，仅仅影响到几个肌节。在一些肌纤维仅能看到肌原纤维与周围肌

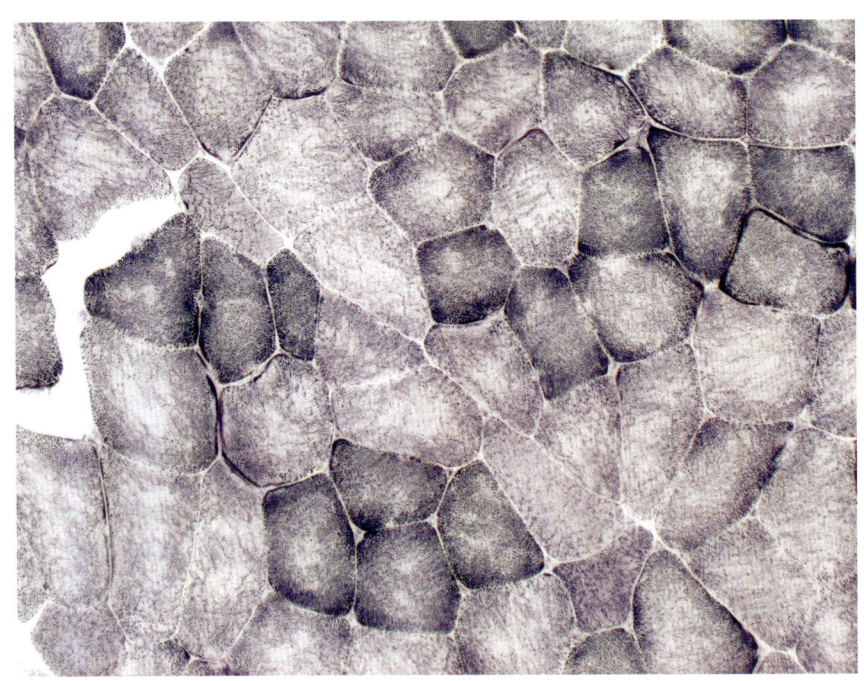

图15.9 两型肌纤维均可见到大小和数量不一的氧化酶染色缺失区（NADH-TR）。肌纤维直径 25~55 μm。一例 11 岁硒蛋白 N1 基因隐性突变的多发微小轴空病患者的股四头肌活检。

原纤维比较存在错位。在其他肌纤维出现Z线的水纹样改变，还有一些表现为不同数量的正常肌节结构被完全破坏（见第5章）。常见的特点是缺乏线粒体，其范围比肌原纤维破坏区更广泛。需要进行详尽的超微结构研究加以观察。

像中央轴空病，免疫细胞化学染色有助于观察病变和蛋白改变，如结蛋白和肌缩蛋白聚集在轴空内（Böennemann等2003），但没有特异的组织病理学方法来鉴别轴空的分子来源。与中央轴空病相比，微小轴空病常不能被结蛋白勾勒出来。肌球蛋白亚型做免疫标记可以用于评估快肌纤维和慢肌纤维的比例，在一些伴有硒蛋白N1基因突变的病例，通常很少或没有肌纤维出现新生儿型肌球蛋白（见下）。

临床特征

微小轴空病最常见的临床表型是明显的躯干肌无力，伴随脊柱强直、脊柱侧凸、斜颈以及与全身肌无力不成比例的呼吸肌受累，临床症状与脊柱僵直综合征、先天性肌营养不良患者类似。这两种疾病有时被认为是等位基因病（Ferreiro等2002b），两者都由硒蛋白N1（SEPN1）基因的隐性突变所致。现在的疾病谱也包括出现Mallory小体的病例（Ferreiro等2002b，参考第5章和第12章）。

多发微小轴空病的第二组临床表现除近端肌无力和躯干肌无力，还出现部分或完全性眼外肌瘫痪。这些病例已经证实有斯里兰卡肉桂碱1基因突变（Monnier等2003，Jungbluth等2004a）。第三表型组与中央轴空病类似，也发现有斯里兰卡肉桂碱受体1基因突变（Jungbluth等2004a，图15.6）。第四表型组包括出生前发病的罕见患者、全身关节挛缩、变形以及轻中度呼吸肌功能减退。原发性心肌功能异常不是多微小轴空病患者任何临床表现组的典型特点，许多文献报道的微轴空伴有心肌受累患者，从分子生物学上没有被明确诊断，可能是异质性的表现。

肌病伴微小轴空的遗传特点总被考虑为常染色体隐性遗传，不同于显性遗传的中央轴空病。与硒蛋白N1基因突变相关的多发微小轴空病是隐性遗传，但比较混乱的是，微小轴空也是斯里兰卡肉桂碱受体1基因突变的特点之一，后者为常染色体显性或隐性遗传，或发生新的显性突变。这些病例是"中央轴空"疾病谱的一部分，不是独立的"微小轴空"病实体。

基因型-表型间的关系

最近研究证实其他的一些特点与微小轴空病相关，特别是与一个基因缺陷相关。在一些硒蛋白N1基因突变的病例中，通常两个肌纤维类型都保留，微小轴空可出现在两型肌纤维（图15.9）。其他肌病样改变特点包括肌纤维大小变异、偶尔或不时有大量肌核内移以及轻度肌内衣纤维化和脂肪增多。硒蛋白N1基因产物在胎儿肌肉更加丰富，肌肉修复或再生会受基因突变的影响，其蛋白位置在人类肌肉尚未研究。

与斯里兰卡肉桂碱受体1基因突变相关的微小轴空病患者常常具有中央轴空病的特点（见上），特别是中央核和1型肌纤维单一型或占优势，总要把病理学特点和临床表现放在一起考虑，以便指导分子生物学分析。

还有一些病例报道显示微小轴空的出现与大量的其他结构缺陷有关，如杆状体或涡旋状肌纤维（Afifi等1965，Sitz等1984，Poumand和Azzarelli 1994）。一些是斯里兰卡肉桂碱受体1基因（Monnier等2000，Jungbluth等2002）或α-肌动蛋白1（ACTA1）基因突变的结果（Jungbluth等2001），但很多早期的病例还没有解决分子生物学问题。

线样体（杆状体）肌病

在1963年，Shy等在一名4岁女孩描述了"一种新的先天性肌病，杆状体肌病"，出生时为软婴儿，肌无力上肢重于下肢。由于不能确定肌肉中像棒状的结构是独立的小棒或是一个波动的线样结构，建议命名为线样体肌病（希腊语，线样）。Conen等1963年在一名肌张力低下、非进展性肌无力的4岁男孩肌活检中独立地观察到"肌肉的颗粒"。最初可能是1958年（Schnell等2000）Reye等首先描述，但是其意义当时不能确定。随后报道了几例患者出现杆状的结构，表型多样以及几种基因缺陷。杆状体成簇状出现，在Gomori三色染色时呈现红色。

与杆状体出现相关的临床谱很广，根据临床严重性和发病年龄分为6类（Wallgren-Pettersson等1999，Wallgren-Pettersson和Laing 2000，Wallgren-Pettersson等2004）。严重的先天性新生儿型的特点是出生时明显的肌张力低下、缺乏自主运动和呼吸，其中一些在出生前发病，属于连续的胎动减少范畴（Lammens等1997）。先天性中间型患者出生时有抗重力的运动和独立的呼吸，但不能达到行走，以后需要辅助呼吸支持。最常见型在婴儿早期或儿童期出现肌张力低下，患者有运动发育延迟和主要累及面部和躯干肌肉的全身无力，肌容积减少，常见喂养和呼吸困难，但这些患者可以达到独立行走，相对而言非进展或轻度进展。还有一些患者为中间严重型，在儿童、较晚或成年发病，有些患者的杆状体与各种其他症状相关（North等1997，Sanoudou和Beggs 2001）。在疾病谱的两端之间差别明显，但各种轻型之间差别不明显。

文献记载可出现心肌病，但通常不认为是线样体肌病的一个特点。大多数是成年病例，个别是婴儿病例（Ishibashi-Ueda等1990，Skyllouriotis等1999，Muller-Hocker等2000，Sanoudou和Beggs2001）。

组织病理学

不管基因缺陷如何，杆状体肌病的定义是在Gomori三色染色上出现红色的杆状体（图15.10）。在一些伴有非常小肌纤维的低龄患者中很难观察到，此时需要用油镜观察。杆状体常常簇状分布于肌纤维周边，有时靠近肌核，也可在肌纤维内部见到（图15.10）。在一些罕见病例，杆状体限定在核内，另一些出现在核内和胞浆内（见第5章）。大多数病例的杆状体仅见于胞浆内。受累及的肌纤维数量在不同肌肉存在差异，每个肌纤维内杆状体的数量也有变化。杆状体的数量与临床症状的严重性不相关。杆状体的出现可以伴随肌动蛋白细丝的积聚（见下）。

肌纤维大小可以出现变异加大，尤其在严重的新生儿病例，这时肌纤维普遍较小，但在儿童患者常常不明显，常见1型肌纤维萎缩和/或1型肌纤维单一型或占优势。在伴有α-原肌球蛋白基因突变的罕见病例，可见1型肌纤维萎缩和杆状体仅限于1型肌纤维，可能与蛋白限定在1型肌纤维相关，但1型肌纤维萎缩在其他杆状体肌病相关的基因突变也可以见到（图15.11）。肌纤维肥大也很明显（图15.10b）。核内移、肌纤维坏死、间质纤维化不常见。尽管在一些轻微病例可以看到新生儿型肌球蛋白阳性小肌纤维分散出现在肌活检标本，提示可能存在肌纤维再生，但再生不是该病的特点。未成熟肌纤维伴新生儿型肌球蛋白大量出现在新生儿病例，一些肌纤维可以共同表达慢肌纤维和快肌纤维异构体。

轴空样的区域也可以和杆状体一起出现，同样提示这些结构为非特异性（图15.11，Jungbluth等2001）。在杆状体丰富的区域缺乏线粒体以及氧化酶染色，可以和上述的轴空样区域伴随肌原纤维破坏线粒体缺乏相鉴别。出现一种以上的结构改变极少提示是一个独立的疾病实体，但说明先天性肌病的病理改变异质性和组织病理学的叠加现象。

在电镜下，杆状体为电子致密物样结构，形状为杆状或有时像卵圆形。常与肌节的纵轴平行，其形状依赖于切片的平面（图15.12）。一些杆状体来源于Z线，因为与其有连续性，有相似的网格结构，含相似的蛋白。杆状体和Z线的主要成分是α-辅肌动蛋白（图15.13）。杆状体也包含原肌球蛋白，被锚定在Z线的其他蛋白也与其有关，如肌动蛋白和肌缩蛋白。由于和Z线有关，结蛋白出现在杆状体的周围。现在的资料提示核内杆状体像胞浆杆状体一样，含α-辅肌动蛋白和肌动蛋白。

肌动蛋白细丝的聚集，伴或不伴有杆状体，或与不同的各种Z线异常相关，在HE和Gomori三色染色上显示为浅染区域（图15.14）。

杆状体的主要成分已经被证实是α-辅肌动蛋白的不同亚型。α-辅肌动蛋白2（ACTN2）基因编码的亚型存在于所有肌纤维，但α-辅肌动蛋白3（ACTN3）仅限于2型肌纤维。一般说来，杆状体与肌原纤维有相同的亚型。大多数杆状体肌病患者很少有2型肌纤维仅出现α-辅肌动蛋白2的标记，另一些肌纤维除了肌原纤维的α-辅肌动蛋白2外，也可见到α-辅肌动蛋白3抗体标记的杆状体。所以，这些杆状体有与肌原纤维不同的亚型，其原因尚不清楚，但可以提示杆状体有很稳定的结构。

对于杆状体肌病而言，杆状体样的结构并非特异性，也可见于正常眼外肌和正常肌腱连接处，偶见于各种神经肌肉疾病。如上所述，在一些斯里兰卡肉桂碱受体1基因突变的病例，杆状体可以是其特点，与轴空相关（Monnier等2000）。病理上的叠加可能产生疾病种类的混淆，一定要记住，不是出现杆状体的所有患者都是"杆状体肌病"，用"肌病伴杆状体"加以描述更好些。

分子遗传学

杆状体肌病是一种常染色体隐性或显性遗传的疾

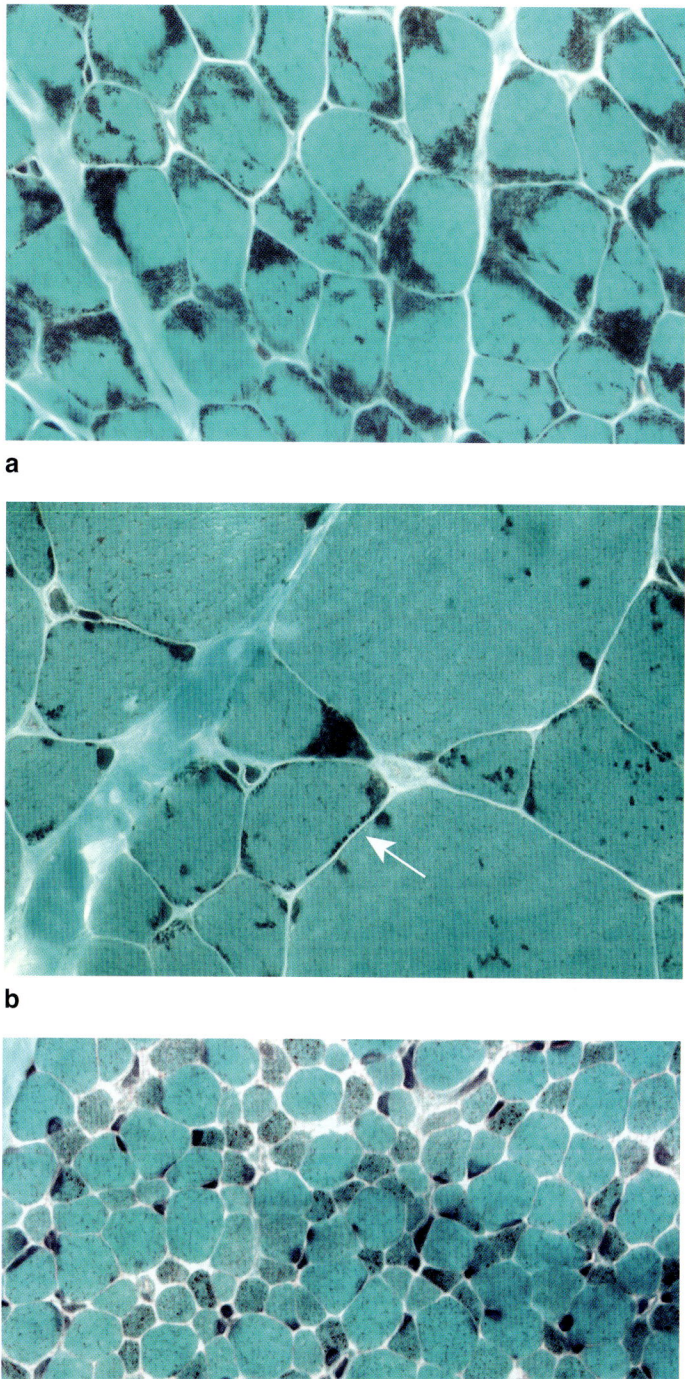

图 15.10 3 例杆状体肌病的肌肉活检。(a) 9 岁；(b) 17 岁，α-肌动蛋白 1 基因显性突变；(c) 2 个月，编码伴肌动蛋白基因突变。(a) 红染的杆状体簇聚在多数肌纤维周边和一些肌纤维内（肌纤维直径 20～30 μm）；(b) 杆状体簇聚在肌纤维周边，在肌膜下（箭头）和肌纤维内（最小的肌纤维直径约 35 μm）；(c) 杆状体分散在小肌纤维，直径小于 10 μm 为 1 型肌纤维（Gomori 三色染色）。

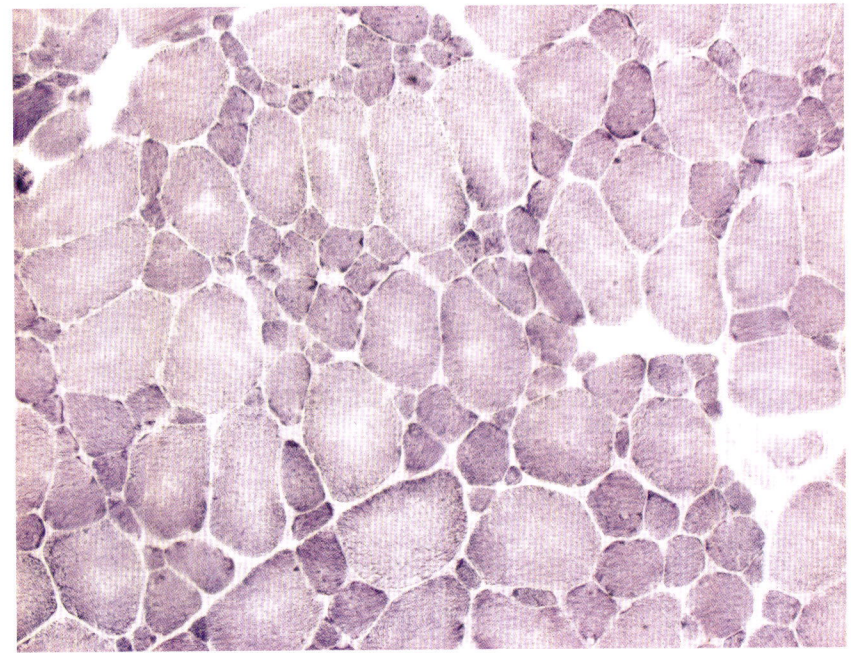

a

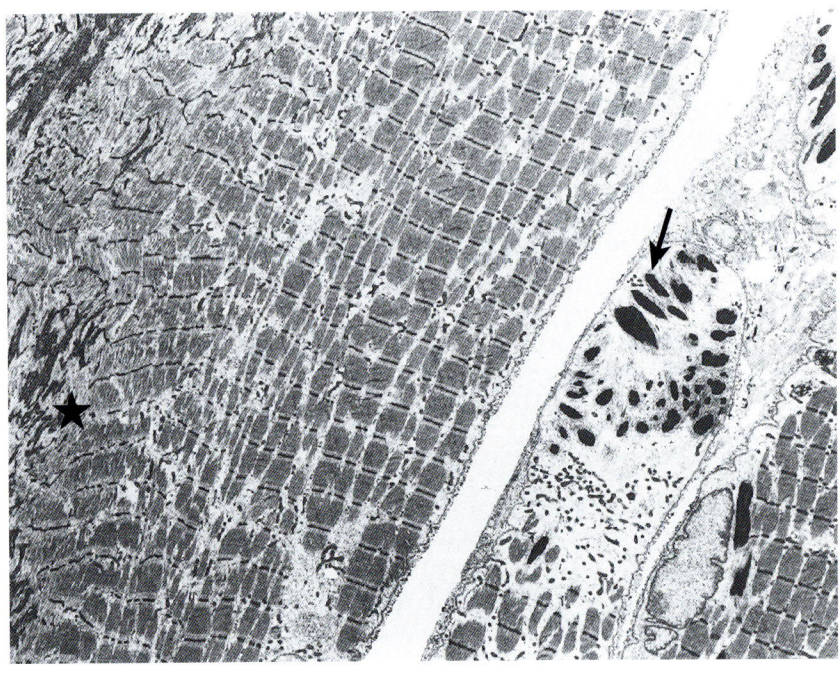

b

图 15.11　(a) 图 15.10b 显示的杆状体肌病患者轴空样区域缺乏 NADH-TR 活性。注意深染萎缩的 1 型肌纤维（肌纤维直径在 10～20 μm）和正常大小的 2 型肌纤维（肌纤维直径 40～50 μm）比较。(b) 电镜显示在同一病例的肌纤维（*）出现杆状体（箭头）和伴肌原纤维破坏的轴空区。

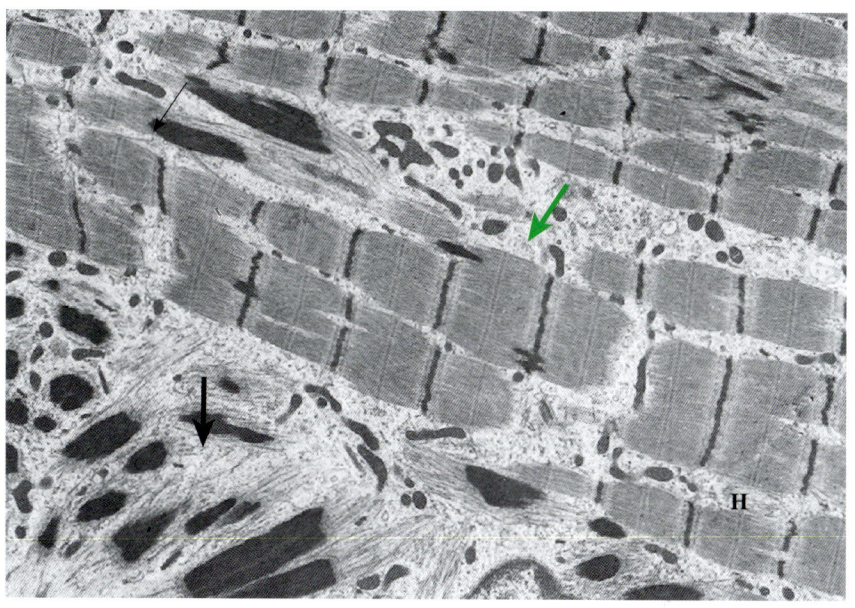

图15.12 一例8岁男孩,伴轻微非进展性肌无力,做股四头肌活检。电镜显示杆状体的横向或纵向排列(分别为小箭头、大箭头),小的杆状体与Z线连续(绿箭头),水纹样Z线物质(*)。

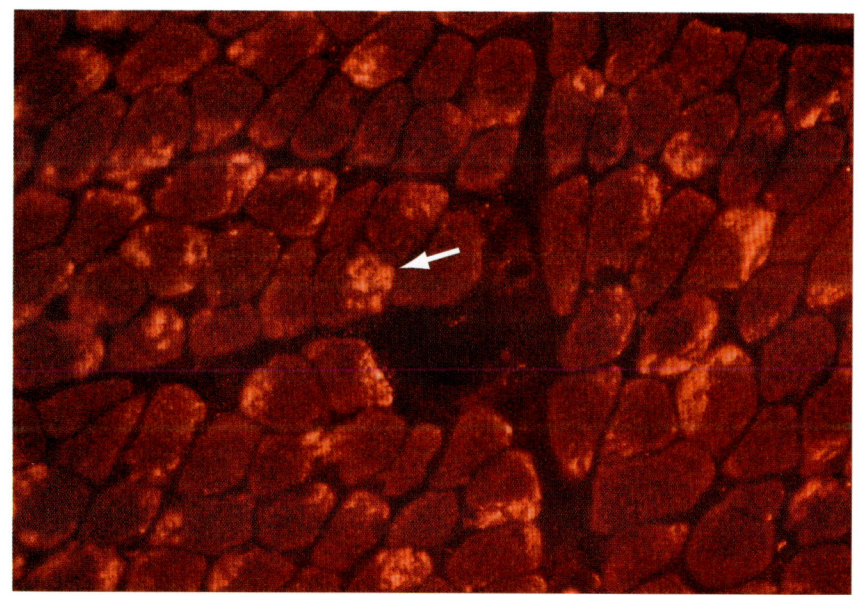

图15.13 一例骨骼肌α肌动蛋白基因突变的杆状体肌病患者,用α-辅肌动蛋白抗体免疫标记的杆状体(箭头)。

肌肉活检

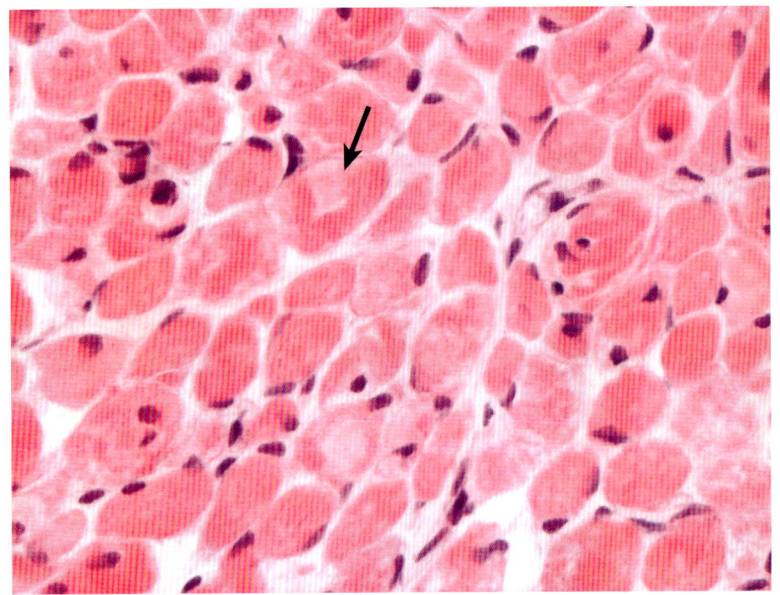

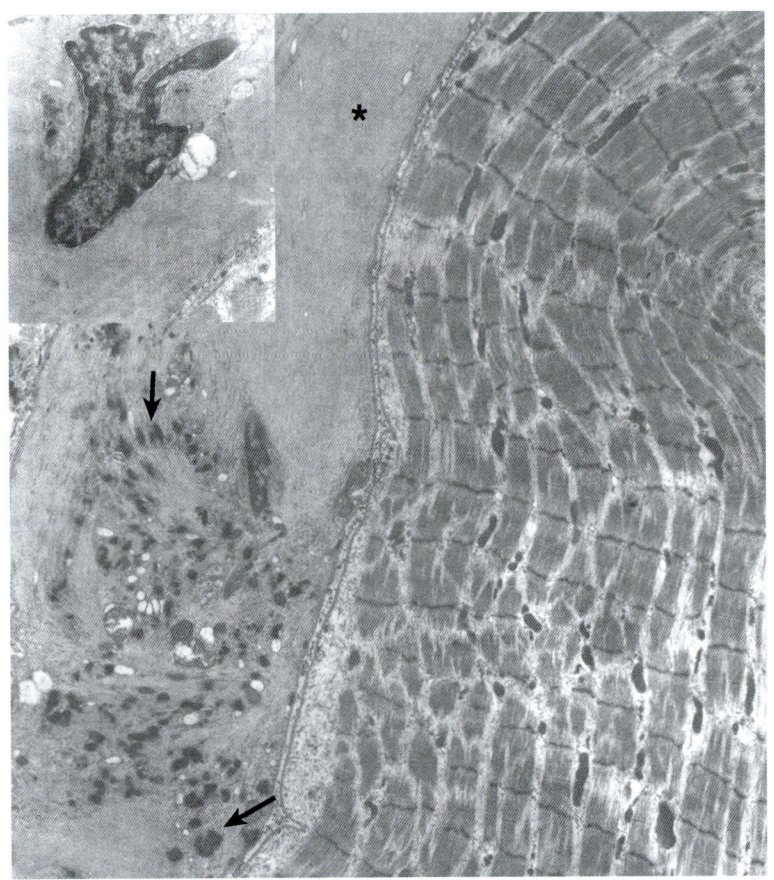

图 15.14　杆状体肌病 1 岁患者的股四头肌活检。(a) 浅染区域 (HE 染色) 肌动蛋白细丝聚集，肌纤维直径 5~20 μm；(b) 电镜显示肌动蛋白聚集，注意小的致密杆状体样结构（箭头）。插入部分为核附近肌动蛋白细丝的低倍放大。

病。也有一些新发现的显性遗传病例，有5种基因突变与大量杆状体有关，所有这些基因都编码细丝蛋白（表15.1，North等1999）。由于一些病例不与任何已知的基因突变位点连锁，故尚有其他的一些潜在的遗传异质性（Wallgren-Pettersson等1999，Wallgren-Pettersson和Laing 2000）。编码α-肌动蛋白的基因和编码伴肌动蛋白的基因突变最常见。α-肌动蛋白1基因突变主要是显性遗传或罕见的隐性遗传患者存在新发突变（Sparrow等2003，Agrawal等2004）。相反，所有报道的伴肌动蛋白基因突变患者均为隐性遗传。伴肌动蛋白基因很大，有183个外显子和几个剪接位点，寻找突变位点很繁杂，所有的努力多数集中在C端，因为C端主要被锚定在Z线，杆状体与Z线相似（见下）。常见的儿童型杆状体肌病是伴肌动蛋白基因突变所致，在北欧犹太（Ashkenazi）人群有特殊的基因缺失（Anderson等2004）。α和β原肌球蛋白基因突变（TPM3、TPM2）也出现在几个罕见的家族中，托品素T（TNNTI）基因突变仅限于北美安曼派教徒人群中（见表15.1）。

基因型-表型间关系

单独从病理的角度来预测杆状体肌病的缺陷基因可能性很小，肌动蛋白和伴肌动蛋白的基因突变最常见，病理需结合临床表型加以考虑，肌肉MRI也有帮助（Jungbluth等2004a.b）。也有例外是出现核内杆状体和/或肌动蛋白细丝聚集（图15.14）。这些似乎仅与α肌动蛋白1基因突变有关，当然在一些伴随肌动蛋白细丝聚集的病例也可以没有α肌动蛋白1基因突变。用抗伴肌动蛋白SH3区域抗体进行的研究发现，一些严重病例缺乏该蛋白有助于确认伴肌动蛋白基因突变。但在一些严重的α肌动蛋白1基因突变的病例中可以发现伴肌动蛋白的继发性改变。

肌管肌病

在1966年，Spiro等建议用"肌管肌病"命名一名12岁男孩在肌肉活检中观察到的组织学改变，因为非常类似于胎儿肌肉的肌管。在腓肠肌的活检中肌纤维大小正常，约85%的肌纤维出现1~4个位于肌纤维中央的肌核，周围有肌原纤维缺乏区域。在另外一次肌活检中也观察到大约45%的肌纤维有类似的改变。组织化学研究显示，在未受累及的肌纤维内氧化酶活性正常，但在受累肌纤维的中心区出现氧化酶活性缺乏或增加。在相应的肌纤维中央区也存在磷酸化酶和PAS活性降低或增加。另一方面，在肌纤维中央区ATP酶活性持续性缺乏。电镜下核周区含有线粒体和髓样小体的聚集，一般由于肌肉经过冰冻前处理而产生。没有核糖体的聚集。Spiro等（1966年）认为这些异常的肌纤维与肌纤维发育过程中的肌管类似，推测是肌肉在细胞水平存在发育的停止。

1967年，Sher和她的同事随后在两名年龄分别为18岁和16岁的黑人姐妹以及她们无症状的母亲肌肉中观察到相似的组织病理学改变。姐姐早期运动里程中存在发育迟缓、全身肌肉的萎缩、慢性进展性的骨骼肌无力、上睑下垂、眼外肌瘫痪和面肌无力。临床照片显示长而消瘦的面部与1966年Spiro等的描述非常类似，与杆状体肌病的一些报道有不同之处。妹妹在婴儿期不是软婴儿，没有运动里程的发育迟缓，可见非常广泛的消瘦和肢体无力、双侧上睑下垂，但没有面肌无力或眼外肌瘫痪。

姐妹俩股直肌和腓骨肌活检显示大多数肌纤维有中央核。其母亲的腓骨肌约1/3的肌纤维有中央核。所有三人的肌纤维直径正常。组织化学研究显示1型和2型肌纤维，氧化酶活性在有中央核的肌纤维中央区聚集或缺乏。磷酸化酶和糖原染色在细胞内和脱氢酶活性分布相似，肌丝ATP酶染色在中央区缺乏。电镜证实中央核的存在以及肌纤维中央区其他一些非特异性改变。Sher等（1967年）没有对该情况提出使人信服的发病原因，建议选用"中央核肌病"的描述替代"肌管"。术语"肌管"在文献中一直使用至今，尽管选择的前提可能是错误的，但可能还会一直沿用下来。

自从这些早期的描述开始，发现了很多具有显著中央核的患者，临床异质性表现为新生儿、儿童或成人发病，已经证实有X连锁遗传或常染色体遗传。X连锁遗传常有严重的新生儿表现，术语"肌管"现常限定在此类病例，而"中央核"更多的则用于描述常染色体遗传病例。尽管该观点不被广泛采纳，我们也用之加以区别，因为严重的X连锁遗传新生儿病例是一组已经能够被分子遗传检查加以证实的疾病，而常染色体遗传的疾病具有遗传异质性，用术语"中央核"描述比较好。

X连锁肌管肌病

这是一种在子宫内发病的严重肌病。妊娠时并发羊水过多，母系方面常常有流产史和新生儿死亡史。出生时有显著的肌张力低下、不同程度的眼外肌瘫痪、喂养困难、呼吸衰竭，常常导致死亡。如果呼吸问题在新生儿期可以控制，一些严重的患病婴儿可能存活（Hermann等1999，McEntagart等2002）。遗传缺陷是X染色体 *MTM1* 基因突变，该基因编码的蛋白命名为肌管素（见下）。

组织病理学

主要特点是大的位于肌纤维中央的核（图15.15a）。在纵切面上肌核沿着肌纤维方向规律性间隔排列（图15.15b），中央核数量在横断面上可能受切片平面的影响。中央核的数量在不同肌肉之间存在变化，不可能总是很多或在出生时明显（Sasaki等1989，Helliwell等1998），中央核见于两型肌纤维。

与中央核相关的突出特点是氧化酶染色和PAS染色显示深染，反映了线粒体和糖原的聚集（图15.16）。核周区域是肌原纤维缺失区，在ATP酶染色或肌球蛋白免疫组织化学染色时表现为一个小洞，在HE染色也很明显（见图15.15a）。氧化酶染色除了深染的中央区外，还可见许多肌纤维出现浅染的肌膜下周边晕圈，这样的晕圈在其他染色下也可见到，还不清楚是否为年龄相关现象，在常染色体遗传的中央核肌病也可以见到（见下）。

如许多先天性肌病一样，1型肌纤维占优势，许多肌纤维直径小（发育障碍和/或萎缩），尤其是1型肌纤维。肌纤维坏死或间质纤维化不是X连锁肌管肌病的典型病理特点，但不知道是否随着年龄的增长而发生变化。同样，肌纤维构筑特点如涡旋样肌纤维或肌纤维分裂不常见。

超微结构研究发现肌纤维中央有线粒体和糖原聚集、肌原纤维缺乏和结构紊乱。我们也注意到在一些严重病例有来源不清楚的致密管聚集（Heckmatt等1985）。

免疫组织化学

一些肌纤维显示结蛋白和波形蛋白较正常肌纤维丰富，因为这些也见于未成熟肌纤维，是发育缺陷的证据（Sarnat等1990），但是它不是所有出现中央核的肌纤维的特点。伴有新生儿型肌球蛋白的肌纤维常见于新生儿，可以预料到会在新生儿病例出现。肌球蛋白亚型标记提示肌管肌病患者在肌球蛋白亚型方面也有一个成熟过程，在伴中央核的肌纤维表现成熟肌纤维的快或慢亚型（图15.17）。与未成熟相关的神经细胞黏附分子、调理素、层粘连蛋白 α_5 的表达也可以看到（Helliwell等1998），但没有特异性。

针对基因产物肌管素的抗体研究虽然不能在肌纤维切片上检测到内源性蛋白，但免疫沉淀在许多患者已经证实有减少或缺乏。

肌管肌病女性携带者

肌管素1基因突变的女性携带者可以出现症状，其中一些患者与X非活性偏离有关（Dahl等1995，Tanner等1999，Jungbluth等2003）。肌管素1基因携带者的临床严重程度有很大的变异，从轻度面肌无力到重度时在出生时就有严重的肌张力低下以及不能站立或行走（Jungbluth等2003）。任何女性的肌活检出现大量的中央核都应当考虑到肌管素1基因突变。

鉴别诊断

在伴中央核的新生儿病例，主要的鉴别诊断是先天性强直性肌营养不良。病理学特点相同，到目前还没有组织病理学方法可以鉴别两者，所以要用DM1基因扩展检查从分子上加以排除。DM1基因扩展可能干扰其他蛋白过程，有趣的是注意到肌管素1基因（肌管素相关蛋白1基因）同源基因的RNA可能是先天性强直性肌营养不良的异常剪接靶点（Buj-Bello等2002）。

分子遗传学

X连锁肌管肌病是由位于染色体Xq28编码肌管素1（MTM1）的基因突变引起（Laporate等2000）。肌管素属于一个蛋白家族，在大多数组织表达，是一个双重特异性的磷酸酶，使磷脂酰肌醇3-磷酸和磷脂酰肌醇3,5-二磷酸脱磷酸，其精确的功能还不清楚，但是有证据提示可能在涉及生长和发育的信号传导通路中起作用。初步研究揭示，肌管素位于核内（Cui等1998），后来研究显示主要位于胞浆内（Mandel等2002）。尽管经过很多努力，在肌肉切片中用肌管

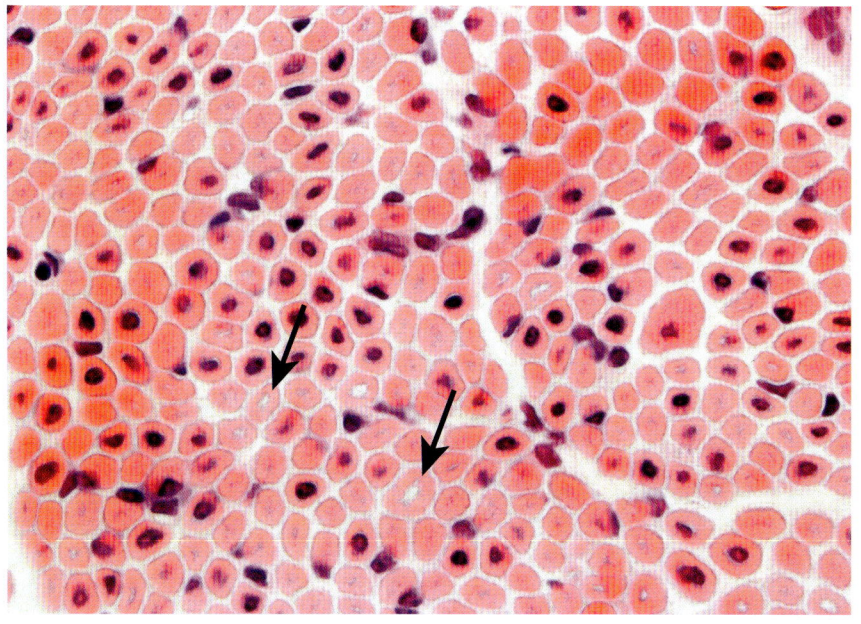

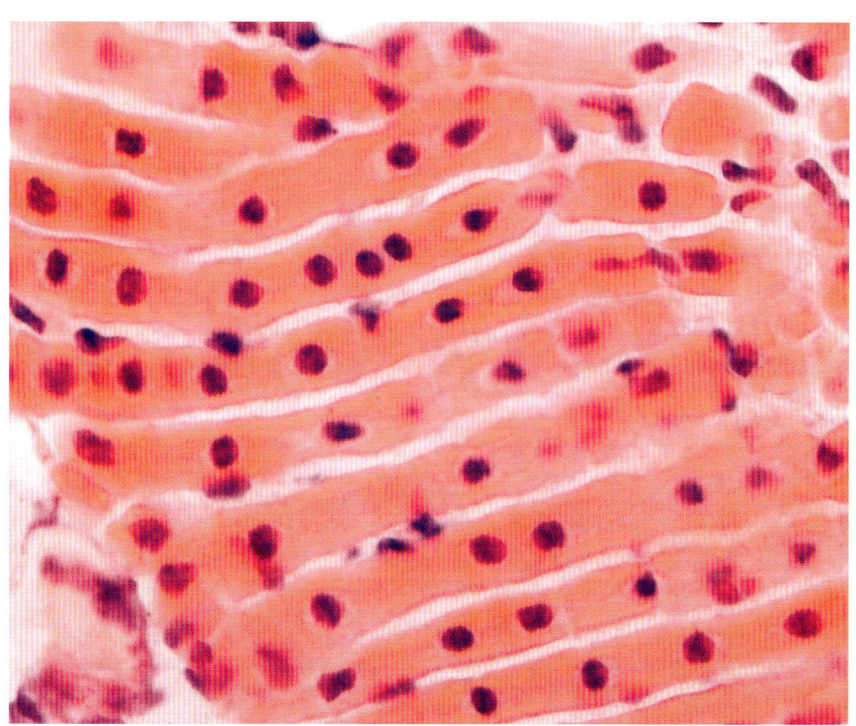

图15.15 一例8个月的X连锁遗传性肌管肌病，股四头肌活检。几个肌纤维内大的中央核出现在（a）肌纤维横切面和（b）纵切面；纵切面显示核间隔增大，影响到横切面上核的数量。在横切面肌纤维中央有缺乏肌原纤维（箭头）的空洞样结构（H&E染色）。多数肌纤维直径小于10 μm。

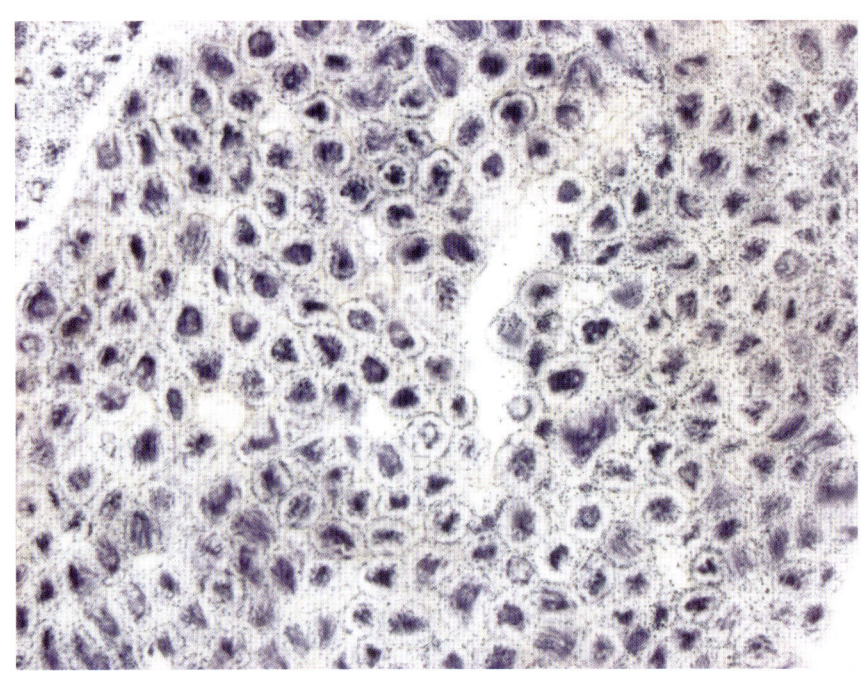

图15.16 一例患肌管肌病的8个月男孩股四头肌肌活检。氧化酶染色聚集在肌纤维中央和周边浅染晕圈（NADH-TR）。多数肌纤维直径小于10 μm。

素抗体还不能检测到内源性肌管素。大量不同的突变分布在整个基因，可能是点突变、小片段或大片段缺失、插入、错义、无义或拼接点突变。

肌管素1基因是一个至少有9个成员具有序列同源性的家族的一部分。这些基因是其他疾病非常明确的候选基因，肌管素相关蛋白2和肌管素相关蛋白13/SBF2基因在Charot-Marie-Tooth病的亚型存在突变。

常染色体中央核肌病

已经证实，一些出现中央核的病例与Xq28不连锁（Wallgren-Pettersson 和 Thomas 1994，Wallgren-Pettersson 2000，Bertini 等 2004）。一些是家族性患者，其他是散发性病例，很可能有分子的遗传异质性。遗传特点包括隐性遗传或显性遗传。一般发病晚于X连锁遗传患者，临床表型也有异质性。

组织病理学

主要的形态学特点与X连锁遗传患者相似，出现中央核、一些周边核、1型肌纤维萎缩和/或占优势。中央区域显示线粒体积聚，有时缺乏肌原纤维（图15.18）。在氧化酶染色和PAS糖原染色可以见到像轮辐一样从肌纤维中央放射的效果。肌膜下周边空晕也常常见于氧化酶染色（图15.18）。在一些肌纤维可以显示缺乏氧化酶活性的轴空样区域。

像X连锁遗传病例一样，很多肌纤维出现新生儿型肌球蛋白，但伴有中央核的肌纤维不出现，大多数肌纤维含快或慢肌球蛋白（图15.19）。含慢肌球蛋白的肌纤维（1型肌纤维）直径较小，可以占优势（图15.19）。

目前分子生物学分析对出现大量中央核的病例正在逐步展开。一些特点与伴有斯里兰卡肉桂碱受体1基因突变的病例具有相似性，尤其是中央核和轴空样区域。最近在欧洲神经肌肉病中心进行的有关肌管肌病论坛上对两者的相似性进行了讨论。会议一致认为，在所有中央核肌病的病例应该排除DM1和斯里兰卡肉桂碱受体1基因突变。后者的分子很大，使操作有一定困难。我们最近已经证实一名斯里兰卡肉桂碱受体1基因突变的女性患者，以前被认为是常染色体遗传的中央核肌病（图15.20）。骨科手术期间再次做肌活检证实除了许多中央核以外，有清楚的轴空样区域，而轴空样损害在2岁第一次肌活检时非常不明显。

最近，在11个组织病理学特征为中央核的常染色体显性遗传病家族中发现基因突变，致病基因为位于常染色体19q13.2编码发动蛋白2（DNM2）的基因。发动蛋白2的作用涉及细胞内吞作用和细

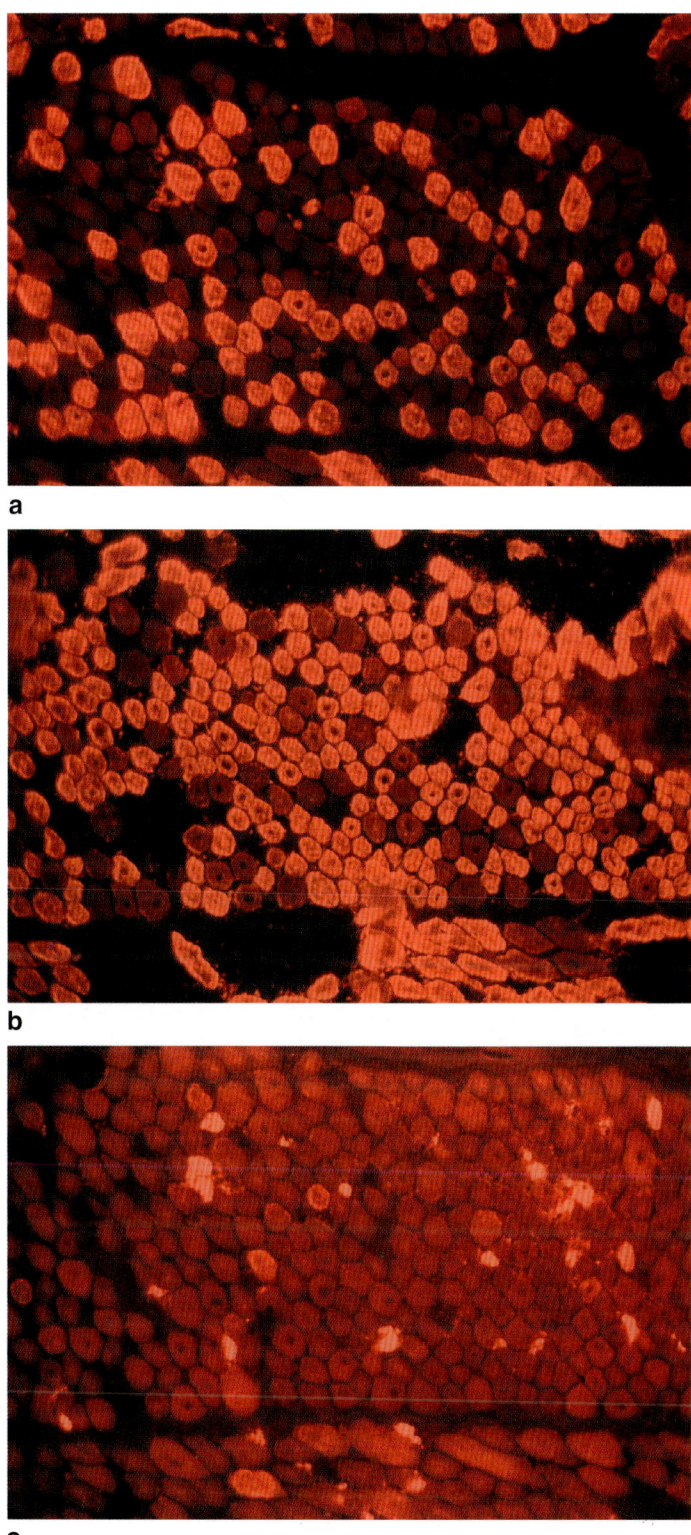

图 15.17 一例患肌管肌病 4 个月男婴的股四头肌活检连续切片，用（a）快、（b）慢和（c）新生儿型肌球蛋白重链亚型做免疫荧光标记。注意中央核（看起来像洞一样）出现在伴有快肌球蛋白或慢肌球蛋白的肌纤维，不出现在伴新生儿型肌球蛋白的肌纤维，提示在某种程度上肌纤维发育成熟。

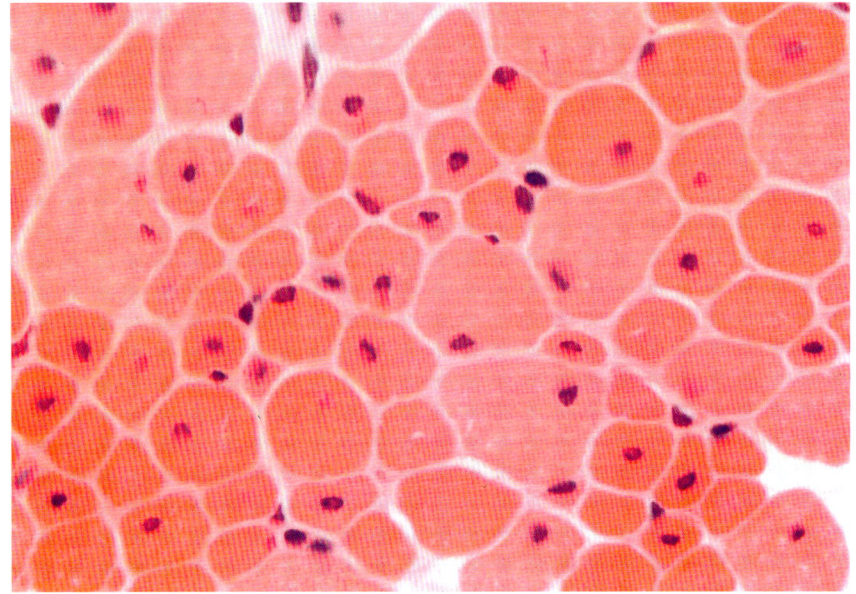

a

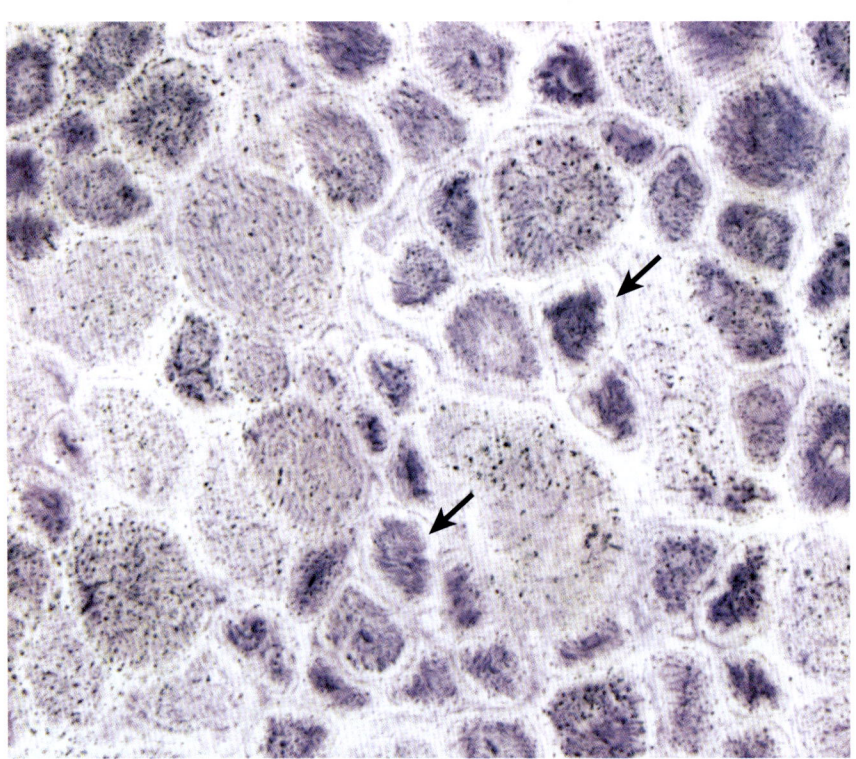

b

图 15.18　一例 18 个月患常染色体遗传的中央核肌病男孩，除外肌管素基因突变，显示（a）中央核较多，尤其在小纤维（H&E染色）；（b）小的1型肌纤维有深染中央区和浅染的周边晕（箭头）（NADH）。1 型肌纤维直径 10～20 μm，2 型肌纤维直径达 30 μm。

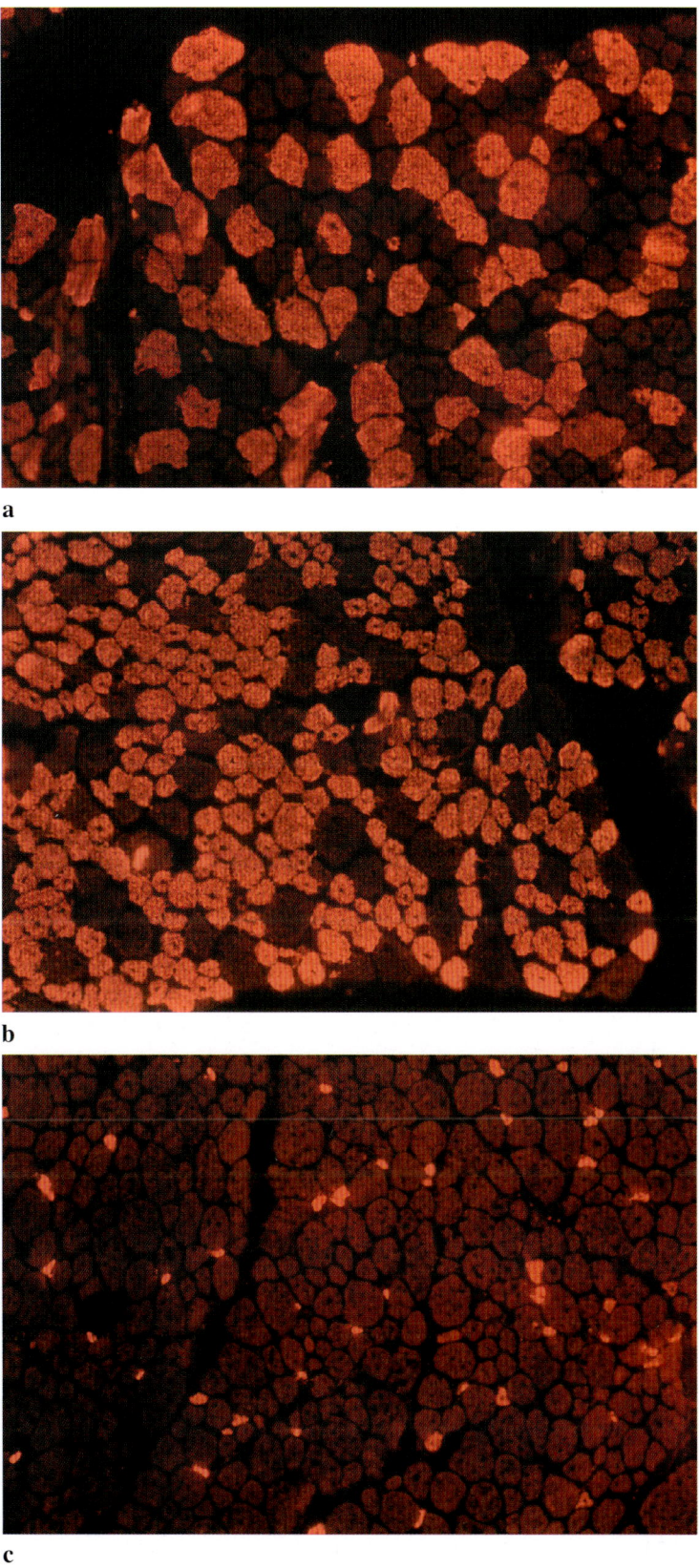

图15.19 和图15.18为同一病例，(a) 快、(b) 慢和 (c) 新生儿型肌球蛋白免疫标记。显示很多小的慢肌纤维（1型）和大的快肌纤维，新生儿型肌球蛋白很少，提示在肌球蛋白表达方面肌纤维发育成熟。

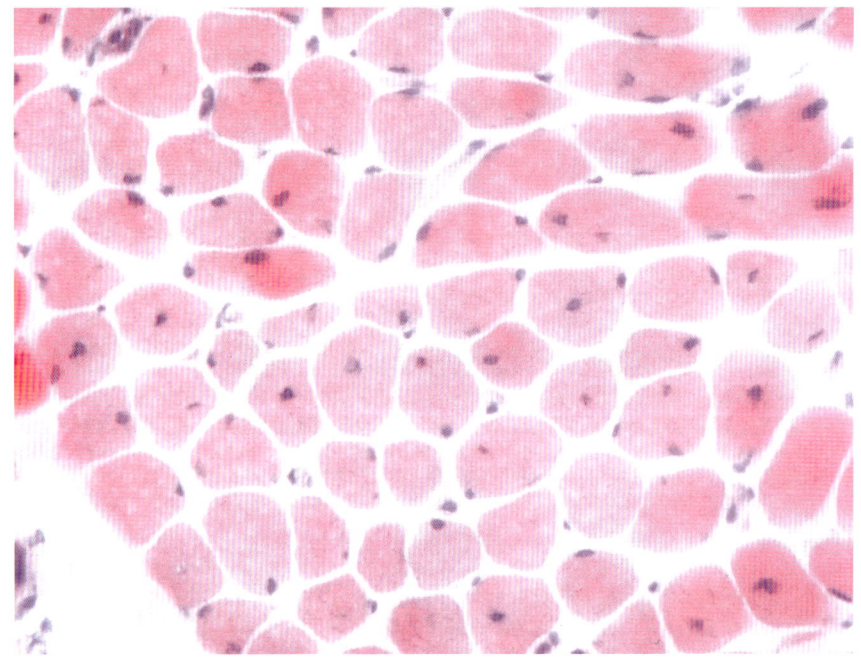

a

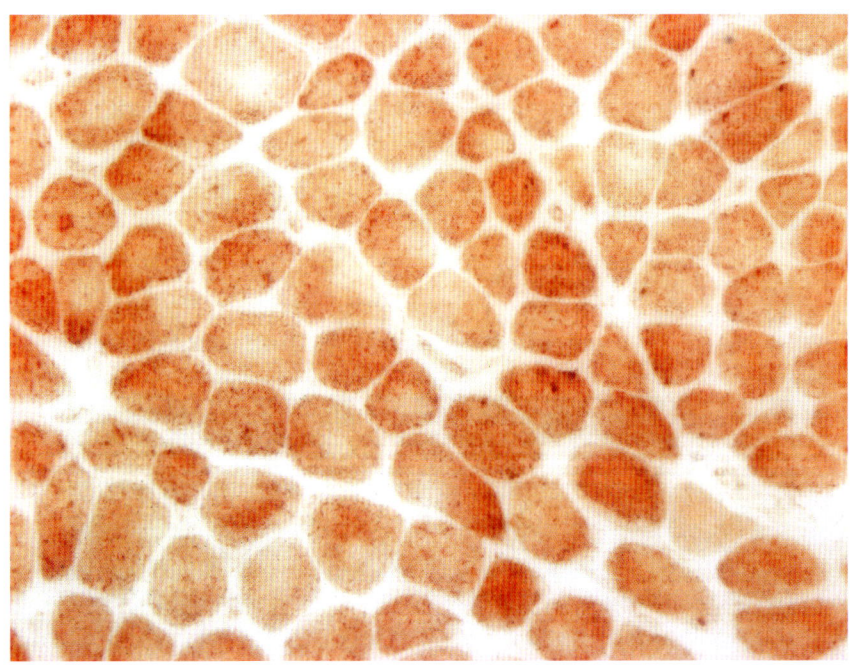

b

图 15.20 一例患常染色体遗传中央核肌病的 9 岁女孩的肌活检结果。(a) 出现许多中央核（H&E）；(b) 轴空样区域缺乏细胞色素氧化酶活性（肌纤维直径 10~25 μm）。除外肌管素基因突变，证实有斯里兰卡肉桂碱受体 1 基因突变。

胞膜运输、肌动蛋白装配和中心体内聚（Thompson 等 2004）。

透明体肌病

这一罕见疾病已经和其他先天性肌病一起被描述，最初描述的患者在出生时出现肌张力低下。该病的分子基础是编码慢/β-心脏肌球蛋白（MYH7）的基因突变。因此，被认为是肌原纤维肌病，将于第16章讨论。肌肉病理特点是ATP酶和肌球蛋白染色阳性的颗粒样物质积聚。

肌浆网肌病

在1973年，Jerusalem及同事描述了一种先天性肌病，出现在2名Hutterite兄弟，一定比例的肌纤维出现肌浆网局限性扩张。德国也报道了2例患者（Muller-Felber等1999）。最近发现，*TRIM32*基因突变发生在这些家族中（Schoser等2005）。*TRIM32*基因的同一突变也见于肢带型肌营养不良2H（见第11章），该病仅限于Hutterite族群。Schoser等建议将肌浆网肌病和LGMD2H视为同一肌病。

先天性肌型比例失调

在肌活检组织学分析过程中，Brooke和Engel（1969d）建议根据儿童的组织学特点将活检分成5种类型。注意到在大多数正常儿童，1型肌纤维和2型肌纤维大小大致相同，变异系数不超过250。患神经源性疾病儿童的肌纤维直方图常显示一组是大纤维，另一组是小纤维，因此在个体的肌纤维分型直方图上呈现"双峰"特点（见第4章）。出现肌病样改变的患者肌活检出现的肌纤维大小变异较大，直方图上没有"双峰"特点，直方图维持其钟形表现。大多数儿童2型肌纤维比1型肌纤维小些，这种情况可由于单纯废用和精神发育迟滞而导致。然而事实上，一些肌活检1型肌纤维比2型肌纤维小，发现10例儿童在出生时就出现非进展性的肌无力。Brooke（1973年）随后根据另外12例病例资料描述了一个相当一致的临床特征，建议命名为"先天性肌型比例失调"。

所有这些儿童均为软婴儿，在出生时或出生后不久被注意到。这些病例的50%存在手或足肌肉不同程度的挛缩。一例患者因为胸锁乳突肌收缩导致斜颈。双侧或单侧的先天性髋关节脱位也见于50%的患者，肌无力的程度变异很大。躯干和肢体的所有肌肉几乎都受累，一些患者下肢肌肉比上肢肌肉受累更重。一例患者肌无力非常严重，以致到2岁才有四肢的少量自主活动。在其他病例，无力较轻，仅仅导致运动发育迟滞，而无明显的瘫痪。一些病例在出生后第一年出现进展性肌无力，但一旦达到2岁就没有病例出现进展。随着孩子年龄的增长，疾病稳定或改善。

出生后第一年反复的呼吸道感染是一个常见问题。患儿可出现体形异常，尽管大多数患者出生时体重正常，但仍有患者体重低于正常的第三个百分点，身高低于正常的第10个百分点。常见的异常还包括高腭弓、脊柱后凸侧弯、足畸形——扁平足或偶尔高弓足。

尽管该病的遗传学还不清楚，但大约半数患者有一个亲属出现相似的临床表现。一些病例仅有同胞兄妹受累，提示遗传方式为常染色体隐性遗传，但有一病例出现父亲和兄弟受累，提示常染色体显性遗传。

伴有非进展性先天性肌病的女性同胞姐妹（Dubowitz 1980）和Caille等（1971年）报道的病例有相似的组织化学特征。随后也有一些病例报道，包括一些家族性肌病。

肌型比例失调的常用病理学标准是1型肌纤维直径比2型肌纤维直径小至少12%，缺乏其他病理学特点，但是Brooke随后认为这一限定太窄，建议至少达25%。

1型肌纤维变小是几种肌病的特点，重要的是除外其他疾病，如先天性强直性肌营养不良以及上面提到的各种先天性肌病。将诊断限定除了肌纤维直径变异加大外，没有其他组织学改变的"纯"的病例，也很重要。

关于肌型比例失调是一种疾病实体还是潜在疾病的病理改变，长时间存在争论。最近的遗传学资料有可能阐明该问题。已经注意到，在仅出现小1型肌纤维的少部分病例，存在α-肌动蛋白1基因突变（图15.21，Laing等2004）。这些病例的临床表型变异很大，在其他病例未检测到基因突变，提示存在遗传异

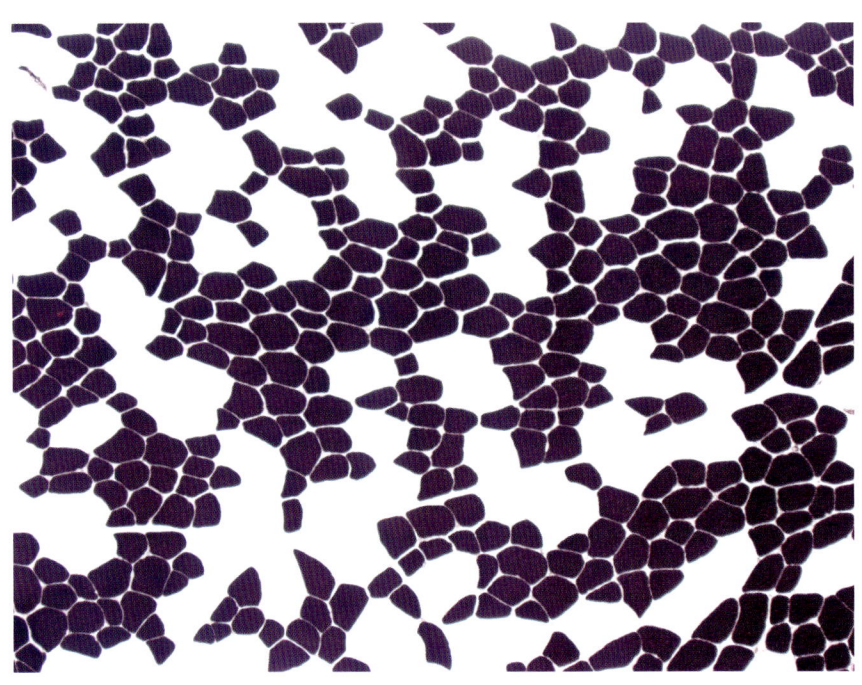

图15.21 一例肌动蛋白基因突变的肌型比例失调患者肌活检惟一明显的病理特点是小的深染 1 型肌纤维和 1 型肌纤维占优势（ATP 染色，pH 4.3）。肌纤维直径 25～70 μm。

质性。

伴超微结构异常的先天性肌病

所报道的一些罕见疾病其肌肉特点是出现超微结构的特殊改变，疾病名称依此而定（见表 15.1）。还不清楚是否所有患者都是遗传性疾病，因为一些病例是散发性的或非家族性的（Goebel 和 Aderson 1999，Taratuto 2002）。这些病例的临床表现不一，并非所有患者都可归入"先天性肌病"。严格说，可能用"肌病伴结构异常"更合适。很多结构在 Gomori 三色染色和四唑盐染色更加明显。这些结构的超微结构改变见第 5 章。

根据其形态结构而命名的疾病可能有遗传基础，包括指纹体（Engel 等 1972，Fardeau 等 1976，Curless 等 1978）、螺旋柱（Carpenter 等，1979，Bove 等 1980）、管聚集（de Groot 和 Ants 1982，Rohkman 等 1983，Cameron 等 1992）和还原体（Booke 和 Neville 1972，Dobowitz 和 Brooke 1973，Sahgal 和 Sahgal 1977，Nomiizu 等 1992，Bertini 等 1994）。管聚集是非特异性改变，常见于周期性瘫痪，仅出现在 2 型肌纤维内。在家族性管聚集肌病，管聚集可见于两型肌纤维。还原体是胞浆内小体，对氧化酶和 ATP 酶染色无反应，但在甲萘醌介导下可直接还原四唑氮蓝，因此建议命名为还原体肌病。

根据出现的其他结构而命名的肌病是一些罕见的散发性病例，其遗传学基础还不清楚（见表 15.1），包括 Cap 病（Fidzianska 等 1981）和斑马体肌病（Lake 和 wilson 1975）。Cap 病的特点是在肌纤维的周边出现月牙形的颗粒区域。

（沈光莉译　张　巍校）

第16章

肌原纤维肌病

近几年来，一些具有各种不同类型包涵体的肌病已经被描述，如球形体（Goebel 等 1978）、肌浆体（Edstroem 等 1980）、胞浆体（Goebel 1981）和颗粒状物质（Fardeau 等 1978b）。最近发现，这些肌病有共同的组织病理学特征，尤其是几种蛋白的聚集，特别是结蛋白，这导致术语"结蛋白病"或"结蛋白相关肌病"开始使用。其他几种蛋白也聚集出现，其中一些出现在包涵体肌炎（见第22章），术语"遗传性包涵体肌病"或称"蛋白过剩肌病"也被提出（Goebel和Borchet 2002）。更普通的术语"肌原纤维肌病"被用于囊括所有这些疾病（de Bleecke 等 1996），其分子生物学基础逐渐被认识。术语"肌原纤维肌病"有时被限定指 Z 线或与其相关的蛋白，我们在这里也包含一些由于肌节蛋白异常所致的疾病，特别是肌球蛋白，因其具有典型的组织病理学包涵体。与其他肌节蛋白相关的肌病，如肌动蛋白、伴肌动蛋白、原肌球蛋白，已经在第15章有关先天性肌病中讨论过。肌动蛋白连接素、肌联蛋白在第11章肢带型肌营养不良中讨论（也见第6章）。

多数病例的遗传特征可以确定为常染色体显性遗传，但罕见的结蛋白基因突变有隐性遗传规律（Goldfarb 等 1998，Munoz-Marmol 等 1998）。到目前已经发现的基因缺陷位点有肌球蛋白、结蛋白、αB-晶体蛋白、肌缩素、Z线选择性剪接PDZ蛋白和γ丝蛋白（Vicart等1998，Martinson 等2000，Bohlega 等 2004，Meredith 等 2004，Tajsharghi 等 2002，2003，Se；cemg 和 Engel 2003，2005，2005，Vorgerd 等 2005）。独立的基因位点已经确定在染色体 2q24-31、10q23 和 12q。几个出现肌原纤维肌病临床和病理表型的患者也有无致病性的基因突变，与 Z 线蛋白相互作用的蛋白或在维持肌原纤维完整性方面起重要作用的蛋白可能是候选基因。

临床特征

随着各种分子缺陷逐渐被证实，肌原纤维肌病的临床特征谱逐渐清晰并不断扩大。发病年龄变化很大，大多数病例在成年发病，常常发病较晚。Mayo医院包括 63 例患者的一个系列研究发现，发病年龄在 7~77 岁，仅 4 例患者在 20 岁以前发病（Selcen 等 2004）。有肌球蛋白 IIa 基因（MYHC2A）突变的患者在出生时发病。儿童发病的数量随着对疾病认识的加深而增加。

肌无力缓慢进展，可以累及肢体近端，累及远端更常见。肌无力常伴有肌肉萎缩、强直、疼痛、痉挛以及感觉症状。面肌无力不常见。与肌球蛋白重链IIa基因突变相关的突出症状是眼外肌瘫痪。相当多的患者出现周围神经病，心肌病也较常见，但肌球蛋白基因突变患者少见（见下）。心肌病可能是其首发症状，例如在存在结蛋白基因突变的患者。血清肌酸激酶活性正常或轻度升高。

白内障是与 αB- 晶体蛋白基因突变相关的表现，在病理结果相似的情况下，可作为与结蛋白基因突变患者的临床鉴别点。

组织病理学

在大多数病例的肌活检均出现肌纤维肥大和萎缩

的大小变异（图 16.1）。一些肌纤维呈嗜碱性、颗粒状改变（图16.1a）。其他一些肌病样特点包括肌纤维分裂、核内移增加、肌内衣结缔组织和脂肪组织增生，可以出现少量炎细胞浸润、肌纤维有坏死变性，但一般程度较轻。

Gomori 三色染色在评估肌原纤维肌病时特别有

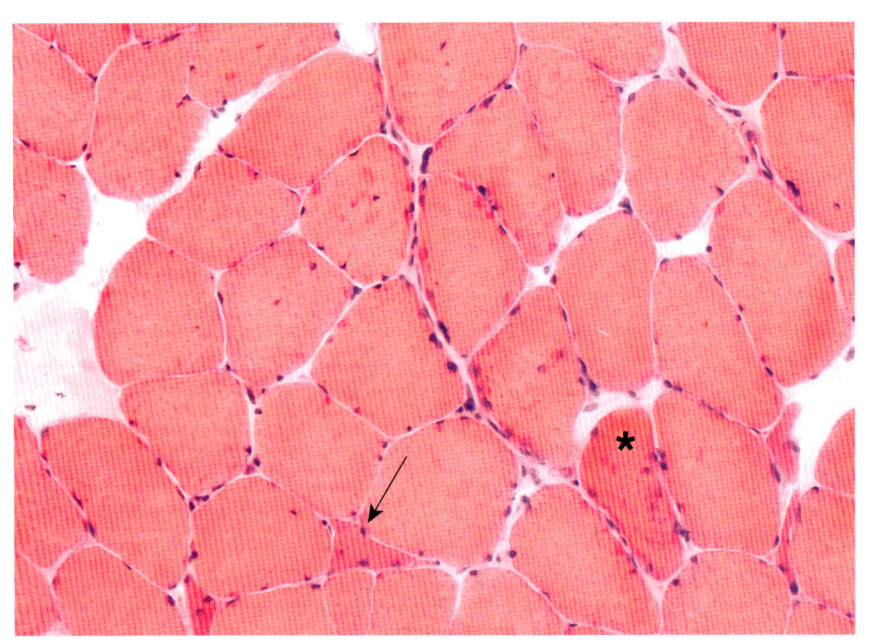

a

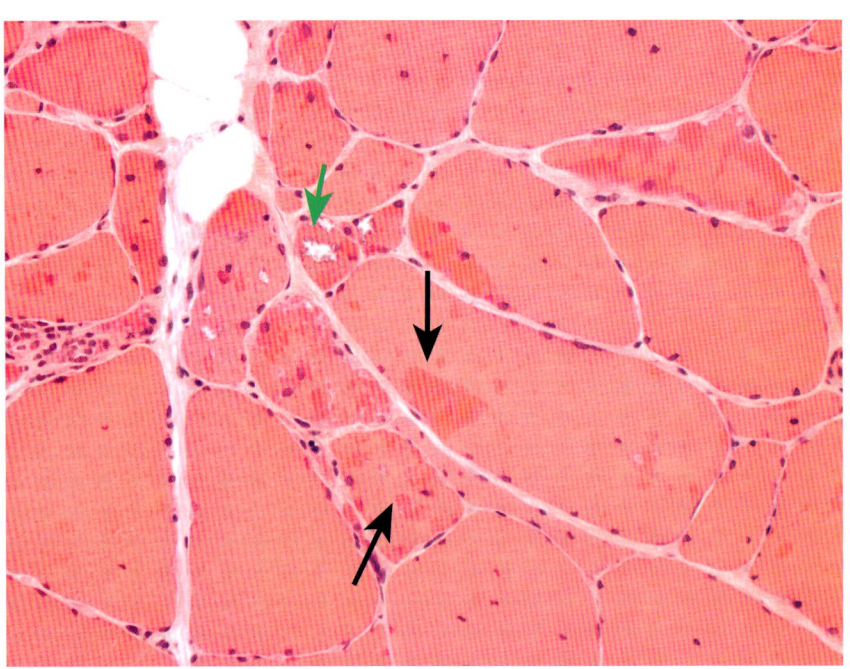

b

图16.1　股四头肌活检。(a) 38岁男性患者有编码结蛋白基因突变；(b) 69岁男性患者，分子改变不明的肌原纤维肌病。注意两者肌纤维大小变异较大、核内移增多、嗜酸性区域在 (b) 明显（大箭头）；(a) 也可见略嗜碱性小肌纤维（小箭头）和颗粒肌纤维（*）。在 (b) 可见萎缩肌纤维伴镶边空泡（绿箭头）（HE染色）。肌纤维直径范围 (a) 35～95 μm，(b) 10～105 μm。

用,可以显示肌纤维内一些区域比周围的肌原纤维显著深染(图16.2)。在Gomori三色染色显示更蓝的染色,在HE染色呈嗜酸性(图16.1和16.2)。一些包涵体在Gomori三色染色呈红色,为胞浆体(图16.3)。

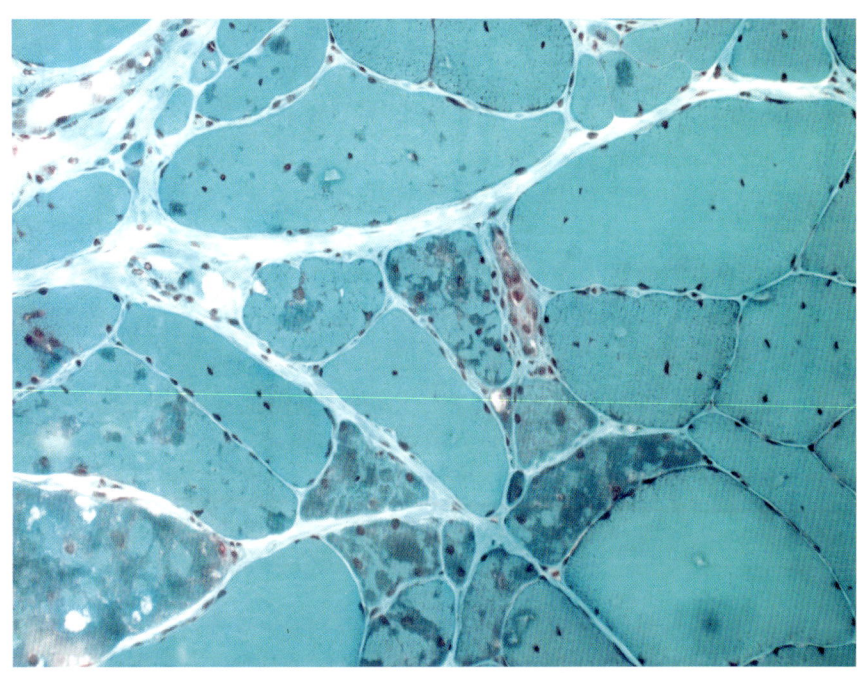

图16.2 图16.1 b显示的69岁男性患者,股四头肌活检显示深染区域(Gomori三色)。肌纤维直径范围10~105 μm。

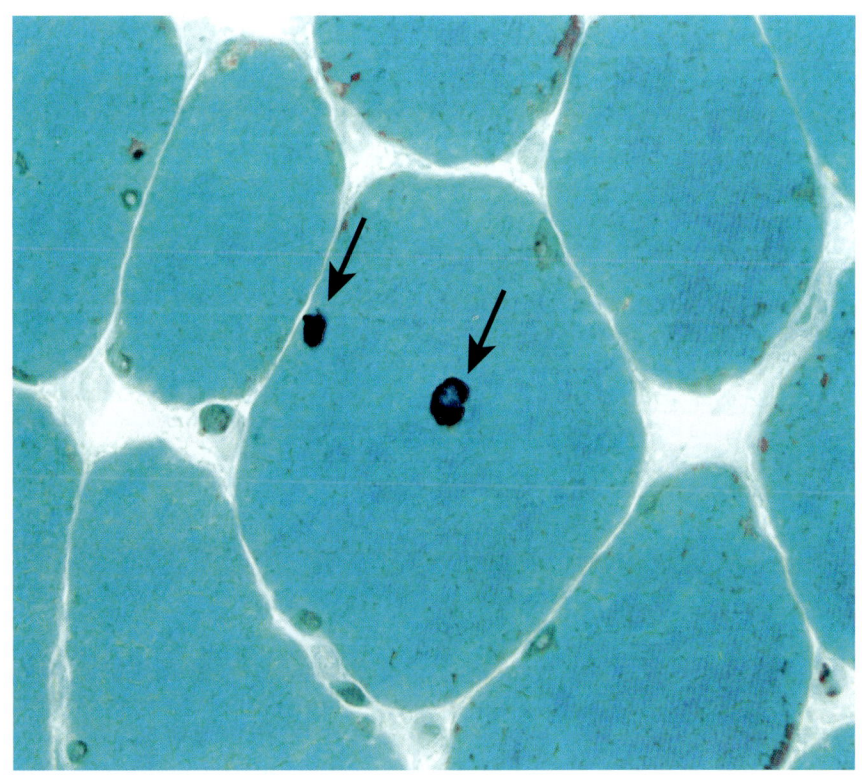

图16.3 一名28岁男性患者出现分子改变不明的肌原纤维肌病,股四头肌活检显示红染的胞浆体(箭头)(Gomori三色)。肌纤维直径范围25~50 μm。

颜色暗的区域缺乏线粒体，所以氧化酶染色缺失。刚果红染色阳性提示 β- 类淀粉的存在。与玫瑰红和德克萨斯红染色一样，刚果红染色最好在荧光显微镜下观察，使用红色范围的激发滤光片（图 16.4）。

空泡的形态学特点是在 HE 染色为嗜碱性镶边、在 Gomori 三色染色为红色物质镶边（图 16.5），但并非所有病例均出现（见图 16.1a）。

可以出现肌纤维群组化，累及两型的萎缩肌纤维成组出现，与周围神经病相一致，神经出现髓鞘脱失和纤维化增加（见第4章）。1型肌纤维占优势也可以出现在一些病例中。

氧化酶染色不均匀，像微小轴空损害，尤其在 2A 型肌纤维（Martinsson 等 2000），与肌球蛋白 IIa 基因突变相关，2A 型肌纤维直径可变小。

免疫组织化学

异常肌纤维内包含几种蛋白物质的聚集，免疫组织化学染色方法对其评估非常有帮助。异常肌纤维内检测的蛋白包括结蛋白、αB- 晶体蛋白、成束蛋白、泛素、肌缩素、γ- 丝蛋白、肌营养不良素、β 类淀粉前体蛋白、细丝状肌动蛋白、肌动蛋白凝溶胶蛋白、神经元细胞黏附分子和朊蛋白（图 16.6）。其中一些蛋白也见于包涵体肌炎和 GNE 基因缺陷（UPD-N - 乙酰氨基葡萄糖 2 表异构酶/N- 乙酰甘露糖胺激酶，见第22章）导致的遗传性包涵体肌病。镶边空泡也出现在其他伴随肢体远端损害的肌肉病，这可以引起诊断的混乱，但在 GNE 基因缺陷导致的遗传性包涵体肌肉病，肌营养不良素和结蛋白的聚集一般不出现在空泡肌纤维。肌球蛋白基因突变患者的肌纤维透明结构含有肌球蛋白。

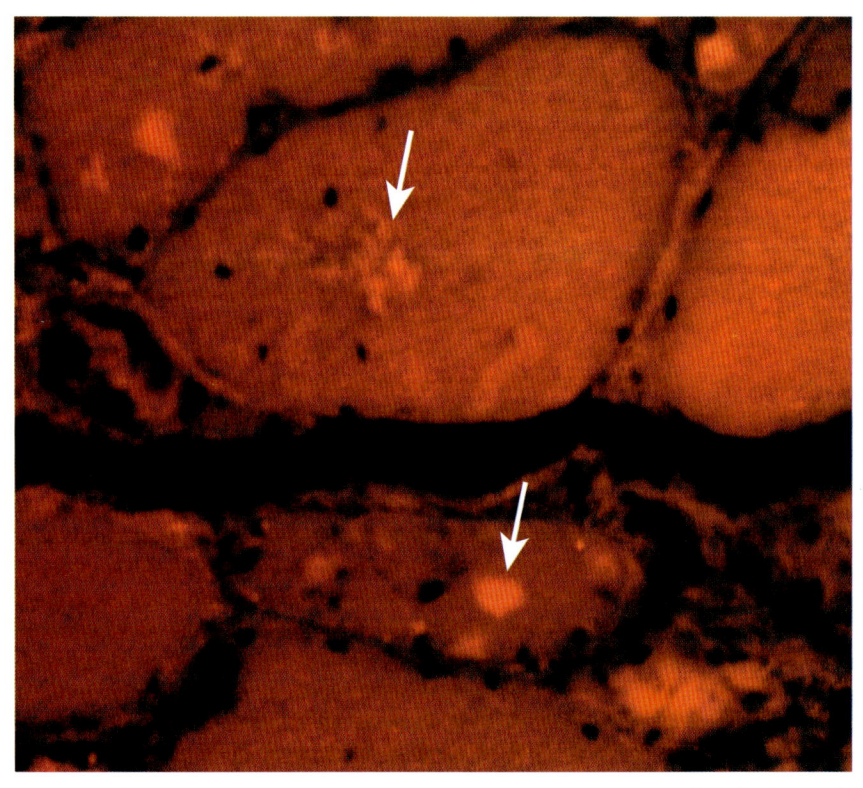

图 16.4　在图 16.1b 患者的肌活检，刚果红染色用 545～580nm 激发光滤片的荧光观察视野，注意亮荧光区（箭头）。

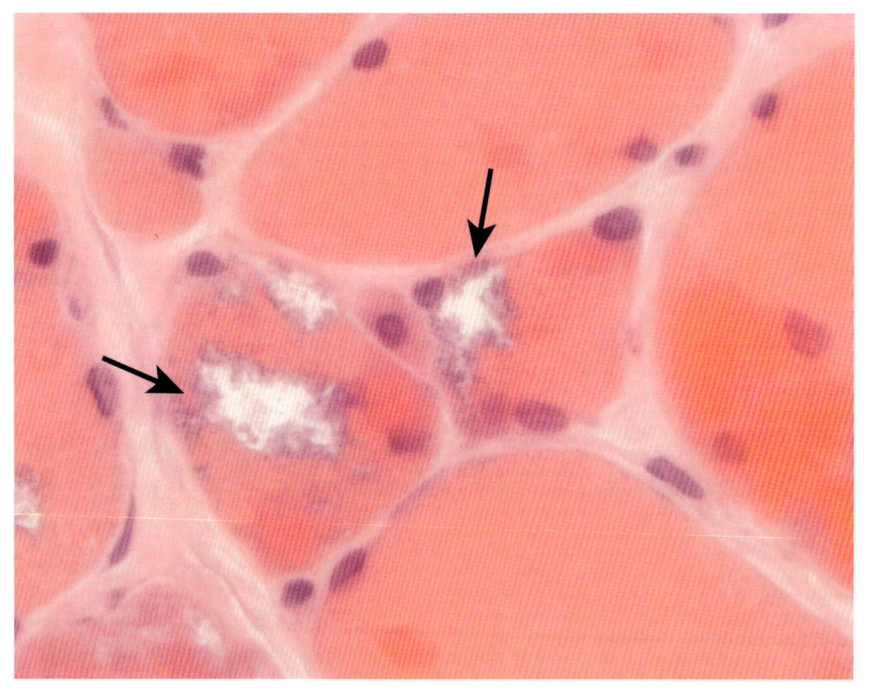

图 16.5 在图 16.1b 中的 69 岁男性患者,股四头肌活检显示明显的空泡伴周边嗜碱性颗粒,后者是髓样涡旋结构(箭头)(HE 染色)。

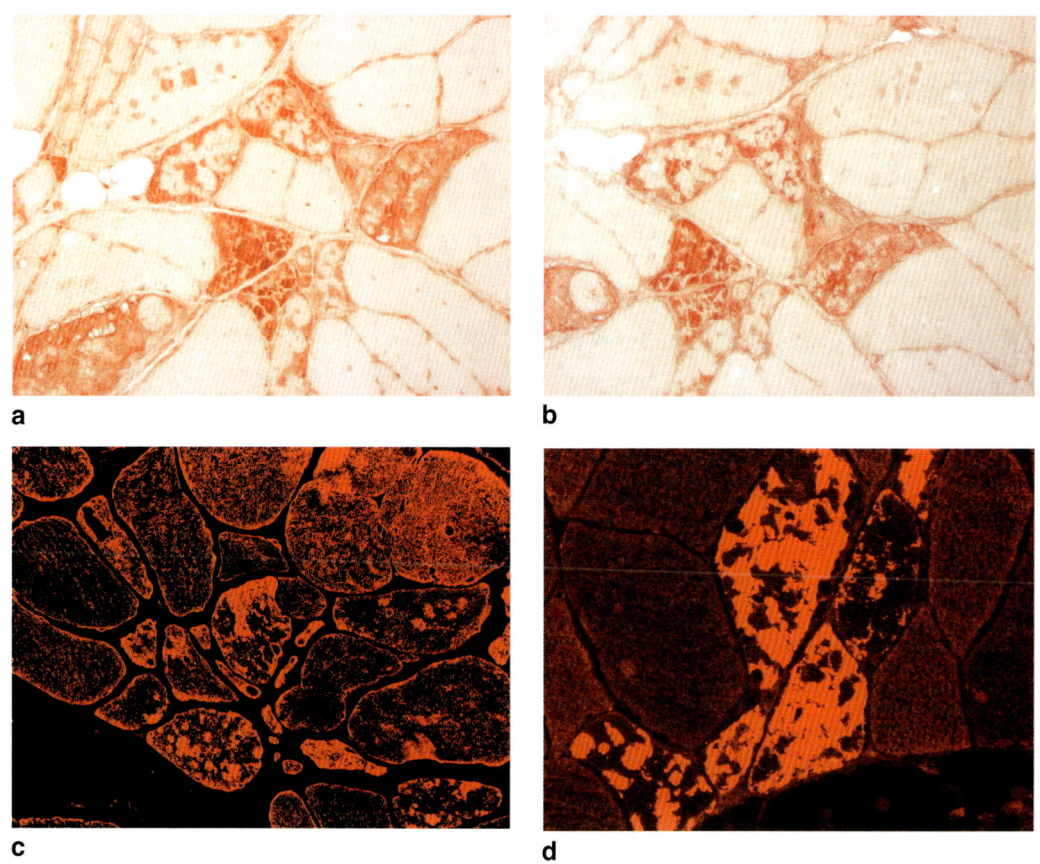

图 16.6 一例分子改变不明的肌原纤维肌病患者的免疫标记。(a)泛素、(b)αB-晶体蛋白、(c)结蛋白、(d)肌缩素。肌活检显示这些蛋白聚集在几个肌纤维内。

电镜

电镜可以显示各种程度的肌原纤维破裂，伴随Z线的水纹样改变、Z线物质的聚集、典型的颗粒样物质聚集以及各种类型的包涵体（见图5.41和5.42）。伴有放射状细丝晕圈的胞浆体较常见，还有髓鞘样涡轮和自噬碎片。伴有快肌球蛋白的肌球蛋白重链 IIa 基因突变患者也可见到15~20nm的管丝样胞浆内和核内包涵体。

从组织病理学类型几乎不可能预测分子缺陷，但和所有的神经肌肉病一样，当和临床评价一起考虑时，可以获得一定的提示。

分子缺陷

已经证实的遗传缺陷基因见表16.1。已经证实突变的病例数量还很少，尽管很罕见，但随着对肌原纤维肌病警觉性的提高会逐渐上升。结蛋白基因突变首先被证实（Goldfarb 等 1998），虽然有报道少数为隐性遗传，但大多数是显性遗传（Goldfarb 等 1998，Munoz-Marmol 等 1998）。结蛋白是骨骼肌、心肌、平滑肌高度保守的中间丝蛋白，位于 Z 线周围和肌膜下的细胞骨架，细丝直径10nm，介于肌动蛋白和肌球蛋白之间。结蛋白通过网格蛋白连接于Z线，与其他中间细丝相连，把肌原纤维互相连接，并连接到肌膜、线粒体和细胞核。已经证实多种突变可损伤结蛋白细丝的装配。

αB-晶体蛋白是胞浆小的热休克蛋白，是保护中间细丝网格免于应激引起损伤的伴侣蛋白（Perng 等 2004）。αB-晶体蛋白基因突变影响该陪伴功能。已经证实两种α晶体蛋白（A 和 B）由不同基因编码，在眼球的晶体中含量丰富，可以防止白内障的形成。白内障的出现是αB-晶体蛋白基因突变病例的一个鉴别点，不出现在其他肌原纤维肌病。

肌缩素基因突变不仅导致肌原纤维肌病（Selcen 和 Engel 2004），也可导致肢带型肌营养不良 1A（LGMD1A；见第 11 章）。所有证实的突变发生在丝氨酸丰富的 N 端域，相同的突变可以引起明显不同的表型，其原因还不清楚，但已经提出修饰基因的影响（Karpati和Sinnreich 2004）。由于仅有几个肌缩素基因突变的患者被证实，因此肢带型肌营养不良 1A 和肌原纤维肌病有可能是一个不能分割的疾病实体。二者肌活检有相似之处。

已经发现编码肌球蛋白亚型的 2 个基因存在显性突变，快肌球蛋白重链 IIa 型基因和慢肌球蛋白重链 7 基因分别编码快肌球蛋白 IIa 和 I 型肌纤维的慢肌球蛋白重链。与快肌球蛋白重链 IIa 基因突变相关的疾病被称作遗传性包涵体肌病，因为其出现镶边空泡和直径15~20nm的管丝样包涵体，出现与包涵体肌炎相似的蛋白聚集（Tajsarghi 等 2002）。眼外肌瘫痪也出现在该类疾病中，其原因是肌球蛋白IIA是眼外肌的主要构成蛋白。

慢肌球蛋白重链7基因突变导致的显性肌病由于出现典型的包涵体而诊断为透明体肌病，包涵体常位于周边，有ATP酶染色，包含慢肌球蛋白（Tajsarghi 等2003）。同一基因突变，但外显子不同，是另一类主要累及远端肌肉和出现镶边空泡的疾病，即 Laing 肌病（Meredith 等 2004），还有家族性肥大性心肌病（Seidman 和 Seidman 2001, Richard 等 2003）。有趣的是，心肌受累在Laing肌病和透明体肌病很轻微。另一种透明体肌病与染色体 3p22.2 和 12q13.3-q15 连锁，但是责任基因还没有被发现。

（沈光莉译 张 巍校）

表16.1 由已知基因缺陷导致的肌原纤维肌病的特点

名称	位点	基因标记	蛋白	遗传方式	心肌受累	周围神经病	其他特点
结蛋白肌病	2q35	DES	结蛋白	AD（罕见 AR）	是	是	—
αB-晶体蛋白病	11q-22.3	CRYAB	αB-晶体蛋白	AD	是	可能	白内障
肌缩素病	5q31	MYOT (TTID)	肌缩素	可能 AD	是	是	—
—	10q22.3	LDB3	ZASP	AD	是	—	—
—	7q32.1	FLNC	γ-丝蛋白	AD	没有报道	—	—
包涵体肌病	17p13	MYHC2A	快肌球蛋白重链 IIa	AD	没有报道	是	眼外肌瘫痪
透明体肌病和肌球蛋白贮积病	14q11	MYH7	慢肌球蛋白重链	AD	否 偶尔心律不齐		

AD, 常染色体显性遗传；AR, 常染色体隐性遗传；ZASP, Z线选择性剪接 PDZ 蛋白。

第17章

代谢性肌病Ⅰ：糖原贮积病

现在对肌肉代谢性疾病的认识已经大大提高，尤其是在生化和分子基础方面。有许多临床综合征与糖原代谢、脂肪代谢、线粒体功能以及离子通道有关，但是肌肉病理只对其中一部分疾病的诊断有帮助。下面，我们将集中讨论病理研究对诊断有所帮助的那些疾病，但对其生化不做详细陈述。

糖原贮积病

糖原降解是肌肉的重要能量来源之一。糖酵解通路中任何一步发生障碍均可造成肌肉乏力、痛性痉挛或横纹肌溶解，这些症状对几种代谢性疾病均有重要提示。1952年，Cori发现了von Gierke病的葡萄糖-6-磷酸酶缺陷（Cori和Cori，1952），打开了认识糖原代谢疾病许多先天缺陷之路。Cori（1958）提出的数字分类法已广为接受，这类疾病基本按照发现的顺序命名（后面几型中有所变动）。迄今为止，在已经证实的11个类型中，肌肉症状仅在一些类型比较明显，尤其是运动不耐受、痛性痉挛和肌肉疲劳，其他器官和组织也受累（表17.1）。糖原贮积病的遗传方式一般为常染色体隐性遗传。

肌肉活检经常可见糖原的大量沉积，有时呈空泡样改变，但是糖原很容易从肌纤维丢失，大量糖原并不总是很明显。病理改变的程度变化很大，从非常显著的空泡样肌病伴严重的肌肉结构破坏，如许多糖原贮积病Ⅱ型患者所见，到仅有轻微结构改变，几乎正常的组织模式，如一些糖原贮积病Ⅲ型和Ⅴ型患者。在磷酸化酶（Ⅴ型）和磷酸果糖激酶（Ⅶ型）缺陷时，组织化学可以很容易地显示酶的缺乏（Bonilla和Schotland 1970）。除了组织学、组织化学和电镜的观察外，确认哪种酶缺陷依据对肌肉活检标本的精确的生化学研究。

糖原贮积病Ⅱ型（酸性麦芽糖酶缺乏）

酸性麦芽糖酶缺乏有3种主要临床类型：严重的婴儿型（Pompe病）、青少年型和成人型。

Pompe病是最严重的一型糖原贮积病，常在婴儿期死亡。这是一种全身性疾病，不但肝、心脏和骨骼肌受累，其他组织如中枢神经系统和肾也受累。患儿既有严重的肌张力低下和肌无力，也出现心脏症状或呼吸衰竭。肌无力既可能是因为肌肉本身受累所致，也可能是脊髓前角细胞受累的结果。这些严重受累的患儿在临床上酷似婴儿型脊髓性肌萎缩患者，二者的区别在于Pompe病有膈肌和心脏受累，而脊髓性肌萎缩没有。

糖原沉积量在不同组织中差别很大，有些患者心脏受累很轻，甚至完全不受累。糖原聚积是因为缺乏酸性麦芽糖酶（α-1,4-葡萄糖苷酶），该酶将麦芽糖、线性寡聚糖和糖原的外链水解为葡萄糖。肌活检显示为大量空泡，过碘酸希夫（PAS）染色显示很多纤维中糖原大量沉积（图17.1），这些糖原可被淀粉酶消化，但还遗留有不被消化的物质。酸性麦芽糖酶位于溶酶体中，因此有丰富的酸性磷酸酶活性（图17.2）。另外，淋巴细胞内出现糖原聚集区域，这是一种非常简单的诊断方法。标准的PAS技术是用火棉胶涂渍从全血离心分离的淋巴细胞，而后涂抹到载玻片上（见第2章）。典型的超微结构改变是糖原位于肌纤维

表 17.1　影响肌肉的糖原贮积病的特征

类型	酶缺陷	其他名称	临床特征	其它受累的组织/系统
Ⅱ型	α-1,4-葡萄糖苷酶（酸性麦芽糖酶）	Pompe 病	(a) 重型：类似 SMA (b) 轻型：类似 LGMD	心脏、神经系统、白细胞、肝、肾
Ⅲ型	淀粉-1,6-葡萄糖苷酶（去分支酶）	Forbes 病 Cori 病	婴儿肌张力低下 轻度力弱	肝性低血糖、酮症、白细胞、心脏
Ⅳ型	淀粉（1,4→1,6）转葡萄糖苷酶（分支酶）	支链淀粉病	通常无肌肉症状，有些出现肌肉消瘦	肝和心脏
Ⅴ型	肌磷酸化酶	McArdle 病	运动不耐受、痛性痉挛、乏力、肌红蛋白尿	无
Ⅶ型	磷酸果糖激酶	Tarui 病	运动不耐受、痛性痉挛、乏力、肌红蛋白尿	溶血性贫血
Ⅷ型	磷酸化酶 b 激酶		运动不耐受、肌肉僵硬、肌无力	肝和心脏
Ⅸ型	磷酸甘油酸激酶		运动不耐受、痛性痉挛、乏力、肌红蛋白尿	溶血性贫血，中枢神经系统
Ⅹ型	磷酸甘油酸变位酶		运动不耐受、痛性痉挛、乏力、肌红蛋白尿	
Ⅺ型	乳酸脱氢酶		运动不耐受、痛性痉挛、乏力、肌红蛋白尿	

SMA，脊髓性肌萎缩；LGMD，肢带型肌营养不良。

的膜包裹区域以及大片自由分散的糖原颗粒湖（图 17.3 和 5.70）。有些患者很少保留肌原纤维，肌纤维破坏如此严重，只残留肌膜（图 17.1）。在电镜标本制备过程中糖原可以丢失，所以并不总是能看到大量糖原。虽然总的来说活检标本有很严重的病变和异常，但仍保留肌膜标记蛋白如肌营养不良素和β-膜收缩蛋白。

轻型患者的临床表现多变。部分患者可出现呼吸衰竭，部分患者则类似肢带型肌营养不良。心脏受累不是一个恒定的表现。轻型患者的肌肉病理改变也不尽相同，空泡改变可以广泛或轻度，或只出现于部分肌纤维中，主要是 1 型肌纤维（图 17.4 和 17.5），或有时见于两型肌纤维。酸性磷酸酶活性增加区域总是非常明显，这是最可用的实用染色技术之一（图 17.4 和 17.5）。通常，糖原的增加也很明显（图 17.5）。

空泡的外围是肌营养不良素和膜收缩蛋白，没有层粘连蛋白，但肌膜内陷出现层粘连蛋白标记，在横切面上很像空泡。丰富的 MHC1 标记和空泡相关，也出现在一些纤维的肌膜上（图 17.6）。空泡没有肌膜蛋白和缺乏一些凝集素的标记有助于区别与溶酶体相关的膜蛋白 2 基因（即 Danon 病的责任基因）缺陷所致的空泡（Usuki 等，1994），也不同于出现在 X-连锁肌病伴大量自噬空泡（图 6.16 及见下）的空泡。

糖原贮积病Ⅲ型（去分支酶缺陷，Cori-Forbes 病）

1952 年，Illingworth 和 Cori 在 Forbes 报道（1953）的一例 12 岁女孩的肝和骨骼肌中发现了一种带有极短支链的异常糖原。他们推测，很有可能是淀粉-1,6-葡萄糖苷酶（去分支酶）缺陷所致。这一推测后来被证实（Illingworth 等 1956，Hers 1959）。

糖原贮积病Ⅲ型比早发病的Ⅱ型（Pompe 病）症状轻，但也影响肝和骨骼肌，有时心肌也受累。在Ⅲ型中骨骼肌通常轻度受累，表现为张力低下和无力，但也有相当一部分患者只有肝受累，没有骨骼肌特异症状。症状的差异可能与同一个基因存在 6 种剪接方式的不同表达有关。去分支酶和磷酸化酶一样，影响

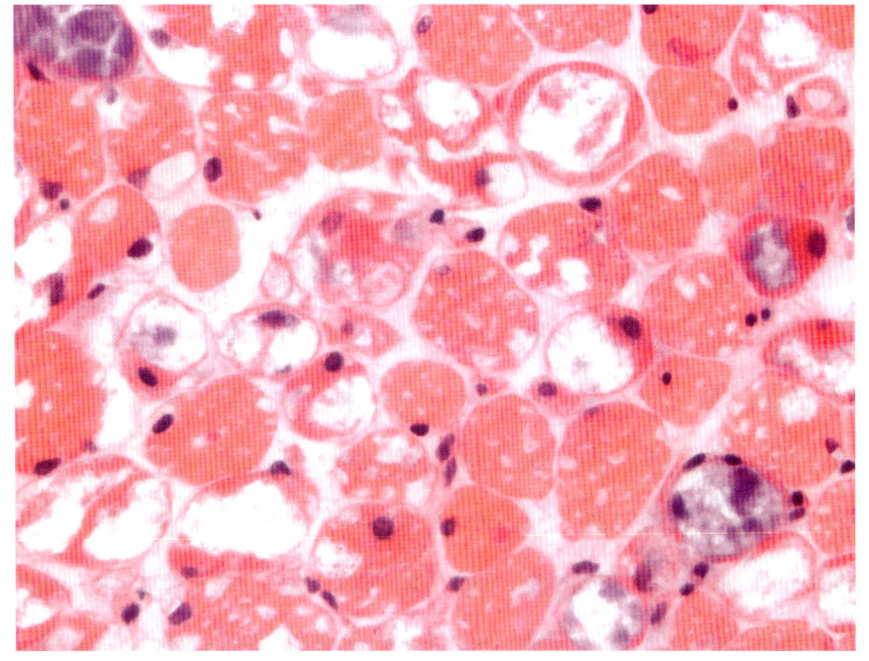

a

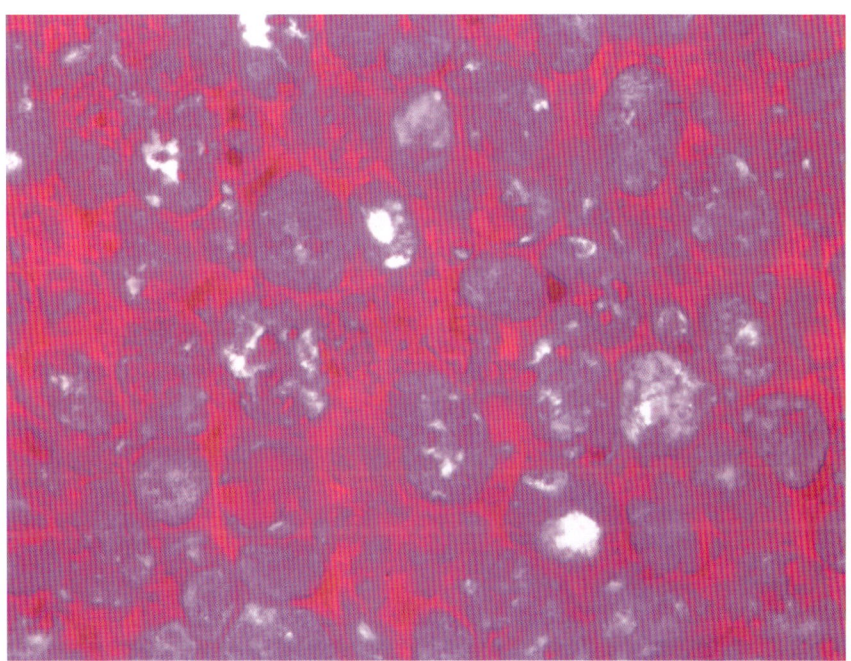

b

图17.1 患糖原贮积病Ⅱ型（Pompe病）的9个月婴儿的股四头肌活检。(a) 许多肌纤维内有大量空泡，有些纤维内有非常少的红染肌原纤维物质（H&E）；(b) 糖原 PAS 深染。肌纤维直径 5~30 μm。

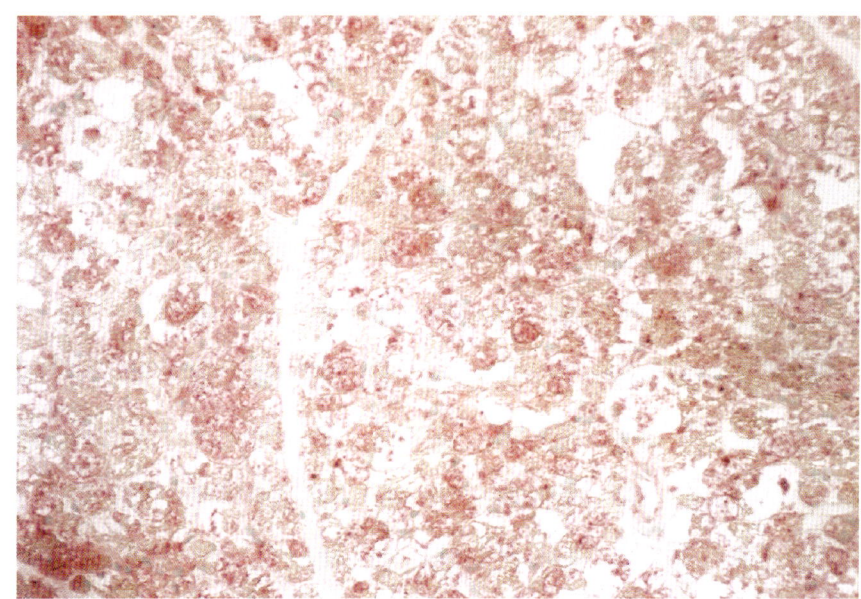

图17.2 患糖原贮积病Ⅱ型（Pompe病）的3个月婴儿，股四头肌活检显示空泡肌纤维内红色酸性磷酸酶高活性。

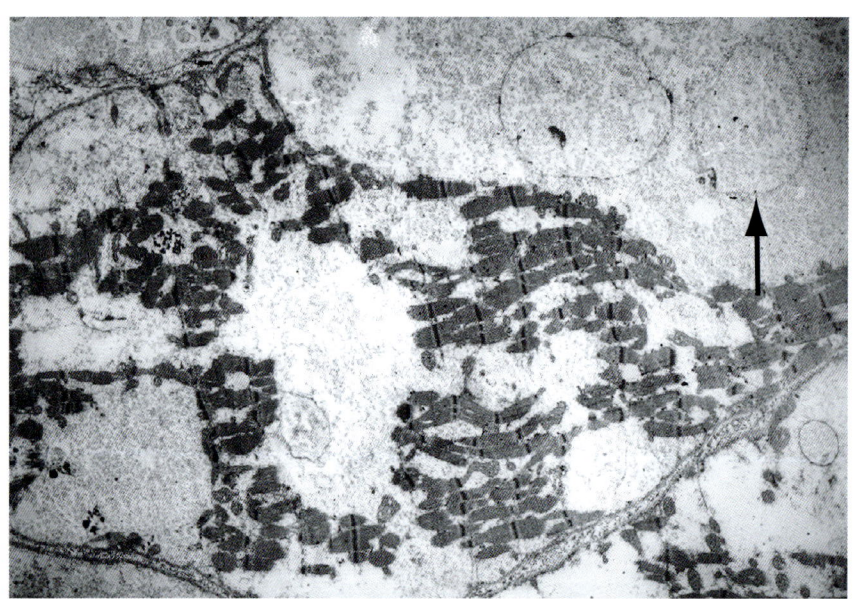

图17.3 患糖原贮积病Ⅱ型（Pompe病）的3个月婴儿，股四头肌电镜显示肌原纤维大量丢失和糖原的沉积，有些糖原被膜包裹（箭头）。

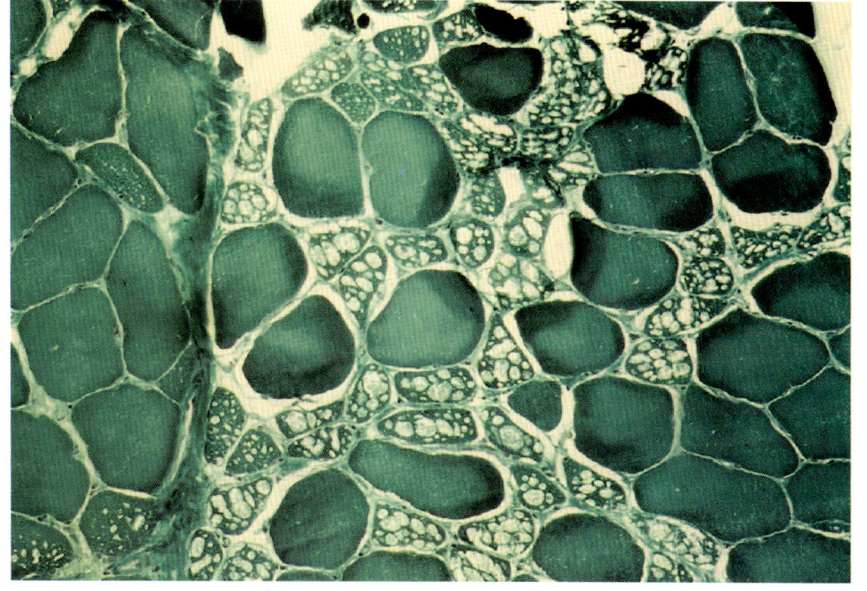

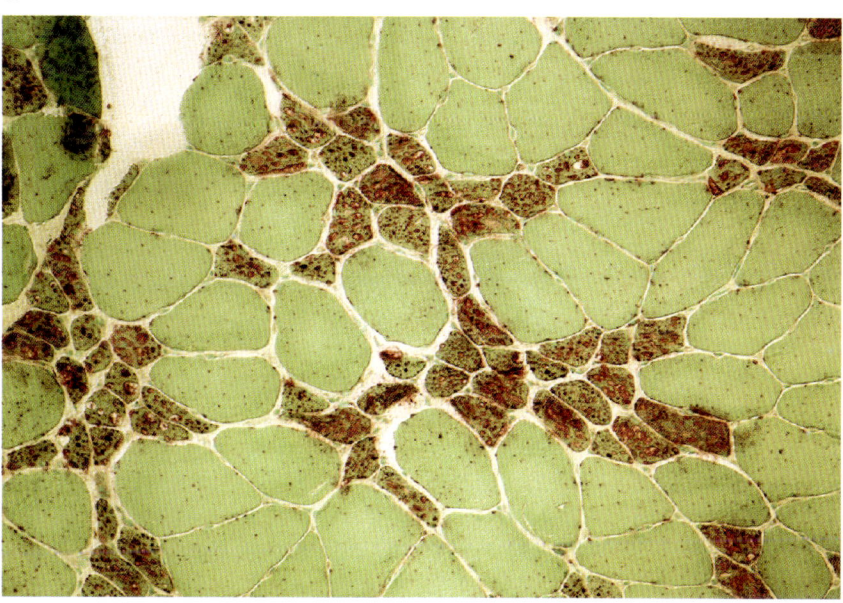

图 17.4 11 岁儿童发病的轻型酸性麦芽糖酶缺乏（糖原贮积病 II 型）患者，股四头肌活检显示大量的空泡和过量的糖原堆积出现在许多 ATP 酶染色为 1 型的肌纤维内。(a) Gomori 三色；(b) 酸性磷酸酶。

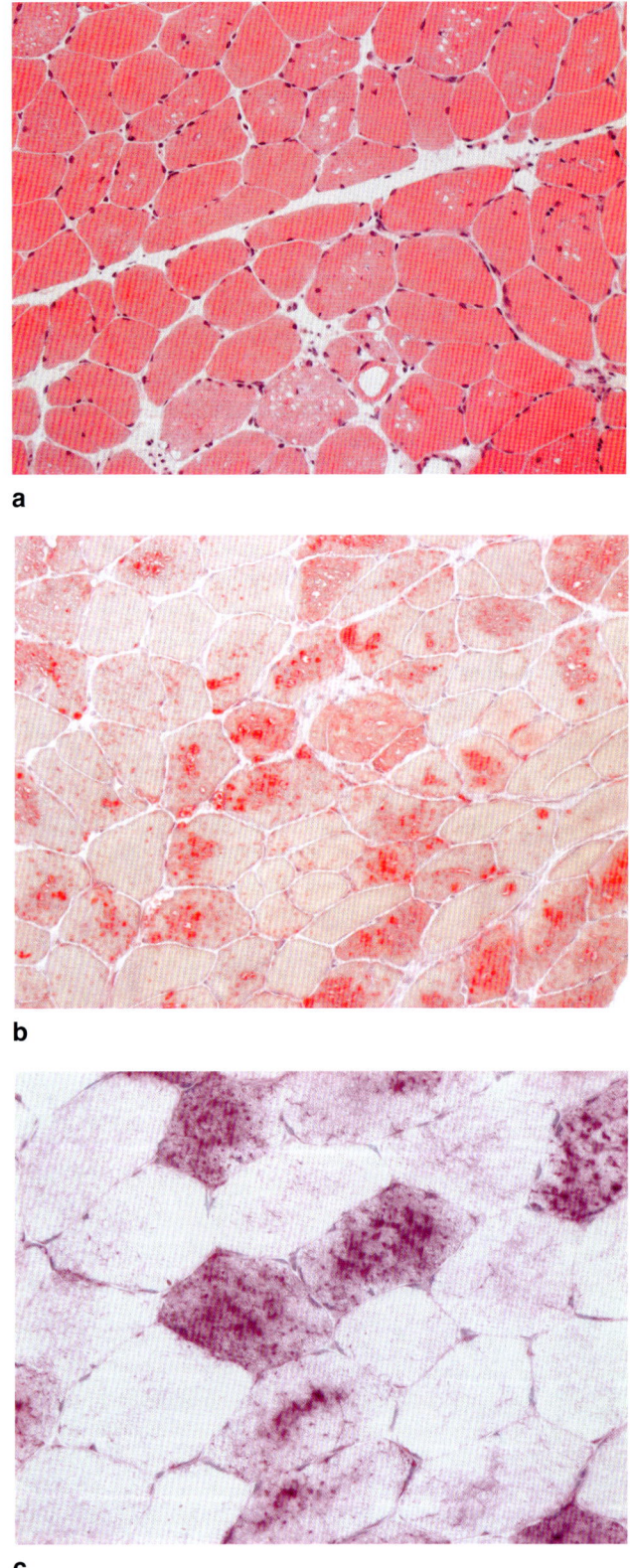

图 17.5 40 岁男性成人发病的酸性麦芽糖酶缺乏患者的股四头肌活检。注意 (a) 肌纤维大小不一，核内移增多，在几个纤维中可见空泡（HE）；(b) 空泡内磷酸酶活性增高；(c) 糖原聚集（PAS）。非空泡纤维的糖原不增多。肌纤维直径（a）和（b）20~74 μm；（c）45~70 μm。

糖原的葡萄糖分子数目，酶的功能缺陷造成含短支链的糖原，不同于出现在糖原贮积病Ⅳ型（分支酶缺陷）的结构异常糖原（支链淀粉）。

糖原贮积病Ⅲ型的肌活检显示空泡样改变伴糖原堆积，这些改变经常位于肌纤维的周边（图17.7）。但在有些患者，只有轻度的肌纤维大小不均，伴随很小的空泡或过多的糖原（Dubowitz 1995a）。

糖原贮积病Ⅴ型（McArdle disease）

与上述糖原贮积病不同，糖原贮积病Ⅴ型的病变仅限于横纹肌。1951年，McArdle描述了一例30岁的男性患者，在劳累后出现肌肉痛性痉挛，缺血运动试验后没有血乳酸水平的增高，所以McArdle怀疑是糖酵解通路的某种酶缺陷所致。直到8年后，磷酸化酶的缺陷才在两组独立的病例研究中予以证实（Schmid和Mahler 1959，Pearson等1961）。

在医学史上，McArdle病有两点值得一提，这是第一个被证实因单一酶缺陷并因此推测是单一基因缺陷所致的肌病，其次是解决了长期以来在生化学家之间有关磷酸化酶在体内作用的争论。在McArdle病肌肉中出现大量的糖原，并且缺乏磷酸化酶，证实正是这种酶与糖原的降解有关。

临床特征

McArdle病的主要临床症状是用力时痛性痉挛，但可以不出现在病程早期。Schmid和Mahler（1959）在1例52岁患者中把症状分为三阶段，儿童和青春期的唯一症状是易疲劳，从20岁开始在用力时出现痛性痉挛和肌无力，以及一过性肌红蛋白尿，随后出现四肢近端肌肉的无力和消瘦。症状的严重程度在不同患者之间有很大差异。心脏一般不受累，不过可以有心电图改变（Ratinov等1965）。

肌无力和消瘦进行性发展，运动诱发的痛性痉挛可伴随出现肌红蛋白尿。CK升高很常见。

缺血性运动试验后，没有血乳酸和丙酮酸水平的升高，不同于正常人的2~5倍升高。此项试验对磷酸化酶缺陷没有特异性，糖酵解通路的其他酶缺陷能够导致类似的结果。

许多McArdle病患者有"二阵风现象"，即短暂休息后症状有所减轻。

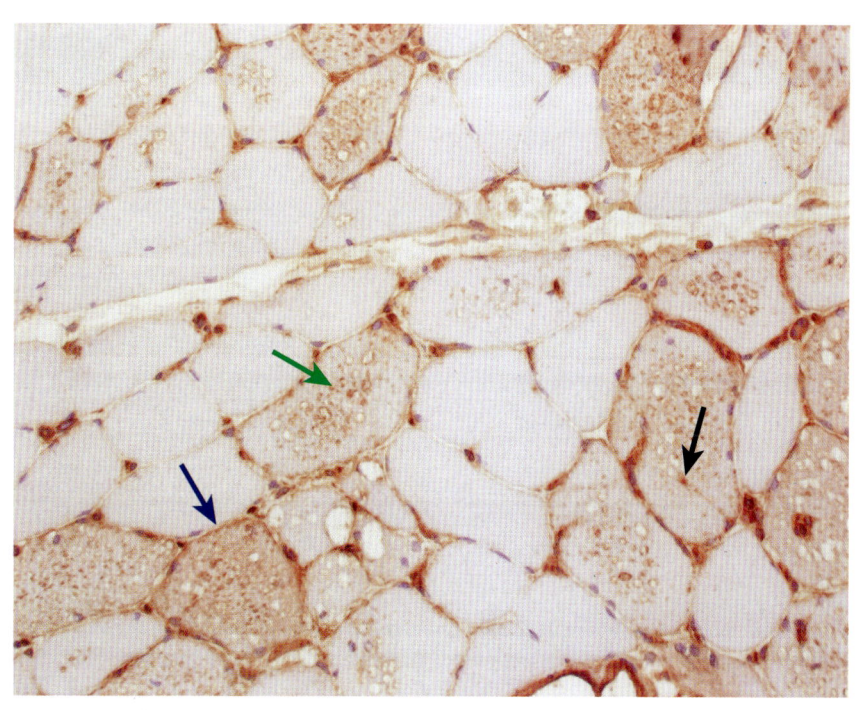

图17.6 与图17.5同一患者MHCI的免疫组织化学，显示肌纤维内空泡标记阳性（绿色箭头）和肌膜（蓝色箭头）标记阳性。同时注意位于肌纤维内阳性标记的毛细血管以及肌膜凹入（黑色箭头）。

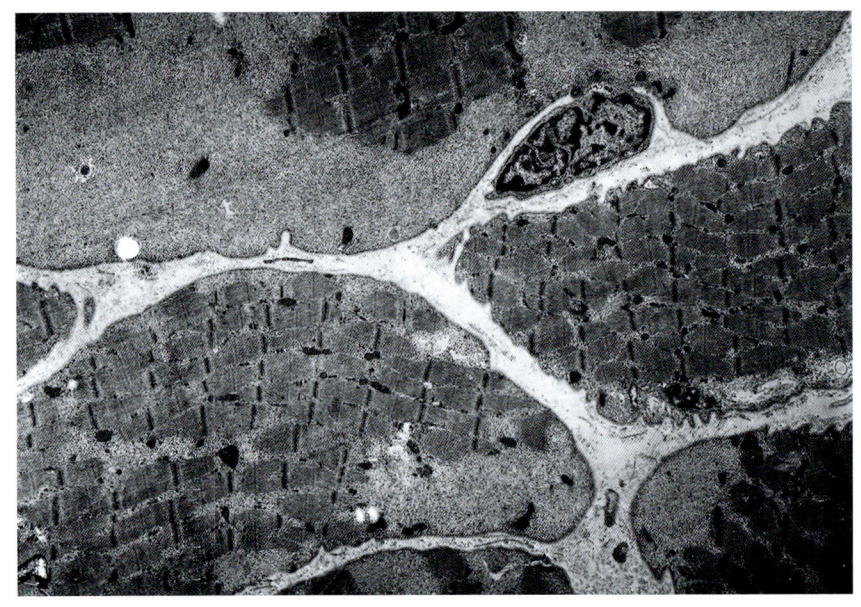

图17.7　1例4个月的糖原贮积病Ⅲ型（去分支酶缺陷）患者的电镜检查，可见大片区域的肌原纤维丢失以及无膜包裹的糖原颗粒的堆积。

生化

磷酸化酶有三种不同的类型，分别由不同的基因编码：

- 肝型 14 号染色体编码
- 脑型 20 号染色体编码，此型也在胎儿肌肉表达
- 肌肉型 11 号染色体编码

McArdle病只有肌肉型缺乏，导致酶活性的缺乏（见下），同时伴随免疫反应蛋白的缺乏（McConchie 等 1990）。胎儿肌肉利用 20 号染色体编码的异构体，组化方法显示再生肌纤维和培养的肌管有磷酸化酶活性（第 2 章；Meinehofer 等 1977，Sato 等 1977，DiMauro 等 1978）。如果活检标本中有肌梭纤维，那么这些纤维也有磷酸化酶活性，因为肌梭纤维具有一些胚胎肌纤维的特点。尽管在 11 号染色体已发现了几种不同的基因突变，但R50X（以前称为R49X）是高加索人中最常见的突变类型。

病理

与糖原贮积病Ⅱ型的肌肉出现显著的病理改变不同，糖原贮积病Ⅴ型的肌肉活检在光镜下改变相对轻，组织学表现多样化。可以有变性或坏死的肌纤维，伴随再生，但共同的特点是出现肌膜下空泡或气泡，其内有PAS染色阳性的糖原颗粒（图17.8）。PAS 染色可以看到显著增多的糖原，也可以不明显，仅在肌纤维的周边出现。糖原在电镜下看得更清楚（见下）。

组织化学染色可以很容易地显示磷酸化酶缺乏，但必须同时做阳性对照，以避免假阴性结果。如果用水封固剂封片，反应终产物的颜色会逐渐褪色，用乙醇脱水树脂封片可以长期保存（见第 2 章）。结果很肯定，McArdle 病是出现这种酶活性完全缺乏的唯一疾病（图 17.9）。

电镜显示糖原明显增多，尤其在肌膜下区域大量堆积，与光镜下所见的肌膜下空泡相一致，糖原堆积也出现在肌原纤维和肌丝之间（图17.10）。有时在浆膜和基底膜之间也可看到糖原（图5.4）。其他的一些改变不恒定，包括线粒体改变、与肌膜下糖原聚集相关的溶酶体、肌膜连续性的破坏（可能是假象）等。肌浆网和横管系统一般正常，偶尔可见肌浆网的扩张。

与其他糖原贮积病一样，肌膜蛋白的免疫标记正常。

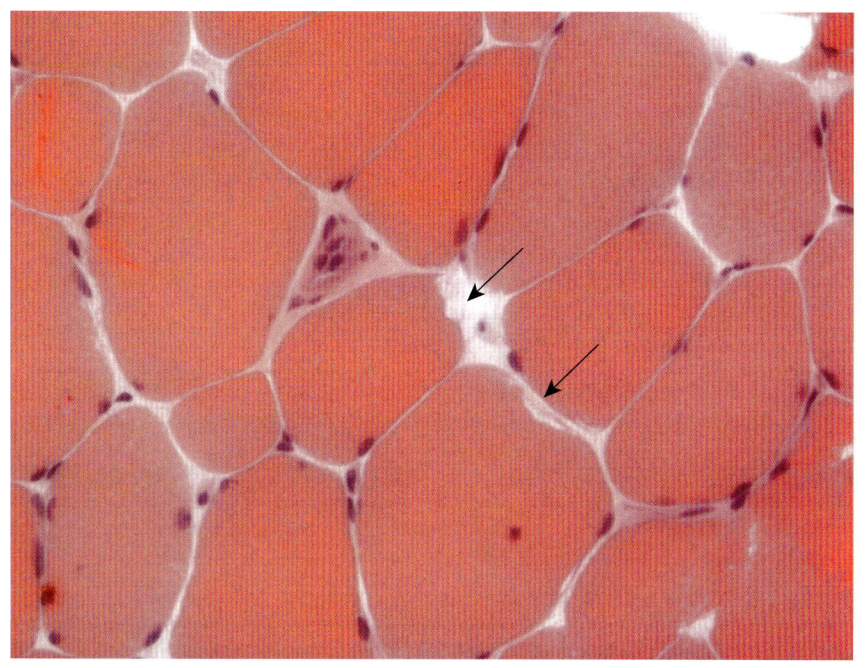

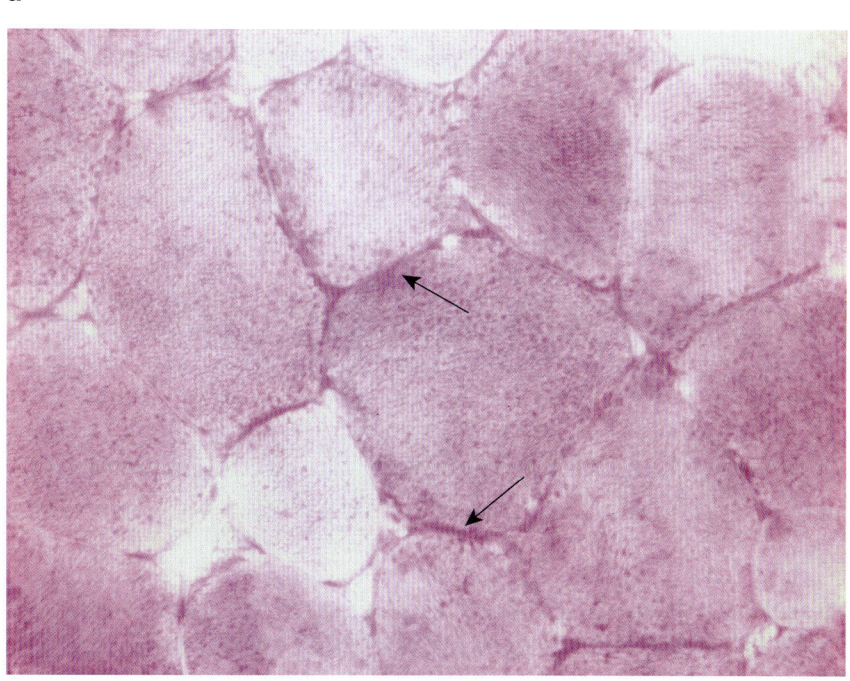

图 17.8　1 例 13 岁糖原贮积病 V 型（McArdle 病）患者的股四头肌活检。(a) 肌纤维大小不一，个别核内移和小的肌膜下空泡区（箭头）（H&E）；(b) 含有糖原的空泡，PAS 染色深染（箭头）（肌纤维直径 30~90 μm）。与这个患者相比，有些患者的肌膜"空泡"更明显，糖原更多。

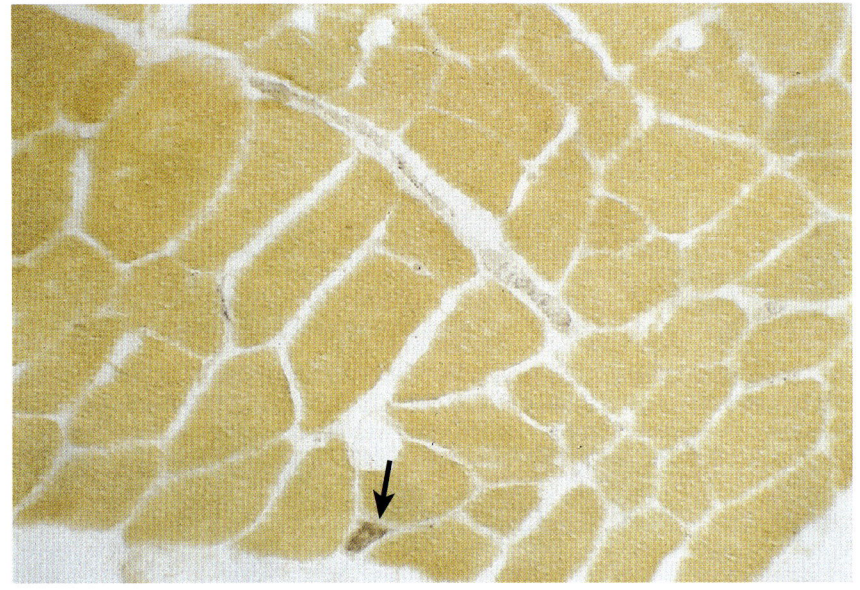

图 17.9 （a）1 例 52 岁的糖原贮积病 V 型（McArdle 病）患者的股四头肌活检，磷酸化酶染色显示除了一个小再生肌纤维外（箭头），酶活性完全缺乏；(b) 为正常两型肌纤维分布的对照标本。

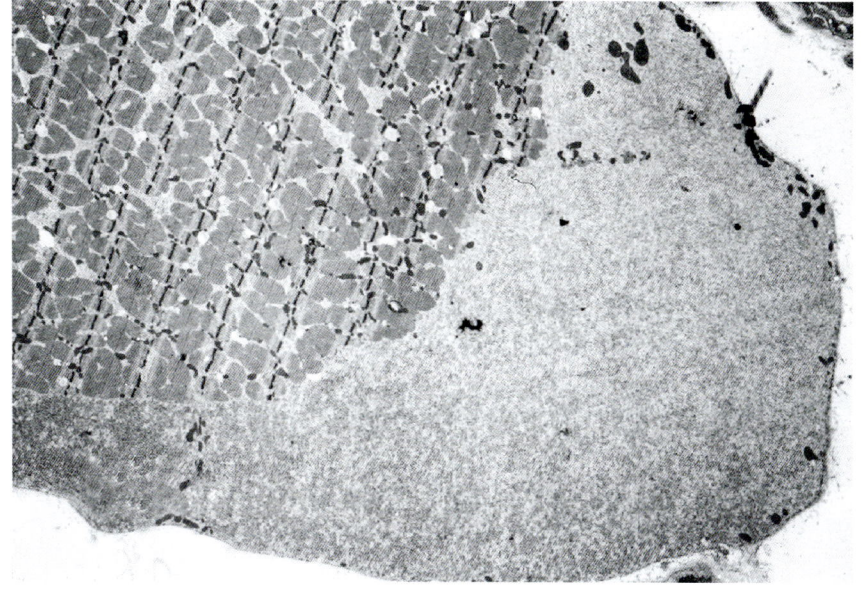

a

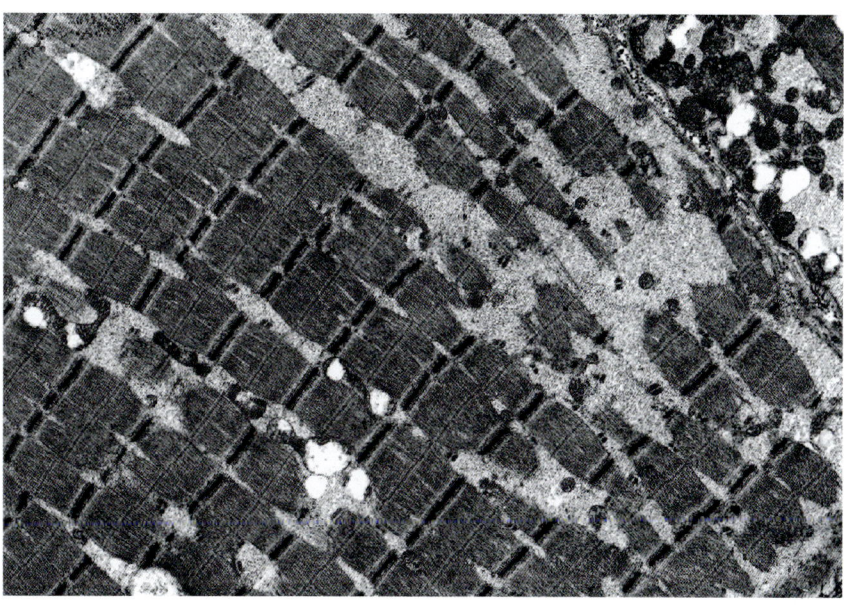

b

图17.10 股四头肌的电镜照片显示糖原贮积病Ⅴ型（McArdle病）的糖原堆积。(a) 在肌膜下非常显著，与光镜的肌膜下"空泡"相一致[图17.8 (a)]；(b) 分散分布于肌原纤维间。

糖原贮积病Ⅶ型（Tarui病，磷酸果糖激酶缺乏）

磷酸果糖激酶（PFK）催化果糖-6-磷酸转化为果糖-1,6-二磷酸，此酶缺乏完全抑制葡萄糖通过恩-麦二氏通路的利用。因磷酸果糖激酶缺乏导致的糖原贮积病首先由Tarui等（1965）在3个兄弟姐妹中证实，一个20岁的女性和她分别为23和27岁的哥哥，临床特征与McArdle综合征一样。3人均表现为儿童期开始的易疲劳、运动不耐受，剧烈运动导致明显的肌无力和僵硬。缺血运动试验没有发现静脉血乳酸增高。3人的肌活检均显示糖原水平增高，糖原结构正常。3人的磷酸化酶活性正常，但磷酸果糖激酶活性几乎为0（正常人的1%～3%）。其父母互为第一代表亲，其磷酸果糖激酶水平均正常。Tarui等（1965）还发现这3名患者红细胞的磷酸果糖激酶水平也下降，在其可能是杂合子的母亲红细胞中也有轻度的磷酸果糖激酶活性降低。所以，其遗传方式符合常染色体隐性遗传。

1967年，Layzer等报道了另外一个具有相同特征的病例。1名18岁男性，从儿童期有运动不耐受，其另外两个兄妹正常。缺血试验可诱发前臂肌肉的挛缩，没有静脉血乳酸或丙酮酸的增高。肌活检标本的磷酸果糖激酶几乎为0（小于2%），用纯化的正常人类肌肉磷酸果糖激酶抗体进行免疫学研究，没有发现结构相关而无活性的蛋白质，证实磷酸果糖激酶的缺乏。在这个患者和上述患者中观察到很低的磷酸果糖激酶活性，可能是因肌肉被血液或其他非肌肉组织污染所致。和Tarui的患者一样，该患者的红细胞磷酸果糖激酶明显降低，在其父母中也出现降低，父母没有做肌活检。

还有其他符合典型临床特征的病例被报道。肌肉同工酶在红细胞中的缺乏可能和患者常见的轻度溶血性贫血有关（Tarui等1969，Dupond等1977，Tarui等1978）。McArdle病没有溶血性贫血，而"二阵风现象"在磷酸果糖激酶缺乏中很少见。

磷酸果糖激酶缺乏的成年患者和出现不典型表现者也有报道（Serratrice等1969）。也有一些病情严重的婴儿病例被确诊（Guibaud等1978）。肌活检在光镜下为非特异性改变，电镜下可见大量的糖原。生化学研究证实糖原量增加，磷酸果糖激酶缺乏以及磷酸化酶b激酶活性降低到正常的30%左右。

其他类型

在文献中有几篇关于肌肉病伴随糖原贮积病的报道，其发病不是糖酵解通路中酶的缺陷造成。对这些患者的肌活检显示一些有趣的特点。

溶酶体糖原累积伴酸性麦芽糖酶正常（Danon病）

Danon等（1981）报道了2例没有血缘关系的16岁男孩，出现智力发育迟缓、心脏肥大以及近端肌病。肌肉病理显示为空泡样肌病，类似酸性麦芽糖酶缺乏，但酸性麦芽糖酶活性水平正常，也没有发现与糖原累积有关的其他酶活性缺乏。之后，又陆续报道了很多相似的病例（Morisawa等1998，Muntoni等1994b，Verloes等1997）。所有患者都是男性，并且患者的母亲很多都有晚发的心肌病，提示X连锁遗传。致病基因定位于Xq24，编码溶酶体相关膜蛋白2（Nishino等2000）。并不是所有患者都显示糖原累积，本病现在经常被称为"X连锁空泡性肌病"或"Danon病"。儿童起病，特征是严重的肥厚型心肌病、相对轻且症状稳定的肌病以及不同程度的精神发育迟缓。CK增高，甚至出现在临床症状前期。肌无力和萎缩主要影响颈肩部肌肉，但也有远端肌肉受累。除了心脏和骨骼肌，其他器官也可受累，如肝。

病理

肌肉活检显示肌纤维大小不均，萎缩累及两型肌纤维，坏死很少见。最明显的改变是在一些肌纤维中出现空泡，PAS染色显示为糖原，但在部分患者中可以很轻，在H&E上显示为嗜碱性区域。与酸性麦芽酶缺乏的空泡不同，Danon病的空泡中酸性磷酸酶很少或无（Muntoni等1994b）。考虑到受累蛋白质有溶酶体的功能，这种病理表现不太好解释。空泡衬以表达肌营养不良素、β-膜收缩蛋白、层粘连蛋白和其他肌膜蛋白质的包膜，这些空泡还有乙酰胆碱酯酶活性和非特异性酯酶活性。一些空泡显示有层粘连蛋白，另一些只有浆膜蛋白，肌膜的凹入很常见（第6章）。凝集素标记显示空泡的膜和内容物可被一些凝集素标记，如麦胚凝集素、荆豆凝集素、大肠黏液白黄色凝集素（Usuki等1994）。这些凝集素标记可以用来鉴别酸性麦芽糖缺乏形成的空泡，后者的空泡没有或几乎没有凝集素标记。电镜下可见一些空泡的内面有基底膜，空泡内有大量的颗粒状嗜锇碎片（见下）。

免疫组织化学和免疫杂交显示溶酶体相关膜蛋白2的缺乏，所以免疫组织化学对分析肌肉活检有帮助（Nishino 2000）。最近能买到商品化的抗体（Abcam），但结果还没得到进一步的评估。

Danon病的病理改变与Kalimo等报道的XEMA非常相像（1988），后者出现含肌膜蛋白的大量空泡（图6.16）。Danon病和XEMA不是等位基因病，后者定位于Xq28。临床上也不同，XEMA无心脏受累和智力发育迟滞。XEMA的一些空泡出现酸性磷酸酶染色阳性，病变纤维的肌膜和一些空泡显示有钙沉积和补体C5-9（膜攻击复合物，Villanova等1995）。在超微结构上，两种疾病的空泡相似（图5.82），但XEMA的基底膜出现重叠，在浆膜和基底膜之间有大量碎片，出现补体和基底膜重叠可以鉴别这两种疾病。

（王朝霞译　袁　云校）

第18章

代谢性肌病Ⅱ：脂质相关疾病和线粒体肌病

骨骼肌的能量来源除了糖原外还有脂质。脂质的氧化在线粒体中进行，涉及一系列的酶促反应，这些通路以及线粒体内氧化磷酸化通路的障碍可造成一组遗传异质性的肌肉疾病（图18.1和图18.6）。

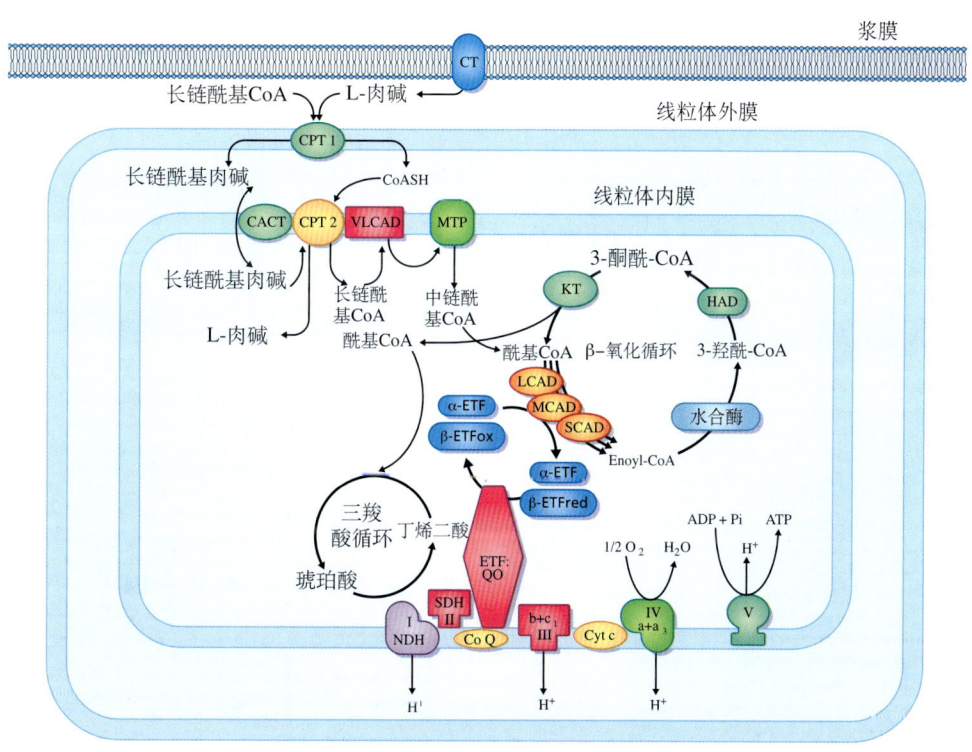

图18.1 线粒体中脂肪酸β-氧化酶的功能和生理结构显示图。CT，浆膜高亲和性的钠依赖的肉碱转运体（OCTN2）；CPT1，肉碱棕榈酰转移酶1；CACT，肉碱酰基肉碱转位酶；CPT2，肉碱棕榈酰转移酶2；VLCAD、LCAD、MCAD、SCAD分别为极长链、长链、中链和短链脂酰辅酶A脱氢酶；MTP，线粒体三功能蛋白；水解酶为2-烯酰CoA水解酶；HAD，L-3-羟酰-CoA脱氢酶；KT，3-酮酰-CoA硫解酶；ETF，电子传递黄素蛋白（ox，氧化；red为还原）；ETF：QO，ETF：辅酶Q氧化还原酶；Ⅰ，呼吸链复合体Ⅰ（NDH，NADH：辅酶Q还原酶）；Ⅱ，呼吸链复合体Ⅱ（SDH，琥珀酸脱氢酶）；CoQ，辅酶Q；Ⅲ，呼吸链复合体Ⅲ（b，细胞色素b；c1，细胞色素c1）；Cyt c，细胞色素c；Ⅳ，呼吸链复合体Ⅳ（细胞色素c氧化酶）（a，细胞色素a；a3，细胞色素a3）；Ⅴ，呼吸链复合体Ⅴ（ATP合成酶）。以FAD为辅酶的酶用红色标出。（*ISN Neuropathology Press, Basel, p189-201.*）

脂肪酸代谢

脂肪酸的氧化是能量的主要来源之一，脂肪酸β-氧化代谢通路的障碍造成一组异质性疾病。

Engle 等最早报道与脂肪代谢有关的肌病 (1970b)，一对18岁的孪生姐妹都从儿童期开始出现肌肉痛性痉挛和肌红蛋白尿，多在运动后几小时出现。患者碳水化合物代谢正常，长时间的饥饿或高脂肪、低碳水化合物饮食也可诱发其发作。肌肉活检除了油红O染色发现脂滴增多外，其余组织学表现正常。Engle 等推测患者可能存在长链脂肪酸的利用障碍。在同一期杂志的评论中，Bressler 就非常有预见性地预测这种脂质累积性肌病的原因可能是肉碱或肉碱棕榈酰转移酶（CPT）的缺陷所致（1970）。Engel 和Angelini（1973）随后在一例24岁女患者的肌肉中证实存在肉碱缺乏。这例患者生后发病，19岁后症状进行性加重，肌活检显示空泡性肌病，组织化学染色证实空泡内充满了脂滴。在同一年，DiMauro（1973）报道了一例29岁男性患者，出现发作性痛性痉挛和肌红蛋白尿达16年，但无肌无力，肌活检显示脂肪无增多，但是有肉碱棕榈酰转移酶缺乏。

在随后的10年，更多肉碱缺乏或肉碱棕榈酰转移酶缺乏患者对不同临床综合征的性质和脂肪酸β-氧化通路中别的成分缺陷导致其他疾病的界定作出了贡献（Di Donato 和 Taroni 2002, 2003）。大部分相关基因已经得到证实（OMIM http://www.ncbi.nlm.nih.gov/omim），对其生化发病机制有了更多的了解。随着基因检查和生化分析的进展，肌肉病理对这类疾病的诊断价值在逐渐下降。

形态学方面

甘油三酯以脂滴的形式储存在肌肉中。光镜下，用油红O或苏丹黑等中性脂肪染色可以很容易显示脂滴。脂滴主要大量出现在1型肌纤维，多倾向于集中在肌纤维的周边。过多的脂滴可以在常规组织学染色如HE染色显示出空泡化的表现，在1型肌纤维更明显（图18.2和18.3）。在电镜下脂滴为大小一致的圆形空腔隙，无膜包裹，位于肌原纤维间和肌膜下，常靠近线粒体。像肉碱缺乏的脂肪大量增多时，在光镜和电镜下都可见脂滴数量和大小明显增加，可以伴随出现线粒体的结构异常（图18.3）。但在肉碱棕榈酰转移酶缺乏患者，脂肪的数量并不显著增加。在其他酶缺陷时，脂滴数量因患者的代谢状态而异。

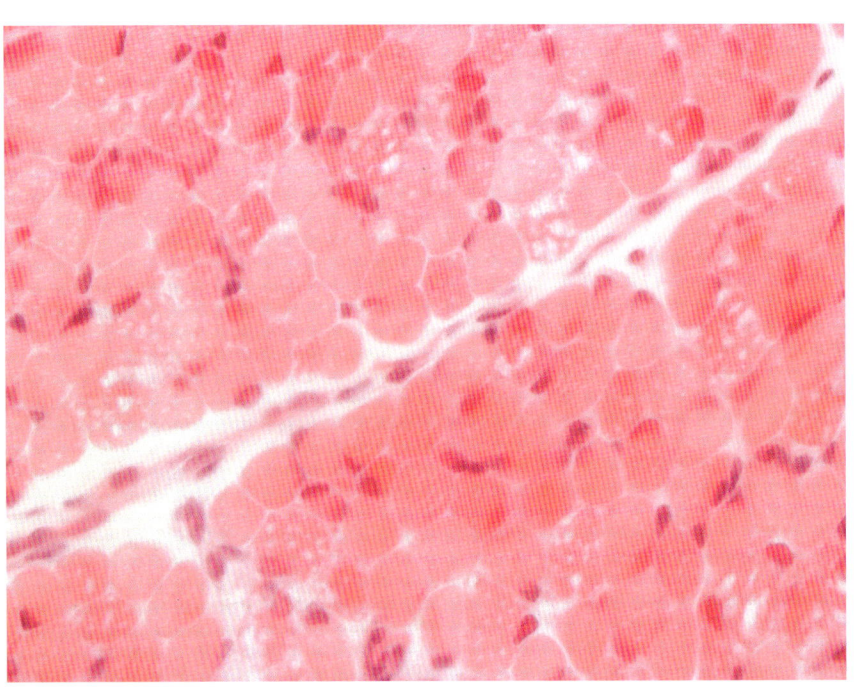

图18.2　一个患肉碱缺乏的5周婴儿股四头肌活检。可见许多肌纤维因脂质聚集而呈空泡样改变（HE）。肌纤维直径 10～15 μm。

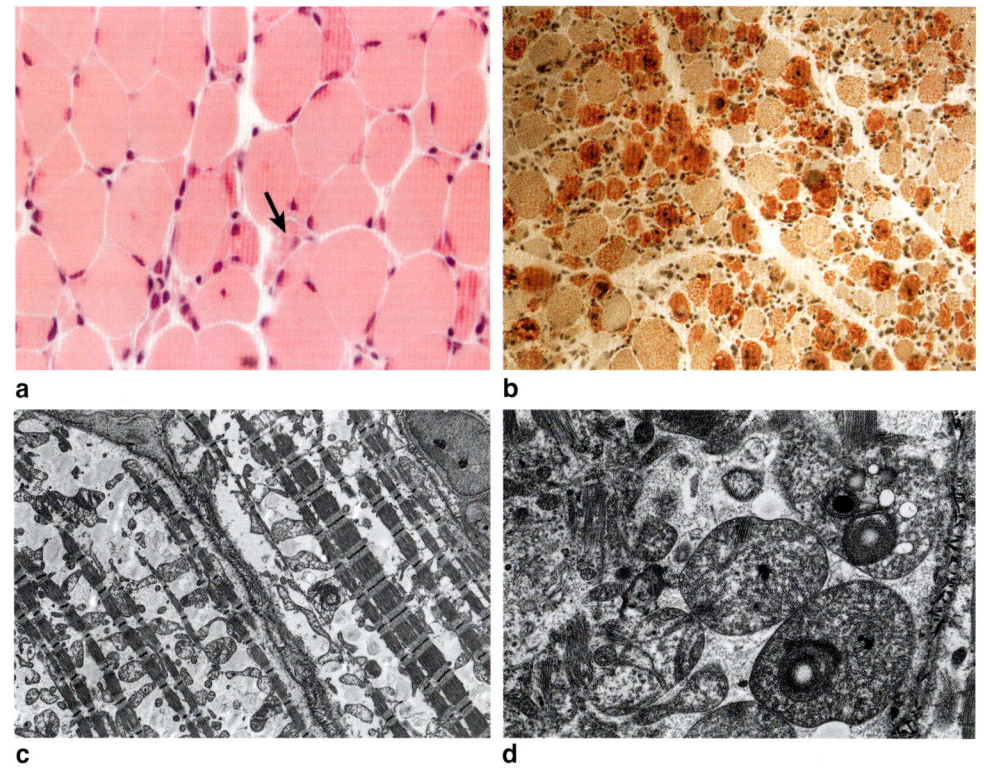

图18.3 一患肉碱缺乏的21个月婴儿股四头肌活检。(a) 一些肌纤维中有空泡样改变（箭头）(HE)，肌纤维直径在5~30 μm；(b) 部分肌纤维中脂质堆积（油红O）；(c) 电镜下可见肌原纤维间脂肪堆积；(d) 同一患者电镜下可见线粒体异常。

生化方面

肉碱

肉碱（β-羟基-α-三甲基氨基丁酸）是中链和长链脂肪酸通过线粒体内膜进入线粒体进行β氧化的重要载体。肉碱有两种来源——饮食和合成。肉碱的合成（需要两种必需氨基酸——赖氨酸和蛋氨酸）如果没有例外，主要发生于肝，然后通过血液转运到其他组织。游离肉碱在肌肉中的浓度最高，其次是肝，约为肌肉中浓度的一半，然后是心脏，浓度更低。肌肉中的肉碱浓度约是血清中的40倍，所以肉碱的转运是主动转运过程。肉碱的排泄主要以原型经肾排出。

肉碱缺乏可能有几种原因：(a) 生物合成缺陷、(b) 降解异常、(c) 细胞转运出/入的障碍、(d) 肾排泄异常。

在对2例原发性系统性肉碱缺乏的患儿和3名正常成人的对照研究中，Ribouche和Engle（1981）没有发现肉碱的生物合成或降解异常。另一项研究涉及4例系统性肉碱缺乏患儿、2位患儿的母亲、1例肌肉肉碱缺乏患者和7名正常对照，Engle等（1981）的结论是肾缺陷不能完全解释原发性系统性肉碱缺乏，但可能与肉碱的消耗有关。

肉碱棕榈酰转移酶

肉碱棕榈酰转移酶（CPT）是一种催化肉碱和长链脂酰基之间进行可逆性反应的酶，有两种形式，即肉碱棕榈酰转移酶 I 和 II。肉碱棕榈酰转移酶 I 位于线粒体外膜的内侧，而肉碱棕榈酰转移酶 II 位于线粒体内膜的内侧。

与脂肪酸代谢异常相关的临床综合征

肌肉脂肪障碍的临床表现包括两大组：一组以肌肉症状为主要临床表现，另一组中肌肉受累是全身系统性疾病的一部分。在肌肉受累是主要或唯一表现的患者中，临床症状和体征可以是近端或广泛的肌无力或肌痛，尤以长时间运动后症状明显，可伴肌肉坏死或肌红蛋白尿。在肌肉受累只是系统性疾病一部分的儿童，肌肉症状主要表现为肌张力低下和全身无力。有些患者的肌肉症状随着临床情况的改善而减轻；有些患者的低肌张力和肌无力持续存在，恢复需要几个月。

肉碱缺乏

肌肉游离肉碱下降可能因为：(a) 膳食提供不足；(b) 肝合成下降；(c) 向肌肉转运障碍；(d) 排泄增多；(e) 游离肉碱的酯化比例增高。这些情况既可能是因为原发或孤立的肉碱代谢或转运障碍，也可能是继发于其他各种疾病（Rebouche 和 Engle 1981）。与骨骼肌游离肉碱降低相关的两个临床综合征是：局限于肌肉的肌病型以及影响多系统的系统型。

肌病型肉碱缺乏

肌病型肉碱缺乏的特征是肌无力、脂质沉积性肌病、肌肉肉碱浓度下降而血清肉碱正常。DiMauro等（1980）回顾分析了到1980年为止文献报道的9例患者，5例女性，4例男性，表现为全身性的肌无力，通常儿童期起病，影响近端肌和躯干肌，有时面肌和咽部肌肉也受累。肌无力通常缓慢进行性发展，但在2例成年女性和1例青春期的男孩迅速恶化。在1例患者中，心电图、超声波心动图和心电向量描记提示心脏受累，还有1例2岁患儿死于心脏衰竭。其他患者均生存。

血清肉碱水平正常或仅轻度下降。CK不同程度地升高，但在1例患者正常。肌电图为肌源性损害。

肌活检显示大量脂滴堆积，1型肌纤维受累重于2型。电镜下的脂肪空隙没有膜包裹，经常靠近线粒体，线粒体没有明显的数量和大小的改变，但偶有结构的改变。

尽管仅有一例报道为同胞受累同时父母为近亲结婚，但本病的遗传方式似乎遵从常染色体隐性遗传规律。肌肉肉碱浓度在一例患者的父母和姨母出现降低，另外两例的母亲和父亲也出现降低。这些亲属无临床症状和组织学改变。

因为血清肉碱水平正常，提示可能存在肉碱向肌肉组织主动转运过程中存在原发性的缺陷。由于Willner等（1979）报道的一例肌肉肉碱缺乏患者对口服肉碱替代治疗无效，所以该病相关的发病机制可能不止一个。体外试验表明肌肉的肉碱摄入正常，向肌肉匀浆中加入肉碱并不能纠正其脂肪酸氧化障碍。

系统性肉碱缺乏

系统性肉碱缺乏的患者除了儿童起病的脂质累积性肌病和肌无力外，也有反复发作的急性肝性脑病，伴恶心、呕吐、意识模糊或昏迷（很像Reye综合征）另外，一些患者伴有低糖血症以及乳酸和丙酮酸水平增加造成的代谢性酸中毒。

在DiMauro等（1980）回顾总结的8例患者中，6例死于呼吸循环衰竭，其中5例是在20岁前。在2例患者中，肌无力在妊娠后期或分娩后恶化。

在所有患者中血清肉碱水平均明显下降。血清CK在部分患者中升高，也有患者不高，肌电图显示肌病性改变。

肌肉活检显示大量的脂质沉积，与肉碱缺乏的肌病型相似。对一例患者的肝活检显示只有内质网的增生，但在另外两例有脂质沉积，3例尸检的结果显示肝、心脏和肾的小管上皮细胞内有脂质沉积。在所有患者都有肌肉的肉碱缺乏。在1例肝活检标本，肉碱水平仅为正常人的12%，3例尸检病例的肝肉碱水平仅为正常人的14%～55%。

肉碱在肝、血清和肌肉中均降低提示原发性肝合成障碍，仅依靠饮食来源向组织中提供的肉碱不足。在一项肝活检的研究中发现，依靠丁基甜菜碱羟化酶的肉碱合成第三阶段无异常（Karpati 等 1975），Rebouche 和 Engle（1981）用同位素对2例患者和3例对照进行研究也未能找到任何生物合成缺陷。

由于存在低水平的血清肉碱和可能的肝合成障碍，口服肉碱替代治疗在理论上和药物疗效上在系统型应该比肌病型更具有潜在的优势，有些患者的确对治疗的反应很好（Karpati等1975）。但奇怪的是，尽管血液中的肉碱水平达到正常，肝或肌肉中的肉碱浓度没有升高，还有的患者对同样的治疗显然没有反应（Cornelio 等 1977，Cruse 等 1984），所以又提示可能存在不同类型的生化缺陷，或在这些患者中存在组织肉碱受体的缺陷。Di Donato 等（1981）报道了1例系统性肉碱缺乏的20岁女性，其临床症状显著好转，伴随脂质肌病的消退和肌肉肉碱水平从低水平恢复到正常。他们认为系统性肉碱缺乏可能存在3种不同的临床类型，取决于对替代治疗有无反应以及治疗有反应患者的组织缺陷是否得到改善。

混合性肉碱缺乏

虽然肌肉型和系统性肉碱缺乏看起来明显不同，但有些患者仍然不好区分是哪种类型。可以具有两种类型的表现，可能具有系统性肉碱缺乏的临床特征，但血清肉碱水平正常，或者其血清肉碱水平持续低水平，但又没有肝受累的证据。

肉碱棕榈酰转移酶缺乏（CPT 缺陷）

不论是肉碱棕榈酰转移酶1还是肉碱棕榈酰转移酶2缺陷，均可造成肌肉病（Bonnefont 等 1999）。

肉碱棕榈酰转移酶缺陷的特点是反复发生肌红蛋白尿，诱发因素常为运动时间过长、饥饿或两因素均有。DiMauro等（1980）复习了文献报道的16例患者，并加上他们自己的5例患者，其中有2例做了肌活检。21例中20例为男性，其中包括3对兄弟患者。

大部分患者从儿童时经常出现肌肉疼痛，但运动时没有痛性痉挛，这在磷酸化酶或磷酸果糖激酶缺陷患者常作为一种提醒信号，停止肌肉活动。这一点可以解释为什么肉碱棕榈酰转移酶缺陷的肌红蛋白尿比磷酸化酶或磷酸果糖激酶缺陷出现得更早和更频繁。当肉碱棕榈酰转移酶缺乏患者出现肌肉发僵或肌肉疼痛时，已经来不及防止肌红蛋白尿的出现。肌红蛋白尿一般出现在持续几小时的剧烈运动后，如长时间的徒步旅行或踢足球。另外，许多患者在运动前出现饥饿也是诱发因素。21例患者中5例有肾功能衰竭。约1/3的患者在部分肌红蛋白尿的发作中没有明显的诱发因素。

发作时受累的肌肉出现肿胀、压痛和无力。呼吸肌经常严重受累，有3例患者需要辅助通气。发作间期患者一般正常，没有任何残余的无力。在21例患者中有19例的确诊时间在15~30岁之间。

血清CK在发作间期正常，缺血运动后血乳酸升高。血脂在4例患者中不正常，3例患者的甘油三酯和胆固醇升高，1例患者的甘油三酯略升高。

在发作间的静止期进行肌肉活检显示2/3的患者正常。如果有脂质沉积，也没有肉碱缺乏的肌肉标本改变那么显著，在2篇报道中只注意到这些患者在两次肌肉活检的一次存在脂肪滴，坏死区域出现在一个患者的肢带肌肉和一个患者的肋间肌，可能与不久前的肌红蛋白尿发作有关。1例患者的肝活检没有发现脂质沉积，但有线粒体的异常，两例患者的白细胞形态正常。总之，在肉碱棕榈酰转移酶缺陷很少发现明显的肌肉病理改变，肌纤维的脂肪水平也显示正常。如果在肌红蛋白尿发作后不久做肌活检，可见明显的肌纤维坏死和再生。

此病的生化异常最早由DiMauro（1973）在反复肌红蛋白尿发作的两兄弟中首先证实。患者存在肉碱棕榈酰转移酶缺陷而糖原代谢正常。用3种不同的方法检测到肉碱棕榈酰转移酶活性均低于正常的20%。此酶的缺陷在以后报道的病例中都得到证实。用比色法可能检测不到肉碱棕榈酰转移酶活性，但用更敏感的放射活性检测方法常常可以发现有一些残余活性，在正常值的5%~24%之间。

对所有反复肌红蛋白尿发作的患者，均应考虑有无肉碱棕榈酰转移酶缺陷的可能，尤其是那些有长时间运动或饥饿为诱发因素的患者。有两个临床标准可用来和磷酸化酶或磷酸果糖激酶缺陷鉴别：（a）没有短时间剧烈运动的不耐受现象，没有"二阵风"现象；（b）痛性痉挛不常见，缺血运动试验不造成挛缩。

代谢阻滞可以通过饮食和运动研究的诱发加以证实。呼吸熵在安静时正常情况下接近0.7，而患者因为对碳水化合物代谢异常依赖而导致呼吸熵增加。长时间饥饿即使没有运动也可以出现血清CK升高和尿中出现肌红蛋白（Bank等1975）。在一项研究中，运动加生酮饮食导致糖原耗竭，随后仅几分钟的运动就造成肌痛和心动过速（Layzer等1980）。另一个患者在正常饮食的基础上，长时间运动造成血清CK的增高（Carroll等1978）。

尽管男性受累占明显优势，提示 X-连锁遗传，但肉碱棕榈酰转移酶Ⅰ和Ⅱ分别由位于染色体11和1的常染色体基因编码。

虽然肌红蛋白尿是肉碱棕榈酰转移酶缺陷的一个特点，也见于其他代谢性疾病，如糖原贮积病（见第17章）或是中毒性损伤的结果（第23章）或与恶性高热相关（见第20章）。

与其他脂质代谢障碍相关的临床特征

已经发现有许多其他临床综合征与脂肪酸代谢特异性缺陷相关（Di Donata 和 Taroni 2003）。

生化

在脂肪酸的 β-氧化之前，脂肪酸必须先转换成辅酶 A（CoA）硫酯，通过脂酰辅酶 A 合成酶催化完成。脂酰辅酶 A 合成酶至少有四种类型，根据其链的长短分为短链、中链、长链和极长链。长链脂酰辅酶 A 合成酶在线粒体的外膜发挥作用，而极长链脂酰辅酶 A 合成酶位于线粒体的内膜，短链和中链脂酰辅酶 A 合成酶则位于线粒体基质中（图 18.1）。

脂酰辅酶 A 脱氢酶缺乏

脂酰辅酶 A 脱氢酶缺陷是脂肪酸氧化最常见的异常。

短链脂酰辅酶 A 脱氢酶缺陷

该酶的缺陷出现在两种不同的临床情况下：一种为肌病型，缺陷局限于肌肉，表现为缓慢进展的肌无力和运动诱发的疼痛（Turnbull 等 1984）；另一种为系统型，伴随肝大和小头畸形（Amendt 等 1987，Coates 等 1988）。Tein 等（1991）报道了一 16 岁女孩有反复肌红蛋白尿、低酮性低糖血症、脑病以及伴随心肌病。

中链脂酰辅酶 A 脱氢酶缺陷

这可能是最常见的遗传代谢性疾病之一，发病率为 1/5000～1/10 000 活婴（Roe 和 Coates 1989）。疾病常出现于婴儿期，表现为发作性疾病，但肌肉症状和体征不明显（Stanley 等 1983），临床表现包括突发婴儿死亡、Reye 综合征和低血糖发作。还有部分患者发病较晚，运动诱发的肌肉疼痛可以是一个表现，还有一些患者没有临床症状，只有在其他家庭成员诊断该病后才检测出酶的缺陷（Duran 等 1986）。中链脂酰辅酶 A 脱氢酶缺陷为常染色体隐性遗传，患者父母的成纤维细胞存在中度酶活性（Coates 等 1985）。

长链脂酰辅酶 A 脱氢酶缺陷

此缺陷可分为三种不同的临床表型（Hale 等 1990）：一组为早期发病（小于 6 个月），伴随心脏受累的严重疾病，常常死亡（Hale 等 1985）；第二组为与禁食相关的昏迷（那些度过初始发作的患儿没有心脏受累和肌无力）；第三组患儿发病较晚，应激情况下出现肌肉疼痛为突出症状（Naylor 等 1980，Amendt 等 1988），伴随肌红蛋白尿和血浆 CK 升高。在发作间期没有肌肉病的证据。长链脂酰辅酶 A 脱氢酶缺陷似乎是常染色体隐性遗传性疾病（Hale 等 1985）。

有几个患儿和成人被报道有多发性的脂酰辅酶 A 脱氢酶缺陷，存在脂酰辅酶 A 脱氢酶的联合缺陷，肌肉疼痛和肌无力是这些患者的显著表现（Turnbull 等 1988b，Di Donato 等 1989）。

极长链脂酰辅酶 A 脱氢酶（VCLAD）缺陷

继 1992 年发现极长链脂酰辅酶 A 脱氢酶后，才发现以前认为是长链脂酰辅酶 A 脱氢酶缺乏的患者实际上是极长链脂酰辅酶 A 脱氢酶缺乏（Wanders 等 1999）。与该酶缺陷相关的临床表型有三种：(a) 严重型，常为致死性的儿童型，起病早、出现心肌病和低糖血症；(b) 较轻的儿童型，出现低糖血症和二羧酸尿症；(c) 此型出现与肉碱棕榈酰转移酶 II 缺陷相似的骨骼肌溶解和肌红蛋白尿。

大部分患者为严重的心肌病型（Di Donato 和 Taroni 2002）。极长链脂酰辅酶 A 脱氢酶缺陷的肌肉病理改变比较轻，肌纤维大小不一，维持正常的肌纤维分型（图 18.4）。脂肪染色时可见轻度增加。

线粒体三功能蛋白缺陷

此蛋白是由 4 个 α- 亚单位和 4 个 β- 亚单位构成的异八聚体，4 个 α- 亚单位具有长链 2- 烯酰 CoA 水解酶和长链 L-3- 羟酰 -CoA 脱氢酶活性，4 个 β- 亚单位具有长链 3- 酮酰 -CoA 硫解酶活性。大部分患者为长链 3- 羟酰 -CoA 脱氢酶活性缺乏（Wanders 等 1999）。发病年龄从新生儿到儿童早期，临床表现包括反复发作的非酮症低糖血症、婴儿猝死、心肌病和肌病。肌无力在一些患儿非常明显，并伴有肌红蛋白尿和呼吸衰竭。长链 3- 羟酰 -CoA 脱氢酶缺乏患者的特征是进行性色素性视网膜病和周围神经病。

在少数患者中，线粒体三功能蛋白的所有亚单位均缺乏。临床表型与以上所述相似，通常症状更严重。但也有报道介绍了几例较良性患者，出现反复发作的运动诱发性骨骼肌溶解。

维生素 B2 反应型多发性脂酰辅酶 A 脱氢酶缺乏（亦称戊二酸尿症 II 型）

该组混杂的疾病伴电子传递黄素蛋白和电子传递黄素蛋白泛醌氧化还原酶缺乏，出现不同的临床表现。一些患者在出生时即出现症状，伴随肾囊性发育不良和其他先天性畸形，多于生后几周内死亡

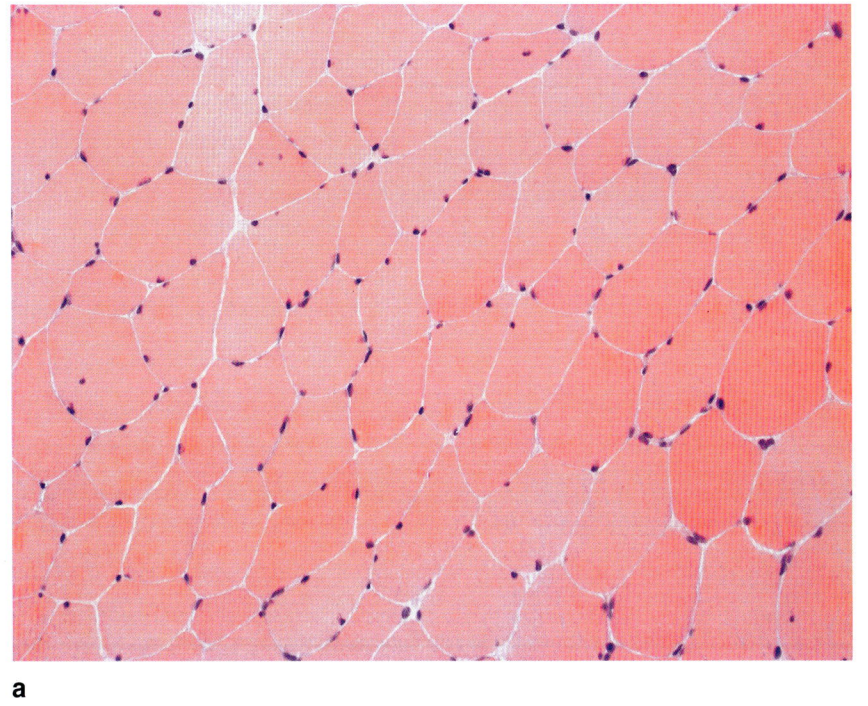

a

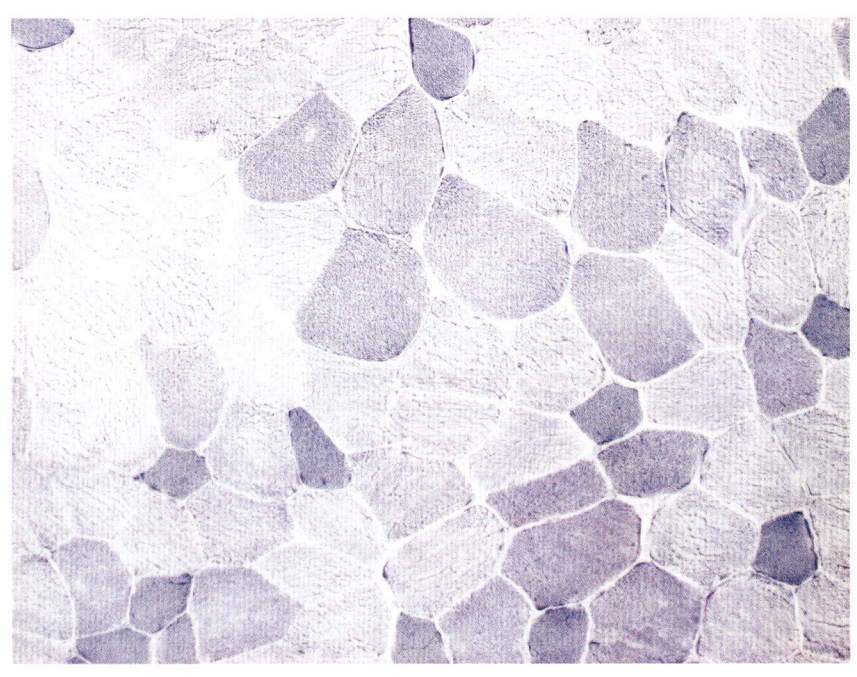

b

图 18.4　一名患极长链脂酰辅酶 A 脱氢酶缺陷（VLCAD）的 35 岁女性股四头肌活检。(a) 肌纤维大小轻度变异，个别肌纤维有核内移（HE）；(b) 肌型分布正常（NADH-TR）。肌纤维直径在 30～70 μm 之间。

（Yamaguchi等1991）；还有一些婴儿和儿童有发作性低糖血症、酸中毒和肝大（Loehr等1990）；第三组表现为肌无力（Turnbull等1988a）。这3组患者的骨骼肌均存在形态学改变。Turbull等（1988a）报道的患儿在6个月大时有严重的肌无力，对低脂饮食、维生素 B_2、肉碱和甘氨酸治疗反应很好。此患儿之兄在3个月时死亡，可能是缘于同一疾病。

遗传

编码线粒体脂肪酸代谢酶的大部分基因已经明确，对诊断很有帮助（见OMIM数据库）。有一些基因，如肉碱棕榈酰转移酶Ⅱ基因具有共同的突变，有几个基因的结构已经清楚，外显子的数目5～20个不等。已知的遗传方式为常染色体隐性遗传。

线粒体肌病

线粒体肌病是一大组复杂而有异质性的神经肌肉病，其线粒体代谢功能的异常与线粒体结构异常有关。核基因或线粒体基因组编码酶的缺陷可造成肌病，上述脂肪酸通路的一些酶缺陷也可造成继发的线粒体结构异常。

最近几年间，线粒体肌病领域在很多方面发展迅速，在临床上认识的疾病种类不断增长，不同的综合征之间表现常有重叠；在遗传学上确定一些综合征为母系遗传模式，其他为常染色体显性或常染色体隐性遗传；在生化上证实了呼吸链不同复合体的特殊生化异常；在分子上发现了涉及线粒体和核基因组的一些特殊突变。线粒体病又因同一分子异常可导致不同的临床表现，在同一家系中，突变表达的严重程度差异很大，使得线粒体病更为复杂。

组织病理学

线粒体肌病在肌肉常规组织学染色上容易被忽略，但在Gomori三色染色上看到破碎红染的肌纤维，即所谓的"破碎红纤维"（图18.5）时，应怀疑到该病。线粒体增生出现在线粒体肌病，有时很难区别肌纤维周边线粒体异常聚集和正常肌肉线粒体数量程度上的变化。术语"破碎红"是由King Engle提出，用来描述在Gomori三色染色时看到的破坏严重的肌纤维。这些肌纤维在HE上为更嗜碱性和颗粒样，在SDH和NADH-TR染色反应强烈，缺乏细胞色素氧化酶活性（图18.6）。因线粒体增生而限于肌纤维周边明显红染的肌纤维也被称为"破碎红"，尽管没有典型破碎红纤维的总体破碎表现，但也表现为SDH和NADH-TR深染以及缺乏COX。需要对这三种氧化酶反应仔细分析，同一张切片SDH和COX的复染有助于判断肌纤维缺乏COX，因为它们表现为蓝色（见第4章）。

破碎红纤维和COX阴性肌纤维并不见于所有的线粒体肌病患者，更常见于线粒体DNA突变，而不是核基因突变者（见下）。同时还应记住破碎红纤维可以作为继发性改变出现在其他疾病，如肌营养不良和炎性肌病。

线粒体异常受累肌纤维的数量不一，从大量到几个，其数量与临床受累的严重程度没有关系。电镜可以证实这些异常线粒体的存在，常常需要耐心仔细地寻找单个受累的肌纤维。可以出现线粒体的数量、大小和形状的改变，出现奇形怪状和巨大形态，线粒体嵴发生改变以及出现类结晶和嗜锇包涵体（第5章）。所有这些独特的改变不与任何特殊的临床综合征或特殊的分子缺陷有关。出现破坏的破碎红纤维预示线粒体的超微结构异常，但是成堆增多线粒体的嵴可能看上去正常。也可以看到细胞内脂肪和糖原增多，伴随脂滴数量和大小的改变。

临床综合征

线粒体病有临床异质性。发病年龄从刚出生到成年；病程可以迅速进展、稳定、甚或可逆，肌无力的分布既有全身型伴随呼吸衰竭，也有近端重于远端，也可以累及面部肌肉，伴随睑下垂和进行性眼外肌瘫痪。

线粒体肌病常见症状是：肌无力、睑下垂、眼外肌瘫痪、运动不耐受、易疲劳，此外还有血清乳酸水平增高以及脑核磁共振的异常信号。

线粒体疾病的症状体征相互重叠，使其分类很困难，但随着分子缺陷的明确，可以将一些表现归于特殊的突变。DiMauro（1993）的分类将临床表现和核基因编码蛋白或线粒体基因组编码蛋白的缺陷联系起来，以及这两个基因组之间通信缺陷导致的疾病。每组再根据其临床和生化表现进一步分类。

遗传学

组装和维持氧化磷酸化的酶复合体需要核基因和

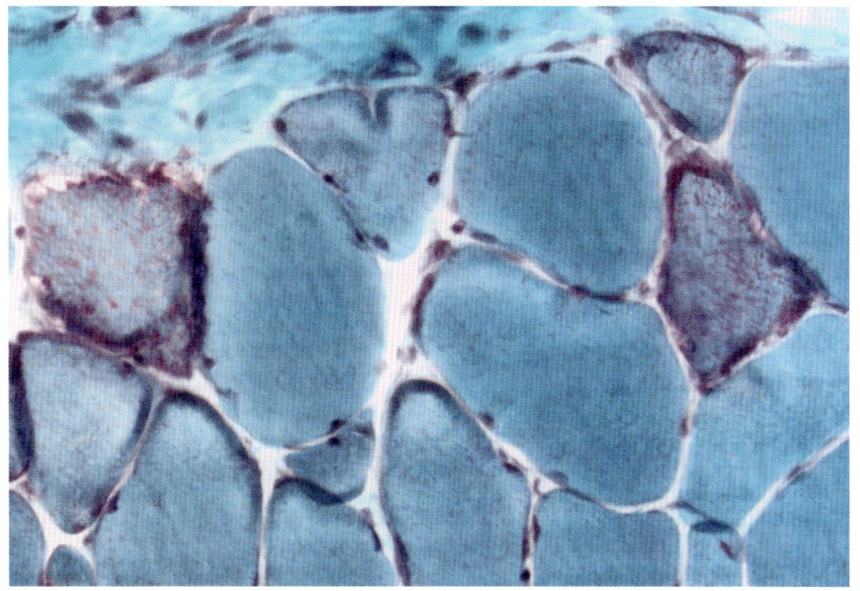

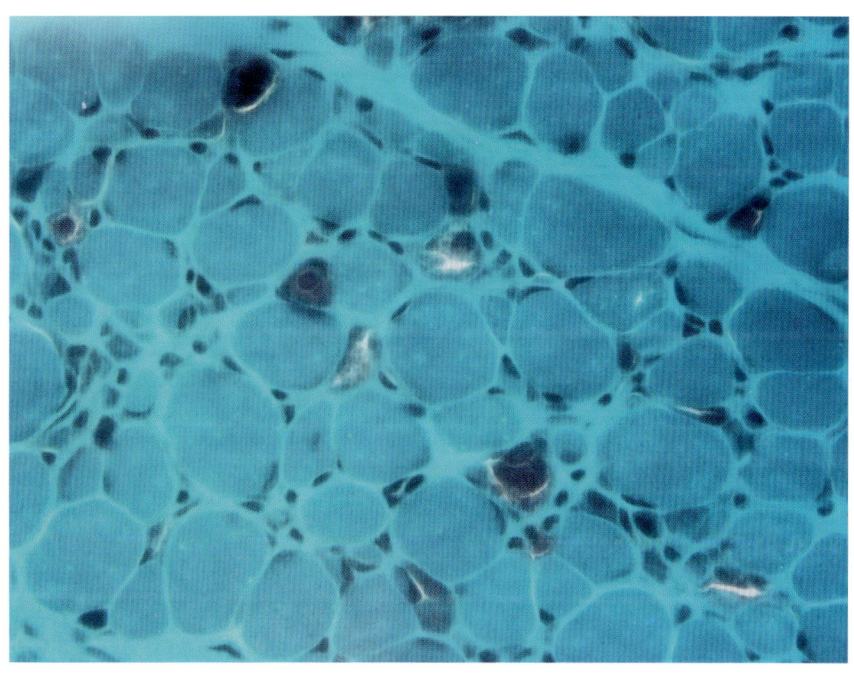

图 18.5　Gomori 三色染色可见破碎红纤维。(a) 30 岁男性，未分类线粒体肌病（肌纤维直径 30~80 μm）；(b) 22 个月大婴儿出现脂质累积和线粒体异常，肌纤维直径 5~30 μm。

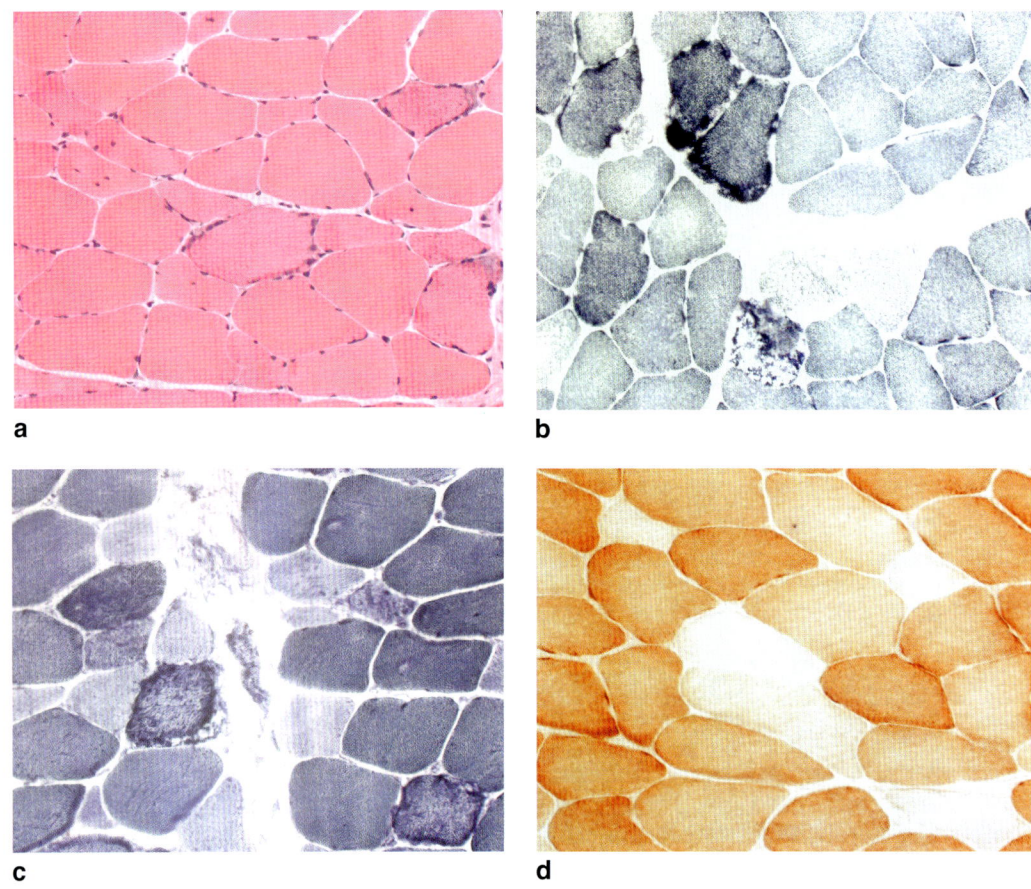

图18.6　30岁男性患者出现未分类线粒体肌病，股四头肌活检可见肌纤维大小不一，个别核内移及肌纤维边缘嗜碱性和轻度颗粒样改变（a）（HE）。这些肌纤维在SDH（b）和NADH-TR（c）上深染，细胞色素氧化酶活性缺乏呈白色（d）。肌纤维直径在 20～100 μm 之间。

线粒体基因组。呼吸链由5个酶复合体加上2个电子载体、辅酶Q10和细胞色素c共80多种蛋白质组成。其中13种蛋白质由线粒体DNA编码，其他的都是核基因编码。此外，线粒体DNA还编码这些线粒体酶翻译过程中所需要的22种转移RNA（tRNA）和2个核糖体RNA（rRNA）。在这些基因中发现了很多突变，其中一些突变更常见（基因表，Neuromuscular Disorders 2006，16:1）。

线粒体DNA是一种环状的双链分子，其全长序列已知，没有内含子（图18.7），为母系遗传，进入受精卵的精子线粒体DNA（mtDNA）被灭活。所以，与mtDNA相关的线粒体肌病遗传为母系遗传，而影响核基因的线粒体病则为常染色体显性遗传、常染色体隐性遗传或散发性。包括卵母细胞在内的每一个细胞均含有很多拷贝的mtDNA，当细胞分裂时被随机分配到子细胞中。特定突变的效应依赖于该突变型和野生型的相对比例。当有几个器官受累时，一种突变的表型表达是突变型和野生型线粒体的比例所决定的一个阈效应，所以突变并不总是能够从淋巴细胞的mtDNA中检测到，需要分析从肌肉或培养的皮肤成纤维细胞中提取的DNA。此外，突变型线粒体在肌肉中呈节段性分布，只有部分肌纤维受累。虽然突变型DNA为母系遗传，但是男性和女性均受累，其后代的症状严重程度由阈效应和每个细胞中突变线粒体的数量来决定。阈值水平在不同的组织有所差别，取决于其氧化代谢的相对重要程度。

线粒体 DNA 突变所致的线粒体病

mtDNA 突变的主要类型有大片段重组（缺失或重复）、tRNA或rRNA的点突变以及蛋白编码基因的点突变（图18.7）。第一和第二种影响蛋白质的翻译，而最后一种造成酶的缺陷。

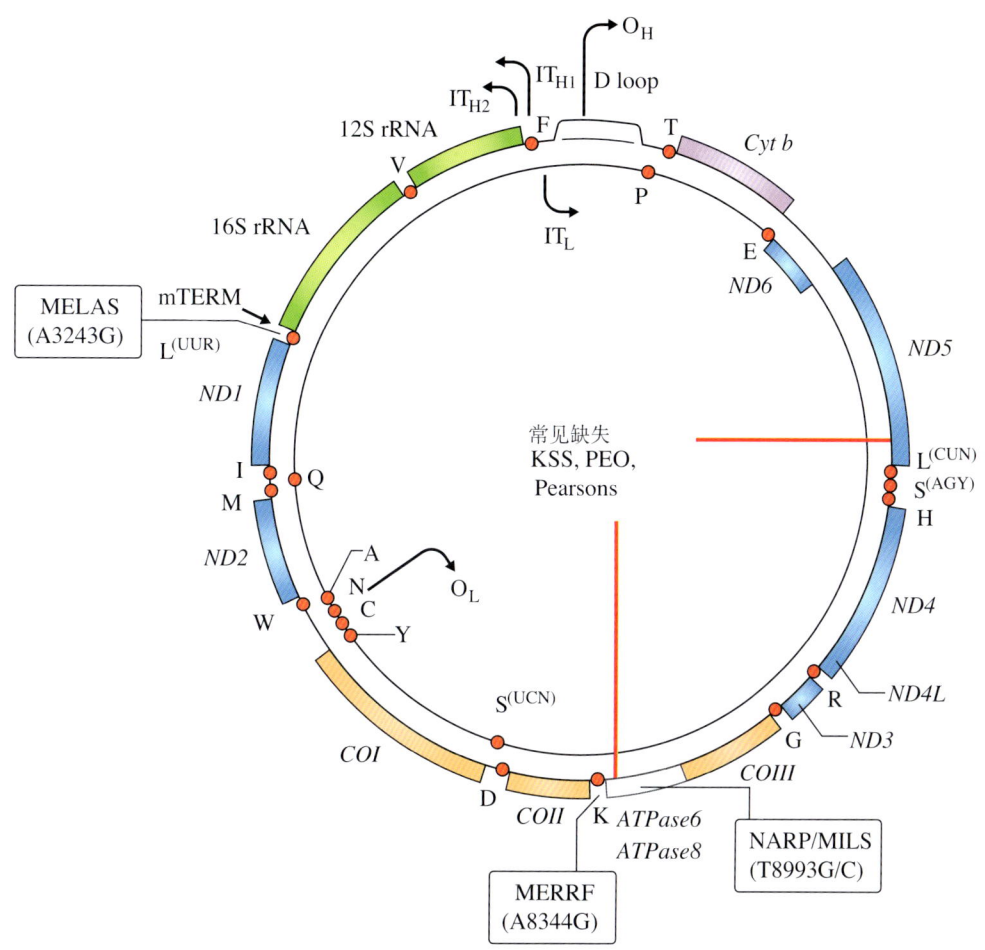

图18.7 人类mtDNA的结构。人类mtDNA是双链环状分子，共16 569个碱基。两条链分别称为重链（外环）和轻链（内环），两条链在碱性氯化铯梯度中不同。线粒体基因组编码13个多肽、2个rRNA和22个tRNA，已在含有编码序列的链上加以标示。编码多肽和rRNA的基因以不同颜色的片段来标明：复合体Ⅰ的ND基因（蓝色）、复合体Ⅲ的cytb基因（紫色）、复合体Ⅳ的CO基因（橘黄色）、复合体Ⅴ的ATP基因（白色）、rRNA基因（绿色）。tRNA基因以单个氨基酸编码字母辨识。OH和OL代表重链和轻链的复制起始点，IT_H和IT_L是每条链的转录起始点。D环是三条链的非编码结构，包括几个调节序列和一个新生重链。mTERM指转录终止因子的结合位点，调节rRNA基因和H链其他编码基因转录的相对速率。与神经肌肉病有关的常见mtDNA突变位点也在图上标明。（ISN Neuropathology Press, Basel, p 202-213.）

线粒体 DNA 重组

多数大片段重组为散发性病例。缺失主要集中在线粒体基因组的11kb区域，约30%～40%的患者为相同的"共同突变"。大片段缺失导致的3个临床综合征是Kearns-Sayre综合征（KSS）、进行性眼外肌瘫痪（PEO）伴破碎红纤维和Pearson骨髓/胰腺综合征。这些散发性综合征因每种组织中突变型线粒体的比例存在差异而有严重程度不同。这三种疾病均为缓慢进展，可能反映了伴随突变的线粒体在有丝分裂后的组织（如肌肉）有缓慢增加。

Kearns-Sayre 综合征

Kearns-Sayre综合征（KSS）是以最早描述本病的两位医生的名字而命名（Kearns和Sayre 1958），是最严重的一种类型，通过三个表现加以确认：色素性视网膜炎、进行性眼外肌瘫痪（PEO）和心脏传导阻滞。20岁前发病，另有其他表现，包括进行性发展的眼部体征，如睑下垂、眼球活动受限和色素性视网膜病，神经系统症状包括共济失调、小脑受累、精神发育迟滞和发作性昏迷，惊厥不常见，常和伴发的甲状旁腺功能减退有关。完全性的心脏阻滞可导致猝死，心脏异常始于左前束支的传导阻滞，偶尔合并右束支阻滞，植入心脏起搏器可以挽救生命。身材矮小和感音性耳聋在 KSS 很常见，其他 mtDNA 突变相关的疾病中也很常见。内分泌障碍在 mtDNA 重复的患者中常见，包括糖尿病、甲状旁腺功能减退和单纯生长激素缺乏。此病的预后不好，即使安装了心脏起搏器，很多患者在 20～40 岁之间死亡。

血浆和脑脊液（CSF）乳酸和丙酮酸水平升高。头 CT 和 MRI 检查可以发现脑白质损害。基底节钙化也是常见表现，特别是在患者存在甲状旁腺功能低下时。

肌肉病理 肌肉的特征性形态学改变是在 Gomori 三色染色出现典型的破碎红纤维。破碎红纤维在 HE 上为颗粒样或破碎样改变，缺乏 COX（图 18.5 和 18.6），其他无破碎红表现的肌纤维也显示 COX 缺乏。破碎红纤维可以是孤立的，数量很少，在活检组织内其组成不超过 5% 或更少，也可以非常多或成簇出现。主要累及 1 型肌纤维，也可影响 2 型肌纤维。

SDH 和 NADH-TR 氧化酶染色显示深染的反应颗粒聚集，常常分布在肌膜下（图 18.6），或者伴随大量裂隙的破裂改变，裂隙没有染色，其周围有明显深染的边。有些受累的肌纤维可以为整个肌纤维显著的破坏，这些病变的肌纤维在相应的染色下出现过度脂肪和糖原累积。

肌纤维类型的总体分布通常正常。可能伴肌纤维萎缩，特别是影响 2 型肌纤维。通常没有结缔组织或脂肪组织的增生。在电镜下很容易观察到典型的线粒体堆积伴结构异常。

进行性眼外肌瘫痪（PEO）伴破碎红纤维

进行性眼外肌瘫痪伴破碎红纤维可为散发性，但遗传性的更多。此病临床上相对良性，典型表现是眼外肌瘫痪、睑下垂和近端肌无力，通常在青春期或成年早期发病，病程缓慢进展，生活不受太大的影响。肌活检和 KSS 一样，有破碎红纤维和 COX 阴性的肌纤维。

Pearson 骨髓/胰腺综合征

Pearson 骨髓/胰腺综合征是儿童的一种非神经系统疾病，特征是难治性的铁幼粒红细胞性贫血、骨髓前体的空泡变和胰腺的外分泌障碍。患儿在儿童早期死亡，死于继发于骨髓衰竭的败血症（Pearson 等 1979，Rotig 等 1990）。有几例 Pearson 综合征患者意外地存活到青春期，出现 KSS 的症状和体征（Larsson 等 1990，McShane 等 1991），所以此病和 KSS 有重叠。这些患者的血液恶液质改善可能是因为血细胞中缺失型 mtDNA 的量逐渐下降，而肌肉相反，对一例发展为 KSS 的患者重复肌活检，显示突变型比例逐年增加（Larsson 等 1990）。

线粒体 tRNA 的点突变

最为大家熟知的线粒体 tRNA 点突变所致的两种综合征是肌阵挛癫痫伴破碎红纤维（MERRF）和线粒体脑病伴乳酸酸血症和卒中样发作（MELAS），其中以 MELAS 更常见。

肌阵挛癫痫伴破碎红纤维（MERRF）

MERRF 是多系统疾病，特征是肌阵挛性癫痫、线粒体肌病和小脑共济失调。不常见的体征包括痴呆、耳聋、视神经萎缩、周围神经病和痉挛。发病年龄可以是儿童或成年。血乳酸和丙酮酸水平增高，脑 MRI 显示脑萎缩和钙化。约 80% 患者因位于 tRNA^{Lysine} 基因的 A8344G 突变所致，少数患者是同一基因的 T8356C 突变所致。

肌肉病理 所有患者在 Gomori 三色染色上有破碎红纤维，组织化学染色显示大量 COX 阴性肌纤维。免疫组织化学染色显示在各个肌纤维内有两组线粒体，一组 COX 活性正常，另一组 COX 活性下降，但两者的亚单位 Ⅱ 的免疫活性均正常（Lombes 等 1989）。

线粒体脑病、乳酸酸血症和卒中样发作（MELAS）

这是最常见的呼吸链疾病，特点是突然发病和卒中样发作。通常在 45 岁之前发病，反复偏头痛样发作很常见。其他特点包括肌病、心肌病、共济失调、糖尿病、色素性视网膜炎和肾功能不全。大部分患者有乳酸酸血症和肌活检发现破碎红纤维，但与其他线粒体病不同的是，这些破碎红纤维为 COX 阳性。约 80% 的病例因位于 tRNA Leu（UUR）基因的 A3243G 突变所致。还发现该基因有其他几个少见突变，也有少数突变在其他 tRNA 基因。

线粒体蛋白编码基因的点突变

此突变不如线粒体 tRNA 基因突变及其相关综合征常见，包括 Leber 遗传性视神经视网膜病（LHON）、神经病、共济失调和色素性视网膜炎（NARP）和 Leigh 综合征。

ND4（复合体1）基因突变最先被发现，与Leber遗传性视神经视网膜病有关。大部分患者只有视神经病变，肌肉基本正常。没有破碎红纤维，但有时可见氧化酶活性增加。

出现LHON/MELAS重叠表现的患者存在ND5基因突变，可见破碎红纤维。

神经病、共济失调和色素性视网膜炎（NARP）和母系遗传的Leigh综合征（MILS）因ATP6基因突变所致，造成复合体V缺陷。这些综合征因突变型与野生型mtDNA比例的不同（异胞质性）而导致不同的临床表型。Leigh综合征很严重，有时被称为坏死性脑脊髓病，核基因编码的线粒体蛋白也可导致相似的临床表型（见下）。NARP或MILS的肌肉病理没有阳性发现，没有破碎红纤维。

线粒体DNA编码的细胞色素b、其他复合体I、III、IV（COX）亚单位的基因突变也有报道。在一些患者中，可见个别COX阳性或阴性的破碎红纤维。

核基因突变所致的线粒体病

有几种表型与核基因编码的线粒体酶异常有关。其中几个有Leigh综合征的表型，后者也可与mtDNA突变相关。核基因编码线粒体蛋白缺陷所致的疾病可根据线粒体代谢受累的部位分类。

底物转运障碍

有关线粒体底物转运障碍了解较多的主要是脂质代谢异常，主要和肉碱棕榈酰转移酶和肉碱缺陷有关，有原发性和继发性（见本章前半部分）。

底物氧化障碍

在β-氧化通路的几个步骤已经证实有特殊酶的缺陷。丙酮酸脱氢酶复合体（PDHC）缺陷可影响该复合体三个催化组分的任意一个：E1（丙酮酸脱羧酶）、E2（二氢硫辛酸转乙酰酶）或E3（二氢硫辛酸脱氢酶），以及两个调节组分之一，丙酮酸脱氢酶-激酶使酶失活，丙酮酸脱氢酶-磷酸酶使酶激活。与这些酶相关的疾病大部分影响中枢神经系统，而肌肉很少受累，仅在部分婴儿综合征中合并低张力。

Krebs循环障碍

已知有三种Krebs循环缺陷，包括α-酮戊二酸脱氢酶、延胡索酸酶和顺乌头酸酶。这些酶缺陷主要累及中枢神经系统。

呼吸链障碍

因核基因遗传缺陷造成的呼吸链障碍如下。

复合体I缺陷

NADH-辅酶Q还原酶是呼吸链的最大复合体，包括至少40个不同多肽（其中7个由mtDNA编码）及几个非蛋白组分，包括黄素单核苷酸、8个非血红素铁-硫簇和磷脂。

复合体I缺陷相关的疾病分为三类：
- 婴儿致死性多系统疾病：特征是严重的先天性乳酸血症、精神运动发育迟滞、全身肌张力低下、肌无力、心肌病和循环呼吸衰竭；
- 肌病：儿童或成人发病，运动不耐受，其后持续性肌无力；
- 脑肌病：儿童或成人发病，眼肌瘫痪、惊厥、痴呆、共济失调、感音性耳聋、色素性视网膜病、感觉性神经病和不自主运动。

复合体II缺陷

从生化证实的复合体II缺陷是基于5例脑肌病的患者存在琥珀酸-细胞色素c还原酶活性缺乏（Sengers等1983，Behbehani等1984，Riggs等1984，Sperl等1988）。其他证据是肌活检伴随SDH染色完全缺乏，由Haller等（1991）在1例运动不耐受和运动相关的肌红蛋白尿患者中发现。

辅酶Q_{10}缺陷

辅酶Q_{10}或泛醌，把从复合体I、II以及脂肪酸和支链氨基酸氧化得到的电子传递给复合体III，还具有稳定膜和抗氧化的作用。

肌红蛋白尿是辅酶Q_{10}缺陷的临床特征之一，可伴有运动不耐受、肌无力、惊厥、共济失调和精神发育迟缓。肌活检显示大量脂滴的堆积和破碎红纤维。

对此病的诊断非常重要，因为本病可治。

复合体III缺陷

复合体III由11个亚单位构成，如果在复合体III阻断，那么氧化型烟酰胺腺嘌呤二核苷酸和黄素腺嘌呤二核甘酸相连的底物利用都会受到影响。酶学分析显示琥珀酸细胞色素c还原酶和NADH细胞色素c还原酶两个酶复合体的缺陷，而细胞色素c氧化酶活性则正常。

临床表现有异质性，可分为两大组：多系统疾病（脑肌病）和组织特异性缺陷，后者如肌病或心肌病。

复合体Ⅳ（X）缺陷

复合体Ⅳ（X），是呼吸链的最后一个组成部分，催化还原性等价物从细胞色素c传递到分子氧。载体蛋白由13个多肽组成：其中3个大的亚单位（Ⅰ、Ⅱ和Ⅲ）由mtDNA编码并在线粒体内合成；其余10个较小的亚单位（Ⅳ、Ⅴa、Ⅴb、Ⅵa、Ⅵb、Ⅵc、Ⅶa、Ⅶb、Ⅶc和Ⅷ）由核DNA编码并在胞浆内合成。已经得到人类复合体Ⅳ所有亚单位的全长互补DNA（cDNA），用这些cDNA做探针进行Northern分析显示只有亚单位Ⅵa和Ⅶa具有组织特异性（DiMauro等1990）。

临床表型

与复合体Ⅳ缺陷相关的临床表型分为两组：一组以肌病为主要特征；一组是多种组织受累，以脑病为主（DiMauro等1990）。

肌病 有两种形式的肌病，均为生后不久发病，严重的全身性肌无力、呼吸窘迫、乳酸血症，但两者预后不同。

- 致死性婴儿肌病，导致呼吸衰竭，在1岁之前死亡。心脏、肝和脑通常在临床上不受累，但许多患者有肾脏疾病，伴随DeToni-Fanconi综合征。家系分析提示此病为常染色体隐性遗传。肌活检显示有破碎红纤维和COX阴性肌纤维，而肌梭纤维和血管染色正常。免疫组织化学和免疫测定可以证实肌肉中酶的下降（Bresolin等1985，Tritschler等1991）。
- 良性婴儿肌病，这些患儿也有严重的肌无力，可能有生命危险，所以在生后不久经常需要辅助呼吸和管饲，但度过危险期后，可以自然好转，通常在2~3岁时恢复正常（DiMauro等1983，Zeviani等1987，Nonaka等1988，Servidei等1988）。

良性复合体Ⅳ缺乏患儿的肌活检没有第Ⅶa和Ⅱ亚单位，肌活检组织化学显示除了肌梭纤维和血管外，肌纤维复合体Ⅳ实际上均阴性。这些患儿的自发缓解是由于肌肉的复合体Ⅳ活性可以缓慢恢复，组化和生化均已证实（DiMauro等1983）。其缺陷所涉及核DNA编码的复合体Ⅳ亚单位，不但具有组织特异性，还受发育的调节。所以，胎儿或新生儿肌肉同工酶的突变可以随着成熟型同工酶的开始表达而得到纠正。

另外还有一种不同的临床表现，可能在遗传学上与致死性婴儿肌病不同，特点是肌病和心肌病，与细胞色素氧化酶缺乏有关（Zeviani等1986，Hart和Chang 1988）。

脑肌病 复合体Ⅳ缺乏是Leigh综合征最常见的生化异常（DiMauro等1990），具有遗传异质性，累及COX组装有关的蛋白质（Shoubridge 2001）。已经证实了SURF-1、SCO1、SCO2和COX10基因突变（Zhu等1998，Tiranti等1998，Papadopoulou等1999，Valnot等2000a，b）。

Prick等（1983）在两例没有血缘关系的脑灰质营养不良（Alper病）患者的肌活检标本中发现复合体Ⅳ缺乏；Bardosi等（1987）在3例MNGIE综合征（肌神经胃肠和脑病）的患者中发现复合体Ⅳ缺乏，临床特征是进行性眼外肌瘫痪、四肢力弱、周围神经病、表现为慢性腹泻和假性肠梗阻的胃肠病、脑白质营养不良、乳酸血症和破碎红纤维。MNGIE是位于染色体22q的胸腺嘧啶磷酸化酶基因的突变所致（Nishino等1999，Spinazzola等2002）。Simon等（1990）将其报道的4个病例缩写为POLIP（多发性周围神经病、眼外肌瘫痪、脑白质病和假性肠梗阻）。在Bardosi等（Bardosi等1987）报道的患者的肌肉和肝中，以及Suomalainen和Kaukonen（Suomalainen和Kaukonen，2001）报道的2例患者的肌肉中，均发现复合体Ⅳ部分缺乏。

氧化／磷酸化偶联障碍

复合体Ⅴ缺陷

复合体Ⅴ（ATP合成酶）通过将二磷酸腺苷和无机磷合成三磷酸腺苷，从而将从呼吸链产生的跨膜质子梯度转化成化学能。它包括12~14个亚单位，其中2个（6和8亚单位）由mtDNA编码。ATP酶的缺陷通过2个具有不同临床表现患者的骨骼肌分离线粒体进行极谱描记分析而间接证明，其中1例为37岁女性，患有先天性缓慢进展的肌肉病、破碎红纤维和所有线粒体内含有类结晶包涵体（Schotland等1976）。另一例是17岁男孩出现多系统疾病，表现为无力、共济失调、视网膜病、痴呆和周围神经病（Clark

等1983），与某家族受累的家庭成员类似。该家族具有母系遗传的多系统疾病，突变在复合体Ⅴ的第6亚单位（Holt等1990）（见下）。

线粒体蛋白转运障碍

Schapira等（1990）报道了一例患先天性肌病的14岁女孩，肌活检显示脂滴增多、散在的COX阴性肌纤维和SDH组化反应的完全缺乏，但是没有破碎红纤维。生化分析显示呼吸链的联合缺陷，在SDH 27.7kD的铁-硫蛋白和复合体Ⅲ的Rieske蛋白有特殊的缺陷，由于该蛋白出现在骨骼肌匀浆和胞质溶胶，不出现在孤立的线粒体，故提示该患者的缺陷涉及线粒体蛋白的输入。

线粒体内膜的障碍

线粒体内膜中磷脂和心磷脂的含量很高，有证据提示心磷脂对呼吸链的正确组装和功能行使很重要。Barth综合征以线粒体肌病、心肌病和周期性中性粒细胞减少症为特点，由位于Xq28的*G4.5*基因突变所致，此基因编码一种可以影响心磷脂组装的蛋白质。此病肌活检显示破碎红纤维，生化检查显示多种呼吸链酶的下降。

（王朝霞译　袁　云校）

第19章

内分泌疾病

许多激素在维持肌肉正常功能中起着重要的作用。多种内分泌疾病，无论是功能亢进还是减退，尤其是当影响到甲状腺激素、甲状旁腺激素、糖皮质激素、生长激素、胰岛素水平时，都可以引起相关肌病。在大多数病例，肌肉受累是原发疾病的附带表现，甚至可以处于亚临床状态，往往是在研究这些疾病过程中通过一些特定的检查，如血清酶、肌电图、肌肉活检而发现。在另一些病例中，肌肉症状是首发表现，并最终使原发疾病得以明确，如甲状腺毒症。许多患者的肌无力与肌肉萎缩并不成比例。

目前，关于不同内分泌疾病的肌肉组织化学和电镜研究相对较少，测定激素水平仍是主要诊断方法。许多以前的肌肉病理研究表明，随激素水平的变化，肌肉组织仅出现非特异性病理改变，主要是肌纤维大小（萎缩或肥大）以及肌型比例的变化。

甲状腺疾病

甲状腺功能亢进症

四种甲状腺功能亢进相关的神经肌肉病包括：
- 甲状腺毒性肌病
- 重症肌无力
- 甲状腺毒性周期性瘫痪
- 突眼性眼外肌瘫痪

甲状腺毒性肌病

与甲状腺毒症相关的最常见肌病是慢性发展，累及全身或近端肌肉。女性多见，尤其50岁以后，男性也可发病（Rose 和 Griggs 2002）。有时，肌病可先于甲状腺毒症的其他症状出现，约90%的甲状腺功能亢进患者肌电图显示肌源性损害，仅有50%的患者存在肌肉组织学改变（Havard 等 1963，Ramsay 1966）。

肌肉活检可能在光镜下显示肌纤维无异常或者不同程度的萎缩和脂肪浸润。超微结构研究可发现更多非特异性改变（Engel 1966，1972），包括线粒体肥大、线粒体的局部缺失、Z线附近的局部肌原纤维变性、横管系统的局部扩张、肌膜下糖原聚集以及可能与肌纤维萎缩有关的肌纤维表面乳头状突起。

急性甲状腺毒性肌病可能累及球部肌肉与眼外肌，可能与重症肌无力相关，而不是一个独立的疾病。

重症肌无力

重症肌无力和甲状腺毒症的关系已经被证实（见第21章；Millikan 和 Haines 1953，Silver 和 Oserman 1957，Simpson 1968）。在重症肌无力的患者出现甲状腺功能亢进的发生率为5%，而甲状腺功能亢进合并重症肌无力的发生率则很低，小于0.5%（Kissel 等 1970）。这两种疾病之间的关系并不奇怪，因为都与自身免疫异常有关。

甲状腺毒性周期性瘫痪

甲状腺功能亢进性周期性瘫痪的临床表现与特发性低钾性周期性瘫痪相似，在甲状腺功能亢进治疗后，发作常停止。这种状况在东方人种更为常见（Okinaka 等 1957，McFadzean 和 Yeung 1967），男性尤其突出。

肌肉活检显示肌纤维出现空泡，类似于特发性低钾性周期性瘫痪，但是有时也可以正常（Resnick等1969）。

突眼性眼外肌瘫痪

通常认为是甲状腺毒症的一种并发症，也有许多患者的症状发展与甲状腺功能亢进并不相关。尽管与促甲状腺激素的过多分泌、甲状腺刺激因子的长期作用或者一种特异的致突眼性因子有关，但是该病的发病机制仍不明确（Havard 1972）。Mullin等（1977）认为是抗甲状腺球蛋白抗体直接作用于眶内容物导致迟发过敏反应的结果。

甲状腺功能减退症

甲状腺功能减退症患者常常出现肌肉痉挛、疼痛，并可伴随肌无力、动作迟缓和腱反射迟钝（肌强直性反射）。一些患者在叩诊时出现肌肉隆起（肌球反应），可以出现肌容积增大或肌萎缩。儿童甲状腺功能减退症常引起患儿肌肉肥大伴随行动迟缓、易疲劳和肌强直性腱反射。肌酸肌酶通常升高，甚至在没有明显肌无力的患者中也可出现。此外，由于周围神经的髓鞘形成延迟，而出现神经传导速度减慢（Moosa和Dubowitz 1971）。

儿童期真性肌肥大这一少见综合征由Kocher在1892首先提出（Debré和Semelaigne 1935），并由Debré和Semelaigne在1935年发现肌肥大与甲状腺功能减退症有关。该综合征被用来描述先天性和不同年龄段的甲状腺功能减退症儿童以及甲状腺手术后和放疗后的儿童。这种肌肥大在有效治疗甲状腺功能减退症后可完全逆转。

在成年人，甲状腺功能减退性肌病的另一种形式被称为Hoffmann综合征，其特征是具有肌强直特点，不伴肌肥大。

甲状腺功能减退症患者肌活检可发现非特异性改变，如肌纤维萎缩或肥大、1型肌纤维占优势、核内移增加、糖原和线粒体积聚、肌浆网扩张和T管系统的增生、肌原纤维的局灶缺失（Norris和Panner 1966，Afifi等1974，Emser和Schimrigk1977）。Khaleeli等（1983）通过研究11例出现肌无力的甲状腺功能减退症患者（年龄在51~71岁）治疗前后肌肉活检的特点，发现8例患者出现异常，最常见2型肌纤维萎缩。在治疗后，萎缩肌纤维恢复缓慢，50%患者持续存在异常。

在妊娠期出现甲状腺功能减退症可能影响胎儿肌纤维的肌球蛋白类型和肌纤维类型的表达。

甲状旁腺疾病和骨软化症

肌无力可出现于原发性和继发性甲状旁腺功能亢进症和骨软化症患者。导致骨软化症的疾病，例如维生素D缺乏，肾小管酸中毒和慢性肾功能衰竭等，均与继发的甲状旁腺功能亢进症相关。

1949年，Vicale研究了2例原发性甲状旁腺功能亢进症和1例由肾小管酸中毒造成的骨软化症患者，发现肌病主要表现为累及近端肌肉的疲劳和疼痛以及蹒跚步态和腱反射活跃。原发和继发性甲状旁腺功能亢进症相关肌病在此后的报道中被进一步证实（Bischoff和Esslen 1965，Prineas等1965，Smith和Stern1967，Frame等1968，Cholod等1970，Dastur等1975，Schott和Wills1975，Mallette等1975，Skaria等1975，Serratrice等1978）。很多患者肌活检显示病理改变轻微，甚至在相当严重的肌无力患者中也是如此。包括非特异性肌纤维萎缩、选择性2型肌纤维萎缩、微小空泡改变和单个肌纤维变性等。

通过病因治疗，尤其是在原发甲状旁腺功能亢进症中，可以使神经肌肉症状缓解。

甲状旁腺功能减退症

肌病不是甲状旁腺功能减退症的特点，主要表现是手足搐搦和痉挛。

垂体和肾上腺疾病

垂体功能亢进

肢端肥大症患者普遍存在肌肉肥大，特别是在早期，后期可能出现肌力减弱。Lundberg等（1970）发现8例患者肌电图为肌源性损害（小的多相电位），但其中6例患者的肌肉活检结果几乎正常，但当时没有进行肌纤维直径计量分析和组织化学染色研究。Mastaglia等（1970）发现在11例肢端肥大症患者中，6人存在轻度的肢体近端力弱，5人肌酸激酶升高。肌电图显示所有患者的平均动作电位时限均比对照组短，其中5例患者肌肉活检发现组织学异常，包括单个肌肉纤维的节段性坏死，肌膜核的增多，组织化学染色正常，但1型和2型纤维直径均增大。肌肉组织学改变和肌力下降没有明显关系。Mastaglia（1973）对其中9例患者肌肉组织进行了更详细研究，发现2例患者1型和2型肌纤维均出现肥大，2例患者仅有1型纤维肥大，2例患者出现1型和2型肌纤维萎缩，4例患者仅有2型肌纤维萎缩，3例患者出现了个别肌纤维坏死或空泡变性，5例患者出现了核内移增加。

Pickett 等（1975）在17例肢端肥大症患者中发现9例出现肌肉病的临床和肌电图证据，经常合并腕管综合征，但3例患者的肌活检未见异常。

在一组18例股四头肌针刺活检的详细形态计量分析中，Nagulesparen 等（1976）发现最常见的改变是1型肌纤维肥大（9例）和2型肌纤维萎缩（2A和/或2B，9例），只有2例出现1型肌纤维萎缩，4例出现2A和/或2B肌纤维肥大。没有发现病理改变程度与生长激素水平有明显关系。

Lewis（1972）报道2例垂体性巨人症患者有相关的周围神经病。但在1例患者的肌肉活检发现明显的肌纤维大小变异和结缔组织增生，考虑为肌病性表现，此外还有成组萎缩及选择性2型肌纤维萎缩。

垂体功能低下

垂体功能低下的儿童出现肌肉发育差和肌容积下降，与骨骼生长缺陷相平行，但是没有证据显示伴随肌肉病。

肾上腺功能亢进（Cushing综合征）和类固醇肌病

近端力弱，特别是下肢，是Cushing综合征一个已被清楚认识的合并症（Muller 和 Kugelberg 1959），可以出现在50%以上的病例。

糖皮质激素治疗导致的肌肉病最先和Cushing肌病在同年被报道（Perkoff 等 1959，Williams 1959）。此后又有许多报道，特别是自从引入9α-氟化类激素（地塞米松和曲安西龙），显示出比非氟化类药物（可的松和泼尼松）更强的肌肉毒性。

糖皮质激素诱发肌病的发病取决于使用的剂量和持续时间，但具有明显的个体敏感性差异，发病更可能在几周内，而不是几个月（Askari 等 1976）。在Cushing综合征，通常隐袭发病。

在使用糖皮质激素治疗与肌无力无关的疾病时，很容易诊断类固醇肌病，但在一些肌肉疾病，如采取糖皮质激素治疗的皮肌炎，诊断就非常困难，而且对某些患者来说，类固醇肌病所造成的残疾更甚于潜在的肌炎（Dubowitz 1976，Miller 等 1983）。

在Cushing综合征（Pleasure 等 1970）和类固醇肌病患者的肌肉活检中最一致的病理改变是选择性2型肌纤维萎缩，通常是2B型肌纤维（见第4章），一些动物试验研究也可见上述结果。电镜下可见线粒体肥大以及增生和变性、肌浆网扩张、基底膜增厚，以及肌原纤维丢失、脂滴和肌膜下糖原增加（Engel 1966，Afifi 等 1968）。

Prineas 等（1968）描述了一例肾上腺切除治疗Cushing综合征的患者，出现严重的肌病，表现为皮肤出现色素沉着，特别在1型纤维内出现过多的脂肪滴沉积。

皮质功能低下（Addison病）

肌无力是Addison病中一个常见症状，但是没有任何关于其肌病的记录。力弱可能与体液和电解质改变造成的生物化学状况相关，而且对疾病的治疗反应很快。

醛固酮增多症

Conn（1955）第一次描述原发性醛固酮增多症时注意到伴随周期性发作的无力，推测与低钾相关。在随后的综述（Conn 等 1964）中总结145例患者中73%出现肌无力，是原发性醛固酮增多症最常见的表现之一。Sambrook 等（1972）报道了一例患者，包括详细肌肉活检结果，发现该患者出现单个肌纤维坏死、小角状肌纤维和NADH-TR染色增强，类似于失神经的肌肉改变。Atsumi 等（1979）也报道了两位成年原发性醛固酮增多症患者的相关肌病表现。光镜下出现了肌纤维的坏死和空泡改变，电镜下在坏死区域可见溶解的肌丝和变性的空泡。

胰岛素相关疾病

原发性肌肉无力不是糖尿病或低血糖的一个特点，但可以继发于神经病变，表现为疼痛、非对称性肌肉压痛和肿胀。肌肉活检没有特异性改变，但在电镜下可见毛细血管基底膜的增厚，甚至在糖尿病前期患者也可出现（见第5章）。

肌痛、肌肉痉挛、易疲劳但没有无力可能与胰岛素抵抗性糖尿病相关。

（李　颖　漆学良译　袁　云校）

第20章

离子通道病

神经冲动去极化触发肌肉产生动作电位，肌纤维的去极化需要无机离子快速通过跨膜离子通道。动作电位使钙离子从肌浆网释放出来，引起肌原纤维收缩。编码肌膜、肌浆网和T管上离子通道蛋白的基因突变，损害正常的离子转运，特别是钠、钾、氯和钙离子（Davies 和 Hanna 2001, Jurkat-Rott 等 2002）。这些突变和一些临床叠加的综合征相关，相同基因缺陷可以产生不同的表型（图20.1，表20.1）。一个特定的突变产生的临床表现往往取决于对其功能的影响，可以是功能的增益或丧失。离子通道蛋白是多区域的跨膜糖蛋白，现在已经发现一些基因的多种突变。

累及骨骼肌的许多不同综合征和离子通道蛋白异常相关，临床上分为 2 组：伴肌强直，或伴周期性瘫痪。通过识别编码离子通道蛋白的多种基因突变，使我们对一些综合征分子基础的认识取得了很大进展（表 20.1），如恶性高热是由钙通道缺陷引起，肌浆网钙泵异常也导致 Brody 病。还有一些综合征影响心脏（长 QT 间期综合征）和中枢神经系统，如离子通道缺陷引起的周期性共济失调（Wullner 2003）。

肌强直综合征

肌强直是指骨骼肌放松延迟或持续收缩的状态，可以出现在一次肌肉随意收缩之后，即所谓的主动性肌强直，患者可以意识到抓握东西后放松困难。重复相同的活动可以使肌强直逐渐变轻，然后消失（热身现象），可伴有一过性肌肉无力。如果肌强直随着活动而加重，而不是改善，称为矛盾肌强直或副肌强直。另外，对于先天性副肌强直，肌肉僵直在寒冷的环境中常明显加重。

在婴儿，肌强直首先表现为哭泣之后睁眼困难。有些患者肌强直可能只局限于某些肌群，另外一些患者在肌强直发作时出现全身肌肉僵直。

叩击肌肉可诱发肌强直，称为叩击性肌强直。叩击性肌强直临床上表现为手指叩击舌、鱼际肌、三角肌、肱桡肌、臂肌时出现局部的收缩小凹。

由于动作电位的重复发放和钠-氯离子的失衡，肌强直和副肌强直都出现特征性肌电图改变。用同心针插入时，肌肉活动性和易激惹性增强，因为插入电极针可以诱发自发性强直发放。用手指敲击针极邻近的肌肉或患者随意收缩肌肉时，也可引起肌强直发放。这些肌强直发放是由节律性活动的序列延长组成，开始为高频率（大约 20~80Hz）和高波幅，然后波幅慢慢下降，频率也变慢。发放可持续数秒，扬声器发出特征性像"飞机俯冲"或摩托车减速的声音，一定时间后消失。肌强直发放的单个波类似正锐波或纤颤电位，代表单个肌纤维的动作电位。

在其他神经肌肉疾病的肌电图可以出现假性肌强直发放，如Ⅱ型糖原贮积病。其发放比真正的肌强直持续时间短且不显著，也没有特征性的递减现象。临床上也不能诱发出肌强直。

肌肉病理

尽管离子对肌肉功能有重要作用，但肌肉的构筑并没有明显改变。离子通道病的诊断完全依赖于临床和神经生理学检查，肌活检只是用于排除其他疾病。

在分子基础明确前几年报道的许多病理描述的综合征，现在已经明确和离子通道功能障碍有关

肌肉活检

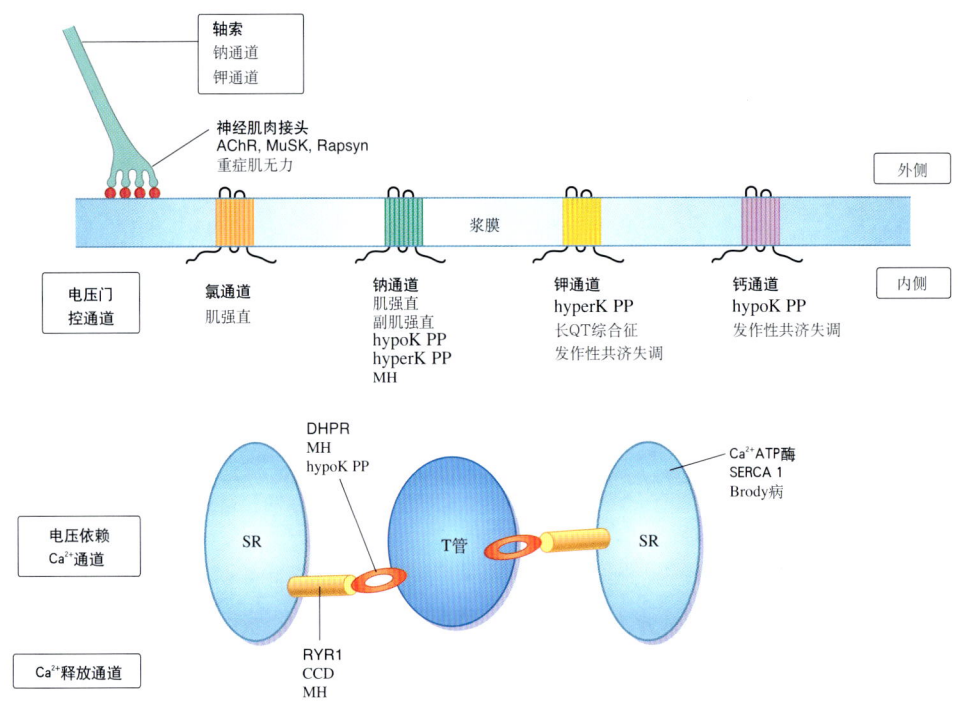

图20.1 图示离子通道病和由离子平衡紊乱导致的疾病（CCD，中央轴空病；MH，恶性高热；hypoK PP，低钾性周期性瘫痪；hyperK PP，高钾性周期性瘫痪；SR，肌浆网）。

表20.1 骨骼肌离子通道病

临床综合征	离子通道的类型	基因	位点	遗传
先天性肌强直（Becker）	氯通道	*CLCN1*	7q35	隐性
先天性肌强直（Thomsen）	氯通道	*CLCN1*	7q35	显性
钾恶化性肌强直	钠通道	*SCN4A*	17q23	显性
先天性副肌强直	钠通道	*SCN4A*	17q23	显性
高钾性周期性瘫痪	钠通道	*SCN4A*	17q23	显性
低钾性周期性瘫痪	钙通道	*CACNA1S*	1q32	显性
	钠通道	*SCN4A*	17q23	显性
高钾或低钾性周期性瘫痪（Anderson综合征）	钾通道	*KCNJ2*	17q	显性
恶性高热	钙通道	*RYR1*	19q13	显性
	钙通道	*CACNA1S*	1q32	显性

（Jurkat-Rott等2002）。病理改变没有特异性，常常比较轻微，包括肌纤维大小变异、萎缩和肥大以及核内移增加。在氯离子通道性肌强直中可以观察到2A肌纤维肥大、可有该类型肌纤维数量的减少。在钾恶化性钠通道功能障碍引起的肌强直，除了非特异性肌纤维大小变异外，电镜下还可见到与T管扩张相关的肌膜下空泡以及肌原纤维崩解。在由电压门控钠通道*SCN4A*基因缺陷引起的先天性副肌强直，可出现管聚集。

肌强直的基因型和表型的相关性

该病可分为与氯通道相关或与钠通道相关的肌强

直，包括 Thomsen 型和 Becker 型肌强直、钾恶化性肌强直和副肌强直（表20.1）。除了Becker肌强直外，这些疾病通常为常染色体显性遗传。Thomsen 和 Becker 肌强直是由于染色体 7q35 上编码电压门控氯通道的 CLCN1 基因突变引起。Thomsen 病的显性突变和 Becker 病的隐性突变的区别现在已经不很明显，特定的突变可以遗传为显性或隐性（Davis and Hanna 2001）。这两个疾病的临床表现相似，肌电图均显示典型的肌强直和"热身"现象，即活动后改善。这两个疾病都出现在儿童期，Becker型肌强直发病通常较晚。Becker 型肌强直下肢症状比面部及上肢重，可伴短暂的无力。

位于染色体17q23的电压门控钠通道基因（SCN4A）缺陷有2个伴随肌强直的临床叠加综合征，即钾恶化性肌强直和先天性副肌强直，这些基因缺陷也导致高钾性和低钾性周期性瘫痪综合征（见后），所有这些疾病均为常染色体显性遗传。顾名思义，钾恶化性肌强直患者摄入钾可诱发肌强直，也可以出现疼痛。先天性副肌强直的特征是活动后（矛盾的肌强直）或遇冷出现肌肉僵直的加剧，特别是面部和手的肌肉。在肌电图上，肌强直和氯通道病相似，冷水浸入的影响是一个重要的鉴别点，诱发的复合肌肉动作电位波幅出现明显下降。

钠通道 SCN4A 基因突变可以发生于整个通道的多个区域，但先天性副肌强直在Ⅳ域的电压敏感区（S4）有热点突变。许多突变导致钠通道功能的增益，大多数引起钠通道快速失活障碍。

周期性瘫痪综合征

周期性肌无力或周期性瘫痪是一些伴有血清钾水平紊乱疾病的特征性表现，包括低钾血症和高钾血症。

肌肉病理

家族性和甲状腺毒性低钾血症可能与T管和肌浆网系统增生及扩张相关。光镜下表现为空泡或在Gomori 三色染色出现红染区，为聚集的肌管（见图5.67和5.68）。目前认为空泡是一系列从小肌浆网局部扩张到形成大的成熟膜性空泡的结果（Engel 1970），扩张的肌浆网可能含有无定形颗粒物质、细胞碎片和髓样涡旋。空泡在NADH-TR和酸性磷酸酶染色阳性，免疫标记显示膜上有肌营养不良素和β-膜收缩蛋白，但没有层粘连蛋白（De Bleecker 等 1993）。

管聚集除了在Gomori三色染色中红染，在HE染色中呈嗜碱性，在NADH-TR染色为阳性反应，但在琥珀酸脱氢酶或亚硫酸氢钠连锁甲萘醌α-磷酸甘油脱氢酶染色为阴性反应（图20.2）。管聚集可能来源于肌浆网，但在一些标本中出现线粒体特异性酶染色，例如细胞色素氧化酶和辅酶Q10，目前尚无明确的解释（Pearse和Johnson 1970）。管聚集在肌腺苷脱氨酶、非特异性酯酶和其他酶如磷酸果糖激酶染色出现阳性反应，这些改变通常选择性出现在2型肌纤维，因为不含有肌原纤维而没有三磷酸腺苷酶活性。免疫组织化学染色证实管聚集包含肌内质网1-ATP酶、热休克蛋白、奇异不良素和伊默菌素（Martin等1991，Ikezoe 等 2003，Manta 等 2004）。

管聚集并非离子通道病的特异性改变，但常见于周期性瘫痪（Morgan-Hughes 2001）。有时也可见于由相同基因缺陷引起的先天性副肌强直（见下文）。

周期性瘫痪基因型和表型的相关性

周期性瘫痪分为2大类，即高钾和低钾性周期性瘫痪，由编码钠通道（SCN4A）或钙通道（CACNA1S）的基因缺陷引起（见表20.1）。在表20.1，可以注意到同一个基因缺陷可以有不同的临床表型。肌无力的发作常由运动一段时间后休息或应激而诱发。低钾性周期性瘫痪的特征是肌无力发作持续时间比较长（几天/几周），症状比较严重（四肢无力）。而在高钾性周期性瘫痪，肌无力发作仅持续数分钟或数小时，肌无力有明显的限局性。通常为常染色体显性遗传，常在儿童或青少年早期发病。

高钾性周期性瘫痪的患者在临床上常与钾恶化性肌强直和先天性副肌强直有叠加，后两者是由位于染色体 17q 上相同的钠通道基因（SCN4A）突变引起，这个基因的突变也可引起低钾性周期性瘫痪。一般认为表型的差异与不同突变引起的离子通道功能的增益（高钾）或丢失（低钾）有关。然而，低钾性周期性瘫痪更常由位于染色体 1q32 的钙通道基因（CACNA1S）突变引起，大多数病例是由于这两种特定的突变导致。

位于染色体 11q13-q14 上的 KCNE3 基因突变出现在2个罕见家族中，一个家族的表型与低钾性周期性瘫痪一致，另外一个则与高钾性周期性瘫痪一致。

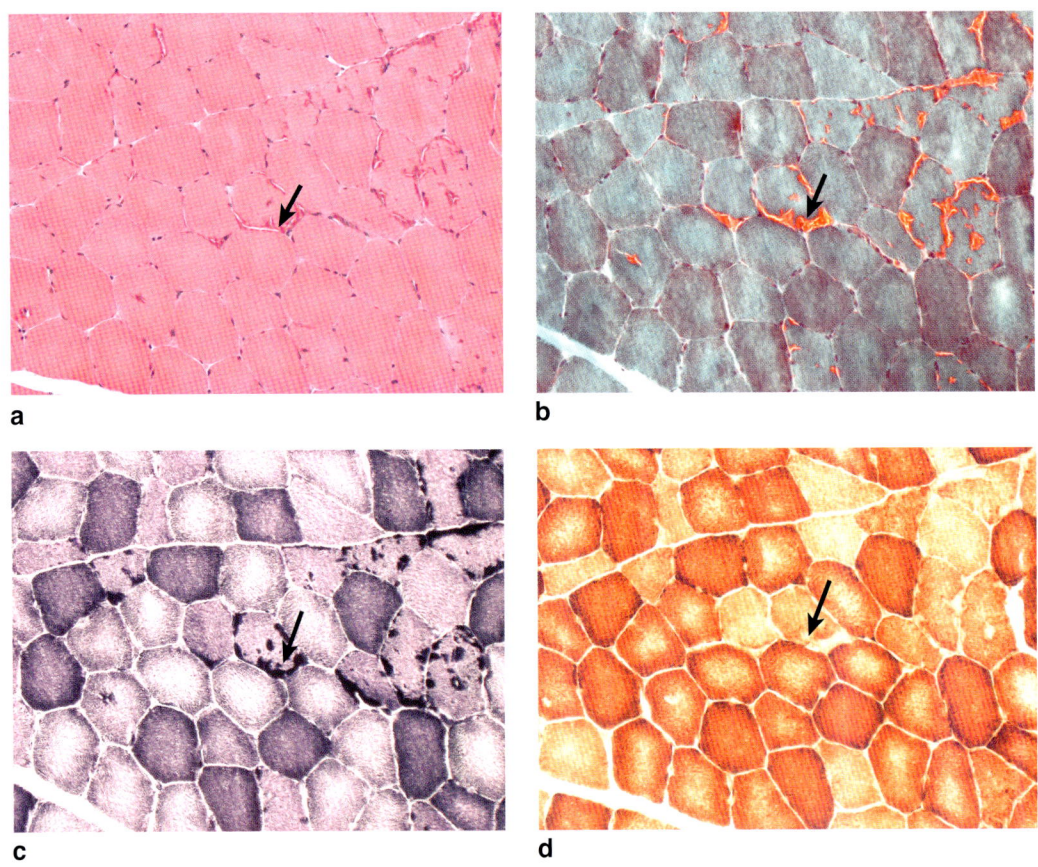

图20.2 27岁男性患者股四头肌的活检显示在连续切片（箭头）出现的管聚集在（a）HE染色中呈嗜碱性改变；（b）Gomori 三色染色中红染；（c）NADH-TR 染色中 2 型肌纤维深染；（d）COX 染色中缺乏酶活性。注意在很多肌纤维的中心缺乏氧化酶活性。肌纤维的直径在 50～85 μm。

最近对许多周期性瘫痪家族的研究并没有发现 *KCNE3* 基因突变，可能的原因是 *KCNE3* 基因突变修饰了其他离子通道的功能，而不是直接导致发病。

1971 年，Anderson 描述了一种综合征，其特征为周期性瘫痪、室性心律失常及轻度同质异形现象（Anderson 等 1971）。多数病例出现过低钾性发作，但也有少数病例出现高钾性周期性瘫痪（Sansone 等 1997）。其病因是染色体 17q 上（Plaster 等 2001）编码内流调整钾通道 Kir2.1 的 *KCNJ2* 基因的突变。

恶性高热（MH）

1960 年，Denborough 和 Lovell 首次描述了这个发生在一个澳大利亚家族的戏剧性和致死性疾病，其中 10 名患者在麻醉后死亡。目前已经明确是一种麻醉并发症，可由几乎所有的麻醉药诱发，但最常见的是卤化碳氢化合物，如氟烷和琥珀酰胆碱（Hogan 1998）。其特征是在全身麻醉时体温快速持续上升（经常为每 5 分钟上升 1℃，达 43℃或更高），伴全身肌肉强直、心跳加速、呼吸急促和发绀。也出现严重的呼吸性和代谢性酸中毒，随后出现广泛的肌肉坏死，然后出现肌红蛋白尿和肾功能障碍。血清肌酸激酶急剧上升（达到 50 000IU/L 或更高），血清钾也升高（McLennan 1992）。

这种疾病为常染色体显性遗传，如果一个患者对麻醉有反应，则其家庭成员有患此病的风险。尽管可以利用一些方法来检查（见后），但识别那些有风险的患者仍很困难，即使是已知携带有基因缺陷的病例也是如此。有这种遗传特征的个体对麻醉的反应不同，不是每次接触都会引起反应。

血清CK和肌电图的异常可以出现在一些有风险的亲属中，但结果正常并不能排除恶性高热的可能。离体收缩试验可用来识别那些有风险的患者，但需要一大块新鲜的活检肌肉。这个试验是测量接触氟烷和咖啡因时标本的肌肉张力，尽管这个试验可以发现大多数易感患者，但也可能得出不明确的结果（Ording等1997）。

肌肉病理

在光镜和电镜下，肌肉的形态学改变没有特异性。Harriman（1988）复习了200例恶性高热患者的组织学改变，进行了肌肉离体试验和运动点活检的光镜和电镜观察，比较了80例离体试验阳性的"易感"患者和120例离体试验阴性的对照组肌肉活检结果。80例恶性高热易感患者中有35人的活检结果为肌病样改变，剩余的正常。120例对照组中的61例的活检也发现有形态学改变。尽管离体试验的结果正常，但14例对照组患者实际上曾在麻醉时出现过恶性高热发作。尽管在这些研究后对离体收缩试验的技术进行了改进，但离体收缩试验仍不可靠。

恶性高热易感患者肌肉活检出现肌病样改变，与先前出现过的麻醉后恶性高热之间并没有必然的相关性。相反，先前对麻醉有反应的患者，肌活检也可以是正常。恶性高热发作后马上进行肌活检，可见到横纹肌溶解（肌纤维破坏和再生），而在恶性高热发作之前或之后几个月进行肌肉活检，可能仅看到轻度的非特异性改变，如散在出现的小肌纤维和核内移。因此，肌活检常规检查对诊断疾病或预测潜在的恶性高热超敏的价值不大。

分子遗传学

恶性高热易感与一些染色体位点连锁（Loke 和 MacLennan 1998，Jurkat-Rott 等 2000），已明确2个相关基因，即分别位于染色体19q13.1的斯里兰卡肉桂碱受体 1（*RYR1*）基因和位于 1q32 的钙通道（*CACNA1S*）基因。*RYR1* 基因编码钙释放通道，即斯里兰卡肉桂碱受体，是在研究一种恶性高热的动物模型"猪应激综合征"时作为候选基因被发现的（Mitchell 和 Heffron 1982，Fujii 等 1991），随后发现人类的突变（Quane 等 1993）。相同基因的突变也可以引起中央轴空病，尽管中央轴空病和恶性高热之间的关系并不明确，但所有中央轴空病患者均被认为存在恶性高热的风险。*RYR1* 基因是一个有 106 个外显子的大基因，其中2个外显子经过两个不同剪接可以产生 2 种不同的蛋白质构型。RyR1 蛋白的四个亚单位聚集形成位于肌浆网结合池的钙离子释放通道。RyR1 蛋白的C端区域为跨膜区，而大的胞浆区域与L型电压依赖钙通道，即二氢吡啶受体相互作用。尽管已知 *RYR1* 基因突变可以发生在整个基因，但许多突变集中在 3 个区域：(i) 外显子 2～18，(ii) 外显子 39～46 和 (iii) 外显子 100～104。

与中央轴空病相关的突变经常发生于 C 端外显子，但并不绝对，与恶性高热相关的突变经常发生于胞浆区域（Tilgen 等 2001，Monnier 等 2001）。

二氢吡啶受体即T管的L型电压依赖钙通道，是由不同基因编码的多个亚单位组成。α1 亚单位由 *CACNA1S* 基因编码，蛋白质的跨膜区形成二氢吡啶受体的电压感应器和钙离子通道孔。胞浆域序列和 RYR相互影响，该区域突变与恶性高热相关，相同区域的突变也可以产生低钾性周期性瘫痪（见上文）。

一些恶性高热易感家族与17q染色体存在连锁相关，因此钠通道 *SCN4A* 基因也成为恶性高热的一个可能的候选基因（Levitt 等 1992）。

恶性高热相关的其他疾病

Denborough 等 1973 年在一个恶性高热的患者中发现超过50%的1型肌纤维存在轴空之后，注意到恶性高热和中央轴空病可能有联系。但并没有发现1型肌纤维占优势，而后者经常见于中央轴空病（见 15 章）。现在还不明确肌纤维出现轴空改变仅仅是恶性高热的多种相对非特异性改变之一，还是提示显性遗传的中央轴空病患者易患恶性高热。后来 Eng 等（1978）报道了一例儿童患者真正同时出现了这 2 种疾病，随后经由分子遗传学检查证实（见下文）。其他一些报道的家系也同时患恶性高热和中央轴空病（Romero 等 1993）。

1973 年描述了一个现在称为 King-Denborough 的综合征（King 和 Denborough 1973a，b），其特征表现是患慢性进展性肌病的小男孩，身材矮小、下胸外翻、隐睾、脊柱后侧凸以及特征性的面容，可以伴随恶性高热易感。大多数 King-Denborough 综合征患者均有肌酸激酶的升高，但也并非一成不变。目前还不清楚恶性高热和 King-Denborough 综合征同时出现是纯粹巧合，还是属于以原发肌病和伴随继发畸形为特点的多发性先天性异常发育综合征的一部分。本综合征的散发患者比家族性患者更多，由于其临床表现的多样性，可能导致该综合征的低诊断率。所有King-Denborough综合征患者都应该按恶性高热易感的治疗方案治疗，并建议对其他家族成员进行评估。

所有Duchenne和Becker肌营养不良患者也有对麻醉出现反应和突发心脏停搏的危险，目前已经有麻醉后骨骼肌出现破坏的报道。但是已发表的关于Duchenne肌营养不良患者发生恶性高热样发作的文献报道可能过分强调二者合并的危险，因为横纹肌溶解和心脏异常也可以归因于潜在的肌肉疾病，而并非高代谢反应。但是我们应谨慎一些，把所有Duchenne肌营养不良按可能的恶性高热易感给予治疗，避免麻醉诱发。

Bush和Dubowitz（1991）报道了1位7岁患轻度Becker肌营养不良的男孩，在麻醉时心脏停搏，存在外显子3~7的缺失。他们总结了Duchenne和Becker肌营养不良患者迟发性心动过缓和心脏停搏（常无高热）和典型恶性高热反应出现心脏表现之间的差别。

大量文献报道，其他神经肌肉疾病伴发恶性高热样临床表现或离体收缩试验阳性（Wedel 1992，Kingler等2005），包括肌腺嘌呤脱氨酶缺乏、Schwartz-Jampel综合征、Fukuyama型先天性肌营养不良、肢带型肌营养不良、面肩肱型肌营养不良、周期性瘫痪、先天性肌强直、线粒体肌病和微小病变肌病。有人认为婴儿突然死亡也与之有关（Denborough等1982）。目前难以明确上述情况下出现的恶性高热是偶然现象，还是疾病之间存在内部的相互联系。

有一些称为"高肌酸激酶血症"的病例在筛查时出现不能解释的高血清肌酸激酶，并排除了Becker肌营养不良或其他肌营养不良的诊断，可能是潜在的恶性高热患者（Wedel, 1992）。

热休克的许多症状和体征与恶性高热所见类似，包括肌肉损伤，后者导致横纹肌溶解。热和运动诱发的高热和肌肉溶解与发生在手术中的恶性高热发作有惊人的相似点（Denborough等1984）。研究者还描述了一些恶性高热易感患者在高热和运动诱发后出现轻度的恶性高热样发作，有症状者口服丹曲林（dantrolene）有效（Gronert等1980）。

肌红蛋白尿／横纹肌溶解

尿中出现肌红蛋白反映肌肉的急性坏死，伴有肌纤维膜的严重破坏和通透性增加。除了恶性高热，肌红蛋白尿还可以是代谢性肌病如糖原贮积病或肉碱棕榈酰转移酶缺乏（见第17和第18章）、炎性肌肉病（见第22章）、中毒性肌病（见第23章）的一个特点。肌红蛋白是一个相对小分子量的蛋白质（分子量17 000道尔顿），其肾阈值小，容易由肾清除。肾功能障碍可发生于严重病例。代谢性肌病常有肌肉痉挛的病史，受累的肌肉常常出现收缩、疼痛，触之坚硬和触痛，可能还会有局部水肿。肌红蛋白尿常出现在急性发作的24小时之内，大量的肌红蛋白产生红褐色尿，像醋或可口可乐。

伴随肌肉损害泄漏的酶，血清肌酸激酶水平显著升高。其他成分如糖原、钾和肌酸也被释放出来，合并的高钾血症可导致危及生命的心律失常。

钙离子的其他疾病

肌肉收缩需要的钙浓度，通常由肌浆网和T管的离子通道即斯里兰卡肉桂碱受体和二氢吡啶受体加以调节。释放的钙必须马上被清除，以防止高钙浓度引起的毒性效应，这种清除是由肌浆（内浆）的ATP酶（SERCA）、浆膜钙ATP酶和线粒体完成，上述ATP酶是单纯的钙泵，而不是多功能离子通道。

染色体上16p21.1 p12.2的*ATP2A1*基因编码SERCA1，仅限于表达在快（2型）肌纤维（见第6章）。整个基因突变导致Brody病（Odermatt等1998），Brody病是一种隐性遗传病，这种隐性遗传疾病的特征是无痛性痉挛和肌肉放松障碍（Brody 1969）。在运动时肌肉收缩正常，但肌肉放松时变得越来越慢。免疫组织化学证实一些*ATP2A1*突变患者的快肌纤维存在SERCA1缺失。SERCA1正常，并不能排除Brody病，具有Brody病相似临床特征而无*ATP2A1*突变的患者称为Brody综合征。该病的遗传方式可以是显性或隐性遗传。已经排除了几个候选基因，包括编码慢肌纤维*SERCA2*的*ATP2A2*基因。

（林志坚译　袁　云校）

第 21 章

肌无力综合征

对各种肌无力综合征诸多病因认识上的巨大进步，均涉及神经肌肉接头处异常（图21.1）。其特征性表现是肌疲劳。重症肌无力是一种获得性自身免疫性疾病，由乙酰胆碱受体抗体或酪氨酸激酶受体即骨骼肌特异激酶（MuSK）抗体导致，二种受体均位于神经肌肉接头的突触后膜上。多数先天性肌无力由编码各种神经肌肉传递中突触前膜或后膜上关键参与者的基因发生突变引起（图21.1；表21.1）。另外，带

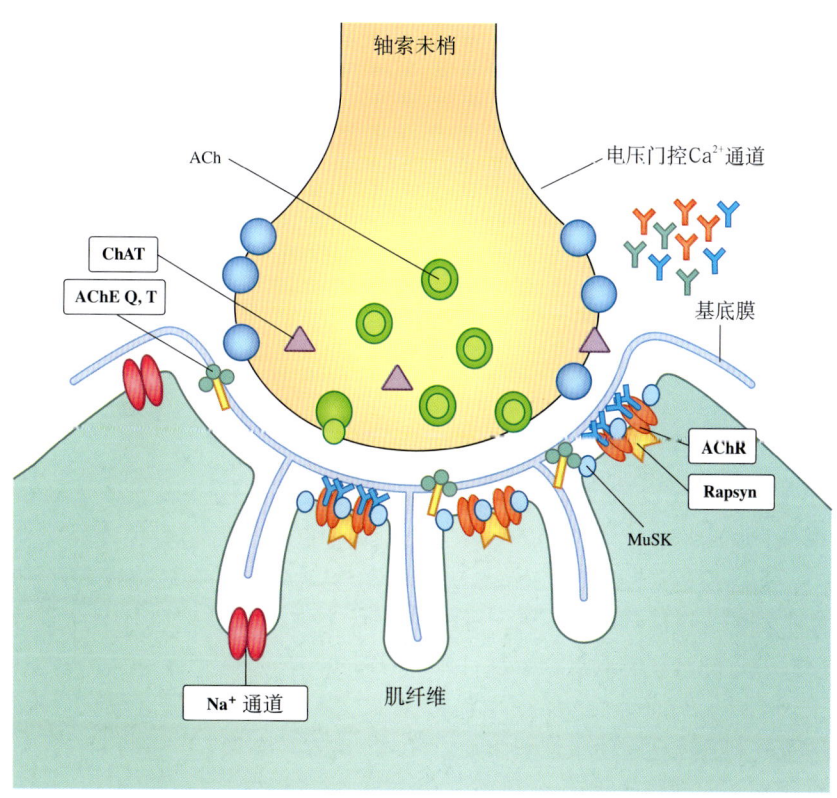

图21.1　神经肌肉接头示意图，显示各种肌无力综合征有关的缺陷。不同颜色的 Y 形符号表示 AChR 和 MuSK 抗体，与重症肌无力有关；也同时是电压门控钙通道抗体，与 Lambert-Eaton 综合征有关（After Hantai 等 2004）。ACh，乙酰胆碱；ChAT，胆碱乙酰转移酶；AChE Q, T，胶原Q尾巴结合于乙酰胆碱酯酶的T球蛋白亚单位；AChR，乙酰胆碱受体；MuSK，骨骼肌特异激酶。

肌肉活检

表 21.1　先天性肌无力综合征和已知的基因缺陷

缺陷位置	蛋白质	基因	定位	遗传方式
突触前膜（7%）*				
Ach 再合成缺陷	ChAT	*CHAT*	10q11.2	常隐
突触囊泡缺乏		?		
Lambert-Eaton 样先天性肌无力		?		
突触（14%）				
终板乙酰胆碱酯酶缺陷	胶原 Q 尾巴	*COLQ*	3p24.2	常隐
突触后膜（79%）				
快通道综合征	Ach 受体的 α 亚单位	*CHRNA1*	2q24-q32	常隐
	Ach 受体的 δ 亚单位	*CHRND*	2q33-q34	常隐
	Ach 受体的 ε 亚单位	*CHRNE*	17p13	常隐
慢通道综合征	Ach 受体的 α 亚单位	*CHRNA*	1 2q24-q32	常显
	Ach 受体的 β 亚单位	*CHRNB1*	17p11- p12	常显
	Ach 受体的 δ 亚单位	*CHRND*	2q33-q34	常显
	Ach 受体的 ε 亚单位	*CHRNE*	17p13	常显，常隐
Ach 缺陷	Ach 受体的 β 亚单位	*CHRNB1*	17p11- p12	常隐
	Ach 受体的 δ 亚单位	*CHRND*	2q33-q34	常隐
	Ach 受体的 ε 亚单位	*CHRNE*	17p13	常隐
Ach 受体聚集异常	Rapsyn	*RASPN*	11p11	常隐
	MuSK	*MUSK*	9q31.3-q32	常隐
肌肉钠通道异常	钠通道 α 亚单位	*SCN4A*	17q23	常隐

* 流行性数据摘自 Engel 等 2003；ACh，乙酰胆碱；ChAT，胆碱乙酰转移酶。

有母亲自身抗体的新生儿也可出现一过性肌无力（见下文）。突触前膜上电压门控钙通道的抗体可引起 Lambert-Eaton 综合征，而神经性肌强直是由突触前膜电压门控钾通道的抗体导致（本章不讨论）。

肌无力的拟诊通常依靠临床病史，除了特征性表现如肌无力性吼叫之外，病态易疲劳性表现为不能维持某一特定运动，如向上凝视、说话、平伸前臂。确诊常依靠药理学试验，如通过静脉注射依酚氯铵或口服吡啶斯的明了解对乙酰胆碱酯酶抑制剂的反应；依靠电生理检查，如神经重复刺激出现运动单位动作电位反应性衰减或单纤维肌电图出现图像跳动（jitter）；或免疫学检查发现血浆中出现抗乙酰胆碱受体（AChR）抗体或抗 MuSK 抗体。常规肌活检可以出现一些病理表现，但几乎没有什么诊断价值，而针对神经末梢和神经肌肉接头的研究则有助于我们理解病理生理机制。

重症肌无力

这是由乙酰胆碱受体（AChR）或 MuSK 的循环抗体引起的一种自身免疫病，女性患病率高于男性（女：男为6:4）。大多数患者存在AChR抗体，那些过去认为血清抗体阴性者中大多数存在 MuSK 抗体（Palace 等，2001）。

除 AChR 抗体外，也有一些针对各种肌蛋白的抗体，包括肌球蛋白、肌动蛋白、α辅肌动蛋白、肌联蛋白、细丝蛋白、黏着斑蛋白、原肌球蛋白和斯里兰卡肉桂碱受体的抗体（Engel和Hohlfeld，2004）。相当一部分AChR抗体阳性患者合并胸腺瘤。胸腺切除、免疫抑制、血浆置换是主要的治疗方法。肌无力和易疲劳性具有全身性特点，眼肌无力和眼睑下垂是最常见的表现。大多数病例最终出现眼肌受累，一部分患者仅限于眼肌和眼睑无力。在一天内和持续用力后出现特征性肌无力加重，并可出现不同时间长度的自发缓解。

与AChR抗体相比，MuSK抗体相关性重症肌无力的临床特征还不十分清楚，但常有显著的球部受累和呼吸困难，而且较少累及四肢肌肉。

女性患者很容易发生流产。1/7重症肌无力母亲的新生儿会出现一过性肌无力，甚至危及生命，需要紧急处理。肌无力通常在出生时出现，但有时可延迟数天。全身肌张力降低和肌无力，为松软婴儿，可以出现吞咽和呼吸困难。一般2~4周内可逐渐改善，具有自限性。

病理

除神经肌肉接头外，肌活检很少有异常发现，如果出现，常为局灶性和非特异性改变，包括2型肌纤维萎缩，有时为1型肌纤维萎缩，伴有氧化酶阳性深染小角状肌纤维，提示失神经支配。尽管有淋巴溢现象，但并非一贯特点。

AG Engel的开拓性研究为我们了解重症肌无力的发病机制作出了重要贡献（Engel等1976，1977）。接头处的皱褶减少或消失，其残骸堆积在神经和肌膜之间。已证实补体（C3、C9和膜攻击复合物）和免疫复合物沉积于突触后膜上，且受累患者血浆自身抗体可以结合在神经肌肉接头处。

除非专门选取一处运动点的样本，否则神经肌肉接头仅偶然出现在肌活检中。在实际工作中，肌无力的诊断常无须肌活检，通过临床、电生理检查、对乙酰胆碱酯酶抑制剂的反应和AChR及MuSK抗体检测可以确诊。

发病机制

神经冲动引起乙酰胆碱释放，结合于肌纤维突触后膜皱褶顶端的受体，引起肌膜的去极化和钙离子的释放，从而产生一个动作电位。骨骼肌纤维的AChR由5个同源亚单位围绕一个中心离子通道组成：2个α1亚单位、1个β1亚单位、1个ε或γ亚单位以及1个δ亚单位。在胎儿肌细胞内出现γ亚单位，并在妊娠34周时被ε亚单位取代。失神经支配的肌细胞随着γ亚单位的出现回复到胎儿型。重症肌无力的抗AChR抗体主要结合于α1亚单位的一个细胞外位点，这是一个主要的免疫原区，有别于胆碱能结合位点。这些结合抗体与AChR交叉连接，在补体介导的

溶解作用下，使受体数目减少。这种反应网络的结果是使功能性AChR数量减少和突触后膜结构的破坏。当受体减少数量超过一定阈值时，肌无力和肌疲劳症状将显现出来。

重症肌无力患者的血清常与胎儿的肌肉起反应，提示AChR的γ亚单位亦同样受累。这表明眼外肌的受累与γ亚单位在眼外肌出现有关，但未得到证实。眼外肌表达数种胎儿肌细胞蛋白。少数没有肌无力的患者，但体内有能穿过胎盘的γ亚单位抗体，严重影响胎儿，造成胎儿死亡或先天性多发性关节挛缩（Riemersma等1996）。

MuSK自身抗体可影响AChR的聚集。MuSK集聚蛋白的催化作用通过缔合蛋白引起信号事件的瀑布式反应，导致AChR的聚集（Sanes和Litchman 2001）。此外，MuSK通过形成基底膜聚糖与乙酰胆碱酯酶胶原Q尾巴的复合物，在乙酰胆碱酯酶的聚集中起重要作用（Cartaud等2004）。

Lambert-Eaton 综合征

Lambert-Eaton综合征的特征性表现是肌无力和易疲劳性，主要在肢体肌肉，球部及眼部肌肉通常不受累。许多患者出现不同程度的自主神经功能障碍，这与肺部肿瘤密切相关。与重症肌无力不同之处是，因突触前膜易化而在自主收缩后出现肌肉力量增强，此外还伴有腱反射降低。这是由于免疫球蛋白G（IgG）抗体结合电压门控钙通道，引起其数量减少，从而影响钙依赖性的乙酰胆碱释放（Lang和Vincent 2002）。

病理

肌活检的病理研究提示仅有轻度非特异性改变，如1型肌纤维减少和进行性2型肌纤维占优势（Squier等1991）。冰冻蚀刻电子显微镜显示突触前膜活性区的颗粒数量减少，被认为是电压门控钙通道及其分布异常的证据（Fukunaga等1982）。

先天性肌无力综合征

先天性肌无力综合征是由神经肌肉传递中所涉及

的各种蛋白质编码基因突变导致的一组具有异质性的遗传性疾病（图21.1；Engel等2003，Hantai等2004）。这些疾病的分类基于缺陷蛋白质的位置，分为突触前膜、突触基质层和突触后膜（见表21.1）。与自身免疫性肌无力相似，该病的诊断依靠家族史和细致的临床体格检查，尤其注意观察其无力和易疲劳性还需要依靠电生理检查，以及对乙酰胆碱酯酶抑制剂的反应（依酚氯铵；依酚氯铵试验）。对乙酰胆碱酯酶抑制剂无反应并不能除外先天性肌无力的诊断。胆碱乙酰转移酶（ChAT）缺陷患者的一个特殊表现是突发的严重呼吸困难，出现延髓肌和呼吸肌无力。

病理

大部分已记录的形态学特征与神经肌肉接头异常有关，在肌肉活检中未作为常规用于研究。已观察到的特征包括小的突触囊泡（胆碱乙酰转移酶缺陷）、小终板伴乙酰胆碱酯酶缺失（乙酰胆碱酯酶缺陷）、接头皱褶结构的破坏（慢通道综合征）。部分先天性肌无力综合征患者的终板并无形态学改变。

慢通道综合征患者肌活检的常规组织学及组织化学检查显示肌纤维大小不等、肌内衣纤维化、两型肌纤维的小组萎缩、1型肌纤维占优势和管聚集（Engel 2004）。

我们最近在一例先天性肌无力综合征患者的肌活检中观察到显著的病理改变（未作出分子诊断），标本所有的1型肌纤维出现明显萎缩，伴部分区域2型肌纤维肥大。在有些区域伴慢肌球蛋白的1型肌纤维萎缩占明显优势，在不同束之间有显著的差异（图21.2和21.3）。这种表现与先天性肌病有些相似（见第15章），但临床体检和对乙酰胆碱酯酶抑制剂反应证实了诊断。1型肌纤维占优势及比例失调也出现在其他先天性肌无力患者（Gurnett等2004）。

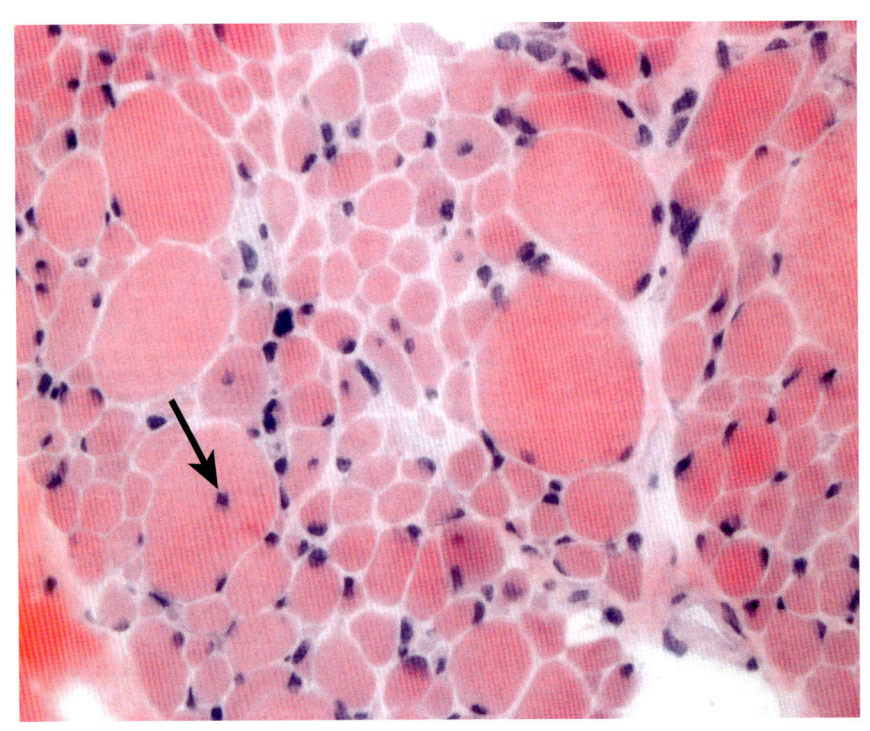

图21.2 患先天性肌无力综合征（未作出分子诊断）的16个月大男孩的股四头肌活检，显示许多萎缩肌纤维和肥大的肌纤维，偶见中央核（箭头处）。肌纤维直径在 5～50 μm（HE 染色）。

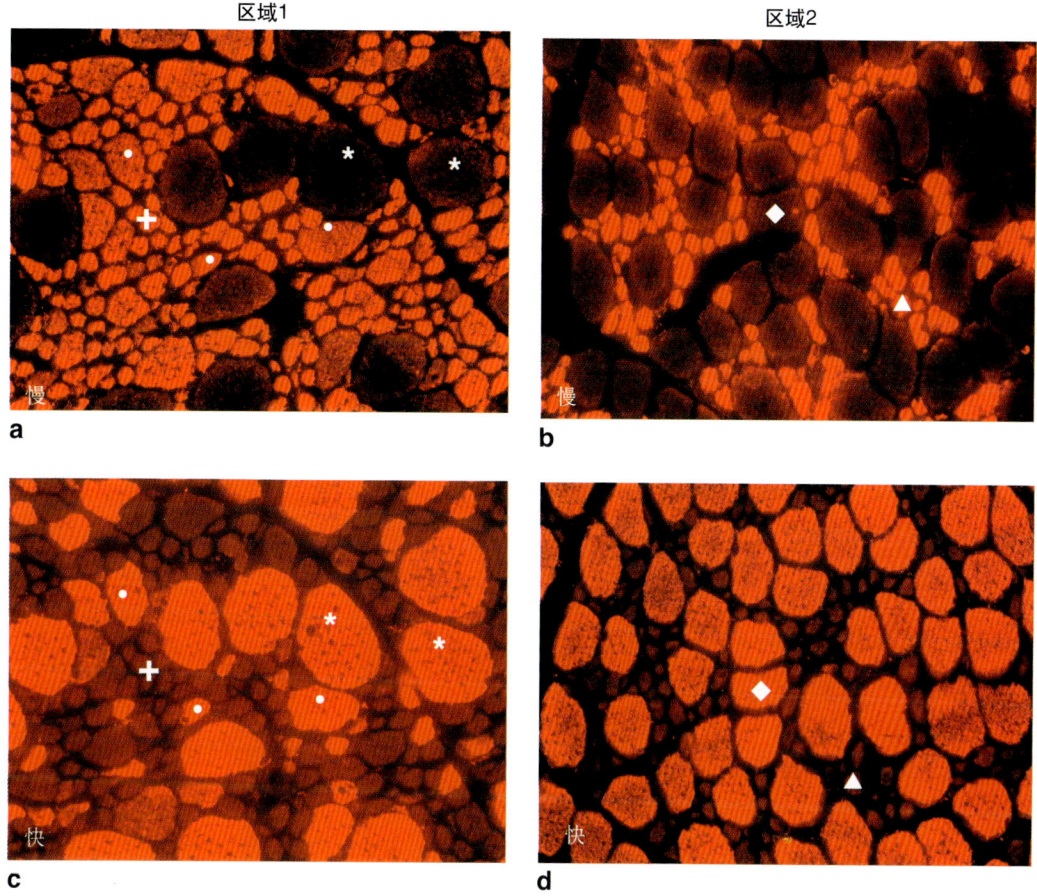

图21.3 来自图21.2患者同一个标本两个区域的连续切片，用针对（a）、（b）慢肌球蛋白和（c）、（d）快肌球蛋白的抗体作免疫标记。区域1显示许多萎缩的肌纤维（+）主要含慢肌球蛋白，而肥大肌纤维含快肌球蛋白（★），一些不同大小的肌纤维包含快和慢两种肌球蛋白（●）。区域2显示只由慢肌球蛋白（▲）组成的萎缩肌纤维和只由快肌球蛋白（◆）组成的正常大小肌纤维。肌纤维直径：(a)、(c) 5~50 μm；(b)、(d) 3~30 μm。

（罗雯媛译　袁云校）

第22章

炎性肌病

炎性肌病是由一大组具有异质性的获得性疾病组成，包括多发性肌炎、成人型和青少年型皮肌炎、包涵体肌炎，也包括由细菌、寄生虫、病毒或中毒性因素引起的炎性肌病（见23章）。目前已经提出了关于这类疾病发病机制的假说，但其根本发病原因尚不清楚，部分疾病更倾向于归为结缔组织病。

这组疾病的共同组织学特点是炎细胞浸润伴随肌纤维的各种变性改变。此外，无论是否存在炎细胞浸润，免疫组织化学染色都可以发现主要组织相容性复合物Ⅰ型抗原（MHC-I）出现在肌纤维的肌膜上。目前也认为发现$CD8^+$ T淋巴细胞是一个重要的诊断指标（见下文，Dalakas 和 Hohlfeld 2003，Dalakas 2004）。从诊断学的角度来说，需要特别注意的是，炎细胞浸润尤其是圆形细胞的浸润，在肌营养不良相当常见，并且与坏死肌纤维关系密切；相反，肌活检未发现炎细胞并不能除外炎性肌病，如儿童期发生的急性皮肌炎。MHC-Ⅰ的表达也可以出现在肌营养不良，如Duchenne肌营养不良和奇异不良素编码基因突变导致的肢带型肌营不良2B型，炎细胞浸润也可以出现在这两种疾病中。尽管在面肩肱型肌营养不良也可能出现炎细胞浸润，但肌纤维膜很少表达MHC-Ⅰ（见第14章）。这些疾病之间的鉴别有赖于临床表现。

识别炎性肌病的类型非常重要，因为很多类型对药物治疗反应良好。治疗炎性肌病的方法很多，最常用的还是肾上腺糖皮质激素，对多数患者有效，但是需要监测其治疗的副作用。也并非所有的类型均对其敏感，比如包涵体肌炎患者，通常对糖皮质激素治疗无反应。

多发性肌炎和皮肌炎

多发性肌炎可以表现为独立的疾病，其临床表现及体征局限于肌肉，也可以伴随皮肤的表现（皮肌炎）。多发性肌炎和皮肌炎均可以与其他疾病伴随出现，最常见的是肿瘤和结缔组织病，如系统性红斑狼疮、结节性动脉炎和类风湿性关节炎。多发性肌炎在儿童很少出现，而儿童发病的皮肌炎（青少年型皮肌炎）是一种比较特殊的疾病，发病与恶性肿瘤无关，并且对糖皮质激素和免疫抑制剂的反应比成人型好（见下文）。

多年以来，多发性肌炎和皮肌炎的临床分类标准依赖于Bohan和Peter在1975年发表的论著。随着研究的深入，诊断标准进行了修订（Dalakas 和 Hohlfeld，2003），但保留了主要类别：

- 单纯性多发性肌炎
- 单纯性皮肌炎
- 肌炎伴恶性肿瘤
- 青少年型皮肌炎
- 多发性肌炎或皮肌炎伴结缔组织病（叠加综合征）

临床特征

成年发病的多发性肌炎或皮肌炎多以肩、髋或其他部位的酸痛起病，伴随不同程度的无力。无力可以表现为对称性近端无力，与肢带型肌营养不良类似，也可以呈非对称性，有各种分布形式。无力不会像肌营养不良那样出现选择性肌群受累。病程可以迅速进展，出现严重肌无力，导致患者卧床，也可表现为相对轻微和缓慢的发展过程。可以伴随出现肌肉压痛及水肿，但有30%~40%的患者即使在非常严重的炎性病变过程中也没有肌痛。

多数急性起病的患者在数天内出现严重的全身性无力，同时出现显著的肌纤维坏死以及相关的肌酸激酶和其他血清酶的急剧升高。也可以出现肌红蛋白尿，严重者足以导致肾功能衰竭，但横纹肌溶解及肌红蛋白尿在皮肌炎患者相对少见。大部分患者倾向于表现为隐袭的亚急性或慢性病程。

很久以前已经认识到炎性肌病可以并发恶性肿瘤（Bohan和Peter，1975a，b）。与多发性肌炎相比，皮肌炎更容易与恶性肿瘤合并出现（Sigurgeirsson等1992，Hill等2001）。肿瘤与肌病常常在短时间内相继表现出来，少数患者的肌病出现在肿瘤诊断数月，甚至数年前。

吞咽困难也是该组疾病的表现之一，严重时患者需要鼻饲饮食。一些患者还会出现呼吸系统症状，由肋间肌或球部肌肉无力引起，偶尔由肺实质直接受累引起。

皮肌炎还会在皮肤出现其他改变。通常表现为淡紫色或紫罗兰色的皮疹，以眼睑和面颊最为显著。在甲床周围、膝关节和肘关节上出现红斑。病情严重者皮肤损害变成全身性，整个皮肤变紧、变红，并且发亮。在难治性患者的受压部位出现溃疡是一个严重问题。青少年患者的钙质沉积是一个特殊表现（见下文）。

血清肌酸激酶水平常常升高，但是并不绝对，CK水平正常并不能排除肌炎的诊断。肌电图出现典型的改变，同时存在类似于失神经的自发纤颤电位和在自主收缩肌肉时出现的短时程多相电位。

其他有助于诊断的实验室检查包括红细胞沉降率加快、血清自身抗体阳性，血清或尿中发现包括肌红蛋白、透明质酸、锰超氧化物歧化酶、新蝶呤或喹啉酸的复合物。仅部分患者会出现红细胞沉降率加快，与无力无明显相关性。部分患者会检测到自身抗体，而被检测到的最常见自身抗体有抗核抗体、抗RNA抗体（如Jo-1）和抗信号识别颗粒抗体（Miller 1993）。

肌肉磁共振检查可见皮下脂肪组织出现与水肿或炎性改变相关的高信号（Lovitt等2004）。这种改变尽管没有特异性，但有助于肌肉活检部位的选择或治疗的监控。

有许多研究证明某种特定的单倍型与一些肌炎类型相关。例如高加索人，青少年型皮肌炎和多发性肌炎与HLA-B8有关，两者也都和HLA-DR3相关。青少年型皮肌炎还与HLA-DQA1的等位基因DQA1*0501相关。对其他种族的研究也提示多发性肌炎可能与HLA-B7和HLA-DRw6有关。

多数患者对糖皮质激素治疗有效，但是恢复有时可能很慢或不完全。硫唑嘌呤、环磷酰胺、环孢素和甲氨蝶呤也用于该类疾病的治疗。在慢性多发性肌炎患者出现明显的恶化或者对足量或大剂量的糖皮质激素治疗不敏感时，很难确定持续性的无力是类固醇性肌病的反映还是多发性肌炎本身处于持续性活动状态。在儿童发病组，慢性病程患者出现的多数问题似乎来自药物治疗的合并症，尤其是过高剂量的糖皮质激素治疗，或缺乏支持或康复处理，而不是已经处于静止状态的原发病问题。

儿童型皮肌炎，又称青少年型皮肌炎，其表现与成年患者在很多方面都有不同，通常为特发性，与恶性肿瘤无关。所有的病例都会出现无力，但程度会有很大不同，某些早期的病例，甚至可能被忽视。患皮肌炎的儿童患者通常会有全身症状，如不适感、无精打采和嗜睡，全身症状可以作为首发症状出现。由于没有发现其他神经肌肉病在出现无力同时伴随上述全身症状，"痛苦+肌肉无力=皮肌炎"这一规律在儿科实际工作中除非证明是其他情况，一般是很有用的经验。

皮肌炎的相关皮肤改变有时可以出现在脸颊或其他部位，呈非常明显的鲜红色，有时轻微，仅为眼睑的紫罗兰色变色，或指关节、踝关节或其他受压部位出现红斑或毛细血管扩张（Dubowitz 1995）。

钙质沉积是儿童皮肌炎的另一个特征性表现，尤其在慢性患者更为常见。钙质沉积在皮下组织和肌肉的支持结缔组织中，但并不沉积在肌纤维内。可以非常广泛，不一定与肌无力的程度有关。

病理

尽管多发性肌炎与皮肌炎的发病机制不同，会影响到某些病理改变特点，但两者还是有很多共同之处，尤其是肌纤维坏死和炎细胞浸润。但有些肌肉活检可能仅见轻微改变，没有炎细胞浸润，此时免疫组织化学染色非常有用。

肌纤维直径的异常经常出现，肌纤维肥大与肌营养不良相比不显著或缺乏（图22.1），看不到小片状

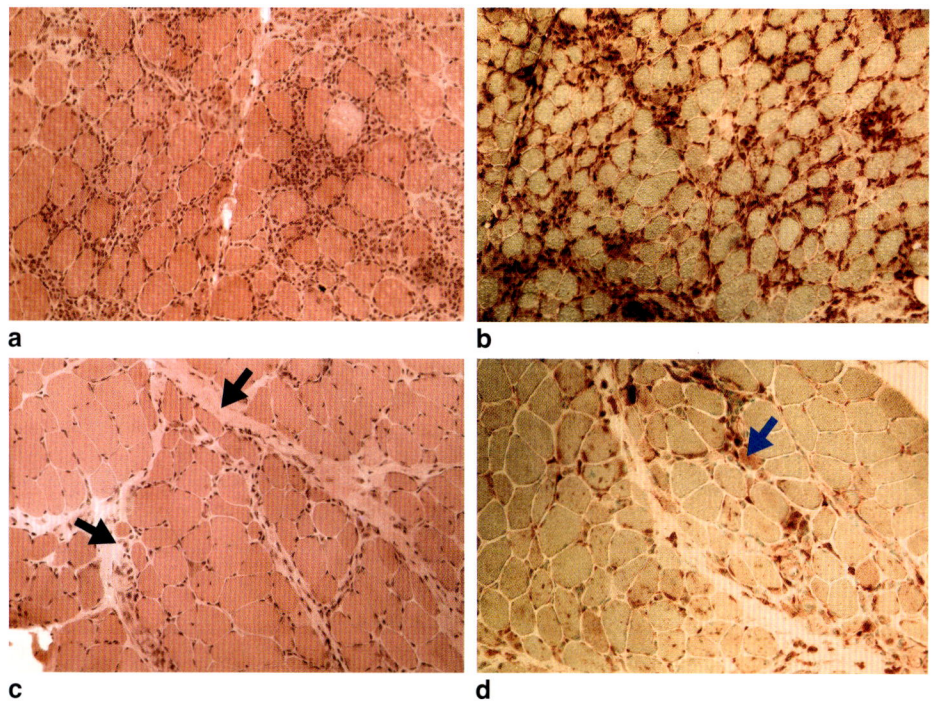

图22.1 （a和b）一位59岁女性多发性肌炎患者的股四头肌活检，显示肌纤维直径变异加大，肌内衣大量炎细胞浸润（a）（HE），酸性磷酸酶深染（b）。（c和d）一位43岁男性皮肌炎患者的股四头肌活检，显示束周肌纤维萎缩（黑色箭头所示），炎细胞浸润不明显（c）（HE），束周区域几个肌纤维内的酸性磷酸酶活性增高（d）（蓝色箭头所示）。

或大片状的肌纤维萎缩以及肌纤维群组化。核内移现象比较普遍，泡状核几乎出现在所有活检中，更易出现在嗜碱性肌纤维内。虫蚀样或轴空样改变的肌纤维也很常见（图22.3）。肌纤维分裂可以出现，但不是多发性肌炎突出的病理改变。

束周肌纤维萎缩是皮肌炎的特征性病理改变，不会出现在多发性肌炎（图22.2）。ATP酶染色发现束周萎缩肌纤维累及两型，NADH-TR染色显示酶活性增强和深染（图22.3）。许多这样的小肌纤维表达多种与未成熟肌纤维相关的蛋白（见下文），很难与再生肌纤维区分。部分肌纤维表现为再生的倾向而非萎缩，但是热休克蛋白在这些束周肌纤维的表达提示属于损伤的反应。

坏死和再生常见，特征性的空泡变性可以很广泛（图22.4）。一些空泡变性肌纤维在多数反应下不着色，被命名为"鬼影纤维"。在其坏死后，巨噬细胞和T细胞侵入这些肌纤维。坏死可以是节段性的，也可以累及单个肌纤维或一簇肌纤维。在皮肌炎的梗死区可以观察到成群苍白着色的肌纤维。常常可以看到颗粒样改变，HE染色呈嗜碱性，在MGT染色为红色。也可以看到嗜碱性再生肌纤维，坏死肌纤维可以出现外周嗜碱性再生套（图22.5），这种套很少出现在肌营养不良。

炎性改变是多发性肌炎和皮肌炎的特征性改变，但其程度有很大变化，甚至一些活检没有炎细胞浸润（图22.1）。浸润的炎细胞包括淋巴细胞、浆细胞和组织细胞，通常出现在肌束衣、肌内衣区域以及血管周围（图22.6）。嗜酸性粒细胞浸润不是多发性肌炎和皮肌炎的特点。各种炎细胞出现的比率和分布特点在多发性肌炎和皮肌炎有所不同（见下文）。酸性磷酸酶活性与炎细胞相关，在肌纤维内也可以出现增强（图22.1）。嗜碱性的再生肌纤维同样出现高酸性磷酸酶活性（Neerunjun和Dubowwitz 1977）。

间质纤维化也是一种常见的形态学表现，肌纤维因为水肿而排列疏松伴有间质结缔组织增多（图22.4）。

皮肌炎患者的血管壁增厚（图22.6），毛细血管

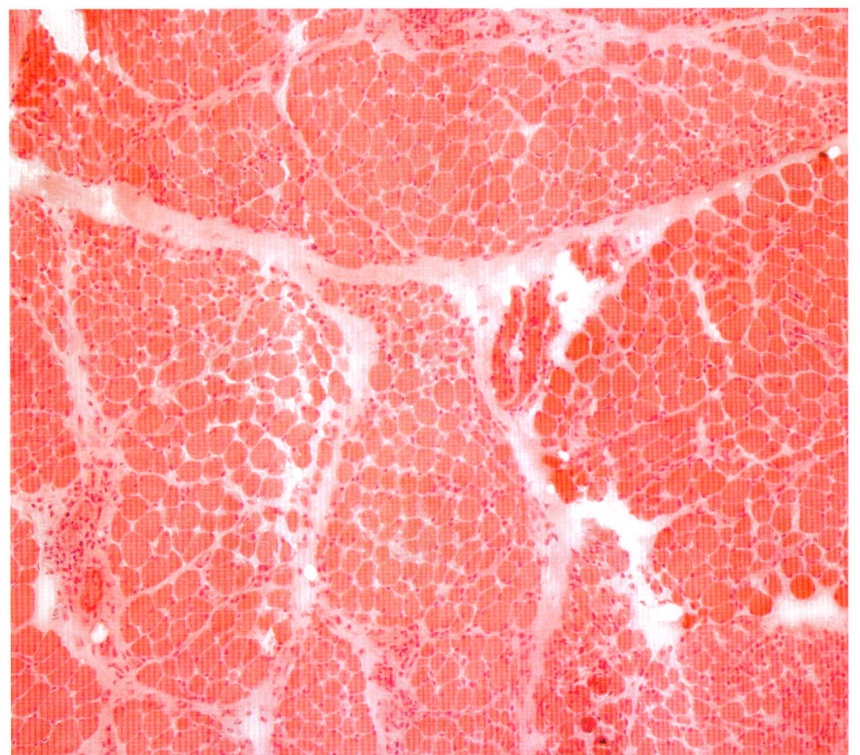

a

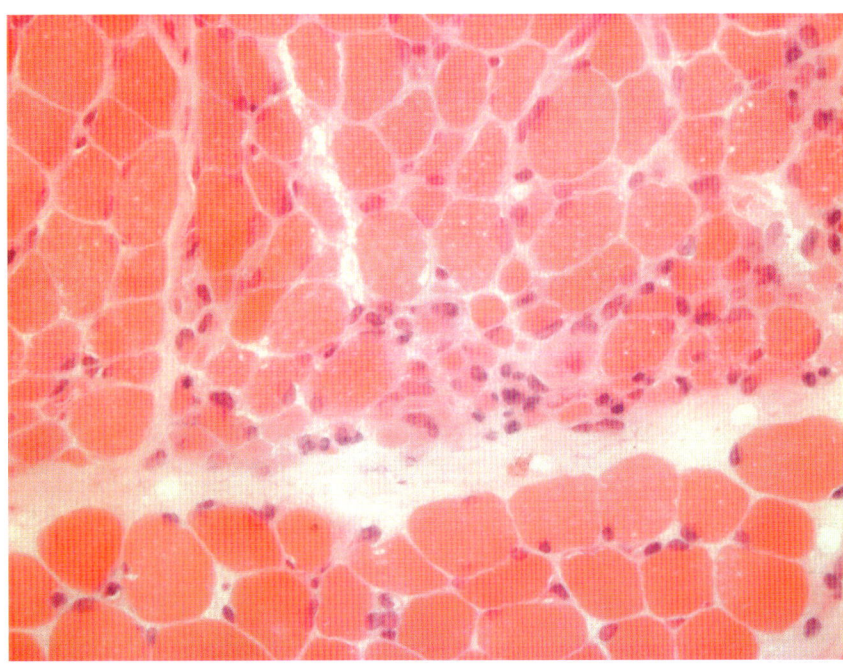

b

图22.2 一位5岁青少年型皮肌炎患者的股四头肌活检，低倍（a）和高倍（b）视野的束周萎缩（HE）。肌纤维直径在5~20μm之间。

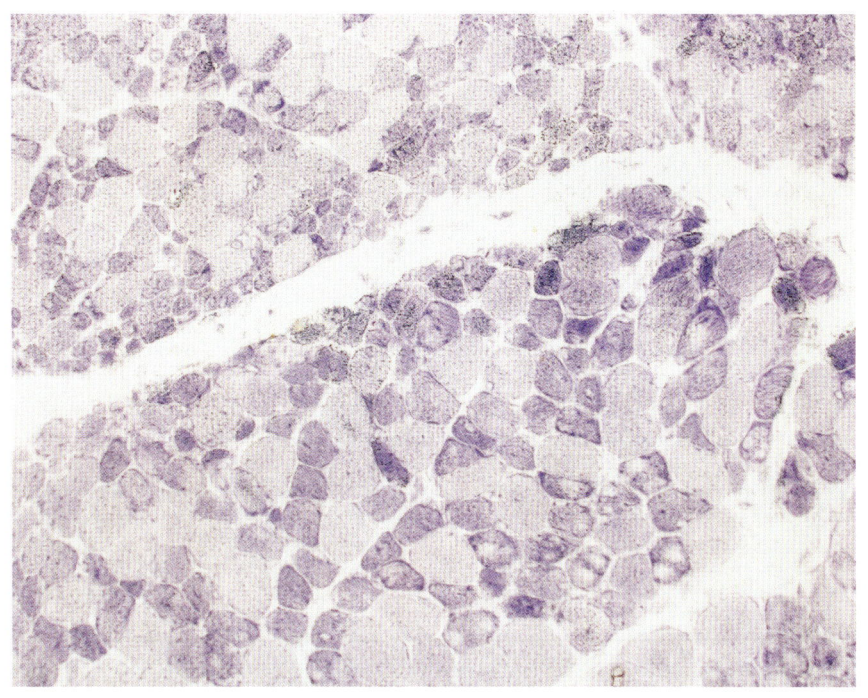

图22.3　与图22.2为同一患者，NADH-TR染色显示几个束周肌纤维和空泡肌纤维的酶活性增高（NADH-TR 染色）。

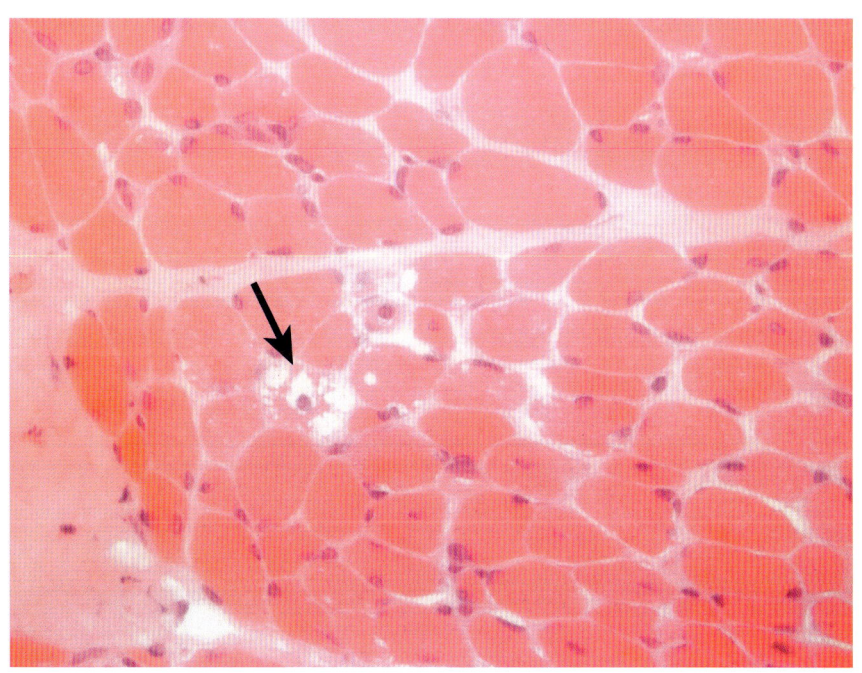

a

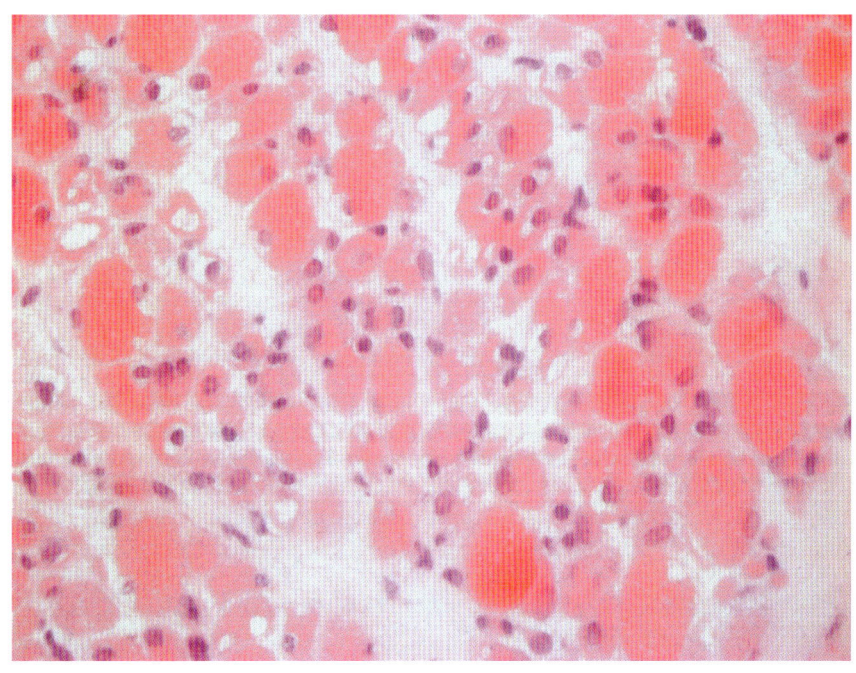

b

图22.4 在图22.2和22.3显示的儿童青少年型皮肌炎肌肉活检的两个区域。(a) 局灶空泡肌纤维（箭头）；(b) 多个空泡肌纤维被水肿的结缔组织分开，许多核内移（HE）。

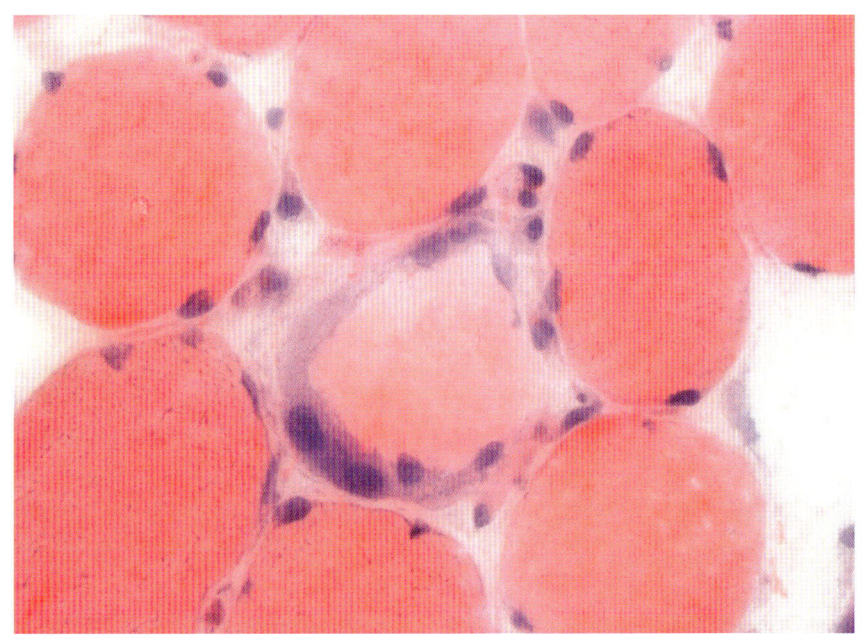

图22.5 一位63岁的女性多发性肌炎患者的股四头肌活检，一个淡色的坏死肌纤维被再生肌管嗜碱性环围绕（HE）。肌纤维直径在 50～65μm 之间。

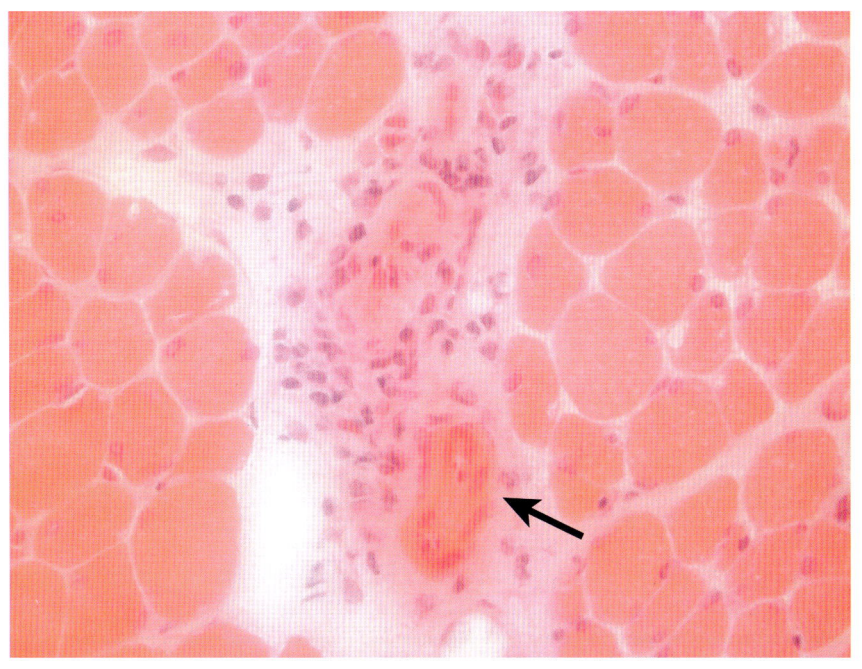

a

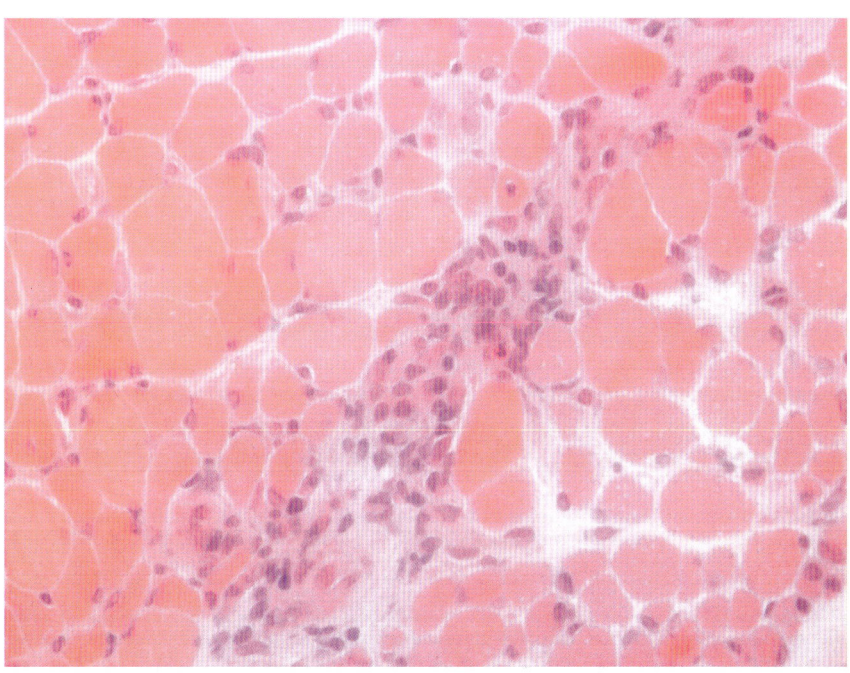

b

图 22.6　与图 22.2、22.3、22.4 显示的为同一患者。(a) 肌束衣内炎细胞浸润区域靠近一个厚壁血管（箭头）；(b) 肌内衣的炎细胞聚集和处于早期阶段的再生肌纤维（HE）。

扩张，电镜检查可见内皮细胞内的管网包涵体（图5.90），在皮肌炎患者还可以发现毛细血管的数量减少（见下文）。

免疫组织化学

在所有炎性肌肉病的研究中，免疫组织化学最重要的用处是定位MHC-I抗原，这也大大提高了肌肉活检对炎性肌肉病的诊断价值。正常肌肉组织MHC-I抗原仅在血管壁表达，但在所有炎性肌肉病中可以大量表达在肌膜和部分肌纤维内（Appleyard等1985，McDouall等1989，图22.7）。大多数患者显示所有肌膜均表达 MHC-I 抗原，仅偶尔见到正常区域（图22.7d），在没有炎细胞浸润的情况下或标本没有或仅有轻微病理改变时也可以观察到表达（Topaloglu等1996）。

肌膜表达 MHC-I 抗原并不是炎性肌肉病的特异性表现，在 Duchenne 和 Becker 肌营养不良和由于奇异不良素基因缺失导致的肢带型肌营养不良2B型也可以看到（Kerpati 等1988，Fanin 和 Angelini 2002，Confalonieri等2003）。在新生儿和许多诊断尚不明确的病例也偶尔可以见到 MHC-I 抗原的肌膜表达，其原因尚不清楚。所有疾病的再生肌纤维也可以出现肌膜和肌纤维内 MHC-I 抗原表达，所以应用非成熟肌纤维的标志物如新生儿型肌球蛋白抗体区分是正常表达还是成熟肌纤维的异常表达非常重要。

由于MHC-I抗原在所有的血管均表达，可以应用它来计数毛细血管的数量。但是应用凝集素和层粘连蛋白 α_5 作标记物更易于观察，因为在阴性（*ulex*）或弱阳性（层粘连蛋白 α_5）标记的肌膜反差下更易于观察毛细血管。在正常肌肉组织，每一条肌纤维都有一个毛细血管与之比邻，但是在正常的新生儿肌肉组织，由于其毛细血管网尚未发育完全，毛细血管数量较少。在成年型和青少年型皮肌炎患者都可以见到毛细血管缺失，这也是疾病的早期表现，可以出现在缺乏其他病理改变的情况下（图22.8）。

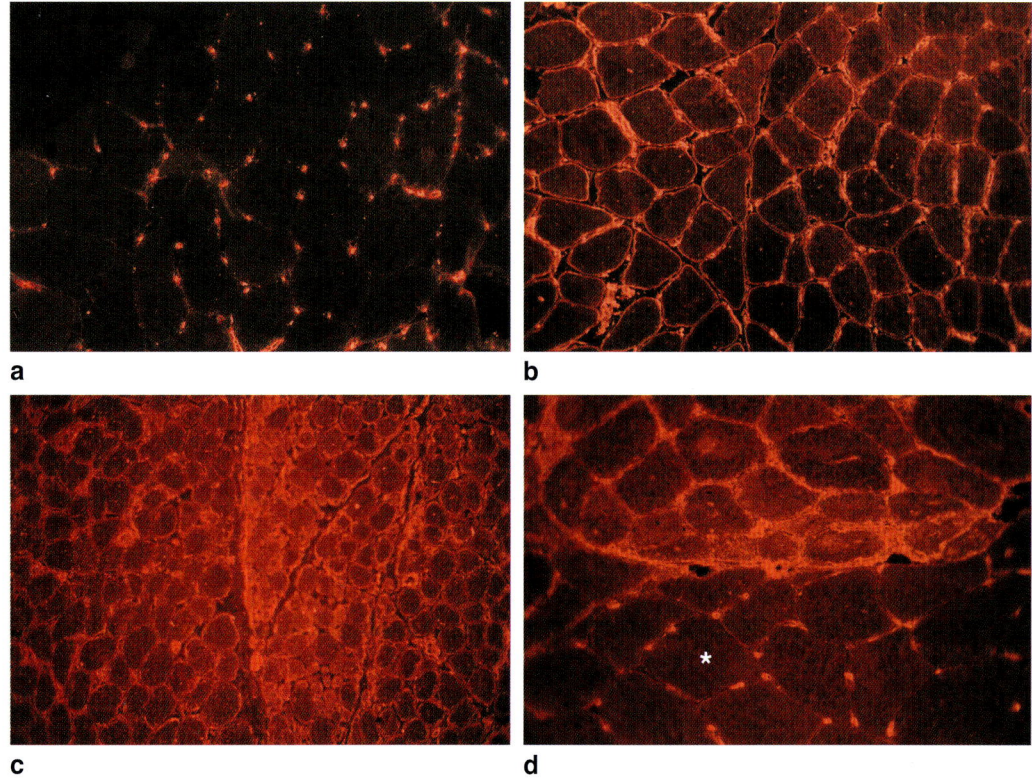

图22.7 MHC-I抗原免疫标记。(a) 对照，仅见血管被标记；(b) 多发性肌炎患者可见所有肌纤维的肌膜标记；(c) 青少年型皮肌炎患者可见所有肌纤维的肌膜标记，一些肌纤维尤其是束周肌纤维内标记；(d) 成年型皮肌炎患者在一个区域出现正常血管标记*，其邻近区域出现异常肌膜标记。

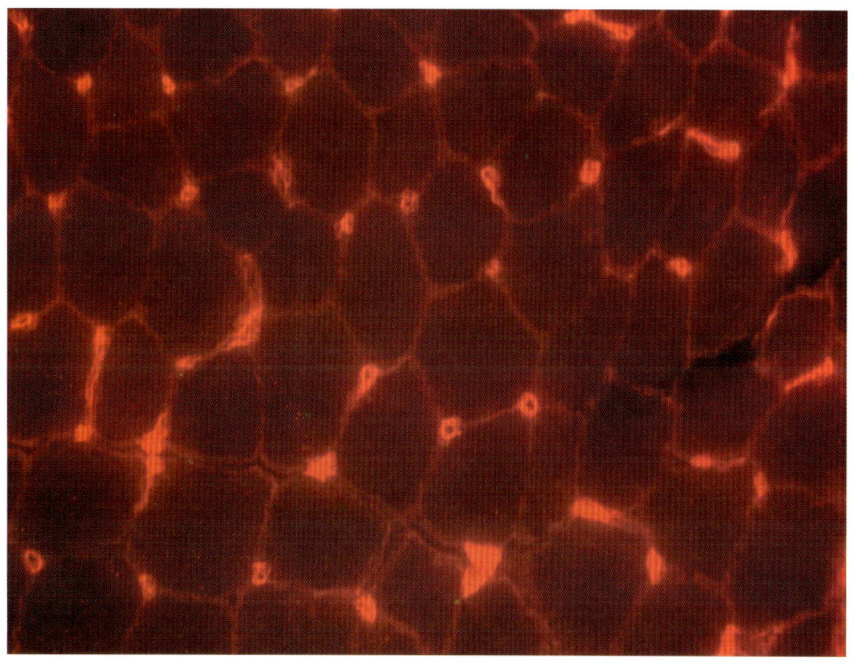

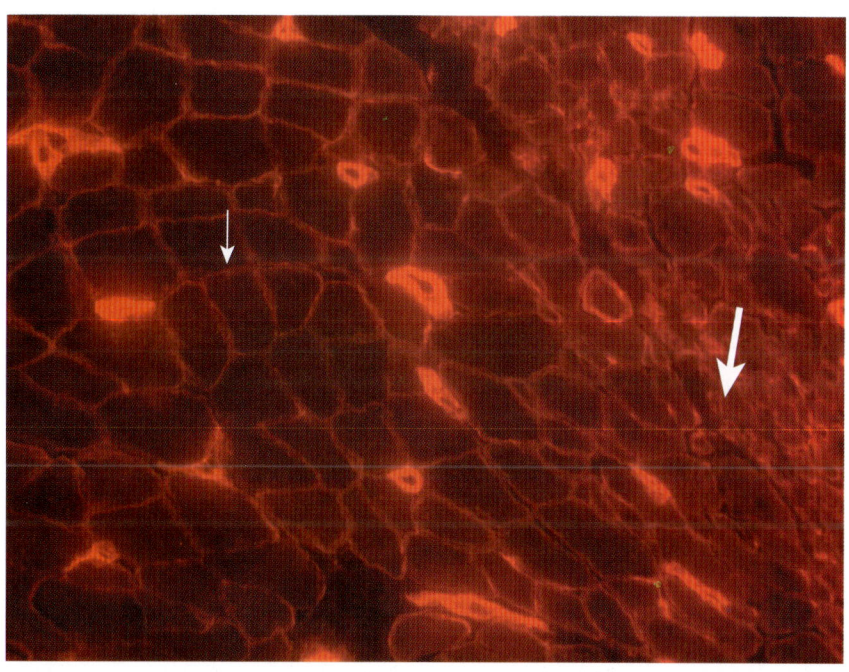

图22.8 一位5岁儿童青少年型皮肌炎，股四头肌活检用抗层粘连蛋白α_5抗体行免疫标记的两个区域。(a) 围绕多数肌纤维的正常分布毛细血管，肌膜弱标记；(b) 毛细血管缺失区域，不是所有肌纤维都有相应毛细血管与之比邻（小箭头）。也要注意束周区域毛细血管缺失（大箭头）。

在成年型和青少年型皮肌炎患者的血管壁可以出现免疫复合物、补体途径终产物和膜攻击复合物C5b-9（MAC）的沉积（图22.9）。补体、免疫复合物、免疫球蛋白G（IgG）和免疫球蛋白M（IgM）也可以在坏死肌纤维内观察到（图22.9b）。

肌球蛋白亚型的免疫标记可以显示不同肌纤维类型的分布特点，该组疾病可以表现为慢肌球蛋白肌纤维占优势，并且可以在一些肌纤维内发现有一种以上亚型的肌球蛋白共表达（图22.10）。皮肌炎的束周小肌纤维常常表达新生儿型肌球蛋白（图22.10），有一些可能代表一种再生的倾向，但新生儿型肌球蛋白并不是再生的特异性标记。束周小肌纤维也表达一些和应激相关的蛋白，也显示变性特点，目前认为这些小肌纤维是处于萎缩并受到损伤的肌纤维。

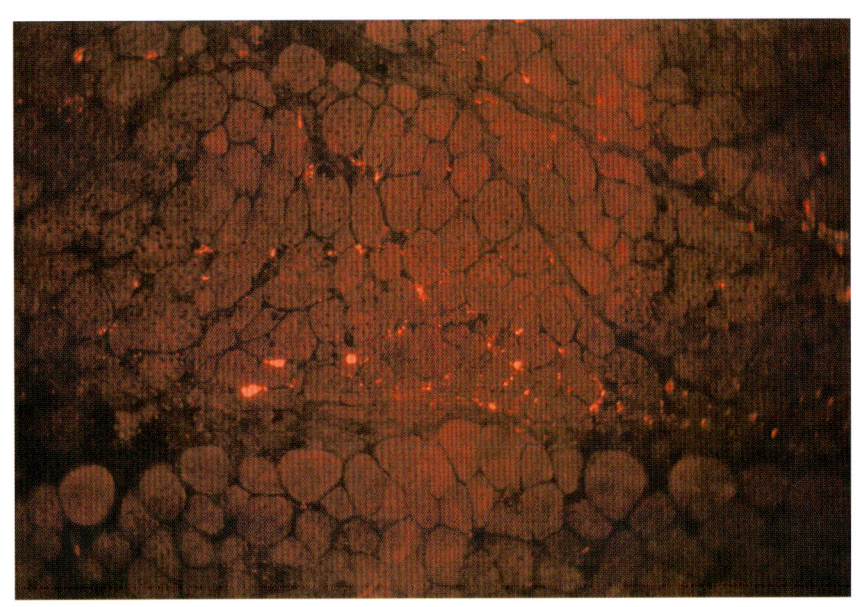

a

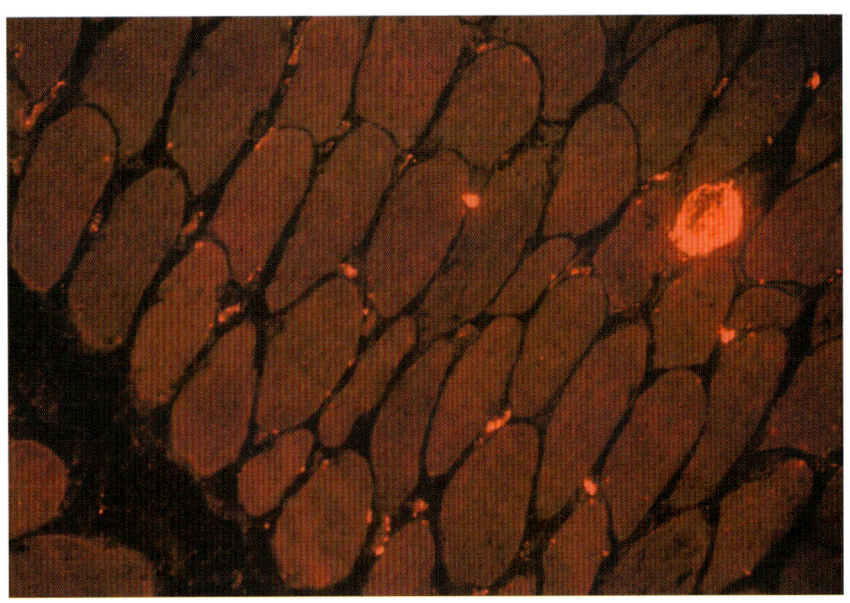

b

图22.9　C9膜攻击复合物（MAC）免疫标记肌肉活检。(a) 30岁女性皮肌炎患者；(b) 45岁男性皮肌炎患者，两例均可见补体沉积在毛细血管。

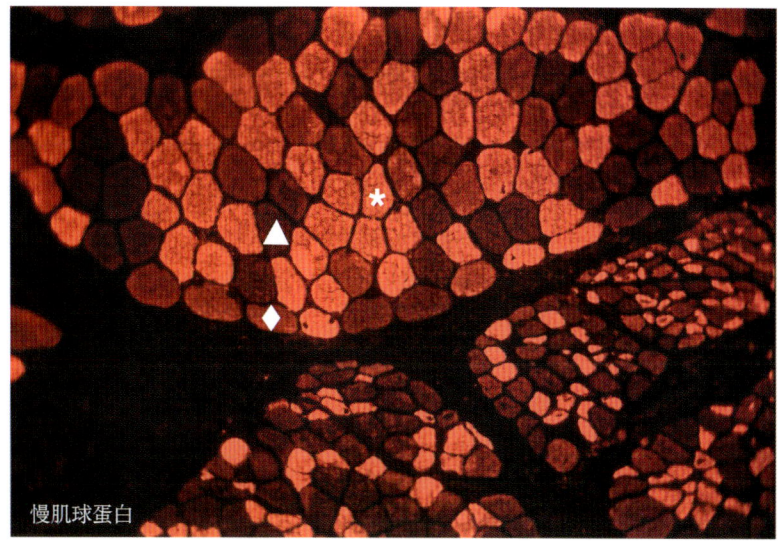

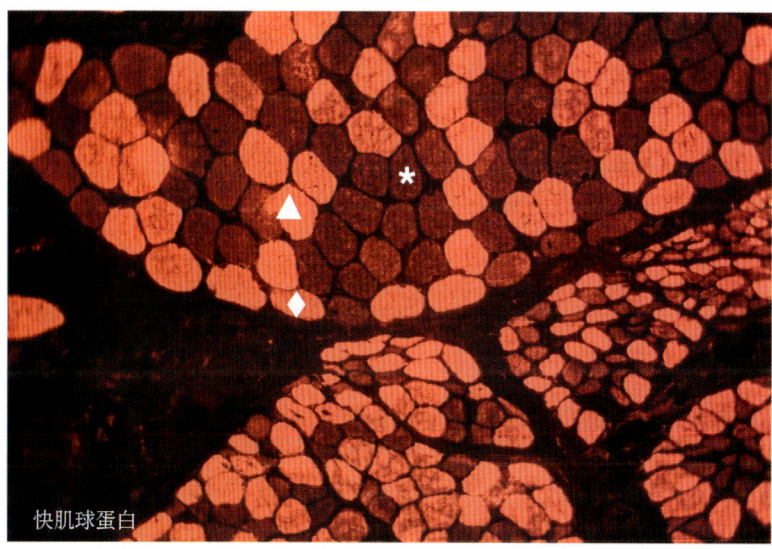

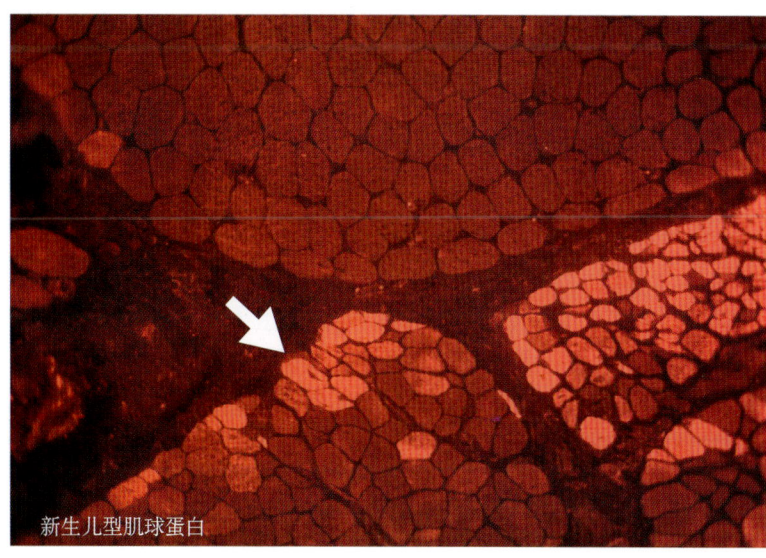

图 22.10 患青少年型皮肌炎的 3 岁男孩股四头肌活检的连续切片，免疫标记抗体。(a) 慢肌球蛋白重链；(b) 快肌球蛋白重链；(c) 新生儿型肌球蛋白。注意有些肌纤维仅表达慢肌球蛋白（*），有些仅表达快肌球蛋白（▲），有些肌纤维表达中等强度的慢肌球蛋白，同时表达快肌球蛋白（◆）。束周区域的肌纤维表达新生儿型肌球蛋白（箭头），同时表达快和 / 或慢肌球蛋白。

浸润炎细胞的主要细胞类型是T淋巴细胞、B淋巴细胞、树突细胞和巨噬细胞，可以应用特殊的抗膜表面分子的抗体，即分化抗原簇标志物（CD标志物）抗体加以区别。多发性肌炎的浸润以肌内衣为主，出现大量CD8$^+$T淋巴细胞，围绕和侵入非坏死性肌纤维内，这在皮肌炎中很少见。而B细胞主要出现在血管周围，在多发性肌炎患者的肌内衣很少出现。皮肌炎的炎细胞主要出现在血管周围和肌束衣，偶尔有些出现在肌内衣（图22.6），主要为B细胞和CD4$^+$细胞，有些是T细胞，但许多是树突细胞（Greenberg等2005）。

总之，多发性肌炎和皮肌炎患者的肌肉活检可以发现清晰的病理改变伴随炎性反应和坏死以及皮肌炎独特的束周肌萎缩。但是，病理科大夫也经常会遇到标本仅有轻微非特异性改变和缺乏炎细胞浸润的情况，此时尤为重要的是观察MHC-Ⅰ抗原表达、仔细辨别血管的任何病变，特别是补体的沉积和毛细血管的丢失。通常病理改变结合临床表现和实验室检查结果就足以获得诊断，上述的某些细节研究并非必需。

发病机制

目前认为多发性肌炎由T细胞介导，而皮肌炎则主要由体液因子介导（Dalakas 2004）。有证据表明多发性肌炎由CD8$^+$T细胞介导的抗原定向和MHC-Ⅰ限制性的细胞毒性反应导致。主要集中在肌内衣的T细胞跨过肌纤维的基底膜，释放多种可以导致肌纤维坏死的物质，如穿孔素。皮肌炎有激活的补体诱导膜攻击复合物C5b-9沉积在毛细血管，导致内皮细胞溶解，毛细血管丢失，继而缺血，导致肌纤维坏死、梗死和特征性的束周肌萎缩。但这两种病的最初触发因素尚不明确。

包涵体肌炎

散发性包涵体肌炎（IBM）是50岁以上人群中最常见的获得性肌肉病之一，男性发病多于女性。尽管常常为散发性病例，但也有家族性病例的报道。还有遗传性疾病与包涵体肌炎有一些相似的病理改变特点，但缺乏炎性成分，被命名为遗传性包涵体肌病，相关的基因缺陷在一些遗传性类型已经明确（见第17章）。包涵体肌炎不同于多发性肌炎和皮肌炎，起病更加隐袭，有不同的无力分布形式。在缺乏典型病理改变的患者（见下文），很难把包涵体肌炎和多发性肌炎区别开。对某些先前诊断为多发性肌炎的患者进行重新评估，由于重复肌肉活检出现包涵体肌炎的特征性病理改变，进而重新诊断为包涵体肌炎。与多发性肌炎和皮肌炎不同，包涵体肌炎常常对糖皮质激素治疗没有反应，对临床医生诊断该疾病有一定的提示意义。

临床特征

无力可以累及近端和远端肌肉，以股四头肌无力和萎缩最为显著。屈指、屈腕和足背屈无力是常见临床表现。肌力弱常为非对称性的，常见吞咽困难。该病进展速度缓慢，但可以导致严重的残疾。血清CK水平可以正常，也可以呈轻度升高，但一般不超过正常上限的10倍。

包涵体肌炎常与其他自身免疫性疾病有联系，与MHC抗原HLA-DR3、DR5和B8有很强的相关性。还可能与编码甲状腺素结合蛋白的基因突变有关，该蛋白已知能够分离出β类淀粉蛋白（Askanas和Engel 2003）。

病理改变

肌纤维直径变异加大，出现肥大和萎缩的肌纤维（图22.11）。可见散在或成组分布的小角状萎缩肌纤维，但没有束周肌纤维萎缩。常见核内移现象和肌内衣结缔组织增生，常见肌纤维坏死、吞噬细胞侵入坏死肌纤维和嗜碱性再生肌纤维。在MGT染色也可以看到红染的胞浆体，电镜观察可进一步证实。

特征性病理改变是肌纤维存在嗜碱性颗粒镶边空泡，空泡在MGT染色可以染成红色（图22.12），出现镶边空泡的肌纤维数量不定。同样炎性反应程度也不尽相同，主要由淋巴细胞和巨噬细胞组成。浸润的T细胞主要是可以侵入到非坏死性肌纤维的CD8$^+$细胞。酶组织化学染色显示一些空泡肌纤维有高酸性磷酸酶活性，破坏的肌原纤维结构表现为缺乏NADH-TR活性的轴空样区域。除外随年龄增长而增多的因素，包涵体肌炎患者出现COX酶活性缺乏的肌纤维数目要多于正常同龄人。电镜检查可以发现结构异常的线粒体，很高比例的包涵体肌炎患者可以检测到线粒体DNA缺失。异常线粒体对应于破碎红区域，也对应于镶边空泡，两者都可以在MGT染色下

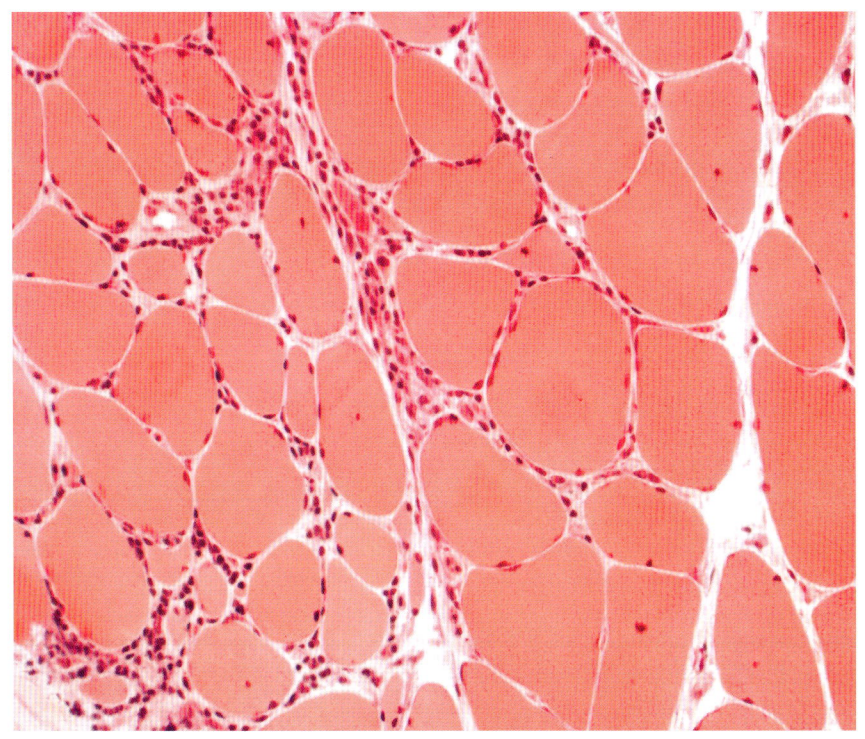

图 22.11　71 岁男性包涵体肌炎患者的肌肉活检，显示肌纤维直径变异明显加大、一些核内移和显著的炎性反应（HE）。肌纤维直径在 10～55μm 之间。

观察到。

包涵体肌炎的包涵体在刚果红染色阳性，配置与玫瑰红或德克萨斯红匹配的激发滤光片，在荧光显微镜下观察效果最好（图22.13）。包涵体表现出 β 类淀粉蛋白，应用抗体通过免疫组织化学染色可标记该蛋白（见下文）。

电镜检查可以发现胞浆和/或胞核内丝样包涵体，丝的直径在 15～20nm 之间，可以平行或随意排列（图 5.50），常见髓样涡旋和胞浆体。

免疫组织化学

包涵体肌炎与多发性肌炎、皮肌炎一样，不论是否存在炎细胞浸润，肌膜都有 MHC-I 表达，这是包涵体肌炎与出现镶边空泡之遗传性肌病的一个区别点，但这方面的数据很有限，而且 MHC-I 表达对炎性肌病并不特异。

目前已经发现很多蛋白与空泡有关，包括 β 类淀粉蛋白、β 类淀粉前体蛋白、泛素、早老素-1、载脂蛋白E、α-共核蛋白、朊粒蛋白、磷酸化神经原纤维蛋白和运动神经元生存蛋白（图22.14；Oldfors和Fyhr 2001，Askanas和Engel 2001）。这些蛋白多数也出现在患有阿尔兹海默病患者的脑组织中，由此推断相似的老化机制可能影响了这两种疾病的发生。特别是 β 类淀粉前体蛋白可以诱导一系列的瀑布式反应，从而导致细胞变性和蛋白错误折叠（Askanas 和 Engel 2001，2003）。

遗传性包涵体肌肉病

这是一组表现为进行性无力的异质性疾病，多种基因突变与其相关。多数与包涵体肌炎一样晚发起病，但也有先天性或儿童期发病的报道。其病理改变特点与包涵体肌炎十分相似，特别是涉及镶边空泡的出现和肌纤维内出现上文提到的异常蛋白沉积、15～20nm 的丝样包涵体和刚果红阳性物质，但区别点是缺乏炎细胞浸润。Askanas 和 Engel 将其命名为"包涵体肌病"，有别于"包涵体肌炎"，名称的相似难免引起混淆，相似的病理改变特点提示可能有导致这些疾病发生的相同发病机制。

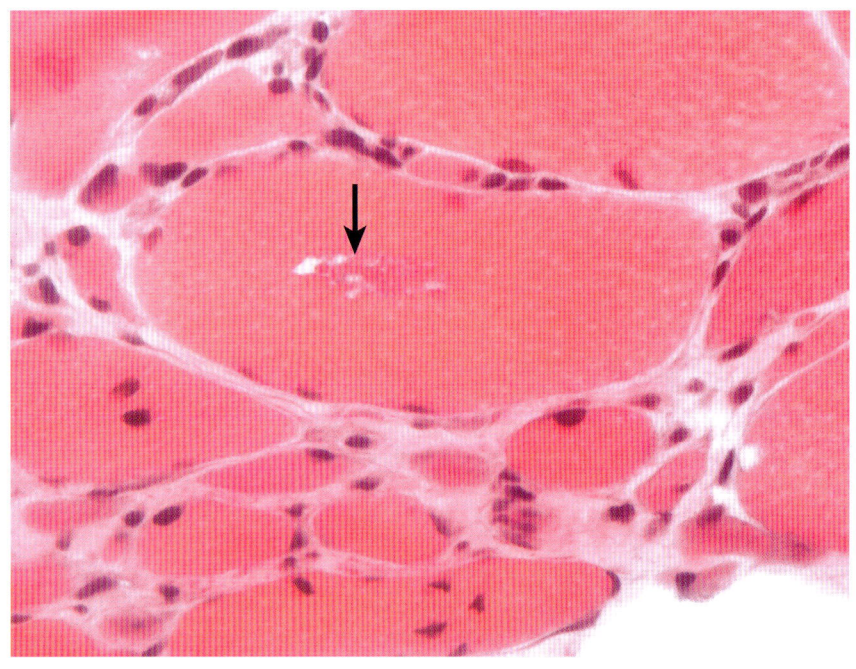

a

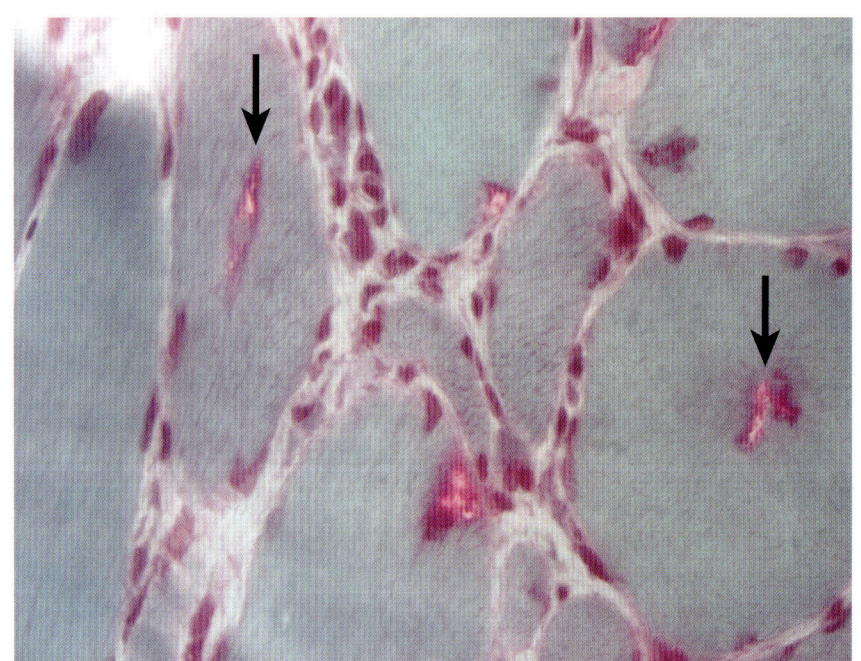

b

图22.12　图22.11包涵体肌炎患者的镶边空泡。(a) HE染色；(b) MGT染色。肌纤维直径在 10～60 μm 之间。

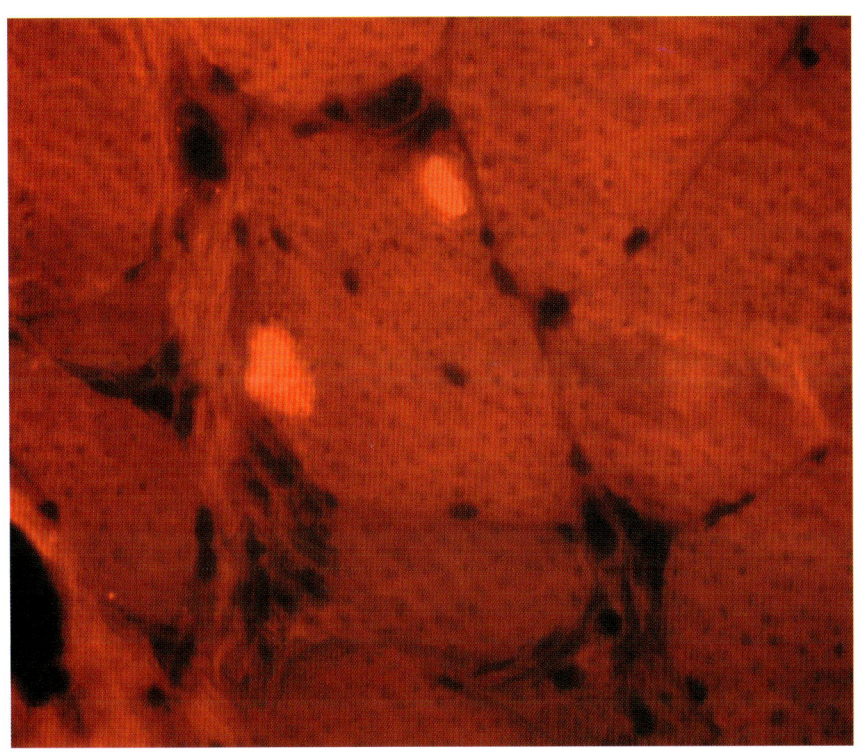

图22.13 包涵体肌炎患者股四头肌活检刚果红染色，用针对德克萨斯红的545～580nm激发滤光片，发现分散出现的刚果红阳性区域，提示β类淀粉蛋白沉积。

另外一种区别这两种疾病的方法是应用两种不同的磷酸化Tau蛋白抗体加以显示（Mirabella等1996）。作者认为单克隆抗体SM-310不同于另一种单克隆抗体SM-31，仅标记散发性包涵体肌炎的包涵体，与肌病的包涵体不反应，包涵体肌炎的包涵体可以被两种抗体标记。一些关于α-肌营养不良糖蛋白的研究提示本病可能存在糖基化的减少（Huizing等2004），但结果不恒定（Broccolini 2005）。

遗传学

遗传性包涵体肌肉病中的一型表现为股四头肌不受累，与包涵体肌炎正相反。该病为隐性遗传，由位于染色体9p12-13编码UDP-N-乙酰葡糖胺2-表异构酶/N-乙酰甘露糖胺激酶基因缺陷引起。该基因缺失导致酶的异常，这种酶参与唾液酸的合成，其异常影响了唾液酸的生成（Huizing等2004）。该疾病首先在犹太人中发现，现在已经明确该病与Nonaka在日本人中发现的"远端型肌肉病伴镶边空泡"是等位基因病，也可以出现在其他种族（Nonaka等2005）。

因出现镶边空泡而被考虑为包涵体肌病的其他疾病还包括由多聚腺苷结合蛋白2基因（见第14章）缺失引起的眼咽型肌营养不良、与染色体2p13连锁的Welander型远端肌肉病、与染色体2q31（肌联蛋白）连锁的胫骨前肌肌营养不良以及染色体17p13上编码肌球蛋白重链IIa基因缺失导致的疾病（见第16章）。这些疾病的病理改变与归类于"肌原纤维肌病"的疾病有很多重叠（见第16章）。所有这些疾病都是显性遗传。

小结

由于包涵体肌炎和包涵体肌病的病理改变特点十分相似，临床上对于没有家族史的散发病例很难明确诊断，尤其是出现镶边空泡但缺乏炎细胞浸润的散发病例，其诊断就更困难。当肌肉活检发现镶边空泡时，应对标本进行一系列的染色，包括MGT、刚果红荧光观察、抗磷酸化神经原纤维蛋白抗体（SM-31，SM-310）、抗泛素抗体和MHC-I抗体染色。特别怀疑肌原纤维肌病时，还可以应用其他抗体进一步研究包涵体。但要注意，镶边空泡和许多肌肉疾病的病理改变一样，对包涵体疾病没有特异性，可以是许多基因缺失的继发表现。

（郑日亮译　袁　云校）

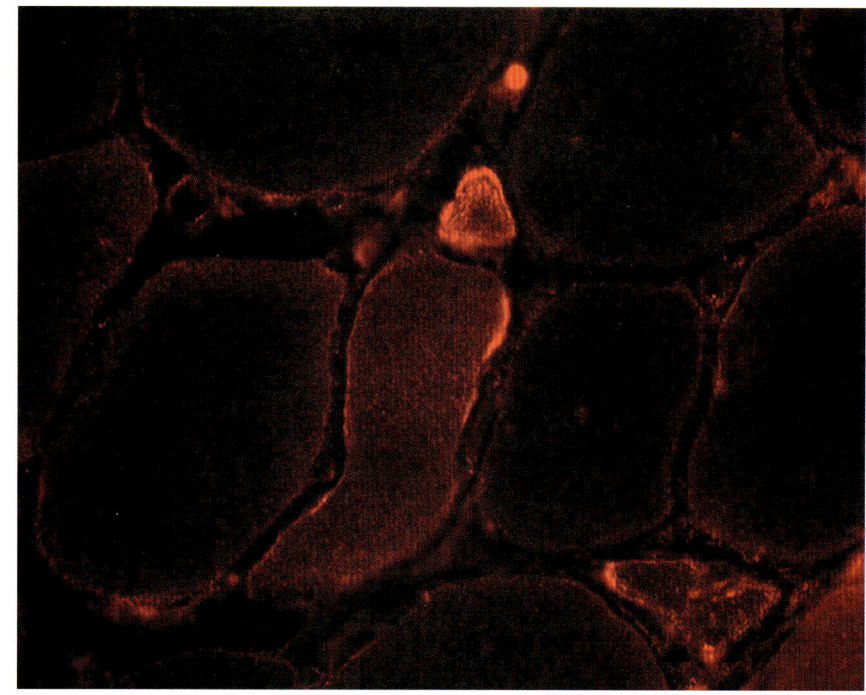

图22.14 2例包涵体肌炎患者的肌肉活检。(a) 磷酸化神经原纤维蛋白和(b) 泛素免疫学标记。

第23章

中毒性和药物性肌病

Russelc Lane

除了本书前面所述的许多遗传性疾病外,很多药物和毒素也可以影响神经和肌肉。病理科大夫能够认识到这点并识别这类疾病非常重要,因为去除有害因素后通常能够完全恢复。否则,结果可能非常严重甚至危及生命。

一些药物相关的肌病,如类固醇或酒精导致的肌病比较常见,而其他的则很少见。他汀类药物的广泛使用,使得这类药物成为临床实践中导致肌痛和高CK血症的最常见原因。药物和毒素也可以提供非常有用的肌肉病模型,有助于阐明细胞机制。例如用于治疗 AIDS 的叠氮胸苷,为研究线粒体 DNA 更新带来机会。已经有许多有关药物性和中毒性肌病的综述(包括 Lane 和 Mastaglia 1978,Khan 1995,Lane 1996a,Argov 和 Squier 2002,Bannwarth 2002,Barnes&Hilton-Jones 2003,Guis 等 2003)。

分类

像一般性肌病一样,可以将药物和毒素对骨骼肌的作用从几个方面进行分类:根据临床特征、药物作用机制或造成的病理改变。在本书总的背景下,本章重点是病理,按照以下 7 个方面进行讨论。

- 局灶性肌病
- 坏死和骨骼肌溶解
- 炎症(淋巴细胞性、嗜酸细胞性和巨噬细胞性)
- 线粒体损伤 / 缺失
- 肌球蛋白重链丢失
- 2 型纤维萎缩
- 空泡性肌病

中毒造成的临床表现可以是急性,如骨骼肌溶解发作;亚急性,如出现近端肌无力、不同程度肌痛和 CK 升高;慢性,典型表现是无痛性近端肌病而 CK 正常。有些药物可以造成不同的病理改变和临床表现,例如酒精既可导致急性或亚急性疼痛性肌病,并可诱发骨骼肌溶解,但似乎更常造成慢性进行性无痛性肌病。

局灶性肌病

局灶性肌病是因肌内注射引起。在西方国家更常碰到和吸毒相联系,而在第三世界,尤其在印度次大陆和南美,注射抗生素是主要原因,三角肌和股四头肌常常被累及。局灶性肌病可造成致残性肌肉挛缩,但切除病变部位可使功能恢复。特征性的病理改变是致密的间质局灶纤维化,伴散在肌纤维坏死和不同程度炎细胞浸润(图 23.1)

"注射肌病"是医院内局灶性肌病的最常见原因。当发现一个接受过肌内注射或肌电图检查的患者 CK 升高时,有时可能导致徒劳地寻找肌肉病或心肌梗死的证据。这些医源性创伤同样也给病理科大夫造成困难,如活检的部位进行过肌电图检查,就可看到局灶性坏死和炎细胞的堆积。

药物或毒素的肌内注射可通过几种机制造成损伤,包括对肌纤维的直接损伤、出血、继发感染以及损伤溶酶体释放组胺类物质。制剂的 pH 值和渗透压也很重要。阿片制剂、利多卡因和地西泮肌内注射都可造成局灶性肌肉坏死。

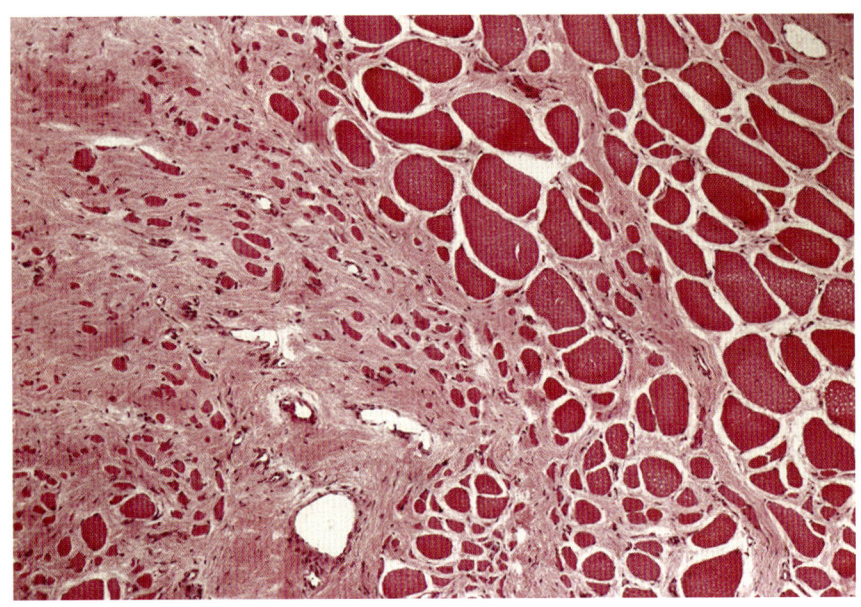

图23.1 局灶性肌病的典型病理改变，取自挛缩区域，该活检取自反复注射吗啡衍生物镇痛新的患者。保留的肌束有肥大和萎缩的肌纤维，肌肉被结缔组织明显替代，在这种慢性病变中很少出现炎性反应（HE）。

蛇的毒液也可造成局灶性肌肉坏死，可造成即刻的局部反应以及更广泛的损伤（见下）。

坏死和骨骼肌溶解

有一些药物和毒素可导致不同程度的肌纤维坏死，造成急性或亚急性痛性肌病，出现特征性的全身性肌痛和肌肉压痛，特别是近端为著，CK明显升高。损害可为药物的直接肌肉毒性作用、通过免疫反应造成炎症或严重低钾血症（表23.1）。直接作用的确切机制各不相同，有些尚不明了。除了坏死、细胞吞噬和肌纤维再生，还可见一些非特异性改变，如肌纤维大小不一和核内移增多等。

骨骼肌溶解是急性肌肉坏死导致许多肌纤维破坏。许多导致急性或亚急性疼痛性肌病的药物和毒素都可以造成骨骼肌溶解（Lane和Phillips 2003）。酒精和阿片制剂（尤其是海洛因和可卡因）和其他滥用的药物是常见的病因，他汀类药物最近也经常被提到，但是因为其潜在的肌肉毒性已被大家所认识，所以发生率相对较少。麻醉药也可造成骨骼肌溶解，一些毒蛇的毒液除了局灶性坏死外，还有全身毒性作用。

引起急性骨骼肌溶解的制剂一般可以造成肌纤维的代谢衰竭和肌膜的急性崩解，使细胞内容物如肌红蛋白和CK大量外漏，而钙离子内流进一步造成细胞损伤。由于活检的时间和部位不同，可见明显肌纤维坏死，但也可以非常吃惊地发现骨骼肌的病理改变非常轻微，即使CK超过正常上限的1000倍。

酒精是肌肉损伤的常见原因之一，损伤肌膜，可能是通过乙醛和自由基的作用，表现为肌浆网钙ATP酶活性和胆固醇代谢物的增加（Adachi等2003）。尽管酒精可导致坏死和骨骼肌溶解，但更常见的效应是2型肌纤维萎缩或慢性神经病（见下）。

滥用的药物，尤其是阿片类，也是肌纤维坏死的常见原因，并且在药物导致的骨骼肌溶解中更常见。兴奋性药物，如苯环己哌啶（PCP，"安琪儿粉"），是因为极过度运动而造成肌肉坏死。

他汀类（3-羟基-3-甲基戊二酰-辅酶A、还原酶抑制剂）和贝特类减少胆固醇合成和降低血液中低密度脂蛋白的胆固醇水平。其副作用是影响细胞膜的胆固醇代谢，1%~7%的患者出现骨骼肌方面的副作用，也是这些药物的最常见副作用（Evans和Rees 2002a），虽然还不清楚到什么程度，但是这个数据足以反映肌肉毒性的真实程度。肌痛、CK升高和有时出现的近端力弱发生率为1/1000（Evans和Rees 2002b），但只要停止用该药，通常迅速恢复。很少数

表 23.1 中毒和药物性肌病的病理分类

主要病理改变	机制	常涉及的药物
纤维化，坏死	肌肉毒性、肌纤维外伤、感染、溶酶体破裂	肌内注射阿片类药物或抗生素
坏死，巨噬细胞	肌肉毒性	酒精、汀类、贝特类
	缺血	阿片类
	低血钾（急性）	利尿剂、甘草衍生物
	微血管栓塞	ε-氨基己酸
	蛋白和能量代谢障碍	吐根碱（吐根），视黄醇衍生物
炎性		D-青霉胺，普鲁卡因胺
淋巴细胞性		L-色氨酸
嗜酸细胞性	免疫介导	铝基疫苗
巨噬细胞性		
线粒体损伤或缺失（破碎红纤维，COX 阴性肌纤维，电镜异常）	抑制线粒体 γDNA 多聚酶	叠氮胸苷
肌球蛋白重链丢失	离子失衡造成肌丝解聚？	神经肌肉阻滞同时应用糖皮质激素
2 型肌纤维萎缩	蛋白合成下降	酒精（慢性）、药物造成的低血钾
空泡	溶酶体抑制	胺碘酮、氯喹、哌克昔林
髓样小体	抑制微管聚合	氯喹、长春新碱、两性霉素
球膜小体		
无特点	低血钾（慢性）	利尿剂、甘草衍生物

COX，细胞色素氧化酶。

患者（百万分之一）出现骨骼肌溶解，并造成死亡（Lane 和 Phillips 2003）。

肌肉毒性的出现是因对肌肉膜系统的破坏所致，包括肌膜和线粒体。膜损伤后，钙内流，导致肌纤维坏死的恶性循环。试验研究显示肌膜下自噬溶酶体堆积、线粒体和肌浆网变性，随后出现明显的肌纤维坏死、再生和巨噬细胞浸润（Waclawik 等 1993，Nakahara 等 1998；Ucar 等 2000；图 23.2）。

各种他汀类药物造成肌肉坏死的倾向不同，例如西立伐他汀被撤出市场，就是因为其导致骨骼肌溶解的发生率比其他他汀类药物高。罗苏伐他汀因为高亲脂性和高生物利用度，目前在被关注。低细胞色素 P450 活性是肌肉毒性的危险因素之一，这一点可以解释为什么当这些药物与其他通过该途径代谢的肌肉毒性药物一起服用时，更容易造成骨骼肌坏死，尤其是贝特类、烟酸类和环孢霉素。

他汀类肌病和硒缺乏肌病之间有相似点，提示这些药物可能抑制了肌肉中硒的代谢（Moosmann 和 Behl 2004）。另外一个有趣的观察是抑制了甲羟戊酸激酶，而不是抑制胆固醇合成通路的下游酶，造成肌肉损伤。该酶在异戊二烯化中很重要，后者对许多肌膜蛋白处于最佳功能状态很重要，包括核纤层蛋白 A/C 和肌营养不良糖蛋白。他汀类药物可能通过抑制甲羟戊酸激酶的上游 β-羟基-β-甲基戊二酰-辅酶 A 还原酶，造成异戊二烯池的耗竭，产生对肌肉的不利影响（Baker 2005）。

虽然在停用他汀类药物后，肌病症状通常逐渐缓解，但也有慢性肌病的报道。病理改变包括新鲜坏死、炎症、纤维空泡化和破碎红纤维（Gambelli 等 2004，Carvalho 等 2004）。

贝特类药物通常在与他汀类合用时涉及该问题，偶尔单独使用时通过上调脂蛋白酯酶造成肌肉损害。

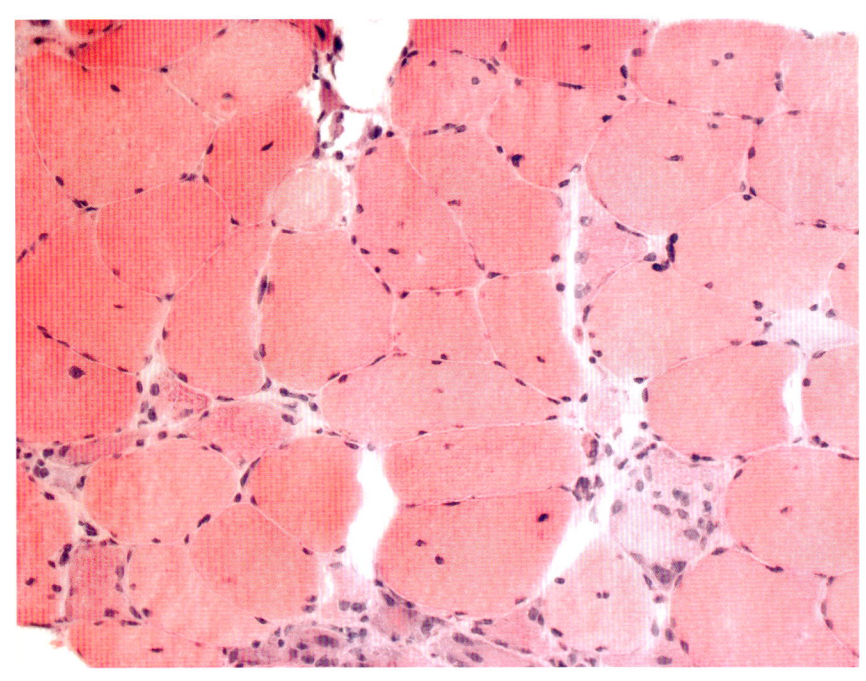

图 23.2　71 岁男性患者的股四头肌活检，显示肌纤维坏死和再生，认为是他汀类药物导致，患者有非常高的CK水平（2000IU/L），但肌膜MHC1类抗原表达非常低，提示没有肌炎（HE）。

氯贝特还可通过影响细胞膜的功能而产生肌强直，也在洛伐他汀的试验中观察到（Waclawik 等 1993）。

类固醇通常造成慢性进行性无痛性肌病，伴随2型肌纤维萎缩（见下），但大剂量静脉点滴氢化可的松可以造成肌肉坏死。静脉点滴糖皮质激素还可导致股四头肌肌病，不过该情况有不同的病理和发病机制（见下"肌球蛋白丢失"）。

抗纤溶药物 ε-氨基己酸可造成急剧的多灶性肌肉坏死（Lane 等 1979），可能是毛细血管血栓形成造成肌纤维缺血的结果（Kennard 等 1980）（图 23.3）。

阿米巴杀虫剂吐根碱（吐根的活性成分）也可造成这种综合征，就像用来治疗痤疮和其他皮肤病用的大剂量维生素 E 和维生素 A 衍生物芳香维甲酸和异维甲酸一样。

在毒素方面，有机磷抑制神经肌肉接头处的乙酰胆碱酯酶，造成过量的乙酰胆碱堆积，钙内流到肌细胞内，产生肌肉坏死。肌活检通常是混合性改变，仍在发展的肌纤维坏死伴巨噬细胞浸润与再生同在，但炎细胞浸润相对较少。

严重低钾血症也可造成肌肉坏死和急性痛性肌病。已被报道与酒精（经常伴随低镁血症）、利尿药（尤其是长效的利尿药如氯噻酮）、泻剂、两性霉素B（造成肾性钾丢失）和甘草酸衍生物（甘草，生胃酮）有关。血清钾降到 1～2mM 并伴严重低氯血症性碱中毒，可造成严重弛缓性和无腱反射性瘫痪，但有明显的肌电图改变，说明有肌纤维坏死和肌膜破坏。活检时也可见到散在的肌纤维坏死，但典型表现是慢性损害基础上存在急性病变表现，也有一些相对长期的损害改变，如出现 2 型肌纤维萎缩。可以见到来于T管的空泡样结构（图 23.4）。

炎症

有几种药物可诱发炎症性肌病，类似多发性肌炎，极个别像皮肌炎，在 22 章中描述。但还不清楚在药物性肌炎的肌纤维是否存在 MHC I 类抗原表达。报道的炎症性肌病最常与治疗风湿性疾病、硬皮病、系统性硬化、肝豆状核变性和胱氨酸尿症的d-青霉胺有关。停用药物可恢复，但可能需用糖皮质激素。致死性的心肌炎也有报道。还应注意，此药还常造成抗体阳性的重症肌无力。

其他已报道可造成炎性肌病的药物有左旋多巴、苯妥英、普鲁卡因胺、醋酸亮丙瑞林、丙基硫氧嘧啶

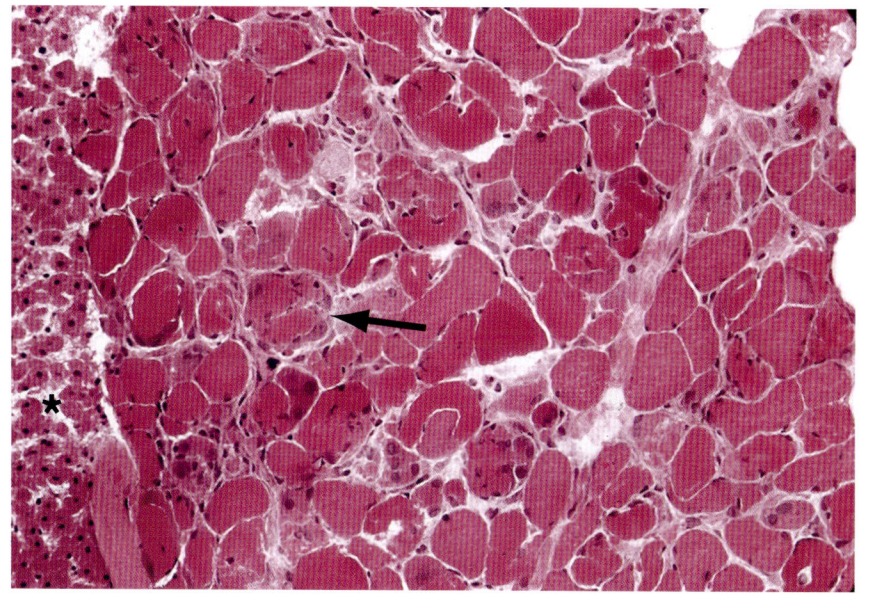

图23.3 ε-氨基己酸导致的急性坏死性肌病，显示多灶性肌纤维坏死和巨噬细胞活性，许多小的嗜碱性区域围绕坏死肌纤维（箭头），显示明显的再生反应。极少淋巴细胞浸润，但巨噬细胞丰富（*）（HE）。

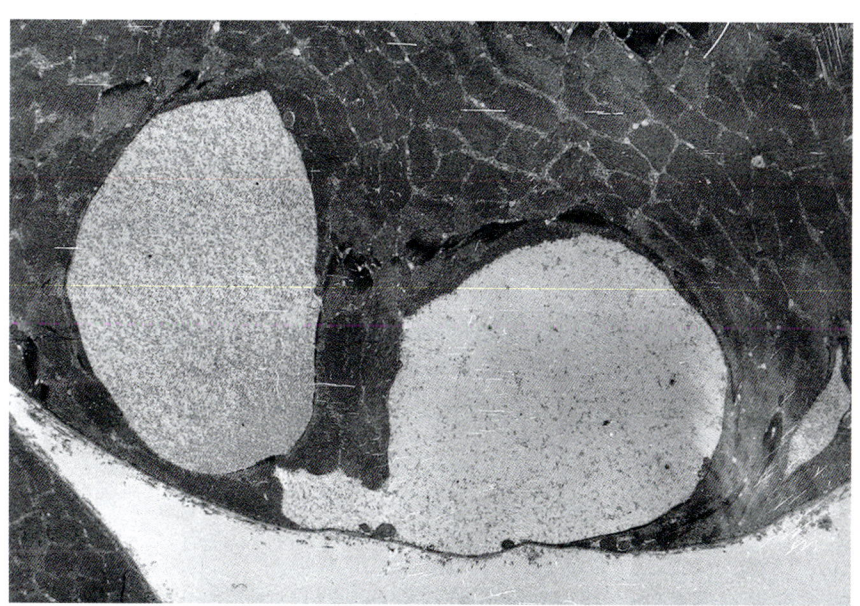

图23.4 甘草（甘草酸）肌病，电镜下空泡样结构被认为来自T管。

和西咪替丁。另外还有治疗慢性病毒性肝炎的 α- 干扰素引起多发性肌炎的报道，但不清楚是药物还是 C 型肝炎病毒造成肌炎。鱼肉毒中毒也可造成炎症性肌病。

20 世纪 80 年代和 90 年代早期报道使用 L- 色氨酸的患者出现嗜酸性肌筋膜炎，但后来证实是一些美国制药厂的某些批次的药中含掺杂物所致。

巨噬细胞性肌筋膜炎在 20 世纪 90 年代末在法国有不寻常的高发率。可能是因为一些疫苗中含铝所致。现在仍有这样的病例，当看到局灶性巨噬细胞堆积而其他部分都正常的标本时，应考虑此病的可能（图 23.5）。电镜显示致密的针状嗜锇物质，利用电镜 X 线分析技术证实含铝。

线粒体损伤 / 缺失

像治疗 HIV 感染的药物叠氮胸苷（AZT），可以通过抑制线粒体 γDNA 聚合酶造成线粒体的损伤。可见线粒体堆积、破碎红纤维和线粒体超微结构异常（Lane 等 1993；图 23.6）。在 HIV 感染患者，叠氮胸苷和肌肉病之间的关系很有趣。HIV 感染本身可以造成一些肌肉病的病理改变，包括消耗性综合征、典型的炎性肌病（有肌痛、肌无力和 CK 升高），伴空泡和不同程度炎性改变的坏死性肌病（表现为疲劳、肌痛、近端无力，通常 CK 升高）及非特异性病理改变，如杆状体形成和 2 型肌纤维萎缩（Lane 1996b）。在叠氮胸苷问世前，HIV 患者的肌肉病低于 1%，但后来在每日 1 克叠氮胸苷治疗的患者中，肌肉病增加到 1/3，表现为急性或亚急性疼痛性肌病。服用叠氮胸苷的 HIV 患者没有肌无力和 CK 正常，肌肉活检常常没有病理改变（Lane 等 1993）。

在叠氮胸苷肌病的微小空泡主要是线粒体肿胀所致，而 HIV 肌病是肌浆网扩张所致（Lane 等 1996）。在病毒和免疫介导性疾病如皮肌炎所见的内皮细胞管网状包涵体，在有临床肌病症状的患者中也很明显，而非肌病型患者则不常见。管网状包涵体可能反映干扰素的产生，在一些组织中是 HIV 感染的早期表现（Lane 等 1993）。

环孢菌素也通过抑制线粒体呼吸链而导致肌病伴随破碎红纤维。这种合并症很少见，主要限于接受肾

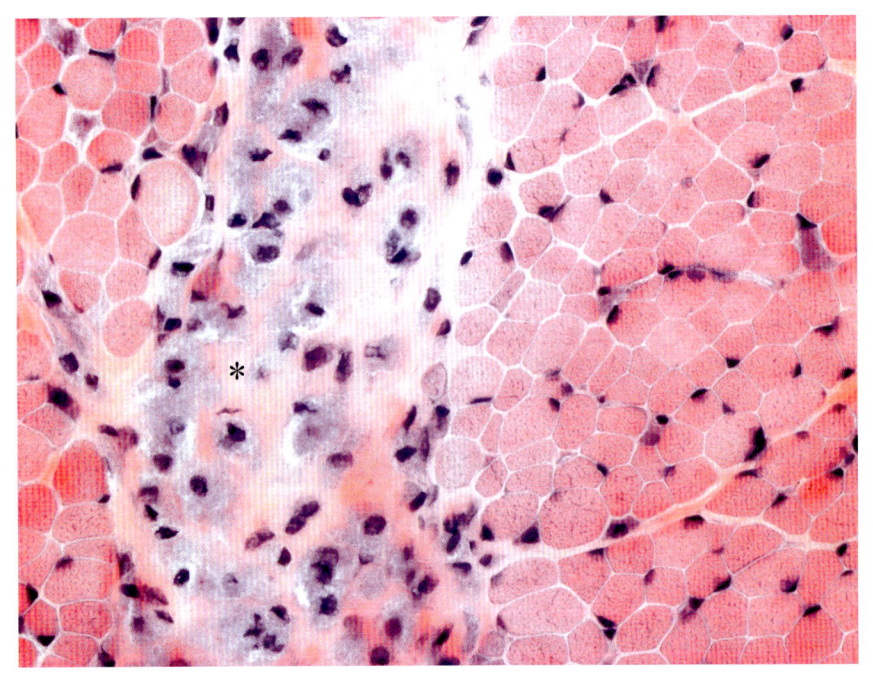

图 23.5　疫苗导致的巨噬细胞性肌筋膜炎，显示许多巨噬细胞出现在肌束衣（*）。肌纤维大小不一（5 ~ 25μm），但没有其他的病理改变（活检时儿童年龄 7 个月，HE）。

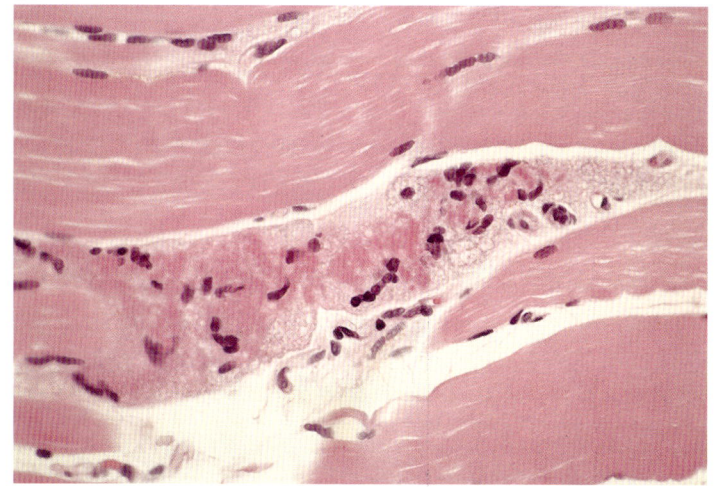

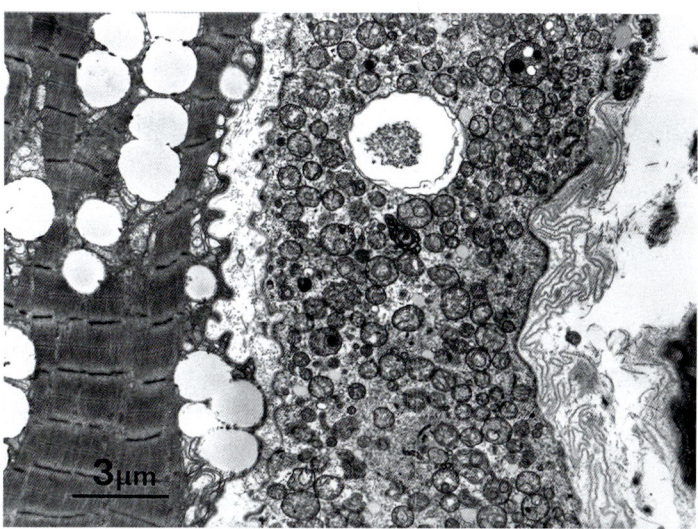

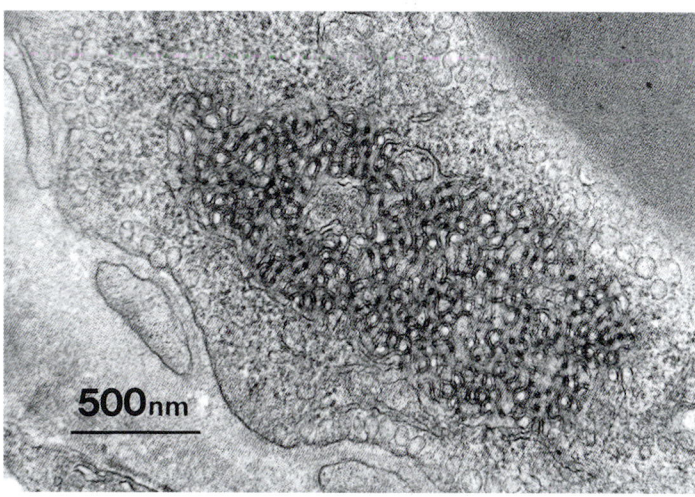

图 23.6　HIV 感染的叠氮胸苷肌病显示：(a) 纵切的肌纤维出现变性（HE）；电镜图片 (b) 异常线粒体；(c) 内皮细胞的管网包涵体（电镜图片由 J Moss 博士友好提供）。

移植的患者。尽管环孢霉素相关的低镁血症可以发挥一定的作用，但机制不明。该药对他汀类药物造成肌肉坏死有促进作用（见上）。

饮食添加剂锗基性酰剂在一些西方国家很流行，有潜在的很大毒性，可造成包括肌病在内的其他疾病。可见破碎红纤维、缺乏细胞色素氧化酶活性的肌纤维以及线粒体的超微结构损害。这些线粒体改变与显著的空泡样表现以及溶酶体激活有关。

番泻叶（肉桂）中毒造成的肌病具有线粒体细胞病的特点。番泻叶作为一种泻药被广泛使用，在人类中还没有病理改变的报道，不过本书的作者曾见过一例有大量胞浆体的患者。

肌球蛋白重链丢失

处于不能自理或在重症监护病房的重症患者可出现神经肌肉功能紊乱，可以是神经源性或肌源性，经常称为重症监护或重症疾病神经病或肌病。重症疾病性神经病是一种病因未明的轻度、远端性、对称性、自限性轴索性神经病。在这种情况下更严重和拖延的神经肌肉功能紊乱情况常常是肌肉病。

重症监护肌病常发生于使用神经肌肉阻滞药物（如泮库溴铵）或相关药物进行机械通气，同时又静脉给予大剂量糖皮质激素的患者。当撤掉麻醉药物后，才发现患者有严重的肌病性四肢瘫痪，伴随腱反射减低或消失。CK在开始时很高，但下降很快，患者通常在数周后逐渐恢复。该类型表现极少出现复发。

如前所述，静脉大剂量糖皮质激素可导致坏死性肌病，但在重症监护肌病有A带肌球蛋白粗肌丝选择性丢失，两型肌纤维同等受累（图23.7）。个别肌纤维A带的丢失可以出现在几个疾病中（第5章，图5.15），但在重症监护肌病中大量出现。被认为是组成肌丝的肌球蛋白单体出现解聚，可能是肌浆中离子失衡的结果。肌球蛋白ATP酶染色明显减弱，而肌球蛋白重链的免疫组织化学尽管可以看到破坏，但相对受累较轻（图23.7），提示解聚的肌球蛋白单体仍保留，但没有酶活性（Karpati 2002）。这种病理改变在实验性失神经的肌肉能够重复出来，在给予大鼠大剂量糖皮质激素时也能见到。

2型肌纤维萎缩

该情况见于许多药物导致的慢性无痛性近端肌病。临床上这些肌病通常为缓慢进展性的对称性近端力弱和萎缩。几种可造成急性或亚急性痛性肌病的药物经常可造成这种类型的肌病。急性型的特征是肌痛、CK水平升高，而慢性无痛性肌病型CK通常正常或仅轻度升高。肌电图显示肌源性改变，没有出现急性状态多见的插入延长和自发电位增多。停用致病药物后可以有部分恢复，但病程和进展反映出症状的慢性特点。

造成2型肌纤维萎缩慢性无痛性肌病的两个最常见原因是酒精和糖皮质激素。2B型肌纤维受累更明显（图4.9）。酒精相关的慢性神经肌肉病是全世界最常见的神经肌肉病（Rajendram 等 2003）。慢性肌肉毒性通常发生于酒精相关性神经疾病基础上。酒精性肌病（占酗酒者的40%~60%）的发生率约是酒精性肝硬化、周围神经病或心肌病的2倍。

但是，该病发展隐袭，症状相对较轻，所以很多患者没有被诊断。虽然酒精相关性肌病慢性型的CK通常正常，但这些患者摄入酒精后也可有CK的迅速增加（Lane 和 Radoff 1981）。

糖皮质激素作用于细胞核水平，干扰蛋白代谢，主要是分解代谢。常见的难点在于如何把糖皮质激素性肌病和需要糖皮质激素治疗的基础疾病鉴别开，如炎性肌病。后者的炎细胞在肌肉活检中很明显，MHC Ⅰ类抗原在肌膜的表达增加，但糖皮质激素治疗对MHC Ⅰ类抗原表达的影响还不清楚。肌纤维损伤的典型肌电图改变和CK增高更倾向于炎性肌病。

空泡性肌病

在药物导致的慢性进行性近端肌病中，有两种类型的空泡性改变：

- 溶酶体来源的自噬性空泡堆积，伴随来自肌浆网的涡旋膜性"髓样"或球膜样小体
- 慢性低钾造成的空泡，可能来自T管

两性分子的阳离子药物导致溶酶体型空泡肌病。常见的有抗疟药（如氯喹、阿的平）、胺碘酮和马来酸哌克昔林。这些药物有脂溶性疏水区和一个带阳性静电荷的初级或次级氨基，使得这些分子能够插入到细胞膜结构。这部分膜结构通过溶酶体酶自我消化，造成自噬性空泡的堆积和肌纤维变性。由于溶酶体活性增高，酸性磷酸酶染色出现深染。该过程出现在许多组织，尤其是周围神经，导致的周围神经病变可能比肌肉更严重。空泡见于两种类型肌纤维，坏死也可以出现。在一些氯喹导致的肌病中，光镜下空泡不

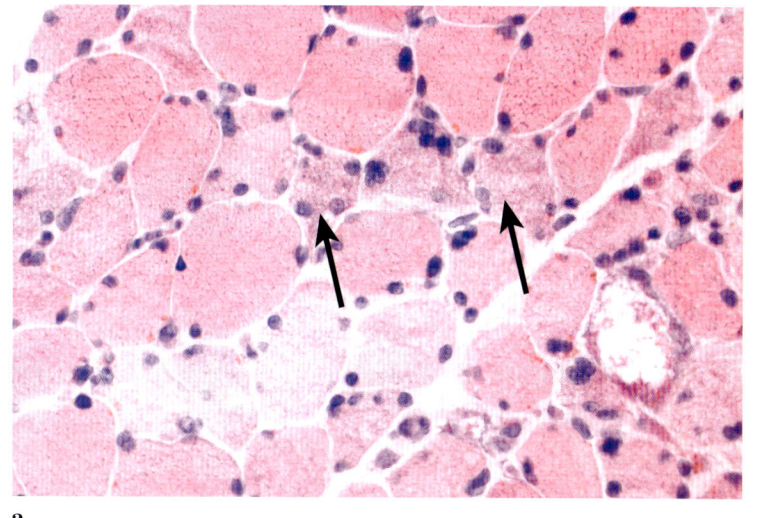

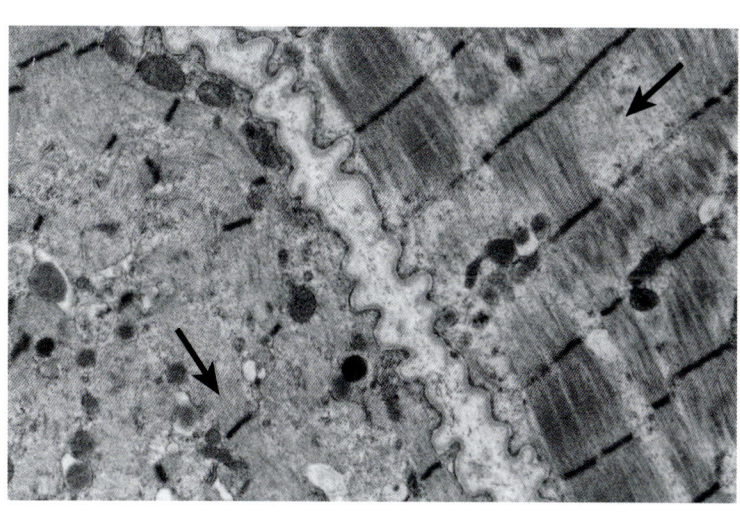

图 23.7 重症监护肌病显示:(a) 几个肌纤维异常 HE 染色 (箭头);(b) 快肌球蛋白免疫标记的破坏 (*);(c) 电镜检查显示不同程度的 A 带丢失 (箭头)(电镜图片由 J Moss 博士友好提供)。

肌肉活检

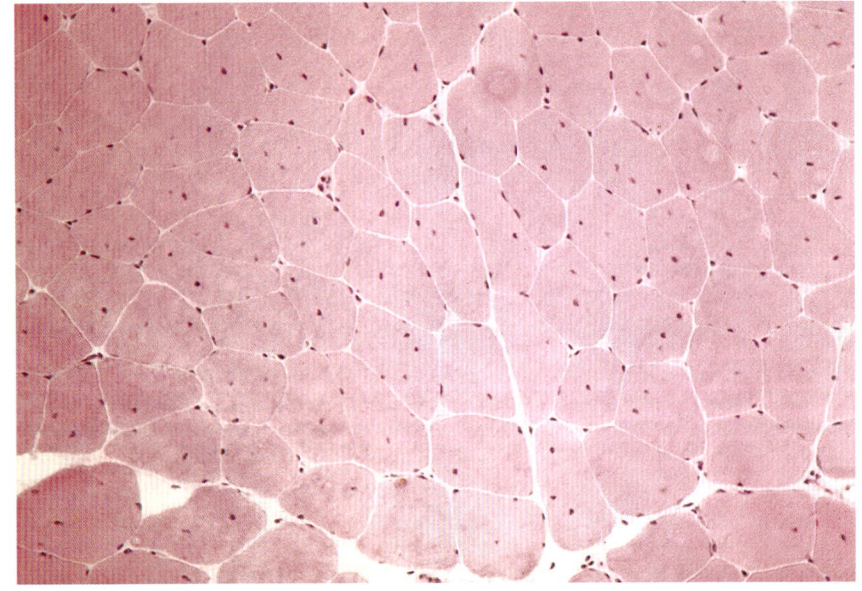

a

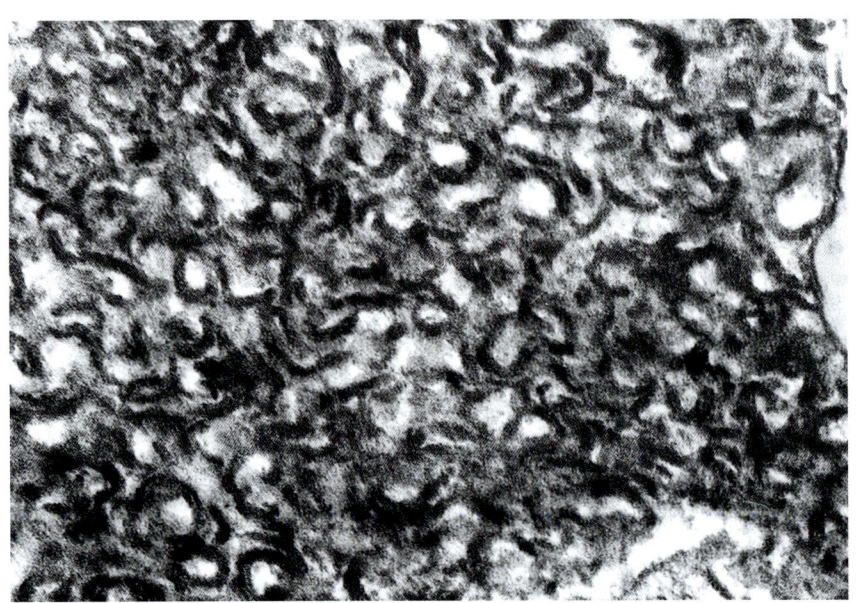

b

图 23.8　氯喹导致的病理改变，显示（a）轻度肌纤维大小不一和核内移增加，没有明显的空泡（HE）；（b）同一个患者的电镜检查显示曲线体。

多，但在电镜下可见曲线体（图23.8）。

涡旋膜性小体或球膜小体可见于秋水仙碱和长春新碱相关的空泡性肌病（Fernandez等2002）。球膜小体被认为来自于肌浆网。这些药物抑制微管的聚合，造成溶酶体沿着微管转运的障碍。秋水仙碱也可造成一种亚急性疼痛性肌病伴CK水平增高，但更常见的是造成慢性无痛性肌病。大约80%的药物在肝分解代谢，肾排出游离的药物，所以肌病好发于有肾脏疾病和肝脏疾病的患者，肾功能正常的患者也可发生。

长春新碱是用于化疗的长春花生物碱。早在20世纪60年代，就有试验发现此药可造成肌肉的球膜样变性，其实此药更易造成神经病变。

可造成急性低钾性痛性坏死性肌病的药物也可导致慢性空泡性肌病，这类药物主要是利尿剂、缓泻剂和甘草衍生物（见上）。这些空泡被认为来自于T管，2型肌纤维萎缩也是其特征之一。

（王朝霞译　袁　云校）

参考文献

Adachi J, Asano M, Ueno Y et al 2003 Alcoholic muscle disease and biomembrane perturbations. Journal of Nutrition and Biochemistry 14:616-625

Afifi AK, Bergman RA, Harvey JC 1968 Steroid myopathy: clinical histologic and cytologic observations. John Hopkins Medical Journal 123:158-173

Afifi AK, Najjar SS, Mire-Salman J et al 1974 The myopathy of the Kocher-Debre- Semelaigne syndrome. Electro-myography light and electron-microscopic study. Journal of the Neurological Sciences 22:445-470

Afifi AK, Smith JW, Zellweger H 1965 Congenital nonprogressive myopathy. Central core and nemaline myopathy in one family. Neurology 15:371-81

Agrawal PB, Strickland CD, Midgett C et al 2004 Heterogeneity of nemaline myopathy cases with skeletal muscle alpha-actin gene mutations. Annals of Neurology 56:86-96

Amendt BA, Green C, Sweetman L et al 1987 Short-chain acyl-coenzyme A dehydrogenase deficiency: clinical and biochemical studies in two patients. Journal of Clinical Investigation 79:1303- 1309

Amendt BA, Moon A, Teel L et al 1988 Longchain acyl-coenzyme A dehydrogenase deficiency: biochemical studies in fibroblasts from three patients. Pediatric Research 23:603-605

Andersen ED, Krasilnikoff PA, Overvad H 1971 Intermittent muscular weakness, extrasystoles, and multiple developmental anomalies. A new syndrome? Acta Paediatrica Scandinavica 60:559-564

Anderson LVB, Davison K 1999 Multiplex Western blotting system for the analysis of muscular dystrophy proteins. American Journal of Pathology 154:1017-1022

Anderson LVB, Harrison RM, Pogue R et al 2000 Secondary reduction in calpain 3 expression in patients with limb girdle muscular dystrophy type 2B and Miyoshi myopathy (primary dysferlinopathies). Neuromuscular Disorders 10:553-559

Anderson LVB, Davidson K, Moss JA et al 1998 Characterisation of monoclonal antibodies to calpain 3 and protein expression in muscle from patients with limb-girdle muscular dystrophy type 2A. American Journal of Pathology 153:1169-1179

Anderson LVB, Davidson K, Moss JA et al 1999 Dysferlin is a plasma membrane protein and is expressed early in human development. Human Molecular Genetics 8:855-861

Anderson SL, Ekstein J, Donnelly MC et al 2004 Nemaline myopathy in the Ashkenazi Jewish population is caused by a deletion in the nebulin gene. Human Genetics 115:185-190

Appleyard ST, Dunn MJ, Dubowitz V et al 1985 Increased expression of HLA ABC class I antigens by muscle fibres in Duchenne muscular dystrophy, inflammatory myopathy and other neuromuscular disorders. Lancet i:361-363

Arahata K, Engel AG 1984 Monoclonal antibody analysis of mononuclear cells on myopathies I. Quantitation of subsets according to diagnosis and sites of accumulation and demonstration and counts of muscle fibers invaded by T cells. Annals of Neurology 16:193-208

Arahata K, Engel AG 1988a Monoclonal antibody analysis of mononuclear cells in myopathies IV: Cell-mediated cytotoxicity and muscle fibre necrosis. Annals of Neurology 23:168-173

Arahata K, Engel AG 1988b Monoclonal antibody analysis of mononuclear cells in myopathies V: Identification and quantitation of T8+ cytotoxic and T8+ suppressor cells. Annals of Neurology 23:493-499

Arahata K, Hayashi YK, Mizuno Y et al 1993 Dystrophin associated protein and dystrophin in FCMD. Lancet 342:623-624

Argov Z, Gardner-Medwin D, Johnson M A et al 1980 Congenital myotonic dystrophy. Fibre type abnormalities in two cases. Archives of Neurology (Chicago) 37:693-696

Argov Z, Soffer D 2002 Hereditary inclusion body myositis. In: Karpati G (ed) Structural and molecular basis of skeletal muscle diseases. ISN Neuropathology Press, Basel, pp 274-276

Argov Z, Squier W 2002 Toxic and iatrogenic disorders. In: Karpati G (ed) Structural and molecular basis of skeletal muscle diseases. ISN Neuropathology Press, Basel, pp 246-249

Arikawa E, Ishihara T, Nonaka I et al 1991 Immunocytochemical analysis of dystrophin in congenital muscular dystrophy. Journal of Neurological Sciences 105:79-87

Arikawa-Hirasawa E, Le AH, Nishino I et al 2002 Structural and functional mutations of the perlecan gene cause Schwartz- Jampel syndrome, with myotonic myopathy and chondrodysplasia. American Journal of Human Genetics 70:1368-1375

Askanas V, Engel WK 2001 Inclusion body myositis: new concepts of pathogenesis and relation to aging and Alzheimer disease. Journal of Neuropathology and Experimental Neurology 60:1-14

Askanas V, Engel WK 2003 Unfolding story of inclusion-body myositis and myopathies: role of misfolded proteins, amyloid-beta, cholesterol, and aging. Journal of Child Neurology 18:185-190

Askanas V, Engel WK, Alvarez RB 1993 Enhanced detection of Congo red positive amyloid deposits in muscle fibres of inclusion body myositis and brain of Alzheimer disease using fluorescence technique. Neurology 43:1265-1267

Askanas V, Serdaroglu P, Engel WK et al 1991 Immunolocalization of ubiquitin in muscle biopsies of patients with inclusion body myositis and oculopharyngeal muscular dystrophy. Neuroscience Letters 130:73-76

Askari A, Vignos PJ, Moskowitz RW 1976 Steroid myopathy in connective tissue disease. American Journal of Medicine 61:485-492

Asmus F, Zimprich A, Tezenas Du Monteel S et al 2002 Myoclonus-dystonia syndrome: epsilon-sarcoglycan mutations and phenotype. Annals of Neurology 52:489-492

Atsumi T, Ishikawa S, Miyatake T et al 1979 Myopathy and primary aldosteronism: electron microscopic study. Neurology 29:1348-1353

Azzedine H, Bolino A, Taieb T et al 2003 Mutations in MTMR13, a new pseudophosphatase homologue of MTMR2 and Sbf1, in two families with an autosomal recessive demyelinating form of Charcot-Marie-Tooth disease associated with early-onset glaucoma. American Journal of Human Genetics 72:1141-1153

Baghdiguian S, Martin M, Richard I et al 1999 Calpain 3 deficiency is associated with myonuclear apoptosis and profound perturbation of the I kappa3 alpha/NFkappa B pathway in limb-girdle muscular dystrophy type 2A. Nature Medicine 5:503-511

Baker SK 2005 Molecular clues into the pathogenesis of statin-mediated muscle toxicity. Muscle and Nerve 31:572-580

Balci B, Uyanik G, Dincer P et al 2005 An autosomal recessive limb girdle muscular dystrophy (LGMD2) with mild mental retardation is allelic to Walker-Warburg syndrome (WWS) caused by a mutation in the POMT1 gene. Neuromuscular Disorders 15:271-275

Bank WJ, DiMauro S, Bonilla E et al 1975 A disorder of

muscle lipid metabolism and myoglobinuria: absence of carnitine palmityl transferase. New England Journal of Medicine 292:433-449

Banker BQ 1975 Dermatomyositis of childhood. Ultrastructural alterations of muscle and intramuscular blood vessels. Journal of Neuropathology and Experimental Neurology 34:46-75

Bannwarth B 2002 Drug-induced myopathies. Expert Opinion on Drug Safety 1:65-70

Bansal D, Campbell KP 2004 Dysferlin and the plasma membrane repair in muscular dystrophy. Trends in Cell Biology 14: 206-213

Banwell BL, Russel J, Fukudome T et al 1999 Myopathy, myasthenic syndrome, and epidermolysis bullosa simplex due to plectin deficiency. Journal of Neuropathology and Experimental Neurology 58:832-846

Bardosi A, Creutzfeldt W, DiMauro S et al 1987 Myo-, neuro-, gastrointestinal encephalopathy (MNGIE syndrome) due to partial deficiency of cytochrome c oxidase. Acta Neuropathologica 74:248-258

Barka T, Anderson PJ 1963 Histochemistry: theory, practice and bibliography. Hoeber, New York

Barker D, Banks RW 1986 The muscle spindle. In: Engel AG, Banker AQ (eds) Myology basic and clinical. McGraw-Hill, New York, pp 309-337

Barnes PRJ, Hilton-Jones D 2003 Toxic and endocrine myopathies. In: Barnes PRJ, Hilton-Jones D (eds) Myopathies in clinical practice. Martin Dunitz, London, pp 139-146

Barohn RJ, Griggs RC 2001 Distal myopathies. In: Karpati G, Hilton-Jones D, Griggs RC (eds) Disorders of voluntary muscle, 7th edn. Cambridge University Press, Cambridge, pp 471-487

Barohn RJ, Brumback RA, Mendell JR 1994a Hyaline body myopathy. Neuromuscular Disorders 4:257-262

Barohn RJ, Jackson CE, Kagan-Hallet KS 1994b Neonatal nemaline myopathy with abundant intranuclear rods. Neuromuscular Disorders 4:513-520

Bartoccioni E, Gallucci S, Scuderi F et al 1994 MHC class I, MHC class II and intercellular adhesion molecule (ICAM-1) expression in inflammatory myopathies. Clinical and Experimental Immunology 95:166-172

Bashir R, Britton S, Strachan T et al 1998 A gene related to Caenorhabditis elegans spermatogenesis factor fer-1 is mutated in limb-girdle muscular dystrophy type 2B. Nature Genetics 20:37-42

Becher MW, Kotzuk JA, Davis LE et al 2000 Intranuclear inclusions in oculopharyngeal muscular dystrophy contain poly(A) binding protein 2. Annals of Neurology 48:812-815

Becker PE, Kiener F 1955 Eine neue Xchromasomale Muskeldystrophie. Archiv für Psychiatrie und Nervenkrankheiten 193:427-448

Beckmann JS, Fardeau M 1999 Limb girdle muscular dystrophies. In: Emery AEH (ed) Neuromuscular disorders: clinical and molecular genetics. Wiley, New York, pp 123-156

Behan WM, Cossar DW, Madden HA et al 2002 Validation of a simple, rapid, and economical technique for distinguishing type 1 and 2 fibres in fixed and frozen skeletal muscle. Journal of Clinical Pathology 55:375-380

Behbehani AW, Goebel H, Osse G et al 1984 Mitochondrial myopathy with lactic acidosis and deficient activity of muscle succinate-cytochrome c oxidoreductase. European Journal of Pediatrics 143:67-71

Bergström J 1962 Muscle electrolytes in man determined by neutron activation analysis on needle biopsy specimen: a study in normal subjects, kidney patients, and patients with chronic diarrhoea. Scandinavian Journal of Clinical and Laboratory Investigation 14(suppl 68):1-110

Bertini E, Salviati G, Apollo F et al 1994 Reducing body myopathy and desmin storage in skeletal muscle: morphological and biochemical findings. Acta Neuropathologica 87:106-112

Bertini E, Giusti T, Brunelli P et al 1998 Characterisation of COL6 mutations in two Italian families with Bethlem myopathy. Neuromuscular Disorders 8:249

Bertini E, Biancalana V, Bolino A et al 2004 118th ENMC International Workshop on Advances in Myotubular Myopathy 26-28 September 2003, Naarden, The Netherlands, 5th workshop of the International Consortium on Myotubular Myopathy. Neuromuscular

Disorders 14:387-396

Bertran-Valero de Bernabe D, van Bokhoven H, van Beusekom E et al 2003 A homozygous nonsense mutation in the *Fukutin* gene causes a Walker-Warburg syndrome phenotype. Journal of Medical Genetics 40: 845-848

Bethlem J, van Wijngaarden GK 1976 Benign myopathy, with autosomal dominant inheritance. A report on three pedigrees. Brain 99:91-100

Bethlem J, van Wijngaarden GK, de Jong J 1973 The incidence of lobulated fibres in the facioscapulohumeral type of muscular dystrophy and the limb-girdle syndrome. Journal of the Neurological Sciences 18: 351-358

Betz RC, Schoser BG, Kasper D et al 2001 Mutations in CAV3 cause mechanical hyperirritability of skeletal muscle rippling muscle disease. Nature Genetics 28: 218-219

Bischoff A, Esslen E 1965 Myopathy with primary hyperparathyroidism. Neurology 15:64-68

Bitoun M, Maugenre S, Jeannet PY et al 2005 Mutations in dynamin 2 cause dominant centronuclear myopathy. Nature Genetics 37:1207-1209

Blake DJ, Martin-Rendon E 2002 Intermediate filaments and the function of the dystrophin-protein complex. Trends in Cardiovascular Medicine 12:224-228

Blake DJ, Weir A, Newey SE et al 2002 Function and genetics of dystrophin and dystrophin-related proteins in muscle. Physiological Reviews 82:291-329

Bohan A, Peter JB 1975a Polymyositis and dermatomyositis. New England Journal of Medicine 292:344-347

Bohan A, Peter JB 1975b Polymyositis and dermatomyositis. New England Journal of Medicine 292:403-407

Bohlega S, Abu-Amero SN, Wakil SM et al 2004 Mutation of the slow myosin heavy chain rod domain underlies hyaline body myopathy. Neurology 62:1518-1521

Bolino A, Muglia M, Conforti FL et al 2000 Charcot-Marie-Tooth type 4B is caused by mutations in the gene encoding myotubularin-related protein-2. Nature Genetics 25:17-19

Bonavaud S, Agbulut O, Nizard RR et al 2001 A discrepancy resolved: human satellite cells are not preprogrammed to fast and slow lineages. Neuromuscular Disorders 11:747-752

Bonilla E, Schotland DL 1970 Histochemical diagnosis of muscle phosphofructokinase deficiency. Archives of Neurology (Chicago) 22:8-12

Bonne G, Di Barletta MR, Varnous S et al 1999 Mutations in the gene encoding lamin A/C cause autosomal dominant Emery-Dreifuss muscular dystrophy. Nature Genetics 21:285-288

Bonne G, Gisèle J, Capeau J 2002 82nd ENMC International Workshop, 5th International Emery-Dreifuss Muscular Dystrophy (EDMD) Workshop, 1st Workshop of the MYO-CLUSTER project EUROMEN, 15-16 September 2000, Naarden, The Netherlands. Neuromuscular Disorders 12:187-194

Bonnefont JP, Demaugre F, Prip-Buus C et al 1999 Carnitine palmitoyltransferase deficiencies. Molecular Genetics and Metabolism 68:424-440

Bönnemann CG, Finkel RS 2002 Sarcolemmal proteins and the spectrum of limb-girdle muscular dystrophies. Seminars in Pediatric Neurology 9:81-99

Bönnemann CG, Laing NG 2004 Myopathies resulting from mutations in sarcomeric proteins. Current Opinion in Neurology 17:529-537

Bönnemann CG, Modi R, Noguchi S et al 1995 Beta-sarcoglycan (A3b) mutations cause autosomal recessive muscular dystrophy with loss of sarcoglycan complex. Nature Genetics 11:266-276. Erratum in: Nature Genetics12:110

Bönnemann CG, Cox GF, Shapiro F et al 2000 A mutation in the alpha 3 chain of type IX collagen causes autosomal dominant multiple epiphyseal dysplasia with mild myopathy. Proceedings of the National Academy of Sciences of the United States of America 97:1212-1217

Bönnemann CG, Thompson TG, van der Ven PF et al 2003 Filamin C accumulation is a strong but nonspecific immunohistochemical marker of core formation in muscle. Journal of Neurological Sciences 206:71-78

Booth FW, Baldwin KM 1996 Muscle plasticity: energy and supply processes. In: Rowell LB, Shepperd JT (eds) Handbook of physiology, section 12: Exercise regulation and integration of multiple systems. Oxford University Press, New York, pp 1075-1123

Bourne GH, Golarz MN 1959 Human muscular dystrophy as an aberration of the connective tissue. Nature (London) 183:1741-1743

Bove KE, Jannaccone ST, Hilton PK et al 1980 Cylindrical spirals in a familial neuromuscular disorder. Annals of Neurology 7:550-556

Bowman W 1840 On the minute structure and movements of skeletal muscle. Philosophical Transactions of the Royal Society of London 457-501

Brais B 2002 PABPN1 dysfunction in oculopharyngeal muscular dystrophy. In: Karpati G (ed) Structural and molecular basis of skeletal muscle diseases. ISN Neuropathology Press, Basel pp 115-118

Brais B, Bouchard JP, Gosselin F et al 1997 Using the full power of linkage analysis in 11 French Canadian families to fine map the oculopharyngeal muscular dystrophy gene. Neuromuscular Disorders 7:70-74

Brais B, Bouchard JP, Xie YG et al 1998 Short GCG expansions in the PABP2 gene cause oculopharyngeal muscular dystrophy. Nature Genetics 18:164-167. Erratum in Nature Genetics 19:404 (Korcyn AD corrected to Korczyn AD)

Bresolin N, Zeviani M, Bonilla E et al 1985 Fatal infantile cytochrome oxidase deficiency: decrease of immunologically detectable enzyme in muscle. Neurology 35:802-812

Bressler R 1970 Carnitine and the twins (Editorial) New England Journal of Medicine 282:745-746

Briggs MD, Chapman KL 2002 Pseudoachondroplasia and multiple epiphyseal dysplasia: mutation review molecular interactions, and genotype to phenotype correlations. Human Mutation 19:465-478

Broccolini A, Gliubizzi C, Pavoni E et al 2005 alpha-Dystroglycan does not play a major pathogenic role in autosomal recessive hereditary inclusion-body myopathy. Neuromuscular Disorders 15:177-184.

Brockington M, Sewry CA, Hermann R et al 2000 Assignment of a form of congenital muscular dystrophy with secondary merosin deficiency to chromosome 1q42. American Journal of Human Genetics 66:428-435

Brockington M, Blake DJ, Prandini P et al 2001a Mutations in the fukutin-related protein gene (FKRP) cause a form of congenital muscular dystrophy with secondary laminin alpha2 deficiency and abnormal glycosylation of alphadystroglycan. American Journal of Human Genetics 69:1198-1208

Brockington M, Yuva Y, Prandini P et al 2001b Mutations in the fukutin-related protein gene (FKRP) identify limb-girdle muscular dystrophy 2I as a milder allelic variant of congenital muscular dystrophy MDC1C. Human Molecular Genetics 10:2851-2859

Brockington M, Brown SC, Lampe A et al 2004 Prenatal diagnosis of Ullrich congenital muscular dystrophy using haplotype analysis and collagen VI immunocytochemistry. Prenatal Diagnosis 24:440-444

Brody IA 1969 Muscle contracture induced by exercise. A syndrome attributed to decreased relaxing factor. New England Journal of Medicine 281:187-192

Brooke MH 1973 Congenital fiber type disproportion. In: Kakulas BA (ed) Clinical Studies in Myology, Proceedings of the Second International Congress on Muscle Diseases, Perth, Australia, November 1971. ICS No. 295. Excerpta Medica, Amsterdam, pp 147-159

Brooke MH, Engel WK 1969a The histographic analysis of human muscle biopsies with regard to fiber types. 2. Diseases of the upper and lower motor neurons. Neurology 19:221-233

Brooke MH, Engel WK 1969b The histographic analysis of human muscle biopsies with regard to fiber types. 1. Adult male and female. Neurology 19:378-393

Brooke MH, Engel WK 1969c The histographic analysis of human muscle biopsies with regard to fiber types. 3. Myotonias, myasthenia gravis, and hypokalemic periodic paralysis. Neurology 19:469-477

Brooke MH, Engel WK 1969d The histographic analysis of human muscle biopsies with regard to fiber types. 4. Children's biopsies. Neurology 19:591-605

Brooke MH, Kaiser KK 1970 Muscle fibre types: how many and what kind? Archives of Neurology (Chicago) 23:369-379

Brooke MH, Neville HE 1972 Reducing body myopathy. Neurology 22:829-840

Brooke MH, Williamson E, Kaiser KK 1971 The behavior of four fiber types in developing and reinnervated muscle. Archives of Neurology (Chicago) 25: 360-366

Brown SC, Lucy JA 1997 Dystrophin: gene, protein and cell biology. Cambridge University Press, Cambridge

Brown SC, Fassati A, Popplewell L et al 1999 Dystrophic phenotype induced in vitro by antibody blockade. Journal of Cell Science 112:209-216

Brown SC, Muntoni F, Sewry CA 2001 Non-sarcolemmal muscular dystrophies. Brain Pathology 11:193-205

Brown SC, Torelli S, Brockington M et al 2004 Abnormalities in α-dystroglycan expression in MDC1C and LGMD21 muscular dystrophies. American Journal of Pathology 164:727-737

Buckingham ME 1985 Actin and myosin multigene family: their expression during the formation of skeletal muscle. Essays in Biochemistry 20:77-109

Buj-Bello A, Furling D, Tronchere H et al 2002 Muscle-specific alternative splicing of myotubularin-related 1 gene is impaired in DM1 muscle cells. Human Molecular Genetics 11:2297-2307

Buller AJ, Eccles JC, Eccles RM 1960 Interactions between motor neurones and muscles in respect of the characteristic speeds of their responses. Journal of Physiology 150:417-439

Burck U, Goebel HH, Kuhlendahl HD et al 1981 Neuromyopathy and vitamin E deficiency in man. Neuropediatrics 12:267-278

Burghes AH, Logan C, Hu X et al 1987 A cDNA clone from the Duchenne/Becker muscular dystrophy gene. Nature 328:434-437

Burke RE, Levine DN, Tsiaris P et al 1973 Physiological types and histochemical profiles in motor units of cat gastrocnemius. Journal of Physiology 234:723-748

Burkin DJ, Wallace GQ, Nicol KJ et al 2001 Enhanced expression of the alpha 7 beta 1 integrin reduces muscular dystrophy and restores viability in dystrophic mice. Journal of Cell Biology 152:1207-1218

Burton EA, Tinsley JM, Holzfeind PJ et al 1999 A second promoter provides an alternative target for therapeutic up-regulation of utrophin in Duchenne muscular dystrophy. Proceedings of the National Academy of Sciences of the United States of America 96:14025-14030

Bush A, Dubowitz V 1991 Fatal rhabdomyolysis complicating general anaesthesia in a child with Becker muscular dystrophy. Neuromuscular Disorders 1:201-204

Bushby KM 1999 Making sense of the limb-girdle muscular dystrophies. Brain 122:1403-1420

Bushby KM, Anderson LVB 2001 Methods in molecular medicine - the muscular dystrophies. Humana Press, Totowa

Bushby K, Anderson LV, Pollitt C et al 1998 Abnormal merosin in adults. A new form of late onset muscular dystrophy not linked to chromosome 6q2. Brain 121: 581-588

Butler-Browne GS, Barbet JP, Thornell LE 1990 Myosin heavy and light chain expression during human skeletal muscle development and the precocious accumulation of the adult heavy chain isoforms by thyroid hormone. Anatomy and Embryology 181:513-522

Caille B, Fardeau M, Harpey JP, Lafourcade J 1971 Hypotonie congénitale avec atteinte sélective des fibres musculaires de type 1. Archives Francaises de Pédiatrie 28: 205-220

Calado A, Tomé FM, Brais B et al 2000 Nuclear inclusions in oculopharyngeal muscular dystrophy consist of binding protein 2 aggregates which sequester poly (A) RNA. Human Molecular Genetics 9:2321-2328

Camacho Vanegas O, Bertini E, Zhang RZ et al 2001 Ullrich scleroatonic muscular dystrophy is caused by recessive mutations in collagen type VI. Proceedings of the National Academy of Sciences of the United States of America 98:7516-7521

Cameron CH, Allen IV, Patterson V et al 1992 Dominantly inherited tubular aggregate myopathy. Journal of Pathology 168:397-403

Cancilla PA, Kalyanaraman K, Verity MA 1971 Familial myopathy with probable lysis of myofibrils in type 1 fibers. Neurology 21:579-585

Capanni C, Sabatelli P, Mattioli E et al 2003 Dysferlin in a hyperCKaemic patient with caveolin 3 mutation and in C2C12 after p38 MAP kinase inhibition. Experimental and Molecular Medicine 35:538-544

Carbone I, Bruno C, Sorgia F et al 2000 Mutation in the CAV3 gene causes partial caveolin-3 deficiency and hyperCKemia. Neurology 54:1373-1376

Carpenter S 2001a Muscle pathology on semithin resin sections. In: Karpati G, Hilton-Jones D, Griggs RC (eds). Disorders of voluntary muscle, 7th edn. Cambridge University Press, Cambridge, pp 283-295

Carpenter S 2001b Electron microscopy in the study of normal and diseased muscle. In: Karpati G, Hilton-Jones D, Griggs RC (eds) Disorders of voluntary muscle, 7th edn. Cambridge University Press, Cambridge, pp 296-318

Carpenter S, Karpati G 1979 Duchenne muscular dystrophy. Plasma membrane loss initiates muscle cell necrosis unless it is repaired. Brain 102:147-161

Carpenter S, Karpati G 2001 Pathology of skeletal muscle, 2nd edn. Oxford University Press, New York

Carpenter S, Karpati G, Rothman S et al 1976 The childhood type of dermatomyositis. Neurology 26:952-962

Carroll JE, Brooke MH, De Vivo DC et al 1978 Biochemical and physiologic consequences of carnitine palmityltransferase deficiency. Muscle and Nerve 1:103-110

Cartaud A, Strochlic l, Guerra M et al 2004 MuSK is required for anchoring acetylcholinesterase at the neuromuscular junction. Journal of Cell Biology 165:505-515

Cartegni L, di Barletta MR, Barresi R et al 1997 Heart-specific localization of emerin: new insights into Emery-Dreifuss muscular dystrophy. Human Molecular Genetics 6:2257-2264

Carvalho AA, Lima UW, Valiente RA 2004 Statin and fibrate associated myopathy: study of eight patients. Arqiv Neuropsiquiatric 62:257-261

Cashman NR, Covault J, Wollman RL 1987 Neural cell adhesion molecule in normal, denervated, and myopathic muscle. Annals of Neurology 21:481-489

Cestan R, Lejonne S 1902 Une myopathie avec rétractions familialles. Nouvelle Iconographie de la Salpetriere 15:37-52

Chakrabarti A, Pearce JM 1981 Scapuloperoneal syndrome with cardiomyopathy: report of a family with autosomal dominant inheritance and unusual features. Journal of Neurology Neurosurgery and Psychiatry 44:1146-1152

Chalmers RA, Johnson M, Pallis C et al 1969 Xanthinuria with myopathy. Quarterly Journal of Medicine 38:493-512

Chen YJ, Spence HJ, Cameron JM et al 2003 Direct interaction of beta-dystroglycan with F-actin. Biochemical Journal 15:329-337

Chevessier F, Marty I, Paturneau-Jouas M et al 2004 Tubular aggregates are from whole sarcoplasmic reticulum origin:alterations in calcium binding protein expression in mouse skeletal muscle during aging. Neuromuscular Disorders 14:208-216

Cholod EJ, Haust MD, Hudson AJ et al 1970 Myopathy in primary familial hyperparathyroidism: clinical and morphologic studies. American Journal of Medicine 48:700-707

Chou SM 1968 Myxovirus-like structures and accompanying nuclear changes in chronic polymyositis. Archives of Pathology 86:649-658

Clark JB, Hayes DJ, Byrne E et al 1983 Mitochondrial myopathies: defects in mitochondrial metabolism in human skeletal muscle. Biochemical Society Transactions 11:626-627

Clarke NF, North KN 2003 Congenital fiber type disproportion - 30 years on. Journal of Neuropathology and Experimental Neurology 62:977-989

Clemens PR, Ward PA, Caskey CT et al 1992 Premature chain termination causing Duchenne muscular dystrophy. Neurology 42:1755-1782

Clements L, Manila S, Love DR et al 2000 Direct interaction between emerin and lamin A. Biochemistry Biophysics and Research Communications 267:709-714

Clerk A, Rodillo E, Heckmatt JZ et al 1991 Characterisation of dystrophin in carriers of Duchenne muscular dystrophy. Journal of the Neurological Sciences 102:197-205

Clerk A, Dubowitz V, Sewry CA 1992a Characterisation of dystrophin in foetuses at risk for Duchenne muscular dystrophy. Journal of the Neurological Sciences 111:82-91

Clerk A, Strong PN, Sewry CA 1992b Characterization of dystrophin during development of human skeletal muscle. Development 114:395-402

Clerk A, Morris GE, Dubowitz V et al 1993 Dystrophin-related protein, utrophin, in normal and dystrophic human foetal skeletal muscle. Histochemical Journal 25:554-561

Coates PM, Hale DE, Stanley CA et al 1985 Genetic deficiency of medium-chain acyl-coenzyme A dehydrogenase: studies in cultured skin fibroblasts and peripheral mononuclear leukocytes. Pediatric Research 19:671-676

Coates PM, Hale DE, Finocchiaro G et al 1988 Genetic deficiency of short-chain acylcoenzyme A dehydrogenase in cultured fibroblasts from a patient with muscle carnitine deficiency and severe skeletal muscle weakness. Journal of Clinical Investigation 81:171-175

Cohn RD, Campbell KP 2000 Molecular basis of muscular dystrophies. Muscle and Nerve 23:1456-1471

Cohn RD, Herrmann R, Wewer UM 1997 Changes of laminin beta 2 chain expression in congenital muscular dystrophy. Neuromuscular Disorders 7:373-378

Cohn RD, Mayer U, Saher G et al 1999 Secondary reduction of alpha7B integrin in laminin alpha2 deficient congenital muscular dystrophy supports an additional transmembrane link in skeletal muscle. Journal of the Neurological Sciences 163:140-152

Colling-Saltin A 1978 Enzyme histochemistry on skeletal muscle of the human foetus. Journal of the Neurological Sciences 39:169-185

Conen PE, Murphy EG, Donohue WL 1963 Light and electron microscopic studies of 'myogranules' in a child with hypotonia and muscle weakness. Canadian Medical Association Journal 89:983-986

Confalonieri P, Oliva L, Andreetta T et al 2003 Muscle inflammation and MHC class 1 upregulation in muscular dystrophy with lack of dysferlin: an immuno-pathological study. Journal of Neuroimmunology 14:130-136

Conn JW 1955 Primary aldosteronism: a new clinical syndrome. Journal of Laboratory and Clinical Medicine 45:661-664

Conn JW, Knopf RF, Nesbit RM 1964 Clinical characteristics of primary aldosteronism from an analysis of 145 cases. American Journal of Surgery 107:159-172

Conte G, Gioja L 1836 Scrofola del sisterna muscolare. Annali Clinici dell'Ospedale degl' Incurabili (Napoli) 2:66-79

Cori GT 1958 Biochemical aspects of glycogen deposition disease. In: Hottinger A, Hauser F, Berger H (eds) Modern Problems in Paediatrics. Vol 3. Bibliotheca Paediatricia, Fascicle No. 66. Karger, Basel, pp 344-358

Cori GT, Cori CF 1952 Glucose-6-phosphatase of the liver in glycogen storage disease. Journal of Biological Chemistry 199:661-667

Cornelio F, Di Donato S, Peluchetti P et al 1977 Fatal cases of lipid storage myopathy with carnitine deficiency. Journal of Neurology, Neurosurgery and Psychiatry 40:170-178

Crosbie RH, Heighway J, Venzke DP et al 1997 Sarcospan, the 25-kDa transmembrane component of the dystrophin-glycoprotein complex. Journal of Biological Chemistry 272:31221-31224

Crosbie RH, Yamada H, Venzke DP et al 1998 Caveolin-3 is not an integral component of the dystrophin glycoprotein complex. FEBS Letters 427:279-282

Cruse RP, Di Mauro S, Towfighi J et al 1984 Familial systematic carnitine deficiency. Archives of Neurology (Chicago) 41:301-305

Cui X, De V, Slany I et al 1998 Association of SET domain and myotubularin-related proteins modulates growth control. Nature Genetics 18:331-337

Cullen MJ, Fulthorpe JJ 1975 Stages in fibre breakdown in Duchenne muscular dystrophy. An electron microscopic study. Journal of the Neurological Sciences 24:179-200

Cullen MJ, Fulthorpe JJ 1982 Phagocytosis of the A band following Z line and I band loss. Its significance in skeletal muscle breakdown. Journal of Pathology 138: 129-143

Cullen MJ, Mastaglia FL 1982 Pathological reactions of skeletal muscle. In: Mastaglia FL, Walton J (eds) Skeletal muscle pathology. Churchill Livingstone, London, pp 88-139

Cullen MJ, Weightman D 1975 The ultrastructure of normal human muscle in relation to fibre type. Journal of the Neurological Sciences 25:43-56

Curless RG, Payne CM, Brinner FM 1978 Fingerprint myopathy: a report of twins. Developmental Medicine and Child Neurology 20:793-798

Cusco I, Barcelo MJ, del Rio E et al 2004 Detection of novel mutations in the SMN Tudor domain in type 1 SMA patients. Neurology 13:146-149

Dahl N, Hu LJ, Chery M et al 1995 Myotubular myopathy in a girl with a deletion at Xq27-q28 and unbalanced X inactivation assigns the MTM1 gene to a 600-kb region. American Journal of Human Genetics 56: 1108-1115

Dalakas 2004 Inflammatory disorders of muscle: progress in polymyositis, dermatomyositis and inclusion body myositis. Current Opinion in Neurology 17:561-567

Dalakas MC, Hohlfeld R 2003 Polymyositis and dermatomyositis. Lancet 362:971-982

Dakalas MC, Park KY, Semino-Mora, C et al 2000 Desmin myopathy, a skeletal myopathy with cardiomyopathy caused by mutations in the desmin gene. New England Journal of Medicine 342:770-780

Dalkilic I, Kunkel LM 2003 Muscular dystrophies: genes to pathogenesis. Current Opinion in Genetics and Development 13:231-238

Danon MJ, Carpenter S 1991 Myopathy with thick filament (myosin) loss following prolonged paralysis with vecuronium during steroid treatment. Muscle and Nerve 14:1131-1139

Danon MJ, Oh SJ, DiMauro S et al 1981 Lysosomal glycogen storage disease with normal acid maltase. Neurology 31:51-57

Dastur DK, Gagrat BM, Wadia NH et al 1975 Nature of muscular change in osteomalacia: light and electron microscope observations. Journal of Pathology 117: 211-228

Davies NP, Hanna MG 2001 The skeletal muscle channelopathies: basic science, clinical genetics and treatment. Current Opinion in Neurology 14:539-551

Davis MR, Haan E, Jungbluth H et al 2003 Principal mutation hotspot for central core disease and related myopathies in the Cterminal transmembrane region of the RYR1 gene. Neuromuscular Disorders 13:151-157

Dawson TP, Neal JW, Llewellyn L et al 2003 Neuropathology techniques. Hodder Arnold, London

De Bleecker JL, Engel AG, Winklemann JC 1993 Localization of dystrophin and betaspectrin in vascular myopathies. American Journal of Pathology 143:1200-12008

De Bleecker JL, Engel AG, Ertl BB 1996 Myofibrillar myopathy with abnormal foci of desmin positivity. II. Immunocytochemical analysis reveals accumulation of multiple other proteins. Journal of Neuropathology and Experimental Neurology 55:563-577

de Groot JG, Arts WF 1982 Familial myopathy with tubular aggregates. Journal of Neurology 227:35-41

de Paula F, Vainzof M, Bernardino AL et al 2001 Mutations in the caveolin-3 gene: When are they pathogenic? American Journal of Medical Genetics 99:303-307

Debré R, Semelaigne G 1935 Syndrome of diffuse muscular hypertrophy in infants causing athletic appearance: its connection with congenital myxedema. American Journal of Diseases of Children 50:1351-1361

Demir E, Sabatelli P, Allamand V et al 2002 Mutations in COL6A3 cause severe and mild phenotypes of Ullrich congenital muscular dystrophy. American Journal of Human Genetics 70:1446-1458

Denborough MA, Lovell RRH 1960 Anaesthetic deaths in a family. Lancet ii:45

Denborough MA, Dennett S, Anderson RM 1973 Central core disease and malignant hyperpyrexia. British Medical Journal 1:272-273

Denborough MA, Galloway GJ, Hopkinson KC 1982 Malignant hyperpyrexia and sudden infant death. Lancet 2:1068-1069

Denborough MA, Collins S, Hopkinson KC 1984

Rhabdomyolysis and malignant hyperpyrexia. British Medical Journal 288:1878

Deodata F, Sabatelli M, Ricci E et al 2002 Hypermyelinating neuropathy, mental retardation and epilepsy in a case of merosin deficiency. Neuromuscular Disorders 12:392-398

di Blasi C, Morandi L, Raffaele di Barletta MR et al 2000 Unusual expression of emerin in a patient with X-linked Emery-Dreifuss muscular dystrophy. Neuromuscular Disorders 10:567-571

Di Donato S, Pelucchetti D, Rimoldi M et al. 1984 Systemic carnitine deficiency: clinical, biochemical, and morphological cure with L-carnitine. Neurology 34: 157-162

Di Donato S, Gellera C, Peluchetti D et al 1989 Normalization of short-chain acylcoenzyme A dehydrogenase after riboflavin treatment in a girl with multiple acylcoenzyme A dehydrogenase-deficient myopathy. Annals of Neurology 25:479-484

Di Donato S, Taroni F 2002 Defects in fatty acid metabolism. In: Karpati G (ed) Structural and molecular basis of skeletal muscle diseases. ISN Neuropathology Press, Basel, pp 189-201

Di Donato S, Taroni F 2003 Disorders of lipid metabolism. In: Rosenberg RN, Prusiner SB, DiMauro S, Barchi RL, Nestler EJ (eds) The molecular and genetic basis of neurological and psychiatric disease. Butterworth and Heinemann, Boston, pp 591-601

DiMauro S 1993 Mitochondrial encephalomyopathies. In: Rosenberg RN, Prusiner SB, DiMauro S et al (eds) The Molecular and Genetic Basis of Neurological Disease. Butterworth- Heinemann, Boston, pp 665-694

DiMauro S, DiMauro PM 1973 Muscle carnitine palmityltransferase deficiency and myoglobinuria. Science 182: 929-931

DiMauro S, Hartlage PL 1978 Fatal infantile form of muscle phosphorylase deficiency. Neurology 28, 1124-1129

DiMauro S, Trevisan C, Hays AP 1980 Disorders of lipid metabolism in muscle. Muscle and Nerve 3:369-388

DiMauro S, Nicholson JF, Hays AP et al 1983 Benign infantile mitochondrial myopathy due to reversible cytochrome c oxidase deficiency. Annals of Neurology 14:226-234

DiMauro S, Lombes A, Nakase H et al 1990 Cytochrome c oxidase deficiency. Pediatric Research 28:536-541

Dobyns WB, Pagon RA, Armstrong D et al 1989 Diagnostic criteria for Walker- Warburg syndrome. American Journal of Medical Genetics 32:195-210

Donner K, Ollikainen M, Ridanpaa M et al 2002 Mutations in the beta-tropomyosin (TPM2) gene - a rare cause of nemaline myopathy. Neuromuscular Disorders 12:151-158

Draeger A, Weeds AG, Fitzsimons RB 1987 Primary, secondary and tertiary myotubes in developing skeletal muscle: a new approach in the analysis of human myogenesis. Journal of the Neurological Sciences 81: 19-43

Dreifuss FE, Hogan GR 1961 Survival in X chromosomal muscular dystrophy. Neurology 11:734-737

Duance VC, Stephens HR, Dunn MJ et al 1980 A role for collagen in the pathogenesis of muscular dystrophy. Nature (London) 284:470-472

Dubowitz V 1965 Enzyme histochemistry of skeletal muscle. Part II. Developing human muscle. Journal of Neurology, Neurosurgery and Psychiatry 28:519-524

Dubowitz V 1966 Enzyme histochemistry of skeletal muscle. Part III. Neurogenic muscular atrophies. Journal of Neurology, Neurosurgery and Psychiatry 29:23-28

Dubowitz V 1967 Pathology of experimentally re-innervated skeletal muscle. Journal of Neurology, Neurosurgery and Psychiatry 30:99-110

Dubowitz V 1969 The floppy infant. Clinics in developmental medicine No. 31. Spastics International/Heinemann, London

Dubowitz V 1973 Rigid spine syndrome: a muscle syndrome in search of a name. Proceedings of Royal Society of Medicine 66:219-220

Dubowitz V 1976 Treatment of dermatomyositis in childhood. Archives of Disease in Childhood 51:494-500

Dubowitz V 1980 The Floppy Infant, 2nd edn. Clinics in Developmental Medicine, No. 76. Spastics International Medical Publications. Blackwell, Oxford; Lippincott, Philadelphia

Dubowitz V 1991 Chaos in classification of the spinal muscular atrophies of childhood. Neuromuscular Disorders 1:77-80

Dubowitz V 1994 22nd ENMC sponsored workshop on congenital muscular dystrophy held in Baarn, The Netherlands, 14-16 May 1993. Neuromuscular Disorders 4:75-81

Dubowitz V 1995a Muscle disorders in childhood, 2nd edn. WB Saunders, London

Dubowitz V 1995b Chaos in the classification of SMA: a possible resolution. Neuromuscular Disorders 5:3-5

Dubowitz V 1996 41st ENMC International Workshop on Congenital Muscular Dystrophy, 8-10 March, Naarden, The Netherlands. Neuromuscular Disorders 6:295-306

Dubowitz V 1997 50th ENMC International Workshop on Congenital Muscular Dystrophy, 28 February-2 March 1997, Naarden, The Netherlands. Neuromuscular Disorders 7:539-547

Dubowitz V 1999 68th ENMC International Workshop on Congenital Muscular Dystrophy, 9-11 April 1999, Naarden, The Netherlands. Neuromuscular Disorders 9:446-454

Dubowitz V, Brooke MH 1973 Muscle Biopsy: A Modern Approach. WB Saunders, London

Dubowitz V, Fardeau M 1994 Proceedings of the 27th ENMC sponsored workshop on congenital muscular dystrophy 22-24 April 1994, The Netherlands. Neuromuscular Disorders 5:253-258

Dubowitz V, Pearse AGE 1960a A comparative histochemical study of oxidative enzyme and phosphorylase activity in skeletal muscle. Histochemie 2:105-117

Dubowitz V, Pearse AGE 1960b Oxidative enzymes and phosphorylase in central core disease of muscle. Lancet ii:23-24

Dubowitz V, Pearse AGE 1960c Reciprocal relationship of phosphorylase and oxidative enzymes in skeletal muscle. Nature (London) 185:701-702

Dubowitz V, Pearse AGE 1961 Enzymic activity of normal and diseased human muscle: a histochemical study. Journal of Pathology and Bacteriology 81:365-378

Dubowitz V, Daniels RJ, Davies KE 1995 Olivopontocerebellar hypoplasia with anterior horn cell involvement (SMA) does not localize to chomosome 5q. Neuromuscular Disorders 5:25-29

Duchenne GBA 1861 De l'Electrisation Localisée et son Application à la Pathologie et à la Thérapeutique, 2nd edn. Baillière et Fils, Paris

Duchenne GBA 1868 Recherches sur la paralysie musculaire pseudohypertrophique ou paralysie myosclerosique. Archives Générales de Médecine 11: 5, 179, 305, 421, 552

Dupond JL, Roberts M, Carbillet JP et al 1977 Glycogenose musculaire et anemie hemolytique par deficit enzymatique chex deux permains. Forme familiale de maladise de Tarui, par deficit en phosphofructokinase musculaire et erythrocytaire. Nouvelle Presse Medicale 6:2665-2668

Duran M, Hofkamp M, Rhead WJ et al 1986 Sudden child death and healthy affected family members with medium-chain acylcoenzyme A dehydrogenase deficiency. Pediatrics 78:1052-1057

Dyck PJ, Thomas PK, Griffin JW et al 2005 Peripheral neuropathies, 4th edn. WB Saunders, London

Echaniz-Laguna A, Guiraud Chaumeil C, Tranchant C et al 2002 Homozygous exon 7 deletion of the SMN centromeric gene (SMN2): a potential susceptibility factor for adult-onset lower motor neuron disease. Journal of Neurology 249:290-293

Edström L, Thornell LE, Eriksson L 1980 A new type of hereditary distal myopathy with characteristic sarcoplasmic bodies and intermediate (skeletin) filaments. Journal of the Neurological Sciences 47:171-190

Edwards RHT 1971 Percutaneous needlebiopsy of skeletal muscle in diagnosis and research. Lancet ii:593-595

Edwards RHT, Maunder C, Lewis PD et al 1973 Percutaneous needle biopsy in the diagnosis of muscle diseases. Lancet ii:1070-1071

Edwards RHT, Round JM, Jones DA 1983 Needle biopsy of skeletal muscle: a review of 10 years' experience.

Muscle and Nerve 6:676-683

Emery AEH 1977 Muscle histology and creatine kinase levels in the foetus in Duchenne muscular dystrophy. Nature (London) 266:472-473

Emery AEH 1980 Duchenne muscular dystrophy: genetic aspects, carrier detection and antenatal diagnosis. British Medical Bulletin 36:117-122

Emery AE 1989 Emery-Dreifuss muscular dystrophy and other related disorders. British Medical Bulletin 45: 722-787

Emery AE 1991 Population frequencies of inherited neuromuscular diseases - a world survey. Neuromuscular Disorders 1:19-29

Emery AEH 1993 Duchenne muscular dystrophy. Oxford University Press, Oxford

Emery AEH, Dreifuss FE 1966 Unusual type of benign X-linked muscular dystrophy. Journal of Neurology, Neurosurgery and Psychiatry 29:338-342

Emery AEH, Emery MLH 1995 The history of a genetic disease: Duchenne muscular dystrophy or Meryon's disease. Royal Society of Medicine Press, London

Emser W, Schimrigk K 1977 Myxedema myopathy: a case report. European Neurology 16:286-291

Emslie-Smith AM, Engel AG 1990 Microvascular changes in early and advanced dermatomyositis: a quantitative study. Annals of Neurology 27:343-356

Eng GD, Epstein BS, Engel WK et al 1978 Malignant hyperthermia and central core disease in a child with congenital dislocating hips. Archives of Neurology (Chicago) 35:189-197

Engel AG 1966 Electron microscopic observations in thyrotoxic and corticosteroid-induced myopathies. Mayo Clinic Proceedings 41:797-808

Engel AG 1970 Evolution and content of vacuoles in primary hypokalemic periodic paralysis. Mayo Clinic Proceedings 45: 774-814

Engel AG 1972 Neuromuscular manifestations of Graves' disease. Mayo Clinic Proceedings 47:919-925

Engel AG, Angelini C 1973 Carnitine deficiency of human skeletal muscle with associated lipid storage myopathy: a new syndrome. Science 179:899-902

Engel AG, Arahata K 1984 Monoclonal antibody analysis of mononuclear cells in myopathies. Ⅱ. Phenotypes of autoinvasive cells in polymyositis and inclusion body myositis. Annals of Neurology 16:209-215

Engel AG, Biesecker G 1982 Complement activation in muscle fiber necrosis: demonstration of the membrane attack complex of complement in necrotic fibers. Annals of Neurology 12:289-296

Engel AG, Hohlfeld R 2004 Acquired Autoimmune Myasthenia Gravis. In: Engel AG, Franzini-Armstrong C (eds) Myology, 3rd edn. McGrath-Hill, New York, pp 1755-1790

Engel AG, Gomez MR, Groover RV 1971 Multicore disease. Mayo Clinic Proceedings 10:666-681

Engel AG, Angelini C, Gomez MR 1972 Fingerprint body myopathy. Mayo Clinic Proceedings 47:377-388

Engel AG, Tsujihata M, Lindstrom JM, Lennon VA 1976 The motor end plate in myasthenia gravis and in experimental autoimmune myasthenia gravis. A quantitative ultrastructural study. Annals of the New York Academy of Sciences 274:60-79

Engel AG, Lambert EH, Howard FM 1977 Immune complexes (IgG and C3) at the motor end-plate in myasthenia gravis. Ultrastructural and light microscopic localization and electrophysiologic correlations. Mayo Clinic Proceedings 52:267-280

Engel AG, Rebouche CJ, Wilson DM et al 1981 Primary systemic carnitine deficiency. Ⅱ. Renal handling of carnitine. Neurology 31:819-825

Engel AG, Ohno K, Sine SM 2003 Congenital myasthenic syndromes: A diverse array of molecular targets. Journal of Neurocytology 32:1017-1037

Engel AG, Ohno K, Sine S 2004 Congenital myasthenic syndromes. In: Engel AG, Franzini-Armstrong C (eds) Myology, 3rd edn. McGrath-Hill, New York, pp 1801-1844

Engel WK 1961 Muscle target fibres, a newly recognized sign of denervation. Nature (London) 191:389-390

Engel WK 1967 Focal myopathic changes produced by electromyographic and hypodermic needles. Archives of Neurology (Chicago) 16:509-511

Engel WK 1971 'Ragged-red fibers' in ophthalmoplegia syndromes and their differential diagnosis. Abstracts of the IInd International Congress on Muscle Diseases, November 1971, Perth, Australia, ICS No 237. Excerpta Medica, Amsterdam

Engel WK, Cunningham GC 1963 Rapid examination of muscle tissue. An improved trichrome method for fresh-frozen biopsy sections. Neurology 13:919-923

Engel WK, Foster JM, Hughes BP et al 1961 Central core disease - an investigation of a rare muscle cell abnormality. Brain 84:167-185

Engel WK, Brooke MH, Nelson PG 1966 Histochemical studies of denervated or tenotomized cat muscle. Illustrating difficulties in relating experimental animal conditions to human neuromuscular diseases. Annals of the New York Academy of Sciences 138:160-185

Engel WK, Bishop DW, Cunningham GG 1970a Tubular aggregates in type II muscle fibers: ultrastructural and histochemical correlation. Journal of Ultrastructural Research 31:507-525

Engel WK, Vick NA, Glueck CJ et al 1970b A skeletal muscle disorder associated with intermittent symptoms and a possible defect of lipid metabolism. New England Journal of Medicine 282:697-704

England SB, Nicholson LV, Johnson MA et al 1990 Very mild muscular dystrophy associated with the deletion of 46% of dystrophin. Nature 11:180-182

Eränkö O, Palkama A 1961 Improved localization of phosphorylase by the use of polyvinyl pyrrolidine and high substrate concentration. Journal of Histochemistry and Cytochemistry 9:585

Erb WH 1884 Ueber die 'juvenile form' der progressiven Muskelatrophie, ihri Beziehungen zur sogennanten Pseudohypertrophie der Muskeln. Deutsche Archiv für Klinische Medizin 34:467

Ervasti JM, Campbell KP 1991 Membrane organization of the dystrophin-glycoprotein complex. Cell 66:1121-1131

Ervasti JM, Campbell KP 1993 A role for the dystrophin-glycoprotein complex as a transmembrane linker between laminin and actin. Journal of Cell Biology 122:809-823

Evans M, Rees A 2002a The myotoxicity of statins. Current Opinion in Lipidology 13:415-420

Evans M, Rees A 2002b Effects of HMG-CoA reductase inhibitors on skeletal muscle; all statins the same? Drug Safety 25:649-663

Fananapazir L, Dalakas MC, Cyran F et al 1993 Missense mutations in the betamyosin heavy-chain gene cause central core disease in hypertrophic cardiomyopathy. Proceedings of the National Academy of Sciences of the United States of America 90:3993-3997

Fanin M, Angelini C 2002 Muscle pathology in dysferlin deficiency. Neuropathology and Applied Neurobiology 28:461-470

Fanin M, Danieli GA, Vitiello L et al 1992 Prevalence of dystrophin positive fibers in 85 Duchenne muscular dystrophy patients. Neuromuscular Disorders 2:41-45

Fardeau M, Tomé FM, Derambure S 1976 Familial fingerprint body myopathy. Archives of Neurology 33:724-725

Fardeau M, Godet-Guillain J, Tomé FMS et al 1978a Congenital neuromuscular disorders: a critical review. In: Aguayo AJ, Karpati G (eds) Current Topics in Nerve and Muscle Research. Excerpta Medica, Amsterdam, p 164

Fardeau M, Godet-Guillain J, Tomé FM et al 1978b A new familial muscular disorder demonstrated by the intra-sarcoplasmic accumulation of a granulo-filamentous material which is dense on electron microscopy (author's translation) Revue Neurologique (Paris) 134:411-425 (French)

Fardeau M, Matsumura K, Tome FM et al 1993 Deficiency of the 50 kDa dystrophin associated glycoprotein (adhalin) in severe autosomal recessive muscular dystrophies in children native from European countries. Contes Rendus de l'Academie des Sciences. Serie III 316:799-804

Farkas-Bargeton E, Dibler M F, Arsénio-Nunes ML et al 1977 Etude de la maturation histochimique, quantitative et ultrastructurale du muscle foetal humain. Journal of the Neurological Sciences 31:245-258

Fenichel GM, Sul YC, Kilroy AW, Blouin R 1982 An autosomal-dominant dystrophy with humeropelvic distribution and cardiomyopathy. Neurology 32:1399-1401

Ferlini A, Sewry C, Melis MA et al 1999 Xlinked dilated cardiomyopathy and the dystrophin gene. Neuromuscular Disorders 9:339-346

Fernandez C, Figarella-Branger D, Alla P et al 2002 Colchicine myopathy: a vacuolar myopathy with selective type I muscle fiber involvement. An immunohistochemical and electron microscopic study of two cases. Acta Neuropathologica (Berlin) 103:100-106

Ferreiro A, Estournet B, Chateau D et al 2000 Multi-minicore disease - searching for boundaries: phenotype analysis of 38 cases. Annals of Neurology 48, 745-757

Ferreiro A, Fardeau M 2002 80th ENMC International Workshop on Multi-Minicore Disease: 1st International MmD Workshop. 12-13 May 2000, Soestduinen, The Netherlands. Neuromuscular Disorders 12:60-68

Ferreiro A, Monnier N, Romero NB et al 2002a A recessive form of central core disease, transiently presenting as multi-minicore disease, is associated with a homozygous mutation in the ryanodine receptor type 1 gene. Annals of Neurology 51:750-759

Ferreiro A, Quijano-Roy S, Pichereau C et al 2002b Mutations of the selenoprotein N gene, which is implicated in rigid spine muscular dystrophy, cause the classical phenotype of multi-minicore disease:reassessing the nosology of early-onset myopathies. American Journal of Human Genetics 71:739-749

Ferreiro A, Ceuterick-de Groote C, Marks JJ et al 2004 Desmin-related myopathy with Mallory body-like inclusions caused by mutations of the selenoprotein N gene. Annals of Neurology 55:676-686

Fidzianska A 1976 Morphological differences between the atrophied small muscle fibres in amyotrophic lateral sclerosis and Werdnig-Hoffman disease. Acta Neuropathologica 17:321-327

Fidzianska A, Badurska B, Ryniewicz B et al 1981 'Cap disease': new congenital myopathy. Neurology 31:1113-1120

Fidzianska A, Goebel HH, Osborn M et al 1983 Mallory body-like inclusions in a hereditary congenital neuromuscular disease. Muscle and Nerve 6:195-200

Fidzianska A, Toniolo D, Hausmanowa-Petrusewicz I 1998 Ultrastructural abnormality of sarcolemmal nuclei in Emery-Dreifuss muscular dystrophy (EDMD). Journal of Neurological Sciences 159:88-93

Figarella-Branger D, Nedelec J, Pellisier JF et al 1990 Expression of various isoforms of neural cell adhesive molecules and their highly polysialylated counterparts in diseased human muscles. Journal of the Neurological Sciences 98:21-36

Filipe MI, Lake B 1990 Histochemistry in pathology, 2nd edn. Churchill Livingstone, Edinburgh

Forbes GB 1953 Glycogen storage disease. Report of a case with abnormal glycogen structure in liver and skeletal muscle. Journal of Paediatrics 42:645-653

Frame B, Heinze EG, Block MA et al 1968 Myopathy in primary hyperparathyroidism. Observations in three patients. Annals of Internal Medicine 68:1022-1027

Frosk P, Greenberg CR, Tennese AA et al 2005 The most common mutation in FKRP causing limb girdle muscular dystrophy type 2I (LGMD2I) may have occurred only once and is present in Hutterites and other populations. Human Mutation 25:38-44

Fujii Otsu K, Zorzato F et al 1991 Identification of a mutation in porcine ryanodine receptor associated with malignant hyperthermia. Science 253:448-451

Fukunaga H, Engel AG, Lang B, Newsom-Davis J, Vincent A 1983 Passive transfer of Lambert-Eaton myasthenic syndrome with IgG from man to mouse depletes the presynaptic membrane active zones. Proceedings of the National Academy of Sciences of the United States of America 80:7636-7640

Fukuyama Y, Kawazura M, Haruna H 1960 A peculiar form of congenital progressive muscular dystrophy: report of fifteen cases. Pediatria Universitatis Tokio 4:5-8

Gache Y, Chavanas S, Lacour JP et al 1996 Defective expression of plectin/HD1 in epidermolysis bullosa simplex with muscular dystrophy. Journal of Clinical Investigation 97:2289-2298

Gambelli S, Dotti MT, Malandrini A et al 2004 Mitochondrial alterations in muscle biopsies of patients on statin therapy. Journal of Submicroscopic Cytology and Pathology 36:85-89

Gangopadhyay SB, Sherratt TG, Heckmatt JZ et al 1992 Dystrophin in frame shift deletion patients with Becker muscular dystrophy. American Journal of Human Genetics 51:562-570

Gerull B, Gramlich M, Atherton J et al 2002 Mutations of TTN, encoding the giant muscle filament titin, cause familial dilated cardiomyopathy. Nature Genetics 30:201-204

Glass IA, Nicholson LV, Watkiss E et al 1992 Investigation of a female manifesting Becker muscular dystrophy. Journal of Medical Genetics 29:578-582

Gnecchi-Ruscone R, Taylor J, Mercuri E et al 1999 Cardiomyopathy in Duchenne, Becker, and sarcoglycanopathies: a role for coronary dysfunction? Muscle Nerve 22:1549-1556

Gobbi P, Sewry C, Dunn M et al 1998 Dystrophin and sarcoglycan expression in dilated cardiomyopathies: a large population study. Neuromuscular Disorders 8:243

Godlewski HG 1963 Are active and inactive phosphorylase histochemically distinguishable? Journal of Histochemistry and Cytochemistry 11:108-112

Goebel H 2002 Rare myopathies of childhood. In: Karpati G (ed) Structural and molecular basis of skeletal muscle diseases. ISN Neuropathology Press, pp 287-289

Goebel HH, Anderson JR 1999 Structural congenital myopathies (excluding nemaline myopathy, myotubular myopathy, and desminopathies): 56th European Neuromuscular Center (ENMC) sponsored international workshop. Neuromuscular Disorders 9:50-57

Goebel HH, Borchert A 2002 Protein surplus myopathies and other rare congenital myopathies. Seminars in Paediatric Neurology 9:160-170

Goebel HH, Muller J, Gillen HW et al 1978 Autosomal dominant 'spheroid body myopathy'. Muscle and Nerve 1: 14-26

Goebel HH, Schloon H, Lenard HG 1981 Congenital myopathy with cytoplasmic bodies. Neuropediatrics 12:166-180

Goebel HH, Anderson JR, Hubner C et al 1997 Congenital myopathy with excess of thin myofilaments. Neuromuscular Disorders 7:160-168

Goebel HH, Brockmann K, Bönnemann CG et al 2004 Actin-related myopathy without any missense mutation in the ACTA1 gene. Journal of Child Neurology 19:149-153

Goldberg LR, Hausmanowa-Petrusewicz I, Fidzianska A et al 1998 A dystrophin missense mutation showing persistence of dystrophin and dystrophin-associated proteins yet a severe phenotype. Annals of Neurology 44:971-976

Goldfarb LG, Park KY, Cervenakova L et al 1998 Missense mutations in desmin associated with familial cardiac and skeletal myopathy. Nature Genetics 19:402-403

Gosztonyi G, Naschold U, Grozdanovic Z et al 2001 Expression of Leu-19 (CD56, N-CAM) and nitric oxide synthase (NOS) 1 in denervated and reinnervated human skeletal muscle. Microscopy Research Technique 55:187-197

Gowers WR 1879 Pseudohypertrophic muscular paralysis. A clinical lecture. J&A Churchill, London

Greenberg SA, Pinkus JL, Pinkus GS et al 2005 Interferon-alpha/beta-mediated innate immune mechanisms in dermatomyositis. Annals of Neurology 57:664-678

Greenfield JG, Shy GM, Alvord EC et al 1957 An atlas of muscle pathology in neuromuscular diseases. Edinburgh:Livingstone

Greenfield JG, Cornman T, Shy GM 1958 The prognostic value of the muscle biopsy in the floppy infant. Brain 81:461-484

Gregorio CC, Granzier H, Sorimachi H et al 1999 Muscle assembly: a titanic achievement? Current Opinion in Cell Biology 11:181-225

Grewal PK, Holzfeind PJ, Bittner RE et al 2001 Mutant glycosyltransferase and altered glycosylation of alpha-dystroglycan in the myodystrophy mouse. Nature Genetics 28:151-154

Grohmann K, Schuelke M, Dires A et al 2001 Mutations in the gene encoding immunoglobulin mu-binding protein 2 cause spinal muscular atrophy with respiratory distress type 1. Nature Genetics 29:75-77

Gronert GA, Thompson RL, Onofrio BM 1980 Human

malignant hyperthermia: awake episodes and correction by dantrolene. Anaesthesia and Analgesia 59:277-278

Gubitz AK, Feng W, Dreyfuss G 2004 The SMN complex. Experimental Cell Research 296:51-56

Guerard MJ, Sewry CA, Dubowitz V 1985 Lobulated fibers in neuromuscular diseases. Journal of the Neurological Sciences 69:345-356

Guibaud P, Carrier H, Mathieu M et al 1978 Familial congenital muscular dystrophy caused by phosphofructokinase deficiency. Archives of Francaises de Pediatrie 35:1105-1115

Guis S, Mattei JP, Liote F 2003 Drug-induced and toxic myopathies. Best Practice Research in Clinical Rheumatology 17:877-907

Gullberg D, Tiger CF, Velling T 1999 Laminins during muscle development and in muscular dystrophies. Cell and Molecular Life Sciences 56:442-460

Gurnett CA, Bodnar JA, Neil J, Connolly AM 2004 Congenital myasthenic syndrome: presentation, electrodiagnosis, and muscle biopsy. Journal of Child Neurology 19:175-182

Hackman P, Vihola A, Havavuori H et al 2002 Tibial muscular dystrophy is titinopathy caused by mutations in TTN, the gene encoding the giant skeletal-muscle protein titin. American Journal of Human Genetics 71: 492-500

Hackman JP, Vihola AK, Udd AB 2003 The role of titin in muscular disorders. Annals of Medicine 35:434-441

Hale DE, Barshaw ML, Coates PM et al 1985 Long-chain acyl-coenzyme A dehydrogenase deficiency: an inherited cause of nonketotic hypoglycaemia. Pediatric Research 19:666-671

Hale DE, Stanley CA, Coates P 1990 The longchain acyl-CoA dehydrogenase deficiency. In: Tanaka K, Coates PM (eds) Fatty Acid Oxidation: Clinical, Biochemical and Molecular Aspects. Alan R Liss, New York, pp 303-311

Haliloglu G, Topaloglu H 2004 Glycosylation defects in muscular dystrophies. Current Opinion in Neurology 17: 521-527

Haller RG, Henriksson KG, Jorfeldt L et al 1991 Deficiency of skeletal muscle succinate dehydrogenase and aconitase: pathophysiology of exercise in a novel human muscle oxidative defect. Journal of Clinical Investigation 88:1197-1206

Haltia M, Leivo I, Somer H et al 1997 Muscleeye-brain disease: a neuropathological study. Annals of Neurology 41:173-180

Han F, Lang AE, Racacho L et al 2003 Mutations in the epsilon-sarcoglycan gene found to be uncommon in seven myoclonus-dystonia families. Neurology 61: 244-246

Hantai D, Richard P, Koenig J et al 2004 Congenital myasthenic syndromes. Current Opinion in Neurology 17:539-551

Harriman DG 1988 Malignant hyperthermia myopathy - a critical review. British Journal of Anaesthesia 60: 309-316

Harriman DGF 1982 The pathology of malignant hyperpyrexia. In: Mastaglia FL, Walton J (eds) Skeletal muscle pathology. Churchill Livingstone, Edinburgh, pp 575-591

Hart Z, Chang CH 1988 A newborn infant with respiratory distress and stridulous breathing. Journal of Pediatrics 113: 150-155

Hatefi Y 1985 The mitochondrial electron transport and oxidative phosphorylation system. Annual Review of Biochemistry 54:1015-1069

Hauser MA, Horrigan SK, Salmikangas P et al 2000 Myotilin is mutated in limb girdle muscular dystrophy 1A. Human Molecular Genetics 9:2141-2147

Havard CWH 1972 Clinical endocrinology: endocrine exophthalmos. British Medical Journal 1:360-363

Havard CWH, Campbell EDR, Ross HB et al 1963 Electromyographic and histological findings in the muscles of patients with thyrotoxicosis. Quarterly Journal of Medicine 32:145-163

Hayashi YK, Engvall E, Arikawa-Hirasawa E et al 1993 Abnormal localization of laminin subunits in muscular dystrophies. Journal of Neurological Science 119: 53-64

Hayashi YK, Chou FL, Engvall E et al 1998 Mutations in the integrin alpha7 gene cause congenital myopathy.

Nature Genetics 19:94-97

Hayashi YK, Ogawa M, Tagawa K et al 2001 Selective deficiency of alpha-dystroglycan in Fukuyama-type congenital muscular dystrophy. Neurology 57:115-121

He Y, Jones KJ, Vignier N et al 2001 Congenital muscular dystrophy with primary partial laminin alpha2 chain deficiency: molecular study. Neurology 57:1319-1322

Heckmatt JZ, Leeman S, Dubowitz V 1982 Ultrasound imaging in the diagnosis of muscle disease. Journal of Paediatrics 101:656-660

Heckmatt JZ, Moosa A, Hutson C et al 1984 Diagnostic needle muscle biopsy: a practical and reliable alternative to open biopsy. Archives of Disease in Childhood 59:528-532

Heckmatt JZ, Sewry CA, Hodes D et al 1985 Congenital centronuclear (myotubular) myopathy. A clinical, pathological and genetic study in eight children. Brain 108:941-964

Helbling-Leclerc A, Zhang X, Topaloglu H et al 1995 Mutations in the laminin alpha 2-chain gene (LAMA2) cause merosindeficient congenital muscular dystrophy. Nature Genetics 11:216-218

Helliwell TR, Ellis JM, Mountford RC et al 1992a A truncated dystrophin lacking the C-terminal domain is localized at the muscle membrane. American Journal of Human Genetics 50:508-514

Helliwell TR, Nguyen thi Man, Morris GE et al 1992b The dystrophin-related protein, utrophin, is expressed on the sarcolemma of regenerating human skeletal muscle fibres in dystrophies and inflammatory myopathies. Neuromuscular Disorders 2:177-184

Helliwell TR, Green AR, Green A et al 1994 Hereditary distal myopathy with granulofilamentous cytoplasmic inclusions containing desmin, dystrophin and vimentin. Journal of Neurological Sciences 124:174-187

Helliwell TR, Ellis IH, Appleton RE 1998 Myotubular myopathy: morphological, immunohistochemical and clinical variation. Neuromuscular Disorders 8:152-161

Henriksson KG 1979 'Semi-open' muscle biopsy technique: a simple outpatient procedure. Acta Neurologica Scandinavica 59:317-323

Herman GE, Finegold M, Zhao W et al 1999 Medical complications in long-term survivors with X-linked myotubular myopathy. Journal of Pediatriatrics 134: 206-214

Herrmann R, Straub V, Blank M et al 2000 Dissociation of the dystroglycan complex in caveolin-3-deficiency in limb girdle muscular dystrophy. Human Molecular Genetics 9:2335-2340

Hers HG 1959 Etudes enzymatiques sur fragments hēpatiques: application ē la classification des glycogenoses. Revue Internationale ā Hāpatologie 9: 35-55

Hill CL, Zhang Y, Sigurgeirsson B et al 2001 Frequency of specific cancer types in dermatomyositis and polymyositis: a population-based study. Lancet 357: 96-100

Hillaire D, Leclerc A, Faure S et al 1994 Localization of merosin-negative congenital muscular dystrophy to chromosome 6q2 by homozygosity mapping. Human Molecular Genetics 3:1657-1661

Hilton-Jones D 2001 Inflammatory muscle diseases. Current Opinion in Neurology 14:591-596

Hirano M, Ott BR, Raps EC et al 1992 Acute quadriplegic myopathy: a complication of treatment with steroids, nondepolarizing blocking agents, or both. Neurology 42:2082-2087

Ho M, Brown RH 2002 Caveolinopathies. In: Karpati G (ed) Structural and molecular basis of skeletal muscle. ISN Neuropathology Press, Basel, pp 33-36

Hodges BL, Hayashi YK, Nonaka I et al 1997 Altered expression of the alpha7beta1 integrin in human and murine muscular dystrophies. Journal of Cell Science 110:2873-2881

Hoffman EP, Brown RH, Kunkel LM 1987 Dystrophin: the protein product of the Duchenne muscular dystrophy locus. Cell 51:919-928

Hoffman EP, Pegaro E 2002 Heparin sulfate proteoglycan (perlecan) deficiency. Schwartz-Jampel syndrome. In: Karpati G (ed) Structural and molecular basis of skeletal muscle. ISN Neuropathology Press, Basel, pp 43-44

Hogan K 1998 The anesthetic myopathies and malignant hyperthermias. Current Opinion in Neurology 11:469-

Holt IJ, Harding AE, Perry RKH et al 1990 A new mitochondrial disease associated with mitochondrial DNA heteroplasmy. American Journal of Human Genetics 46:428-433

Hoppel CL, Tomec RJ 1972 Carnitine palmityl transferase: location of two enzymatic activities in rat liver mitochondria. Journal of Biological Chemistry 247: 832-841

Huizing M, Rakocevic G, Sparks SE et al 2004 Hypoglycosylation of alpha-dystroglycan in patients with hereditary IBM due to GNE mutations. Molecular Genetics and Metabolism 81:196-202

Ikezoe K, Furuya H, Ohyagi Y et al 2003 Dysferlin expression in tubular aggregates:their possible relationship to endoplasmic reticulum stress. Acta Neuropathologica (Berlin) 105:603-609

Ilkovski B, Nowak KJ, Domazetovska A et al 2004 Evidence for a dominant-negative effect in ACTA1 nemaline myopathy caused by abnormal folding, aggregation and altered polymerization of mutant actin isoforms. Human Molecular Genetics 13:1727-1743

Illingworth B, Cori GT 1952 Structures of glycogens and amylopectins III. Normal and abnormal human glycogen. Journal of Biological Chemistry 199:653-660

Illingworth B, Cori GT 1956 Amylo-1,6-glucosidase in muscle tissue in generalized glycogen storage disease. Journal of Biological Chemistry 218:123-129

Ionescu V, Radu H, Nicolescu P 1975 Identification of Duchenne muscular dystrophy carriers. Archives of Pathology 99:436-441

Isaacs H, Heffron JJA, Badenhorst M 1975 Central core disease: a correlated genetic, histochemical, ultrastructural and biochemical study. Journal of Neurology, Neurosurgery and Psychiatry 38:1177-1186

Isenberg DA 1983 Immunoglobulin deposition in skeletal muscle in primary muscle disease. Quarterly Journal of Medicine 207:297-310

Ishibashi-Ueda H, Imakita M, Yutani C et al 1990 Congenital nemaline myopathy with dilated cardiomyopathy autopsy study. Human Pathology 21:77-82

Ishii H, Hayashi YK, Nonaka L et al 1997 Electron microscopic examination of basal lamina in Fukuyama congenital muscular dystrophy. Neuromuscular Disorders 7:191-197

Ishikawa H, Sugie K, Murayama K et al 2002 Ullrich disease: collagen VI deficiency: EM suggests a new basis for muscular weakness. Neurology 59:920-923

Ishikawa H, Sugie K, Murayame K et al 2004 Ullrich disease due to deficiency of collagen VI in the sarcolemma. Neurology 62:620-623

Itoh-Satoh M, Hayashi T, Nishi H 2002 Titin mutations as the molecular basis for dilated cardiomyopathy. Biochemical and Biophysical Research Communications 291:385-393

Izumo S, Nadal-Ginard B, Mahdavi V 1986 All members of the MHC multigene family respond to thyroid hormone in a highly tissue-specific manner. Science 231: 597-600

Jakubiec-Puka A, Kordowska J, Catani C et al 1990 Myosin heavy chain isoform composition in striated muscle after denervation and self-reinnervation. European Journal Biochemistry 193:623-628

Jenis EH, Lindquist RR, Lister RC 1969 New congenital myopathy with crystalline intranuclear inclusions. Archives of Neurology (Chicago) 20:281-282

Jerusalem F, Angelini C, Engel AG et al 1973 Mitochondrial-lipid-glycogen (MLG) disease of muscle. Archives of Neurology (Chicago) 29:162-169

Jerusalem F, Ludin H, Bischoff A et al 1979 Cytoplasmic body neuromyopathy presenting as respiratory failure and weight loss. Journal of the Neurological Sciences 41:1-9

Jimenez-Mallebrera C, Torelli S, Brown SC et al 2003a Profound skeletal muscle depletion of alpha-dystroglycan in Walker-Warburg syndrome. European Journal of Paediatric Neurology 7:129-137

Jimenez-Mallebrera C, Brown SC, Sewry CA, Muntoni F 2005 Congenital muscular dystrophy: cellular and molecular aspects. Cellular and Molecular Life Sciences 62:809-823

Jobsis GJ, Keizers H, Vreijling JP et al 1996 Type VI collagen mutations in Bethlem myopathy, an autosomal dominant myopathy with contractures. Nature Genetics 14:113-115

Jockusch BM, Veldman H, Griffi ths GW et al 1980 Immunofluorescence microscopy of a myopathy. α-Actinin is a major constituent of nemaline rods. Experimental Cell Research 127:409-420

Johnson MA, Polgar J, Weightman D et al 1973 Data on the distribution of fibre types in thirty-six human muscles. An autopsy study. Journal of Neurological Sciences 18:111-129

Johnston JJ, Kelley RI, Crawford TO et al 2000 A novel nemaline myopathy in the Amish caused by a mutation in troponin T1. American Journal of Human Genetics 67:814-821

Jungbluth H, Sewry C, Brown SC et al 2000 Minicore myopathy in children - A clinical and histopathological study of 19 cases. Neuromuscular Disorders 10:264-273

Jungbluth H, Sewry CA, Brown SC et al 2001 Mild phenotype of nemaline myopathy with sleep hypoventilation due to a mutation in the skeletal muscle alpha-actin (ACTA1) gene. Neuromuscular Disorders 11:35-40

Jungbluth H, Muller CR, Halliger-Keller B et al 2002 Autosomal recessive inheritance of RYR1 mutations in a congenital myopathy with cores. Neurology 59:284-287

Jungbluth H, Sewry CA, Buj-Bello A et al 2003 Early and severe presentation of X-linked myotubular myopathy in a girl with skewed X-inactivation. Neuromuscular Disorders 13:55-59

Jungbluth H, Davis MR, Muller C et al 2004a Magnetic resonance imaging of muscle in congenital myopathies associated with RYR1 mutations. Neuromuscular Disorders 14:785-790

Jungbluth H, Sewry CA, Councell S et al 2004b Magnetic resonance imaging of muscle in nemaline myopathy. Neuromuscular Disorders 14:779-784

Jungbluth H, Beggs A, Bonnemann C et al 2004c 111th ENMC International Workshop on Multi-minicore Disease. 2nd International MmD Workshop, 9-11November 2002, Naarden, The Netherlands. Neuromuscular Disorders 14:754-766

Jurkat-Rott K, McCarthy T, Lehmann-Horn F 2000 Genetics and pathogenesis of malignant hyperthermia. Muscle and Nerve 23:4-17

Jurkat-Rott K, Müller-Höcker J, Pongratz D, Lehmann-Horn F 2002 Chloride and sodium channel myotonias. In: Karpati G (ed) Structural and molecular basis of skeletal muscle diseases. ISN Neuropathology Press, Basel, pp 90-94

Kaindl AM, Ruschendorf F, Krause S et al 2004 Missense mutations of ACTA1 cause dominant congenital myopathy with cores. Journal of Medical Genetics 41:842-848

Kalimo H, Savontaus ML, Lang H et al 1988 Xlinked myopathy with excessive autophagy: a new hereditary muscle disease. Annals of Neurology 23:258-265

Kanagawa M, Saito F, Kenz S et al 2004. Molecular recognition by LARGE is essential for expression of functional dystroglycan. Cell 117:953-964

Karpati G, Hilton-Jones D, Griggs RS (eds) 2001 Disorders of voluntary muscle, 7th edn. Cambridge University Press, Cambridge

Karpati G 2002 Myosin heavy chain depletion syndrome. In: Karpati G (ed) Structural and molecular basis of skeletal muscle diseases. ISN Neuropathology Press, Basel, pp 83-84

Karpati G, Carpenter S, Engel AG et al 1975 The syndrome of systemic carnitine deficiency. Neurology 25:16-24

Karpati G, Pouliot Y, Carpenter S 1988 Expression of immunoreactive major histocompatibility complex products in human skeletal muscles. Annals of Neurology 23:64-72

Karpati G, Sinnreich M 2004 A clever road from myopathology to genes: the myotilin story Neurology 62:1248-1249

Kearns TP, Sayre GP 1958 Retinitis pigmentosa external ophthalmoplegia and complete heart block. Archives of Ophthalmology 60:280-289

Kennard C, Swash M, Huson RA 1980 Myopathy due to epsilon aminocaproic acid. Muscle and Nerve 3:202-206

Kennedy WR, Alter M, Sung JH 1968 Progressive proximal spinal and bulbar muscular atrophy of late onset. A sexlinked recessive trait. Neurology (Minneapolis) 18:671-680

Khaleeli AA, Gohil K, McPhail G et al 1983 Muscle morphology and metabolism in hypothyroid myopathy: effects of treatment. Journal of Clinical Pathology 36: 519-526

Khan MA 1995 Effects of myotoxins on skeletal muscle fibres. Progress in Neurobiology 46:541-560

Kim DS, Hayashi YK, Matsumoto H et al 2004 POMT1 mutation results in defective glycosylation and loss of laminin-binding activity in alpha-DG. Neurology 62: 1009-1011

King JO, Denborough MA 1973a Malignant hyperpyrexia in Australia and New Zealand. Medical Journal of Australia 1:525-528

King JO, Denborough MA 1973b Anesthetic induced malignant hyperpyrexia in children. Journal of Pediatrics 83:37-40

King RHM 1999 Atlas of peripheral nerve pathology. Arnold, London

Kingler W, Lechmann-Horn F, Jurkat-Rou K 2005 Complications of anaesthesia in neuromuscular disorders. Neuromuscular Disorders 15:195-206

Kingston HM, Sarfarazi M, Thomas NS et al 1984 Localisation of the Becker muscular dystrophy gene on the short arm of the X chromosome by linkage to cloned DNA sequences. Human Genetics 67:6-17

Kirschner J, Jausser I, Zou Y et al 2005 Ullrich congenital muscular dystrophy: connective tissue abnormalities in the skin support overlap with Ehlers-Danlos syndromes. American Journal of Medical Genetics 30: 296-301

Kissel P, Schmitt J, Due M et al 1970 Myasthenia and thyrotoxicosis. In: Walton JN, Canal N, Scarlato G (eds) Muscle diseases. ICS No 199. Excerpta Medica, Amsterdam, p 464

Kobayashi H, Baumbach L, Matise TC et al 1995 A gene for a severe lethal form of Xlinked arthrogryposis (X-linked infantile spinal muscular atrophy) maps to human chromosome Xp11.3-q11.2. Human Molecular Genetics 4:1213-1216

Koenig M, Hoffman EP, Bertelson CJ et al 1987 Complete cloning of the Duchenne muscular dystrophy (DMD) cDNA and preliminary genomic organization of the DMD gene in normal and affected individuals. Cell 50:509-517

Kubisch C, Schoser BG, von During M et al 2003 Homozygous mutations in caveolin-3 cause a severe form of rippling muscle disease. Annals of Neurology 53: 512-520

La Spada AR, Wilson EM, Lubahn DB et al 1991 Androgen receptor gene mutation in X-linked spinal and bulbar muscular atrophy. Nature 352:77-79

Laing NG, Wilton SD, Akkari PA et al 1995 A mutation in the alpha tropomyosin gene TPM3 associated with autosomal dominant nemaline myopathy. Nature Genetics 9:75-79

Laing NG, Clarke NF, Dye DE et al 2004 Actin mutations are one cause of congenital fibre type disproportion. Annals of Neurology 56:689-694

Laing NG, Ceuterick-de Groote C, Dye DE et al 2005 Myosin storage myopathy: slow skeletal myosin (MYH7) mutation in two isolated cases. Neurology 64:527-529

Lake BD, Wilson J 1975 Zebra body myopathy: clinical, histochemical and ultrastructural studies. Journal of the Neurological Sciences 24:437-446

Lamande SR, Bateman JF, Hutchinson W et al 1998a Reduced collagen VI causes Bethlem myopathy: a heterozygous COL6A1 nonsense mutation results in mRNA decay and functional haploinsufficiency. Human Molecular Genetics 7:981-989

Lamande SR, Sigala E, Pan TC et al 1998b The role of the alpha3(VI) chain in collagen VI assembly. Expression of an alpha3(VI) chain lacking N-terminal modules N10-N7 restores collagen VI assembly, secretion, and matrix deposition in an alpha3(VI)- deficient cell line. Journal of Biological Chemistry 273:7423-7430

Lammens M, Moerman P, Fryns JP et al 1997 Fetal akinesia sequence caused by nemaline myopathy. Neuropediatrics 28:116-119

Lamont PJ, Dubowitz V, Landon DN et al 1998 Fifty year

follow-up of a patient with central core disease shows slow but definite progression. Neuromuscular Disorders 8:385-391

Lampe AK, Bushby KM 2005 Collagen VI related muscle disorders. J Med Genet 42:673-685

Lampe AK, Dunn DM, von Niederhausem AC et al 2005 Automated genomic sequence analysis of the three collagen VI genes: applications to Ullrich congenital muscular dystrophy and Bethlem myopathy. Journal of Medical Genetics 42:108-120

Lane RJM 1996a Toxic and drug-induced myopathies. In: Lane RJM (ed) Handbook of muscle disease. Marcel Dekker, New York, pp 391-405

Lane RJM 1996b HIV-related myopathies. In: Lane RJM (ed) Handbook of muscle disease. Marcel Dekker, New York, pp 623-627

Lane RJM, Mastaglia FL 1978 Drug-induced myopathies in man. Lancet 2:562-565

Lane RJM, Phillips M 2003 Rhabdomyolysis. British Medical Journal 327:115-116

Lane RJM, Radoff FM 1981 Alcohol and serum creatine kinase levels. Annals of Neurology 10:581-582

Lane RJM, McLelland NJ, Martin AM et al 1979 Epsilon aminocaproic acid myopathy. Postgraduate Medical Journal 55:282-285

Lane RJM, McLean KA, Moss J et al 1993 Myopathy in HIV infection: the role of zidovudine and the significance of tubuloreticular inclusions. Neuropathology and Applied Neurobiology 19:406-413

Lang B, Vincent A 2002 The Lambert-Eaton myasthenic syndrome. In: Karpati G (ed) Structural and molecular basis of skeletal muscle diseases. ISN Neuropathology Press, Basel, pp 166-169

Laporte J, Biancalana V, Tanner SM et al 2000 MTM1 mutations in X-linked myotubular myopathy. Human Mutations 15:393-409

Laporte J, Kress W, Mandel JL 2001 Diagnosis of X-linked myotubular myopathy by detection of myotubularin. Annals of Neurology 50:42-46

Larsson NG, Holme E, Kristiansson B et al 1990 Progressive increase of the mutated mitochondrial DNA fraction in Kearns-Sayre syndrome. Pediatric Research 28:131-136

Layzer RB, Rowland LP, Ranney HM 1967 Muscle phosphofructokinase deficiency. Archives of Neurology (Chicago) 17:512-523

Layzer RB, Havel RJ, McIlroy MB 1980 Partial deficiency of carnitine palmityltransferase: physiologic and biochemical consequences. Neurology 30:627-633

Levitt RC, Olckers A, Meyers S et al 1992 Evidence for the localization of a malignant hyperthermia susceptibility locus (MHS2) to human chromosome 17q. Genomics 14:562-566

Lewis PD 1972 Neuromuscular involvement in pituitary gigantism. British Medical Journal 1:499-500

Lewis PD, Pallis C, Pearse AGE 1971 'Myopathy' with tubular aggregates. Journal of the Neurological Sciences 13:381-388

Libby RT, Champliaud MF, Claudepierre T et al 2000 Laminin expression in adult and developing retinae: evidence of two novel CNS laminins. Journal of the Neurosciences 20:6517-6528

Lim LE, Campbell KP 1998 The sarcoglycan complex in limb-girdle muscular dystrophy. Current Opinion in Neurology 11:443-452

Liu J, Aoki M, Illa I et al 1998 Dysferlin, a novel skeletal muscle gene, is mutated in Miyoshi myopathy and limb girdle muscular dystrophy. Nature Genetics 20:31-36

Loehr JP, Goodman WI, Frerman FE 1990 Glutaric acidemia type II: Heterogeneity of clinical and biochemical phenotypes. Pediatric Research 27:311-315

Lojda Z, Gossrau R, Schiebler TH 1979 Enzyme histochemistry: A laboratory manual. Springer Verlag, Berlin

Loke J, Mac Lennan DH 1998 Malignant hyperthermia and central core disease: disorders of Ca^{2+} release channels. American Journal of Medicine 104:470-486

Lombes A, Mendell JR, Nakase H et al 1989 Myoclonic epilepsy and ragged-red fibers with cytochrome c oxidase deficiency: neuropathology, biochemistry, and molecular genetics. Annals of Neurology 26:20-33

Longman C, Brockington M, Torelli S et al 2003 Mutations in the human LARGE gene cause MDC1D, a novel form of congenital muscular dystrophy with severe mental retardation and abnormal glycosylation of alpha-dystroglycan. Human Molecular Genetics 12: 2853-2861

Lovitt S, Marden FA, Gundogdu B et al 2004 MRI in myopathy. Neurology Clinic 22:509-538

Lu QL, Morris GE, Wilson SD et al 2000 Massive idiosyncratic exon skipping corrects the nonsense mutation in dystrophic mouse muscle and produces functional revertant fibers by clonal expansion. Journal of Cell Biology 6:985-996

Luft R, Ikkos D, Palmieri G et al 1962 A case of severe hypermetabolism of nonthyroid origin with a defect in the maintenance of mitochondrial respiratory control: a correlated clinical, biochemical, and morphological study. Journal of Clinical Investigation 41: 1776-1804

Lundberg PO, Osterman PO, Stålberg E 1970 Neuromuscular signs and symptoms in acromegaly. In: Walton JN, Canal N, Scarlato G (eds) Muscle Diseases. ICS No 199. Excerpta Medica, Amsterdam, p 531 Luu JY, Bockus D, Remington F et al 1989 Tubuloreticular structures and cylindrical confronting cisternae: a review. Human Pathology 20:617-627

Macdonald RD, Engel AG 1969 The cytoplasmic body: another structural anomaly of the Z disc. Acta Neuropathologica (Berlin) 14:99-107

Machuca-Tzili L, Brook D, Hilton-Hones D 2005 Clinical and molecular aspects of the myotonic dystrophies: A review. Muscle and Nerve 32:1-318

Magee KR, Shy GM 1956 A new congenital non-progressive myopathy. Brain 79:610-621

Mair WGP, Tomé FMS 1972 Atlas of the ultrastructure of diseased human muscle. Churchill Livingstone, Edinburgh

Mallette IE, Patten BM, Engel WK 1975 Neuromuscular disease in secondary hyperparathyroidism. Annals of Internal Medicine 82: 474-483

Mandel JL, Laporte J, Buj-Bello A, Sewry C, Wallgren-Pettersson C 2002 X-linked myotubular myopathy. In: Karpati G (ed) Structural and molecular basis of skeletal muscle diseases. ISN Neuropathology Press, Basel, pp 124-129

Manilal S, Nguyen TM, Sewry CA et al 1996 The Emery-Dreifuss muscular dystrophy protein, emerin, is a nuclear membrane protein. Human Molecular Genetics 5:801-808

Manilal S, Sewry CA, Nguyen thi Man et al 1997 Diagnosis of X-linked Emery-Dreifuss muscular dystrophy by protein analysis of leukocytes and skin. Neuromuscular Disorders 7:63-66

Manilal S, Recan D, Sewry CA et al 1998 Mutations in Emery-Dreifuss muscular dystrophy and their effects on emerin protein expression. Human Molecular Genetics 7:855-864

Manilal S, Sewry CA, Pereboev A et al 1999 Distribution of emerin and lamins in the heart and implications for Emery-Dreifuss muscular dystrophy. Human Molecular Genetics 8:353-359

Mankodi A, Logigian E, Callahan L et al 2000 Myotonic dystrophy in transgenic mice expressing an expanded CUG repeat. Science 289:1769-1773

Manta P, Terzis G, Papadimitriou C et al 2004 Emerin expression in tubular aggregates. Acta Neuropathologica (Berlin) 107:546-552

Manya H, Sakai K, Kobayashi K et al 2003 Loss-of-function of an N-acetylgluco saminyltransferase, POMGnT1, in muscleeye-brain disease. Biochemistry Biophysics and Research Communications 306:93-97

Manzur AY, Sewry CA, Ziprin J et al 1998 A severe clinical and pathological variant of central core disease with possible autosomal recessive inheritance. Neuromuscular Disorders 8:467-473

Marston SB, Redwood CS 2003 Modulation of thin filament activation by breakdown or isoform switching of thin filament proteins: physiological and pathological implications. Circulation Research 93:1170-1178

Martin JE, Mather K, Swash M et al 1991 Expression of heat shock protein epitopes in tubular aggregates. Muscle and Nerve 14:219-225

Martinsson T, Oldford A, Darin N et al 2000 Autosomal dominant myopathy: missense mutation (Glu-706 Lys) in the myosin heavy chain IIa gene. Proceedings of the National Academy of Sciences of the United States of America 97:14614-14619

Mastaglia FL 1973 Pathological changes in skeletal muscle in acromegaly. Acta Neuropathologica (Berlin) 23:273-286

Mastaglia FL, Barwick DD, Hall R 1970 Myopathy in acromegaly Lancet ii:907-909

Mathieu J, Lapointe G, Brassard A et al 1997 A pilot study on upper esophageal sphincter dilatation for the treatment of dysphagia in patients with oculopharyngeal muscular dystrophy. Neuromuscular Disorders 7:S100-104

Matsuda C, Kayashi YK, Ogawa M et al 2001 The sarcolemmal proteins dysferlin and caveolin-3 interact in skeletal muscle. Human Molecular Genetics 10:1761-1766

Matsumura K, Nonaka I, Campbell KP 1993 Abnormal expression of dystrophinassociated proteins in Fukuyama-type congenital muscular dystrophy. Lancet 341:521-522

Maunder-Sewry CA, Dubowitz V 1981 Needle muscle biopsy for carrier detection in Duchenne muscular dystrophy Part 1. Journal of the Neurological Sciences 49:305-324

Mayer U 2003 Integrins: redundant or important players in skeletal muscle? Journal of Biology Chemistry 278: 14587-14590

McCarthy TV, Quane KA, Lynch PJ 2000 Ryanodine receptor mutations in malignant hyperthermia and central core disease. Human Mutation 15:410-417

McConchie SM, Coakley J, Edwards RH et al 1990 Molecular heterogeneity in McArdle's disease. Biochimica et Biophysica Acta 1096:26-32

McDouall RM, Dunn MJ, Dubowitz V 1989 Expression of class I and II MHC antigens in neuromuscular diseases. Journal of the Neurological Sciences 89:213-226

McEntagart M, Parsons G, Buj-Bello A et al 2002 Genotype-phenotype correlations in X-linked myotubular myopathy. Neuromuscular Disorders 12:939-946

McFadzean AJS, Yeung R 1967 Periodic paralysis complicating thyrotoxicosis in Chinese. British Medical Journal 1:451-455

McLennan 1992 Malignant hyperthermia. Science 25:789-794

McNally EM, de Sa Moreira E, Duggan DJ et al 1998 Caveolin-3 in muscular dystrophy. Human Molecular Genetics 7:871-877

McShane MA, Hammans SR, Sweeney M et al 1991 Pearson syndrome and mitochondrial encephalopathy in a patient with a deletion of mtDNA. American Journal of Human Genetics 48:39-42

Meinehofer MC, Askanas V, Proux-Daegelen D et al 1977 Muscle-type phosphorylase activity present in muscle cells cultured from three patients with myophosphorylase deficiency. Archives of Neurology (Chicago) 34:779-781

Meltzer HY, Kuncl RW, Click J et al 1976 Incidence of Z band streaming and myofibrillar disruption in skeletal muscle from healthy young people. Neurology 26:853-857

Mendell JR, Sahenk Z, Gales T et al 1991 Amyloid filaments in inclusion body myositis. Novel findings provide insight into nature of filaments. Archives of Neurology 48:1229-1234

Meola G 2000 Myotonic dystrophies. Current Opinion in Neurology 13:519-525

Meola G, Moxley RT 2004 Myotonic dystrophy type 2 and related myotonic disorders. Journal of Neurology 251:1173-1182

Mercuri C, Counsell S, Allsop J et al 2001 Selective muscle involvement on magnetic resonance imaging in autosomal dominant Emery-Dreifuss muscular dystrophy. Neuropediatrics 33:10-14

Mercuri E, Yuva Y, Brown SC et al 2002 Collagen VI involvement in Ullrich syndrome: a clinical, genetic, and immunohistochemical study. Neurology 14:1354-1359

Mercuri E, Brockington M, Straub V et al 2003 Phenotypic spectrum associated with mutations in the fukutin-related protein gene. Annals of Neurology 53: 537-542

Mercuri E, Jungbluth H, Muntoni F 2005 Muscle imaging in clinical practice:diagnostic value of muscle magnetic resonance imaging in inherited neuromuscular disorders. Current Opinion in Neurology 5:526-537

Meredith C, Herrmann R, Parry C et al 2004 Mutations in the slow skeletal muscle fiber myosin heavy chain (MYH7) cause Laing early-onset distal myopathy (MPD1). American Journal of Human Genetics 75: 703-708

Merlini L, Villanova M, Sabatelli P et al 1999 Decreased expression of laminin β1 in chromosome 21-linked Bethlem myopathy. Neuromuscular Disorders 9:326-329

Meryon E 1852 On granular and fatty degeneration of the voluntary muscles. Medico-Chirurgical Transactions 35:73

Mian L, Dickson DW, Spiro AJ 1997 Abnormal expression of laminin β1 chain in skeletal muscle of adult-onset limb-girdle muscular dystrophy. Archives of Neurology 54:1457-1461

Michel RN, Dunn SE, Chin ER 2004 Calcineurin and skeletal muscle growth. Proceedings of the Nutrition Society 63:341-349

Michele DE, Campbell KP 2003 Dystrophinglycoprotein complex: post-translational processing and dystroglycan function. Journal of Biological Chemistry 278:15457-15460

Midroni G, Bilbao JM 1995 Diagnosis of peripheral neuropathology. Butterworth-Heinemann, Boston

Miller RG, Layzer RB, Mellenthin MA et al 1985 Emery-Dreifuss muscular dystrophy with autosomal dominant transmission. Neurology 35:1230-1233

Miller FW 1993 Myositis-specific autoantibodies. Touchstones for understanding the inflammatory myopathies. JAMA 270:1846-1849

Miller G, Heckmatt JZ, Dubowitz V 1983 Drug treatment of juvenile dermatomyositis. Archives of Disease in Childhood 58:445-450

Millevoi S, Trombitas K, Kolmerer B et al 1998 Characterization of nebulette and nebulin and emerging concepts of their role for vertebrate Z-discs. Journal of Molecular Biology 282:111-123

Millikan CG, Haines SF 1953 The thyroid gland in relation to neuromuscular disease. Archives of Internal Medicine 82:5-39

Minetti C, Bado M, Broda P et al 2002 Impairment of caveolae formation and T system disorganization in human muscular dystrophy with caveolin-3 deficiency. American Journal of Pathology 160:265-270

Minetti C, Bado M, Morreale G et al 1996 Disruption of muscle basal lamina in congenital muscular dystrophy with merosin deficiency. Neurology 46:1354-1358

Minetti C, Sotgia F, Bruno C et al 1998 Mutations in the caveolin-3 gene cause autosomal dominant limb-girdle muscular dystrophy. Nature Genetics 18:365-368

Mirabella M, Alvarez RB, Bilak M et al 1996 Difference in expression of phosphorylated tau epitopes between sporadic inclusionbody myositis and hereditary inclusionbody myopathies. Journal of Neuropathology and Experimental Neurology 55:774-786

Mitchell G, Heffron JJ 1982 Porcine stress syndromes. Advances in Food Research 28:167-230

Mogensen J, Klausen IC, Pedersen AK et al 1999 Alpha-cardiac actin is a novel, disease gene in familial hypertrophic cardiomyopathy. Journal of Clinical Investigations 103:R39-43

Mokri B, Engel AG 1975 Duchenne dystrophy: electron microscopic findings pointing to a basic or early abnormality in the plasma membrane of the muscle fiber. Neurology 25:1111-1120

Monnier N, Romero NB, Lerale J et al 2000 An autosomal dominant congenital myopathy with cores and rods is associated with a neomutation in the RYR1 gene encoding the skeletal muscle ryanodine receptor. Human Molecular Genetics 9:2599-2608

Monnier N, Romero NB, Lerale J et al 2001 Familial and sporadic forms of central core disease are associated with mutations in the C-terminal domain of the skeletal muscle ryanodine receptor. Human Molecular Genetics 10:2581-2592

Monnier N, Ferreiro A, Marty I et al 2003 A homozygous splicing mutation causing a depletion of skeletal muscle RYR1 is associated with multi-minicore disease congenital myopathy with ophthalmoplegia. Human Molecular Genetics 12:1171-1178

Moosa A, Dubowitz V 1971 Slow nerve conduction velocity in cretins. Archives of Disease in Childhood 46: 852-854

Moosmann B, Behl C 2004 Selenoprotein synthesis and side-effects of statins. Lancet 363:892-894

Moreira ES, Vainzof M, Marie SK et al 1997 The seventh form of autosomal recessive limb-girdle muscular dystrophy is mapped to 17q11-12. American Journal of Human Genetics 61:151-159

Moreira ES, Wiltshire TJ, Gaulkner G et al 2000 Limb girdle muscular dystrophy type 2G is caused by mutations in the gene encoding the sarcomeric protein telethonin. Nature Genetics 24:163-166

Morgan BP, Sewry CA, Siddle K et al 1984 Immunolocalization of complement component C9 on necrotic and non-necrotic muscle fibres in myositis using monoclonal antibodies: a primary role of complement in autoimmune cell damage. Immunology 52: 181-188.

Morgan-Hughes JA 1992 Mitochondrial myopathies. In: Mastaglia FL, Walton J (eds) Skeletal muscle pathology. Churchill Livingstone, Edinburgh, pp 367-424

Morgan-Hughes JA 2001 Tubular aggregates in skeletal muscle: their functional significance and mechanisms of pathogenesis. Current Opinion in Neurology 11:439-442

Morisawa Y, Fujieda M, Murakami N et al 1998 Lysosomal glycogen storage disease with normal acid maltase with early fatal outcome. Journal of Neurological Sciences 160:175-179

Mostacciuolo ML, Miorin M, Martinello F et al 1996 Genetic epidemiology of congenital muscular dystrophy in a sample from north-east Italy. Human Genetics 97:277-279

Mounkes L, Kozliv S, Burke B et al 2003 The laminopathies: nuclear structure meets disease. Current Opinion in Genetics and Development 13:223-230

Mounkes LC, Stewart CL 2004 Aging and nuclear organisation: lamins and progeria. Current Opinion in Cell Biology 16:322-327

Mukuno K 1969 Electron microscopic studies on human extraocular muscles under pathologic conditions. I. Rod formation in normal and diseased muscles (polymyositis and ocular myasthenia). Japanese Journal of Ophthalmology 13:35-51

Müller R, Kugelberg E 1959 Myopathy in Cushing's syndrome. Journal of Neurology, Neurosurgery and Psychiatry 22:314-319

Muller-Felber W, Schlotter B, Topfer M et al 1999 Phenotypic variability in two brothers with sarcotubular myopathy. Neurology 246:408-411

Muller-Hocker J, Schafer S, Mendel B et al 2000 Nemaline cardiomyopathy in a young adult: an ultraimmunohistochemical study and review of the literature. Ultrastructural Pathology 24:407-416

Mullin BR, Levinson RE, Friedman A et al 1977 Delayed hypersensitivity in Graves' disease and exophthalmos: identification of thyroglobulins in normal human orbital muscle. Endocrinology 100:351-366

Munoz-Marmol AM, Strasser G, Isamat M et al 1998 A dysfunctional desmin mutation in a patient with severe generalized myopathy. Proceedings of the National Academy of Sciences of the United States of America 95:11312-11317

Munsat T, Davies KE 1992 Report on International SMA Consortium Meeting held in Bonn, Germany, June 1992. Neuromuscular Disorders 2:423-428

Munsat TL 1991 Workshop report: International collaboration. Neuromuscular Disorders 1:81

Muntoni F 2005 Walker-Warburg syndrome and limb girdle muscular dystrophy; two sides of the same coin. Neuromuscular Disorders 15:269-270

Muntoni F, Guicheney P 2002 85th ENMC International Workshop on Congenital Muscular Dystrophy, 6th international CMD workshop, 1st workshop of the MYOCLUSTER project GENRE, 27-28th October 2000, Naarden, The Netherlands. Neuromuscular Disorders 12:69-78

Muntoni F, Sewry CA 1998 Congenital muscular dystrophy: from rags to riches. Neurology 51:14-16

Muntoni F, Sewry CA 2003 Central core disease: new findings in an old disease. Brain 126:2339-2340

Muntoni F, Voit T 2004 The congenital muscular dystrophies in 2004: a century of exciting progress. Neuromuscular Disorders 14:635-649

Muntoni F, Gobbi P, Sewry C et al 1994a Deletions in the 5' region of dystrophin and resulting phenotypes. Journal of Medical Genetics 31:843-847

Muntoni F, Catani G, Mateddu A et al 1994b Familial cardiomyopathy, mental retardation and myopathy associated with desmin-type intermediate filaments. Neuromuscular Disorders 4:233-241

Muntoni F, Sewry C, Wilson L et al 1995a Prenatal diagnosis in congenital muscular dystrophy. Lancet 345: 591

Muntoni F, Wilson L, Marrosu G et al 1995b A mutation in the dystrophin gene selectively affecting dystrophin expression in the heart. Journal of Clinical Investigations 96:693-699

Muntoni F, Lichtarowicz-Krynska EJ, Sewry CA et al 1998 Early presentation of Xlinked Emery-Dreifuss muscular dystrophy resembling limb-girdle muscular dystrophy. Neuromuscular Disorders 8:72-76

Muntoni F, Goodwin F, Sewry C et al 1999 Clinical spectrum and diagnostic difficulties of infantile ponto-cerebellar hypoplasia type 1. Neuro pediatrics 30:243-248

Muntoni F, Brockington M, Blake DJ et al 2002a Defective glycosylation in muscular dystrophy. Lancet 360: 1419-1421

Muntoni F, Bertini E, Bönnemann C et al 2002b 98th ENMC International Workshop on Congenital Muscular Dystrophy (CMD), 7th workshop of the international consortium on CMD, 2nd workshop of the MYO-CLUSTER project GENRE, 26-28th October 2001, Naarden, The Netherlands. Neuromuscular Disorders 12:889-896

Muntoni F, Valero de Bernabe B, Bittner R et al 2003 114th International Workshop on Congenital Muscular Dystrophy (CMD), 8th workshop of the international consortium on CMD, 3rd workshop of the MYO-CLUSTER project GENRE, 17-19 January, Naarden, The Netherlands. Neuromuscular Disorders 13:579-588

Muntoni F, Brockington M, Torelli S, Brown SC 2004 Defective glycosylation in congenital muscular dystrophies. Current Opinion in Neurology 17:205-209

Nagano A, Arahata K 2000 Nuclear envelope proteins and associated diseases. Current Opinion in Neurology 13: 533-539

Nagulesparen M, Trickey R, Davies MJ et al 1976 Muscle changes in acromegaly. British Medical Journal 2:914-915

Nakahara K, Kuriyama M, Sonoda Y et al 1998 Myopathy induced by HMG-CoA reductase inhibitors in rabbits: a pathological, electrophysiological, and biochemical study. Toxicology and Applied Pharmacology 152:99-106

Naom I, Sewry C, D'Alessandro M et al 1997 Prenatal diagnosis of merosin congenital muscular dystrophy: the role of linkage and immunocytochemical analysis. Neuromuscular Disorders 7:176-179

Navarro CL, De Sandre-Giovannoli A, Bernard R et al 2004 Lamin A and ZMPSTE24 (FACE-1) defects cause nuclear disorganization and identify restrictive dermopathy as a lethal neonatal laminopathy. Human Molecular Genetics 13:2493-2503

Naylor EW, Mosovich LL, Guthrie R et al 1980 Intermittent non-ketotic dicarboxylic aciduria in two siblings with hypoglycaemia: an apparent defect in betaoxidation of fatty acids. Journal of Inherited Metabolic Diseases 3:19-24

Neerunjun JS, Dubowitz V 1977 Regeneration of muscles transplanted between normal and dystrophic mice: a quantitative study of early transplants. Journal of Anatomy 124:459-467

Neville H, Brooke MH 1973 Central core fibers: structured and unstructured. In: Kakulas B (ed) Basic research in mycology. Proceedings of International Congress on Muscle Diseases, Perth, Australia, November 1971, Part 1. ICS No. 294. Excerpta Medica, Amsterdam, pp 497-511

Neville HE 1979 Ultrastructural changes in diseases of human skeletal muscle. In: Vinken PJ, Bruyn GW (eds) Handbook of clinical neurology, Vol 40. Diseases of Muscle, Part 1. Amsterdam, North-Holland, pp 63-123

Neville H, Maunder-Sewry CA, McDougall J et al 1979 Chloroquine-induced cytosomes with curvilinear profiles in muscle. Muscle and Nerve 2:376-381

Neville HE, Ringel SP, Guggenheim MA et al 1983 Ultrastructural and histochemical abnormalities of skeletal muscle in patients with chronic vitamin E deficiency. Neurology 33:483-488

Nguyen HT, Gubis RM, Wydro RM et al 1982 Sarcomeric myosin heavy chain is coded by a highly conserved multigene family. Proceedings of the National Academy of Sciences of the United States of America 79: 5230-5240

Nicholson LV, Johnson MA, Bushby KM et al 1993 Integrated study of 100 patients with Xp21 linked muscular dystrophy using clinical, genetic, immunochemical, and histopathological data. Part 2. Correlations within individual patients. Journal of Medical Genetics 30: 737-744

Nicholson LV, Johnson MA, Bushby KM et al 1993b Integrated study of 100 patients with Xp21 linked muscular dystrophy using clinical, genetic, immunochemical, and histopathological data. Part 3. Differential diagnosis and prognosis. Journal of Medical Genetics 30:745-751

Nicole S, Davoine CS, Topaloglu H et al 2000 Perlecan, the major proteoglycan of basement membranes, is altered in patients with Schwartz-Jampel syndrome (chondrodystropic myotonia). Nature Genetics 26:480-483

Nigro V, Okazaki Y, Belsito A et al 1997 Identification of the Syrian hamster cardiomyopathy gene. Human Molecular Genetics 6:601-607

Nishino I, Spinazzola A, Hirano M 1999 Thymidine phosphorylase gene mutations in MNGIE, a human mitochondrial disorder. Science 283:689-692

Nishino L, Fu J, Tanji K et al 2000 Primary LAMP-2 deficiency causes X-linked vacuolar cardiomyopathy and myopathy (Danon disease). Nature 406:906-910

Nomizu S, Person DA, Saito C et al 1992 A unique case of reducing body myopathy. Muscle and Nerve 15: 463-466

Nonaka I, Koga Y, Shikura K et al 1988 Muscle pathology in cytochrome c oxidase deficiency. Acta Neuropathologica 77:152-160

Nonaka I, Noguchi S, Nishino I 2005 Distal myopathy with rimmed vacuoles and hereditary inclusion body myopathy. Current Neurology and Neuroscience Reports 5:61-65

Norris FH, Panner BJ 1966 Hypothyroid myopathy. Archives of Neurology (Chicago) 14:574-589

North K 2004 Congenital myopathies. In:Engel AG, Franzini-Armstrong C (eds) Myology, 3rd edn. McGrath-Hill, New York, pp 1473-1533

North KN, Beggs AH 1996 Deficiency of a skeletal muscle isoform of alpha-actinin (alpha-actinin-3) in merosin-positive congenital muscular dystrophy. Neuromuscular Disorders 6:229-235

North KN, Laing NG, Wallgren-Pettersson C et al and the ENMC International Consortium on Nemaline Myopathy 1997 Nemaline myopathy: current concepts. Journal of Medical Genetics 34:705-713

North KN, Yang N, Wattanasirichaigoon D et al 1999 A common nonsense mutation results in α-actinin-3 deficiency in the general population. Nature Genetics 21: 353-354

Nowak KJ, Wattanasirichaigoon D, Goebel HH et al 1999 Mutations in the skeletal muscle alpha-actin gene in patients with actin myopathy and nemaline myopathy. Nature Genetics 23:208-212

Odermatt A, Taschner PE, Khanna VK et al 1996 Mutations in the gene-encoding SERCA1, the fast-twitch skeletal muscle sarcoplasmic reticulum Ca^{2+} ATPase, are associated with Brody disease. Nature Genetics 14: 191-194

Odermatt A, Taschner PE, Scherer SW et al 1997 Characterization of the gene encoding human sarcolipin (SLN), a proteolipid associated with SERCA1: absence of structural mutations in five patients with Brody disease. Genomics 45:541-553

Odermatt A, Becker S, Khanna VK et al 1998 Sarcolipin regulates the activity of SERCA1, the fast-twitch skeletal muscle sarcoplasmic reticulum Ca^{2+}-ATPase. Journal of Biological Chemistry 273:12360-12369

Ognibene A, Sabatelli P, Petrini S et al 1999 Nuclear changes in a case of X-linked Emery-Dreifuss muscular dystrophy. Muscle Nerve 22:864-869

Okinaka S, Shizume K, Watanabe A et al 1957 The association of periodic paralysis and hyperthyroidism in Japan. Journal of Clinical Endocrinology 17:1454-1459

Oldfors A, Fyhr IM 2001 Inclusion body myositis: genetic factors, aberrant protein expression, and autoimmunity. Current Opinion in Rheumatology 13: 469-475

Olson TM, Michels VV, Thibodeau SN et al 1998 Actin mutations in dilated cardiomyopathy, a heritable form of heart failure. Science 280:750-752

Onengut S, Ugur SA, Karasoy H et al 2004 Identification of a locus for an autosomal recessive hyaline body myopathy at chromosome 3p22.2-p21.32. Neuromuscular Disorders 14:4-9

Ording H, Brancadoro V, Cozzolino S et al 1997 In vitro contracture test for diagnosis of malignant hyperthermia following the protocol of the European MH Group: results of testing patients surviving fulminant MH and unrelated low-risk subjects. The European Malignant Hyperthermia Group. Acta Anaesthesiologica Scandinavica 41:955-966

Osawa E, Noguchi S, Mizuno Y et al 1998 From dystrophinopathy to sarcoglycanopathy: evolution of a concept of muscular dystrophy. Muscle and Nerve 21:421-438

Osborn M, Goebel HH 1983 The cytoplasmic bodies in a congenital myopathy can be stained with antibodies to desmin, the muscle-specific intermediate filament protein. Acta Neuropathologica (Berlin) 62:149-152

Padberg G 2002 Large telomeric deletion disease, facioscapulohumeral muscular dystrophy. In: Karpati G (ed) Structural and molecular basis of skeletal muscle diseases. ISN Neuropathology Press, Basel, pp 119-122

Padykula HA, Hermann E 1955 The specificity of the histochemical method for adenosine triphosphate. Journal of Histochemistry and Cytochemistry 3:170-195

Palace J, Vincent A, Beeson D 2001 Myasthenia gravis: diagnostic and management dilemmas. Current Opinion in Neurology 14:583-589

Pan TC, Zhang RZ, Sudano DG et al 2003 New molecular mechanism for Ullrich congenital muscular dystrophy: a heterozygous in-frame deletion in the COL6A1 gene causes a severe phenotype. American Journal of Human Genetics 73:355-369

Papadopoulou LC, Sue CM, Davidson MM et al 1999 Fatal infantile cardioencephalomyopathy with COX deficiency and mutations in SCO2, a COX assembly gene. Nature Genetics 23:333-337

Pardo JV, D'Angelo Siciliano J, Craig SW 1983 A vinculin-containing cortical lattice in skeletal muscle: transverse lattice elements ('costameres') mark sites of attachment between myofibrils and sarcolemma. Proceedings of the National Academy of Sciences of the United States of America 80:1008-1012

Payne CM, Curless RG 1976 Concentric laminated bodies - ultrastructural demonstration of fibre type specificity. Journal of the Neurological Sciences, 29: 311-322

Pearse AG, Johnson M 1970 Histochemistry in the study of normal and diseased muscle with special reference to myopathy with tubular aggregates. In: Walton J N, Canal N, Scarlato G (eds) Muscle diseases. ICS No. 199. Excerpta Medica, Amsterdam, pp 25-32

Pearse AGE 1968 Histochemistry: theoretical and applied, 3rd edn. Churchill, London, Vol 1

Pearse AGE 1972 Histochemistry: theoretical and applied, 3rd edn. Churchill, London, Vol 2

Pearson CM, Rimer DG, Mommaerts WF 1961 A metabolic myopathy due to absence of muscle phosphorylase. American Journal of Medicine 30:502-517

Pearson HA, Lobel JS, Kocoshis SA et al 1979 A new syndrome of refractory sideroblastic anemia with vacuolization of marrow precursors and exocrine pancreatic dysfunction. Journal of Pediatrics 95:976-984

Pegoraro E, Mancias P, Swerdlow SH et al 1996 Congenital muscular dystrophy with primary laminin alpha2 (merosin) deficiency presenting as inflammatory myopathy. Annals of Neurology 40:782-791

Pelin K, Hilpela P, Donner K et al 1999 Mutations in the nebulin gene associated with autosomal recessive nemaline myopathy. Proceedings of the National Academy of Sciences of the United States of America 96: 2305-2310

Pepe G, de Visser M, Bertini E et al 2000 Bethlem myopathy 86th ENMC International Workshop, 10-11 November 2000, Naarden, The Netherlands Neuromuscular Disorders 12:296-305

Perkoff GT, Silber R, Tyler FH et al 1959 Studies in disorders of muscle. XII. Myopathy due to the administration of therapeutic amounts of 17-hydroxycorticosteroids. American Journal of Medicine 26:891-898

Perng MD, Wen SF, van den IJssel P 2004 Desmin aggregates and αB-crystallin. Molecular Biology of the Cell 15:2335-2346

Pette D, Staron RS 1997 Mammalian skeletal muscle fiber type transitions. International Review of Cytology 170:143-223

Pette D, Staron RS 2000 Myosin isoforms, muscle fiber types, and transitions. Microscopy Research and Technique 50:500-509

Pette D, Staron RS 2001 Transitions of muscle fiber phenotypic profiles. Histochemistry and Cell Biology 11: 359-372

Pette D, Vrbova G 1999 What does chronic electrical stimulation teach us about muscle plasticity? Muscle and Nerve 22:666-677

Philpot J, Sewry C, Pennock J et al 1995 Clinical phenotype in congenital muscular dystrophy correlation with expression of merosin in skeletal muscle. Neuromuscular Disorders 5:301-305

Philpot J, Cowan F, Pennock J et al 1999 Merosin-deficient congenital muscular dystrophy: the spectrum of brain involvement on magnetic resonance imaging. Neuromuscular Disorders 9:81-85

Piccolo F, Moore SA, Ford GC et al 2000 Intracellular accumulation and reduced sarcolemmal expression of dysferlin in limb-girdle muscular dystrophies. Annals of Neurology 48:902-912

Piccolo F, Moore SA, Mathews KD et al 2002 Limb-girdle muscular dystrophies. Advances in Neurology 88:273-291

Pichiecchio A, Uggetti C, Ravaglia S et al 2004 Muscle MRI in adult-onset acid maltase deficiency. Neuromuscular Disorders 14:51-55

Pickett JBE, Layers RB, Levin SR et al 1975 Neuromuscular complications of acromegaly. Neurology 25:638-645

Plaster NM, Tawil R, Tristani-Firouzi M et al 2001 Mutations in Kir2.1 cause the developmental and episodic electrical phenotypes of Andersen's syndrome. Cell 105:511-519

Pleasure DE, Walsh GO, Engel WK 1970 Atrophy of skeletal muscle in patients with Cushing's syndrome. Archives of Neurology (Chicago) 22:118-125

Poon E, Cowman EV, Newey SE et al 2002 Association of syncoilin and desmin:linking intermediate filament proteins to the dystrophin-associated protein complex. Journal of Biological Chemistry 277:3433-3439

Poppe M, Cree L, Bourke J et al 2003 The phenotype of limb-girdle muscular dystrophy type 2I. Neurology 60: 1246-1251

Porter GA, Dmytrenko GM, Winkelmann JC et al 1992 Dystrophin co-localizes with β-spectrin in distinct subsarcolemma domains in mammalian skeletal muscle. Journal of Cell Biology 117:997-1005

Pourmand R, Azzarelli B 1994 Adult-onset of nemaline myopathy, associated with cores and abnormal mitochondria. Muscle and Nerve 17:1218-1220

Prick MJJ, Gabreels FJM, Trijbels JMF et al 1983 Progressive poliodystrophy (Alpers'- disease) with a defect in cytochrome aa_3 in muscle: A report of two unrelated patients. Clinical Neurology and Neurosurgery 85:57-70

Prince FP, Hikida RS, Hagerman FC et al 1981 A morphometric analysis of human muscle fibers with relation to fiber types and adaptations to exercise. Journal of the Neurological Sciences 49:165-179

Prineas JW, Mason AS, Henson RA 1965 Myopathy in metabolic bone disease. British Medical Journal 5441: 1034-1036

Prineas J, Hall R, Barwick DD et al 1968 Myopathy associated with pigmentation following adrenalectomy for Cushing's syndrome. Quarterly Journal of Medicine 37:63-77

Quane KA, Healy JM, Keating KE et al 1993 Mutations

in the ryanodine receptor gene in central core disease and malignant hyperthermia. Nature Genetics 5:51-55

Raffaele Di Barletta M, Ricci E, Galluzzi G et al 2000 Different mutations in the LMNA gene cause autosomal dominant and autosomal recessive Emery-Dreifuss muscular dystrophy. American Journal of Human Genetics 66:1407-1412

Rajendram R, Mantle D, Peters TJ 2003 The importance of alcohol-induced muscle disease. Journal of Muscle Research and Cell Motility 24:55-63

Ramsay ID 1966 Muscle dysfunction in hyperthyroidism. Lancet ii:931-934

Ratinov G, Baker WP, Swainman KE 1965 McArdle's syndrome with previously unreported electrocardiographic and serum enzyme abnormalities. Annals of Internal Medicine 62:328-334

Rebouche CJ, Engel AG 1981 Primary systemic carnitine deficiency: 1. Carnitine biosynthesis. Neurology 31:813-818

Rebouche CJ, Engel AG 1983 Carnitine metabolism and deficiency syndromes. Mayo Clinic Proceedings 58:533-540

Resnick JS, Dorman JD, Engel WK 1969 Thyrotoxic periodic paralysis. American Journal of Medicine 47:831-836

Richard I, Broux O, Allamand V et al 1995 Mutations in the proteolytic enzyme calpain 3 cause limb-girdle muscle dystrophy type 2A. Cell 81:27-40

Richard P, Charron P, Carrier L et al 2003 Hypertrophic cardiomyopathy: distribution of disease genes, spectrum of mutations, and implications for a molecular diagnosis strategy. Circulation 107:2171-2174

Riemersma S, Vincent A, Beeson D et al 1996 Association of arthrogryposis multiplex congenita with maternal antibodies inhibiting fetal acetylcholine receptor function. Journal of Clinical Investigation 98:2358-2363

Riggs JE, Schochet SS, Fakadej AV et al 1984 Mitochondrial encephalomyopathy with decreased succinate-cytochrome c reductase activity. Neurology 34:48-53

Ringel SP, Neville HE, Duster MC et al 1978 A new congenital neuromuscular disease with trilaminar fibers. Neurology 28:282-289

Roe CR, Coates PM 1989 Acyl-CoA dehydrogenase deficiencies. In: Scriver CR et al (eds) The metabolic basis of inherited disease. McGraw Hill, New York, pp 889-914

Rogers M, Sewry CA, UPadhyaya M 2004 Histological, immunocytochemical, molecular and ultrastructural characteristics of FSHD muscle. In:Upadhyaya M and Cooper N (eds) FSHD facioscapulohumeral muscular dystrophy:clinical medicine and molecular cell biology. BIOS Scientific Publishers, London, pp 275-298

Rohkman R, Boxler K, Ricker K et al 1983 A dominantly inherited myopathy with excessive tubular aggregates. Neurology 33:331-336

Romero NB, Nivoche Y, Lunardi J 1993 Malignant hyperthermia and central core disease: analysis of two families with heterogeneous clinical expression. Neuromuscular Disorders 3:547-551

Romero NB, Monnier N, Viollet L et al 2003 Dominant and recessive central core disease associated with RYR1 mutations and fetal akinesia. Brain 126:2341-2349

Romi F, Gilhus NE, Aarli JA 2005 Myasthenia gravis: clinical, immunological, and therapeutic advances. Acta Neurologica Scandinavica 111:134-141

Rose M, Griggs R 2002 Endocrine disorders and myotrophic molecules. In: Karpati G (ed) Structural and molecular basis of skeletal muscle diseases. ISN Neuropathology Press, Basel, pp 260-264

Rotig A, Cormier V, Blanche S et al 1990 Pearson's marrow-pancreas syndrome: A multisystem mitochondrial disorder in infancy. Journal of Clinical Investigation 86:1601-1608

Round JM, Matthews Y, Jones DA 1980 A quick simple and reliable method for ATPase in human muscle preparations. Histochemical Journal 12:707-709

Sabatelli P, Squarzoni S, Petrini S et al 1998 Oral exfoliative cytology for the noninvasive diagnosis in Emery-Dreifuss muscular dystrophy patients and carriers. Neuromuscular Disorders 8:67-71

Sabatelli P, Bonaldo P, Lattanzi G et al 2001 Collagen VI

deficiency affects the organization of fibronectin in the extracellular matrix of cultured fibroblasts. Matrix Biology 20:475-486

Sabatelli P, Columbaro M, Mura I et al 2003 Extracellular matrix and nuclear abnormalities in skeletal muscle of a patient with Walker-Warburg syndrome caused by POMT1 mutation. Biochimica et Biophysica Acta 20:57-62

Sahgal V, Sahgal S 1977 A new congenital myopathy. A morphological, cytochemical and histochemical study. Acta Neuropathologica (Berlin) 37:225-230

Saito Y, Murayama S, Kawai M et al 1999 Breached cerebral glia limitans-basal lamina complex in Fukuyama-type congenital muscular dystrophy. Acta Neuropathologica 98:330-336

Samaha FJ, Quinlan JG 1996 Myalgia and cramps: dystrophinopathy with wideranging laboratory findings. Journal of Child Neurology 11:21-24

Sambrook MA, Heron JR, Aber GM 1972 Myopathy in association with primary hyperaldosteronism. Journal of Neurology, Neurosurgery and Psychiatry 35:202-207

Sanes JR 2003 The basement membrane/basal lamina of skeletal muscle. Journal of Biological Chemistry 78: 12601-12604

Sanes JR, Lichtman JW 2001 Induction, assembly, maturation and maintenance of a postsynaptic apparatus. Nature Reviews Neuroscience 2: 791-805

Sanoudou D, Beggs AH 2001 Clinical and genetic heterogeneity in nemaline myopathy - a disease of skeletal muscle thin filaments. Trends in Molecular Medicine 7:362-368

Sansone V, Griggs RC, Meola G et al 1997 Andersen's syndrome: a distinct periodic paralysis. Annals of Neurology 42:305-312

Santavouri P, Leisti J, Kruss S 1977 Muscle, eye, and brain disease: a new syndrome. Neuropediatrie 8b (suppl.):553

Santavuori P, Somer H, Sainio K 1989 Muscleeye- brain disease (MEB). Brain Development 11:147-153

Sarnat HB 1990 Myotubular myopathy: arrest of morphogenesis of myofibres associated with persistence of fetal vimentin and desmin. Four cases compared with fetal and neonatal muscle. Canadian Journal of Neurological Sciences 17:109-123

Sasaki T, Shikura K, Sugai K et al 1989 Muscle histochemistry in myotubular (centronuclear) myopathy. Brain Development 11:26-32

Sato K, Imai F, Hatayama I et al 1977 Characterization of glycogen phosphorylase isoenzymes present in cultured skeletal muscle from patients with McArdle's disease. Biochemical and Biophysical Research Communications 78:663-668

Sato T, Walker DL, Peters HA et al 1971 Chronic polymyositis and myxovirus-like inclusions. Electron microscopic and viral studies. Archives of Neurology (Chicago) 24:409-418

Scacheri PC, Hoffman EP, Fratkin JD et al 2001 A novel ryanodine receptor gene mutation causing both cores and rods in congenital myopathy. Neurology 55:1689-1696

Schapira AHV, Cooper JM, Morgan-Hughes JA et al 1990 Mitochondrial myopathy with a defect of mitochondrial protein transport. New England Journal of Medicine 323:37-42

Schiaffino S, Hanzlikova V, Pierobon S 1970 Relations between structure and function in rat skeletal muscle fibers. Journal of Cell Biology 47:107-119

Schmalbruch H 1975 Segmental fibre breakdown and defects of the plasmalemma in diseased human muscles. Acta Neuropathologica (Berlin) 33:129-141

Schmid R, Mahler R 1959 Chronic progressive myopathy with myoglobinuria. Demonstration of a glycogenolytic defect in the muscle. Journal of Clinical Investigation 38:2044-2058

Schnell C, Kan A, North KN 2000 'An artefact gone awry': identification of the first case of nemaline myopathy by Dr RDK Reye. Neuromuscular Disorders 10:307-312

Schochet SS Jr, McCormick WF 1973 Polymyositis with intranuclear inclusions. Archives of Neurology (Chicago) 28:280-283

Schollmeyer JV, Goll D, Stromer MH et al 1974 Studies on the composition of the Z disk. Journal of Cell Biology 63:303

Schoser BG, Schneider-Gold C, Kress W et al 2004 Muscle pathology in 57 patients with myotonic dystrophy type 2. Muscle and Nerve 29:275-281

Schoser BG, Frosk P, Engel AG et al 2005 Commonality of TRIM32 mutation in causing sarcotubular myopathy and LGMD2H. Annals of Neurology 57:591-595

Schotland DL, DiMauro S, Bonilla E et al 1976 Neuromuscular disorder associated with a defect in mitochondrial energy supply. Archives of Neurology 33:475-479

Schott GD, Wills MR 1975 Myopathy and hypophosphataemic osteomalacia presenting in adult life. Journal of Neurosurgery and Psychiatry 38:297-304

Schröder R, Goebel H 2002 Plectin deficiency. In: Karpati G (ed) Structural and molecular basis of skeletal muscle diseases. ISN Neuropathology Press, Basel, pp 78-80

Schröder R, Reimann J, Salmikangas P et al 2003 Beyond LGMD1A: myotilin is a component of central core lesions and nemaline rods. Neuromuscular Disorders 13:451-455

Segura-Totten M, Wilson KL 2004 BAF: roles in chromatin, nuclear structure and retrovirus integration. Trends in Cell Biology 14:261-266

Seidman JG, Seidman C 2001 The genetic basis for cardiomyopathy: from mutation identification to mechanistic paradigms. Cell 104:557-567

Seitelberger F, Wanko T, Gavin MA 1961 The muscle fiber in central core disease. Histochemical and electron microscopic observations. Acta Neuropathologica (Berlin) 1:223-237

Selcen D, Engel AG 2003 Myofibrillar myopathy caused by novel dominant negative alpha B-crystallin mutations. Annals of Neurology 54:804-810

Selcen D, Engel AG 2004 Mutations in myotilin cause myofibrillar myopathy. Neurology 62:1363-1371

Selcen D, Engel AG 2005 Mutations in ZASP define a novel form of muscular dystrophy in humans. Annals of Neurology 57:269-276

Selcen D, Stilling G, Engel AG 2001 The earliest pathologic alterations in dysferlinopathy. Neurology 56:1472-1482

Selcen D, Fukudu T, Shen XM et al 2004 Are MuSK antibodies the primary cause of myasthenic symptoms. Neurology 62: 1363-1371

Selcen D, Ohno K, Engel AG 2004 Myofibrillar myopathy: clinical, morphological and genetic studies in 63 patients. Brain 127:439-451

Senderek J, Bergmann C, Weber S et al 2003 Mutation of the SBF2 gene, encoding a novel member of the myotubularin family, in Charcot-Marie-Tooth neuropathy type 4B2/11p15. Humun Molecular Genetics 12: 349-356

Sengers RCA, Fischer JC, Trijbels JMF et al 1983 A mitochondrial myopathy with a defective respiratory chain and carnitine deficiency. European Journal of Pediatrics 240:332-337

Serratrice G, Monges A, Roux H et al 1969 Myopathic forms of phosphofructokinase deficit. Revue Neurologique 120:271-277

Serratrice G, Pellissier JF, Cros D 1978 Les atteintes musculaires des osteomalacies etude clinique, histoenzymologique et ultrastructurale de 10 cas. Revue du Rhumatisme 45:621-630

Servidei S, Bertin E, Dionisi-Vici C et al 1988 Benign infantile mitochondrial myopathy due to reversible cytochrome c oxidase deficiency: A third case. Clinical Neuropathology 7:209-210

Sewry CA 1989 Contribution of immunocytochemistry to the pathogenesis of spinal muscular atrophy. In: Merlini L, Granata C, Dubowitz V (eds) Current concepts in childhood spinal muscular atrophy, Springer-Verlag, Vienna, pp 57-68

Sewry CA 1998 The role of immunocytochemistry in congenital myopathies. Neuromuscular Disorders 8:394-400

Sewry CA 2002 Marinesco-Sjögren syndrome. In: Karpati G (ed) Structural and molecular basis of skeletal muscle diseases. ISN Neuropathology Press, Basel, pp 277-278

Sewry CA, Dubowitz V 2001 Histochemistry and immunocytochemistry of muscle in health and disease. In: Karpati G, Hilton- Jones D, Griggs RS (eds) Disorders of voluntary muscle, 7th edn. Cambridge University Press, Cambridge, pp 251-282

Sewry CA, Muntoni F 1999 Inherited disorders of the extracellular matrix. Current Opinion in Neurology 12: 519-526

Sewry CA, Qui Lu 2001 Immunological reagents and amplification systems. In: Bushby K, Anderson LVB (eds) Methods in molecular medicine - the muscular dystrophies. Humana Press Totowa, pp. 325-328

Sewry CA, Dubowitz V, Abraha A et al 1987 Immunocytochemical localisation of complement components C8 and C9 in human diseased muscle; the role of complement in muscle fibre damage. Journal of the Neurological Sciences 81:141-153

Sewry CA, Voit T, Dubowitz V 1988 Myopathy with unique ultrastructural feature in Marinesco-Sjögren syndrome. Annals of Neurology 24:576-580

Sewry CA, Clerk A, Heckmatt JZ et al 1991 Dystrophin abnormalities in polymyositis and dermatomyositis. Neuromuscular Disorders 1:333-339

Sewry CA, Wilson LA, Dux L et al 1992 Experimental regeneration in canine muscular dystrophy. 1. Immunocytochemical evaluation of dystrophin and β-spectrin expression. Neuromuscular Disorders 2:331-342

Sewry CA, Sansome A, Clerk A et al 1993 Manifesting carriers of Xp21 muscular dystrophy; lack of correlation between dystrophin expression and clinical weakness. Neuromuscular Disorders 3:141-148

Sewry CA, Muntoni F, Sansome A et al 1994a Sarcolemmal expression of utrophin in diverse neuromuscular disorders. Muscle and Nerve 1:S103

Sewry CA, Matsumura K, Campbell KP et al 1994b Expression of dystrophin-associated glycoprotein and utrophin in carriers of Duchenne muscular dystrophy. Neuromuscular Disorders 4:401-409

Sewry CA, Sansome A, Matsumura K et al 1994c Deflciency of the 50 kDa dystrophinassociated glycoprotein and abnormal expression of utrophin in two south Asian cousins with variable expression of severe childhood autosomal recessive muscular dystrophy. Neuromuscular Disorders 4:121-129

Sewry CA, Chevallay M, Tomé FMS 1995 Expression of laminin subunits in human fetal skeletal muscle. The Histochemical Journal 27:497-504

Sewry CA, Philpot J, Sorokin L et al 1996 Diagnosis of merosin (laminin a2)-deficient congenital muscular dystrophy by skin biopsy. Lancet 347:582-584

Sewry CA, D'Alessandro M, Wilson LA et al 1997a Expression of laminin chains in skin in merosin-deficient congenital muscular dystrophy. Neuropediatrics 28: 217-222

Sewry CA, Naom I, D-Alessandro M et al 1997b Variable phenotype in merosindeficient congenital muscular dystrophy and differential immunolabelling of two fragments of the laminin α2 chain. Neuromuscular Disorders 7:169-175

Sewry CA, Brown SC, Mercuri E et al 2001a Skeletal muscle pathology in autosomal dominant Emery-Dreifuss muscular dystrophy with lamin A/C mutations. Neuropathology Applied Neurobiology 27: 281-290

Sewry CA, Brown SC, Pelin K et al 2001b Abnormalities in the expression of nebulin in chromosome-2 linked nemaline myopathy. Neuromuscular Disorders 11:146-153

Sewry CA, Muller C, Davis M et al 2002 The spectrum of pathology in central core disease. Neuromuscular Disorders 12:930-938

Sewry CA, Jimenez-Mallebrera C, Feng L, Quinlivan R, Muntoni F 2005a Overexpression of utrophin in patients with limb-girdle muscular dystrophies. Neuromuscular Disorders 15:717

Sewry CA, Nowak KJ, Ehmsen JT, Davies KE 2005b A and B utrophin in human muscle and sarcolemmal A-utrophin associated with tumours. Neuromuscular Disorders 15:779-785

Sher J, Shafiq SA, Schutta HS 1979 Acute myopathy with selective lysis of myosin filaments. Neurology 29:100-106

Sher JH, Rimalovski AB, Athanassiades TJ et al 1967 Familial centronuclear myopathy: a clinical and pathological study. Neurology 17:727-742

Shimizu H, Masunaga T, Kurihara Y et al 1999 Expression of plectin and HD1 epitopes in patients with epidermolysis bullosa simplex associated with muscular dystrophy. Archives of Dermatological Research 291: 531-537

Shorer Z, Philpot J, Muntoni F et al 1995 Demyelinating peripheral neuropathy in merosin-deficient congenital muscular dystrophy. Journal of Child Neurology 10: 472-475

Shoubridge EA 2001 Skeletal muscle pathology in autosomal dominant Emery-Dreifuss muscular dystrophy with lamin A/C mutations. American Journal of Medical Genetics 106:46-52

Shy GM, Engel WK, Somers JE et al 1963 Nemaline myopathy. A new congenital myopathy. Brain 86:793-810

Sigurgeirsson B, Lindelof B, Edhag O et al 1992 Risk of cancer in patients with dermatomyositis or polymyositis. A population-based study. New England Journal of Medicine 326:363-367

Silan F, Yoshioka M, Kobayashi K et al 2003 A new mutation of the Fukutin gene in a non-Japanese patient. Annals of Neurology 53:392-396

Silver S, Osserman KE 1957 Hyperthyroidism and myasthenia gravis. Journal of the Mount Sinai Hospital 24:1214-1220

Simon LT, Horoupian DS, Dorfman LJ et al 1990 Polyneuropathy, ophthalmoplegia, leukoencephalopathy, and intestinal pseudo-obstruction: POLIP syndrome. Annals of Neurology 28:349-360

Simpson JA 1968 The correlations between myasthenia gravis and disorders of the thyroid gland. In: Research Committee of the Muscular Dystrophy Group of Great Britain (ed) Research in muscular dystrophy, proceedings of fourth symposium. Pitman Medical, London, p 31

Sjöström M, Squire JM 1977 Cryoultramicrotomy and myofibrillar fine structure: a review. Journal of Microscopy 111:239-278

Sjöström M, Kidman S, Henriksson Larsen K et al 1982 Z- and M-band appearance in different histochemically defined types of human skeletal muscle fibers. Journal of Histochemistry and Cytochemistry 30:1-11

Skaria JB, Katiyar B, Srivastara T et al 1975 Myopathy and neuropathy associated with osteomalacia. Acta Neurologica Scandinavica 51:37-58

Skordis LA, Dunckley MG, Burglen L et al 2001 Characterisation of novel point mutations in the survival motor neuron gene SMN, in three patients with SMA. Human Genetics 108:356-357

Skyllouriotis ML, Marx M, Skyllouriotis P et al 1999 Nemaline myopathy and cardiomyopathy. Pediatric Neurology 20:319-321

Smith FJ, Eady RA, Leigh IM et al 1996 Plectin deficiency results in muscular dystrophy with epidermolysis bullosa. Nature Genetics 13:450-457

Smith R, Stern G 1967 Myopathy, osteomalacia and hyperparathyroidism. Brain 90:593-602

Sorimachi H, Kinbara K, Kimura S et al 1995 Muscle-specific calpain p94, responsible for limb-girdle muscular dystrophy type 2A, associates with connectin, through IS2, a p94-specific sequence. Journal of Biological Chemistry 270:31158-31162

Soussi-Yanicostas N, Ben Hamida C, Bejaoui K et al 1992 Evolution of muscle specific proteins in Werdnig-Hoffman's disease. Journal of Neurological Sciences 109:111-120

Sparrow JC, Nowak KJ, Durling HJ et al 2003 Muscle disease caused by mutations in the skeletal muscle alpha-actin gene (ACTA1). Neuromuscular Disorders 13: 519-531

Speer MC, Yamaoka LH, Gilchrist JH et al 1992 Confirmation of genetic heterogeneity in limb-girdle muscular dystrophy linkage to an autosomal dominant form to chromosome 5q. American Journal of Human Genetics 50:1211-1217

Speer MC, Tandan R, Rao PN et al 1996 Evidence for locus heterogeneity in the Bethlem myopathy and linkage to 2q37. Human Molecular Genetics 5:1043-1046

Sperl W, Ruitenbeek W, Trijbels JMF 1988 Mitochondrial myopathy with lactic acidemia, Fanconi-DeToni-Debre syndrome and a disturbed succinate:cytochrome c oxido-reductase activity. European Journal of Pediatrics 147:418-421

Spinazzola A, Marti R, Nishino I et al 2002 Altered thymidine metabolism due to defects of thymidine phosphorylase. Journal of Biological Chemistry 277: 4128-4132

Spiro AJ, Shy GM, Gonatas NK 1966 Myotubular myopathy. Persistence of fetal muscle in an adolescent boy. Archives of Neurology 14:1-14

Squier M, Chalk C, Hilton-Jones D et al 1991 Type 2 fiber predominance in Lambert- Eaton myasthenic syndrome. Muscle and Nerve 14:625-632

Stanley CA, Hale DE, Coates PM et al 1983 Medium-chain acyl-CoA dehydrogenase deficiency in children with non-ketotic hypoglycemia and low carnitine levels. Pediatric Research 17:877-884

Stephens HR, Duance VC, Dunn MJ et al 1982. Collagen types in neuromuscular diseases. Journal of the Neurological Sciences 53:45-62

Straub V, Campbell KP 1997 Muscular dystrophies and the dystrophin-glycoprotein complex. Current Opinion in Neurology 10:168-175

Straub V, Ettinger AJ, Durbeej M et al 2003 ε-Sarcoglycan replaces α-sarcoglycan in smooth muscle to form a unique dystrophin-glycoprotein complex. The Journal of Biological Chemistry 274:27989-27996

Stromer MH 1995 Immunocytochemistry of the muscle cell cytoskeleton. Microscopy Research and Technique 31:95-105

Sunada Y, Saito F, Higuchi I et al 2002 Deflciency of a 180-kDa extracellular matrix protein in Fukuyama type congenital muscular dystrophy skeletal muscle. Neuromuscular Disorders 12:117-120

Sung SS, Brassington AM, Grannatt K et al 2003 Mutations in genes encoding fasttwitch contractile proteins cause distal arthrogryposis syndromes. American Journal of Human Genetics 72:681-690

Suomalainen A, Kaukonen J 2001 Diseases caused by nuclear genes affecting mtDNA stability. American Journal of Medical Genetics 196:53-61

Swash M 1992 Pathology of the muscle spindle. In: Mastaglia FL, Lord Walton of Detchant (eds) Skeletal muscle pathology, 2nd edn. Churchill Livingstone, Edinburgh, pp 665-697

Tajsharghi H, Thornell LE, Darin N et al 2002 Myosin heavy chain IIa gene mutation E706K is pathogenic and its expression increases with age. Neurology 58: 780-786

Tajsharghi H, Thornell LE, Lindberg C et al 2003 Myosin storage myopathy associated with a heterozygous missense mutation in MYH7. Annals of Neurology 54: 494-500

Takada F, Vander-Woude DL, Tong HQ et al 2001 Myozenin: an alpha-actinin- and gamma-filamin-binding protein of skeletal muscle Z lines. Proceedings of the National Academy of Sciences of the United States of America 98:1595-1600

Takeuchi T 1962 Histochemical differentiation of phosphorylase a, phosphorylase b and phosphorylase-kinase. Journal of Histochemistry and Cytochemistry 10:688

Takeuchi T, Kuriaki H 1955 Histochemical detection of phosphorylase in animal tissue. Journal of Histochemistry and Cytochemistry 3:153-160

Tang TT, Sedmak GV, Siegesmund KA et al 1975 Chronic myopathy associated with Coxsackie virus Type A9: a combined electron microscopical and viral isolation study. New England Journal of Medicine 292:608-611

Tanner SM, Orstavik KH, Kristiansen M et al 1999 Skewed X-inactivation in a manifesting carrier of X-linked myotubular myopathy and in her non-manifesting carrier mother. Human Genetics 104:249-253

Taratuto 2002 Congenital myopathies and related disorders. Current Opinion in Neurology 15:553-561

Tarui S, Okuso G, Ikura Y et al 1965 Phosphofructokinase deficiency in skeletal muscle. A new type of glycogenosis. Biochemical and Biophysical Research Communications 19:517-523

Tarui S, Kono N, Nasu T et al 1969 Enzymatic basis for coexistence of myopathy and hemolytic disease in inherited muscle phosphofructokinase deficiency. Biochemical and Biophysical Research Communications 34:77-83

Tarui S, Kono N, Kuwajima M et al 1978 Type VII glycogenosis (muscle and erythrocyte phosphofructokinase deficiency). Monographs in Human Genetics 9:42-47

Tawil R, Griggs RC 2001 Facioscapulohumeral muscular dystrophy. In: Karpati G, Hilton-Jones D, Griggs RC (eds) Disorders of voluntary muscle, 7th edn. Cambridge University Press, Cambridge, pp 464-470

Taylor J, Muntoni F, Dubowitz V et al 1997a Abnormal expression of utrophin in Duchenne and Becker muscular dystrophy is age-related. Neuropathology & Applied Neurobiology 23:399-405

Taylor J, Muntoni F, Dubowitz V et al 1997b Early onset autosomal dominant myopathy; a role for laminin β1? Neuromuscular Disorders 7:211-216

Tein I, De Vivo DC, Hale DE et al 1991 Shortchain L-3-hydroxyacyl-CoA dehydrogenase deficiency in muscle: a new cause for recurrent myoglobinuria and encephalopathy. Annals of Neurology 30:415-419

Telerman-Toppet N, Gerard JM, Coërs C 1973 Central core disease: a study of clinically unaffected muscle. Journal of the Neurological Sciences 19:207-233

Tews DS 2001 Role of nitric oxide and nitric oxide synthases in experimental models of denervation and reinnervation. Microscopy Research Technique 55: 181-186

Thanh Le Thiet, Nguyen Thi Man, Hori S et al 1995 Characterization of genetic deletions in Becker muscular dystrophy using monoclonal antibodies against a deletion-prone region of dystrophin. American Journal of Medical Genetics 58:177-186

Thanvi BR, Lo TC 2004 Update on myasthenia gravis. Postgraduate Medical Journal 80:690-700

Thompson LV 2002 Skeletal muscle adaptations with age, inactivity, and therapeutic exercise. Journal of Orthopaedic and Sports Physical Therapy 32:44-57

Thompson HM, Cao H, Chen J et al 2004 Dynamin 2 binds gamma-tubulin and participates in centrosome cohesion. Nature Cell Biology 6:335-342

Thornell LE, Edström L, Eriksson A et al 1980 The distribution of intermediate filament protein (Skeletin) in normal and diseased human skeletal muscle. Journal of the Neurological Sciences 47:153-170

Thornton C 2002 The myotonic dystrophies. In: Karpati G (ed) Structural and molecular basis of skeletal muscle diseases. ISN Neuropathology Press, Basel, pp 108-114

Tiger CF, Champliaud MF, Pedrosa-Domellof F et al 1997 Presence of laminin alpha5 chain and lack of laminin alpha1 chain during human muscle development and in muscular dystrophies. Journal of Biological Chemistry 272:28590-28595

Tilgen N, Zorzato F, Halliger-Keller B et al 2001 Identification of four novel mutations in the C-terminal membrane spanning domain of the ryanodine receptor 1: association with central core disease and alteration of calcium homeostasis. Human Molecular Genetics 10: 2879-2887

Tiranti V, Hoertnagel K, Carrozzo R et al 1998 Mutations of SURF-1 in Leigh disease associated with cytochrome c oxidase deficiency. American Journal of Human Genetics 63:1609-1621

Toda T, Segawa M, Nomura Y et al 1994 Localization of a gene for Fukuyama type congenital muscular dystrophy to chromosome 9q31-33. Nature Genetics 5: 283-286

Tomé FMS, Fardeau M 1980 Nuclear inclusions in oculopharyngeal dystrophy. Acta Neuropathologica (Berlin) 49:85-87

Tomé FM, Evangelista T, Leclerc A et al 1994 Congenital muscular dystrophy with merosin deficiency. Comptes Rendus de l'Academie des Sciences. Serie III, Sciences de la Vie 317:351-357

Tomé FMS, Fardeau M, Lebon P et al 1981 Inclusion body myositis. Acta Neuropathologica, Supplement (Berlin) 7:287-291

Toop J, Emery AEH 1974. Muscle histology in fetuses at risk for Duchenne muscular dystrophy. Clinical Genetics 5:230-233

Topaloglu H, Muntoni F, Dubowitz V et al 1996 Expression of HLA class I antigens in skeletal muscle is a diagnostic marker in juvenile dermatomyositis. Journal of Child Neurology 12:60-63

Torelli S, Brown SC, Jimenez-Mallebrera C et al 2004 Absence of neuronal nitric oxide synthase (nNOS) as a pathological marker for the diagnosis of Becker muscular dystrophy with rod domain deletions. Neuropathology and Applied Neurobiology 30:540-545

Towbin JA 1998 The role of cytoskeletal proteins in

cardiomyopathies. Current Opinion in Cell Biology 10: 131-139

Tritschler HJ, Bonilla E, Lombes A et al 1991 Differential diagnosis of fatal and benign cytochrome c oxidase-deficient myopathies of infancy: an immunohistochemical approach. Neurology 41:300-305

Tupler R, Gabellini D 2004 Molecular basis of facioscapulohumeral muscular dystrophy. Cellular and Molecular Life Sciences 61:557-566

Turnbull DM, Bartlett K, Stevens D et al 1984 Short-chain acyl-CoA dehydrogenase deficiency associated with a lipid-storage myopathy and secondary carnitine deficiency. New England Journal of Medicine 311: 1232-1236

Turnbull DM, Shepherd IM, Ashworth B et al 1988a Lipid storage myopathy associated with low acyl-CoA dehydrogenase activities. Brain 111:815-828

Turnbull DM, Bartlett K, Eyre JA et al 1988b Lipid storage myopathy due to glutaric aciduria type II: treatment of a potentially fatal myopathy. Developmental Medicine and Child Neurology 30:667-672

Tyni T, Pihko H 1999 Long-chain 3- hydroxyacyl-CoA dehydrogenase deficiency. Acta Paediatrica 88:237-345

Ucar M, Mjorndal T, Dahlqvist R 2000 HMGCoA reductase inhibitors and myotoxicity. Drug Safety 22:441-457

Udd B, Vihola A, Sarparanta J et al 2005 Titinopathies and extension of the M-line mutation phenotype beyond distal myopathy and LGMD2J. Neurology 64: 636-642

Upadhyaya M, Cooper ND 2004 Introduction and Overview of FSHD. In: FSHD facioscapulohumeral muscular dystrophy: clinical medicine and molecular cell biology. BIOS Scientific Publishers, London, pp 1-16

Usuki F, Takenaga S, Higuchi I 1994 Morphologic findings in biopsied skeletal muscle and cultured fibroblasts from a female patient with Danon's disease (lysosomal glycogen storage disease without acid maltase deficiency). Journal of the Neurological Sciences 127:54-60

Vachon PH, Xu H, Liu L et al 1997 Integrins (alpha7beta1) in muscle function and survival. Disrupted expression in merosindeficient congenital muscular dystrophy. Journal of Clinical Investigation 100:1870-1881

Vainzof M, Passos-Bueno MR, Canovas M et al 1996 The sarcoglycan complex in the six autosomal recessive limb-girdle (ARLGMD) muscular dystrophies. Human Molecular Genetics 5:1963-1969

Vainzof M, Costa CS, Marie SK et al 1997 Deficiency of alpha-actinin-3 (ACTN3) occurs in different forms of muscular dystrophy. Neuropaediatrics 28:223-228

Vainzof M, Anderson LV, McNally EM et al 2001 Dysferlin protein analysis in limbgirdle muscular dystrophies. Journal of Molecular Neurosciences 17: 71-80

Vainzof M, Richard P, Herrmann R et al 2005 Pre-natal diagnosis in laminin α2 chain (merosin)-deficient congenital muscular dystrophy: A collective experience of five international centres. Neuromuscular Disorders 15:588-594

Valnot I, Osmond S, Gigarel N et al 2000a Mutations of the SCO1 gene in mitochondrial cytochrome c oxidase deficiency with neonatal-onset hepatic failure and encephalopathy. American Journal of Medical Genetics 67:1104-1109

Valnot I, von Kleist-Retzow JC, Barrientos A et al 2000b A mutation in the human heme A: farnesyltransferase gene (COX10) causes cytochrome c oxidase deficiency. Human Molecular Genetics 9:1245-1249

van der Kooi AJ, Bonne G, Eymard B et al 2002 Lamin A/C mutations with lipodystrophy, cardiac abnormalities, and muscular dystrophy. Neurology 59: 620-623

van der Maarel SM, Frants RR 2005 The D4Z4 repeat-mediated pathogenesis of facioscapulohumeral muscular dystrophy. American Journal of Human Genetics 76:375-386

van Reeuwijk J, Janssen M, van den Elzen C et al 2005 POMT2 mutations cause alphadystroglycan hypoglycosylation and Walker-Warburg syndrome. Journal of Medical Genetics 42:907-912

Verloes A, Massin M, Lombet J et al 1997 Nosology of lysosomal glycogen storage diseases without in vitro acid maltase deficiency. Delineation of a neonatal form. American Journal of Human Genetics 72:135-142

Vicale CT 1949 The diagnostic features of a muscular syndrome resulting from hyperparathyroidism, osteomalacia owing to renal tubular acidosis, and perhaps to related disorders of calcium metabolism. Transactions of the American Neurological Association 74:143-147

Vicart P, Caron A, Guicheney P et al 1998 A missense mutation in the alphaB-crystallin chaperone gene causes a desmin related myopathy. Nature Genetics 20:92-95

Vihola A, Bassez G, Meola G 2003 Histopathological differences of myotonic dystrophy type 1 (DM1) and PROMM/ DM2. Neurology 60:1854-1857

Villanova M, Louboutin JP, Chateau D et al 1995 X-linked vacuolated myopathy: complement membrane attack complex on surface membrane of injured muscle fibres. Annals of Neurology 37:637-645

Vincent A, Rothwell P 2004 Myasthenia gravis. Autoimmunity 37:317-319

Voit T, Tomé FMS 2004 The congenital muscular dystrophies. In: Engel AG, Franzini-Armstrong C (eds) Myology, 3rd edn. McGrath-Hill, New York, pp 1203-1238

Voit T, Sewry CA, Meyer K et al 1995 Preserved merosin M-chain (or lamininalpha 2) expression in skeletal muscle distinguishes Walker-Warburg syndrome from Fukuyama muscular dystrophy and merosin-deficient congenital muscular dystrophy. Neuropediatrics 26:148-155

Vorgerd M, van der Ven PF, Bruchertseifer V et al 2005 A mutation in the dimerization domain of filamin C causes a novel type of autosomal dominant myofibrillar myopathy. American Journal of Human Genetics 77:297-304

Waclawik AJ, Lindal S, Engel AG 1993 Experimental lovastatin myopathy. Journal of Neuropathology and Experimental Neurology, 52:542-549

Wallgren-Pettersson C 2000 Report of the 72nd ENMC International Workshop on Myotubular Myopathy, Hilversum, The Netherlands, 1-3 October 1999. Neuromuscular Disorders 10:521-525

Wallgren-Petterson C, Laing N 2000 Report of the 70th ENMC International Workshop: Nemaline myopathy 11-13 June 1999, Naarden, The Netherlands. Neuromuscular Disorders 10:299-306

Wallgren-Pettersson C, Thomas N 1994 Report on the 20th ENMC sponsored international workshop: myotubular/centronuclear myopathy. Neuromuscular Disorders 4:71-74

Wallgren-Pettersson C, Avela K, Marchand S et al 1995 A gene for autosomal recessive nemaline myopathy assigned to chromosome 2q by linkage analysis. Neuromuscular Disorders 5:441-443

Wallgren-Pettersson C, Pelin K, Hilpela P et al 1999 Clinical and genetic heterogeneity in autosomal recessive nemaline myopathy. Neuromuscular Disorders 9:564-572

Wallgren-Petterson C, Laing N 2001 83rd ENMC International Workshop. 4th Workshop on nemaline myopathy 22-24 September 2000, Naarden, The Netherlands. Neuromuscular Disorders, 11:89-595

Wallgren-Pettersson C, Donner K, Sewry C et al 2002 Mutations in the nebulin gene can cause severe congenital nemaline myopathy. Neuromuscular Disorders 12:674-679

Wallgren-Pettersson C, Laing NG 2003 109th ENMC International Workshop, 5th Workshop on Nemaline Myopathy, 11-13 October 2002, Naarden, The Netherlands. Neuromuscular Disorders 13:501-507

Wallgren-Pettersson C, Pelin K, Nowak KJ et al 2004 Genotype-phenotype correlations in nemaline myopathy caused by mutations in the genes for nebulin and skeletal muscle alpha-actin. Neuromuscular Disorders 18:461-470

Walsh FS, Moore SE 1985 Expression of cell adhesion molecule, N-CAM, in diseases of a human skeletal muscle. Neuroscience Letters 59:73-78

Walter MC, Braun C, Vorgerd M et al 2003 Variable reduction of caveolin-3 in patients with LGMD2B/MM. Journal of Neurology 250:1431-1438

Wanders RJ, Vreken P, den Boer ME et al 1999 Disorders of mitochondrial fatty acyl-CoA beta-oxidation.

Journal of Inherited Metabolic Diseases 22:442-487

Wedel DJ 1992 Malignant hyperthermia and neuromuscular disease. Neuromuscular Disorders 1992 2:157-164

Weiler T, Greenberg CR, Zelinski T et al 1998 A gene for autosomal recessive limb-girdle muscular dystrophy in Manitoba Hutterites maps to chromosome region 9q31-q33: evidence for another limb-girdle muscular dystrophy locus. American Journal of Human Genetics 63:140-147

Weir AP, Burton EA, Harrod G, Davies KE 2002 A- and B-utrophin have different expression patterns and are differentially up-regulated in mdx muscle. Journal of Biological Chemistry 277:45285-45290

Wewer UM, Durkin ME, Zhang X et al 1995 Laminin beta 2 chain and adhalin deficiency in the skeletal muscle of Walker-Warburg syndrome (cerebro-ocular dysplasia-muscular dystrophy). Neurology 45:2099-2101

Wewer UM, Thornell LE, Loechel F et al 1997 Extrasynaptic location of laminin beta 2 chain in developing and adult human skeletal muscle. American Journal of Pathology 151:621-631

Whalen RG, Sell SM, Butler-Browne GS et al 1981 Three myosin heavy chain isozymes appear sequentially in rat muscle development. Nature 292:805-809

Wheeler MT, Zarnegar S, McNally EM 2002 Zeta-sarcoglycan, a novel component of the sarcoglycan complex, is reduced in muscular dystrophy. Human Molecular Genetics 11:2147-2154

Williams RS 1959 Triamcinolone myopathy. Lancet i:698-701

Williamson RA, Henry MD, Daniels KJ et al 1997 Dystroglycan is essential for early embryonic development: disruption of Reichert's membrane in Dag1-null mice. Human Molecular Genetics 6:831-841

Willner JH, DiMauro S, Eastwood A et al 1979 Muscle carnitine deficiency: genetic heterogeneity. Journal of the Neurological Sciences 41:235-246

Wilson KL 2000 The nuclear envelope, muscular dystrophy and gene expression. Trends in Cell Biology 10:125-129

Wilson LA, Dux L, Cooper BJ et al 1994 Experimental regeneration in canine muscular dystrophy; 2. Expression of myosin heavy chain isoforms. Neuromuscular Disorders 4:25-37

Wood D, Zeviani M, Prelle A 1987 Is nebulin the defective gene product in Duchenne muscular dystrophy? New England Journal of Medicine 316:107-108

Wullner U 2003 Genes implicated in the pathogenesis of spinocerebellar ataxias. Drugs Today 39:927-937

Yamaguchi M, Robson RM, Stromer MH et al 1978 Actin filaments form the backbone of nemaline myopathy rods. Nature (London) 271:265-267

Yamaguchi M, Robson RM, Stromer MH et al 1982 Nemaline myopathy rod bodies: structure and composition. Journal of the Neurological Sciences 56:35-56

Yamaguchi S, Orii T, Suzuki Y et al 1991 Newly identified forms of electron transfer flavoprotein deficiency in two patients with glutaric aciduria type II. Pediatric Research 29:60-63

Yamamoto T, Shibata N, Kanazawa M et al 1997 Early ultrastructural changes in the central nervous system in Fukuyama congenital muscular dystrophy. Ultrastructural Pathology 21:355-360

Yamamoto T, Kato Y, Kawaguchi M et al 2004 Expression and localization of fukutin, POMGnT1, and POMT1 in the central nervous system: consideration for functions of fukutin. Medical Electron Microscopy 37:200-207

Yarom R, Reches A 1980 Thick filament degeneration in a case of acute quadriplegia. Journal of the Neurological Sciences 45:13-22

Yarom R, Shapira Y 1977 Myosin degeneration in congenital myopathy. Archives of Neurology (Chicago) 34:114-115

Yoshida M, Ozawa E 1990 Glycoprotein complex anchoring dystrophin to sarcolemma. Journal of Biochemistry (Tokyo) 108:748-752

Yoshida A, Kobayashi K, Manya H et al 2001 Muscular dystrophy and neuronal migration disorder caused by mutations in a glycosyltransferase, POMGnT1. Developmental Cell 1:717-724

Zeviani M, Van Dyke DH, Servidei S et al 1986 Myopathy and fatal cardiopathy due to cytochrome c oxidase deficiency. Archives of Neurology 43:1198-1202

Zeviani M, Peterson P, Servidei S et al 1987 Benign reversible muscle cytochrome c oxidase deficiency: A second case. Neurology 37:64-67

Zhang W, Vajsar J, Cao P et al 2003 Enzymatic diagnostic test for muscle-eye-brain type congenital muscular dystrophy using commercially available reagents. Clinical Biochemistry 36:339-344

Zhu Z, Yao J, Johns T et al 1998 SURF1 encoding a factor involved in the biogenesis of cytochrome c oxidase, is mutated in Leigh syndrome. Nature Genetics 20:337-343

Zimprich A, Grabowski M, Asmus F et al 2001 Mutations in the gene encoding epsilon-sarcoglycan cause myoclonusdystonia syndrome. Nature Genetics 29:66-69

Zuk JA, Feltcher A 1988 Skeletal muscle expression of class II histocompatibility antigens (HLA-DR) in polymyositis and other muscle diseases with an inflammatory infiltrate. Journal of Clinical Pathology 41:410-414

附录 1

遗传学词汇表

选择性剪接
如果一个基因内含有多个外显子和内含子，则需要通过选择不同的剪接供体/受体位点，不同的初级转录区域，保留不同的外显子，进行成熟转录。该过程中，单个基因可产生多种成熟RNA转录体，编码不同结构的蛋白质。

缺失
所有或部分编码区域的基因影响相应区域的蛋白序列或者整个产物的形成，主要取决于缺失片段的大小。启动子或其他非编码区缺失也可能导致 mRNA 转录异常，从而影响蛋白形成。

外显子
为基因中的某些DNA区域，其最终转录成为成熟的转录体。外显子可能参与编码（如决定一个蛋白的序列），也可能不参与编码（如 RNA 末端区域参与翻译调控）。

移码突变
从起始密码开始，核苷酸三联体即以编码框的形式存在。编码序列中单个核苷酸的缺失或插入均会改变三联体和编码框，导致氨基酸序列在此位点之后发生改变。编码框的移位也可以提前产生终止密码，使蛋白合成提前终止，或者通过改变框内正常终止密码而使蛋白序列继续延伸。

遗传异质性
指一种以上的不同基因均与同一种疾病相关。

内含子
基因中DNA序列中外显子之间的序列。正常情况下，内含子不参与蛋白编码，但其中可包含特殊的区域以调控基因表达效应，或影响成熟转录过程中外显子的选择。

连锁
代表一种疾病相关的基因与该基因附近的 DNA 标志物之间的相关性。

LOD 值
即连锁优势的对数值，分析致病基因与 DNA 标记物之间是否连锁的统计学意义。LOD 值大于或等于 3，即认为连锁，小于或等于 -2 则认为不连锁。

错义突变

编码序列点突变可导致翻译过程中一个氨基酸被另外一种氨基酸所取代，但由于编码框不受影响，其余的蛋白序列保持正常。其效应主要取决于该氨基酸在蛋白结构中的重要性，错义突变也可能毫无影响，也可能产生一个无活性的蛋白。

无义突变

突变时产生一个终止密码子，从而继续翻译的过程。移框突变也可以在突变位点下游产生一个终止密码子。

点突变

即DNA中的一个核苷酸转换为另一种核苷酸。核苷酸突变可导致无产物合成，或者对产物无影响。后者主要是因为氨基酸编码基于一个以上的核苷酸联合，故单个核苷酸突变可能不影响氨基酸序列。

启动子

为DNA中编码区上游的一段特殊序列。通过与不同的蛋白因子相互作用而决定基因何时、何处或如何表达。

剪接突变

拼接供体或拼接受体部位的点突变可导致初步转录的异常拼接，从而改变成熟转录。该区域不能翻译，或翻译时缺少一个或多个外显子，或者产生一个包括内含子在内的新外显子。这种点突变可能产生一个新的拼接供体或受体位点，导致成熟转录异常或另一个编码区域改变。

剪接

原始转录的RNA序列中的内含子被切除，而在成熟的转录阶段，断段重新连接，使得外显子连续排列。剪接起始部位称为拼接供体，末端则称为拼接受体。

转录

拷贝DNA序列，将其转化为完整的RNA序列的过程，即为初级转录。后期可能需要进一步的剪接修饰等，形成成熟的mRNA，用以蛋白的进一步翻译。

翻译

即从单个氨基酸组装成多肽从而形成蛋白的合成过程。氨基酸顺序由转录后的RNA编码序列决定。三个核苷酸在一起决定了一个氨基酸，称之为密码子。

附录 2

有用的网站

National Library of Medicine: Pubmed
http://www4.ncbi.nlm.nih.gov/PubMed/

Online Mendelian Inheritance in Man
http://www.ncbi.nlm.nih.gov/entrez/query.fcgi?db=OMIM&cmd

Neuromuscular Disorders, offi cial Journal of the WMS
http://www.elsevier.com/wps/find/journaldescription.cws_home/973/description#description

World Muscle Society
http://www.worldmusclesociety.org
With access to the gene tables published in *Neuromuscular Disorders*

Child Neurology Home Page
http://waisman.wisc.edu/child-neuro/index.html

Leiden Muscular Dystrophy pages
http://www.dmd.nl/

Neuromuscular Disease Center, Washington University School of Medicine, St. Louis, MO
http://www.neuro.wustl.edu/neuromuscular

MuscleNet (Italy)
http://telethon.bio.unipd.it

Mutation Database of Inherited Peripheral Neuropathies
http://www.molgen.ua.ac.be/CMTMutations/

Nijmegen Center for Mitochondrial Disorders
http://go.to/ncmd

The European Neuromuscular Centre
http://www.enmc.org

Dutch Neuromuscular Centre
http://www.isno.nl

German Muscular Dystrophy Network
http://www.md-net.org/

Antibody Resource Page
http://www.antibodyresource.com/

索 引

（按拼音字母顺序排序）

A

α-辅肌动蛋白　182
α-肌动蛋白1　181
α-肌营养不良糖蛋白　187
ATP 酶反应　202
α-肌营养不良糖蛋白糖基化表位　205
Addison 病　385

B

靶纤维　79，114，220
斑马体　150
半薄切片　209
伴肌动蛋白　182
包涵体　128
包涵体肌炎　410
胞浆体　84
变性与再生　68
标本选择　208
标本制备　7，12
冰晶　90
病毒样颗粒　149
波形蛋白　170
补体沉积　192
β-肌聚糖蛋白缺陷　184
β-膜收缩蛋白　183
Becker 型肌营养不良　203，231
Bethlem 肌病　304
BMD 的携带者　250
β-肌营养不良糖蛋白　205
β-膜收缩蛋白　205

C

层粘连蛋白　205
层粘连蛋白 α_2　175，207
层粘连蛋白 α_5　169，207
层粘连蛋白 γ_1　207
层粘连蛋白 β_1　188，207
长链脂酰辅酶 A 脱氢酶缺陷　372
常染色体中央核肌病　338
超级调理素　184，205，248
超微结构变化　209
沉积与颗粒　210
"虫蚀"样改变　79
垂体功能低下　385
垂体功能亢进　384
Cori-Forbes 病　354
COX　23，24，39，86
CPT　368
CPT 缺陷　371
Cushing 综合征　385

D

蛋白的发育调节　165
第一抗体　163
电子显微镜　12
短链脂酰辅酶 A 脱氢酶缺陷　372
多发性肌炎　399
多微小轴空病　328
多小泡小体　156
Danon 病　364
DMD 携带者　250

Duchenne 肌营养不良　203, 231

E

恶性高热　390
Emery-Dreifuss 肌营养不良　297, 298
FCMD　291
2 型肌纤维萎缩　422

F

肥大因子　55, 57
分叶肌纤维　79
封闭剂　163
福山型先天性肌营养不良　291
辅酶 Q10 缺陷　379
复合体 I 缺陷　379
复合体 II 缺陷　379
复合体 III 缺陷　379
复合体 IV（X）缺陷　380
复合体 V 缺陷　380
复染与封固　165

G

改良 Gomori 三色　21
钙蛋白酶 -3　182, 206
钙离子通道 ATP 酶　183
杆状体　84, 115
杆状体肌病　329
刚果红　23
刚果红染色　20
高度收缩肌纤维　71
骨骼肌溶解　416
骨软化症　384
管聚集　84, 389
过碘酸希夫染色　20, 22, 23
Gomori 三色染色　200
Gower 征　231

H

核层纤蛋白　207
核蛋白的原发性缺陷　179
核块　68
核链　68

核内移　67
核纤层蛋白　179
横纹肌溶解　392
虎斑核　68
琥珀酸脱氢酶　23, 39
坏死　416
还原体　150
还原型烟酰胺腺嘌呤二核苷酸脱氢酶 -
　四氮唑还原酶　23
环状肌纤维　79
混合性肉碱缺乏　371
活检技术　4
HE 染色　21, 200

I

I 带缺失　108
IBM　410

J

肌病的活检　203
肌病型肉碱缺乏　370
肌动蛋白聚集　150
肌管肌病　335
肌管疾病　204
肌红蛋白尿　392
肌腱连接　33
肌浆网　139
肌浆网肌病　343
肌聚糖蛋白　205
肌联蛋白　182
肌膜　95
肌内神经　48
肌强直性肌营养不良　314
肌强直综合征　387
肌球蛋白亚型　250
肌球蛋白重链　181, 206
肌球蛋白重链丢失　422
肌肉的选择　3
肌肉毛细血管　48
肌梭　33
肌细胞表面　39
肌纤维的可塑性　37

肌纤维分裂　71
肌纤维类型　34
肌纤维膜　209
肌纤维萎缩　217
肌纤维型分布模式　55
肌腺苷酸脱氨酶　86
肌型比例　62
肌型占优势　67
肌-眼-脑病　292
肌营养不良素　171,205
肌营养不良素相关蛋白　172
肌营养不良素相关蛋白复合体　187,248
肌原纤维　44,209
肌原纤维肌病　127,345
肌原纤维结构紊乱　76
肌阵挛癫痫伴破碎红纤维　378
极长链脂酰辅酶 A 脱氢酶缺陷　372
脊髓性肌萎缩　203,221
脊柱强直伴肌营养不良　294,290
继发性蛋白缺陷　183
甲萘醌结合的 α-磷酸甘油脱氢酶　20,24
甲状旁腺功能减退症　384
甲状旁腺疾病　384
甲状腺毒性肌病　383
甲状腺毒性周期性瘫痪　383
甲状腺功能减退症　384
检测系统　164
碱性磷酸酶　20,26
浆膜蛋白奇异不良素　173
胶原Ⅵ　175,207
结蛋白　170,207
结蛋白病　345
结蛋白相关性肌病　127
进行性眼外肌瘫痪　377,378
局灶性肌病　415

K

开放性活检　7
抗新生儿型肌球蛋白抗体　168
空泡性肌病　422
快肌球蛋白重链 Ⅱa 基因　181

Kearns-Sayre 综合征　377
KSS　377
Kugelberg-Welander 病　224

L

类淀粉物质　20
类固醇肌病　385
磷酸果糖激酶　25
磷酸果糖激酶缺乏　364
磷酸果糖激酶染色　86
磷酸化酶　19,24,39,86
Lambert-Eaton 综合征　395
Leigh 综合征　379
LGMD2A　263
LGMD2B　265
LGMD2C-LGMD2F　265
LGMD2G　267
LGMD2H　267
LGMD2I　267

M

马洛里小体样包涵体　158
慢性神经病　203
毛细血管　210
酶标记　164
酶缺乏　86
免疫定位　163
免疫清洗　163
免疫球蛋白　192
免疫组织化学方法　15,161
面肩肱型肌营养不良　203,311
膜攻击复合体　207
膜涡旋　156
膜系统　139,210
膜相关蛋白　171,183
McArdle 病　359
MEB　292
MELAS　378
MERRF　378
MH　390
MHC　192

N

内膜系统 47
脑肌病 380
女性 DMD 患者 255
NADH-TR 反应 23, 202
N-CAM 170
ORO 22, 39

P

泡状核 68
胚胎和新生儿型肌球蛋白 194
胚胎和新生儿型肌球蛋白重链 194
皮肤活检 171
皮肌炎 399
皮质功能低下 385
破碎红纤维 71, 374, 377, 378
PAS 23
Pearson 骨髓/胰腺综合征 377, 378
PEO 377

S

SDH 23, 39

T

Tarui 病 364

Q

其他少见结构 210
奇异不良素 206
强直性肌营养不良 204
切片 10
切片固定 163
轻度脊髓肌萎缩 III 型 225
球形体肌病 127
曲线体 150
去分支酶缺陷 354
醛固酮增多症 385
群组化 220

R

溶酶体糖原累积 364
肉碱缺乏 370
肉碱棕榈酰转移酶 368, 369
肉碱棕榈酰转移酶缺乏 371
乳酸酸血症 378

S

三层纤维 114
三磷酸腺苷酶 19, 25
三磷酸腺苷酶反应 37
散发性包涵体肌炎 410
神经肌肉接头 48
神经细胞黏附分子 170
神经元一氧化氮合酶 187, 207
神经源性骨骼肌损害 203
肾上腺功能亢进 385
剩余蛋白肌病 127
嗜碱性肌纤维 71
束周肌纤维萎缩 401
树脂 15
树脂配方 15
双顶分布 218
水解酶 19
斯里兰卡肉桂碱 183
斯里兰卡肉桂碱受体 1 325
苏丹黑 B 22
苏丹黑 20
苏木精和伊红染色 21
酸性磷酸酶 19, 26
酸性麦芽糖酶缺乏 353

T

糖原 20, 146
糖原累积病 353
糖原累积病 II 型 353
糖原累积病 III 型 354
糖原累积病 V 型 359
糖原累积病 VII 型 364
透明体肌病 343
突眼性眼外肌瘫痪 384
吞噬作用 71

V

V 型糖原累积病 204

VCLAD 372
Verhoeff-van Gieson（VVG） 21

W

网格蛋白 182
微小轴空肌病 79
维生素 B2 反应型多发性脂酰辅酶 A
　脱氢酶缺乏 372
维生素 E 缺陷 149
萎缩因子 55, 57
涡旋肌纤维 79
沃瓦综合征 292
Werdnig-Hoffmann 病 223

X

系统性肉碱缺乏 370
细胞反应 75
细胞骨架蛋白结蛋白 182
细胞骨架蛋白原发性缺陷 181
细胞核 43, 128, 209
细胞色素氧化酶 23, 24, 39, 86
细胞色素氧化酶和琥珀酸脱氢酶混合染色 24
细针活检 4
先天性肌病 319, 344
先天性肌肌营养不良 203
先天性肌无力综合征 395
先天性肌型比例失调 204, 343
先天性肌营养不良 275
先天性肌营养不良 1B 293
先天性肌营养不良 1C 293
先天性肌营养不良 1D 293
先天性肌营养不良相关肌膜蛋白 281
纤维化 75
显性遗传性 LGMD 263
线粒体 47, 136, 210
线粒体病 376
线粒体 DNA 重组 377
线粒体蛋白转运障碍 381
线粒体肌病 204, 374
线粒体内膜障碍 381
线粒体脑病 378
线粒体缺失 420

线粒体三功能蛋白缺陷 372
线粒体损伤 420
线样体肌病 329
腺苷酸脱氨酶 25
小窝蛋白 -3 173, 207
X 连锁肌管肌病 336
X 连锁心肌病 245

Y

脊髓性肌萎缩 I 型 225
脊髓性肌萎缩 II 型 225
炎性肌病 204
眼咽型肌营养不良 204, 316
氧化酶 18, 37
样本区域 209
一般神经病 203
伊默菌素 207, 208
胰岛素相关疾病 385
遗传性包涵体肌肉病 411
隐性遗传性 LGMD 263
荧光标记 164
油红 O 染色 20, 22, 39
原发性蛋白缺陷 171
原发性缺陷 182
运动神经元病 203

Z

整合素 α_7 链缺乏 286
整联蛋白 192
肢带型肌营养不良 203, 257
脂滴 146
脂肪组织 75
脂褐素沉积 149
脂酰辅酶 A 脱氢酶缺乏 372
指纹体 150
中间丝 127
中间型脊髓肌萎缩 224
中链脂酰辅酶 A 脱氢酶缺陷 372
中性脂类 20
中央轴空病 76, 204, 321
重症肌无力 204, 383, 394
周期性麻痹 204

周期性瘫痪综合征　389
主要组织相容蛋白　192
主要组织相容性抗原复合物Ⅰ　207
转移酶　19
自噬空泡　156
卒中样发作　378

组织化学反应　18, 20
组织学方法　20
组织学染色　17
Z线　115
Z线缺失　108